U0190164

本书编委会

主编

张道友　陈　斌

编委（以姓氏笔画为序）

王　莹	王明海	毛　捷	史良会	吕大伦	江　峰
汤圣兴	李小宁	李书勤	李怀斌	杨　民	杨　浩
杨玉雯	杨江华	吴万春	吴义高	何莲芝	余结根
汪兴洪	沈伊娜	张士发	张斌华	张道友	陈　斌
陈方满	陈兴无	周志明	柯永胜	俞咏梅	夏礼斌
夏朝红	徐　亮	徐国成	徐善水	浦　春	陶香香
黄　鹤	曹　蘅	董昌斌	蒋静涵	韩　真	喻艳林
储照虎	童九翠				

秘书

陈兴无　童九翠

普通高等学校"十二五"规划教材

临床医学概论

LINCHUANG YIXUE GAILUN

张道友　陈　斌　主编

中国科学技术大学出版社

内 容 简 介

本书为高等医学院校非临床医学专业本科规划教材,较为全面地介绍了临床医学的相关内容。全书分 21 章,包括物理诊断学、检验诊断学、影像医学、循证医学、感染性疾病、呼吸系统疾病、循环系统疾病、消化系统疾病、泌尿系统疾病、血液系统疾病、内分泌疾病、风湿性疾病、神经精神系统疾病、中毒性疾病、外科常见病、妇产科常见病、儿科常见病以及临床常用操作技术,涵盖了内科学、外科学、妇产科学、儿科学、感染性疾病学、神经精神病学、急诊医学的常见病、多发病。全书内容广泛,重点突出,立足于常见病诊治,摆脱了既往教材的框架,易于学生理解掌握。

本书适合作为非临床医学专业本科生教材,也可供对临床医学感兴趣的读者参考。

图书在版编目(CIP)数据

临床医学概论/张道友,陈斌主编. —合肥:中国科学技术大学出版社,2014.8(2021.1 重印)
ISBN 978-7-312-03593-7

Ⅰ.临… Ⅱ.①张… ②陈… Ⅲ.临床医学—概论 Ⅳ.R4

中国版本图书馆 CIP 数据核字(2014)第 185706 号

出版	中国科学技术大学出版社
	安徽省合肥市金寨路 96 号,230026
	http://press.ustc.edu.cn
	https://zgkxjsdxcbs.tmall.com
印刷	安徽国文彩印有限公司
发行	中国科学技术大学出版社
经销	全国新华书店
开本	787 mm×1092 mm 1/16
印张	35.25
字数	925 千
版次	2014 年 8 月第 1 版
印次	2021 年 1 月第 4 次印刷
定价	65.00 元

前　言

随着高等医学教育事业的蓬勃发展,一批与临床医学相关的本科专业应运而生,这些专业的学生不但要系统学习本专业的理论、技术和方法,而且要掌握临床医学的基础理论和基本知识。

教材是教学的必备组件,教材建设也是教学改革的基础,为了使非临床医学本科学生在有限的学时内掌握临床医学知识体系及其主要内容,编写一部教师易教、学生易学,适用于非临床医学本科教学的教材——《临床医学概论》非常必要。为此,我们组织皖南医学院第一附属医院热心于高等医学教育事业,积极参与教学改革,有丰富临床教学经验的教授、副教授组成编委会,合力完成编写工作。本教材列选安徽省高等学校"十二五"省级规划教材。

本教材注意了整体优化,共21章,涵盖了物理诊断学、检验诊断学、影像医学、循证医学、外科学总论、传染病学、急诊医学、神经精神病学、内科学、外科学、妇产科学、儿科学等主要临床学科,以常见病、多发病、常用操作技术为重点,立足于临床医学基础理论、基础知识、基础技能的培养,突出思想性、科学性、先进性、启发性、知识性,适度介绍近年来临床医学领域中的新进展。本教材强调临床的实用性,着重介绍常见病的临床表现及有关诊断知识,简要讲述治疗原则,概念清楚,文字简单易懂。每章末附有复习题,以帮助学生课余复习掌握重点内容。

本教材编者多为在一线工作的临床医师。编写适用于非临床医学本科专业使用的教材是一项全新的工作,由于涵盖的学科多,篇幅有限,编者文笔各异及视野的局限性,加之时间仓促,尽管主观上作了最大努力,但疏漏之处仍在所难免,还请使用本书的老师和同学给予指正,以便教材日臻完善。在编写过程中,参考及引用了诸多文献,受版面限制未能一一列出,特作说明,并对相关被引用文献的各位作者致以衷心感谢!

张道友　陈　斌

2014 年 6 月

目　　录

第一章 常见症状

症状(symptom)是患者主观感受到的不适感、痛苦感或某些客观病态改变。表现形式多样,有些仅患者主观可感知,如疼痛、头晕等;有些不但患者可感知,体格检查也可客观发现,如发热、呼吸困难、黄疸等;也有些患者并无感知,而在客观检查时被发现,如黏膜出血,肝、脾肿大等;还有些为生命现象发生重大质的变化,如少尿、多尿、消瘦、肥胖等,需经过计量评定方能确定。可见,广义的症状包括某些体征(sign)。体征则是机体出现的客观改变,多数经医生检查发现,少数由患者自行感知。

患者主诉的症状为医生进行疾病调查的线索和问诊的主要内容,也是诊断、鉴别诊断的依据和病情评估的重要指标。疾病有诸多症状,同一疾病症状可不同,不同疾病可有同一症状,因此,必须结合所有资料综合分析,切忌单凭一个或几个症状而作出错误的诊断。

第一节 发　　热

发热(fever)是各种原因致使机体产热和散热失衡,体温超出正常范围。常通过测量体表温度来观察体温的变化。正常人体温受体温调节中枢调控,通过神经、体液等因素使产热和散热呈动态平衡,从而维持体温的相对恒定。正常人体温(口测法)为 $36.3 \sim 37.2\ ℃$,略有波动,一般下午较早晨稍高,剧烈运动、劳动或进餐后也略升高,一般不超过 $1\ ℃$ 。妇女在月经前和妊娠期体温稍高于正常,老年人代谢率较低,体温相对低于青壮年。另外,在高温环境下体温也可轻微升高。临床上一般测腋温,正常为 $36 \sim 37\ ℃$ 。

【病因与分类】

可分为感染性发热与非感染性发热两大类,以前者多见。

(一)感染性发热(infective fever)　各种病原体,如病毒、细菌、支原体、立克次体、真菌、寄生虫等引起的局限性或弥漫性感染,无论急性、亚急性或慢性,均可发热。

(二)非感染性发热(noninfective fever)　主要见于:

1. 无菌性组织损伤或坏死　组织蛋白分解及坏死产物的吸收致无菌性炎症引起发热。

2. 抗原-抗体反应　如风湿热、结缔组织病、血清病、药物热等。

3. 内分泌代谢疾病　如甲状腺功能亢进时产热过多,重度脱水和失血时散热减少等。

4. 皮肤散热减少性疾病　如广泛性皮炎、鱼鳞癣及慢性心力衰竭等。

5. 血液病及恶性肿瘤　如血液病、淋巴瘤、恶性组织细胞病、各种恶性肿瘤等。

6. 体温调节中枢功能失常　体温调节中枢的调定点上移,造成产热大于散热,体温升高,称为中枢性发热,如:中暑、重度安眠药中毒、颅脑损伤等。高热无汗是其特点。

7. 自主神经功能紊乱　由于自主神经功能紊乱,体温调节过程受到影响,产热大于散热,体温升高,多为低热,常有自主神经功能紊乱的其他表现,属功能性发热,较少见。

【临床表现】

（一）发热的分度

以测量口腔温度为标准,根据体温升高的程度可分为:低热(37.3～38 ℃);中等度热(38.1～39 ℃);高热(39.1～41 ℃);超高热(41 ℃以上)。

（二）发热的临床过程及特点 发热的临床过程一般分为三个阶段:

1. 体温上升期 该期产热大于散热,体温上升。体温上升有两种方式:① 骤升型:体温在几小时内达 39～40 ℃或以上,常伴有寒战,小儿易发生惊厥;见于疟疾、败血症、急性肾盂肾炎、输液反应等;② 缓升型:体温逐渐上升,在数日内达高峰,多不伴寒战。见于结核病、伤寒等。

2. 高热期 指体温上升达高峰后持续一定时间,因病因不同而有差异。如疟疾可持续数小时,伤寒则可达数周。此期皮肤潮红并有灼热感,患者呼吸常加快、加深,可有头痛和脉搏增加、食欲减退、腹胀或便秘,严重者可出现不同程度的意识障碍。

3. 体温下降期 产热减少而散热大于产热,体温降至正常水平。体温下降也有两种方式:① 骤降型:在数小时内迅速下降至正常或略低于正常,多伴有大汗淋漓,常见于疟疾、输液反应、急性肾盂肾炎等;② 缓降型:在数日内逐渐降至正常,常见于伤寒、风湿热等。

（三）热型及临床意义 把常规方法测量发热患者的体温数值标记在体温单上,并将各体温数值点连接起来,形成不同形态(形状)的体温曲线,这条体温曲线即称为热型(fever type)。许多发热性疾病具有比较典型的热型,临床上常见的热型有以下 6 种。

1. 稽留热(continued fever) 体温恒定在 39～40 ℃或以上,24 小时内体温波动范围不超过 1 ℃,可持续数日或数周,常见于肺炎球菌性肺炎、伤寒及斑疹伤寒等(图 1-1-1)。

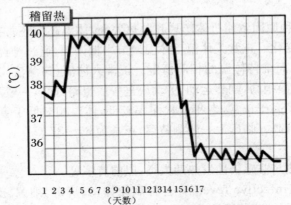

图 1-1-1 稽留热

2. 弛张热(remittent fever) 又称败血症热型。体温在 39 ℃以上,波动幅度较大,24 小时内波动范围超过 2 ℃,但最低体温仍高于正常,常见于败血症、风湿热、化脓性炎症及重症肺结核等(图 1-1-2)。

3. 间歇热(intermittent fever) 体温骤升达高峰后持续数小时,又迅速降至正常水平,无热期(间歇期)可持续 1 天至数天,体温再次突然升高,如此高热期与无热期反复交替出现。见于疟疾、急性肾盂肾炎、败血症、播散性结核、严重化脓性感染等(图 1-1-3)。

4. 波状热(undulant fever) 体温逐渐上升达 39 ℃或以上,数日后又逐渐下降至正常,持续数日后又逐渐升高,如此反复多次。常见于布氏杆菌病(图 1-1-4)。

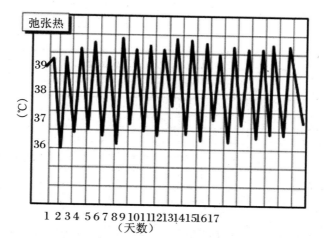

图 1 - 1 - 2　弛张热

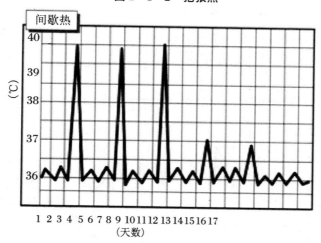

图 1 - 1 - 3　间歇热

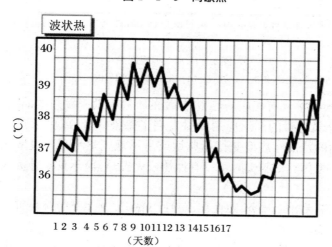

图 1 - 1 - 4　波状热

5. 回归热(recurrent fever)　体温急骤上升至 39 ℃或以上,持续数日后又骤然下降至正常。高热期与无热期各持续若干日后规律性交替一次。常见于回归热、霍奇金(Hodgkin)病等(图1-1-5)。

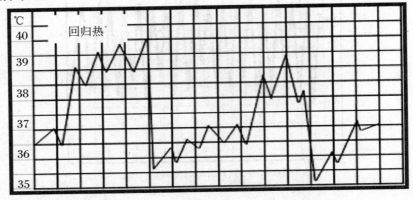

图1-1-5　回归热

6. 不规则热(irregular fever)　发热体温曲线无任何规律。常见于结核病、风湿热、渗出性胸膜炎、支气管肺炎、癌性发热等(图1-1-6)。

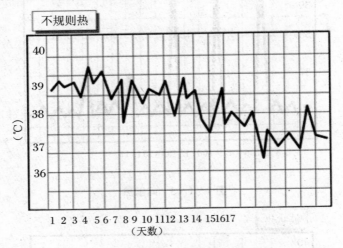

图1-1-6　不规则热

(以上6图引自:魏武,刘世明.诊断学[M].北京:人民军医出版社,2013:7-8.)

不同的发热性疾病常具有相应的热型,热型的不同有助于发热的病因诊断和鉴别诊断。但必须注意:① 由于抗生素的广泛应用及时控制了感染病灶,或因解热药或糖皮质激素的应用,可使某些疾病的特征性热型变得不典型或呈不规则热型;② 热型表现也与个体反应强弱有关,如老年人患休克型肺炎时可仅有低热或无发热,而不具备肺炎的典型热型。

【伴随症状】

(一)寒战　见于大叶性肺炎、败血症、急性胆囊炎、急性肾盂肾炎、流行性脑脊髓膜炎、药物热、急性溶血或输血反应等。

(二)结膜充血　见于麻疹、流行性出血热、钩端螺旋体病等。

(三)单纯疱疹　见于大叶性肺炎、流行性脑脊髓膜炎、间日疟、流行性感冒等。

(四)淋巴结肿大　见于传染性单核细胞增多症、淋巴结结核、局灶性化脓性感染、丝虫病、白血病、淋巴瘤、转移癌等。

（五）肝脾肿大　见于传染性单核细胞增多症、病毒性肝炎、肝及胆道感染、布氏杆菌病、结缔组织病、白血病、淋巴瘤及急性血吸虫病等。

（六）出血　见于重症感染及某些急性传染病，也可见于某些血液病。

（七）关节肿痛　见于败血症、猩红热、布氏杆菌病、风湿热、结缔组织病、痛风等。

（八）皮疹　见于麻疹、猩红热、风疹、水痘、风湿热、结缔组织病、药物热等。

（九）昏迷　先发热后昏迷现象常见于流行性乙型脑炎、斑疹伤寒、流行性脑脊髓膜炎、中毒性菌痢、中暑等；先昏迷后发热现象见于脑出血、巴比妥类药物中毒等。

（张道友）

第二节　疼　　痛

疼痛（pain）是机体组织受损害的刺激所引起的。各种损害导致机体产生痛觉，促使机体迅速避开或除去这些损害，因而疼痛对机体的生命活动具有保护作用。但强烈或持久的疼痛会造成生理功能的紊乱，甚至休克。因此，必须明确疼痛病因，正确诊断，及时处理。

【疼痛分类】

痛觉感受器受致痛物质的刺激后，冲动经脊髓后根神经节细胞，沿脊髓丘脑侧束，进入内囊传导至大脑皮质中央后回的第一感觉区，引起有定位的疼痛感觉。头面部痛觉由三叉神经传导，沿三叉神经丘脑束，上行至脑桥与脊髓丘脑束汇合；内脏的痛觉冲动主要是通过交感神经传入，经后根进入脊髓；而气管与食管的痛觉则是通过迷走神经干的传入纤维而上传。按疼痛发生的部位与传导途径不同，可分为下列几种类型：

（一）皮肤痛　皮肤受一定强度的机械、化学和温度的刺激后，首先出现尖锐的刺痛（快痛），经1～2秒后出现的烧灼样痛（慢痛），称为"双重痛感"。皮肤痛定位明确。

（二）内脏痛　可表现为：

1. 类似内脏痛　特点是相应脊髓神经节段的皮肤出现痛觉或痛觉过敏；

2. 真性内脏痛　特点是痛觉仅位于深部，发生较慢且持续，定位常不够准确。

（三）深部痛　肌肉、肌腱、筋膜与关节受到机械性、化学性或缺血等刺激所引起的疼痛。这些组织的痛阈有差异，以骨膜对痛觉最为敏感。

（四）牵涉痛　起源于内脏器官疾病的痛觉，于罹患脏器远距离处的体表某部位，产生痛感或痛觉过敏区，称为牵涉痛。

（五）放射痛　沿受损神经径路及支配区扩展的疼痛。如腰椎间盘突出时坐骨神经痛。

【临床表现】

（一）疼痛特点　疼痛历时长短不一，从数秒到数小时不等，疼痛部位与病变部位一致。如消化性溃疡的疼痛常表现为上腹部的周期性、节律性疼痛；肾绞痛发作与间歇时间则无规律性；心绞痛则突然发生，历时数十秒至数分钟，很少超过15分钟。

（二）疼痛部位　皮肤痛和类似内脏痛，疼痛明显的部位多是病变所在部位；而深部痛和内脏痛定位往往较模糊，如急性阑尾炎腹痛始于中上腹，逐渐转移至右下腹。

（三）疼痛性质与强度　疼痛可分为刺痛、烧灼痛、刀割样痛、胀痛、绞痛等。强度可分为轻微痛、钝痛或锐痛;疼痛的经过可分为间歇性、阵发性、周期性、持续性或持续性伴阵发性加剧;由于对痛觉敏感程度的不同和病变部位的不同,不能仅根据疼痛的程度判断病变轻重,但可以通过疼痛的性质及程度,帮助确定病因及病变的性质。

(四)牵涉痛放射部位　如心绞痛可向左肩和左臂内侧放射;心包炎疼痛可放射至肩峰、三角肌及颈部;下叶肺炎疼痛可放射至腹部;急性胆囊炎可放射至右肩胛下区;十二指肠溃疡后壁穿孔或急性胰腺炎疼痛向背部放射;输尿管结石绞痛向患侧腹部和腹股沟放射。

(五)疼痛诱发与缓解因素　呼吸或咳嗽时疼痛加剧,多是呼吸系统疾病;舌下含硝酸酯类制剂可迅速缓解的心前区疼痛多为心绞痛;空腹时上腹痛发作,进食或应用制酸剂缓解者,多为十二指肠溃疡;脂肪餐后发作的腹痛,常见于胆囊或胰腺疾病。

一、头　　痛

头痛(headache)是指额、顶、颞及枕部疼痛。可见于多种疾病,多无特殊意义。但反复发作或持续性头痛,是某些器质性疾病的信号,应认真检查,明确诊断,及时治疗。

【病因】

(一)颅脑病变

1. 感染　如脑膜炎、脑炎、脑膜脑炎、脑脓肿等。

2. 血管病变　如脑血管意外、高血压脑病和血栓闭塞性脑脉管炎等。

3. 占位性病变　如颅脑原发性肿瘤、颅内转移瘤、颅内囊虫病或包虫病等。

4. 颅脑外伤　如脑震荡、脑挫伤、硬膜下血肿、颅内血肿、脑外伤后遗症。

(二)颅外病变

1. 颅骨疾病　如颅底凹入症、颅骨肿瘤。

2. 颈部疾病　颈椎病及其他颈部疾病。

3. 神经痛　如三叉神经、舌咽神经及枕神经痛。

4. 其他　如眼、耳、鼻和牙齿病变所致的头痛。

(三)全身性疾病　如急性感染、心血管疾病、中毒及中暑等。

(四)神经症　如神经衰弱及癔症性头痛。

【临床表现】

因病因不同,头痛常有不同表现。

(一)发病情况　急性起病并有发热者常为感染性疾病所致;头痛急剧,持续不减,并有程度不同的意识障碍,而无发热者,提示颅内血管性疾病(如蛛网膜下腔出血);长期反复发作或搏动性头痛,多为血管性头痛或神经症;慢性进行性头痛并有颅内压增高应考虑颅内占位性病变。

(二)头痛部位　偏头痛及丛集性头痛多在一侧;颅内病变的头痛常为深在性且较弥散,颅内深部病变引起的头痛,其部位不一定与病变部位相一致,但疼痛多向病灶同侧放射;高血压引起的头痛多在额部或整个头部;蛛网膜下腔出血或脑脊髓膜炎除头痛外尚有颈痛;眼源性头痛为浅在性且局限于眼眶、前额或颞部;鼻源性或牙源性头痛也多为浅表性疼痛。

(三)头痛的程度与性质　头痛的程度一般分轻、中、重三种,但与病情的轻重并无平行关系。三叉神经痛、偏头痛及脑膜刺激的疼痛最为剧烈;脑肿瘤的头痛多为中度或轻度;高血压血管性及发热性疾病的头痛,往往带搏动性;有时神经功能性头痛也颇剧烈。

（四）头痛出现的时间与持续时间 某些头痛可发生在特定时间，如颅内占位性病变往往清晨加剧；女性偏头痛常与月经期有关；脑肿瘤的头痛多为持续性，可有长短不等的缓解期。

（五）加重、减轻或激发头痛的因素 咳嗽、打喷嚏、摇头、俯身可使颅内高压性头痛、血管性头痛、颅内感染性头痛及脑肿瘤性头痛加剧；偏头痛在应用麦角胺后可获缓解。

【伴随症状】

（一）伴发热 常见于感染性疾病，包括颅内或全身性感染。

（二）伴眩晕 见于小脑肿瘤、椎-基底动脉供血不足。

（三）伴剧烈呕吐 为颅内压增高，头痛在呕吐后减轻者见于偏头痛。

（四）伴视力障碍 可见于青光眼或脑肿瘤。

（五）伴脑膜刺激征 提示有脑膜炎或蛛网膜下腔出血。

（六）伴癫痫发作 可见于脑血管畸形、脑内寄生虫病或脑肿瘤。

（七）伴神经功能紊乱症状 可能是神经功能性头痛。

（八）慢性进行性头痛，伴出现精神症状 应注意颅内肿瘤。

（九）慢性头痛突然加剧并有意识障碍 注意可能发生脑疝。

二、胸 痛

胸痛（chest pain）多由胸部疾病所致，程度与原发疾病的病情轻重不完全一致。

【病因】

（一）胸壁疾病 皮下蜂窝织炎、肋间神经炎、肋软骨炎、肋骨骨折、带状疱疹等。

（二）心血管疾病 冠状动脉硬化性心脏病、心肌病、二尖瓣或主动脉瓣病变、急性心包炎、胸部夹层主动脉瘤、肺梗死、肺动脉高压等。

（三）呼吸系统疾病 支气管炎、胸膜炎、气胸、血胸、胸膜肿瘤、支气管肺癌等。

（四）纵隔疾病 反流性食管炎、食管裂孔疝、纵隔炎、纵隔肿瘤、食管癌等。

（五）其他 过度通气综合征、痛风、膈下脓肿、肝脓肿、脾梗死等。

【临床表现】

（一）发病年龄 青壮年胸痛多见于结核性胸膜炎、自发性气胸、心肌炎、心肌病、风湿性心瓣膜病；40 岁以上则须注意心绞痛、心肌梗死和支气管肺癌。

（二）胸痛部位 大部分疾病的胸痛常有一定部位。例如胸壁疾病胸痛常固定在病变部位，局部有压痛，若为炎症性病变，局部可有红、肿、热、痛；带状疱疹胸痛，可见成簇的疱疹沿一侧肋间神经分布伴剧痛，疱疹不超过体表中线；肋软骨炎胸痛，常在第一、二肋软骨处见单个或多个隆起，局部有压痛，但无红肿；心绞痛及心肌梗死的疼痛多在胸骨后和心前区或剑突下，可向左肩和左臂内侧放射，甚或达无名指与小指，也可放射到左颈或面颊部，误认为牙痛；夹层动脉瘤胸痛多位于胸背部，放射至下腹、腰部与两侧腹股沟和下肢；胸膜炎引起的疼痛多在胸侧部；食管及纵隔病变引起的胸痛多在胸骨后。

（三）胸痛性质 多样性，可剧烈、轻微或隐痛。如带状疱疹呈刀割样或灼热样剧痛；食管炎多呈烧灼样；肋间神经痛多为阵发性灼痛或刺痛；心绞痛呈绞榨样痛并有重压窒息感；心肌梗死疼痛更剧烈并有恐惧、濒死感；气胸初期有撕裂样疼痛；胸膜炎常隐痛、钝痛或刺痛。

（四）疼痛持续时间　平滑肌痉挛或血管狭窄疼痛为阵发性；炎症、肿瘤、栓塞或梗死疼痛呈持续性，如心绞痛发作时间短暂，而心肌梗死疼痛持续时间很长且不易缓解。

（五）影响疼痛因素　主要为疼痛发生的诱因、加重与缓解的因素。例如心绞痛可因劳动或精神紧张时诱发，休息后或含服硝酸酯类药物后疼痛缓解。硝酸酯类药物对心肌梗死无效。

【伴随症状】

（一）伴咳嗽、咳痰和（或）发热　常见于气管、支气管和肺部疾病。

（二）伴呼吸困难　常提示大叶性肺炎、自发性气胸、渗出性胸膜炎和肺栓塞等。

（三）伴咯血　见于肺栓塞、支气管肺癌。

（四）伴苍白、大汗、血压下降或休克　多见于心肌梗死、夹层动脉瘤、主动脉窦瘤和大块肺栓塞。

三、腹　　痛

腹痛（abdominal pain）临床上极为常见，多由腹部脏器病变所致，少数由腹腔外疾病引起。腹痛的性质和程度，受病变情况和刺激程度影响，同时也受神经和心理因素的影响。按起病缓急、病程长短，临床上一般可将腹痛分为急性腹痛和慢性腹痛。

【病因】

（一）急性腹痛

1. 腹腔器官急性炎症　如急性阑尾炎、急性胃肠炎、急性胆囊炎、急性腹膜炎等。

2. 空腔脏器阻塞或扩张　如肠梗阻、肠套叠、胆道结石、泌尿系结石等。

3. 脏器扭转或破裂　如肠扭转、肠绞窄、卵巢扭转、肝脾破裂、异位妊娠破裂等。

4. 腹腔内血管阻塞　如缺血性肠病、夹层腹主动脉瘤和门静脉血栓形成。

5. 腹壁疾病　如腹壁挫伤、脓肿及腹壁皮肤带状疱疹。

6. 胸腔疾病所致的腹部牵涉性痛　如肺炎、胸膜炎、心绞痛、心肌梗死、心包炎等。

7. 全身性疾病所致的腹痛　如腹型过敏性紫癜、尿毒症、铅中毒等。

（二）慢性腹痛

1. 腹腔脏器的慢性炎症　如反流性食管炎、慢性胃炎、慢性胆囊炎及（或）胆道感染、慢性胰腺炎、结核性腹膜炎、溃疡性结肠炎、Crohn 病等。

2. 空腔脏器的张力变化　如胃肠痉挛或胃、肠、胆道运动障碍等。

3. 胃、十二指肠溃疡。

4. 腹腔脏器的扭转或梗阻　如慢性胃、肠扭转，十二指肠壅滞，慢性假性肠梗阻。

5. 脏器包膜的牵张　如肝瘀血、肝炎、肝脓肿、肝癌等。

6. 中毒与代谢障碍　如铅中毒、尿毒症等。

7. 肿瘤压迫及浸润。

8. 胃肠神经功能紊乱　如胃肠神经症。

【临床表现】

（一）腹痛部位　一般多为病变所在部位。如胃、十二指肠疾病、急性胰腺炎，疼痛多在中上腹部；胆囊炎、胆石症、肝脓肿等疼痛多在右上腹部；急性阑尾炎疼痛在右下腹 McBurney 点；小肠疾病疼痛多在脐部或脐周；盆腔炎及异位妊娠破裂，疼痛在下腹部。

（二）腹痛性质和程度　突发的中上腹剧烈刀割样痛、烧灼样痛,常为胃、十二指肠溃疡穿孔;中上腹持续性剧痛或阵发性加剧应考虑急性胃炎、急性胰腺炎;胆石症或泌尿系结石常为阵发性绞痛;阵发性剑突下钻顶样疼痛为胆道蛔虫症的典型表现;持续性、广泛性剧烈腹痛伴腹肌紧张或板样强直,提示为急性弥漫性腹膜炎;隐痛或钝痛多为内脏性疼痛。

（三）诱发因素　胆囊炎或胆石症发作前常有进油腻食物史;而急性胰腺炎发作前则常有酗酒、暴饮暴食史;部分机械性肠梗阻多与腹部手术有关;腹部受暴力作用后剧痛并有休克者,可能是肝、脾破裂。

（四）发作时间　餐后痛可能是由于胆、胰疾病、胃部肿瘤或消化不良;饥饿痛发作呈周期性、节律性者见于消化性溃疡;卵泡破裂者发作在月经间期。

（五）与体位的关系　胃黏膜脱垂左侧卧位疼痛减轻;胰体癌仰卧位时疼痛明显,而前倾位或俯卧位时减轻;反流性食管炎烧灼痛在躯体前屈时明显,而直立位时减轻。

【伴随症状】

（一）伴发热、寒战　见于急性胆道感染、肝脓肿、腹腔脓肿,也可见于腹腔外疾病。

（二）伴黄疸　可能与肝、胆、胰疾病有关。急性溶血性贫血也可出现腹痛与黄疸。

（三）伴休克　若同时有贫血者可能是腹腔脏器破裂(如肝、脾或异位妊娠破裂);无贫血者则见于胃肠穿孔、绞窄性肠梗阻;应警惕腹腔外疾病,如心肌梗死、肺炎等。

（四）伴呕吐、反酸、腹泻　提示食管、胃肠病变;呕吐量大提示胃肠道梗阻;伴反酸、嗳气者提示消化性溃疡或胃炎;伴腹泻者提示消化吸收障碍或肠道炎症、溃疡或肿瘤。

（五）伴血尿　可能由泌尿系疾病(如泌尿系结石)所致。

四、腰　背　痛

腰背痛(lumbodorsal pain)常见于体力劳动者,是丧失劳动力的重要原因。许多疾病可以引起腰背痛,其中多数为局部病变,邻近器官病变波及或放射性腰背痛也常见。

【病因】

按腰背痛的原发病部位可分为:

（一）脊椎疾病　如增生性脊柱炎、脊椎骨折、椎间盘突出、脊椎肿瘤、先天性畸形等。

（二）脊柱旁软组织疾病　如腰肌纤维组织炎、腰肌劳损、风湿性多肌炎。

（三）脊神经根疾病　如脊髓压迫症、急性脊髓炎、腰骶神经炎。

（四）内脏疾病。

【临床表现】

（一）脊椎疾病

1. 脊椎骨折　有明显的外伤史,且多因由高空坠下,足或臀部先着地,骨折处有压痛和叩痛,脊椎可能有后突或侧突畸形,并有活动障碍。

2. 椎间盘突出　青壮年多见,以腰4～骶1易发,常有搬重物或扭伤史,可突发和缓慢发病,主要表现为腰痛和坐骨神经痛,二者可同时或单独存在。

3. 脊柱炎　如① 增生性脊柱炎:晨起时感腰痛、僵直而活动不便,活动后疼痛好转,但过多活动后腰痛加重,疼痛以傍晚明显,疼痛不剧烈;② 结核性脊椎炎:疼痛局限于病变部位,呈隐痛、钝痛或酸痛,夜间明显,活动后加剧,伴有低热、盗汗、乏力、纳差,晚期脊柱可有畸形、冷脓肿及脊髓压迫症状;③ 化脓性脊柱炎:少见,常因败血症、外伤、腰椎手术感染所致,感腰背剧痛,有明显压痛、叩痛,伴畏寒、高热等全身中毒症状。

4. 脊椎肿瘤　　以恶性肿瘤转移多见。如前列腺癌和乳腺癌转移或多发性骨髓瘤累及脊椎,表现为顽固性腰背痛,剧烈而持续,休息和药物不能缓解,并有放射性神经根痛。

（二）脊柱旁组织疾病

1. 腰肌劳损　　常因腰扭伤治疗不彻底或累积性损伤,自觉腰骶酸痛、钝痛,休息时缓解,劳累后加重,弯腰工作时疼痛特别明显,而伸腰或叩击腰部时疼痛可缓解。

2. 腰肌纤维织炎　　大多感腰背部弥漫性疼痛,以腰椎两旁肌肉及髂嵴上方为主,晨起时加重,活动数分钟后好转,但活动过多疼痛又加重,轻叩腰部感疼痛缓解。

（三）脊神经根疾病

1. 脊髓压迫症　　见于椎管内原发性或转移性肿瘤、硬膜外脓肿或椎间盘突出等。常感觉颈背痛或腰痛,并沿一根或多根脊神经后根分布区放射,疼痛剧烈,呈烧灼样或绞榨样痛,脊柱活动、咳嗽、喷嚏时加重,并可有感觉障碍。

2. 蛛网膜下腔出血　　刺激脊膜和脊神经后根时可引起剧烈的腰背痛。

3. 腰骶神经根炎　　主要为下背和腰骶疼痛,并有僵直感,疼痛向臀部及下肢放射,腰骶部有明显压痛,严重时有节段性感觉障碍,下肢无力,肌萎缩,腱反射减退。

（四）内脏疾病

1. 泌尿系统疾病　　肾炎可有深部胀痛,位于腰肋三角区,并有轻微叩痛;肾盂肾炎腰痛及肾区叩痛较明显;肾脓肿多为单侧腰痛,常伴有局部肌紧张和压痛;肾结石多呈绞痛,叩痛剧烈;肾肿瘤的腰痛多为钝痛或胀痛,有时呈绞痛。

2. 盆腔器官疾病　　男性前列腺炎和前列腺癌可有下腰骶部疼痛,伴有尿频、尿急、排尿困难;女性慢性妇科病腰骶部可疼痛,且伴有下腹坠胀感和盆腔压痛。

3. 消化系统疾病　　急性胰腺炎,常有左侧腰背部放射痛;少数胰腺癌可出现腰背痛,前倾坐位时疼痛缓解,仰卧位时加重;溃疡性结肠炎常伴有下腰痛。

【伴随症状】

（一）伴脊柱畸形　　外伤后畸形则多因脊柱骨折、错位所致;自幼则畸形多为先天性疾病所致;缓起性畸形可见于脊柱结核和强直性脊柱炎。

（二）伴有活动受限　　可见于脊椎外伤、强直性脊椎炎、腰背部软组织急性扭挫伤。

（三）伴长期发热　　低热可见于脊椎结核、类风湿性关节炎;高热可见于化脓性脊椎炎和椎旁脓肿。

（四）伴尿频、尿急、排尿不尽　　见于尿路感染、前列腺炎或前列腺肥大;腰背剧痛伴血尿见于肾或输尿管结石。

（五）伴嗳气、反酸、上腹胀痛　　见于胃十二指肠溃疡或胰腺病变。

（六）伴月经异常、痛经、白带过多　　见于宫颈炎、盆腔炎、卵巢及附件炎症或肿瘤。

五、关 节 痛

关节痛(arthralgia),轻者不影响任何活动,严重者则生活不能自理,可分急性和慢性。

【病因】

（一）外伤

1. 急性损伤　　因外力碰撞关节或关节过度伸展扭曲,关节骨质、肌肉、韧带等结构损伤,造成关节脱位或骨折,血管破裂出血,组织液渗出,关节肿胀、疼痛。

2. 慢性损伤　持续的慢性机械损伤,或关节长期负重,致使关节软骨及关节面破坏。

(二)感染　如外伤后细菌直接侵入关节、败血症时细菌经血流到达关节。

(三)变态反应和自身免疫　因病原微生物及其产物、药物、异种血清与血液中的抗体形成免疫复合物,流经关节沉积在关节腔引起组织损伤和关节病变。

(四)退行性关节病　又称增生性关节炎或肥大性关节炎,分原发性和继发性两种。

(五)代谢性骨病　如维生素 D 代谢障碍所致的骨质软化性骨关节病。

(六)骨关节肿瘤　良性如骨样肿瘤、骨软骨瘤;恶性如骨肉瘤、转移性骨肿瘤。

【临床表现】

(一)外伤性关节痛　急性外伤性关节痛常在外伤后受损关节即出现疼痛、肿胀和功能障碍;慢性外伤性关节炎有明确的外伤史,反复关节痛,常由过度活动和负重及气候寒冷等因素诱发,药物及物理治疗后缓解。

(二)化脓性关节炎　起病急,全身中毒症状明显,早期畏寒、寒战、高热,体温高达39 ℃以上。病变关节红、肿、热、痛。位置较深的肩关节和髋关节则红肿不明显。患者常感病变关节持续疼痛,功能严重障碍,各个方向的被动活动均引起剧痛,常不愿活动患肢。

(三)结核性关节炎　多见于儿童和青壮年。负重大、活动多、肌肉不发达的关节易患结核,最常见为脊柱,其次为髋关节和膝关节。早期症状和体征不明显;活动期常疲劳、低热、盗汗、食欲下降,病变关节肿胀、疼痛,活动后加重;晚期有关节畸形和功能障碍。

(四)类风湿性关节炎　多由一个关节起病,继而出现其他指关节和腕关节的肿胀疼痛。也可累及踝、膝和髋关节,常为对称性。病变关节活动受限,有僵硬感,以早晨为重,故称晨僵,可伴有全身发热。晚期病变关节附近肌肉萎缩,关节软骨增生而出现畸形。

(五)风湿性关节炎　常在链球菌感染后急剧起病,以膝、踝、肩和髋关节多见。病变关节红、肿、热、痛,呈游走性;肿胀时间短、消失快,不留下关节僵直和畸形。

(六)退行性关节炎　早期在步行、久站和气候变化时病变关节疼痛,休息后缓解;晚期病变关节疼痛加重,关节有摩擦感,关节周围肌肉挛缩常呈屈曲畸形,患者常有跛行。

(七)痛风　常在饮酒、劳累或高嘌呤饮食后急起关节剧痛,局部皮肤红、肿、灼热。以第 1 跖趾关节、拇趾关节多见。病变有自限性,一般在 1～2 周自行消退,但经常复发。晚期可出现关节畸形,皮肤破溃,常有白奶酪状分泌物流出。

【伴随症状】

(一)伴高热、畏寒,关节局部红、肿、灼热　见于化脓性关节炎。

(二)伴低热、乏力、盗汗、消瘦、纳差　见于结核性关节炎。

(三)全身小关节对称性疼痛,伴有晨僵和关节畸形　见于类风湿性关节炎。

(四)游走性关节疼痛,伴有心脏炎、舞蹈病　见于风湿热。

(五)伴血中尿酸升高,关节局部红、肿、灼热　见于痛风。

(六)伴皮肤红斑、光过敏、低热和多器官损害　见于系统性红斑狼疮。

(七)伴皮肤紫癜、腹痛、腹泻　见于关节受累型过敏性紫癜。

(张道友)

第三节 水 肿

水肿（edema）是指人体组织间隙有过多的液体积聚导致组织肿胀。水肿可分为全身性与局限性，液体在体内组织间隙弥漫性分布时称全身性水肿（常呈凹陷性）；液体积聚在局部组织间隙时称局限性水肿；发生于体腔内则称积液，如胸腔积液、腹腔积液、心包积液。

【病因与临床表现】

（一）全身性水肿

1. 心源性水肿（cardiac edema） 主要是右心衰竭的表现。由于肺动脉压升高，静脉血回流阻力增大，有效循环血量及肾血流量减少，继发性醛固酮增多等引起钠、水潴留以及静脉瘀血，毛细血管滤过压增高，胸导管淋巴回流障碍等使组织液回吸收减少。水肿程度可因心力衰竭程度而不同，可自轻度的踝部水肿以至严重的全身性水肿。水肿常首先出现于身体下垂部位，能起床活动者，最早出现于踝内侧，行走活动后明显，休息后减轻或消失；经常卧床者以腰骶部为明显；颜面部一般不肿。水肿呈对称性、凹陷性。此外，常有颈静脉怒张、肝肿大、静脉压升高，严重时出现胸水、腹水等右心衰竭的其他表现。

2. 肾源性水肿（renal edema） 见于各型肾炎和肾病。肾脏疾病时肾排泄水、钠减少，导致钠、水潴留，细胞外液增多，毛细血管静水压升高，引起水肿。钠、水潴留可能与下列因素相关：① 肾小球超滤系数（kf）及滤过率下降，而肾小管回吸收钠增加（球-管失衡）；② 大量蛋白尿导致低蛋白血症，血浆胶体渗透压下降致使水分外渗；③ 肾实质缺血，刺激肾素-血管紧张素-醛固酮系统启动；④ 肾内前列腺素（PGI_2、PGE_2等）产生减少，致使肾排钠减少。疾病早期晨间起床时眼睑与颜面水肿，以后发展为全身水肿（肾病综合征时为重度水肿）。常有尿常规改变、高血压、肾功能损害的表现。

3. 肝源性水肿（hepatic edema） 失代偿期肝硬化主要表现为腹水，也可首先踝部水肿，逐渐向上蔓延，而头、面部及上肢常无水肿。门脉高压症、低蛋白血症、肝淋巴液生成增多及回流障碍、继发性肾素-血管紧张素-醛固酮系统启动等因素是水肿与腹水形成的主要机制。大量腹水的形成增加腹内压，进一步阻碍下腔静脉回流，患者常同时伴有脾大、腹壁静脉怒张、食管-胃底静脉曲张等门脉高压表现以及黄疸、肝掌、蜘蛛痣、肝功能异常等。

4. 内分泌代谢性疾病 甲状腺功能减退症由于组织亲水物质增加可引起黏液性水肿，水肿不受体位影响、非凹陷性；甲状腺功能亢进症蛋白分解加速及组织间液黏蛋白等胶体物质沉积可致水肿；原发性醛固酮增多症、库欣综合征、糖尿病等都可出现水肿。

5. 营养不良性水肿（nutritional edema） 由于慢性消耗性疾病，长期营养缺乏、重度烧伤等所致低蛋白血症或维生素 B_1 缺乏引起水肿。水肿的主要原因是低蛋白血症，血管内胶体渗透压降低。水肿发生前常有消瘦、体重减轻等表现。皮下脂肪减少所致组织松弛、组织压降低、加重了液体的潴留。水肿常从足部开始逐渐蔓延至全身。

6. 结缔组织疾病 见于系统性红斑狼疮、硬皮病、皮肌炎等。

7. 药物 ① 药物过敏反应，如解热镇痛药、磺胺药、抗生素等；② 药物肾脏损害，如抗生素、别嘌呤醇等；③ 药物导致内分泌紊乱，如糖皮质激素、钙通道拮抗剂等。

8. 妊娠水肿 多属生理性水肿，分娩后可自行消退。

9. 特发性水肿　原因不明可能与内分泌功能失调有关,绝大多数为女性。

10. 功能性水肿　如高温环境引起的水肿、肥胖性水肿、老年性水肿等。

(二)局部性水肿　常见于:① 炎症性水肿;② 淋巴回流受阻;③ 静脉回流障碍;④ 局部黏液性水肿;⑤ 血管神经性水肿;⑥ 神经原性水肿。

【伴随症状】

(一)伴肝肿大　可为心源性、肝源性与营养不良性,而同时颈静脉怒张者则为心源性。

(二)伴中、重度蛋白尿　常为肾源性,而轻度蛋白尿也可见于心源性。

(三)伴呼吸困难与发绀　常提示由于心脏病、上腔静脉阻塞综合征等所致。

(四)与月经周期关系密切者　可见于特发性水肿及经前期紧张综合征。

(五)伴消瘦、体重减轻者　可见于营养不良。

(张道友)

第四节　皮肤黏膜出血

皮肤黏膜出血(mucocutaneous hemorrhage)是机体止血和(或)凝血功能障碍所致,通常以全身性或局限性皮肤黏膜自发性出血或损伤后难以止血为特征。

【病因】

(一)血管壁功能异常　正常在血管破损时,止血机制启动而止血。当毛细血管壁存在先天性或获得性缺陷引起结构异常和收缩功能障碍时,不能正常地收缩发挥止血作用,导致皮肤黏膜出血。常见于:① 遗传性出血性毛细血管扩张症、血管性假性血友病;② 过敏性紫癜、单纯性紫癜及老年性紫癜等;③ 严重感染、化学物质或药物中毒及代谢障碍,维生素 C 或维生素PP缺乏、尿毒症、动脉硬化等。

(二)血小板数量和功能异常　如血小板减少、血小板增多及血小板功能异常。

(三)凝血因子缺乏或活性降低　如血友病,凝血因子缺乏症,严重肝病等。

(四)血液中抗凝物质增多　如肝素样抗凝物质增多和抗凝药物过量等。

(五)纤维蛋白溶解亢进　如弥散性血管内凝血。

【临床表现】

表现为血液淤积于皮肤或黏膜下,形成红色或暗红色斑,压之不褪色,视出血面积大小可分为瘀点(直径不超过 2 mm)、紫癜(直径 3~5 mm)和瘀斑(直径大于 5 mm)。血小板减少患者出血的特点为同时有出血点、紫癜、瘀斑、皮下血肿、鼻出血、齿龈出血、月经过多、血尿及黑便等,严重者伴脑出血;血小板病患者血小板计数正常,出血轻微,以皮下、鼻出血及月经过多为主,但手术时常出血不止;血管壁功能异常引起的出血特点为皮肤黏膜的瘀点、瘀斑,如过敏性紫癜,四肢或臀部有对称性、高出皮肤的紫癜,可伴有痒感、关节痛及腹痛,累及肾脏时可有血尿;单纯性紫癜为四肢偶发瘀斑,常见于女性患者月经期;凝血功能障碍引起的出血常有内脏、肌肉出血或软组织血肿、关节腔出血,且常有家族史或肝脏病史。

【伴随症状】

(一)伴有广泛性出血　见于血小板减少性紫癜、弥散性血管内凝血。

(二)伴有关节痛及腹痛、血尿　见于过敏性紫癜。

（三）伴有黄疸　见于肝脏疾病。

（四）自幼有损伤后出血不止,且有关节肿痛或畸形者　见于血友病。

（张道友）

第五节　发　绀

发绀（cyanosis）又称紫绀,是指血液中还原血红蛋白增多使皮肤和黏膜呈青紫色改变,常发生在皮肤较薄、色素较少和毛细血管较丰富的部位,如口唇、指或趾、甲床等。

【病因和临床表现】

（一）血液中还原血红蛋白增多（真性发绀）

1. 中心性发绀　由于某些心、肺疾病导致动脉血氧饱和度（SaO_2）降低、血中还原血红蛋白增多引起的发绀,为全身性发绀,累及四肢末端、颜面、躯干皮肤、黏膜等。发绀部位皮肤温暖、局部加温或按摩,发绀不消失。

（1）肺性发绀　各种病因引起肺通气和（或）换气功能障碍,肺氧合作用不足,使体循环中还原血红蛋白增多,常见疾病有气道阻塞、肺气肿、肺间质纤维化、重症肺炎、肺水肿、急性呼吸窘迫综合征、肺栓塞、原发性肺动脉高压症、大量胸腔积液、气胸、重度胸膜肥厚粘连等。

（2）心性混合性发绀　由于异常通道分流,使部分静脉血未通过肺进行氧合作用而进入体循环动脉,如分流量超过心输出量的1/3,即可出现发绀,常见疾病有发绀型先天性心脏病,如 Fallot 四联症、Eisenmenger 综合征等。

2. 周围性发绀　由于周围循环血流障碍所致,血流流经末梢血管时速度变慢、瘀滞,组织摄氧过多,还原血红蛋白增多所致。发绀常出现于肢体的末端与下垂部位,如肢端、耳垂、鼻尖;发绀部位皮肤是冷的,但若给予按摩或加温使皮肤转暖,发绀可消退,是与中心性发绀的鉴别点。

（1）瘀血性周围性发绀　常见于右心衰竭、心包炎、血栓性静脉炎、上腔静脉阻塞综合征、下肢静脉曲张等引起体循环淤血、周围血流缓慢的疾病。

（2）缺血性周围性发绀　常见于严重休克、血栓闭塞性脉管炎、雷诺病、肢端发绀症等引起心排出量减少和局部血流障碍性疾病。

3. 混合性发绀　中心性发绀与周围性发绀同时存在。

（二）血液中异常血红蛋白增多

1. 高铁血红蛋白血症　由于各种化学物质或药物中毒引起血红蛋白分子中二价铁被三价铁所取代,致使失去与氧结合的能力。常见于苯胺、硝基苯、伯氨喹啉、亚硝酸盐、磺胺类等中毒所致发绀。其特点是发绀出现急剧,抽出的静脉血呈深棕色,虽给予氧疗但发绀不能改善,只有给予静脉注射亚甲蓝或大量维生素 C,发绀方可消退,用分光镜检查可证实血中高铁血红蛋白存在。大量进食含亚硝酸盐的变质蔬菜而引起的中毒性高铁血红蛋白血症出现的发绀称为"肠源性青紫症"。

2. 先天性高铁血红蛋白血症　自幼即有发绀,而无心、肺疾病及引起异常血红蛋白增多的其他原因,有家族史,身体一般状况较好。

3. 硫化血红蛋白血症　为后天获得性。服用某些含硫药物或化学品后,使血液中硫化血红蛋白达到 5 g/L 即发生发绀。发绀的特点是持续时间长,可达数月以上,血液呈蓝褐色,分光镜检查可证明有硫化血红蛋白的存在。

【伴随症状】

(一)伴呼吸困难　常见于重症心、肺疾病及急性呼吸道阻塞、大量气胸等,而高铁血红蛋白血症虽有明显发绀,但一般无呼吸困难。

(二)伴杵状指(趾)　提示病程较长,见于发绀型先天性心脏病及某些慢性肺部疾病。

(三)伴意识障碍及衰竭　主要见于某些药物或化学物质中毒、休克、急性肺部感染或急性心力衰竭等。

(张道友)

第六节　心　　悸

心悸(palpitation)是自觉心脏跳动不适感或心慌感。当心率加快时感心脏跳动不适,心率缓慢时则感搏动有力。心悸时心率可快可慢,也可有心律失常,心率和心律正常者也可有心悸。

【病因】

(一)心脏搏动增强　可为生理性或病理性。

1. 生理性见于　① 健康人剧烈运动或精神过度紧张时;② 饮酒、喝浓茶或咖啡后;③ 应用某些药物,如肾上腺素、咖啡因、阿托品、甲状腺片等;④ 妊娠。

2. 病理性见于　① 心室肥厚:高血压性心脏病、主动脉瓣关闭不全、二尖瓣关闭不全、动脉导管未闭、室间隔缺损等。此外,脚气性心脏病,因维生素 B_1 缺乏,也可出现心悸。② 其他疾病:诸如甲状腺功能亢进、贫血、发热、低血糖症、嗜铬细胞瘤等。

(二)心律失常　心动过速/过缓或其他类型心律失常时,均可出现心悸。

1. 心动过速　各种原因引起的窦性心动过速、室上性或室性心动过速等均可发生心悸。

2. 心动过缓　高度(Ⅱ、Ⅲ度)房室传导阻滞、窦性心动过缓或病态窦房结综合征,由于心率缓慢,舒张期延长,心室充盈度增加,心搏强而有力,引起心悸。

3. 其他心律失常　期前收缩、心房扑动或心房颤动等,由于心脏跳动不规则或有一段间歇,患者感到心悸,甚至有心脏停止跳动的感觉。

(三)心力衰竭　任何病因引起的心力衰竭都可感到心悸。

(四)心脏神经官能症　由自主神经功能紊乱引起,心脏本身并无器质性病变。多见于青年女性,临床表现除心悸外常有心率加快、心前区或心尖部隐痛,以及疲乏、失眠、头晕、头痛、耳鸣、记忆力减退等神经衰弱表现,且在焦虑、情绪激动等情况下更易发生。

(五)β肾上腺素能受体反应亢进综合征　易在紧张时发生,其表现除心悸、心动过速、胸闷、头晕外尚有心电图的一些改变,普萘洛尔(心得安)试验可以鉴别,β肾上腺素能受体反应亢进综合征,在应用普萘洛尔后,心电图改变可恢复正常,显示其改变为功能性。

(六)更年期综合征　心悸也是其症状之一。

【伴随症状】

（一）伴心前区疼痛　见于冠状动脉粥样硬化性心脏病（如心绞痛、心肌梗死）、心肌炎、心包炎，亦可见于心脏神经官能症等。

（二）伴发热　见于急性传染病、风湿热、心肌炎、心包炎、感染性心内膜炎等。

（三）伴晕厥或抽搐　见于高度房室传导阻滞、心室颤动或阵发性室性心动过速、病态窦房结综合征等。

（四）伴贫血　见于各种原因引起的急性失血或慢性贫血。

（五）伴呼吸困难　见于急性心肌梗死、心肌炎、心包炎、心力衰竭、重症贫血等。

（六）伴消瘦及出汗　见于甲状腺功能亢进。

（张道友）

第七节　咳嗽与咳痰

咳嗽（cough）是反射性防御动作。咳嗽可以清除呼吸道分泌物及气道内异物。但是咳嗽也有不利的一面，如咳嗽可使呼吸道内感染扩散，剧烈咳嗽可导致呼吸道出血，甚至诱发自发性气胸等。因此，长期、频繁、剧烈的咳嗽影响工作和休息，则为病理状态。痰是气管、支气管的分泌物或肺泡内的渗出液，借助咳嗽将其排除，称为咳痰（expectoration）。

【病因】

（一）呼吸道疾病　鼻咽部至小支气管全程呼吸道黏膜受到刺激时，均可引起咳嗽，以喉部杓状间隙和气管分叉部黏膜最敏感，当肺泡内有分泌物、渗出物、漏出物进入小支气管即可引起咳嗽；某些化学刺激物刺激分布于肺的 C 纤维末梢也可引起咳嗽。如咽喉炎、喉癌等可引起干咳，气管-支气管炎、支气管扩张症、支气管哮喘、支气管内膜结核及各种物理、化学、过敏因素对气管、支气管的刺激，以及肺部细菌、真菌、病毒、支原体或寄生虫感染、肺部肿瘤均可引起咳嗽和（或）咳痰。而呼吸道感染是咳嗽、咳痰最常见的原因。

（二）胸膜疾病　如胸膜炎、胸膜间皮瘤、自发性气胸或胸腔穿刺等均可引起咳嗽。

（三）心血管疾病　如二尖瓣狭窄或其他原因所致左心衰竭，因肺泡及支气管内有浆液性或血性渗出物，可引起咳嗽。另外，右心或体循环静脉栓子脱落造成肺栓塞也可引起咳嗽。

（四）中枢神经因素　从大脑皮质发出冲动传至延髓咳嗽中枢，人可随意引起咳嗽反射或抑制咳嗽反射。如皮肤受冷刺激或三叉神经分布的鼻黏膜及舌咽神经支配的咽峡部黏膜受刺激时，可反射性引起咳嗽。脑炎、脑膜炎时也可出现咳嗽。

【临床表现】

（一）咳嗽的性质　干性咳嗽为咳嗽无痰或痰量极少，干咳或刺激性咳嗽常见于急性或慢性咽喉炎、喉癌、急性支气管炎初期、气管受压、支气管异物、支气管肿瘤、胸膜疾病、原发性肺动脉高压以及二尖瓣狭窄等；湿性咳嗽为咳嗽伴有咳痰，常见于慢性支气管炎、支气管扩张症、肺炎、肺脓肿和空洞型肺结核等。

（二）咳嗽的时间与规律　突发性咳嗽常因吸入刺激性气体或异物、淋巴结或肿瘤压迫气管或支气管分叉处所引起；发作性咳嗽可见于百日咳、支气管内膜结核以及以咳嗽为主要症状而无明显呼吸困难的支气管哮喘等；长期慢性咳嗽多见于慢性支气管炎、支气管扩张症、肺脓肿及肺结核；夜间咳嗽常见于左心衰竭和肺结核患者。

（三）咳嗽的音色　①咳嗽声音嘶哑，多为声带的炎症或肿瘤压迫喉返神经所致；② 鸡鸣样咳嗽，多见于百日咳、会厌、喉部疾患或气管受压；③ 金属音咳嗽，常见于纵隔肿瘤、主动脉瘤或支气管癌直接压迫气管；④ 咳嗽声音低微或无力，见于严重肺气肿、声带麻痹及极度衰弱者。

（四）痰的性质和痰量　痰的性质可分为黏液性、浆液性、脓性和血性等。黏液性痰多见于急性支气管炎、支气管哮喘、慢性支气管炎、肺结核；浆液性痰见于肺水肿；脓性痰见于化脓性细菌性下呼吸道感染；血性痰是因呼吸道黏膜受侵害、损害毛细血管或血液渗入肺泡所致。上述各种痰液均可带血。急性呼吸道炎症时痰量较少，痰量增多常见于支气管扩张症、肺脓肿和支气管胸膜瘘。痰量多时静置后可出现分层现象：上层为泡沫，中层为浆液或浆液脓性，下层为坏死物质。恶臭痰提示厌氧菌感染；铁锈色痰为典型肺炎球菌肺炎的特征；黄绿色或翠绿色痰，提示铜绿假单胞菌感染；痰白黏稠且牵拉成丝难以咳出，提示真菌感染；粉红色泡沫痰是肺水肿的特征；每日咳数百毫升至上千毫升浆液泡沫痰，有肺泡癌的可能。

【伴随症状】

（一）伴发热　多见于急性呼吸道感染、肺结核、胸膜炎等。

（二）伴胸痛　常见于肺炎、胸膜炎、支气管肺癌、肺栓塞和自发性气胸等。

（三）伴呼吸困难　见于喉水肿、喉肿瘤、支气管哮喘、慢性阻塞性肺病、重症肺炎、肺结核、胸腔大量积液、气胸、肺淤血、肺水肿及气管或支气管异物。

（四）伴咯血　见于支气管扩张症、肺结核、肺脓肿、支气管肺癌、二尖瓣狭窄等。

（五）伴大量脓痰　见于支气管扩张症、肺脓肿、肺囊肿合并感染和支气管胸膜瘘。

（六）伴有哮鸣音　多见于支气管哮喘、慢性阻塞性肺病、心源性哮喘、弥漫性泛细气管炎、气管与支气管异物等。

（七）伴有杵状指（趾）　常见于支气管扩张症、慢性肺脓肿、支气管肺癌和脓胸等。

（张道友）

第八节　咯　　血

咯血（hemoptysis）是指喉及喉部以下的呼吸道任何部位的出血，经口腔排出者。少量咯血有时仅表现为痰中带血，大咯血时血液从口鼻涌出，常可阻塞呼吸道，导致窒息死亡。

【病因】

咯血的原因很多，主要见于呼吸系统和心血管疾病。

（一）支气管疾病　常见于支气管扩张、支气管肺癌、支气管内膜结核和慢性支气管炎等；少见的有支气管腺瘤、支气管黏膜非特异性溃疡等。

（二）肺部疾病　常见于肺结核、肺炎、肺脓肿等；较少见的有肺瘀血、肺梗死、肺真菌病、肺泡炎、肺含铁血黄素沉着症和肺出血-肾炎综合征（Goodpasture 综合征）等。我国引起咯血的首要原因为肺结核，多为浸润型、空洞型肺结核和干酪型肺炎，急性血行播散型肺结核较少出现咯血。

（三）心血管疾病　常见于二尖瓣狭窄,其次有先天性心脏病所致肺动脉高压或原发性肺动脉高压,另有肺栓塞、肺血管炎等。可表现为小量咯血或痰中带血,也可出现大量咯血、粉红色泡沫样血痰和黏稠暗红色血痰。

（四）其他　血液病、某些急性传染病、风湿性疾病或气管、支气管子宫内膜异位症等。

【临床表现】

（一）年龄　青壮年咯血常见于肺结核、支气管扩张、二尖瓣狭窄等;40 岁以上有长期吸烟史者,应注意支气管肺癌的可能。

（二）咯血量　一般认为每日咯血量在 100 ml 以内为小量;100～500 ml 为中等量;500 ml 以上或一次咯血 100～500 ml 为大量。大量咯血主要见于空洞型肺结核、支气管扩张和慢性肺脓肿;支气管肺癌主要表现为痰中带血,呈持续性或间断性;慢性支气管炎和支原体肺炎也可出现痰中带血或血性痰,常伴有剧烈咳嗽。

（三）颜色和性状　肺结核、支气管扩张、肺脓肿和出血性疾病所致咯血为鲜红色;铁锈色血痰见于肺炎球菌肺炎;砖红色胶冻样痰见于肺炎克雷伯杆菌肺炎;二尖瓣狭窄咯血多为暗红色;左心衰竭咯血为浆液性粉红色泡沫痰;肺栓塞咯血为黏稠暗红色血痰。

【伴随症状】

（一）伴发热　多见于肺结核、肺炎、肺脓肿、流行性出血热、支气管肺癌等。

（二）伴胸痛　见于肺炎、肺结核、肺梗死、支气管肺癌等。

（三）伴呛咳　见于支气管肺癌、支原体肺炎。

（四）伴脓痰　见于支气管扩张症、肺脓肿、空洞型肺结核继发细菌感染等。

（五）伴皮肤黏膜出血　见于血液病、风湿病及流行性出血热等。

（六）伴杵状指　见于支气管扩张、肺脓肿、支气管肺癌等。

（七）伴黄疸　须注意钩端螺旋体病、肺炎、肺栓塞等。

（张道友）

第九节　呼吸困难

呼吸困难（dyspnea）是患者主观感到空气不足、呼吸费力,客观表现呼吸运动用力,严重时张口呼吸、鼻翼扇动、端坐呼吸,甚至发绀、呼吸辅助肌参与呼吸运动,并且有频率、深度、节律的改变。

【病因】

（一）呼吸系统疾病　常见于:

1. 气道阻塞　如呼吸道炎症、水肿、肿瘤或异物所致的狭窄或阻塞等。

2. 肺部疾病　如肺炎、肺结核、肺不张、肺水肿、细支气管肺泡癌等。

3. 胸壁、胸廓、胸膜腔疾病　如炎症、严重畸形、积液、气胸、外伤等。

4. 神经肌肉疾病　如脊髓灰质炎、急性多发性神经根神经炎和重症肌无力等。

5. 膈运动障碍　如膈麻痹、大量腹腔积液、腹腔巨大肿瘤、胃扩张和妊娠末期。

（二）循环系统疾病　各种原因所致的心力衰竭、心包压塞、肺栓塞等。

（三）中毒　如糖尿病酮症酸中毒、药物中毒、毒物中毒等。

（四）神经精神性疾病　如颅脑疾病、癔症等精神因素。

（五）血液病　如重度贫血、高铁血红蛋白血症、硫化血红蛋白血症等。

【临床表现】

根据发生机制及临床表现特点，将呼吸困难分为以下五种：

（一）肺源性呼吸困难　临床上常分为三种类型：

1. 吸气性呼吸困难　主要表现为吸气显著费力，严重者吸气时可见"三凹征"，表现为胸骨上窝、锁骨上窝和肋间隙明显凹陷，可伴有干咳及高音调吸气性喉鸣。三凹征的出现主要是由于呼吸肌极度用力，胸腔负压增加所致，常见于喉部、大支气管的狭窄与阻塞。

2. 呼气性呼吸困难　主要表现为呼气费力、呼气缓慢、呼吸时间明显延长，常伴有呼气期哮鸣音，主要是由于肺泡弹性减弱和（或）小支气管的痉挛或炎症所致。常见于慢性支气管炎（喘息型）、慢性阻塞性肺气肿、支气管哮喘、弥漫性泛细支气管炎等。

3. 混合性呼吸困难　表现为吸气期及呼气期均感呼吸费力、呼吸频率加快、深度变浅，可伴有呼吸音异常或病理性呼吸音，主要是由于肺或胸膜腔病变导致换气功能障碍。常见于重症肺炎、重症肺结核、大面积肺梗死、大量胸腔积液、广泛性胸膜增厚等。

（二）心源性呼吸困难　由于左心和（或）右心衰竭引起，尤其是左心衰竭时更为严重。

1. 左心衰竭发生呼吸困难的主要原因是肺淤血和肺泡弹性降低。特点为：① 有引起左心衰竭的基础病因；② 呈混合性呼吸困难；③ 两肺底部或全肺出现湿啰音；④ 应用强心剂、利尿剂和血管扩张剂后呼吸困难症状随之好转。急性左心衰竭时，常可出现夜间阵发性呼吸困难，表现为夜间睡眠中突感胸闷气急，被迫坐起，惊恐不安。轻者数分钟至数十分钟后症状逐渐减轻、消失；重者可见端坐呼吸、面色发绀、大汗、有哮鸣音，咳浆液性粉红色泡沫痰，两肺底有较多湿性啰音，心率加快，可有奔马律，称"心源性哮喘"。

2. 右心衰竭严重时也可引起呼吸困难，但程度较左心衰竭轻。

3. 急性或慢性心包积液也可发生呼吸困难。

（三）中毒性呼吸困难

1. 代谢性酸中毒可导致血中代谢产物增多，刺激颈动脉窦、主动脉体化学感受器或直接刺激呼吸中枢引起呼吸困难。根据病因不同，呼出气中可有尿（氨）味（见于尿毒症）、烂苹果味（糖尿病酮症酸中毒）等。

2. 某些药物如吗啡类、巴比妥类等中枢抑制药物和有机磷杀虫药中毒时，可抑制呼吸中枢引起呼吸困难。

3. 化学毒物中毒可导致机体缺氧引起呼吸困难，常见于一氧化碳中毒、亚硝酸盐和苯胺类中毒、氰化物中毒。

（四）神经精神性呼吸困难

1. 神经性呼吸困难　常见于重症颅脑疾患，如脑出血、脑炎、脑膜炎、脑脓肿、脑外伤及脑肿瘤等。由于呼吸中枢受增高的颅内压和供血减少的刺激，呼吸变为慢而深，并常伴有呼吸节律的改变，如双吸气（抽泣样呼吸）、呼吸遏制（吸气突然停止）等。

2. 精神性呼吸困难　常见于癔症患者，患者可突然发生呼吸困难，主要表现为呼吸频率快而浅，伴有叹息样呼吸或出现手足搐搦。

（五）血源性呼吸困难　常见于重度贫血、高铁血红蛋白血症、硫化血红蛋白血症。大出血或休克时也可出现呼吸困难。

【伴随症状】

（一）伴哮鸣音　多见于支气管哮喘、心源性哮喘；突发性重度呼吸困难见于急性喉水肿、气管异物、大面积肺栓塞、自发性气胸等。

（二）伴发热　多见于肺炎、肺脓肿、肺结核、胸膜炎、急性心包炎等。

（三）伴一侧胸痛　见于大叶性肺炎、急性渗出性胸膜炎、肺栓塞、自发性气胸、心肌梗死、支气管肺癌等。

（四）伴咳嗽、咳痰　见于慢性支气管炎、阻塞性肺气肿继发肺部感染、支气管扩张症、肺脓肿等；伴大量泡沫痰可见于有机磷中毒；伴粉红色泡沫痰见于急性左心衰竭。

（五）伴意识障碍　见于脑出血、脑膜炎、糖尿病酮症酸中毒、尿毒症、肺性脑病、急性中毒、休克型肺炎等。

（张道友）

第十节　吞咽困难

吞咽困难（dysphagia）是食物从口腔至胃贲门运送过程中受到阻碍的一种症状，表现为吞咽费力，吞咽过程延长，严重者不能咽下食物。可由咽、食管或贲门的器质性或功能性梗阻引起，也与神经肌肉疾病有关，还可因颈部、纵隔、心脏及胸腔的病变压迫所致。假性吞咽困难并无食管梗阻的基础，仅表现为咽喉部阻塞感、不适感，不影响进食。

【分类】

可分为机械性与运动性两类。

1. 机械性吞咽困难　指吞咽食物通过的食管有狭窄或食团体积过大引起的咽下困难，其中尤以食管狭窄所致者更为重要。正常食管壁具有弹性，管腔直径可扩张超过 4 cm；因各种原因使管腔直径扩张受限，不超过 2.5 cm 时，则可出现咽下困难；如在不大于 1.3 cm 时必有咽下困难。食管壁病变引起管腔周径狭窄者，要比食管偏心性狭窄更易有咽下困难；食管外压迫所致食管狭窄多属偏心性，因此常不易发生吞咽困难，即使有症状也较轻。

2. 运动性吞咽困难　是指随意控制的吞咽始动发生困难与随后一系列吞咽反射运动的障碍，以致不能将食物从口腔顺利地运送到胃。

吞咽困难有时可因机械性与运动性同时存在，只是一种较为突出。如口咽病变既可使吞咽始动困难与吞咽反射障碍，同时也可引起吞咽食物的过道狭窄；食管癌主要是管腔狭窄所致机械性咽下困难，但也可因病变浸润邻近管壁，该处食管蠕动可减弱或消失。

【病因】

（一）口腔、咽喉疾病　如病毒、真菌感染，口咽损伤，急性扁桃体炎，咽后壁脓肿，咽喉白喉，咽喉结核，口咽麻醉，唾液缺乏。

（二）食管疾病

1. 食管炎　胃食管反流、腐蚀性食管炎、食管结核、食管黏膜下脓肿、食管溃疡。

2. 恶性肿瘤　食管癌、淋巴瘤、肉瘤。

3. 良性肿瘤　食管平滑肌瘤。

4. 食管先天性疾病 先天性食管过短、先天性食管扩张。

5. 其他 食管憩室、食管裂孔疝等。

（三）食管外压迫 甲状腺肿大、纵隔肿瘤、大量心包积液、主动脉瘤等。

（四）神经肌肉疾病 咽与食管横纹肌障碍、食管平滑肌障碍等。

【临床表现】

口咽性吞咽困难的特点为食物由口腔进入食管过程受阻。食物阻滞于口腔及咽喉部，常见于脑血管病变、帕金森病、脑干肿瘤、脊髓灰质炎等；食管性吞咽困难表现为吞咽时食物阻滞于食管某一段，进食过程受阻。食管癌的吞咽困难呈进行性，一般在半年内从进干食发噎到进半流质、流质时亦难以下咽；食管良性肿瘤的吞咽困难症状较轻，或仅为一种阻挡感；反流性食管炎的吞咽困难多伴有反食、胃灼热、胸痛等反流症状；贲门失弛缓症的吞咽困难病程偏长，反复发作，发病多与精神因素有关，进食时需大量饮水以助干食下咽。患者陈述的梗阻部位多与食管的解剖部位基本吻合，有定位诊断参考意义。食管上段吞咽困难除癌肿外，可由胸骨后甲状腺肿、食管结核或恶性肉芽肿等疾病引起；食管中段吞咽困难常为食管癌、纵隔占位性病变压迫食管、食管良性狭窄、食管息肉、食管黏膜下肿瘤等疾病引起；食管下段的吞咽困难主要由癌肿、贲门失弛缓症等疾病所致。

【伴随症状】

（一）伴声嘶 常见于食道肿瘤纵隔浸润、主动脉瘤、纵隔淋巴结肿大及肿瘤压迫。

（二）伴吞咽疼痛 常见于口腔、咽部炎症及口腔溃疡等。

（三）伴胸骨后疼痛 常见于食管病变，如炎症、溃疡、异物或肿瘤等。

（四）伴呃逆 常见于食管下端病变，如贲门失弛缓症、膈疝等。

（五）伴反酸、胃灼热 常见于胃食管反流。

（张道友）

第十一节 恶心与呕吐

恶心（nausea）为上腹部不适、紧迫欲吐的感觉，可伴有迷走神经兴奋的症状，如皮肤苍白、出汗、流涎、血压降低及心动过缓等，常为呕吐（vomiting）的前奏，恶心后常随之呕吐，但也可仅有恶心而无呕吐，或仅有呕吐而无恶心。呕吐是通过胃的强烈收缩迫使胃或部分小肠的内容物经食管、口腔而排出体外的现象。

【病因】

（一）反射性呕吐

1. 咽部受到刺激 如吸烟、剧咳、鼻咽部炎症等。

2. 胃、十二指肠疾病 急、慢性胃炎、消化性溃疡、急性胃扩张或幽门梗阻等。

3. 肠道疾病 急性阑尾炎、各型肠梗阻、急性出血坏死性肠炎、腹型过敏性紫癜等。

4. 肝胆胰疾病 急性肝炎，肝硬化，急、慢性胆囊炎或胰腺炎等。

5. 腹膜及肠系膜疾病 如急性腹膜炎。

6. 其他 如泌尿系结石、急性肾盂肾炎、急性盆腔炎、异位妊娠破裂、心肌梗死、心力衰竭、内耳迷路病变、青光眼、屈光不正等。

（二）中枢性呕吐

1. 神经系统疾病　① 颅内感染；② 脑血管疾病；③ 颅脑损伤；④ 癫痫持续状态。

2. 全身性疾病　尿毒症、肝昏迷、糖尿病酮症酸中毒、甲状腺功能亢进、低血糖等。

3. 药物　如抗生素、抗癌药、洋地黄、吗啡等。

4. 中毒　乙醇、重金属、一氧化碳、有机磷农药、鼠药等。

5. 精神因素　胃肠神经症、癔症、神经性厌食等。

（三）前庭障碍性呕吐　如迷路炎、梅尼埃病等。

【临床表现】

（一）呕吐的时间　晨起呕吐见于早期妊娠，也可见于尿毒症、慢性酒精中毒或功能性消化不良；鼻窦炎患者亦可晨起恶心、干呕；晚上或夜间呕吐见于幽门梗阻。

（二）呕吐与进食的关系　进食过程中或餐后即刻呕吐，可能为幽门溃疡或精神性呕吐；餐后 1 小时以上呕吐提示胃张力下降或胃排空延迟；餐后较久或数餐后呕吐，见于幽门梗阻；餐后近期呕吐，特别是群体发病，多由食物中毒所致。

（三）呕吐的特点　精神或颅内高压呕吐，恶心很轻或缺如，后者以喷射状呕吐为特点。

（四）呕吐物的性质　带发酵、腐败气味提示胃潴留；带粪臭味提示低位小肠梗阻；不含胆汁说明梗阻平面多在十二指肠乳头以上，含多量胆汁则提示在此平面以下；含有大量酸性液体者多有胃泌素瘤或十二指肠溃疡，而无酸味者可能为贲门狭窄或贲门失弛缓症所致。

【伴随症状】

（一）伴腹痛、腹泻　多见于急性胃肠炎、细菌性或其他原因的急性食物中毒。

（二）伴右上腹痛及发热、寒战或有黄疸　要考虑胆囊炎或胆石症。

（三）伴头痛及喷射性呕吐　常见于颅内高压症或青光眼。

（四）伴眩晕、眼球震颤　见于前庭器官疾病。

（五）应用某些药物　可能与药物副作用有关。

（六）已婚育龄妇女早晨呕吐　应注意早孕。

（张道友）

第十二节　呕　　血

呕血（hematemesis）是指上消化道疾病（屈氏韧带以上的消化器官，包括食管、胃、十二指肠、肝、胆、胰疾病）或全身性疾病所致的急性上消化道出血，血液经口腔呕出。

【病因】

（一）消化系统疾病

1. 食管疾病　食管静脉曲张破裂、食管癌、食管异物、食管贲门黏膜撕裂等。大量呕血常由门脉高压食管静脉破裂所致，食管异物戳穿主动脉可致大量呕血，并常危及生命。

2. 胃及十二指肠疾病　最常见为消化性溃疡；其次为慢性胃炎及由服用非甾类抗炎药和应激所引起的急性胃十二指肠黏膜病变；另外可见于胃癌、胃黏膜脱垂症、血管异常等。

3. 肝、胆道疾病　肝硬化门静脉高压、肝恶性肿瘤、肝脓肿或肝动脉瘤破裂出血；胆道结石、蛔虫、胆囊癌、胆管癌及壶腹癌。

4. 胰腺疾病 急、慢性胰腺炎合并脓肿或囊肿、胰腺癌破裂。

（二）消化系统临近器官疾病 如胸主动脉瘤破裂、腹主动脉瘤破裂等。

（三）全身性疾病

1. 血液疾病 血小板减少性紫癜、过敏性紫癜、白血病、血友病、霍奇金病、遗传性毛细血管扩张症、弥散性血管内凝血及其他凝血机制障碍等。

2. 感染性疾病 流行性出血热、钩端螺旋体病、暴发型肝炎、败血症等。

3. 结缔组织病 系统性红斑狼疮、皮肌炎、结节性多动脉炎等。

4. 其他 尿毒症、肺源性心脏病、呼吸功能衰竭等。

呕血的原因甚多，但以消化性溃疡最为常见，其次为食管或胃底静脉曲张，再次为急性胃黏膜病变和胃癌，因此考虑病因时，应首先考虑上述四种疾病。当病因未明时，也应考虑一些少见疾病，如上消化道肿瘤、血管畸形、血友病、原发性血小板减少性紫癜等。

【临床表现】

（一）呕血与黑便 呕血前常感上腹不适和恶心，随后呕吐出血性胃内容物。颜色视出血量的多少及在胃内停留时间的长短以及出血的部位而不同。出血量多、在胃内停留时间短、出血部位在食管则血色鲜红或暗红，常混有凝血块；出血量较少或在胃内停留时间长，则因血红蛋白与胃酸作用形成酸化正铁血红蛋白，呕吐物可呈棕褐色或咖啡渣样。呕血的同时因部分血液经肠道排出体外，可形成黑便。

（二）失血性周围循环障碍 出血量占循环血容量 10% 以下时，患者一般无明显临床表现；出血量占循环血容量 10%～20% 时，患者可有头晕、无力等症状，血压、脉搏等多无变化；出血量达循环血容量的 20% 以上时，则有冷汗、四肢厥冷、心慌、脉搏加快等急性失血症状；若出血量在达循环血容量 30% 以上，则有急性周围循环衰竭，表现为神志不清、面色苍白、脉搏频数微弱、血压下降、呼吸急促及休克等。

（三）血液学改变 最初可不明显，随后由于组织液的渗出及输液等，血液被稀释，血红蛋白及红细胞比容逐渐降低。

（四）其他 大量呕血可出现氮质血症、发热等。

【伴随症状】

（一）上腹痛 慢性反复发作的上腹痛，具有一定的周期性与节律性，多为消化性溃疡；中老年人，慢性上腹痛，疼痛无明显规律性并伴有厌食、消瘦或贫血者，应注意胃癌。

（二）肝脾肿大 脾肿大、蜘蛛痣、腹壁静脉怒张或有腹水，提示肝硬化门脉高压；肝区疼痛、肝肿大、质地坚硬、表面凹凸不平或有结节多为肝癌。

（三）黄疸 黄疸、寒战、发热伴右上腹绞痛而呕血者，可能由胆道疾病所引起；黄疸、发热及全身皮肤黏膜有出血倾向者，见于某些感染性疾病，如败血症及钩端螺旋体病等。

（四）皮肤黏膜出血 常与血液疾病及凝血功能障碍性疾病有关。

（五）头晕、黑蒙、口渴、冷汗 提示血容量不足，出血早期随体位变动（如由卧位变坐位、立位时）而发生。

（六）伴有肠鸣、黑便或便血 提示活动性出血。

（七）其他 近期服用非甾类抗炎药、酗酒、大面积烧伤、颅脑手术、脑血管疾病和严重外伤伴呕血者，应考虑急性胃黏膜病变；剧烈呕吐后呕血，应注意食管、贲门黏膜撕裂。

（张道友）

第十三节　便　　血

便血(hematochezia)是指消化道出血由肛门排出者。便血颜色取决于出血部位高低、出血量多少以及血液在肠内停留时间长短,可呈鲜红、暗红或黑色,少量出血不造成粪便颜色改变,须经隐血试验才能确定者,称为隐血(occult blood)。

【病因】

常见的有下列疾病。

(一)下消化道疾病

1. 小肠疾病　肠结核、肠伤寒、急性出血坏死性肠炎、钩虫病、Crohn 病、小肠肿瘤、空肠憩室炎或溃疡、Meckel 憩室炎或溃疡、肠套叠等。

2. 结肠疾病　急性细菌性痢疾、阿米巴痢疾、血吸虫病、溃疡性结肠炎、缺血性结肠炎、结肠憩室炎、结肠息肉、结肠肿瘤等。

3. 直肠肛管疾病　直肠肛管损伤或炎症、直肠息肉、直肠癌、痔、肛裂、肛瘘等。

4. 血管畸形　可分为先天性血管畸形、血管退行性变、遗传性毛细血管扩张症三型。

(二)上消化道疾病(见本章第十二节)　视出血量与速度不同,可表现为便血或黑便。

(三)全身性疾病　血小板减少性紫癜、白血病、血友病、遗传性毛细血管扩张症、维生素 C 及维生素 K 缺乏症、严重肝脏疾病、尿毒症、流行性出血热、败血症等。

【临床表现】

便血多为下消化道出血,可表现为急性大出血、慢性少量出血或间歇性出血。便血颜色因出血部位、出血量多少,以及血液在肠腔内停留时间的长短而不同。下消化道出血,如出血量多、速度快,则呈鲜红色;若出血量少,速度慢,血液在肠道内停留时间较长,则可为暗红色。粪便可全为血液或与粪便混合。血色鲜红不与粪便混合,仅黏附于粪便表面,或于排便后有鲜血滴出,或喷射出者提示为肛门或肛管疾病;上消化道或小肠出血并在肠内停留时间较长,则因红细胞破坏后,血红蛋白在肠道内与硫化物结合形成硫化亚铁,呈黑色,更由于附有黏液而发亮,类似柏油,故又称柏油便(tarry stool)。应注意食用动物血也可使粪便呈黑色。消化道出血每日在 5 ml 以下,粪便颜色肉眼观察无改变,隐血试验才能确定,称隐血便。服用某些药物可使粪便变黑,但一般为灰黑色无光泽,且隐血试验阴性,可资鉴别。

【伴随症状】

(一)腹痛　慢性反复上腹痛,且呈周期性与节律性,出血后疼痛减轻者,见于消化性溃疡;上腹绞痛或有黄疸伴便血者,应考虑胆道出血;腹痛时排血便或脓血便,便后腹痛减轻,见于细菌性痢疾、阿米巴痢疾或溃疡性结肠炎等。

(二)里急后重(tenesmus)　即肛门坠胀感。常觉排便未净,排便频繁,但每次排便量甚少,且排便后未见轻松,提示为肛门、直肠疾病,见于痢疾、直肠炎及直肠癌等。

(三)发热　常见于传染性疾病,如败血症、流行性出血热、钩端螺旋体病;也可见于肠道淋巴瘤、白血病等。

(四)全身出血倾向　伴皮肤黏膜出血者,可见于急性感染性疾病及血液疾病,如流行性出血热、重症肝炎、白血病、过敏性紫癜等。

（五）皮肤改变　皮肤有蜘蛛痣及肝掌者，与肝硬化门脉高压可能有关；皮肤与黏膜出现毛细血管扩张，可能由遗传性毛细血管扩张症所致。

（六）腹部肿块　应考虑肠道恶性淋巴瘤、结肠癌、肠结核、肠套叠及 Crohn 病等。

（张道友）

第十四节　腹　　泻

腹泻(diarrhea)指排便次数增多，稀薄，或带有黏液、脓血或未消化的食物。如液状便，每日 3 次以上，则认为是腹泻。腹泻可分为急性与慢性两种，超过两个月者属慢性腹泻。

【病因】

（一）急性腹泻

1. 肠道疾病　各种病原体引起的肠炎及急性出血性坏死性肠炎、Crohn 病或溃疡性结肠炎急性发作、急性缺血性肠病等；医院内感染或抗生素使用。

2. 急性中毒　服食河豚、鱼胆或化学药物如砷、磷、铅、汞等。

3. 全身性感染　如败血症、伤寒或副伤寒、钩端螺旋体病等。

4. 其他　变态反应性肠炎、过敏性紫癜、服用某些药物、某些内分泌疾病危象。

（二）慢性腹泻

1. 消化系统疾病　① 胃部疾病；② 肠道感染；③ 肠道非感染性病变；④ 肠道肿瘤；⑤ 胰腺疾病；⑥ 肝胆疾病等。

2. 全身性疾病　① 内分泌及代谢障碍疾病；② 其他系统疾病的表现之一；③ 药物副作用；④ 神经功能紊乱。

【临床表现】

1. 起病及病程　急性腹泻起病骤然，病程较短，多为感染或食物中毒所致。慢性腹泻起病缓慢，病程较长，多为慢性感染、非特异性炎症、肠道肿瘤或神经功能紊乱等。

2. 腹泻次数及粪便性质　急性感染性腹泻，每天排便次数可多达 10 次以上，如为细菌感染的常有黏液血便或脓血便；阿米巴痢疾的粪便呈暗红色或果酱样。慢性腹泻常每天排便数次，可为稀便，亦可带黏液、脓血，见于慢性痢疾、炎症性肠病及结肠、直肠癌等。粪便中带大量黏液而无其他异常者常见于肠易激综合征。

3. 腹泻与腹痛的关系　急性腹泻常有腹痛。小肠疾病的腹痛常在脐周，便后腹痛缓解不明显；而结肠疾病则疼痛多在下腹，且便后疼痛常可缓解；分泌性腹泻往往无明显腹痛。

【伴随症状和体征】

（一）伴发热　见于急性细菌性痢疾、伤寒或副伤寒、肠结核、肠道恶性淋巴瘤、Crohn 病、溃疡性结肠炎急性发作期、败血症等。

（二）伴里急后重　见于结肠、直肠病变为主者，如急性痢疾、直肠炎症或肿瘤等。

（三）伴明显消瘦　见于小肠病变为主者，如肠道肿瘤、肠结核及吸收不良综合征。

（四）伴皮疹或皮下出血　见于败血症、伤寒或副伤寒、麻疹、过敏性紫癜等。

（五）伴腹部包块　见于胃肠道恶性肿瘤、肠结核、Crohn 病及血吸虫病性肉芽肿。

（六）伴重度失水　见于分泌性腹泻，如细菌性食物中毒、尿毒症或霍乱等。

（七）伴关节痛或肿胀　见于 Crohn 病、溃疡性结肠炎、系统性红斑狼疮、肠结核等。

（张道友）

第十五节　便　　秘

便秘（constipation）是指粪便干硬、量少、排便困难、正常频率丧失，每周少于 3 次。

【病因】

（一）功能性便秘

1. 进食量少、食物缺乏纤维素或摄水不足、对结肠运动的刺激减少。

2. 因工作紧张、生活节奏过快、工作性质和时间变化、精神因素等忽视或抑制便意。

3. 老年体弱，活动过少，肠痉挛致排便困难；滥用泻药致药物依赖便秘。

4. 结肠运动功能紊乱，常见于肠易激综合征，部分患者可表现为便秘和腹泻交替。

5. 腹肌及盆腔肌张力不足，排便推动力缺乏，难于将粪便排出体外。

6. 结肠冗长。

（二）继发性便秘

1. 直肠与肛门病变　排便疼痛而惧怕，如痔疮、肛裂、肛周脓肿和溃疡、直肠炎等。

2. 局部病变导致排便无力　如大量腹水、膈肌麻痹、系统性硬化症、肌营养不良等。

3. 结肠完全或不完全性梗阻　如肿瘤、肠粘连、Crohn 病、先天性巨结肠症等。

4. 腹腔或盆腔内肿瘤的压迫　如子宫肌瘤。

5. 全身性疾病使肠肌松弛，排便无力。

6. 药物副作用　如吗啡类药、抗胆碱能药、钙通道阻滞剂、镇静剂等。

【临床表现】

急性便秘多有腹痛、腹胀，甚至恶心、呕吐，多见于各种原因肠梗阻；慢性便秘常无特殊表现，部分患者诉食欲减退、腹胀、下腹不适或感头晕、头痛、疲乏等，症状一般不重。排出粪便坚硬如羊粪，排便时可有左侧腹部或下腹痉挛性疼痛与下坠感，可在左下腹触及痉挛的乙状结肠。严重排便困难者可因痔疮加重及肛裂出现大便带血或便血。慢性习惯性便秘多见于中老年人，尤其是经产妇，可能与肠肌、腹肌与盆底肌张力降低有关。

【伴随症状】

（一）伴呕吐、腹胀、肠绞痛等　可能为各种原因引起的肠梗阻。

（二）伴腹部包块　应注意结肠肿瘤、肠结核及 Crohn 病。

（三）便秘与腹泻交替　应注意肠结核、溃疡性结肠炎、肠易激综合征。

（四）因生活条件改变、精神紧张出现便秘　多为功能性便秘。

（张道友）

第十六节　黄　疸

黄疸(jaundice)是指血清中胆红素升高致使皮肤、黏膜和巩膜发黄。正常胆红素最高为17.1 μmol/L,其中结合胆红素(CB)3.42 μmol/L,非结合胆红素(UCB)13.68 μmol/L。胆红素在17.1～34.2 μmol/L,临床不易察觉,称为隐性黄疸,超过34.2 μmol/L时出现黄疸。

【病因】

(一)溶血性黄疸　凡能引起溶血的疾病都可产生溶血性黄疸。

1. 先天性溶血性贫血　如海洋性贫血、遗传性球形红细胞增多症。

2. 后天性获得性溶血性贫血　如自身免疫性溶血性贫血、新生儿溶血、不同血型输血后的溶血以及蚕豆病,伯氨喹啉、蛇毒、毒蕈中毒,阵发性睡眠性血红蛋白尿等。

(二)肝细胞性黄疸　各种使肝细胞广泛损害的疾病都可发生黄疸,如肝炎、肝硬化、败血症等。

(三)胆汁淤积性黄疸　可分为肝内性或肝外性。

1. 肝内性　又可分为:① 肝内阻塞性胆汁淤积;② 肝内胆汁淤积。

2. 肝外性　胆汁淤积可由胆总管结石、狭窄、炎性水肿、肿瘤及蛔虫等阻塞所引起。

(四)先天性非溶血性黄疸　较少见。

【临床表现】

(一)溶血性黄疸

黄疸一般轻度,呈浅柠檬色,不伴皮肤瘙痒。其他主要表现为原发病症状,如急性溶血时可有发热、寒战、头痛、腰痛,并有贫血和血红蛋白尿(尿呈酱油色或茶色),严重者可发生急性肾衰竭;慢性溶血多为先天性,除伴贫血外,尚有脾肿大。

实验室检查　血清UCB增加为主,CB基本正常。由于血中UCB增加,故CB形成也代偿性增加,从胆道排至肠道也增加,致尿胆原增加,粪胆素随之增加。肠内的尿胆原增加,重吸收至肝内也增加,血中尿胆原增加,并从肾排出,故尿中尿胆原增加,但无胆红素。急性者尿中有血红蛋白排出,隐血试验阳性。血液检查表现为贫血、网织红细胞增加;骨髓检查红细胞系列增生旺盛等。

(二)肝细胞性黄疸

皮肤、黏膜浅黄色至深黄色,可有轻度皮肤瘙痒,其他为肝脏原发病的表现,如疲乏、食欲减退,严重者可有出血倾向。

实验室检查　血中CB与UCB均增加,黄疸型肝炎时,CB增加幅度多高于UCB。尿中CB定性试验阳性,而尿胆原可增高。此外,血液生化检查表现为不同程度的肝功能损害。

(三)胆汁淤积性黄疸

皮肤呈暗黄色,完全阻塞者颜色更深,甚至呈黄绿色,并有皮肤瘙痒及心动过速,尿色深,粪便颜色变浅或呈白陶土色。

实验室检查　血清CB增加,尿胆红素试验阳性,因肠肝循环途径被阻断,尿胆原及粪胆素减少或缺如,血清碱性磷酸酶及总胆固醇增高。

（四）先天性非溶血性黄疸

1. Gilbert 综合征　是由肝细胞摄取 UCB 功能障碍及微粒体内葡萄糖醛酸转移酶不足,致血中 UCB 增高而出现黄疸。患者除黄疸外其他症状不多,其他肝功能也正常。

2. Crigler‑Najjar 综合征　是由肝细胞缺乏葡萄糖醛酸转移酶,致 UCB 不能形成 CB,导致血中 UCB 增多而出现黄疸,本病由于血中 UCB 甚高,故可产生核黄疸,预后极差。

3. Rotor 综合征　是由肝细胞对摄取 UCB 和排泄 CB 存在先天性障碍致血中胆红素增高而出现黄疸。

4. Dubin‑Johnson 综合征　是由肝细胞对 CB 及某些阴离子(如靛青绿、X 线造影剂)向毛细胆管排泄发生障碍,致血清 CB 增加而发生黄疸。

【伴随症状】

（一）伴发热　见于急性胆管炎、肝脓肿、钩端螺旋体病、败血症、大叶性肺炎及病毒性肝炎,急性溶血可先有发热而后出现黄疸。

（二）伴上腹剧烈疼痛者　见于胆道结石、肝脓肿或胆道蛔虫病;右上腹剧痛、寒战、高热和黄疸为夏科(Charcot)三联征,提示急性化脓性胆管炎。持续性右上腹钝痛或胀痛者常见于病毒性肝炎、肝脓肿或原发性肝癌。

（三）伴肝肿大　若轻度至中度肿大,质地软或中等硬度且表面光滑者,见于病毒性肝炎、急性胆道感染或胆道阻塞;明显肿大,质地坚硬,表面凹凸不平有结节者见于原发或继发性肝癌;肝肿大不明显,而质地较硬、边缘不整、表面有小结节感者见于肝硬化。

（四）伴胆囊肿大　见于胆总管梗阻,常见于胰头癌、壶腹癌、胆总管癌等。

（五）伴脾肿大　见于病毒性肝炎、钩端螺旋体病、败血症、疟疾、门脉性或胆汁性肝硬化、各种原因引起的溶血性贫血及淋巴瘤等。

（六）伴腹水　见于重症肝炎、肝硬化失代偿期、肝癌等。

（张道友）

第十七节　尿量异常

正常成人 24 h 尿量一般 1000~2000 ml。如 24 h 尿量少于 400 ml,或每小时尿量少于 17 ml 称为少尿(oliguria);如 24 h 尿量少于 100 ml,12 h 完全无尿称为无尿;如 24 h 尿量超过 2500 ml 称为多尿(polyuria)。

【病因】

（一）少尿或无尿　基本病因如下:

1. 肾前性　诸如,① 有效血容量减少:各种类型休克、重度失水、大出血,肾病综合征和肝肾综合征等;② 心脏排血功能下降:心功能不全、严重心律失常等;③ 肾血管病变:肾血管狭窄或炎症、肾血管栓塞或血栓形成等。

2. 肾性　肾性因素最常见。可为,① 肾小球病变:重症急性肾炎、急进性肾炎和慢性肾炎肾功能急剧恶化;② 肾小管病变:急性间质性肾炎、生物毒或重金属及化学毒所致的急性肾小管坏死,严重的肾盂肾炎并发肾乳头坏死。

3. 肾后性　① 机械性尿路梗阻:如结石、血凝块、坏死组织引起尿路梗阻;② 尿路受外界压迫:如肿瘤、前列腺肥大等;③ 其他:如输尿管手术愈合后瘢痕挛缩、肾下垂或游走肾所致的肾扭转及神经源性膀胱等。

（二）多尿　基本病因如下:

1. 暂时性多尿　短时内摄水过多或使用利尿剂后,可出现暂时性多尿。

2. 持续性多尿　① 内分泌代谢障碍,如垂体性尿崩症、糖尿病和原发性醛固酮增多症等;② 肾脏疾病:如肾性尿崩症、肾小管浓缩功能不全等。

3. 精神性多尿。

【伴随症状】

（一）少尿

1. 伴肾绞痛　见于肾动脉血栓形成或栓塞、肾结石。

2. 伴发热、腰痛、尿频、尿急、尿痛　见于泌尿系感染。

3. 伴大量蛋白尿、低蛋白血症、水肿和高脂血症　见于肾病综合征。

4. 伴血尿、蛋白尿、高血压和水肿　见于急性肾炎、急进性肾炎。

5. 伴有乏力、纳差、腹水、皮肤黄染　见于肝肾综合征。

6. 伴排尿困难　见于前列腺肥大。

7. 伴心悸、胸闷、不能平卧、水肿　见于心功能不全。

（二）多尿

1. 伴烦渴、多饮、尿比重低　见于尿崩症。

2. 伴多饮、多食、消瘦　见于糖尿病。

3. 伴高血压、低血钾及周期性麻痹　见于原发性醛固酮增多症。

4. 少尿数日后多尿　见于急性肾小管坏死恢复期。

5. 伴神经系症状　应考虑精神性多饮。

（张道友）

第十八节　血　　尿

血尿(hematuria)包括镜下血尿(尿色正常,须经显微镜检查方能确定)和肉眼血尿(外观尿呈洗肉水色或血色)。

【病因】

（一）泌尿系统疾病　肾小球疾病,如急、慢性肾炎和遗传性肾炎;各种间质性肾炎、尿路感染、泌尿系统结核、结石、多囊肾、肿瘤、血管异常、尿路憩室和息肉等。

（二）全身性疾病

1. 感染性疾病　败血症、流行性出血热、猩红热和钩端螺旋体病等。

2. 血液病　血小板减少性紫癜、过敏性紫癜、白血病、再生障碍性贫血和血友病。

3. 自身免疫性疾病　系统性红斑狼疮、皮肌炎、类风湿性关节炎等引起肾损害时。

4. 心血管疾病　急进性高血压、亚急性感染性心内膜炎、肾动脉栓塞和肾静脉血栓等。

（三）尿路邻近器官疾病　急、慢性前列腺炎,精囊腺炎,急性盆腔炎或脓肿,急性阑尾炎,输卵管炎,阴道炎,宫颈癌,直肠和结肠癌等。

（四）化学物品或药品对尿路的损害　如甘露醇、环磷酰胺、肝素等。

（五）功能性血尿　剧烈运动可出现运动性血尿。

【临床表现】

（一）尿颜色的改变　肉眼血尿根据出血量多少而尿呈不同颜色,尿呈淡红色像洗肉水样,提示每升尿含血量超过 1 ml,出血严重时尿可呈血状。肾脏出血时,尿与血混合均匀,尿呈暗红色;膀胱或前列腺出血尿色鲜红,有时有血凝块。

（二）分段尿异常　尿三杯试验:用三个清洁玻璃杯分别留取起始段、中段和终末段尿观察,如起始段血尿提示病变在尿道;终末段血尿提示病变在膀胱颈部、三角区或后尿道、前列腺和精囊腺;三段尿均呈红色即全程血尿,提示来源于肾脏或输尿管。

（三）镜下血尿　尿颜色正常,但显微镜检查确定有血尿。显微镜下红细胞大小不一、形态多样为肾小球性血尿,见于肾小球肾炎;如镜下红细胞形态单一,与外周血近似,为均一型血尿,提示血尿来源于肾后,见于肾盂肾盏、输尿管、膀胱和前列腺等病变。

（四）症状性血尿　血尿患者同时伴有全身或局部症状,而以泌尿系统症状为主,如伴有肾区钝痛或绞痛提示肾脏病变;膀胱和尿道病变则常有尿频、尿急和排尿困难。

（五）无症状性血尿　部分血尿患者既无泌尿道症状,也无全身症状,见于某些疾病的早期,如无症状血尿和(或)蛋白尿综合征、肾结核、肾癌或膀胱癌早期。

【伴随症状】

（一）伴肾绞痛　肾或输尿管结石的特征。

（二）伴尿流中断或排尿困难　见于膀胱和尿道结石。

（三）伴尿频、尿急、尿痛　见于膀胱炎和尿道炎,同时伴有腰痛、高热、畏寒,常为肾盂肾炎。

（四）伴水肿、高血压、蛋白尿　见于肾小球肾炎。

（五）伴肾肿块　单侧可见于肿瘤、肾积水和肾囊肿;双侧见于先天性多囊肾;触及移动性肾脏见于肾下垂或游走肾。

（六）伴皮肤黏膜及其他部位出血　见于血液病和某些感染性疾病。

（张道友）

第十九节　尿频、尿急与尿痛

尿频(frequent micturition)是指单位时间内排尿次数增多。尿急(urgent micturition)是指患者一有尿意即迫不及待需要排尿,难以控制。尿痛(dysuria)是指患者排尿时感觉耻骨上区、会阴部和尿道内疼痛或烧灼感。尿频、尿急和尿痛常同时出现,又称为膀胱刺激征。

【病因与临床表现】

（一）尿频

1. 生理性尿频　因饮水过多、精神紧张或气候寒冷排尿次数增多,此属正常现象,特点是每次尿量不少,也不伴随其他症状。

2. 病理性尿频　可表现为:① 多尿性尿频(排尿次数增多,而每次尿量不少);② 炎症性尿频(尿频而每次尿量少,多伴尿急和尿痛,尿液镜检可见炎性细胞);③ 神经性尿频(尿频而每次尿量少,不伴尿急和尿痛,尿液镜检无炎性细胞);④ 膀胱容量减少性尿频(持续性尿频,每次尿量少,药物治疗难以缓解);⑤ 尿道口周围病变。

(二)尿急　常见于下列情况:

1. 炎症　急性膀胱炎、尿道炎,尿急症状特别明显;急性前列腺炎也常有尿急。

2. 结石和异物　膀胱和尿道结石或异物刺激黏膜。

3. 肿瘤　膀胱癌和前列腺癌。

4. 神经源性　精神因素和神经源性膀胱(neurogenic bladder)。

5. 高温环境下尿液高度浓缩,酸性高的尿可刺激膀胱或尿道黏膜产生尿急。

(三)尿痛　引起尿急的病因几乎都可以引起尿痛。疼痛部位多在耻骨上区、会阴部和尿道内,可为灼痛或刺痛。

【伴随症状】

(一)尿频伴有尿急和尿痛　见于膀胱炎、尿道炎;伴会阴部和睾丸胀痛见于前列腺炎。

(二)老年男性尿频　伴有尿线细,进行性排尿困难　见于前列腺增生。

(三)尿频无尿急和尿痛,但多饮、多尿和口渴　见于精神性多饮、糖尿病和尿崩症。

(四)尿频、尿急伴无痛性血尿　见于膀胱癌。

(五)尿频、尿急伴有血尿,午后低热、乏力、盗汗　见于泌尿系结核。

(六)尿频、尿急、尿痛伴有尿流突然中断　见于结石堵住尿道开口或后尿道结石嵌顿。

(张道友)

第二十节　尿　失　禁

由于膀胱逼尿肌异常或神经功能障碍而丧失自主排尿能力,致使尿液不自主排出,称尿失禁(incontinence of urine),以女性及老年人更为常见。

【病因及类型】

(一)病因

1. 先天性异常　如尿道上裂。

2. 创伤或手术　如骨盆骨折、妇女分娩时创伤;前列腺手术、尿道狭窄修补术等。

3. 神经源性膀胱。

(二)按病程分类

1. 暂时性　见于尿路感染、药物反应、心理忧郁、精神错乱等。

2. 长期性　见于脑卒中、痴呆、骨髓炎、骨盆外伤损伤尿道括约肌、慢性前列腺增生。

【临床表现】

表现为不受主观控制尿液自尿道口溢出或流出。程度轻重不等,轻度仅在咳嗽、喷嚏、负重时尿溢出;中度在走路、站立、轻微用力时尿溢出;重度无论直立或卧位都发生尿失禁。按尿失禁发生情况,可分为四型,同一患者有时可共存。

(一)急迫性尿失禁　由于膀胱逼尿肌张力增高,反射亢进导致膀胱收缩不受控制,患者尿液感强烈,有迫不及待排尿感,尿量多少不定,多伴有尿频、尿急、尿痛等膀胱刺激症状。诊断主要基于病史,盆腔、直肠及神经系统检查可有阳性发现。

（二）充盈性尿失禁　又称假性尿失禁，由于下尿路梗阻或神经源性膀胱，尿潴留致使膀胱过度膨胀导致尿液从尿道不断溢出，见于前列腺增生症、前列腺癌、糖尿病及脊髓病变等。体格检查常有膀胱充盈、脊髓病变或周围神经炎体征，排尿后膀胱残余尿量常增加。

（三）压力性尿失禁　由于尿道括约肌张力减低，骨盆底部肌肉及韧带松弛，当咳嗽、喷嚏、跑跳、举重等使腹压骤然增高时，少许尿液不自主由尿道溢出，中年经产妇及盆腔或尿路手术史者较常见。体检可能发现膀胱瘘、直肠瘘或子宫脱垂。

（四）功能性尿失禁　患者感知到膀胱充盈，但由于精神、运动障碍或药物作用，不能及时排尿引起的暂时性症状，见于严重关节炎、脑血管病变及痴呆等患者。

【伴随症状】

（一）50岁以上男性伴进行性排尿困难　多见于前列腺增生症、前列腺癌等。

（二）伴神经系统疾病症状和体征　见于神经源性膀胱。

（三）伴膀胱刺激征及脓尿　见于急性膀胱炎。

（张道友）

第二十一节　眩　　晕

眩晕（vertigo）是患者感到自身或周围环境物体旋转或摇动的一种主观感觉障碍，常伴有客观的平衡障碍，一般无意识障碍。患者对眩晕的描述多种多样，如头晕眼花、天旋地转等，主要由迷路、前庭神经、脑干及小脑病变引起，亦可由其他系统或全身性疾病而引起。

【病因与临床表现】

（一）周围性眩晕（耳性眩晕）　是指内耳前庭至前庭神经颅外段间的病变引起的眩晕。

1. 梅尼埃病　以发作性眩晕伴耳鸣、听力减退及眼球震颤为主要特点，严重时可伴恶心、呕吐、面色苍白和出汗，发作多短暂，很少超过2周，具有复发性特点。

2. 迷路炎　多由于中耳病变所致，症状同上，检查发现鼓膜穿孔有助于诊断。

3. 内耳药物中毒　常由链霉素、庆大霉素及其同类药物引起内耳前庭或耳蜗受损所致。多为渐进性眩晕伴耳鸣、听力减退，常先有口周及四肢发麻。水杨酸制剂、喹宁、某些镇静安眠药（氯丙嗪等）亦可引起眩晕。

4. 前庭神经元炎　前庭神经元发生炎性病变所致。多在发热或上呼吸道感染后突然出现，伴恶心、呕吐，一般无耳鸣及听力减退。持续时间较长，可达6周，痊愈后很少复发。

5. 位置性眩晕　患者头部处在一定位置时出现眩晕和眼球震颤，多数不伴耳鸣及听力减退，见于迷路和中枢病变。

6. 晕动病　前庭功能紊乱所致，见于晕船、晕车等，常伴恶心、呕吐、出冷汗等。

（二）中枢性眩晕（脑性眩晕）

1. 颅内血管性疾病　椎-基底动脉供血不足、锁骨下动脉窃血综合征、延髓外侧综合征、脑动脉粥样硬化、高血压脑病和小脑出血。

2. 颅内占位性病变　听神经纤维瘤、小脑肿瘤，除眩晕外，常有进行性耳鸣和听力下降，还有头痛、复视、构音不清等。其他部位肿瘤各有相应不同表现。

3. 颅内感染性疾病　颅后凹蛛网膜炎、小脑脓肿。除神经系统表现外，尚有感染症状。

4. 颅内脱髓鞘疾病及变性疾病　多发性硬化、延髓空洞症。

5. 癫痫。

（三）全身疾病性眩晕

1. 心血管疾病　低血压、高血压、阵发性心动过速、房室传导阻滞等。血压、心率、心律变化的同时伴有眩晕,不同疾病有相应临床表现。

2. 血液病　各种原因所致贫血、出血等,眩晕是其中症状之一。

3. 中毒性疾病　急性发热性疾病、尿毒症、严重肝病、糖尿病等常伴有眩晕。

（四）眼源性　见于视力减退、屈光不正、眼肌麻痹等。

（五）神经精神性眩晕　见于神经官能症、更年期综合征、抑郁症等。

【伴随症状】

（一）伴耳鸣、听力下降　见于前庭器官疾病、第八对脑神经病及肿瘤。

（二）伴恶心、呕吐　见于梅尼埃病、晕动病。

（三）伴共济失调　见于小脑、颅后凹或脑干病变。

（四）伴眼球震颤　见于脑干病变、梅尼埃病。

（五）伴听力下降　见于药物中毒。

（张道友）

第二十二节　晕　　厥

晕厥（syncope）是由于一时性广泛性脑供血不足所导致的短暂意识丧失状态,历时数秒至数分钟,发作时患者因肌张力消失不能保持正常姿势而倒地。一般为突然发作,迅速恢复,很少有后遗症。

【病因和临床表现】

（一）血管舒缩障碍

1. 单纯性晕厥（血管抑制性晕厥）　约占晕厥的70%。多见于年轻体弱女性,发作常有明显诱因。晕厥前期有眩晕、恶心、面色苍白、肢体发软、坐立不安和焦虑等,持续数分钟继而突然意识丧失,常伴血压下降、脉搏微弱,持续数秒或数分钟后自然苏醒,无后遗症。

2. 体位性低血压（直立性低血压）　表现为在体位骤变,主要由卧位或蹲位突然起立时发生晕厥。可见于:① 长期站立于固定位置及长期卧床者;② 服用某些药物,如氯丙嗪、胍乙啶或交感神经切除术后患者;③ 某些全身性疾病,如脊髓空洞症、多发性神经根炎、脑动脉粥样硬化、急性传染病恢复期、慢性营养不良等。

3. 颈动脉窦综合征　由于颈动脉窦附近病变,致迷走神经兴奋、心率减慢、心输出量减少、血压下降致脑供血不足。可表现为发作性晕厥或伴有抽搐。

4. 排尿性晕厥　多见于青年男性,在排尿中或排尿结束时发作,持续时间1～2分钟,自行苏醒、无后遗症。

5. 咳嗽性晕厥　见于患慢性肺部疾病者,剧烈咳嗽后发生。

6. 其他因素　如剧烈疼痛、锁骨下动脉窃血综合征、下腔静脉综合征、食管及纵隔疾病、胸腔疾病、胆绞痛、支气管镜检等。

（二）心源性晕厥　　见于严重心律失常、心脏排血受阻及心肌缺血性疾病等,最严重的为阿-斯(Adams－Stokes)综合征。因心脏病变心排血量突然减少或心脏停搏,导致脑组织缺氧而发生,在心搏停止5～10秒后晕厥,停搏15秒以上可出现抽搐。

（三）脑源性晕厥　　见于脑动脉粥样硬化、短暂性脑缺血发作、偏头痛、无脉症等。由于脑部血管或主要供应脑部血液的血管循环障碍,导致一时性、广泛性供血不足所致。如脑动脉硬化引起血管腔变窄,高血压病引起脑动脉痉挛,偏头痛及颈椎病时基底动脉舒缩障碍,各种原因所致的脑动脉微栓塞、动脉炎等病变均可出现晕厥。由于损害的血管不同而表现多样化,如偏瘫、肢体麻木、语言障碍等。

（四）血液成分异常

1. 低血糖综合征　　由于血糖低而影响大脑的能量供应所致,表现为头晕、乏力、饥饿感、恶心、出汗、震颤、神志恍惚、晕厥甚至昏迷。

2. 通气过度综合征　　由于情绪紧张或癔症发作时,呼吸急促、通气过度、二氧化碳排出增加,导致呼吸性碱中毒、脑部毛细血管收缩、脑缺氧,表现为头晕、乏力,颜面与四肢针刺感,可因伴有血钙降低而发生手足搐搦。

3. 重症贫血　　由于血氧低下而在用力时发生晕厥。

4. 高原晕厥　　由于短暂缺氧所引起。

【伴随症状】

（一）伴有明显的自主神经功能障碍　　多见于血管抑制性晕厥。

（二）伴有面色苍白、发绀、呼吸困难　　见于急性左心衰竭。

（三）伴有心率和心律明显改变　　见于心源性晕厥。

（四）伴有抽搐　　见于中枢神经系统疾病、心源性晕厥。

（五）伴有头痛、呕吐、视听障碍　　提示中枢神经系统疾病。

（六）伴有发热、水肿、杵状指　　提示心、肺疾病。

（七）伴有呼吸深而快、手足发麻、抽搐　　见于换气过度综合征、癔症等。

（八）伴有心悸、出汗、饥饿感　　见于低血糖性晕厥。

（张道友）

第二十三节　抽搐与惊厥

抽搐(tic)与惊厥(convulsion)均属于不随意运动。抽搐是指全身或局部成群骨骼肌非自主性抽动或强烈收缩,可引起关节运动和强直。当肌群收缩表现为强直性和阵挛性时,称为惊厥。惊厥表现的抽搐一般为全身性、对称性、伴有或不伴有意识丧失。惊厥的概念与癫痫有相同点也有不同点。癫痫大发作与惊厥的概念相同,而癫痫小发作则不应称为惊厥。

【病因】

抽搐与惊厥的病因可分为特发性与症状性。特发性常由于先天性脑部不稳定状态所致。症状性病因有：

（一）脑部疾病

1. 感染　如脑炎、脑膜炎、脑脓肿、脑结核瘤、脑灰质炎等。

2. 外伤　如颅脑外伤、产伤等。

3. 肿瘤　颅脑原发性肿瘤、脑转移瘤。

4. 血管疾病　如脑出血、蛛网膜下腔出血、高血压脑病、脑栓塞、脑血栓形成等。

5. 寄生虫病　如脑型疟疾、脑血吸虫病、脑包虫病、脑囊虫病等。

6. 其他　① 先天性脑发育障碍；② 原因未明的大脑变性等。

（二）全身性疾病

1. 感染　如中毒型菌痢、急性胃肠炎、链球菌败血症、中耳炎、百日咳、狂犬病、破伤风等。小儿高热惊厥主要由急性感染所致。

2. 中毒　① 内源性，如尿毒症、肝性脑病；② 外源性，如酒精、有机磷等中毒。

3. 心血管疾病　高血压脑病或 Adams－Stokes 综合征等。

4. 代谢障碍　如低血糖、低钙及低镁血症、子痫等。

5. 风湿病　如系统性红斑狼疮、脑血管炎等。

6. 其他　如突然撤停安眠药、抗癫痫药等，热射病、溺水、窒息、触电等。

（三）神经症　如癔症性抽搐和惊厥。

小儿易发生抽搐与惊厥（部分为特发性，部分因脑损害引起），高热惊厥尤为多见。

【临床表现】

（一）全身性抽搐　以全身骨骼肌痉挛为主要表现，典型者为癫痫大发作（惊厥），表现为突然意识模糊或丧失、全身强直、呼吸暂停，继而四肢阵挛性抽搐、呼吸不规则，尿、便失控、发绀、发作约半分钟自行停止，也可反复发作或呈持续状态。发作时瞳孔可散大，对光反射消失或迟钝、病理反射阳性等。发作停止后不久意识恢复。如为肌阵挛性，一般只是意识障碍。由破伤风引起者呈持续性强直性痉挛，伴肌肉剧烈疼痛。

（二）局限性抽搐　以身体某一局部连续性肌肉收缩为主要表现，大多见于口角、眼睑、手足等，而手足搐搦症则表现间歇性双侧强直性肌痉挛，以手最典型，呈"助产士手"表现。

【伴随症状】

（一）伴发热　多见于小儿急性感染；也可见于胃肠功能紊乱、重度失水等。

（二）伴血压增高　见于高血压病、肾炎、子痫、铅中毒等。

（三）伴脑膜刺激征　见于脑膜炎、脑膜脑炎、假性脑膜炎、蛛网膜下腔出血等。

（四）伴瞳孔扩大与舌咬伤　见于癫痫大发作。

（五）伴剧烈头痛　见于高血压、急性感染、蛛网膜下腔出血、颅脑外伤、颅内占位性病变等。

（六）伴意识丧失　见于癫痫大发作、重症颅脑疾病等。

（张道友）

第二十四节 意识障碍

意识障碍（disturbance of consciousness）是指人对周围环境及自身状态的识别和觉察能力出现障碍。多由于高级神经中枢功能活动（意识、感觉和运动）受损所引起，可表现为嗜睡、意识模糊和昏睡，严重的意识障碍为昏迷。

【病因】

（一）重症急性感染　如败血症、肺炎、中毒型菌痢、伤寒、颅脑感染等。

（二）颅脑非感染性疾病

1. 脑血管疾病　脑缺血或出血、蛛网膜下腔出血、脑栓塞或血栓形成、高血压脑病等。

2. 脑占位性疾病　如脑肿瘤、脑脓肿。

3. 颅脑损伤　脑震荡、脑挫裂伤、外伤性颅内血肿、颅骨骨折等。

4. 癫痫。

（三）内分泌与代谢障碍　如甲状腺危象、甲状腺功能减退、糖尿病性昏迷、低血糖、尿毒症、肺性脑病、肝性脑病、妊娠中毒症等。

（四）心血管疾病　如重度休克、心律失常引起 Adams-Stokes 综合征等。

（五）水、电解质平衡紊乱　如稀释性低钠血症、低氯性碱中毒、高氯性酸中毒等。

（六）外源性中毒　如安眠药、有机磷杀虫药、氰化物、一氧化碳、酒精和吗啡等中毒。

（七）物理性及缺氧性损害　如中暑、日射病、触电、高山病等。

【临床表现】

意识障碍可有不同程度的表现。

（一）嗜睡（somnolence）　是最轻的意识障碍。为一种病理性倦睡，患者陷入持续性睡眠状态，可被唤醒，并能正确回答和作出各种反应，但当刺激去除后很快又再入睡。

（二）意识模糊（confusion）　是指意识水平轻度下降、较嗜睡为深，患者能保持简单的精神活动，但对时间、地点、人物的定向能力发生障碍。

（三）昏睡（stupor）　是接近于人事不省的意识状态。患者处于熟睡状态，不易唤醒。虽在强烈刺激下可被唤醒，但很快又再入睡。醒时答话含糊或答非所问。

（四）谵妄（delirium）　是一种以兴奋性增高为主的高级中枢急性活动失调状态。表现为意识模糊、定向力丧失、感觉错乱、躁动不安、言语杂乱。

（五）昏迷（coma）　是严重的意识障碍，表现为意识持续的中断或完全丧失。

1. 轻度昏迷　意识大部丧失，无自主运动，对声、光刺激无反应，对疼痛刺激可出现痛苦表情或肢体退缩等防御反应。角膜反射、瞳孔对光反射、眼球运动、吞咽反射等可存在。

2. 中度昏迷　对周围事物及各种刺激均无反应，对于剧烈刺激可出现防御反射，角膜反射减弱，瞳孔对光反射迟钝，眼球无转动。

3. 深度昏迷　全身肌肉松弛，对各种刺激全无反应，深、浅反射均消失。

【伴随症状】

（一）伴发热　先发热继而意识障碍可见于重症感染性疾病；先有意识障碍然后发热，

见于脑出血、蛛网膜下腔出血、巴比妥类药物中毒等。

（二）伴呼吸缓慢　可见于吗啡、巴比妥类药物、有机磷杀虫药等中毒，银环蛇咬伤等。

（三）伴瞳孔散大　可见于颠茄类、酒精、氰化物等中毒以及癫痫、低血糖状态等。

（四）伴瞳孔缩小　可见于吗啡类、巴比妥类、有机磷杀虫药等中毒。

（五）伴心动过缓　可见于颅内高压症、房室传导阻滞以及吗啡类、毒蕈等中毒。

（六）伴高血压　可见于高血压脑病、脑血管意外、尿毒症等。

（七）伴低血压　可见于各种病因的休克。

（八）伴皮肤黏膜改变　出血点、瘀斑和紫癜等可见于严重感染和出血性疾病；口唇呈樱桃红色示一氧化碳中毒。

（九）伴脑膜刺激征　见于脑膜炎、蛛网膜下腔出血等。

（十）伴瘫痪　见于脑出血、脑梗死等。

（张道友）

复　习　题

1. 发热如何分度？临床常见哪几种热型？分别常见于哪些疾病？
2. 简述头痛的常见病因。
3. 简述胸痛部位和疾病的关系。
4. 简述腹痛的性质和程度与相应疾病的关系。
5. 简述心源性水肿和肾源性水肿的临床表现。
6. 简述中心性发绀的病因和临床表现。
7. 简述痰的性质和痰量对相应疾病诊断的关系。
8. 简述咯血量的分类和常见病。
9. 简述混合性呼吸困难的临床表现。
10. 左心衰竭呼吸困难有哪些临床表现？
11. 引起吞咽困难的常见食管疾病有哪些？
12. 简述呕吐物的性质和疾病的关系。
13. 简述急性腹泻的常见病因。
14. 引起呕血的常见消化系统疾病有哪些？
15. 肝细胞性黄疸的临床表现有哪些？
16. 简述少尿、无尿、多尿的定义及其常见病因。
17. 简述尿三杯试验对血尿来源的定位价值。
18. 简述血管舒缩障碍晕厥的临床表现。
19. 简述全身性抽搐的临床表现。
20. 简述不同程度意识障碍的临床表现。

第二章 问诊及体格检查

第一节 问 诊

【问诊的重要性】

问诊是临床医师通过对患者或相关人员的询问获取病史材料,经过临床分析而作出初步判断的一种诊法。问诊是病史采集的重要手段,完整和准确的病史对疾病的诊断和治疗具有非常重要的意义。一个优秀的医生,通过问诊就可能对某些疾病提出准确的诊断。如在疾病的早期,当机体只是处于功能或病理生理改变的阶段,组织或器官形态学方面没有改变,但患者却已经表现出某些特殊的不适,如头晕、疼痛、失眠等症状。在此阶段,体格检查甚至现代医学检查均可能无阳性发现,问诊所得的资料就能够帮助我们作出初步诊断。在临床工作中有些疾病仅通过问诊即可诊断,如感冒、心绞痛、癫痫等。相反,忽视问诊,往往造成临床工作中的漏诊或误诊。临床工作中因问诊不详细而导致误诊的病例有很多。如某老年患者因牙痛而就诊,医生考虑龋齿引起的疼痛,而忽略问患者既往是否有心脏病病史或心脏病的危险因素,最终导致拔牙的过程中诱发心肌梗死的悲剧。所以问诊是诊断疾病的第一步,问诊的重要性还在于它是建立良好医患关系的最重要时机。良好的问诊方法和技巧,使患者感到医生的亲切和可信,增加对医生的信任感,这对诊治疾病也十分重要。问诊的过程我们还可以将所学的医学信息传递给患者,让患者对疾病有一个全面的了解。总之,医学生从接触患者开始,就必须认真学习和领会医学与患者交流的内容和技巧,这是成为优秀医生的一门必修课。

【问诊的内容】

(一) 一般项目(general data)

包括:姓名、性别、年龄、籍贯、出生地、民族、婚姻、通信地址、电话号码、工作单位、职业、入院日期、记录日期、病史陈述者及可靠程度等。陈述者最好是患者本人,若是代述者应注明关系。记录年龄时应填写具体年龄,因年龄本身也具有诊断参考意义。在问诊过程中可将某些一般项目的内容,如职业、婚姻等放在个人史中穿插询问,以避免重复或尴尬。

(二) 主诉(chief complaint)

为患者感受最主要的痛苦或最明显的症状或(和)体征,也就是本次就诊最主要的目的及其持续时间。主诉一定要反映病情轻重缓急,并提供对某系统疾病的诊断线索。主诉要简明精炼,一般不超过 20 个字,如"发热、头痛 1 周""反复心慌、胸闷 2 年,再发加重 3 天""持续性眼黄、尿黄半年,加重伴双下肢水肿 2 周"。记录主诉应尽可能用患者自己的语言描述症状,如"手抖、消瘦 1 年"而不是医生对患者的诊断用语,如"甲亢 1 年"。然而,对于病程较长,病情比较复杂,症状、体征较多,患者诉说太多的病例,应结合整个病史,综合分析以归纳出更能反映其患病特征的主诉。有时对病情没有连续性的情况,可以灵活掌握,如"20 年前发现血压升高,1 个月来头晕"。对当前无症状,诊断资料和入院目的又十分明确的患者,也可以用以下方式记录主诉,如"患肝癌 4 年,经检验复发 5 天""2 周前超声检查发现肾结石"。

（三）现病史(history of present illness)

病史中的主要部分,它记述患者患病后的全过程,即发生、发展、演变和诊治经过。可按以下的内容和程序询问。

1. 起病情况与患病的时间　每种疾病的起病或发作都有各自的特点,详细了解患病的情况对诊断疾病具有重要的诊断及鉴别意义。脑栓塞、心绞痛、动脉瘤破裂和急性胃肠穿孔等起病急骤、症状重,而肺结核、肿瘤、风湿性心瓣膜病等却起病缓慢。不同疾病的发病过程也是不同的,如脑血栓形成常发生于睡眠时;脑出血、急性心肌梗死常发生于激动或紧张状态时。患病时间是指从起病到就诊或入院的时间。时间长短可按数年、数月、数日计算,发病急骤者可以小时、分钟为计时单位。

2. 主要症状的特点　包括主要症状出现的部位、性质、持续时间和程度,缓解或加剧的因素,了解这些特点对判断疾病所属的系统或器官以及病变的部位、范围和性质很有帮助。如胸痛多为肺部、心脏的疾病;右下腹急性腹痛则多为阑尾炎症,若为妇女还应考虑到卵巢或输卵管疾病;全腹痛则提示病变广泛或腹膜受累。对症状的性质也应作有鉴别意义的询问,如灼痛、绞痛、胀痛、隐痛以及症状为持续性或阵发性,发作及缓解的方式等。以主动脉夹层为例,胸痛剧烈,胸痛一开始就达到高峰,常放射至背、肋、腹、腰和下肢,双上肢的血压和脉搏可有明显差别。

3. 病因与诱因　很多疾病都存在不同的病因或诱因,尽可能了解与本次发病有关的病因和诱因,有助于明确诊断与拟定治疗措施。患者对直接或近期的病因比较容易提出,但当病因比较复杂或病程较长时,患者往往记不清说不明,也可能提出一些似是而非或自以为是的因素,这时应根据医生的知识和经验进行归纳和总结。

4. 病情的发展与演变　包括患病过程中主要症状的变化或新症状的出现。如房颤合并附壁血栓的患者,在心悸的基础上,突然感到胸痛和严重的呼吸困难,应考虑血栓脱落导致肺栓塞的可能。如慢性阑尾炎突然出现持续性全腹壁压痛、反跳痛时,则应考虑到阑尾穿孔的可能。如糖尿病患者突然出现昏迷,则应该考虑低血糖、酮症酸中毒或高血糖高渗状态。

5. 伴随病状　在主要症状的基础上又同时出现一系列的其他症状。这些伴随症状常常是鉴别诊断的依据,或提示出现了并发症。如咳嗽可能为多种病因的共同症状,单凭这一症状还不能诊断某病,如问明伴随的症状则诊断的方向会比较明朗。如咳嗽伴发热,则可能为急性上呼吸道感染或肺结核;咳嗽伴胸痛,常见于肺炎或胸膜炎;又如咳嗽伴呼吸困难多见于支气管哮喘、慢性阻塞性肺病或气胸等。反之,按一般规律在某一疾病应该出现的伴随症状而实际上没有出现时,也应将其记述于现病史中以备进一步观察,或作为诊断和鉴别诊断的重要参考资料,这种阴性表现有时称为阴性症状。

6. 诊治经过　若患者发病后已经去过其他医疗单位诊治,则应询问其已经接受过什么辅助检查、诊断结果、药物、手术治疗的剂量、时间和疗效等,为本次诊治疾病提供参考。如果是慢性疾病,要记录平时的药物剂量。不可以用既往的诊断代替自己的诊断,也不可轻易否定他人诊断。

7. 病程中的一般情况　包括患者目前的精神、食欲、大小便、体力、睡眠情况、体重改变等。这部分内容对全面评估患者病情的轻重和预后以及采取什么辅助治疗措施十分有用，有时对鉴别诊断也能够提供重要的参考资料。

（四）既往史（past history）

包括患者既往的健康状况和过去曾经患过的疾病（包括各种传染病）、外伤手术、预防注射、过敏，特别是与目前所患疾病有密切关系的情况。例如脑血管意外患者应询问过去是否有高血压病；对于缺铁性贫血患者应询问过去是否出现血便、鼻出血等；对于急性肾小球肾炎者应询问过去有无上呼吸道感染、猩红热或皮肤感染等。在记述既往史时应注意不要和现病史发生混淆，与本次发病有关的情况应该在现病史中记录，如目前所患急性肺炎，则不应把数年前也患过肺炎的情况写入现病史。而对于慢性疾病如冠状动脉粥样硬化患者，则可把历年发作、治疗情况记述于现病史中。此外，对居住或生活地区的主要传染病和地方病史，外伤、手术史，预防接种史，以及对药物、食物和其他接触物的过敏史等，也应记录于既往史中。记录顺序一般按年月的先后排列。

（五）系统回顾（review of systems）

由一系列直接提问组成，用以收集问诊过程中患者或医生所忽略或遗漏的内容，帮助医生快速了解患者除现在所患疾病以外的其他各系统是否发生目前尚存在或已痊愈的疾病，以及这些疾病与本次疾病之间是否存在着因果关系。系统回顾涉及的内容很多，在学习采集病史之前，必须对各系统可能出现的症状和体征的病理生理意义有比较清晰的理解。

1. 呼吸系统　有无咳嗽及其性质、程度、频率、与气候变化及体位改变的关系。有无咳痰及其颜色、黏稠度和气味等。有无咯血及其性状、颜色和量。有无呼吸困难及其性质、程度和出现的时间。有无胸痛及其部位、性质以及与呼吸、咳嗽、体位的关系，有无发冷、发热、盗汗、食欲不振等。例如：初步诊断为大叶性肺炎的患者，应重点询问患者是否咳嗽、咳痰，痰的颜色是否为铁锈色，有无伴高热、全身肌肉酸痛、纳差等症状。也应询问患者起病的缓急，咳嗽是否为阵发性呛咳等，排除支原体性肺炎；应注意发病的季节，咳嗽、咳痰的性质等，排除病毒性肺炎；还应该询问患者皮肤是否破溃等，排除其他系统继发的肺部感染。

2. 循环系统　有无心悸及其发生的时间与诱因，有无心前区疼痛及其性质、程度以及出现和持续的时间，有无放射、放射的部位，有无引起疼痛发作的诱因和缓解方法。有无呼吸困难及其出现的诱因和程度，发作时与体力活动和体位的关系。有无咳嗽、咯血等。有无水肿及其出现的部位和时间；尿量多少，昼夜间的改变；有无腹水、肝区疼痛、头痛、头晕、晕厥等。有无风湿热、心脏疾病、高血压病、动脉硬化等病史。女性患者应询问妊娠、分娩时有无高血压和心功能不全的情况。例如：初步诊断为急性心肌梗死患者，应重点询问患者发病前有无乏力、胸部不适，清晨或活动后胸骨中上段有无压榨性疼痛，有无伴左肩、左臂内侧达无名指和小指疼痛，持续时间是否较长，有无烦躁不安、出汗、恐惧感，休息和服用硝酸甘油片能否缓解。也应询问患者疼痛是否一出现就达高峰、是否伴下肢疼痛，是否伴有咯血、呼吸困难、休克，是否有上腹部疼痛，咳嗽时有无症状加重等，排除主动脉夹层、急性肺栓塞、急腹症、急性心包炎。

3. 消化系统　有无腹痛、腹泻、食欲改变、嗳气、反酸、腹胀、口腔疾病，及其出现的缓急、程度、持续的时间及进展的情况。上述症状与食物种类、性质的关系及有无精神因素的影响。呕吐的诱因、次数；呕吐物的内容、量、颜色及气味。呕血的量及颜色。腹痛的部位、程度、性质和持续时间,有无规律性,是否向其他部位放射,与饮食、气候及精神因素的关系,按压时疼痛减轻或加重。排便次数,粪便颜色、性状、量和气味。排便时有无腹痛和里急后重,有无发热与皮肤巩膜黄染。体力、体重的改变。例如:初步诊断为十二指肠溃疡的患者,应重点询问患者上腹部疼痛的病程长短,是否发作与自发性缓解呈交替性,精神情绪不良或过度劳累能否诱发疾病发作,空腹和午夜发作是否频繁等。同时,还应注意,一方面有典型溃疡样上腹痛症状者不一定是消化性溃疡,另一方面部分消化性溃疡患者症状可不典型或无症状,还应询问患者上腹部疼痛的性质、部位,有无伴有黄疸等,排除其他上腹痛症状的疾病,如肝、胆、胰、肠疾病等;也应询问是否有伴有胸痛和高血压病史,排除不典型的胸腹主动脉夹层。

4. 泌尿系统　　有无尿痛、尿急、尿频和排尿困难;尿量和夜尿量多少,尿的颜色(洗肉水样或酱油色)、清浊度,有无尿潴留及尿失禁等。有无腹痛,疼痛的部位,有无放射痛。有无咽炎、高血压、水肿、出血等。例如:初步诊断急性肾小球肾炎的患者,应重点关注患者的性别和年龄,发病前1~3周有无出现发热、咳嗽,有无出血、血尿,是否伴眼睑水肿或下肢轻度凹陷性水肿,是否合并高血压等。也应询问患者早期是否出现少尿、无尿等情况,排除急进性肾小球肾炎;还应询问患者全身皮肤尤其是脸部是否出现皮疹,有无光过敏、雷诺现象等,排除系统性红斑狼疮肾炎。

5. 造血系统　　皮肤黏膜有无苍白、黄染、出血点、瘀斑、血肿及淋巴结、肝、脾肿大,骨骼痛等。有无乏力、头晕、眼花、耳鸣、烦躁、记忆力减退、心悸、舌痛、吞咽困难、恶心。营养、消化和吸收情况。例如:初步诊断缺血性贫血的患者,应重点关注患者的性别和年龄,询问患者的饮食习惯、大小便颜色,若是女性应询问患者的月经史,是否有面色苍白、乏力、易倦、头昏、耳鸣、心悸、气促等症状。也应询问患者全身有无出血点,既往有无外伤、手术史,有无家族遗传史等,排除其他血液系统疾病、营养不良性贫血、遗传性贫血等。

6. 内分泌系统及代谢　　有无怕热、多汗、乏力、畏寒、头痛、视力障碍、心悸、食欲异常、烦渴、多尿、水肿等;有无肌肉震颤及痉挛。性格、智力、体格、性器官的发育,骨骼、甲状腺、体重、皮肤、毛发的改变。有无产后大出血。例如:初步诊断为2型糖尿病的患者,应重点关注患者的年龄,询问患者是否出现多饮、多事、多尿、消瘦等症状,有无伴皮肤瘙痒,有无肢体麻木等。也应询问有无高血压病史,家族遗传病史,发病前有无触发因素,发病的年龄等,排除1型糖尿病。

7. 神经精神系统　　有无头痛、失眠、嗜睡、记忆力减退、意识障碍、晕厥、痉挛、瘫痪、视力障碍、感觉及运动异常、性格改变、感觉与定向障碍。如疑有精神状态改变,还应了解情绪状态、思维过程、智能、能力、自知力等。例如:初步诊断为脑梗死的患者,应关注患者的年龄,重点询问患者有无高血压病史,发病的时间,是否为安静时突然发病,有无出现失语、肢体偏瘫等症状。也应询问发病时的诱因,发病的病程长短,平时血压的控制情况等,排除脑出血。

8. 肌肉骨骼系统　　有无肢体肌肉麻木、疼痛、痉挛、萎缩、瘫痪等。有无关节肿痛、运动障碍、外伤、骨折、关节脱位、先天畸形等。例如:初步诊断类风湿性关节炎的患者,应关注患者的性别和年龄,重点询问患者病程的长短,有无掌指关节、近端关节长期出现轻微疼痛,发病的时间,病变关节有无感觉僵硬伴关节肿胀,关节疼痛是否为对称性等。也应询问大关节是否疼痛,脊柱是否受累,排除骨关节炎和强直性脊柱炎;有无关节外表现,如蝶形红斑、脱发等,排除系统性红斑狼疮。

（六）个人史（personal history）

个人史包括出生地、居住地区和居留时间（尤其是疫源地和地方病流行区）、受教育程度、经济生活、业余爱好、是否去过疫源地、工种及劳动环境、饮食起居及卫生习惯、有无烟酒嗜好、有无冶游史等。

（七）婚姻史（marital history）

婚姻史包括是否已婚，结婚年龄，配偶健康状况、性生活情况、夫妻关系等。

（八）月经史（menstrual history）与生育史（childbearing history）

月经史包括月经初潮的年龄、月经周期和经期天数，经血的量和颜色，经期症状，有无痛经与白带，末次月经日期、闭经日期、绝经年龄等。

生育史包括妊娠与生育次数，人工或自然流产的次数，有无死产、手术产、围生期感染、计划生育、避孕措施（安全期、避孕药、避孕环、子宫帽、阴茎套等）等。若男性患者，应询问是否患过影响生育的疾病。

（九）家族史（family history）

家族史包括询问双亲与兄弟、姐妹及子女的健康与疾病情况，特别应询问是否有与患者同样的疾病，有无与遗传有关的疾病，如血友病、白化病、遗传性球形红细胞增多症、遗传性出血性毛细血管扩张症、家族性甲状腺功能减退症、糖尿病、精神病等。对已死亡的直系亲属要问明死因与年龄。某些遗传性疾病还涉及父母双方亲属，也应了解。若在几个成员或几代人中皆有同样疾病发生，可绘出家系图显示详细情况。

【问诊的方法与技巧】

（一）问诊的基本方法与技巧

1. 在问诊开始时，由于患者缺乏对医疗环境和疾病的认识，紧张的情绪是在所难免的。这时医生应该语气温和，充当患者心灵的使者，主动创造宽松和谐的环境，帮助患者平复情绪。当问诊触及患者隐私时，最好单独与患者进行交流，如果患者要求家属在场，医生应该接受意见。在问诊过程中，信任是基础，所以应该使用得体的语言以拉近和患者的距离。自我介绍、拉拉家常、鼓励患者、微笑交流是尽快缩短医患之间距离的重要手段，只有消除了患者心中的不信任感，增加医患信任才能让患者畅所欲言。对于使用方言的老年患者，应要求陪同的子女翻译，以免理解错误。

2. 每一个患者在就诊的过程中都有一个他自己认为重要的情况或感受，也许对他的疾病诊断没有价值，但医生必须耐心地聆听患者想要表达的意思，中间只要简短地提问，以免漏掉重要的症状即可。只有在患者陈述的内容离病情太远时，才需要善意地提醒患者重新回到话题中，不能用医生自己主观的推测去取代患者的亲身感受。患者所提供的感受是诊断疾病的客观依据。

3. 问诊过程中要明确首发症状开始的确切时间，直至目前的演变过程。在疾病演变的过程中可能会出现几个不同的症状，应按时间的先后顺序对其进行描述。问诊时可以不必严格地按症状出现先后提问，但在主诉和现病史中一定要体现症状发生的先后顺序。例如：一名 38 岁男性，间断性上腹部疼痛 5 年，加重伴便血 6 小时而就诊。5 年前患者无明显诱因突然出现上腹部疼痛，呈烧灼感，饱餐后加重，半小时后好转。1 年前，上腹部疼痛发作频繁，行胃镜检查，诊断为"胃溃疡"，口服奥美拉唑 40 mg 每天一次，枸橼酸铋钾 480 mg 每天一次和阿莫西林 2000 mg 每天一次，治疗 1 周后，疼痛消失。6 小时前患者突感上腹部疼痛再发加重，伴便血、心悸。如此收集的病史资料能准确反映疾病随时间演变的过程。

4. 在问诊的两个不同项目之间尽量使用衔接性语言,使患者在讨论新的话题时不至于产生困惑。如谈到个人史之前可说明有些疾病与个人的生活方式和习惯(如喝酒、抽烟等)有关,因此我们需要了解这些情况。对于女性,若根据病情需要了解其婚姻史、月经史、生育史时,有些患者对此很敏感,一定要事先跟患者说明情况,争取其理解、配合。

5. 医生和患者的医疗知识是不对等的,不可能要求患者回答问诊时完全满足医生的要求,有时医生只能通过患者的描述进行分析、归类。提问时可以采用开放式和直接提问相结合的方式。开放式提问常用于问诊开始,让患者像讲故事一样叙述他的病情。这种提问应该在现病史、过去史、个人史等每一部分开始时使用。如:“你现在哪里不舒服?”当通过分析获取重要信息后进一步追问。直接提问,用于收集一些特定的有关细节。如:“你高血压有多少年了?”获得的信息更有针对性。另一种直接选择提问,只要求患者回答“是”或“不是”,或者对提供的选择作出回答,如:“你曾经有没有类似的疼痛?”“你的疼痛是锐痛还是钝痛?”。问诊时应遵循从开放式提问到直接提问逐步过渡的原则。

诱导性提问或暗示性提问是常见的错误问诊,容易在措辞上形成暗示,使患者易于默认或附和医生的诱问,导致医生得到错误的信息。如:“你全腹都有压痛,对吗?”责难性提问常使患者产生防御心理,如:“你为什么胡乱吃药?”这样会增加患者的抵触心理,不愿意将自己的真实想法告知医生。另一种不恰当的提问是连续提问,即连续提出一系列问题,可能造成患者思维混乱,如:“胸痛怎么样? 上腹部也疼痛吗? 是阵发性吗? 是锐痛,还是钝痛?”

6. 提问时要注意系统性和目的性,这样可以增加患者对医生的信任感,同时也可以减少不必要的重复。例如:在问诊过程中,如果患者已经告知自己是独生子女,我们再去询问其兄弟姐妹有没有类似的疾病,这样会让患者觉得医生不认真听取自己的陈述。有时为了核实资料,需要对患者的整个发病过程重点复述一遍,同样的问题多问几次,但应事先说明,取得患者的理解。例如:“你已经告知有咳嗽、咳痰的症状,这是很重要的资料,请再给我详细讲一下你咳嗽、咳痰的相关细节。”

7. 询问病史的每一部分结束时都要进行归纳小结,目的在于:① 唤起医生自己的记忆,帮助医生理顺思路;② 让患者知道医生如何理解他的病史;③ 趁此机会进一步核实患者所述病情。现病史是诊断的重点,小结显得特别重要。询问家族史时,只需要简短的概括,特别是阴性或不复杂的阳性家族史。系统回顾时,最好只小结阳性发现。

8. 避免医学术语。在选择问诊的用语和判断患者的叙述内容时应注意,不同年龄、文化背景的患者对医学词汇的理解有较大的差异。与患者交谈,尽量不用艰涩难懂的医学术语。根据不同患者选择不同的称呼、问诊的语言。如对农村来的老年患者尽量用朴素易懂的白话;对有一定文化基础的年轻人,一般的健康俗语更能让对方接受;对儿童病患问诊则需要顽皮或滑稽一些等。

9. 为了收集到尽可能准确的病史,有时医生要引证核实患者提供的信息。例如,患者:“3 年前我曾患有胃溃疡。”医师:“你当时有行胃镜检查吗?”患者:“做过。”医师:“你服用过治疗胃病的药吗?”患者:“是,服药治疗。”医师:“知道药名吗?”经常需要核实的资料还有呕血量、体重变化情况、大便和小便量,重要药物如糖皮质激素、抗结核药物和精神药物的使用,饮酒史、吸烟史,以及过敏史等。

10. 礼貌性仪表、礼节和友善的举止是人类文明的标志,是人们进行和谐交流的润滑剂,是人性的自尊和尊重他人的本质表现,是道德或伦理意义上的一项行为准则。亲切、和善的问诊有助于发展与患者的和谐关系,获得患者的信任,甚至能使患者讲出原想隐瞒的敏感事情。问诊时应给予患者适当的微笑或赞许的点头示意,多增加眼神交流,不要只埋头记录。当患者未对想表达的病情叙述详尽时,可以鼓励患者"慢慢讲""说得更详细些",切不可催促患者。

11. 恰当地运用一些评价、赞扬与鼓励语言,可促使患者与医生的合作。医生的鼓励是对患者的心理支持,增添战胜疾病的信心和勇气。如"你已经戒烟了,有毅力"或"你每天坚持打太极拳,这很好"。但对有精神障碍的患者,不可随便用赞扬或鼓励的语言。

12. 询问患者的经济情况,关心患者有无来自家庭或工作单位经济和精神上的压力,让患者感觉医生与自己同在。医生针对不同情况作恰当的解释消除患者的顾虑,这样可以使患者增加对医生的信任。若有条件可以介绍一些能帮助患者的个人或团体。

13. 患者来医院看病都带有不同的目的,可能仅仅是为了咨询某些医学问题或因长期用药需要与医生建立长期关系等,但有时患者被询问病情时一直处于被动的局面,而实际动机不敢言明。医生应判断患者最感兴趣的信息,明白患者的期望,了解患者就诊的确切目的和要求,从而作出指导。在某些情况下,咨询和教育患者本身就是治疗成功的关键,甚至就是治疗的目标。

14. 若患者没有理解医生的意思常常会导致患者答非所问或依从性差。这时可以使用各种方法巧妙地分析患者的理解程度,必要时可要求患者重复所讲的内容,或提出一种假设的情况,看患者能否作出适当的反应。如患者没有完全理解或理解有误,应予及时纠正,耐心地加强沟通,取得患者的配合。

15. 医学知识博大精深,学无止境,对患者问到一些不知道的问题,医生不清楚或不懂时,不能随便应付、不懂装懂,甚至乱解释,也不要简单回答三个字"不知道"。若知道部分答案,可以将自己所知道的相关信息告知患者作为参考。若不懂的问题,可以去查书、请教他人后再回答,也可以请患者向某人咨询,或建议去何处能解决这一问题。

问诊结束时,应谢谢患者的合作,对医患合作的重要性进行宣教,同时询问患者是否还有重要的信息遗漏,医生应向患者说明下一步对患者的要求、接下来做什么、下次就诊时间或随访计划等。

总而言之,只有理论学习结合实际反复训练,才能较好地掌握问诊的方法与技巧。对于问诊不可能有机械的、一成不变的问诊模式和方法,应机敏地关注具体情况灵活把握。初学者有时思维紊乱、语涩词穷,难以提出恰当的问题,问诊进展不够顺利,应不断总结经验,吸取教训。反复实践是掌握问诊技能的唯一途径。

【重点问诊的方法】

重点的病史采集(focused history taking)是门诊或急诊时常用的问诊方法,主要针对重点问题进行提问,问诊所得到的内容常体现在现病史上。对于重点病史的采集,要求医生掌握全面问诊的内容和方法,并具有丰富的理论知识和病史分析能力。重点的病史采集常常基于患者表现的问题及其紧急程度,医生只对那些解决问题有帮助的内容进行问诊,所以问诊形式相对较为简洁。但问诊仍必须获得主要症状的以下资料:全面的时间演变和发生发展情况,即发生、发展、性质、强度、频度、加重和缓解因素及相关症状等。患者的主诉通常提示了需要做重点问诊的内容。因此,随着问诊的进行,医生逐渐形成诊断假设,判断该患者可能是哪些器官系统患病,从而考虑下一步在过去史、个人史、家族史和系统回顾中选择相关内容进行问诊。通过分析,一旦确定某器官或某些器官的疾病,就应重点对该系统的内容进行全面问诊。问诊时所得到的阳性回答应分类并按恰当的发生时间顺序记录,阴性回答也应加以分类并记录。这对明确该诊断或做进一步的鉴别诊断很有意义。在重点问诊过程中采集过去史是为了进一步证实诊断假设,应重点询问与该疾病相关过去史的资料。对于过敏史,每个患者都应询问。对育龄期妇女,应询问有无妊娠的可能性。是否询问家族史和个人史,决定于医生的诊断假设。

(杨玉雯)

第二节　体 格 检 查

　　体格检查是医师运用自己的感官和借助简便或传统的检查工具,对患者身体状况进行一系列最基本的检查过程。多数疾病通过系统的体格检查再结合病史可作出临床诊断。

　　体格检查有视诊、触诊、叩诊、听诊和嗅诊五种基本方法,这是临床医生必备的基本功。体格检查时务求内容全面系统、重点突出、操作精准规范、遵循合理的逻辑顺序。检查过程中注意以患者为中心,避免交叉感染,站在患者右侧,被检查部位充分暴露,根据病情如急诊、重症病例注意具体操作的灵活性,可调整检查顺序、简化体检,利于抢救和处理患者。

一、基本检查方法

【视诊】

　　视诊是医师用视觉观察患者全身或局部表现的诊断方法。视诊可用于观察一般状态和许多全身体征,如年龄、发育、意识状态、面容、体位等。局部视诊可了解患者皮肤、胸廓、关节等局部表现。但对特殊部位则需要借助某些仪器进行检查。

　　视诊适用范围广,常能提供重要的诊断资料和线索,有时仅用视诊即可确诊一些疾病。但视诊又是易被忽视的检查方法,只有通过深入细致和敏锐的观察,才能发现有意义的临床征象。

【触诊】

　　触诊是通过手接触被检查部位产生的感觉来进行判断的一种诊断方法。通过触诊可以发现机体某些部位的具体状况,如痛觉、搏动、震颤及异常包块等。触诊适用的范围广,尤以腹部应用最多。手的感觉以指腹和掌指关节掌面最为敏感,遂触诊时多用这两个部位。

　　(一)浅部触诊法

　　浅部触诊法是将手轻放在被检查部位,通过掌指关节和腕关节的协同动作以旋转或滑动的方式轻压触摸。适用于体表浅在病变的检查和评估,如关节、软组织、浅部血管、神经及精索等。

　　(二)深部触诊法

　　深部触诊法是用单手或双手重叠由浅入深,逐渐加压以达到深部触诊的目的。适用于检查和评估腹腔病变和脏器情况。根据检查的部位和手法的不同,深部触诊法又分为深部滑行触诊法、双手触诊法、深压触诊法及冲击触诊法。其中深部滑行触诊法用于腹腔深部包块和胃肠病变的检查;双手触诊法用于肝、脾、肾和腹腔肿物的检查;深压触诊法用于探测腹腔深部病变的部位或确定腹腔压痛点,如阑尾压痛点、胆囊压痛点及输尿管压痛点等;冲击触诊法又称浮沉触诊法,一般只用于大量腹水时肝、脾及腹腔包块的触及。

【叩诊】

叩诊是用手指叩击身体某部表面,使之震动产生音响,根据音响和震动的特点来判断被检查部位有无异常的一种诊断方法。叩诊在胸、腹部检查较为重要,常用于确定肺及心脏的界限、肝脾的大小、胸腔积液或积气的含量及腹腔积液的有无与多少等。

(一) 叩诊方法

1. 直接叩诊法　将右手中间三指并拢,用其掌面直接拍击被检查部位。适用于胸、腹部范围较广的病变,如胸膜粘连或增厚、大量的胸水、腹水及气胸等。

2. 间接叩诊法　将左手中指第二指节紧贴于叩诊部位,其他手指微微抬起,勿与体表接触;右手指自然弯曲,以中指指端叩击左手中指第二指骨远端或末端指关节处。叩诊时注意应以腕关节与掌指关节的活动为主,避免肩、肘关节参与活动;叩击方向应与叩诊部位的体表垂直;动作要灵活、富有弹性、短促,同一部位叩击一般 2~3 下。另一种间接叩诊的手法是将左手手掌平置于被检查部位的上方,右手握拳,以尺侧叩击左手背部,观察或询问患者有无痛感,主要用于判定有无肝区或肾区的叩击痛。

(二) 叩诊音

叩诊时被叩击的部位产生的反响称为叩诊音。由于被叩诊部位的组织或器官的致密度、弹性、含气量及与体表距离的不同,叩诊时产生的声音亦不同,分为:清音、浊音、鼓音、实音和过清音。

1. 清音　是正常肺部的叩诊音。它是叩击弹性含气器官所产生的音响强、音调低、振动持续时间较长的非乐性音。

2. 浊音　叩击被少量含气组织覆盖的实质脏器产生的一种音调较高、音响较弱、振动持续时间较短的非乐性音。

3. 鼓音　是一种和谐的乐音,如同击鼓声,与清音相比音响更强、振动时间也较长。为叩击含有大量气体的空腔器官时产生的声音。正常情况下见于胃泡区及腹部,病理情况下见于肺内空洞、气胸等。

4. 实音　叩击不含气的实质性器官,如心脏、肝脏所产生的音调更高、音响更弱、振动时间更短的叩诊音。病理情况下见于大量胸腔积液或肺实变。

5. 过清音　是属于鼓音范畴的一种变音,介于鼓音和清音之间。临床见于肺组织含气量增多、弹性减弱时,如肺气肿。

【听诊】

听诊是医师用听觉听取患者身体各部分活动时发出的声音,并判断其正常与否的一种检查方法。分为直接听诊法和间接听诊法。

(一) 直接听诊法

是将耳直接贴附于被检查者的体壁上进行听诊。目前仅于某些特殊和紧急情况下采用。

(二) 间接听诊法

是用听诊器进行听诊的检查方法。此法应用范围广、方便、效果好。这是一项基本技能,尤其是诊断心、肺疾病的重要手段,常用于听取正常与病理性呼吸音,各种心音、杂音、心律失常等。

【嗅诊】

嗅诊是以嗅觉判断发自患者的异常气味与疾病之间关系的一种诊断方法。这些异常气味多来自于皮肤、黏膜、呼吸道、胃肠道的呕吐物和排泄物、脓液与血液等。临床工作中通过嗅诊往往能够迅速提供有意义的诊断线索。

二、一 般 检 查

一般检查用于了解患者的全身状况、评价病情的严重程度以及正确诊断疾病。一般检查的内容包括性别、年龄、生命征、发育与体型、营养状态、意识状态、语调与语态、面容与表情、体位、姿势、步态、皮肤和淋巴结等。

【全身状态检查】

（一）性别

性别主要根据生殖器和第二性征的发育情况作出判断。某些疾病可导致性征的改变。

（二）年龄

年龄与疾病的发生、发展和预后密切相关。可根据皮肤的弹性、肌肉的状态、毛发的颜色和分布、皮肤的皱纹、牙齿的状态判断年龄的大小。

（三）生命征

生命征是评估生命活动质量的重要征象，包括体温、脉搏、呼吸、血压。

1. 体温　测量方法有口测法、肛测法、腋测法、耳测法和额测法。腋测法最为常用，是将体温计头端置于患者腋窝深处，10 分钟后读数。正常值为 36～37 ℃。

2. 脉搏　通常以触诊桡动脉搏动，来记录其频率、节律、强弱以及呼吸的影响等。正常成人在安静、清醒状态下的脉率为 60～100 次/分。

3. 呼吸　观察呼吸类型、频率、深度、节律以及有无其他异常等现象。通过观察胸廓或腹部的起伏记录患者的呼吸次数，正常成人静息状态下的呼吸频率为 12～20 次/分。

4. 血压　是指动脉血压，测量方法见本章的血管检查。

（四）发育与体型

1. 发育　应以年龄、智力、体格成长变化状态及其相互间的关系来综合判断。

2. 体型　是身体各部发育的外观表现。临床上成人体型有三种：无力型（瘦长型）、超力型（矮胖型）、正力型（匀称型）。

（五）营养状态

营养状态应根据皮肤、毛发、皮下脂肪、肌肉等情况进行综合评价。临床上营养状态常用良好、中等、不良三个等级来描述。良好表现为黏膜红润、皮肤光泽、弹性好、脂肪丰满、毛发润泽；不良则表现为皮肤黏膜干燥、弹性降低、毛发稀疏；中等则介于二者之间。

（六）意识状态

意识状态是指人对周围环境和自身状态的认知与觉察能力，是大脑高级神经中枢功能活动的综合表现。凡能影响大脑功能活动的疾病均会引起不同程度的意识改变，称为意识障碍。意识障碍分为嗜睡、意识模糊、昏睡、昏迷和谵妄等不同类型。

（七）面容与表情

面容指面部状态，表情指在面部或姿态上思想感情的表现。健康人表情自然，患病后表情痛苦、忧虑。某些疾病可出现特征性的面容与表情，对疾病的诊断具有重要价值。如：甲状腺功能亢进面容见于甲状腺功能亢进症;黏液性水肿面容见于甲状腺功能减退症;二尖瓣面容见于风湿性心脏病二尖瓣狭窄;满月面容见于库欣综合征等。

（八）体位

体位是指患者身体所处的状态。常见体位有:

1. 自主体位　身体活动自如,不受限制,见于疾病早期或病情较轻的患者。

2. 被动体位　患者不能自己调整和变换身体的位置,见于极度衰弱和意识丧失者。

3. 强迫体位　为了减轻痛苦,患者被迫采取的某种特殊体位。

（九）步态

步态是走动时所表现的姿态。健康人步态稳健,某些疾病可具有特征性的异常步态,如醉酒步态见于小脑病变或酒精中毒;慌张步态见于震颤麻痹;剪刀式步态见于脑性瘫痪患者;间歇性跛行见于下肢动脉硬化患者。

【皮肤】

皮肤本身的疾病很多,许多疾病在病程中可伴随着多种皮肤病变和反应。检查时需注意:皮肤颜色有无发红、发绀、黄染、色素沉着等;皮肤的湿度与出汗、弹性的改变等;有无皮疹、出血点、紫癜、水肿及瘢痕等。

【淋巴结】

淋巴结分布于全身,一般检查只能发现各部位表浅淋巴结的变化。

（一）表浅淋巴结的分布

表浅淋巴结包括:头颈部淋巴结、上肢淋巴结、下肢淋巴结。

（二）淋巴结的检查

检查方法是视诊和触诊。视诊时要注意局部征象及全身状态。触诊是淋巴结的主要检查方法。检查者将示、中、环三指并拢,指腹平放于被检部位皮肤上进行滑动触诊。注意部位、大小与形状、数目与排列、表面特性、质地、有无压痛、活动度及局部皮肤有无红肿、瘢痕、瘘管等。

（三）淋巴结肿大的病因

局限性淋巴结肿大常见于非特异性淋巴结炎、淋巴结结核、恶性肿瘤淋巴结转移等。全身性淋巴结肿大常见于急、慢性淋巴结炎,淋巴瘤,白血病等。

三、头　颈　部

【头颅】

头颅的检查主要通过视诊和触诊。视诊应注意大小、外形变化和有无异常活动。触诊有无压痛和包块。

头颅外形异常临床常见者如下:小颅畸形往往同时伴有智力发育障碍;尖颅见于先天性疾患尖颅并指（趾）畸形即 Apert 综合征;方颅见于小儿佝偻病;巨颅见于脑积水。

头部的运动异常如下:头部不随意地颤动,见于震颤麻痹;与颈动脉搏动一致的点头运动,称 Musset 征,见于严重主动脉瓣关闭不全。

【颜面及其器官】

（一）眼

眼的检查包括四部分:视功能、外眼、眼前节和内眼。

1. 视功能检查　包括视力、视野、色觉和立体视等检查。

2. 外眼检查　主要观察有无眼睑内翻或下垂;有无结膜出血;有无眼球突出、下陷及运动障碍。

3. 眼前节检查　眼前节包括:角膜、巩膜、前房、虹膜、瞳孔和晶状体。主要观察角膜是否透明;巩膜有无黄染;瞳孔正常直径为 3～4 mm,双侧是否等大、等圆,对光及集合反射是否正常等。

4. 眼底检查　需借助检眼镜,主要观察视乳头的颜色、边缘、大小、形状;视网膜有无出血和渗出;动脉有无硬化等。

（二）耳

分外耳、中耳和内耳三个部分,是听觉和平衡器官。主要检查外耳道有无溢液;鼓膜是否穿孔;乳突有无压痛;听力有无障碍等。

（三）鼻

检查时注意皮肤颜色和鼻外形有无改变;鼻中隔有无偏曲;有无鼻出血、鼻腔黏膜充血、分泌物;鼻窦(上颌窦、额窦、筛窦)有无压痛等。

（四）口

检查时应注意口唇的颜色;口腔黏膜有无出血、溃疡;牙齿、牙龈、舌有无病变;咽部有无充血,扁桃体是否肿大。其中扁桃体肿大分三度:Ⅰ度不超过咽腭弓;Ⅱ度超过咽腭弓;Ⅲ度达到或超过咽后壁中线。

【颈部包块】

颈部包块检查时应注意其部位、数目、大小、质地、活动度、与邻近器官的关系和有无压痛等特点。常见于淋巴结炎、恶性肿瘤的淋巴结转移。

【颈部血管】

正常人平卧时颈静脉充盈,在坐位或半坐位(即上身与水平面呈 45°角)时,颈静脉塌陷;此时充盈如超过锁骨上缘至下颌角距离的下 2/3,称为颈静脉怒张。提示静脉压升高,见于右心衰竭、心包积液等。颈静脉搏动可见于三尖瓣关闭不全等。颈动脉在安静状态下出现明显搏动,多见于主动脉瓣关闭不全、高血压、甲状腺功能亢进及严重贫血患者。

【甲状腺】

甲状腺检查主要通过触诊法。甲状腺侧叶的检查:① 前面触诊。一手拇指施压于一侧甲状软骨,将气管推向对侧,另一手示、中指在对侧胸锁乳突肌后缘向前推挤甲状腺侧叶,拇指在胸锁乳突肌前缘触诊,配合吞咽动作。② 后面触诊。一手示、中指施压于一侧甲状软骨,将气管推向对侧,另一手拇指在对侧胸锁乳突肌后缘向前推挤甲状腺,示、中指在其前缘触诊甲状腺,配合吞咽动作。甲状腺肿大分三度:不能看出肿大但能触及者为Ⅰ度;能看到肿大又能触及,但在胸锁乳突肌以内者为Ⅱ度;超过胸锁乳突肌外缘者为Ⅲ度。甲状腺肿大常见疾病有:甲状腺功能亢进、单纯性甲状腺肿、甲状腺癌、桥本甲状腺炎、甲状旁腺腺瘤等。

【气管】

正常人气管位于颈前正中部。医师将示指与环指分别置于两侧胸锁关节上,用中指在胸骨上窝触摸气管,观察中指是否在示指与环指的中间来判断气管是否移位。可根据气管的偏移方向判断病变的性质,如大量胸腔积液、积气、纵隔肿瘤可将气管推向健侧,而肺不张、胸膜粘连可将气管拉向患侧。

四、胸　部

【胸部的体表标志】

（一）骨骼标志

1. 胸骨角　与左右第二肋软骨相连接,为计数肋骨和肋间隙的主要标志;也标志气管分叉、上下纵隔交界及相当于第四胸椎下缘水平。

2. 肩胛下角　平第7肋骨或第7肋间隙,可作为后胸部肋骨的计数标志。

3. 肋脊角　为第12肋骨与脊柱构成的夹角,其前为肾脏及输尿管上端的区域。

（二）垂直线标志

常用的体表标志线有前正中线、锁骨中线、后正中线及肩胛线。

（三）肺和胸膜的界限

1. 肺尖　位于锁骨之上,达第1胸椎的水平,距锁骨上缘约3 cm。

2. 肺上界　始于胸锁关节向上至第1胸椎水平,然后转折向下至锁骨中1/3与内1/3交界处。

3. 肺下界　位于锁骨中线第6肋间隙、腋中线第8肋间隙、肩胛线第10肋骨水平。

4. 胸膜　覆盖在肺表面的胸膜称脏层胸膜,在胸廓内面、膈上面及纵隔的胸膜称壁层胸膜。每侧的肋胸膜与膈胸膜于肺下界以下的转折处称为肋膈窦。

【胸壁、胸廓与乳房】

（一）胸壁检查

检查胸壁有无静脉充盈或曲张,有无压痛及皮下气肿。

（二）胸廓检查

观察胸廓的外形及对称性,有无桶状胸、扁平胸及漏斗胸等。

（三）乳房检查

视诊应观察两侧乳房是否对称,乳头有无下陷、分泌物,局部皮肤有无红肿及回缩等表观改变。触诊时先查健侧,再查患侧;以乳头为中心将乳房分为四个象限,检查左侧乳房时由外上象限开始,按顺时针方向由浅入深触诊至4个象限,最后触诊乳头;以同样的方法检查右侧,但是沿逆时针方向进行。触诊乳房时应注意有无红肿、热痛和包块,乳头有无硬结和分泌物。

【肺和胸膜】

肺和胸膜的检查一般包括视诊、触诊、叩诊和听诊四个部分。

（一）视诊

1. 呼吸运动　正常成年男性和儿童的呼吸以腹式呼吸为主,女性以胸式呼吸为主。肺、胸膜或胸壁的病变可使胸式呼吸减弱而腹式呼吸增强;腹膜炎、腹水等腹腔病变时可使腹式呼吸减弱。

上呼吸道部分阻塞患者,因气流吸入受阻,造成肺内负压增高,致胸骨上窝、锁骨上窝及肋间隙向内凹陷,称为"三凹征"。因吸气时间延长,又称为吸气性呼吸困难。常见于气管肿瘤及异物等。下呼吸道阻塞时,气流呼出受阻,称为呼气性呼吸困难,常见于支气管哮喘及慢性阻塞性肺病。

2. 呼吸频率及节律

（1）呼吸频率　　正常呼吸频率为 12～20 次/分,呼吸过速见于发热、疼痛、贫血、甲状腺功能亢进及心力衰竭。呼吸浅慢见于麻醉剂或镇静剂过量和颅内压增高等。

（2）呼吸节律　　常见呼吸节律的改变有:① 潮式呼吸。是一种由浅慢逐渐变深快,再由深快转为浅慢,随后出现一段呼吸暂停后又开始如上变化的周期性呼吸。提示病情危重。见于中枢神经系统疾病,也可见于脑动脉硬化患者。② 间停呼吸。表现为有规则几次呼吸后,突然停止一段时间后又开始呼吸。呼吸中枢抑制比潮式呼吸者更重,提示预后不良。③ 叹息样呼吸。多为功能性改变,见于神经衰弱、精神紧张或抑郁症。

（二）触诊

1. 胸廓扩张度　　正常人呼吸时两侧胸廓呈对称性的张缩。一侧胸廓扩张度受限见于大量胸腔积液、气胸、肺不张及胸膜增厚等。

2. 语音震颤　　检查者以两手掌或两手尺侧缘平放于受检者胸壁两侧的对称部位,然后嘱被检者重复发同等强度的"yi"长音,比较两侧对应部位语颤是否相同。语音震颤强度减弱或消失主要见于:① 肺泡内含气量过多;② 支气管阻塞;③ 大量胸腔积液或气胸;④ 胸膜高度增厚粘连;⑤ 胸壁皮下气肿。语音震颤增强主要见于:① 肺组织实变,如大叶肺炎实变期、大片肺梗死等;② 接近胸膜的肺内巨大空腔,如空洞型肺结核、肺脓肿等。

3. 胸膜摩擦感　　急性胸膜炎时,因纤维蛋白沉着于脏、壁层胸膜,呼吸时两层胸膜互相摩擦并可被检查者的手感觉到的摩擦感。在胸廓下前侧部最易触及。

（三）叩诊

1. 叩诊方法　　有间接和直接叩诊法两种。检查顺序从前胸到侧胸,最后为背部。叩诊前胸和后背时,循自上而下、由外向内的顺序,注意左右对照。

2. 正常叩诊音　　正常肺叩诊音为清音。因多种因素的影响,存在生理性差异,如左侧腋前线下方有胃泡的存在,故叩诊呈鼓音。

3. 肺界的叩诊　　① 肺上界:即肺尖的宽度,正常人为 5 cm。肺上界变小常提示肺结核;肺上界增宽可见于肺气肿。② 肺下界:正常人在锁骨中线、腋中线和肩胛线上,肺下界分别是第6、第8和第10肋间隙。肺下界移动度相当于深呼吸时横膈移动范围,正常人为6～8 cm。肺下界移动度减弱见于肺气肿、肺不张、肺水肿和肺部炎症等。

4. 异常胸部叩诊音　　① 异常浊音或实音可见于肺炎、肺不张、肺肿瘤等,以及胸腔积液、胸膜增厚等病变;② 过清音见于肺气肿;③ 鼓音见于空洞型肺结核、气胸等。

（四）听诊

听诊顺序由肺尖开始,自上而下,分别检查前胸、侧胸及背部,要求两侧对称部位进行对照比较,每处至少听1～2个呼吸周期。

1. 正常呼吸音

（1）支气管呼吸音　　调高,音响强,呼气相较吸气相长。听诊部位:喉部,胸骨上窝,背部第6、7颈椎和第1、2胸椎附近。

（2）肺泡呼吸音　　音调较低,音响较弱,吸气相比呼气相音响强、音调较高且时间较长。听诊部位:除另两种呼吸音部位外的其余部位。

（3）支气管肺泡呼吸音　　兼有支气管呼吸音和肺泡呼吸音的特点。听诊部位:胸骨两侧第1、2肋间,肩胛间区的第3、4胸椎水平及肺尖前后部。

2. 异常呼吸音　　① 肺泡呼吸音增强见于发热、代谢亢进、贫血和酸中毒等;或一侧肺胸病变,对侧代偿增强。肺泡呼吸音减弱或消失可见于胸廓活动受限、呼吸肌疾病、支气管阻塞、压迫性肺膨胀不全及腹部疾病等。② 异常支气管呼吸音亦称管样呼吸音，即在正常肺泡呼吸音的区域闻及支气管呼吸音。常见于肺组织实变、肺内大空腔和压迫性肺不张等。③ 异常支气管肺泡呼吸音即在正常肺泡呼吸音的区域闻及支气管肺泡呼吸音。见于支气管肺炎、肺结核等。

3. 啰音　是呼吸音以外的附加音，按其性质分为湿啰音和干啰音两种。① 湿啰音：又称水泡音，系由于吸气时气流通过呼吸道内稀薄分泌物形成水泡破裂所产生的声音。按呼吸道腔径大小和腔内渗出物的多少分为粗、中、细湿啰音和捻发音。湿啰音的特点：断续短暂，于吸气相尤其吸气终末较为明显，部位较恒定，性质不易变，咳嗽后可减轻或消失。② 干啰音：系由于气管、支气管狭窄或部分阻塞，当气流通过狭窄的管腔发生湍流所产生的声音。根据音调高低分为高调干啰音和低调干啰音。干啰音的特点：持续时间较长，带乐性的呼吸附加音，音调较高，以呼气时为明显，强度、性质和部位易变。常见于支气管哮喘、慢性阻塞性肺病和心源性哮喘等，而局限性干啰音见于支气管内膜结核、肺癌和支气管异物等。

4. 语音共振　产生方式与语音震颤基本相同，用听诊器检查有无增强或减弱。

5. 胸膜摩擦音　吸气末与呼气初明显，屏气时消失。最常听到的部位是前下侧胸壁，因该区域呼吸动度最大。常发生于纤维素性胸膜炎、肺梗死、尿毒症等患者。

【心脏检查】

（一）视诊

1. 心前区隆起　提示：① 儿童时期患先天性心脏病、风湿性心脏病等器质性心脏病所致的心脏增大；② 心包积液。

2. 心尖搏动　指心室收缩时心尖冲击前胸壁相应部位而形成的外向搏动。正常心尖搏动位于第 5 肋间左锁骨中线内 0.5～1.0 cm 处，搏动范围直径一般为 2.0～2.5 cm。

心尖搏动位置改变的病理因素：① 左心室增大，心尖搏动向左下移位；② 右心室增大，心尖搏动向左移位；③ 全心增大，心尖搏动向左下移位并可伴有心界向两侧扩大；④ 胸、腹部疾病。

3. 心前区异常搏动　① 胸骨右缘第 2 肋间及胸骨上窝搏动见于升主动脉瘤及主动脉弓瘤；② 胸骨左缘第 3、4 肋间搏动可见于右心室肥厚或瘦弱者；③ 剑突下搏动可为右心室的搏动，也可为腹主动脉搏动所致。

（二）触诊

1. 心尖搏动　触诊可进一步确定心尖搏动的位置，如触及抬举性搏动，提示左心室肥厚。

2. 震颤　又称猫喘，触诊时手感觉到的一种细小震颤。是器质性心血管病的特征性体征之一。见于某些先天性心脏病和狭窄性瓣膜病变，而瓣膜关闭不全时震颤少见。

3. 心包摩擦感　在胸骨左缘第 4 肋间易触及，坐位前倾及呼气末更明显，不因屏气而消失。见于急性心包炎。

（三）叩诊

叩诊的目的是确定心脏的大小及外形。通常心界是指心脏的相对浊音界，因其能反映心脏实际大小。

1. 叩诊方法及顺序　采用间接叩诊法，多数取仰卧位，以左手中指作为叩诊板指，检查者板指与肋间平行；如行坐位，板指与肋骨垂直。先叩左界，在心尖搏动外 2～3 cm 处开始；

后叩右界,从肝上界上一肋间开始,均由外往内、由下往上逐一叩诊。

2. 正常心浊音界　见表2-2-1。

表2-2-1　正常成人心脏相对浊音界

右界(cm)	肋间	左界(cm)
2～3	Ⅱ	2～3
2～3	Ⅲ	3.5～4.5
3～4	Ⅳ	5～6
	Ⅴ	7～9

左锁骨中线距离前壁正中线为8～10 cm。

3. 心浊音界的变化及其临床意义

(1) 心脏病变　① 左心室增大:心浊音界向左下扩大,呈靴形,称主动脉型心,见于主动脉瓣关闭不全、高血压性心脏病等。② 右心室增大:心界向左增大,常见于肺心病等。③ 左、右心室增大:心浊音界向两侧扩大,呈普大型,常见于扩张型心肌病、全心衰竭等。④ 左心房增大:二尖瓣狭窄时,浊音界的外形呈梨形,或称二尖瓣型心。⑤ 心包积液:浊音界向两侧扩大,随体位改变而变化。

(2) 心外因素　肺气肿时,心浊音界变小;大量胸腔积液、积气时患侧的心界叩不出,健侧心浊音界外移;大量腹腔积液或腹腔巨大肿瘤时,心脏呈横位,心界向左扩大。

(四) 听诊

1. 心脏瓣膜听诊区　传统的心脏瓣膜听诊区有4个瓣膜5个听诊区:

(1) 心尖部(二尖瓣区)　位于心尖搏动最强点。

(2) 肺动脉瓣区　位于胸骨左缘第2肋间。

(3) 主动脉瓣区　位于胸骨右缘第2肋间。

(4) 主动脉瓣第二听诊区　位于胸骨左缘第3、4肋间。

(5) 三尖瓣区　位于胸骨左缘第4、5肋间。

2. 听诊顺序　通常按逆时针方向依次听诊,有助于防止遗漏和全面了解心脏状况,即从心尖部→肺动脉瓣区→主动脉瓣区→主动脉瓣第二听诊区→三尖瓣区。

3. 听诊内容　包括心率、心律、心音、额外心音、心脏杂音和心包摩擦音。

(1) 心率　正常成人心率60～100次/分。成人超过100次/分,或婴幼儿超过150次/分,称为心动过速;心率低于60次/分称为心动过缓。

(2) 心律　指心跳的节律,正常成人心律规整,窦性心律不齐无临床意义。通过听诊能够发现的最常见的心律失常有期前收缩和心房颤动。其中心房颤动的听诊特点为:① 心律绝对不齐;② 第一心音强弱不等;③ 脉搏短绌。

(3) 心音　① 第一心音(S_1)主要的形成机制:由二尖瓣和三尖瓣关闭引起瓣膜振动所产生。第一心音标志着心室收缩期的开始。听诊特点:音调较低、强度较响、性质较钝、历时较长、与心尖搏动同时出现、心尖部听诊最清楚。② 第二心音(S_2)主要的形成机制:由主动脉瓣和肺动脉瓣关闭引起瓣膜振动所产生。第二心音标志着心室舒张的开始。听诊特点:音调较高、强度较弱、性质较清脆、历时较短、在心尖搏动后出现、心底部听诊最清楚。③ 第三心音(S_3):出现在心室舒张早期,通常只见于部分儿童和青少年。④ 第四心音(S_4):出现在舒张末期,一般听不到,如听到 S_4,属病理性。

（4）心音的改变及其临床意义

心音强度改变:① S_1 增强。见于二尖瓣狭窄、发热、甲亢、贫血等。② S_1 减弱,见于二尖瓣关闭不全、心肌病、心肌梗死、左心衰竭等。③ 第一心音强弱不等,见于心房颤动和完全性房室传导阻滞。④ S_2 增强,见于高血压、主动脉粥样硬化、导致肺动脉高压的肺心病及二尖瓣狭窄等。⑤ S_2 减弱,见于主动脉瓣或肺动脉瓣狭窄和关闭不全等。

心音性质改变:钟摆律或胎心律为心肌严重受损的重要体征之一,可见于大面积急性心肌梗死、重症心肌炎等。

心音分裂:当二尖瓣和三尖瓣关闭明显不同步时形成 S_1 分裂;主动脉瓣和肺动脉瓣关闭明显不同步时形成 S_2 分裂。S_2 分裂临床较常见,可见于导致主动脉和肺动脉高压的相关疾病。

（5）额外心音　指在正常 S_1、S_2 之外出现的病理性的附加音。有舒张期额外音(如奔马律、开瓣音)及收缩期额外音(如收缩早期喷射音、中晚期喀喇音)。其中舒张早期奔马律是最常见的一种,也称为室性奔马律或病理性 S_3,是心肌严重受损的重要体征之一,常见于心肌梗死、重症心肌炎、心力衰竭、扩张型心肌病等。

（6）杂音　指除心音及额外心音外,由心室壁、瓣膜或血管壁振动产生的异常声音。

产生的机制:① 血流加速;② 瓣膜口狭窄;③ 瓣膜关闭不全;④ 异常血流通道;⑤ 心腔内漂流物或异常结构;⑥ 大血管瘤样扩张。

杂音的听诊要点:① 最响部位和传导方向:一般杂音在某瓣膜听诊区最响,就提示该瓣膜的病变。二尖瓣关闭不全的杂音向左腋下及背部传导;主动脉瓣狭窄的杂音向颈部传导;二尖瓣狭窄的杂音局限在心尖部。② 时期:分为收缩期杂音、舒张期杂音和连续性杂音三种,舒张期和连续性杂音均为器质性杂音。③ 性质:有吹风样、隆隆样、喷射样、叹气样、机器声样等。如二尖瓣关闭不全可在心尖部闻及收缩期吹风样杂音;二尖瓣狭窄可在心尖部闻及特征性隆隆样舒张期杂音;动脉导管未闭在胸骨左缘第二肋间可闻及连续性机器样杂音;主动脉瓣关闭不全在主动脉瓣第二听诊区可闻及舒张期叹息样杂音等。④ 强度:杂音的强度通常采用 Levine 6 级分级法。$\geq 3/6$ 级杂音多为器质性的,$\geq 4/6$ 级杂音可触及震颤。

【血管检查】

（一）血压

1. 测量方法　有直接测量法和间接测量法两种。间接测量法即袖带加压法,以血压计测量,无创伤、简便易行,遂多采用。

操作规程:① 检测前 30 分钟内禁烟和咖啡,休息至少 5 分钟;② 测量前汞柱凸面水平处于零位;③ 患者取仰卧位或坐位,肘部和血压计应与心脏在同一水平(坐位时平第 4 肋软骨;仰卧位时平腋中线);④ 将血压计袖带缚于上臂,气囊中部对准肱动脉,袖带松紧以恰能放进一个手指为宜,下缘应距肘窝以上约 2.5 cm;⑤ 将听诊器膜型体件置于肘窝部、肱二头肌肌腱内侧的肱动脉搏动处;⑥ 向袖带内充气,边充气边听诊,待肱动脉搏动音消失后,再升高 30 mmHg;⑦ 缓慢放气,下降速度 2~6 mmHg/s;⑧ 确定血压数值:按 Korotkoff 5 期法,首选听到的响亮拍击声(第 1 期)代表收缩压,继续放气,声音变弱、低沉、最终声音消失(第 5 期)时汞柱所示数值为舒张压。间隔 1~2 分钟重复测量一次,取两次的平均值作为测量结果。

2. 血压标准　见第十章第六节。

（二）周围血管征

体检时发现枪击音、Duroziez 双重音、毛细血管搏动征及水冲脉等体征，可统称为周围血管征阳性，提示脉压差增大的疾病，如甲亢、贫血、主动脉瓣关闭不全、动脉导管未闭等。

五、腹 部 检 查

【腹部的体表标志及分区】

（一）体表标志

腹部常用的体表标志包括：肋弓下缘、剑突、脐、髂前上棘、肋脊角、腹股沟韧带及腹中线等。

（二）腹部分区

有四区分法和九区分法。① 四区分法：以脐为中心画一水平线和垂直线，两线相交，将腹部分为右上腹、右下腹、左上腹和左下腹四个区。② 九区分法：由两条水平线（两侧肋弓下缘连线和髂前上棘连线）和两条垂直线（左右髂前上棘与腹中线连线的中点画的垂线）将腹部分为左、右季肋部，左、右腹（腰）部，左、右髂窝部及上、中、下腹部 9 个区域。

【视诊】

（一）腹部外形

正常成人仰卧时腹部平坦，两侧对称。腹部膨隆病理状况下见于腹水（蛙腹）、积气、巨大肿瘤等；腹部凹陷见于消瘦、脱水者及恶病质；局部凹陷多因手术后腹壁瘢痕收缩所致。

（二）腹壁情况

观察有无皮疹、色素沉着、瘢痕及异常搏动等。

（三）腹壁静脉

腹壁静脉曲张常见于门脉高压致循环障碍或上、下腔静脉回流受阻、侧支循环形成时。

（四）呼吸运动

男性及小儿以腹式呼吸为主，而女性则以胸式呼吸为主。腹式呼吸减弱或消失常见于腹膜炎症、腹水、妊娠及膈肌麻痹等；增强常为癔症性呼吸或胸腔疾病等。

（五）胃肠型和蠕动波

正常人一般看不到，但当胃肠道发生梗阻时可见。

【触诊】

（一）腹壁紧张度

腹壁紧张度增加见于急性胃肠穿孔或脏器破裂所致急性弥漫性腹膜炎，可出现板状腹。腹壁紧张度减低见于慢性消耗性疾病、大量放腹水后、重症肌无力等。

（二）压痛及反跳痛

腹腔内的病变以及腹膜刺激等均可引起腹部压痛，根据压痛部位可推测受累脏器。如位于右锁骨中线与肋缘交界处的胆囊点压痛标志胆囊的病变；位于脐与右髂前上棘连线中、外 1/3 交界处的麦氏点压痛意味阑尾的病变；肾脏有炎症时，压痛点位于肋脊点、肋腰点处。

反跳痛是指触诊发现压痛后，手指在该处停留片刻，使压痛感觉趋于稳定，然后将手迅速抬起，此时患者感疼痛加剧并有痛苦表情，是腹膜壁层受炎症累及的征象。腹膜炎患者常有腹肌紧张、压痛与反跳痛，称腹膜刺激征。

（三）脏器触诊

1. 肝脏触诊　医师站在患者的右侧,采用单手或双手触诊法。其中单手触诊较为常用,将右手四指并拢,掌指关节伸直,放在右上腹估计肝下缘的下方与肋缘平行,患者呼气时手指压向腹壁深部,吸气时手指抬起朝肋缘向上迎触下移的肝缘,如此反复进行,手指逐渐向肋缘移动,直到触及肝缘或肋缘为止。触及肝脏时应描述:

（1）大小　正常成人的肝脏,一般在右肋缘下不超过 1 cm,剑突下不超过 3 cm。肝肿大可分为弥漫性及局限性,弥漫性肿大见于肝炎、肝瘀血、脂肪肝等;局限性肝肿大见于肝脓肿、肝肿瘤及肝囊肿等。肝脏缩小见于急性、亚急性重症肝炎,晚期肝硬化等。

（2）质地　分为:质软（如触及嘴唇样感觉）、质韧（如触鼻尖）、质硬（如触前额）。正常肝脏质地柔软;急慢性肝炎、脂肪肝及肝淤血时质地韧;肝硬化质硬,肝癌质地最坚硬。

（3）边缘和表面状态　正常肝脏边缘整齐、厚薄一致、表面光滑。肝边缘不规则,表面不光滑,呈不均匀的结节状,见于肝癌、肝硬化等。

（4）压痛　正常肝脏无压痛,轻度弥漫性压痛见于肝炎、肝淤血等,局限性剧烈压痛见于肝脓肿。

（5）搏动　肝肿大压迫腹主动脉或右心室增大推压肝脏时,出现肝脏搏动。

（6）肝-颈静脉回流征　当右心衰竭或心包积液引起肝淤血肿大时,用手压迫肿大的肝脏可使颈静脉怒张更明显,称为肝-颈静脉回流征阳性。

2. 脾脏触诊　正常情况下脾脏不能触及。一旦触及,即提示脾脏肿大至正常 2 倍以上。脾肿大分为轻、中、高三度。脾缘不超过肋下 2 cm 为轻度肿大;超过 2 cm,在脐水平以上为中度肿大;超过脐水平线或前正中线为高度肿大。触到脾脏后应注意其大小、质地、边缘和表面情况及有无压痛等。脾轻度肿大常见于急慢性肝炎、感染性心内膜炎及败血症等;中度肿大常见于肝硬化、慢性淋巴细胞性白血病等;高度肿大见于慢性粒细胞性白血病、骨髓纤维化、淋巴瘤等。

3. 胆囊触诊　正常时胆囊不能触及。胆囊肿大伴压痛,见于急性胆囊炎;医师将左手掌平放于右胸下部,拇指勾压于右肋下胆囊点,嘱患者深吸气,因剧烈疼痛而中止吸气称 Murphy 征阳性。

【叩诊】

（一）腹部叩诊音

正常腹部叩诊除肝、脾区呈浊音或实音外,其余部位均为鼓音。

（二）肝脏叩诊

肝脏叩诊呈实音。沿右锁骨中线由肺清音区向下叩至浊音处即为肝上界（通常为第 5 肋间）;再由脐平面鼓音区沿右锁骨中线向上叩至浊音处即为肝下界（通常为右季肋下缘）。肝浊音界扩大见于肝癌、肝脓肿等;肝浊音界缩小见于急性肝坏死、肝硬化等;肝浊音界消失代之以鼓音者,是急性胃肠穿孔的一个重要征象。肝区叩击痛见于肝炎、肝脓肿或肝癌等。

（三）移动性浊音

因体位不同出现浊音区变动的现象称为移动性浊音。这是确定腹腔有无游离积液的检查方法,当游离腹水在 1000 ml 以上时,即可查出。

【听诊】

（一）肠鸣音

肠蠕动时,肠管内气体和液体随之而流动,产生一种断断续续的咕噜声（或气过水声）,

称为肠鸣音。正常人,每分钟 4～5 次。肠鸣音亢进,见于机械性肠梗阻;肠鸣音减弱,见于老年性便秘、腹膜炎、电解质紊乱等;肠鸣音消失,见于麻痹性肠梗阻。

（二）血管杂音

腹中部的主动脉收缩期喷射性杂音常提示腹主动脉瘤或腹主动脉狭窄。上腹部两侧收缩期杂音,常提示肾动脉狭窄。

六、神经反射检查

神经系统检查包括脑神经、运动功能、感觉功能、自主神经功能及神经反射等方面的检查。这是一项准确性要求很高的专科检查,而在一般体格检查中则以神经反射的检查为主,遂本节重点讲述。神经反射包括生理反射和病理反射,根据刺激的部位,又将生理反射分为浅反射和深反射。

【浅反射】

刺激皮肤或黏膜引起的反应称为浅反射。

（一）角膜反射　　检查者用捻成细束的棉絮由角膜外向内轻触患者角膜,正常反应为刺激侧眼睑迅速闭合,称为直接角膜反射;刺激一侧角膜,对侧眼睑也出现闭合反应称为间接角膜反射。直接和间接反射均消失见于三叉神经病变;直接反射消失而间接反射存在,见于患侧面神经瘫痪。深昏迷患者的角膜反射完全消失。

（二）腹壁反射　　患者仰卧,下肢稍屈曲,使腹壁松弛,检查者用钝头竹签分别沿肋缘下（胸髓 7～8 节）、脐平（胸髓 9～10 节）及腹股沟上（胸髓 11～12 节）的方向由外向内轻划两侧腹部皮肤,分别称为上、中、下腹壁反射。正常反应为局部腹肌收缩。反射消失分别见于上述不同平面的胸髓病损;一侧上、中、下腹壁反射消失见于同侧锥体束病损;双侧上、中、下腹壁反射均消失见于昏迷或急性腹膜炎患者。

（三）提睾反射　　用竹签由上而下轻划股内侧上方皮肤,可引起同侧提睾肌收缩,睾丸上提。双侧反射消失为腰髓 1～2 节病损;一侧反射减弱或消失见于锥体束损害。

（四）跖反射　　用钝头竹签划足底外侧,由足跟向前至近小趾跖关节处转向拇趾侧,正常反应为足跖屈曲。反射消失为骶髓 1～2 节病损。

（五）肛门反射　　用钝头竹签轻划肛门周围皮肤,可引起肛门外括约肌收缩。反射障碍为骶髓 4～5 节、肛尾神经病损。

【深反射】

刺激骨膜、肌腱引起的反应称深反射,又称腱反射。

（一）肱二头肌反射　　患者前臂屈曲,检查者将左手拇指置于患者肘部肱二头肌腱上,然后右手持叩诊锤叩击左拇指甲,可使肱二头肌收缩,引出屈肘动作。反射中枢为颈髓 5～6 节。

（二）肱三头肌反射　　患者上臂外展,半屈肘关节,检查者用左手托住其前臂,右手用叩诊锤直接叩击鹰嘴上方的肱三头肌腱,可使肱三头肌收缩,引起前臂伸展。反射中枢为颈髓 6～7 节。

（三）桡骨膜反射　　患者前臂置于半屈半旋前位,检查者用左手托住其腕部,并使腕关节自然下垂,然后以叩诊锤叩击桡骨茎突,可引起肱桡肌收缩,发生屈肘、前臂旋前动作。反射中枢在颈髓 5～6 节。

（四）膝反射　坐位检查时,患者小腿完全松弛下垂;卧位检查时则患者仰卧,检查者以左手托起其膝关节使之屈曲,用右手持叩诊锤叩击膝盖髌骨下方股四头肌腱,可引起小腿伸展。反射中枢在腰髓2～4节。

（五）踝反射　又称跟腱反射。患者仰卧,髋、膝关节屈曲,下肢取外旋外展位,检查者左手将患者足部背屈呈直角,用叩诊锤叩击跟腱,反应为腓肠肌收缩,足向跖面屈曲。反射中枢在骶髓1～2节。

【病理反射】

指锥体束病损时大脑失去了对脑干和脊髓的抑制功能而出现的异常反射。

（一）Babinski 征　检查方法同跖反射。阳性表现为拇趾背伸,余趾呈扇形展开。

（二）Oppenheim 征　检查者弯曲示指及中指,沿患者胫骨前缘用力由上向下滑压,阳性表现同 Babinski 征。

（三）Gordon 征　检查者用手以适度的力量捏压患者的腓肠肌,阳性表现同 Babinski 征。

（四）Hoffmann 征　检查者左手持患者腕部,用右手中指与示指夹住患者中指并稍向上提,使腕部处于轻度过伸位,以拇指迅速弹刮患者中指指甲,引起其余四指掌屈反应则为阳性。此征为上肢锥体束征,反射中枢为颈髓7节～胸髓1节。

【脑膜刺激征】

为脑膜受激惹的体征,见于脑膜炎、蛛网膜下腔出血、颅内压增高等。

（一）颈强直　患者仰卧,检查者一手托患者枕部,另一只手置于胸前作屈颈动作。被动屈颈时如抵抗力增强,即为颈强直。

（二）Kernig 征　患者仰卧,一侧下肢髋、膝关节屈曲呈直角,检查者将患者小腿抬高伸膝。正常人伸膝可达 135°以上,如伸膝受阻且伴疼痛为阳性。

（三）Brudzinski 征　患者仰卧,下肢伸直,检查者一手托起患者枕部,另一手按于其前胸,当头部前屈时,双髋与膝关节同时屈曲则为阳性。

七、脊柱与四肢

【脊柱】

脊柱是支撑、维持躯体各种姿势的重要支柱。脊柱的病变主要表现为局部疼痛、姿势或形态的异常及活动度受限等。检查时应注意其弯曲度及有无畸形、活动是否受限、有无压痛及叩击痛等。

（一）脊柱弯曲度

1. 生理性弯曲　脊柱从侧面观察有四个生理弯曲:颈段稍向前凸,胸段稍向后凸,腰段明显向前凸,骶段则明显向后凸。

2. 病理性弯曲

（1）脊柱后凸　也称驼背,多发生于胸段。小儿多为佝偻病引起,青少年多为胸、腰椎椎体结核引起,成年人多见于强直性脊柱炎,老年人多为脊椎退行性变所致。

（2）脊柱前凸　多发生在腰椎部位,可见于妊娠等生理情况,也可因大量腹水、腹腔巨大肿瘤及髋关节屈曲畸形所致。

（3）脊柱侧凸　分为:① 姿势性侧凸。无脊柱结构的异常,见于儿童发育期姿势不良、椎间盘脱出症、脊髓灰质炎后遗症等。② 器质性侧凸。改变体位不能使侧凸得到纠正,见于佝偻病、慢性胸膜增厚、胸膜粘连及肩部畸形等病变。

（二）脊柱活动度

1. 正常活动度　正常人脊柱有一定活动度,颈椎段和腰椎段的活动范围最大,胸椎段活动范围较小,骶椎和尾椎几乎无活动性。

2. 活动受限　常见于:① 颈、腰肌纤维组织炎及韧带受损;② 颈椎病或腰椎间盘突出;③ 颈、腰椎结核或肿瘤浸润;④ 颈、腰椎外伤、骨折或关节脱位。

（三）脊柱压痛与叩击痛

1. 压痛　某一部位若有压痛,提示该部位的脊柱或肌肉可能有病损。脊椎棘突有压痛常见于脊椎结核、椎间盘突出、脊椎外伤或骨折等;脊柱旁肌肉有压痛,常为腰背肌劳损或纤维炎所致。

2. 叩击痛　叩击痛阳性可见于脊椎结核、骨折及椎间盘突出等。叩击痛的部位多提示病变所在。

【四肢与关节】

正常人四肢与关节左右对称,形态正常,活动自如,无肿胀及压痛。检查时应注意形态有无异常,如匙状指、杵状指、肢端肥大、关节畸形或脱位、下肢静脉曲张、水肿等;有无运动异常。

（夏朝红）

复　习　题

1. 简述问诊的主要内容。
2. 问诊的基本方法与技巧有哪些?
3. 简述肺部三种正常呼吸音的听诊部位及听诊要点。
4. 第一心音与第二心音的主要形成机制、听诊要点以及二者如何鉴别?
5. 简述肝脏的触诊方法及触及肝脏时应描述的内容。
6. 病理反射的定义及几种病理征的检查方法是什么?

第三章 医学检验

第一节 临床血液学检测

一、红细胞和血红蛋白

【原理】

一定量血液加入定量的稀释液(或反应液)中,测定出红细胞和血红蛋白在单位容积(L)中的数量(或含量)。

【参考值】

红细胞(RBC)	男性	$(4.0{\sim}5.5)\times10^{12}/L$
	女性	$(3.5{\sim}5.0)\times10^{12}/L$
	新生儿	$(6.0{\sim}7.0)\times10^{12}/L$
血红蛋白(Hb)	男性	$120{\sim}160\ g/L$
	女性	$110{\sim}150\ g/L$
	新生儿	$170{\sim}200\ g/L$

【临床意义】

(一)红细胞和血红蛋白增多

1. 相对性增多 血浆容量减少,红细胞绝对值未增加。临床常见于大量丢失体液的疾病,如严重的呕吐、腹泻、大面积烧伤等。

2. 绝对性增多

(1)继发性

1)代偿性 机体缺氧使红细胞生成素代偿性增多所致。

① 生理性 高原地区居民、胎儿等。

② 病理性 可导致机体慢性缺氧的疾病,如严重的慢性肺、心疾病,临床常见有阻塞性肺气肿、肺源性心脏病等。

2)失代偿性 红细胞生成素增多是由于某些肿瘤或疾病导致的。临床常见有肾癌、肝细胞癌、多囊肾等。

(2)原发性 骨髓增生性疾病,如:真性红细胞增多症。

(二)红细胞和血红蛋白减少

1. 生理性 常见于婴幼儿,15 岁以下儿童,部分老年人,妊娠中、晚期孕妇等。

2. 病理性 临床常见的红细胞生成减少、红细胞破坏过多、红细胞丢失过多导致的各种贫血。

二、白细胞计数和分类

【原理】

一定量血液加入定量的可破坏红细胞的稀释液中,测定出白细胞在单位容积(L)血液中的白细胞数量。外周血涂片、干燥,经瑞氏染色后显微镜下观察白细胞形态并计数各种白细胞比例。

【参考值】

白细胞(WBC)	成人	$(4.0\sim10.0)\times10^9/L$
	新生儿	$(15.0\sim20.0)\times10^9/L$
	6个月至2岁	$(11.0\sim12.0)\times10^9/L$

白细胞分类计数

	百分率	绝对值
中性粒细胞	0.50～0.70	$(2.0\sim7.0)\times10^9/L$
嗜酸性粒细胞	0.005～0.05	$(0.05\sim0.5)\times10^9/L$
嗜碱性粒细胞	0.00～0.01	$(0.0\sim0.1)\times10^9/L$
淋巴细胞	0.20～0.40	$(0.8\sim4.0)\times10^9/L$
单核细胞	0.03～0.08	$(0.12\sim0.8)\times10^9/L$

【临床意义】

(一)中性粒细胞

1. 增多　化脓性球菌感染(金黄色葡萄球菌、溶血性链球菌、肺炎链球菌等感染);严重的组织损伤及大量血细胞破坏(严重外伤、大面积烧伤、急性心肌梗死、严重的血管内溶血等);急性大出血;急性中毒[糖尿病酮症酸中毒、尿毒症、急性化学物质中毒(安眠药、汞等)、生物性中毒(蛇毒、昆虫毒等)];大部分白血病;恶性肿瘤(肝、胃癌等)。

2. 减少　感染(部分革兰阴性杆菌感染,如伤寒、副伤寒杆菌;某些病毒,如流感、病毒性肝炎等;某些原虫感染,如疟疾、黑热病等);血液系统疾病(再生障碍性贫血、部分种类白血病等);物理、化学损伤(X线、放射性核素等);单核-巨噬细胞系统功能亢进(脾功能亢进、淋巴瘤等);自身免疫系统疾病(系统性红斑狼疮等)。

(二)嗜酸性粒细胞

1. 增多　过敏性疾病(支气管哮喘、荨麻疹、食物过敏等);寄生虫感染(血吸虫、钩虫等);皮肤病(湿疹、银屑病等);血液病(慢性粒细胞性白血病、嗜酸性粒细胞白血病等);某些恶性肿瘤(肺癌等);某些传染病(猩红热等);其他(风湿性疾病、肾上腺皮质功能减退等)。

2. 减少　伤寒、副伤寒初期,大手术、烧伤等应急状态,长期应用肾上腺皮质激素等。

(三)嗜碱性粒细胞

1. 增多　过敏性疾病(过敏性结肠炎、药物过敏等);某些血液病(慢性粒细胞性白血病、嗜碱性粒细胞白血病、骨髓纤维化等);其他(水痘、结核等)。

2. 减少　无临床意义。

(四)淋巴细胞

1. 增多　感染性疾病(病毒性感染,如麻疹、风疹、传染性单核细胞增多症、流行性出血热等;部分细菌,如百日咳杆菌、结核分枝杆菌等;其他病原体,如梅毒螺旋体、弓形虫等);某些白血病(急、慢性淋巴细胞白细胞、淋巴瘤等);急性传染病恢复期;移植排斥反应。

2. 减少 免疫缺陷性疾病,应用肾上腺皮质激素、抗淋巴细胞球蛋白治疗、放射性损伤等。

(五) 单核细胞

1. 增多

(1) 生理性 婴幼儿、儿童。

(2) 病理性 某些感染(疟疾、黑热病、感染性心内膜炎、急性感染恢复期、活动性肺结核等);某些白血病(单核细胞型白血病、多发性骨髓瘤、骨髓异常综合征等)。

2. 减少 无临床意义。

三、血小板计数

【原理】

一定量血液加入定量血小板稀释液中,破坏红细胞后,计数单位容积血液中血小板的数量。

【参考值】

血小板 $(100\sim300)\times10^9/L$

【临床意义】

(一) 增多 血小板超过 $400\times10^9/L$ 为增多。

1. 原发性 骨髓增生性疾病(真性红细胞增多症、原发性血小板增多症、慢性粒细胞白血病等)。

2. 继发性 急性感染、急性溶血、某些肿瘤患者。

(二) 减少

1. 血小板生成障碍 临床常见疾病有再生障碍性贫血、放射性损伤、急性白血病等。

2. 血小板破坏或消耗过多 临床常见疾病有原发性血小板减少性紫癜(ITP)、弥散性血管内凝血(DIC)、系统性红斑狼疮(SLE)等。

3. 血小板分布异常 脾肿大、输入大量库存血(血液被稀释)等。

四、网织红细胞计数

【原理】

使用生物染料(煌焦油蓝、新亚甲蓝等)对未完全成熟的红细胞的胞质内残存核糖体进行染色,涂片、干燥后计数此类红细胞占全部红细胞比例,即为网织红细胞计数。

【参考值】

网织红细胞(Ret) 百分数 成人 $0.005\sim0.015(0.5\%\sim1.5\%)$

新生儿 $0.02\sim0.06(2\%\sim6\%)$

绝对值 $(24\sim84)\times10^9/L$

【临床意义】

1. 增多 表示骨髓造血功能旺盛,临床常见于溶血性贫血、急性失血,缺铁性贫血治疗有效,巨幼细胞贫血补充维生素 B_{12} 及叶酸后治疗有效。

2. 减少　表示骨髓造血功能减低,临床常见于再生障碍性贫血、骨髓病性贫血(如急性白血病)、骨髓纤维化等。

五、血型鉴定与交叉配血

（一）ABO 和 Rh 血型系统

【原理】

ABO 血型系统由人类红细胞表面所具有的遗传学标志物 A 或 B 抗原决定,可分四型。鉴定红细胞表面抗原成分或血清中抗体种类,可区分 ABO 血型种类;Rh 血型是与人类遗传相关的连锁基因,其含有三个连锁的基因座 C、D、E,每个基因座含有 2 个等位基因,即 6 种抗原 C、c、D、d、E、e,以 D 抗原性最强;临床以 D 抗原存在作为 Rh 血型阳性。

【参考范围】

ABO 血型系统和 Rh 血型系统的分型如表 3-1-1 和表 3-1-2 所示。

表 3-1-1　ABO 血型系统分型

血型	红细胞表面的抗原	血清中的抗体
A	A	抗 B
B	B	抗 A
AB	A 和 B	无
O	无	抗 A 和抗 B

表 3-1-2　Rh 血型系统分型

Rh 血型	抗原	免疫性抗体
+	有 D 抗原	无抗 D
−	无 D 抗原	抗 D

【临床意义】

1. 临床需要输血时,选择同型人的血液,经交叉配血试验,完全相配合时才能输注;Rh 血型不存在天然抗体,均为后天免疫性产生,为不完全抗体;所以 Rh 血型阴性患者首次输入 Rh 血型阳性的血液不会产生溶血性输血反应,再次输入 Rh 血型阳性的血液,即可产生溶血性输血反应。

2. 新生儿同种免疫溶血病,最多是母亲为 O 型而孕育胎儿为 A 或 B 型;Rh 血型阴性母亲孕育 Rh 血型阳性胎儿时,首次怀孕时 Rh 血型抗体较少(孕妇未受相关抗原刺激情况下),一般不发生新生儿溶血病;再次怀孕后即可引起新生儿溶血病。

3. 器官移植时,ABO 血型是配型基础,血型不合者器官移植失败率高。

4. 其他:根据遗传学规律,可用于亲缘鉴定;法医学血迹、精斑、毛发鉴定。

（二）交叉配血试验

【原理】

为了进一步验证供血者与受血者的主要血型系统是否相容,避免产生严重的溶血反应,将供血者与受血者的红细胞和血浆进行交叉混合,以观察是否产生凝集现象。

【参考范围】

交叉配血试验如表3-1-3所示。

表3-1-3　交叉配血试验

	供血者	受血者	添加物	结果
主侧	红细胞悬液	血清	凝聚胺	阴性
次侧	血清	红细胞悬液	凝聚胺	阴性

【临床意义】

1. 主、次侧均无凝集反应,配血成功;主侧出现凝集,不论什么情况,都不能输用。

2. 异型配血(指供血者为O型,受血者为A或B型者),如主侧无凝集和溶血,次侧出现凝集,但效价较低(<1∶200),可以少量(<200 ml)输用(紧急情况时使用)。

第二节　排泄物、分泌物及体液检测

一、尿 液 检 测

(一) 尿液一般性状检测

【原理】

包括的主要内容有尿量、外观、气味、酸碱反应和比密。初步反映尿液在机体泌尿系统形成过程中,各相关器官功能与状态。

【参考值】

尿量　成人1000~2000 ml/24 h;儿童按体重计算尿量,比成人高3~4倍。

外观　新鲜尿液透明清澈。

气味　正常尿液气味来自于挥发性的酸性物质。

酸碱反应　一般正常人多为弱酸性。

尿比密　成人:1.015~1.025,婴幼儿偏低;晨尿最高,一般大于1.020。

【临床意义】

1. 尿量

(1) 增多(>2500 ml/24 h)

① 暂时性:水摄入过多,应用利尿类药物。

② 内分泌疾病:糖尿病(溶质性利尿),尿崩症(主要是垂体分泌的抗利尿激素不足)。

③ 肾脏疾病:慢性肾盂肾炎、慢性肾衰早期、慢性肾间质肾炎等。

(2) 减少(成人<400 ml/24 h为少尿,<100 ml/24 h为无尿)

① 肾前性:休克、心力衰竭、脱水。

② 肾性:各种肾脏实质性损伤。

③ 肾后性:各种原因尿路梗阻(结石、肿瘤、狭窄),排尿功能障碍。

2. 外观

（1）血尿　尿液中含血量＞1 ml/L，肉眼可见，称肉眼血尿；显微镜高倍视野平均大于3个，称镜下血尿；主要见于尿路结石、炎症、肿瘤、结核、外伤等。

（2）血红蛋白尿　尿液呈浓茶色、酱油色及红葡萄酒色，主要见于严重的血管内溶血。

（3）胆红素尿　常见于胆汁淤积性黄疸和肝细胞性黄疸。

（4）脓尿　主要见于泌尿系统感染。

（5）乳糜尿　主要见于丝虫病和肾周围淋巴管梗阻。

3. 气味

（1）新鲜尿液即闻到氨味，见于慢性膀胱炎和尿潴留；尿液长时间放置，腐败时也可闻到氨味。

（2）尿液闻到酸臭味，见于有机磷中毒患者。

（3）尿液闻到烂苹果酸臭味，见于酮症酸中毒患者。

（4）尿液闻到鼠臭味，见于苯丙酮尿症患者。

4. 酸碱反应　受饮食、用药及疾病影响较大，尿液久置后，分解尿素，可使尿液呈碱性。

5. 尿比密

（1）增高　肾前性少尿，糖尿病、急性肾小球肾炎、肾病综合征等。

（2）降低　大量饮水、尿崩症、慢性肾小球肾炎、慢性肾衰。

（二）尿液化学检测

【原理】

正常尿液可含有极少量蛋白（＜100 mg/L，以小分子为主）、微量葡萄糖（＜5.0 mmol/24 h 尿）、少量胆红素（≤2 mg/L）和一定量的尿胆原（≤10 mg/L）。当机体相关器官发生损伤时，可发生含量的改变。

【参考值】

尿液蛋白　定性：阴性；定量＜100 mg/L，以小分子为主。

尿液葡萄糖　定性：阴性；定量 0.56～5.0 mmol/24 h 尿。

尿液酮体　定性：阴性。

尿胆红素与尿胆原　尿胆红素定性：阴性；尿胆原定性：阴性，定量≤10 mg/L。

【临床意义】

1. 尿蛋白

（1）生理性　剧烈运动后、发热、精神紧张、寒冷等。

（2）病理性

① 肾小球性：肾小球滤过膜通透性增加，血浆蛋白进入原尿，超过肾小管重吸收能力导致，以大分子蛋白质为主；见于肾病综合征、肾小球肾炎等。

② 肾小管性：肾小管受损，导致重吸收功能受损，以小分子蛋白质为主；见于肾盂肾炎、间质性肾炎、重金属中毒、药物性肾损伤等。

③ 混合性：肾小球和肾小管性均受损，如糖尿病肾病、SLE、肾小球肾炎或肾盂肾炎后期。

2. 尿糖

（1）血糖增高性　血糖浓度超过肾糖阈，导致尿中出现葡萄糖；见于糖尿病、库欣综合征、甲状腺功能亢进、嗜铬细胞瘤、机体应激反应等。

（2）血糖正常性　肾功能受损所致；见于慢性肾炎、肾病综合征、间质性肾炎等。

3. 酮体

（1）糖尿病性　见于高血糖时并发酮症酸中毒、使用部分降糖药物（苯乙双胍）后。

（2）非糖尿病性　见于妊娠剧吐、高热、长期饥饿、腹泻等。

4. 尿胆红素与尿胆原

（1）尿胆红素　急性黄疸型肝炎、胆汁淤积性黄疸、门脉周围炎等。

（2）尿胆原　增高见于肝细胞性黄疸和溶血性黄疸；降低见于胆道阻塞性黄疸。

（三）尿有形成分检测

【原理】

通过显微镜对尿液中有形成分进行鉴定。主要有各种细胞、管型、结晶等。

【参考值】

尿红细胞：<3 个/高倍视野，定量 <5 个/μl。

尿白细胞：<5 个/高倍视野，定量 <10 个/μl。

管型：晨尿中偶见透明管型。

【临床意义】

1. 细胞

（1）红细胞　形态不均一性（红细胞多形性 $>80\%$）为肾小球性血尿，见于肾小球肾炎、慢性肾炎、紫癜性肾炎等；非肾小球源性血尿红细胞多形性 $<50\%$，见于肾结石、肾盂肾炎、泌尿系统肿瘤等。

（2）白细胞　泌尿系统炎症可出现白细胞或脓细胞（3 个及以上白细胞聚集在一起时）。

（3）上皮细胞　出现肾小管上皮细胞（小圆上皮细胞）提示肾小管受损；大量出现移行上皮细胞（大圆上皮细胞），提示泌尿道炎症。

2. 管型

（1）透明管型　见于大运动量运动后、重体力劳动、慢性肾脏功能损伤（肾病综合征、慢性肾炎等）。

（2）颗粒管型　见于慢性肾炎、肾盂肾炎、急性肾小球肾炎后期。

（3）细胞管型　肾脏受损时出现；当肾小管受损时，出现肾小管上皮细胞管型；炎症出现白细胞管型、出血时出现红细胞管型等。

（4）蜡样管型　此管型出现提示肾脏有严重的肾小管坏死，预后不良。

3. 结晶　经常性大量出现，并伴有红细胞时，应怀疑患有肾结石。

二、粪 便 检 测

（一）一般性状检测

【原理】

通过肉眼观察粪便的颜色、性状及寄生虫等有形成分，闻粪便的气味，分析粪便的一般性状。

【参考值】

正常成人的粪便为黄褐色、软性，婴儿的为黄色或金黄色糊状。

【临床意义】

1. 颜色与性状

（1）鲜血便　见于痔疮、肛裂、直肠息肉、直肠肿瘤。

（2）柏油样便　见于消化道出血，服用活性炭、铋剂。

（3）白陶土样便　各种原因导致胆道堵塞。

（4）脓血便　肠道下端炎症，见于溃疡性结肠炎、结肠或直肠肿瘤等。

（5）米泔水样便　见于霍乱及副霍乱患者。

（6）水样便　各种感染或非感染性腹泻。

2. 有形成分

（1）寄生虫　发现虫体有诊断价值。

（2）食物残渣　见于各种原因导致的消化不良。

（3）结石　可见胆石、胃石、肠石等。

（二）化学检测

【原理】

粪便隐血试验：指化学或免疫学方法对粪便中肉眼无法观察出的血红蛋白成分进行鉴定的试验。

【参考值】

粪便隐血试验：阴性。

【临床意义】

1. 鉴定消化道出血。

2. 消化道肿瘤的辅助性过筛试验。

（三）显微镜检测

【原理】

通过显微镜对粪便中有形成分进行鉴定。主要有各种细胞、食物残渣、寄生虫及虫卵等。

【参考值】

白细胞：偶见。

【临床意义】

1. 细胞

（1）白细胞　肠道炎症时增多。见于细菌性痢疾、肠炎、过敏性肠炎等。

（2）红细胞　见于下消化道出血、痢疾、结肠或直肠肿瘤等。

（3）巨噬细胞　见于细菌性痢疾和溃疡性结肠炎。

2. 食物残渣　消化不良时，肠蠕动增加，肌肉纤维、植物纤维、植物细胞增多。

3. 寄生虫及虫卵　粪便中发现虫体或虫卵有确定性意义。

第三节　临床常用生物化学检测

一、肝脏功能常用检测

【原理】

为了解肝脏代谢、生物转化等功能状态，判断肝脏损伤的情况，临床实验室组合相关实验项目,统称为肝功能试验。常用的有蛋白质代谢功能、胆红素代谢功能、血清酶及同工酶检测等。

【参考值】

血清总蛋白(双缩脲法):60~80 g/L;清蛋白:40~55 g/L;球蛋白:20~30 g/L。

清蛋白/球蛋白:(A/G)=(1.5~2.5):1。

总胆红素:3.4~17.1 μmol/L;结合胆红素:0~6.8 μmol/L;非结合胆红素:1.7~10.2 μmol/L。

丙氨酸氨基转移酶(ALT):5~40 U/L(速率法,37℃)。

天门冬氨酸氨基转移酶(AST):8~40 U/L(速率法,37℃)。

碱性磷酸酶(ALP):成人 40~110 U/L;儿童<250 U/L(连续检测法,30℃)。

γ-谷氨酰转移酶(γ-GT):<50 U/L(连续检测法)。

【临床意义】

(一)急性肝炎　蛋白质多正常;黄疸型肝炎,结合胆红素、未结合胆红素、总胆红素均增高,非黄疸型肝炎胆红素代谢正常;转氨酶活性显著增高,通常 AST>200 U/L,ALT>300 U/L,ALT/AST>1,AST 和 ALT 峰值可达参考值数 10 至 100 倍;ALP 多达参考值上限 3 倍以内;γ-GT 轻到中度增高,持续性增高提示病情在进展中。

(二)慢性肝炎　蛋白质中球蛋白(主要为 γ 球蛋白)可出现增高,A/G 比值降低;重症肝炎时清蛋白出现降低,并且与肝细胞坏死数量成反比;转氨酶活性轻度增高,通常在参考值上限的 4 倍以内,ALT/AST<1 时提示进入慢性肝炎活动期;酒精性肝炎时 γ-GT 可达到中度增高,且增高幅度明显高于转氨酶。

(三)胆汁淤积　血清蛋白质变化不大;血清胆红素明显增高,其中以结合胆红素增多为主,可达总胆红素 50% 以上,尿液可出现胆红素;完全阻塞性淤积时,胆红素明显高于部分阻塞性,且呈进行性增多;转氨酶轻度增高或正常,ALP 和 γ-GT 明显增高;肝内局限性胆道堵塞时,胆红素、ALT 可正常,ALP 和 γ-GT 明显增高。

(四)肝硬化　由慢性活动性肝炎持续反复发作引起,中晚期肝硬化患者可出现总蛋白与清蛋白降低、球蛋白(主要为 γ 球蛋白)增高,A/G 比值降低,并且晚期肝硬化患者可出现异常蛋白质;ALT 活性轻度增高或正常,AST 通常增高,常出现 ALT/AST<1;其他纤维化指标有助于判断病情进展和判断预后。

二、肾脏功能常用检测

【原理】

肾脏是维持机体内平衡的重要器官,同时还具有内分泌功能。肾功能检查是将相关的肾脏功能检测实验组合,以判别肾脏生理状态,评估损伤情况,反映治疗疗效,预测预后。

【参考值】

血尿素(BUN):成人 3.2~7.1 mmol/L;儿童 1.8~6.5 mmol/L。

血肌酐(Cr):全血 76~88.4 μmol/L。

血清:男性 53~106 μmol/L;女性 44~97 μmol/L。

血尿酸(BUA,酶法):男性 208~428 μmol/L;女性 155~357 μmol/L;儿童 119~327 μmol/L。

血胱抑素 C(cys C):成人 0.6～2.5 mg/L。

【临床意义】

（一）肾前性　由于血容量不足,肾脏灌注不足疾病（心力衰竭、脱水、肝肾综合征等）,导致少尿时,BUN 增高,Cr 正常,BUN/Cr（以 mg/dl 计算）>10∶1,通常 Cr<200 μmol/L。

（二）肾性　各种原因导致肾脏器质性损伤；由于肾脏的储备和代偿能力强大,故肾脏早期受损,肾功能基本正常；但当损伤达一定程度时 Cr 变化比 BUN 早,BUN 待损伤到一定程度时才出现增高,BUN>9 mmol/L、Cr>178 μmol/L,为肾失代偿期；BUN>20 mmol/L、Cr>200 μmol/L,为肾衰竭期,Cr>445 μmol/L,预示患者预后不好。

（三）肾后性　由于尿路梗阻导致的尿液排泄不畅时（尿路结石、尿道肿瘤、前列腺肿大等）,以 BUN 增高为主,血 Cr 值可正常。

（四）体内蛋白质分解过度　急性传染病、上消化道大出血、大面积烧伤、甲状腺亢进等疾病,因大量蛋白质分解破坏过多,可造成 BUN 增高,血 Cr 值正常。

（五）BUA　在肾脏早期受损时血液中可出现增高,较血液中 BUN 和 Cr 灵敏,但需注意鉴别是否为体内代谢生成过多。

（六）cys C　在肾脏早期受损时即可出现增高,是肾脏受损的敏感指标,较血液中 BUN 和 Cr 灵敏,并可作为肾小球滤过功能的灵敏和特异指标。

三、血糖及代谢产物的检测

【原理】

糖代谢紊乱是临床最常见的症状之一,随着生活水平提高,此类疾病发病率在不断上升。其中空腹血糖是临床诊断最常用的指标；餐后 2 小时血糖是判断糖代谢紊乱类型的重要试验；糖化血红蛋白用于判断 2 至 3 个月平均血糖浓度。

【参考值】

空腹血糖（FBG）　3.9～6.1 mmol/L。

餐后 2 小时血糖　<7.8 mmol/L。

糖化血红蛋白（GHb）HbA_1c　4%～6%。

【临床意义】

（一）FBG 高于参考值上限,小于 7.0 mmol/L 时,为临床临界值；大于 7.0 mmol/L 时为增高,病理情况下常见于糖尿病、甲状腺功能亢进症、巨人症、应激性反应（颅脑损伤、中枢神经系统感染、心肌梗死、大面积烧伤时等）。

（二）FBG 低于参考值下限,病理情况下常见于胰岛素瘤、拮抗胰岛素激素不足（肾上腺皮质激素、生长激素缺乏）、肝糖原储存缺乏（急性重症肝炎、肝癌等）、急性乙醇中毒等。

（三）餐后 2 小时血糖,可用于观察机体对葡萄糖代谢的调节能力,主要用于判断空腹血糖水平轻度增高,糖耐量降低（IGT,餐后 2 小时血糖 7.8～11.1 mmol/L）及空腹血糖调节受损（IFG,餐后 2 小时血糖<7.8 mmol/L）人群。

（四）GHb 用于反映最近 2～3 个月平均血糖浓度,与空腹血糖水平、高血糖持续时间相关；可用于评价糖尿病控制程度,鉴别糖尿病与应激性高血糖及筛查糖尿病。

四、血脂及脂蛋白的检测

【原理】

血脂及脂蛋白的检测是脂质代谢紊乱及相关疾病的诊断指标,另外还可协助诊断原发性胆汁性肝硬化、肾病综合征、肝硬化等疾病。

【参考值】

总胆固醇(CHO):成人 2.86~5.98 mmol/L;儿童 3.12~5.2 mmol/L。

甘油三酯(TG):0.56~1.7 mmol/L。

高密度脂蛋白胆固醇(HDL-C):0.94~2.0 mmol/L。

低密度脂蛋白胆固醇(LDL-C):2.07~3.12 mmol/L。

Apo A_I:男性 1.40~1.45 g/L;女性 1.45~1.50 g/L。

Apo B-100:中青年 0.8~0.9 g/L;老年人 0.95~1.05 g/L。

【临床意义】

1. 高血脂作为心脑血管疾病相关因子,主要应用于脂质代谢紊乱及相关疾病的诊断。

2. 饮食控制及药物治疗高血脂疗效观察的指标。

3. 某些疾病(严重的肝病、吸收不良、甲状腺功能亢进症、肾上腺皮质功能减退症等),可引起血脂水平过低。

(浦春)

第四节　临床常用免疫学检测

一、血清免疫球蛋白检测

免疫球蛋白(immunoglobulin,Ig)是一组由浆细胞和 B 淋巴细胞合成分泌的具有抗体活性的球蛋白,具有极为重要的生理功能。存在于血液、体液、外分泌液及某些细胞(如淋巴细胞)的膜上。免疫球蛋白含量与疾病变化有关,可反映机体的体液免疫功能状态,有助于感染性疾病、免疫缺陷病和免疫增生性疾病的鉴别诊断、病情监控和预后评估。根据免疫电泳和超速离心法将免疫球蛋白分为 5 类,即 IgG、IgA、IgM、IgD、IgE。

(一) IgG、IgA、IgM、IgD、IgE 的检测

【原理】

人体含量最多和最主要的是 IgG,占总免疫球蛋白的 70%~80%,是机体再次感染的重要抗体。唯一通过胎盘的是 IgG,是新生儿通过被动免疫获得的抗体。分子量最大的是 IgM,也是机体最早出现的 Ig。血清含量最少的是 IgE,参与变态反应、寄生虫感染。

【参考值】

IgG:7.0~16.6 g/L;IgA:0.7~3.5 g/L;IgM:0.5~2.6 g/L;IgD:0.01~0.04 g/L;IgE:0.01~0.09 mg/L。

【临床意义】

1. 免疫球蛋白含量增高

（1）多克隆性增高　见于慢性感染、类风湿性关节炎、系统性红斑狼疮或淋巴瘤等。

（2）单克隆性增高　IgA 增高：见于自身免疫疾病。IgM 增高：见于病毒性肝炎初期、类风湿性关节炎、SLE 等。IgE 增高：见于过敏性疾病、寄生虫感染等。

2. 免疫球蛋白含量减低　见于各种先天性和获得性体液免疫缺陷病、长期使用免疫抑制剂患者。

（二）血清 M 蛋白检测

【原理】

M 蛋白（M protein）是一种单克隆 B 细胞增殖产生的具有相同结构和电泳迁移率的免疫球蛋白分子及分子片段，又称单克隆免疫球蛋白。

【参考值】

蛋白电泳法或免疫电泳法：正常人是阴性。

【临床意义】

见于多发性骨髓瘤、巨球蛋白血症、重链病、轻链病或恶性淋巴瘤等。

二、血清补体 C3、C4 检测

【原理】

补体（complement，C）是一组具有酶原活性的糖蛋白，由传统途径、旁路途径及其衍生物、B、D、P 等因子组成。补体需要和其他体液因子或免疫细胞共同参与灭活病原体的免疫反应。补体系统功能及补体成分含量变化，对疾病的诊断和疗效观察方面都有重要的临床意义。补体 C3（complement 3，C3）是补体系统中含量最多的关键物质，由肝脏合成，是 α 和 β 两条多肽链组成的 β_2-球蛋白。属于一种急性时相反应蛋白。补体 C4（complement 4，C4）是一种多功能的 β_1-球蛋白，它在补体活化、促进吞噬、中和病毒和防止免疫复合物沉着等方面发挥作用。

【参考值】

成人血清 C3：0.8～1.5 g/L；C4：0.2～0.6 g/L。

【临床意义】

1. 补体 C3、C4 增高　见于急性炎症、组织损伤、排斥反应等。

2. 补体 C3、C4 降低　见于自身免疫性疾病的活动期、大多数肾小球肾炎（如：基底膜增殖性肾小球肾炎、链球菌感染后肾小球肾炎）。由于 C4 降低常早于其他补体成分，且缓解时较其他补体回升迟，因此检测 C4 具有重要临床意义。

三、细胞免疫检测

人体淋巴细胞根据功能和膜特异的表面标志分为 T、B 及 NK 细胞等。临床上各种免疫疾病会出现淋巴细胞数量和功能的变化，因此，检测 T、B、NK 细胞，可以评估细胞免疫功能。

（一）T 淋巴细胞分化抗原检测

【原理】

T 细胞表面有多种特异性抗原。WHO(1986 年)统称为白细胞分化抗原(cluster of differentiation,CD)。其中 CD3$^+$ 代表总 T 细胞,CD3$^+$/CD4$^+$ 代表 T 辅助细胞(Th),CD3$^+$/CD8$^+$ 代表 T 抑制细胞(Ts)。运用这些细胞的单克隆抗体和 T 细胞表面抗原结合后,再与荧光标记二抗(兔或羊抗鼠 IgG)反应,在流式细胞仪上计数 CD 阳性细胞的百分率。

【参考值】

流式细胞术:CD3$^+$ 为 61%～85%;CD3$^+$CD4$^+$(Th)为 28%～58%;CD3$^+$CD8$^+$(Ts)为 19%～48%;CD4$^+$/CD8$^+$(Th/Ts)为(0.9～2.0):1。

【临床意义】

1. CD3$^+$ 降低　　见于如 SLE、类风湿关节炎等自身免疫性疾病。
2. CD3$^+$/CD4$^+$ 比值降低　　见于恶性肿瘤、艾滋病、使用免疫抑制剂患者等。
3. CD3$^+$/CD8$^+$ 比值降低　　见于自身免疫性疾病或变态反应性疾病。
4. CD4$^+$/CD8$^+$ 比值降低　　见于艾滋病、恶性肿瘤等。
5. CD4$^+$/CD8$^+$ 比值增高　　见于自身免疫性疾病、变态反应性疾病等。
6. 监测器官移植排斥反应时如果 CD4$^+$/CD8$^+$ 比值增高,预示可能发生排斥反应。

(二)自然杀伤细胞活性检测

【原理】

自然杀伤细胞(natural killer cell,NK cell),是一种异质性、多功能的细胞群。NK 细胞介导天然免疫应答,不依赖抗体和补体,能直接杀伤靶细胞,具有抗肿瘤、抗感染和免疫调节作用。通过流式细胞仪来检测 NK 细胞活性分析不同疾病状态下 NK 细胞的杀伤功能。

【参考值】

流式细胞术:13.8%±5.9%。

【临床意义】

NK 细胞活性可作为判断机体抗肿瘤和抗病毒感染的指标之一。

1. NK 细胞活性升高　　见于宿主抗移植物反应者。
2. NK 细胞活性降低　　见于血液系统肿瘤、实体瘤、艾滋病和某些病毒感染患者等。

四、肿瘤标志物检测

肿瘤标志物(tumor marker,TM)是由肿瘤细胞本身合成、释放或者是由机体对肿瘤细胞反应而产生或升高的一类物质。肿瘤标志物存在于血液、组织、细胞或体液中,检测肿瘤标志物,对肿瘤的诊断、疗效及预后判断具有一定的价值。肿瘤标志物主要包括蛋白质类、糖类和酶类肿瘤标志物。

(一)蛋白质类肿瘤标志物的检测

1. 甲胎蛋白测定

【原理】

甲胎蛋白(alpha-fetoprotein,AFP)是胎儿早期由肝脏和卵黄囊合成的一种血清糖蛋白,出生后 AFP 的合成很快会受到抑制。当肝细胞或生殖腺胚胎组织发生恶性病变时,原来已经丧失合成 AFP 能力的细胞可能因有关基因重新被激活而又开始合成,导致血中 AFP 含量明显升高。因此,检测血中 AFP 浓度对诊断肝细胞癌及滋养细胞恶性肿瘤方面有重要临床意义。

【参考值】

酶联免疫吸附试验（ELISA）、放射免疫法（RIA）、化学发光免疫法（CLIA）：血清 $<25~\mu g/L$。

【临床意义】

（1）原发性肝细胞癌患者血清 AFP 增高，阳性率占 67.8%～74.4%。但约有 18% 的原发性肝癌患者血清 AFP 不升高，需要进一步诊断。

（2）生殖腺胚胎癌（如睾丸癌、卵巢癌、畸胎瘤等）、胰腺癌或胃癌时，血清中 AFP 也可升高。

（3）妊娠 3～4 个月的孕妇 AFP 开始增高，7～8 个月达到高峰，分娩后 3 周恢复正常。

2. 癌胚抗原测定

【原理】

癌胚抗原（carcinoembryonic antigen，CEA）是富含多糖的蛋白复合物。胎儿早期的胃肠道及某些组织具有合成 CEA 的能力，但妊娠 6 个月后逐渐降低，出生后 CEA 含量极低。CEA 可在多种肿瘤中表达，特异性低，因此临床上主要用于辅助恶性肿瘤的诊断、疗效监测、肿瘤复发和预后判断等。

【参考值】

酶联免疫吸附试验（ELISA）、放射免疫法（RIA）、化学发光免疫法（CLIA）：血清 $<5~\mu g/L$。

【临床意义】

（1）CEA 增高主要见于消化道肿瘤（如结肠癌、直肠癌、胰腺癌等）、肺癌和乳腺癌等。

（2）用于病情的动态观察，好转时 CEA 浓度下降；加重时升高。

（3）胃液和唾液中 CEA 诊断胃癌有意义。

（4）结肠炎、胰腺炎、肺气肿、支气管哮喘及肝脏疾病等 CEA 可以轻度升高。

（二）糖脂肿瘤标志物检测

1. 癌抗原 125 测定

【原理】

癌抗原 125（cancer antigen 125，CA125）是一种糖蛋白性肿瘤相关抗原，存在于上皮性卵巢癌组织及血清中。也可在羊水中、胎儿体腔上皮分泌物及成人的输卵管、子宫和宫颈内膜内发现 CA125。

【参考值】

RIA、CLIA、ELISA：血清 <3.5 万 U/L。

【临床意义】

（1）CA125 存在于卵巢癌组织细胞和浆液性腺癌组织中，不存在于黏液型卵巢癌中。卵巢上皮癌患者的 CA125 浓度可明显升高；因此，通过 CA125 的检测不仅可以诊断卵巢癌，而且还对卵巢癌患者的疗效观察和复发判断较为敏感。

（2）盆腔肿瘤的鉴别。CA125 可鉴别卵巢包块，特别适用于绝经后的妇女。

（3）良性卵巢瘤、子宫肌瘤患者血清 CA125 有时可以升高，但是多数不会超过 10 万 U/L。

（4）肝硬化失代偿期患者的血清 CA125 可以明显升高。

2. 糖链抗原 19‐9 测定

【原理】

糖链抗原 19‐9(carbohydrate antigen 19‐9,CA19‐9),是一种糖蛋白,属于唾液酸化 Lewis 血型抗原。微量的 CA19‐9 存在于正常人唾液腺、胰腺、胃、胆管、支气管、乳腺及前列腺的上皮细胞内。

【参考值】

RIA、CLIA、ELISA:血清<3.7 万 U/L。

【临床意义】

(1) CA19‐9 目前被认为是胰腺癌的首选肿瘤标志物。胰腺癌早期,特异性可达 95%,敏感性为 80%～90%。如果与 CEA 联合检测,可以提高敏感性。

(2) 连续检测 CA19‐9 对病情进展、手术疗效、预后评估及复发判断有重要意义。

(3) 诊断胆囊癌和胆管癌的阳性率高达 85% 左右;胃癌、结肠癌为 40%,直肠癌为 30%～50%;但没有早期诊断价值,对早期患者的敏感性仅为 30%。

(三)酶类肿瘤标志物检测

1. 前列腺酸性磷酸酶测定

【原理】

前列腺酸性磷酸酶(prostatic acid phosphatase,PAP),是一种前列腺外分泌物中能水解磷酸酯的糖蛋白。

【参考值】

RIA、CLIA:血清≤2.0 μg/L。

【临床意义】

(1) 前列腺癌时血清 PAP 浓度明显升高,其水平与癌瘤进展基本呈平行关系。

(2) 连续检测 PAP 浓度对病情观察、评估是否癌症复发、转移及预后不良具有重要意义。

2. α‐L‐岩藻糖苷酶测定(AFU)

【原理】

α‐L‐岩藻糖苷酶(α‐L‐fucosidase,AFU),是一种溶酶体酸性水解酶,广泛存在于人体组织细胞,参与糖蛋白、糖脂等大分子物质的代谢。

【参考值】

ELISA、分光光度连续检测法:234～414 μmol/L。

【临床意义】

(1) 81.2% 的原发性肝癌患者血清 AFU 水平增高,若与 AFP 联合检测可提高原发性肝癌的诊断阳性率,高达 93.1%。

(2) 动态观察对判断肝癌疗效、预后、复发有临床价值。

(3) 血清 AFU 在转移性肝癌、肺癌、卵巢癌等中也可增高;肝硬化、慢性肝炎等也有轻度增高。

五、自身抗体检测

当某些原因削弱或破坏机体的自身免疫耐受(autoimmune tolerance)时,机体的免疫系统就会对自身组织或成分产生免疫应答。机体免疫系统的这种对自身组织或成分产生的免疫应答称为自身免疫反应。由自身免疫反应而产生的疾病称为自身免疫性疾病（autoimmune disease，AID）。检测自身抗体是诊断自身免疫疾病的重要方法。

（一）类风湿因子

【原理】

类风湿因子（rheumatoid factor，RF）是变性 IgG 刺激机体产生的一种自身抗体，存在于类风湿性关节炎患者的血清和关节液内。有 IgM、IgG、IgA、IgD、IgE 型，其中以 IgM 型为主。

【参考值】

乳胶凝集法、ELISA 法：阴性。

【临床意义】

（1）类风湿性疾病（如类风湿关节炎）：RF 的阳性率可达 70% 以上。

（2）多发性肌炎、干燥综合征、SLE、硬皮病、自身免疫性溶血等自身免疫性疾病 RF 也是阳性。

（3）结核病、感染性心内膜炎、传染性单核细胞增多症等疾病 RF 可呈阳性，需要鉴别诊断。

（二）抗核抗体检测

【原理】

抗核抗体（antinuclear antibody，ANA）检测是指针对真核细胞核成分如脱氧核糖核蛋白（DNP）、DNA、RNA、可提取的核抗原等自身抗体的总称。ANA 的主要类型是 IgG，也有 IgA、IgM。这种抗体无器官和种族的特异性。

【参考值】

间接免疫荧光法（indirect immunofluorescence，IFA）：阴性。

【临床意义】

（1）ANA 阳性：最多见于未治疗的 SLE。治疗后 ANA 阳性率降低。

（2）其他自身免疫疾病如干燥综合征、类风湿关节炎等 ANA 也呈阳性。

六、感染免疫检测

（一）细菌感染免疫检测

1. 血清抗链球菌溶血素"O"试验

【原理】

溶血素"O"是 A 群溶血性链球菌产生的具有溶血活性的代谢产物，其相应抗体就称为抗链球菌溶血素"O"（anti - streptolysin "O"，抗 O 或 ASO）。

【参考值】

乳胶凝集法：阴性。

【临床意义】

ASO 阳性提示患者近期内有 A 群溶血性链球菌感染，见于：风湿性关节炎、活动性风湿热、急性肾小球肾炎、皮肤和软组织感染等。

2. 伤寒和副伤寒沙门菌免疫检测

【原理】

沙门菌感染后，菌体"O"抗原和鞭毛"H"抗原刺激机体产生相应抗体；肥达反应（Widal reaction，WR）是利用伤寒和副伤寒沙门菌菌液为抗原，检测患者血清中有无相应抗体的一种凝集试验。

【参考值】

直接凝集法：伤寒 H<1：160；O<1：80；副伤寒甲、乙、丙<1：80。

【临床意义】

单份血清抗体效价 O>1：80 及 H>1：160 有临床诊断意义。如果动态检测，血清抗体效价超过参考值或较原效价升高 4 倍以上更有意义。

（1）O、H 均升高：提示伤寒可能性大；

（2）O 不高、H 升高，可能是预防接种或是非特异性回忆反应；

（3）O 升高、H 不高，提示可能是感染早期或与伤寒沙门菌 O 抗原有交叉反应的其他沙门菌感染。

（二）病毒感染免疫检测

1. TORCH 试验

【原理】

TORCH 试验包括：弓形虫（TOX）、风疹病毒（RV）、巨细胞病毒（CMV）、单纯疱疹病毒Ⅰ型和Ⅱ型（HSVⅠ、Ⅱ型）的病原抗体检测，是妇产科产前的常规检查项目，因为这些病原体先天感染均有一定的致畸性。

【参考值】

ELISA 法：IgM 和 IgG 抗体均为阴性。

【临床意义】

IgM 型阳性提示近期感染，需咨询妇产科后决定是否继续妊娠或治疗性流产；IgG 型阳性多为既往感染，但需要密切关注血清滴度变化，如果滴度低且无变化则为既往感染，若患者急性期和恢复期血清抗体滴度明显升高 4 倍及以上，则具有诊断近期感染的意义。

2. 轮状病毒抗体和 RNA 测定

【原理】

轮状病毒主要侵犯婴幼儿，成人腹泻的轮状病毒可以导致青壮年胃肠炎的暴发流行。

【参考值】

PCR 法 RNA 阴性；ELISA 法或乳胶凝集试验抗原阴性。ELISA 法和金标免疫斑点法 IgM 和 IgG 阴性。

【临床意义】

50% 的婴幼儿腹泻是由轮状病毒感染所致，IgM 阳性提示现症感染；IgG 阳性提示既往感染；具有特异性的方法是 PCR 法测定轮状病毒 RNA。

第五节　临床病原体检测

病原体检查的目的是确定感染、选择治疗、预防感染可能广泛传播所引起的危害。其中通过直接染色镜检、血清学检测以及结合病史、症状和体征作出快速的初步诊断。确定诊断是在初步诊断基础上进行病原体分离、鉴定及药敏试验为临床合理选择抗菌药物,避免耐药菌株的产生,预防和监控耐药菌的传播提供实验室依据。

一、标本采集、运送和检测方法

(一)标本采集和运送

正确的标本采集、储存和运送是保证检验结果的基本要素。任何环节处理不规范,都有可能出现错误和误差,影响最终的检验结果,不利于临床的诊断和治疗。因此,在采集送检标本之前,必须考虑选择标本的类型和采集部位,还要遵守无菌操作的原则,标本采集后应尽快送检。

1. 血液 正常人的血液是无菌的,对于临床上疑为菌血症、败血症和脓毒血症患者需要进行血培养。采血要求是在抗菌药物治疗前采集,采血时机一般在患者寒战或发热初期和高峰期采集,无菌法穿刺肘静脉,采血量成人每次 $10\sim20$ ml,婴儿和儿童 $1\sim5$ ml。注入含抗凝剂聚茴香脑磺酸钠(SPS)的专用无菌瓶中及时送检,禁止将无菌瓶放入冰箱。

2. 尿液 由于外尿道寄居有正常菌群,因此采集尿液时应注意无菌操作。女性采样时先用肥皂水或碘伏清洗外阴;男性应翻转包皮清洗阴茎头后留取中段尿 $10\sim20$ ml 于无菌容器内,立即加盖送检。对于厌氧菌的培养,采用膀胱穿刺法收集尿液于无菌厌氧瓶内立即送检。

3. 粪便 留取含脓、血或黏液的粪便置于清洁容器内送检。对于排便困难者或者婴儿采用直肠拭子采集,置于有保存液的试管内送检。一次粪便培养阴性不能完全排除胃肠道病原菌的存在,针对传染性腹泻患者需要 3 次送检标本进行细菌培养。

4. 呼吸道标本 由于上呼吸道存在正常菌群,因此收集痰液标本前让患者用清水漱口数次,以除去口腔内大量杂菌,让患者用力自气管深部咳出清晨第一口痰液至无菌的培养瓶内。符合要求的痰标本应在低倍镜视野中鳞状上皮细胞≤10 个,白细胞≥25 个。标本采集后应立即送检。

5. 脑脊液与其他无菌体液 由于脑膜炎奈瑟菌、流感嗜血杆菌、肺炎链球菌等病原体抵抗力弱,不耐冷,容易死亡,因此无菌采集的脑脊液标本必须立即保温送检或床边接种。胸水、腹水和心包积液等标本因含菌量少应采集 $5\sim10$ ml 于血培养瓶内送检。

6. 创伤、组织和脓肿标本 对于开放性脓肿标本的采集,应首先对采集部位清除污物,用碘酒、酒精消毒皮肤,防止表面污染菌混入标本影响检测结果,再用棉拭子采集脓液及病灶深部分泌物,将标本放入无菌试管中加棉塞立即送检。封闭性脓肿,则以无菌注射器穿刺抽取。疑有厌氧菌感染的脓性标本,用注射器抽吸浓汁,立即排净注射器内空气,针头插入无菌橡皮塞后立即送检,避免标本接触空气导致专性厌氧菌死亡。

(二)检测方法

1. 病原体的直接显微镜检查 是病原体检验的基本方法,包括不染色标本检查法和染色标本检查法。不染色标本根据细菌的动力及运动状况,借助暗视野显微镜或相差显微镜观察病原体的形态和运动方式。染色标本是将标本直接涂片、干燥、固定后染色,置于显微镜下观察细菌的形态、染色性或宿主细胞内包含体的特征。

2. 病原体的分离培养和鉴定　是微生物学检验中确诊的关键步骤。根据临床症状和镜检特征作出病原学初步判断,选择适当的培养基和培养条件,然后根据菌落性状和细菌的形态、染色性进行鉴定,同时做抗菌药物的敏感试验,为临床合理选择抗菌药物提供实验室依据。

二、药物敏感试验

（一）K-B纸片琼脂扩散法（Kirby-Bauer disc agar diffusion method）　将含有定量抗菌药物的纸片贴在接种测试菌的M-H琼脂平板上置35 ℃孵育16～18 h,药物吸收琼脂中水分溶解后向周围扩散成递减梯度浓度,在纸片周围抑菌浓度范围内测试菌生长被抑制,形成无菌生长透明圈即为抑菌圈。量取抑菌圈直径,参照临床实验室标准化委员会（Clinical and Laboratory Standard Institute,CLSI）判读结果,按敏感（susceptible,S）、中介（intermediate,I）、耐药（resistant,R）报告。

（二）稀释法　分为肉汤稀释法和琼脂稀释法两类。肉汤稀释法为临床上常用的方法,是先在试管内配含有所测抗菌药物各种稀释度的培养基,后种入一定量的待检菌,置35 ℃孵育24 h后,以不出现肉眼可见细菌生长的最低药物浓度为该菌的最小抑菌浓度（minimal inhibitory concentration,MIC）。

（三）E试验　E试验（E-test）是指浓度梯度琼脂扩散试验,其原理结合了扩散法和稀释法,即浓度呈连续梯度的抗菌药物从塑料试条中向琼脂中扩散,在试条周围抑菌浓度范围内受试菌的生长被抑制,从而形成透明的抑菌圈。

三、性传播疾病病原体检测

性传播疾病（sexually transmitted disease,STD）简称性病,是一类可以通过各种性行为或类似性行为而发生传播的疾病,主要侵犯皮肤、性器官和全身脏器。其传播途径主要有性行为、间接接触传播、血液与血液制品传播、对胎儿与新生儿的传播以及职业性传播。

（一）性传播疾病常见临床类型

1. 获得性免疫缺陷病（acquired immune deficiency syndrome,AIDS）　是由人类免疫缺陷病毒（human immunodeficiency virus,HIV）通过CD4蛋白受体进入易感细胞引起部分免疫系统被破坏,从而导致严重的机会感染和继发性癌变。临床表现主要是发生结核分枝杆菌引起的结核、弓形虫病、卡氏肺孢子虫引起的肺炎、病毒性感染、Kaposi肉瘤等。HIV的传播途径主要是通过性传播、经血传播、母婴传播三种。

2. 梅毒　是由密螺旋体属苍白球细菌引起的疾病,一般过程可以分为三个阶段:① 初期梅毒;② 二期梅毒;③ 三期梅毒。主要传播途径是性接触和先天传染,微生物是通过胎盘感染胎儿。先天性梅毒患儿有独特的Hutchnson三联征等临床症状。

3. 淋病　是由淋病奈瑟菌引起的泌尿生殖系统的急性或慢性化脓性感染,在性传播疾病中发病率最高。主要经过不洁性交传播,也可通过污染过的毛巾、浴盆、马桶、衣裤、床上用具等发生间接传染。新生儿可以通过淋球菌感染的产道导致眼炎。阴道和子宫颈的淋球菌感染也可经血行播散性感染成关节炎、心包炎或脑膜炎等。

4. **非淋菌尿道炎**　是由淋病奈瑟菌以外的病原体引起的泌尿生殖系统感染。主要病原体是沙眼衣原体、解脲支原体等。好发于青少年,潜伏期比淋病长,平均是 1～3 周。

5. **尖锐湿疣和生殖器疱疹**　尖锐湿疣是由生殖器人乳头瘤病毒感染引起的皮肤黏膜良性新生物,主要通过日常生活用品如内裤、浴巾等而感染。生殖器疱疹主要是由单纯疱疹病毒-Ⅰ(HSV-Ⅰ),少数由单纯疱疹病毒-Ⅱ(HSV-Ⅱ)引起的一种性传播疾病。主要表现为生殖器出现成群的小水痘,破溃形成糜烂、溃疡等症状。孕妇发生感染可引起流产或死胎,新生儿感染病死率非常高,症状严重。

6. **软下疳**　是由杜克雷嗜血杆菌感染引起的性传播疾病,主要发生于性接触中组织易损伤的部位。男性多发生在包皮、龟头、会阴、冠状沟等部位。女性好发于小阴唇、大阴唇和后联合处。也可见于生殖器外的肛门、大腿上部、手指和口腔等,潜伏期 3～7 天。

(二)性传播疾病检查项目

1. 支原体检测

【原理】

对人体致病的支原体主要有肺炎支原体、人型支原体、解脲支原体、生殖道支原体 4 种。其中肺炎支原体是肺部感染的常见病原体之一。

【参考值】

间接血凝试验:阴性;补体结合试验:效价<1:64。

【临床意义】

单份血清效价超过参考值或双份血清有 4 倍以上增长者,诊断支原体感染有临床意义。间接血凝试验的敏感性高于补体结合试验,感染发病后 7 天呈现阳性。

2. 衣原体抗体测定

【原理】

衣原体包括沙眼衣原体、肺炎衣原体和鹦鹉热衣原体 3 种。其中沙眼衣原体(C trachomatis,CT)是引起性传播疾病的常见病原体之一。

【参考值】

IFA 法 IgM 效价≤1:32;IgG 效价≤1:512。

【临床意义】

IgM 阳性提示近期有 CT 感染,有利于早期诊断。IgG 阳性为既往感染,提示曾经有过 CT 感染。

3. 梅毒螺旋体抗体检测

【原理】

梅毒螺旋体侵入机体后,血清中可以出现特异性抗体和非特异性抗体。

【参考值】

梅毒螺旋体的非特异性抗体定性试验:快速血浆反应素试验(rapid plasma reagin test,RPR)阴性;不加热血清反应素试验(unheated serum reagin test,USR)阴性;性病研究实验室试验(venereal disease research laboratory,VDRL)阴性;梅毒螺旋体的特异性抗体确诊试验:梅毒螺旋体血凝试验(treponema pallidum hemagglutination assay,TPHA)和荧光螺旋体抗体吸收试验(fluorescent treponemal antibody-absorption test,FTA-ABS)阴性。

【临床意义】

梅毒螺旋体的反应素试验敏感性高;定性试验阳性的情况下,必须进行确诊试验,如果阳性则可以确诊为梅毒。

4. 淋球菌血清学测定及 DNA 测定

【原理】

淋病奈瑟菌是淋病的病原体,通过淋球菌的培养、血清学及 DNA 测定可以诊断淋病。

【参考值】

PCR 法:阴性;协同凝集试验:阴性。

【临床意义】

PCR 法阳性可以确诊淋病。

5. 人获得性免疫缺陷病毒(HIV)抗体及 RNA 测定

【原理】

人获得性免疫缺陷病毒(HIV)是艾滋病(AIDS)的病原体。

【参考值】

筛选试验:ELISA 法和快速蛋白印迹法,阴性。

确诊试验:蛋白印迹试验和 RT - PCR 法,RNA 为阴性。

【临床意义】

由于筛选试验的灵敏度高但特异性不高,因此有假阳性;需要进行确诊试验,如果确诊试验呈阳性,特别是 RT - PCR 法检测 HIV - RNA 为阳性,可以对早期诊断和确诊艾滋病具有重要临床意义。

(李小宁)

复 习 题

1. 简述血液中性粒细胞变化的临床意义。
2. 简述尿有形成分包括的内容及检测临床意义。
3. 简述肝功能实验项目的临床应用。
4. 简述糖代谢紊乱疾病主要实验室检测项目及临床意义。
5. 简述免疫球蛋白的种类及临床意义。
6. 简述肿瘤标志物的定义、分类以及临床意义。
7. 自身抗体包括哪几类? 在自身免疫性疾病诊断中的作用?
8. 药物敏感试验方法有哪些?
9. 性传播疾病的临床类型及相应的病原体和实验室检测方法有哪些?

第四章　影像及器械检查

第一节　心　电　图

【心电图产生原理】

心脏机械收缩之前,先产生电激动,心房和心室的电激动可经人体组织传到体表。心电图(electrocardiogram,ECG)是利用心电图机从体表记录心脏每一心动周期所产生电活动变化的曲线图形。

心肌细胞在静息状态时,膜外排列阳离子带正电荷,膜内排列同等比例的阴离子带负电荷,保持平衡的极化状态,不产生电位变化。当细胞一端的细胞膜受到刺激(阈刺激)时,其通透性发生改变,使细胞内外正、负离子的分布发生逆转,受刺激部位的细胞膜出现除极化,使该处细胞膜外正电荷消失而其前面尚未除极的细胞膜外仍带正电荷,从而形成一对电偶。

就单个细胞而言,在除极时,检测电极对向电源(即面对除极方向)产生向上的波形,背向电源(即背离除极方向)产生向下的波形,在细胞中部则记录出双向波形。复极过程与除极过程方向相同,但因复极化过程的电偶是电穴在前,电源在后,因此记录的复极波方向与除极波相反(图 4-1-1)。

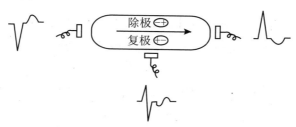

图 4-1-1　单个心肌细胞检测电极方位与除极、复极波形方向的关系
(箭头示除极与复极的方向)

需要注意的是,在正常人的心电图中,记录到的复极波方向常与除极波主波方向一致,与单个心肌细胞不同。这是因为正常人心室的除极从心内膜向心外膜,而复极则从心外膜开始,向心内膜方向推进,其确切机制仍未完全清楚。

由体表所采集到的心脏电位强度与下列因素有关:① 与心肌细胞数量(心肌厚度)呈正比关系;② 与探查电极位置和心肌细胞之间的距离呈反比关系;③ 与探查电极的方位和心肌除极的方向所构成的角度有关,夹角愈大,心电位在导联上的投影越小,电位越弱。这种既具有强度,又具有方向性的电位幅度称为心电"向量",通常用箭头表示其方向,而其长度表示其电位强度。同一轴的两个心电向量的方向相同者,其幅度相加;方向相反者则相减。两个心电向量的方向构成一定角度者,则可应用"合力"原理将二者按其角度及幅度构成一个平行四边形,而取其对角线为综合向量。

【心电图各波段的组成和命名】

　　正常心电活动始于窦房结,兴奋心房的同时经结间束传导至房室结(激动传导在此处延迟 0.05～0.07 s),然后循希氏束→左、右束支→普肯耶纤维顺序传导,最后兴奋心室。这种先后有序的电激动的传播,引起一系列电位改变,从而形成了心电图上的相应的波段(图4-1-2)。临床心电学对这些波段规定了统一的名称:① 最早出现的幅度较小的 P 波,反映心房的除极过程;② PR 段,反映心房复极过程及房室结、希氏束、束支的电活动;P 波与PR 段合计为 PR 间期,反映自心房开始除极至心室开始除极的时间;③ 幅度最大的 QRS 波群,反映心室除极的全过程;④ 除极完毕后,心室的缓慢和快速复极过程分别形成了 ST 段和 T 波;⑤ QT 间期为心室开始除极至心室复极完毕全过程的时间。

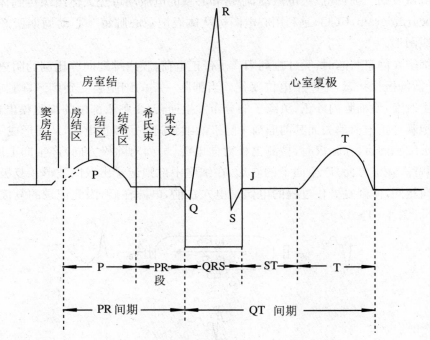

图 4-1-2　心脏除极、复极与心电图各波段的关系示意图

　　QRS 波群可因检测电极的位置不同而呈多种形态,已统一命名如下:首先出现的位于参考水平线以上的正向波称为 R 波;R 波之前的负向波称为 Q 波;S 波是 R 波之后第一个负向波;R′波是继 S 波之后的正向波;R′波后再出现负向波称为 S′波;如果 QRS 波只有负向波,则称为 QS 波。至于采用 Q 或 q、R 或 r、S 或 s 表示,应根据其幅度大小而定。

【心电图导联体系】

　　在人体不同部位放置电极,并通过导联线与心电图机电流计的正负极相连,这种记录心电图的电路连接方法称为心电图导联。在长期临床心电图实践中,已形成了一个由Einthoven 创设而目前广泛采纳的国际通用导联体系,称为常规 12 导联体系。

1. 肢体导联　包括标准导联Ⅰ、Ⅱ、Ⅲ及加压单极肢体导联 aVR、aVL、aVF。标准导联为双极导联,反映两个电极所在部位之间的电位差变化。加压单极肢体导联属单极导联,基本上代表检测部位的电位变化。肢体导联电极主要放置于右臂(R)、左臂(L)、左腿(F),连接此三点即成为所谓 Einthoven 三角(图 4-1-3A,B)。

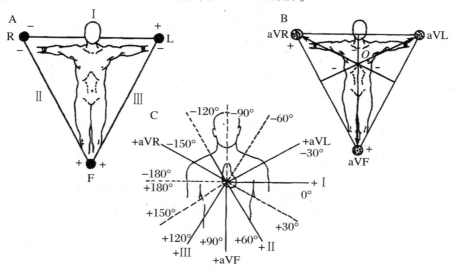

图 4-1-3　肢体导联的导联轴

A. 标准导联的导联轴　　B. 加压单极肢体导联的导联轴　　C. 肢体导联额面六轴系统

肢体各导联的电极位置和正负极连接方式见图 4-1-4 和图 4-1-5。

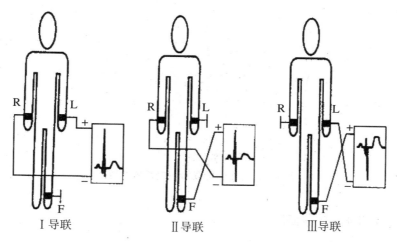

图 4-1-4　标准双极导联的电极位置及正负极连接方式

Ⅰ导联:左臂(正极)、右臂(负极)　　Ⅱ导联:左腿(正极)、右臂(负极)

Ⅲ导联:左腿(正极)、左臂(负极)

2. 胸导联　属单极导联,包括 $V_1 \sim V_6$ 导联。胸导联检测电极具体安放的位置为(图 4-1-6):V_1 位于胸骨右缘第 4 肋间;V_2 位于胸骨左缘第 4 肋间;V_3 位于 V_2 与 V_4 两点连线的中点;V_4 位于左锁骨中线与第 5 肋间相交处;V_5 位于左腋前线与 V_4 同一水平处;V_6 位于

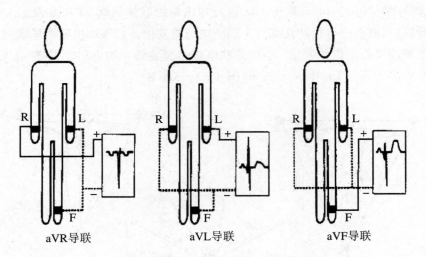

aVR导联　　　　　aVL导联　　　　　aVF导联

图 4-1-5　加压单极肢体导联的电极位置及电极连接方式
（实线表示 aVR、aVF 导联检测电极与正极连接，
虚线表示其余二肢体电极同时与负极连接构成中心电端）

左腋中线与 V_4 同一水平处。

临床上诊断后壁心肌梗死还常选用 $V_7 \sim V_9$ 导联；V_7 位于左腋后线 V_4 水平处；V_8 位于左肩胛骨线 V_4 水平处；V_9 位于左脊旁线 V_4 水平处。

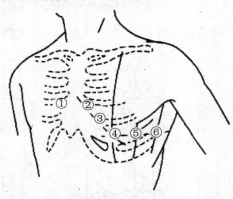

图 4-1-6　胸导联检测电极的位置

【心电图的测量和正常数据】

（一）心电图测量

心电图多描记在特殊的记录纸上（图 4-1-7）。心电图记录纸由纵线和横线划分成各为 1 mm^2 的小方格。当走纸速度为 25 mm/s 时，每两条纵线间（1 mm）表示 0.04 s（即 40 ms），当标准电压 1 mV＝10 mm 时，两条横线间（1 mm）表示 0.1 mV。

1. 心率的测量　测量心率时，只需测量一个 RR（或 PP）间期的秒数，然后被 60 除即可求出。例如 RR 间距为 0.8 s，则心率为 60/0.8＝75 次/分。心律明显不齐时，一般采取数个心动周期的平均值来进行测算。

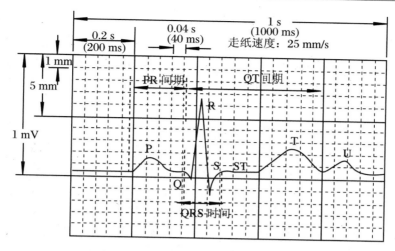

图 4-1-7 心电图各波段的测量

2. 各波段振幅的测量 P 波振幅测量的参考水平应以 P 波起始前的水平线为准。测量 QRS 波群、J 点、ST 段、T 波和 U 波振幅,统一采用 QRS 起始部水平线作为参考水平。测量正向波形的高度时,应以参考水平线上缘垂直地测量到波的顶端;测量负向波形的深度时,应以参考水平线下缘垂直地测量到波的底端。

3. 各波段时间的测量 测量 P 波和 QRS 波时间,应分别从 12 导联同步记录中最早的 P 波起点测量至最晚的 P 波终点以及从最早 QRS 波起点测量至最晚的 QRS 波终点;PR 间期应从 12 导联同步心电图中最早的 P 波起点测量至最早的 QRS 波起点;QT 间期应是 12 导联同步心电图中最早的 QRS 波起点至最晚的 T 波终点的间距。一般规定,测量各波时间应自波形起点的内缘测量至波形终点的内缘。

（二）正常心电图波形的特点和正常值

正常 12 导联心电图波形特点见图 4-1-8。

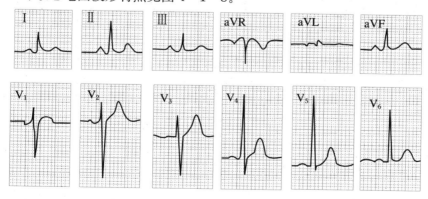

图 4-1-8 正常心电图

1. P 波代表心房肌除极的电位变化。

（1）形态 P 波的形态在大部分导联上呈钝圆形,有时可能有轻度切迹。心脏激动起源于窦房结,因此心房除极的综合向量指向左、前、下,所以 P 波方向在 I、II、aVF、$V_4 \sim V_6$ 导联向上,aVR 导联向下,其余导联呈双向、倒置或低平均可。

(2) 时间 正常人的 P 波时间一般小于 0.12 s。

(3) 振幅 P 波振幅在肢体导联一般小于 0.25 mV,胸导联一般小于 0.2 mV。

2. PR 间期 从 P 波的起点至 QRS 波群的起点,代表心房开始除极至心室开始除极的时间。心率在正常范围时,PR 间期为 0.12～0.20 s。在幼儿及心动过速的情况下,PR 间期相应缩短。

3. QRS 波群 代表心室肌除极的电位变化。

(1) 时间 正常成年人的 QRS 时间小于 0.12 s,多数在 0.06～0.10 s。

(2) 形态和振幅 在胸导联,正常人的 V_1、V_2 导联多呈 rS 型,V_1 的 R 波一般不超过 1.0 mV。V_5、V_6 导联 QRS 波群可呈 qR、qRs、Rs 或 R 型,且 R 波一般不超过 2.5 mV。正常人胸导联的 R 波自 V_1 至 V_6 逐渐增高,S 波逐渐变小,V_1 的 R/S 小于 1,V_5 的 R/S 大于 1。在 V_3 或 V_4 导联,R 波和 S 波的振幅大体相等。在肢体导联,Ⅰ、Ⅱ 导联的 QRS 波群主波一般向上,Ⅲ 导联的 QRS 波群主波方向多变。aVR 导联的 QRS 波群主波向下,可呈 QS、rS、rSr′ 或 Qr 型。aVL 与 aVF 导联的 QRS 波群可呈 qR、Rs 或 R 型,也可呈 rS 型。正常人 aVR 导联的 R 波一般小于 0.5 mV,Ⅰ 导联的 R 波小于 1.5 mV,aVL 导联的 R 波小于 1.2 mV,aVF 导联的 R 波小于 2.0 mV。

(3) Q 波 除 aVR 导联外,正常人的 Q 波时间小于 0.04 s,Q 波振幅小于同导联中 R 波的 1/4。正常人的 V_1、V_2 导联不应出现 Q 波,但偶尔可呈 QS 波。

4. J 点 QRS 波群的终末与 ST 段起始之交接点称为 J 点。

J 点大多在等电位线上,通常随 ST 段的偏移而发生移位。有时可因心室除极尚未完全结束,部分心肌已开始复极致使 J 点上移。还可由于心动过速等,心室除极与心房复极并存,导致心房复极波(Ta 波)重叠于 QRS 波群的后段,从而发生 J 点下移。

5. ST 段 自 QRS 波群的终点至 T 波起点间的线段,代表心室缓慢复极过程。

正常的 ST 段多为一等电位线,有时亦可有轻微的偏移,但在任一导联,ST 段下移一般不超过 0.05 mV;ST 段上抬在 V_1～V_2 导联一般不超过 0.3 mV,V_3 不超过 0.5 mV,在 V_4～V_6 导联及肢体导联不超过 0.1 mV。

6. T 波代表心室快速复极时的电位变化

(1) 形态 在正常情况下,T 波的方向大多与 QRS 主波的方向一致。T 波方向在Ⅰ、Ⅱ、V_4～V_6 导联向上,aVR 导联向下,Ⅲ、aVL、aVF、V_1～V_3 导联可以向上、双向或向下。若 V_1 的 T 波方向向上,则 V_2～V_6 导联就不应再向下。

(2) 振幅 除Ⅲ、aVL、aVF、V_1～V_3 导联外,其他导联 T 波振幅一般不应低于同导联 R 波的 1/10。T 波在胸导联有时可高达 1.2～1.5 mV,尚属正常。

7. QT 间期 指 QRS 波群的起点至 T 波终点的间距,代表心室肌除极和复极全过程所需的时间。

QT 间期长短与心率的快慢密切相关,心率越快,QT 间期越短,反之则越长。心率在 60～100 次/分时,QT 间期的正常范围为 0.32～0.44 s。由于 QT 间期受心率的影响很大,所以常用校正的 QT 间期(QTc),通常采用 Bazett 公式计算:$QTc = QT/\sqrt{RR}$。QTc 就是 RR 间期为 1 s(心率 60 次/分)时的 QT 间期。传统的 QTc 的正常上限值设定为 0.44 s,超过此时限即认为 QT 间期延长。

8. U 波 在 T 波之后 0.02～0.04 s 出现的振幅很低小的波称为 U 波,代表心室后继电位,其产生机制目前仍未完全清楚。U 波方向大体与 T 波相一致。U 波明显增高,常见于低血钾。

【心房肥大、心室肥厚】

心房肥大多表现为心房的扩大而较少表现心房肌肥厚。心房扩大引起心房肌纤维增长变粗以及房间传导束牵拉和损伤,导致整个心房肌除极综合向量的振幅和方向发生变化。心电图上主要表现为 P 波振幅、除极时间及形态改变。

（一）右房肥大

右房肥大心电图主要表现为心房除极波振幅增高:

1. P 波尖而高耸,其振幅≥0.25 mV,以Ⅱ、Ⅲ、aVF 导联表现最为突出,又称"肺型 P 波"(图 4-1-9)。

2. V_1 导联 P 波直立时,振幅≥0.15 mV,如 P 波呈双向时,其振幅的算术和≥0.20 mV。

3. P 波电轴右移超过 75°。

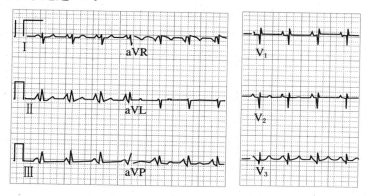

图 4-1-9　右心房肥大

（二）左房肥大

由于左房最后除极,当左房肥大时,心电图主要表现为心房除极时间延长:

1. P 波增宽,其时限≥0.12 s,P 波常呈双峰型,两峰间距≥0.04 s,以Ⅰ、Ⅱ,aVL 导联明显,又称"二尖瓣型 P 波"。

2. PR 段缩短,P 波时间与 PR 段时间之比>1:6。

3. V_1 导联上 P 波常呈先正而后出现深宽的负向波。将 V_1 负向 P 波的时间乘以负向 P 波振幅,称为 P 波终末电势。左房肥大时,Ptf V_1(绝对值)≥0.04 mm·s(图 4-1-10)。

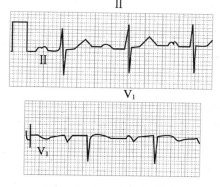

图 4-1-10　左心房肥大

除左房肥大外,心房内传导阻滞亦可出现 P 波双峰且 P 波时间≥0.12 s,应注意鉴别。

心室扩大或(和)肥厚系由心室舒张期或/和收缩期负荷过重所引起,是器质性心脏病的常见后果,当心室肥厚达到一定程度时可引起心电图发生变化。

（三）左室肥厚

左室肥厚时,心电图上可出现如下改变:

1. QRS 波群电压增高,常用的左室肥厚电压标准如下:

胸导联:R_{V_5} 或 R_{V_6}>2.5 mV;R_{V_5} + S_{V_1}>4.0 mV(男性)或>3.5 mV(女性)。

肢体导联:R_1>1.5 mV;R_{aVL}>1.2 mV;R_{aVF}>2.0 mV;R_I + S_{III}>2.5 mV。

Cornell 标准:R_{aVL} + S_{V_3}>2.8 mV(男性)或>2.0 mV(女性)。

2. 可出现额面 QRS 心电轴左偏。

3. QRS 波群时间延长到 0.10～0.11 s,但一般仍<0.12 s。

4. 在 R 波为主的导联,其 ST 段可呈下斜型压低达 0.05 mV 以上,T 波低平、双向或倒置。在以 S 波为主的导联(如 V_1 导联)则反而可见直立的 T 波。QRS 波群电压增高同时伴有 ST-T 改变者,传统上称左室肥厚伴劳损(图 4-1-11)。此类 ST-T 变化多为继发性改变,亦可能同时伴有心肌缺血。

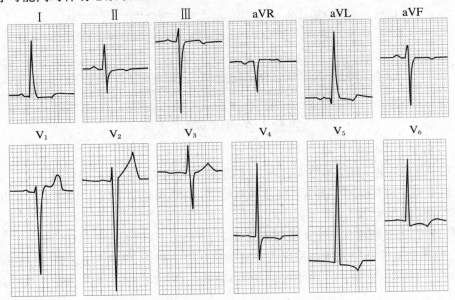

图 4-1-11　左心室肥厚

（四）右室肥厚

右室肥厚的心电图表现:

1. V_1 导联 R/S≥1,呈 R 型或 Rs 型,重度右室肥厚可使 V_1 导联呈 qR 型(除心肌梗死外);V_5 导联 R/S≤1 或 S 波比正常加深;aVR 导联以 R 波为主,R/q 或 R/S≥1。

2. R_{V_1} + S_{V_5}>1.05 mV(重症>1.2 mV);R_{aVR}>0.5 mV。

3. 心电轴右偏≥+90°(重症可>+110°)。

4. 常同时伴有右胸导联(V_1、V_2)ST 段压低及 T 波倒置。传统上右心室肥厚伴劳损属继发性 ST-T 改变(图 4-1-12)。

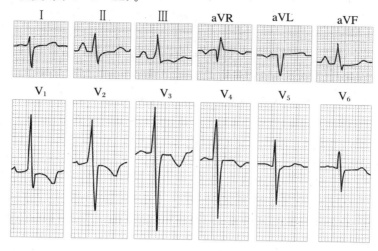

图 4-1-12　右心室肥厚

（杨浩）

第二节　超声医学

　　超声医学是指运用超声波的物理特性和人体组织器官声学性质上的差异,以波形、曲线或图像的形式显示和记录,从而对人体组织的物理特征、形态结构、功能状态作出判断而进行疾病诊断的一种非创伤性的检查方法。

【超声医学发展史】

　　超声诊断起源于 20 世纪 40 年代,奥地利 K.T.Dussik(1942)用 A 型超声装置,以透射法探测颅脑。1958 年 12 月上海市第六人民医院首先报道用脉冲式 A 型超声探伤仪,探测肝、胃、肾脏、葡萄胎、子宫颈癌及乳腺,标志着中国现代超声医学的开始。至 70 年代末,该扫查方法逐渐被实时超声显像法(B 超)所取代。1979 年机械扇形扫查法用于心脏诊断。90 年代末,重庆医科大学在高强度聚焦超声疗法的研究方面获得突出进展,并应用于临床。

【超声成像的特点及类型】

（一）图像的特点

　　根据灰阶度,超声回声分为:强回声、高回声、等回声、弱回声、低回声、无回声。

　　1. 强回声(全反射型、较多反射型):反射系数>50%,灰度明亮,后方伴声影。如:结石、骨骼。

　　2. 高回声(多反射型):组织界面声阻抗较大,反射系数>20%左右,灰度较明亮,后方不伴声影。如:肾窦及纤维组织。

　　3. 等回声:灰阶强度呈中等水平。如:正常肝、脾等实质性器官。

　　4. 低回声(少反射型):呈灰暗水平。如:肾皮质等均质结构。

　　5. 弱回声(较少反射型):透声性较好的暗区。如:肾锥体和正常淋巴结。

6. 无回声(无反射型):声波遇到无声阻抗均匀物质时,能量完全穿透过,不能产生反射信号现象。均匀的液体内无声阻差异界面,呈无回声暗区。如:胆囊、膀胱。

(二)超声设备类型和特点:

1. A 型(amplitude mode)　单一声束,为振幅调制型。单声束在传播途径中遇到各个界面所产生的一系列的散射和反射回声,在示波屏时间轴上以振幅高低表达。

2. B 型(brightness mode)　亮度显示型,又称二维超声,将从人体反射回来的回波信号以光点形式构成切面图。

3. M 型(motion mode)　运动型,以单声束取样,获得活动界面回声。

4. D 型(doppler mode)　连续波式和脉冲波式,连续波式:对声束线上所有的血管内血流均可获得回声,优点是可测高速血流;脉冲波式:脉冲发射超声波,在接收器中设选通门,其门宽及浅深均属可调,为双向型显示。

5. CDFI(color doppler flow image)　彩色多普勒,系在二维显像基础上,对血流的多普勒信号进行彩色编码,红色表示血流方向朝向探头;蓝色表示血流方向背离探头;湍流则以绿色或多彩表示。

【超声检查的主要用途】

(一)二维超声的用途　主要应用于实质性脏器、含液性空腔脏器以及全身各处软组织。确定占位病变的物理性质,检查脏器的形态、大小、结构、位置,检测血流,测定心功能,监测胎儿生长发育。

(二)M 超声用途　测量腔室大小,室壁厚度和运动幅度;测量心室功能。

(三)探头频率对应的临床应用　检测浅表器官,多采用高频探头;检测深部脏器,宜采用低频探头。

【超声检查的局限性】

(一)只能反映组织的物理特性,不能反映病理特征,因此,缺乏特异性。

(二)受超声的物理特性影响,对含气脏器和骨骼组织的应用受限制。

(三)由于人体组织复杂,声学特性差异很大,因此,对人体组织声学特性缺乏量化标准。检查受仪器和医生影响较大。

(四)有些脏器,不同切面声像图上缺乏明显定位标志,因此测量数据不够准确。

【超声的临床应用】

(一)肝脏的超声诊断　肝脏是人体最大的实质性脏器,B 超检查肝脏具有安全、方便、无创等优点,是目前首选的影像学检查方法。

1. 弥漫性肝病的超声诊断

(1)肝硬化　声像图表现:早期肝轻度肿大,晚期常缩小,肝表面不平整、不光滑,呈锯齿状,下缘角变钝;肝实质回声光点增强增粗,呈弥漫性,回声不均匀;肝内血管扭曲变形,显示欠清晰或局部消失;若门静脉增宽,侧支循环形成,则可见胃底冠状静脉扩张,呈串珠状或蜂窝状,内见单向平坦波形血流频谱;胆囊壁增厚,可呈双边样;可伴有脾肿大及腹水。少量腹水常见于肝肾隐窝、脾肾隐窝或盆腔局部区域内;中等量腹水表现为多个区域或一定深度量的积水;大量腹水时腹腔肠管漂浮其中。

(2)血吸虫性肝纤维化　声像图表现:早期肝脏肿大,中晚期常缩小,以右叶缩小为主,部分病例左叶代偿性增大,表面高低不平,肝下缘角变钝;肝内回声光点增强增粗,不均匀,呈斑片状、网络样或地图样改变,肝血管纹理走向失常;脾肿大;可伴有门静脉增宽,侧支循环形成或腹水。

（3）脂肪肝　声像图表现：肝脏肿大，形态饱满，肝下缘角变钝；肝实质回声光点密集、增强、分布不均匀，实质回声前半部不均匀增强，后半部衰减，肝内血管纹理欠清晰，部分管腔变细或显示不清。

2. 局灶性肝病变的超声诊断

（1）肝血管瘤　肝毛细血管瘤声像图表现：肿块呈类圆形，形态尚规则，边缘锐利，内部回声中等，欠均匀，单发或多发，与周围正常组织之间边界清晰，肿块常靠近血管旁或肝边缘，内无明显血流信号，周边可见斑点状血流信号包绕。高回声型肿块内部回声分布不均匀，可见点状或管状无回声暗区，似筛网状；低回声型肿块病变处回声减低，边缘分界清晰（图4-2-1）。肝海绵状血管瘤声像图特征：境界欠清晰，形态不规则，内部回声呈蜂窝状，低回声区内夹杂有条带状强回声，常发生在肝表面或左叶较多见。

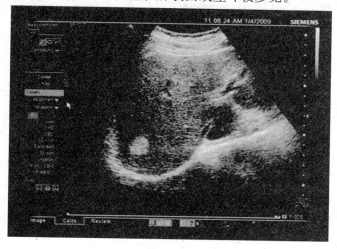

图4-2-1　肝血管瘤

（2）肝囊肿　单纯性肝囊肿声像图表现：单个或多个，呈圆形或椭圆形无回声区，囊壁薄<1 mm、光滑，囊内透声好，有时可见细小纤维分隔回声，囊肿后方回声增强，肿块周边及内部未见异常彩色血流信号。多囊肝声像图表现：多囊肝属先天性遗传性疾病，常合并其他器官多囊病变，肝体积增大，形态失常，包膜欠光滑，表面呈波浪状改变，肝实质内弥漫布满数十个大小不等的类圆形囊性无回声区，分布不规则、不均匀，囊壁薄、光滑，囊内透声好，后方回声增强，肿块周边及内部未见异常彩色血流信号。

（3）肝脓肿　声像图表现：肝脏常肿大，形态失常，表面局部隆起，脓肿可呈不规则虫蚀样，壁增厚，内部见不规则液性暗区，脓液黏稠时可见密集低回声或无回声，早期肝脓肿未液化时，内部可呈低中等不均匀的回声，应与肝癌相鉴别。

（4）原发性肝癌　声像图表现：肝脏体积增大，形态失常，下缘角变钝，包膜不光滑，局部表面隆起，肝内光点增粗不均匀，相应的实质区见异常实质性肿块，边界较清，形态不规则，内部呈强弱不均匀回声，大结节呈混合性较高回声，内见不规则低回声区，小结节呈较低不均匀回声，肿块周边有声晕，可见半环状动静脉彩色血流信号。直接征象因肿块的内部回声类型不同可分为高回声型、低回声型、等回声型、混合回声型、弥漫型。① 高回声型：肿瘤内部回声高于周围组织，肿瘤常较大，境界尚清楚，内部回声不均匀，可见"结中结"回声，常为巨块型肝癌表现。② 低回声型:肿瘤内部回声低于周围肝组织,呈类圆形或椭圆形,常为小肝癌表现。③ 等回声型:肿瘤内部回声与周围肝组织回声相同,常可见边缘不规则,此型容易漏诊。④ 混合回声型:为低回声与高回声同时存在。⑤ 弥漫型:肝实质内回声强弱不等,呈不规则斑片状分布或弥漫性小结节状改变,声像图表现肿瘤境界不清,轮廓不明显,有时酷似肝硬化表现,但弥漫性肝癌常表现肝肿大,门静脉管壁回声明显增强,管腔内充满低回声,往往考虑门静脉栓子形成,彩色血流紧贴管壁内呈不规则线状。继发征象:癌栓形成、肝门周围淋巴结肿大、腹水。

(5)继发性肝癌　声像图表现:肝形态可无明显改变,肿块体积大者局部隆起;肝实质回声光点增粗欠均匀,肝内可见单个或多个结节,边缘不规则,大小不等,回声大致相似,呈"牛眼征"或"靶环征"(图4-2-2)。

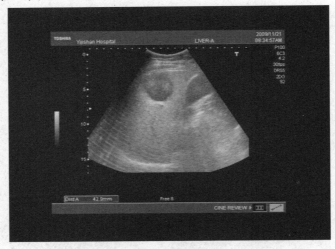

图4-2-2　转移肝癌

(6)肝破裂　包括肝挫伤、肝撕裂伤、肝包膜下出血或血肿、中央型破裂。外伤史后,早期在肝脏局部或弥散片状高回声区,边缘不规则,无包膜,回声不均匀。随时间推移,出血逐渐积聚形成血肿,表现肝肿大,肝边缘不规则,血肿形态也极不规则,内部呈无回声暗区,可见密集低回声光点漂浮。肝包膜下血肿表现为包膜下见液性无回声暗区。肝撕裂伤时,肝包膜不光滑,连续中断,肝肾隐窝、腹盆腔内可见无回声液性暗区。

(二)胆道系统的超声诊断

胆道系统包括胆囊、胆管两大部分。左右肝内胆管在肝门处汇合后,形成肝外胆管,肝外胆管由肝总管和胆总管组成,两者以胆囊管汇合处为界。

1. 正常胆囊超声声像图　呈椭圆形、囊壁较薄,一般<2 mm,囊腔透声好,后方可见增强效应。正常胆囊长径一般<8 cm,宽径<3 cm。

2. 先天性胆囊异常

① 数目变异:双胆囊、三胆囊、先天性胆囊缺如;② 形态变异:皱褶胆囊、双房胆囊、胆囊憩室;③ 位置变异:左位胆囊、肝内胆囊、游离胆囊。

3. 胆囊炎症声像图表现

(1)急性胆囊炎　声像图表现:胆囊壁增厚,≥3 mm,可呈现"双边影",胆囊张力增高,胆囊腔饱满肿大;胆囊内胆汁透声差,内见密集分布不均匀的细小光点,有时呈云雾状;可伴有胆囊颈部结石嵌顿;脂餐实验胆囊功能减低。

（2）慢性胆囊炎 声像图表现:轻型慢性胆囊炎无明显的声像图特征,胆囊壁稍增厚,回声增强;胆囊腔内无回声区内可见散在光点,透声差;多伴有结石强回声光团及声影;胆囊收缩功能减低。

4. 胆道系统结石

（1）胆囊结石 声像图表现:胆囊腔内出现形态稳定的强回声光团;在光团后方有清晰的声影;改变体位时强回声光团发生移动(图4-2-3)。典型胆囊结石具备上述三大特征。不典型胆囊结石包括充满型结石、小结石型、泥沙型结石、胆囊颈部结石、胆囊壁内结石。

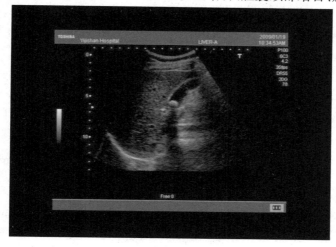

图4-2-3 胆囊结石

（2）肝内胆管结石 声像图表现:肝内胆管结石形成的强回声光团,可单发或多发;强回声光团后方伴声影;部分泥沙样胆管结石病例表现为结石相互融合并沿着管道方向充填排列;远端胆管部分扩张或局部扩张。

（3）肝外胆管结石 声像图表现:一般胆管有扩张,管壁增厚,回声增强;胆管腔内见强回声光团;强回声光团后方伴有声影。

5. 胆道系统肿瘤

（1）胆囊息肉 声像图表现:单个或多发性乳头状;有蒂,基底部窄;内部回声中等,后方无声影;一般<1 cm;以胆囊体部多见。

（2）胆囊癌 分为小结节型、蕈伞型、厚壁型、混合型、实块型。部分胆囊癌病例可在癌肿块内包绕结石强回声。

（3）肝门部胆管癌 声像图特征:肝内胆管扩张,在肝门处附近中断,不规则;肝门区可见肿瘤回声,呈高回声或等回声,边界不清晰,不规则;胆囊不肿大,肝外胆管不扩张;肝内扩张的胆管呈枯树枝样。

（4）肝外胆管癌 多伴有明显肝内外胆管扩张,肝外胆管内可见肿瘤回声,呈等回声或低回声,边缘欠规则。

（三）胰腺的超声诊断

胰腺分头、颈、体、尾四部分,胰腺前方通过网膜囊与胃后壁相隔,后方为脾静脉。

1. 正常胰腺声像图表现 胰腺无包膜,边界整齐,规则、光滑、内部回声光点细小,分布均匀,呈蝌蚪形、哑铃形及腊肠形,正常胰头小于 3 cm,胰体小于 2 cm,胰尾一般 1～3 cm。

2. 急性胰腺炎 声像图表现:少数患者胰腺局部肿大,或轻度增大,轮廓不规则;多数急性胰腺炎弥漫性肿大,形态饱满,边缘欠整齐,后壁可见轻度增强效应;胰腺内部回声减低,欠均匀,有散在性强光点;主胰管增宽,超过 2 mm;胰周及网膜囊有无回声积液,或腹盆腔有积液;胰周区气体反射性增强,可使胰腺轮廓显示不清。

3. 慢性胰腺炎 声像图表现:胰腺不肿大,或轻度弥漫性肿大,或局部肿大;轮廓不规则,边界不整齐,回声增强;内部回声光点增强增粗,分布不均匀,主胰管内径粗细不均,管壁不整齐,部分患者见胰管内强回声结石;局部区域可并发囊性无回声暗区,提示胰腺假性囊肿形成。

4. 胰腺癌 胰腺癌可发生于胰腺的各个部位,以胰头癌最常见。胰头癌声像图特征:胰头局部体积增大,形态失常,表面不规则,边界模糊,可呈蟹足样浸润;肿块内部回声减低不均,后方可见声衰减效应,内部血流信号较丰富;主胰管受压出现中断、扩张、扭曲或串珠状,内壁光滑不整;胰腺周围见多个低回声团块或淋巴结肿大。

5. 胰岛细胞瘤 多位于体尾部,多为单发。声像图表现:于胰体尾部探及 1～2 cm 的瘤体,圆形有包膜,轮廓清晰,边缘规则,内部呈均匀低回声。

(四)脾脏的超声诊断 脾脏位于左季肋区,中央处为脾门,部分人在脾门区可见副脾,大小约 2 cm,部分人有先天性脾异位或游走脾;游走脾大多由于脾蒂和韧带先天性过长,以及肿大脾脏的牵引作用所致。

1. 脾肿大 声像图表现:① 轻度脾肿大:脾长度＞12 cm,宽度＞8 cm,厚度＞4.5 cm,三径线达到以上标准,尤以厚度指标更敏感;② 中度肿大:厚度＞6 cm,或平卧位左肋下脾长度在 3 cm 以上,或至脐水平线;③ 重度肿大:脾脏肋下长度超过脐水平,甚至达盆腔,右缘超过正中线。

2. 脾破裂 脾破裂包括中央型脾破裂、包膜下破裂、完全性破裂。

(1)中央型破裂 声像图表现:脾增大;脾实质回声紊乱,局部不规则,血肿呈无回声改变;与正常脾组织境界欠清晰,无完整包膜。

(2)包膜下破裂 声像图表现:脾大,脾实质表面与脾包膜间见片状或半月形无回声区,脾实质边缘毛糙,缺损;脾包膜完整;正常脾实质区回声均匀,血管清晰。

(3)完全性破裂 声像图表现:脾外形失常,欠光滑,包膜连续性有中断,实质外形缺损,内见多个不规则的斑片状回声,部分为低回声及无回声区,边界欠清晰;脾周、左膈下、脾肾间隙见无回声暗区;大量出血时,腹盆腔见无回声暗区。

(五)泌尿系统超声诊断

1. 肾囊肿 在肾实质区出现边界清楚的圆形无回声暗区,局部外凸,囊壁光滑,后方回声增强,可见侧壁声影,常单发或多发。

2. 多囊肾 双肾轮廓增大,形态失常,表面不光滑,包膜凹凸不平,肾内正常结构消失,实质内见散在大小不等类圆形囊性液性暗区,互不相通,囊性暗区内及其间隙见散在点团状强回声,肾窦不完整,与肾实质分界不清,双肾血管减少。婴儿多囊肾声像图可不出现肾囊肿图像,只是全肾增大,肾实质回声光点增多。

3. 肾结石 在肾盂或肾各盏内见单个或多个强回声光团,伴后方声影,小的结石后方可见彗星尾征,致密的结石往往只见表面的回声呈弧形强光带,疏松的结石可见整个结石轮廓。

4. 弥漫性肾病　声像图表现：肾实质在急性病变期，体积增大，形态饱满，回声减低；慢性病变期肾脏体积正常或缩小，肾实质回声增强，集合系统回声模糊，皮髓质分界欠清，肾锥体难以显示，双肾血流信号减少，以实质区明显。

5. 肾肿瘤　声像图表现：① 中高回声型：肿块边界清晰，呈较规则球形，似有包膜，内部呈中高回声，回声分布不均匀，类洋葱样改变，常见血管平滑肌脂肪瘤；② 稍高回声型：肿块较大，无明显包膜，回声稍高于肾皮质，光点分布不均，边界不规则，内部可有出血、液化坏死，肾周边相应处包膜突起，肿块周边见半环状动脉彩色血流信号，常见肾细胞癌；③ 低回声型：肿瘤呈细小散在光点，内部可见单个或数个结节状低回声，边界欠清晰，后方回声增强不明显，常见肾细胞癌或转移癌。

6. 先天性肾异常

（1）肾缺如声像图表现　一侧或两侧肾未探及；如一侧未探及，对侧肾由于代偿作用，肾体积增大，形态饱满。

（2）肾下垂声像图表现　肾脏活动度在立卧位时超过 3 cm。

7. 外伤性肾破裂　外伤性后肾脏体积增大，边缘不规则，包膜连续性中断，可见包膜下无回声暗区，破裂处回声光点杂乱，肾实质内有不规则低回声区，肾周见无回声液性暗区。

8. 输尿管疾病　输尿管长约 25 cm，分上中下段，上段自肾盂输尿管连接部至跨髂血管处，中段自髂血管到膀胱壁，下段自膀胱壁至输尿管出口。

（1）输尿管结石声像图　在扩张输尿管内见强回声，伴后方声影；可伴有同侧肾积水。

（2）输尿管狭窄声像图　输尿管管壁增厚，管腔变窄，输尿管狭窄段上方扩张，同侧肾脏体积增大，皮质变薄，锥体欠清晰，肾盂、肾盏积水扩张。在轻、中、重度积水时扩张的肾盂、肾盏无回声区分别呈"菱角征""手套征"及"调色碟征"。

9. 膀胱疾病

（1）膀胱肿瘤声像图　自膀胱壁向腔内突出实质性团块，呈菜花状，边缘毛糙，表面不光整，位置固定，基底部较宽，局部黏膜线连续性中断，内部呈中等回声，分布不均匀，见较丰富树枝状动静脉血流信号。

（2）膀胱结石声像图　在充盈膀胱液性暗区内见强回声光团，后方有声影，可单发或多发，随体位改变而移动。

（3）残余尿量测定　常用计算方法为测膀胱左右径 D1、前后径 D2、上下径 D3，按公式 $1/2 \times D1 \times D2 \times D3$ 计算，超过 50 ml 为阳性。

10. 前列腺疾病的超声诊断

（1）前列腺增生　声像图表现：前列腺各径线超过正常，包膜完整，内部回声增强，分布均匀；横切面呈类圆形改变，左右两侧对称，增大的中叶或侧叶常向膀胱底部凸入，呈僧帽状；前列腺内、外腺比例异常，达 2.5：1～7：1；可见增生结节，呈低或中等回声，边整齐清晰；内外腺之间出现弧形排列的强回声；长期尿路梗阻导致膀胱小梁小房形成，膀胱憩室，尿潴留，膀胱腔结石及肾盂积水。

（2）前列腺癌　声像图表现：早期前列腺增大不明显，典型前列腺癌声像图显示前列腺稍增大，外形不规则，左右不对称，内部回声不均匀，肿块呈低回声，位于前列腺外周部，边界常模糊不整齐，局部包膜回声突起或中断，可侵犯精囊腺及膀胱壁，或有盆腔淋巴结转移。前列腺结节周边及内部彩色血流信号较丰富，呈树枝状，为低速低阻动脉血流信号。

（六）肾上腺超声诊断

1. **肾上腺皮质腺瘤** 声像图表现：肾上腺区域见椭圆形实性中等偏低回声肿块，大小一般2～3 cm左右，境界清晰，有完整的环形带状高回声包膜，与高回声肾包膜形成"海鸥征"，肿块回声均匀，周边见半环状彩色血流信号。呼吸时肿块不随肝脏同步活动。

2. **肾上腺嗜铬细胞瘤** 声像图表现：肾上腺区域见椭圆形实性中等回声肿块，大小5 cm及以上，肿块境界较清晰，有高回声包膜，实质回声欠均匀，内部可见少许低回声或无回声区。呼吸时肿块不随肝脏同步活动。

（七）妇科超声诊断

1. 子宫病变的超声诊断

（1）**子宫腺肌症** 声像图表现：子宫体轻度增大，宫壁增厚，前、后壁厚度比失调，包膜欠光滑，肌层回声不均匀，见灶性点状高回声，未见异常彩色血流信号。

（2）**子宫肌瘤** 声像图表现：子宫体增大，形态不规则，表面凹凸不平，尤以多发者明显；子宫壁见单个或多个类圆形实性较低回声或等回声肿块，部分向浆膜外凸出；肿块边界较清晰，可见假包膜形成的低回声晕，内部回声分布不均匀，见少许点状强回声及栅栏状声影，后方回声衰减较大，子宫内膜线向对侧移位。黏膜下肌瘤时宫腔内见椭圆形团块状较高回声，宫腔线变形而不规则，可见宫腔分离征。

（3）**子宫癌** 声像图表现：子宫癌是女性生殖系统最常见的恶性肿瘤，包含子宫内膜癌和宫颈癌，以后者多见。子宫内膜癌又称子宫体癌，于宫壁近内膜处见灶性不均匀回声，宫腔不规则增宽积液，类梭形，宫腔内膜非均匀性增厚，表面不整，基底部与肌层境界不清晰，内膜回声杂乱不均，呈较强回声。宫颈癌表现宫颈增大，不规则，宫颈壁内见结节样不规则团块样较高回声，后方声衰减。宫颈内血流信号增多，呈星点状。

2. 卵巢肿瘤的超声诊断

（1）**卵巢囊肿** 一侧或双侧卵巢实质内见类圆形囊性肿块，境界清晰，囊壁完整、光薄，囊内暗区透声好，后方回声增强。

（2）**卵巢巧克力囊肿** 声像图表现：病变区卵巢显示不清晰，一侧或双侧附件区见类圆形囊性肿块，境界较清晰，囊壁稍厚、不光整，囊内透声差，见密集的浮点状弱回声，后方回声增强。

（八）心脏疾病超声诊断

1. 心脏瓣膜病

（1）**二尖瓣狭窄** 二维超声心动图：二尖瓣开放幅度减小，二尖瓣面积减小；二尖瓣口、腱索及乳头肌增厚、钙化、瓣叶边缘粘连，瓣膜开放受限；左房扩大、右室扩大、肺静脉扩张；可伴左房血栓。M超声心动图：城墙波出现；二尖瓣后叶与前叶呈同向运动（图4-2-4）；彩色多普勒：舒张期二尖瓣口见以红色为主的五彩镶嵌血流信号。

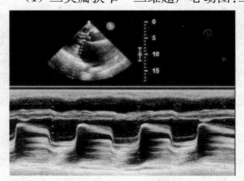

图4-2-4 二尖瓣狭窄

（2）**二尖瓣关闭不全** 二维超声心动图：风湿性二尖瓣关闭不全者，二尖瓣增厚，回声增强，收缩期二尖瓣前后叶不能对合；左房及左室增大，室壁及室间隔活动增强；彩色多普勒：收缩期从二尖瓣口向左房的蓝色为主的五彩镶嵌反流束信号（图4-2-5）。

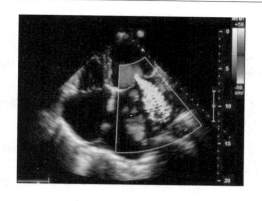

图 4-2-5　二尖瓣关闭不全

（3）主动脉狭窄　二维超声心动图：主动脉瓣异常，开口及面积减小；左室向心性肥厚。彩色多普勒：心尖五腔观及左室长轴观显示收缩期五彩镶嵌血流从主动脉瓣口流向升主动脉。

2. 先天性心脏病

（1）房间隔缺损　二维超声心动图：房间隔回声中断；右房、右室增大，右室流出道增宽。彩色多普勒：房间隔中断处以红色为主的五彩镶嵌穿隔血流。

（2）室间隔缺损　二维超声心动图：室间隔回声中断；较大室间隔缺损者，左房、左室增大；右室流出道增宽，肺动脉扩张，肺动脉高压（图 4-2-6）。彩色多普勒：室间隔中断处以红色为主的五彩镶嵌穿隔血流。

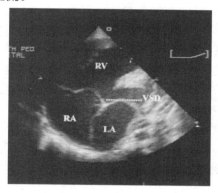

图 4-2-6　室间隙缺损

【介入超声技术在临床中的应用】

随着医学技术的发展，超声介入技术作为现代超声医学的一个分支，是 1983 年在哥本哈根召开的世界介入性超声学术会议上被正式确定的。它是在超声显像基础上为进一步满足临床诊断和治疗的需要而发展起来的一门新技术。其主要特点是在实时超声的监视或引导下，完成各种穿刺活检、造影以及抽吸、插管、注药治疗等操作，可以避免某些外科手术，达到与外科手术相同的效果。

（一）经皮穿刺引流与抽吸术　囊肿、脓肿、血肿和积液均可在影像系统导向下，经皮穿刺病灶后，直接或在导丝引导下放置引流管进行引流、抽吸。抽吸液可行细胞学、细菌、生化等项检查，以进一步明确病灶性质。还可经引流管灌注硬化剂，抗生素或化疗药物进行治疗。

（二）经皮穿刺活检　已广泛用于诊断各系统、各器官的病变。

1. 胸部：诊断不明原因的肺结节、肿块病变，以及已知为恶性病变，但组织类型不明，均适于经皮针刺活检。

2. 腹部：肝、胆、胰、肾、腹膜后等部位性质不明的病变可经皮针刺活检。

细针活检的并发症很少，是安全有效的检查方法。

（三）超声引导下局部间质热疗　是在超声引导下将能量导入肿瘤内部，直接杀灭肿瘤细胞，从而达到原位灭活的目的。

1. 射频电凝治疗　利用低频的电磁波作用于人体病变组织，使组织内带极性的水分子高速运动，产生热量（即内生热效应），在低温下使蛋白凝固，失去活性，最后通过机体排异作用，使其脱落，从而达到治疗目的。

2. 激光凝固治疗　依赖选择性光热作用对肿瘤组织进行凝固封闭，达到治疗肿瘤目的。

3. 高强度聚焦超声疗法　该技术可将体外低能量超声波聚焦于体内靶区，实现了肝癌保肝、骨肿瘤保肢、乳腺癌保乳、子宫肿瘤保子宫、其他器官肿瘤保器官功能、疼痛止疼，同时增强免疫功能的绿色治疗新方法。

4. 微波凝固治疗　利用 2450 MHz 高频电磁波的热效应原理，使用针状电极将微波能量释放在瘤体内达到 60～100 ℃ 高温，以杀灭瘤细胞。

（江峰）

第三节　X 线 成 像

【X 线的发现】

1895 年德国物理学家 Wilhelm Conrad Röntgen 在一次实验里作阴极射线研究中，偶尔发现一种能穿透人体的射线，当时对其性质不明，故称之为 X 线或伦琴射线。此后，X 线被用于对人体的检查，诊断疾病，从而形成了人类医学史上 X 线诊断学。

【X 线的特性】

X 线是一种波长很短的电子波，其范围是 0.0006～50 nm。通常所用的 X 线波长范围为 0.008～0.031 nm（相当于 40～150 kV），肉眼看不见。在电磁辐射谱中，居 γ 射线和紫外线之间。X 线具有以下特性：

（一）穿透性：能穿透一般可见光不能穿透的物质，并在穿透过程中受到一定程度的吸收而衰减。它的穿透的能力与 X 线管电压成正比；与被穿透物质的密度和厚度成反比。这种穿透性是 X 线成像的基础。

（二）荧光效应：X 线是一种肉眼不可见的射线，但它可能激发荧光物质（如硫化锌镉和钨酸钙等），产生肉眼可见的荧光。这种荧光效应是进行透视的基础。

（三）摄影效应：X 线和普通光线一样，可使胶片感光，胶片中的银离子（Ag^+）还原成金属银（Ag）并沉淀于胶片的胶膜中使胶片呈黑色，而未感光的部分银离子被冲洗掉而呈白色。这种效应是 X 线成像的基础。

（四）电离效应：X线穿透任何物质时均可使之电离而产生电离效应。测量空气电离程度可计算出X线的量，具有放射防护学意义；X线射入人体，可引起生物学方面的改变，即电离生物效应，是放射治疗的基础。所以，电离效应具有放射防护学和放射治疗学意义。

【X线成像的基本原理】

（一）X线的产生需要具备两个条件：一是高速运行的电子流；二是这种电子流被物质突然阻挡。此时发生了能量转换，其中99%以上转换为热能，仅1%以下转换为X线。

（二）X线影像的形成应具备三个条件：

1. 具有一定的穿透能力，能穿透人体的组织结构。

2. 被穿透的物质存在密度和厚度的差异。

3. 差别剩余X线需经过显像过程，如X线胶片等。

（三）人体组织结构的分类：由于人体各部位存在密度和厚度的差异，所以X线穿透时可产生差别剩余X线，根据组织结构密度的高低分为三类：

1. 高密度：如骨和钙化灶，因组织密度高，对X线吸收小，穿过的X线少，在胶片上显示白影。

2. 中等密度：如软组织和液体，对X线吸收和穿过的X线介于高、低密度组织之间，故在胶片上显示灰影。

3. 低密度：如脂肪和气体，因组织密度低，对X线吸收少，穿过的X线较多，在胶片上显示黑影。

需要注意的是胶片上的黑白程度不仅仅与照射物质的密度有关，也与被照射物质的厚度有关。当今X线成像已成为数字化成像，图片能进行黑白反转，反转后的图像白影代表低密度或较薄的组织，黑影代表高密度物质或较厚的软组织。

【X线检查方法】

（一）普通检查

1. 荧光透视（fluoroscopy）：简称透视。一般不单独使用，目前多采用数字X线荧光成像和影像增强电视系统。其优点：转动患者体位，了解器官的动态变化，费用低，结论快。缺点：影像质量差，密度或厚度较大的部位和密度较小的病变显示不清，无客观记录。主要用于胃肠道造影、骨折复位及介入诊断和治疗等。

2. X线摄影（radiography）：所得照片称为平片（plain film）。利用人体存在的密度差别进行照片，主要用于胸部和骨骼系统，特别是数字化摄影，具有高清晰度、低辐射量，成为影像诊断的基本和主要的检查方法。

（二）特殊检查

1. 软X线摄影：检查软组织，特别是乳房检查，钼靶（或铑靶）X线摄影成为乳腺的主要影像检查方法。

2. 体层摄影（tomography）：由于CT广泛的应用，普通体层摄影几乎不用。由于数字化摄影技术的发展，体层容积成像能够任意角度、多层面摄取图像，可提供丰富的诊断信息。

3. X线减影技术：采用CR或DR减影功能，可获得局部某种组织（如骨或软组织等）的图像，从而提高对疾病的诊断能力。

（三）造影检查

1. 造影剂　分为高密度造影剂和低密度造影剂两大类。高密度造影剂有钡剂和碘剂。钡剂：用作胃肠道的检查，医用硫酸钡加水配制，根据检查方法不同和检查部位不同而配制不同的浓度。碘剂：分有机碘和无机碘制剂两类。有机碘分为离子型和非离子型，主要用于血管造影，泌尿系统及胆道系统的造影等。无机碘制剂如40%碘化油，用于子宫输卵管造影，还可作为血管栓塞剂在介入治疗中应用。低密度造影剂：目前主要用于临床的有空气，常用于消化道的检查。

2. 造影方法　主要包括消化道造影、胆道系统造影、泌尿生殖造影等方法。造影剂进入途径有直接引入和间接引入。前者包括：口服法，如上消化道造影；灌注法，如钡剂灌肠；穿刺注入法。后者包括：吸收性，如淋巴管造影；排泄性，如静脉尿路造影等。

【X线检查的安全与防护】

（一）X线检查的安全　X线具有电离生物效应，超过国家卫生标准制定的允许剂量可造成对周围环境的污染和人体的损害。所以，任何一台X光机在安装后、使用前必须通过有关行政机构专业检测，合格后方可使用，确保候诊患者、设备操作人员以及周围人群的安全。申请及检查的医务人员要严格掌握适应证和禁忌证。避免不必要的照射，孕妇和小儿应该避免接受X线检查，特别是早孕妇女。

（二）X线检查的防护　由于对疾病诊断的需要，患者接受X线在所难免，但也应尽量减少接受剂量，重视和加强防护，主要防护措施有以下三方面：

1. 屏蔽防护　用高密度物质，如含铅的防护用具，围裙、围脖、眼镜、三角裤等，遮挡对射线敏感的器官和非检查部位。

2. 距离防护　利用X线剂量与距离的平方成反比的原理，尽可能扩大检查室的空间，以达到减少散射线的二次照射。

3. 时间防护　每次检查尽量缩短曝光时间，如对胸部检查，应采用胸部摄片，而不用胸部透视，科学合理地掌握复查时间，尽可能避免不必要的重复检查。

【X线图像特点】

（一）X线图像是灰阶图像　是X线透过人体直接形成的图像，其黑白影像反映组织的解剖和病理状态。通常白影代表高密度组织（如骨骼）或较厚的软组织（如肌肉），黑影代表低密度组织（如体内气体或脂肪组织）。人体胸部具有良好的自然对比，胸片上清楚地显示肋骨、软组织和肺内气体，心脏虽说是软组织，显示与肋骨几乎一样白，也就是说黑白影像是反映组织密度和厚度的总和（图4-3-1）。身体某些部位或器官缺乏自然对比，如消化道，属于软组织结构，可以人为引入高密度物质（如硫酸钡）显示消化道结构，引入的物质称造影剂或对比剂，这种方法称造影方法或人工对比。此时，所获得的图像仍然是灰阶图像。

（二）X线图像是综合投影　X线图像是X线穿透身体某部位的所有组织结构的投影总和，如正位胸片，包括了胸部所有组织和结构。这种图像覆盖范围较大，而且有利于某个部位的整体观察，不过对于一些较小的病灶由于重叠较难显示。

（三）X线图像放大和变形　由于X线束呈锥形投照，所以，图像的中心部分有放大，边缘部分不仅有放大，而且原来的形状失真。

【X线检查在各系统的临床应用】

X线诊断是目前使用最多和最基本的影像学检查方法之一。胸部、骨肌系统及消化道仍主要或首选用X线检查。同一部位或同一种疾病可采用不同的检查方法，影像表现是建立在疾病的病理解剖和病理生理基础之上的，各个系统疾病的检查方法和应用价值也不尽相同。

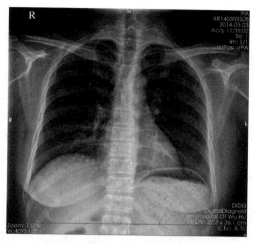

图 4 - 3 - 1　正常胸片

（一）呼吸系统的临床应用

在呼吸系统，由于肺与纵隔及周围结构具有良好的自然对比，X 线检查仍为肺部疾病诊断的主要方法。主要应用于以下几方面：

1. 健康普查　胸部健康体检，可早期发现症状不明显的疾病，如肺癌、肺结核等。

2. 肺部疾病诊断　肺部疾病种类很多，如炎症、结核、肿瘤以及全身疾病的肺部表现，X线检查发现病变，指明病变的部位、分布、数目、形态、大小、边缘、病变与正常肺组织的分界、和邻近器官的关系，对多数胸部疾病可作出初步诊断或较明确诊断（图 4 - 3 - 2）。

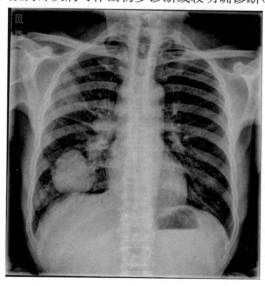

图 4 - 3 - 2　右下周围型肺癌伴肺门淋巴结转移
（右下肺野可见分叶状肿块、边缘清楚、密度均匀，右肺门可见肿大淋巴结阴影）

3. 胸膜病变的诊断　对胸腔积液、气胸及胸膜肿瘤显示较清楚。

4. 胸部外伤　对气胸及肋骨骨折等可作出明确诊断。

5. 肺部疾病的随访复查　由于胸部 X 线检查具有对比度好，检查简单，可动态观察病变变化，判断其疗效，可了解病情发展和转归情况。

6. 手术前常规检查 肺部如有活动性疾病不宜进行常规手术,如肺炎、肺结核等。

X 线检查应用限度 由于 X 线检查是互相重叠的综合影像及其密度分辨率的限度,一些部位如心影后或后肋膈角区的小病灶有可能漏诊。一些病变的细节不如 CT 显示优越。多难以显示纵隔内的病变及其结构。

(二)循环系统的临床应用

循环系统 X 线检查主要是胸片,主要观察心脏大小和大血管的走行。根据需要摄不同体位。常规摄站立后前位片,由于心脏的四个心腔和大血管投影后前位片彼此重叠,常需加摄右前斜位、左前斜位或/和左侧位吞钡片观察。必要时结合透视观察心脏和大血管搏动情况。X 线检查主要应用以下疾病的诊断:

1. 风湿性心脏病 以二尖瓣病变为主的风湿性心脏病,正位心脏片显示左心房向两侧增大(图 4-3-3),斜位和侧位显示左心房向后、向上增大。

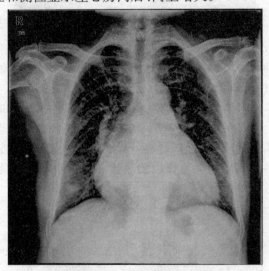

图 4-3-3 风湿性心脏病二尖瓣狭窄
(心脏呈梨形,左心缘可见第四弓,心底部可见双房阴影,心胸比例增大)

2. 肺源性心脏病 正位片即可显示肺动脉高压和右心室增大。

3. 高血压性心脏病 正位显示心脏呈主动脉型,左心室增大。

4. 先天性心脏病 房间隔缺损及法洛氏四联症等。

5. 心包炎 急性心包炎表现为心包积液,慢性心包炎特征性表现为心包膜钙化。

(三)乳腺的临床应用

乳腺的各种影像学检查方法中,以 X 线摄影及超声检查为主,X 线摄影为首选方法,两者结合检查最佳。检查时间为月经后 1~2 周。X 线摄影主要用于乳腺癌普查和筛查工作,可早期发现、早期诊断乳腺癌。X 线摄影对乳腺内微小钙化敏感,明显优于其他影像学检查方法,因为有接近 50%乳腺癌伴有恶性钙化,这些钙化具有一定的特征性,砂粒状、成簇分布,可在肿瘤内,也可在肿瘤外,甚至在肿瘤没有出现前就单独出现(图 4-3-4),使得乳腺癌早期发现,早期诊断、早期治疗,提高了 5 年生存率,X 线检查也为保乳手术提供临床依据。乳头溢液者可作乳腺导管造影。

X 线摄影的局限性 对致密性乳腺,乳腺术后或成形术后的乳腺癌有 5%~15%的假

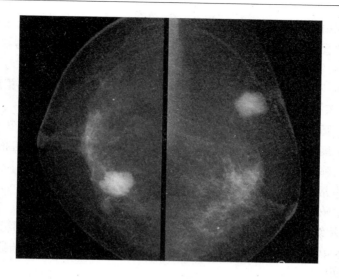

图4-3-4　右侧乳腺癌
（右乳内上象限可见分叶状肿块，局部皮肤增厚，外下象限可见散在点状钙化阴影）

阴性，良性肿瘤或小癌灶可被遮盖而漏诊或误诊。有时对良、恶性病变鉴别较困难。

（四）消化系统的临床应用

X线检查主要用于急腹症及胃肠道。数字减影血管造影（DSA）主要用于消化道出血的检查和介入治疗，对实质性器官如肝胆胰脾肿瘤的诊断和介入治疗。

1. 急腹症　腹部X线平片检查对肠梗阻、胃肠穿孔、肠套叠等，均可明确诊断（图4-3-5），简单、快捷。阳性消化道异物可动态观察异物的部位。

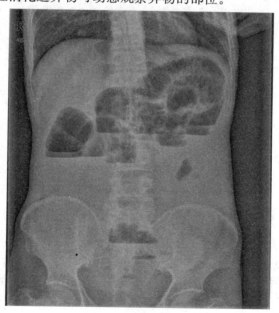

图4-3-5　小肠梗阻
（中上腹部可见小肠积气、扩张，且可见阶梯状气液平征象）

2. 消化道　气钡双重对比造影检查是消化道的首选方法。特别是数字化胃肠造影显示清晰,对以下疾病能够作出正确诊断。

(1) 食管　食管炎、食管静脉曲张、食管癌、食管裂孔疝、贲门失迟缓症等。

(2) 胃　胃炎、胃溃疡、胃癌、胃平滑肌瘤、胃息肉等。

(3) 十二指肠　十二指肠炎、十二指肠球溃疡、十二指肠憩室、十二指肠腺瘤、十二指肠癌、肠系膜上动脉压迫综合征等。

(4) 小肠　小肠克罗恩病、小肠结核、小肠腺瘤、小肠癌、小肠息肉、麦克尔憩室等。

(5) 大肠　溃疡性结肠炎、结肠息肉、大肠憩室、大肠癌、先天性巨结肠等。

3. 肝、胆、胰、脾　腹部实质性脏器缺乏自然对比,X 线平片价值有限,仅用于胆囊结石的检查。T 管造影常规应用于胆道术后的检查。

(五) 泌尿、生殖系统的临床应用

泌尿系统的 X 线检查包括腹部平片(通常称 KUB,包括肾脏、输尿管及膀胱)、静脉尿路造影(intravenous urography,简称 IVU)、逆行尿路造影、子宫输卵管造影等。不同的检查方法适用不同疾病的诊断。

1. KUB　用于显示泌尿系阳性结石,70%以上的泌尿系结石属阳性结石(图 4-3-6),平片价值相当大;各种尿路造影前的常规检查;女性节育环位置的判断等。

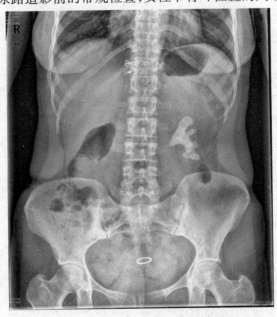

图 4-3-6　左肾结石(左肾区可见鹿角状致密阴影)

2. IVU　为泌尿系病变常用检查方法,主要用于观察泌尿系先天发育异常,肾盂、肾盏及输尿管解剖形态改变;判断肾排泄功能,可显示泌尿系梗阻所致肾盂积水、输尿管扩张性改变;证实尿路结石部位,了解有无阴性结石;可显示泌尿系结核所致肾盂、肾盏破坏及输尿管、膀胱异常改变等。

3. 逆行尿路造影　为静脉尿路造影的补充,逆行肾盂造影适合于不能作 IVU 检查或 IVU 检查未能达到目的的患者。逆行膀胱造影可用于膀胱肿瘤、膀胱瘘及膀胱输尿管反流疾病的诊断。

4. 子宫输卵管造影　主要显示子宫形态和输卵管通畅情况。

（六）骨、关节系统的临床应用

由于骨与周围软组织之间、骨皮质与骨松质之间存在鲜明对比，对于骨关节大多数疾病，X线平片是首选、基本的检查方法。

1. 先天性疾病 骨关节发育畸形及变异、骨关节发育障碍、先天性关节脱位等。

2. 外伤 骨外伤时可清晰显示骨折线、骨折片、骨折愈合时骨痂形成情况，而且便于治疗后复查对比。

（1）骨折 全身各部位骨折（图4-3-7）。小儿骨折具有青枝骨折和骨骺分离特点，应特别注意。复杂结构部位的骨折显示不清，需作CT扫描三维重建。

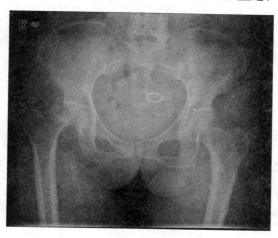

图4-3-7 右股骨颈骨折

（骨盆两侧部对称，右侧股骨颈断裂、移位，髋关节未见脱位，盆腔内可见节育环阴影）

（2）关节脱位 关节脱位分为外伤性脱位、先天性脱位和病理性脱位。外伤性脱位好发于关节活动范围大、关节盂较浅或关节囊松弛的关节，如肩关节、髋关节等。

3. 骨关节感染

（1）化脓性骨髓炎 慢性化脓性骨髓炎X线平片即可明确诊断，急性化脓性骨髓炎发病在两周内平片显示不清，需作MRI检查。

（2）化脓性关节炎 儿童好发，多见于髋、膝关节。

（3）骨、关节结核 属肺外结核类型中的一种，绝大多数是由于肺内结核病灶经血行播散到骨关节所致。其中脊柱结核为多见；关节结核常见于滑膜型，以髋、膝关节结核多见。

4. 骨肿瘤和肿瘤样病变

（1）良性骨肿瘤和瘤样病变 如骨软骨瘤、软骨瘤、骨瘤、骨样骨瘤、骨巨细胞瘤、骨囊肿、动脉瘤样骨囊肿和骨纤维异常增殖症等。

（2）恶性骨肿瘤 原发性骨肿瘤有骨肉瘤、软骨肉瘤、纤维肉瘤、尤文氏肉瘤、骨髓瘤等；转移性骨肿瘤，身体的任何部位恶性肿瘤均可转移至骨，可表现溶骨型、成骨型和混合型转移（图4-3-8）。

5. 代谢及营养障碍性疾病

（1）骨质疏松症 是骨的有机成分和无机成分比例改变，有机成分减少，骨脆性增加，容易引起骨折。

（2）骨质软化症 是成年骨骼由于维生素D缺乏引起的骨骼改变，即骨的有机成分正常,无机成分减少。

(3)肾性骨病 是由于慢性肾功能衰竭继发的维生素代谢障碍导致骨骼变化,影像学检查中 X 线平片价值较大。

6. 内分泌性骨病

(1)巨人症与肢端肥大症 骨骺闭合之前发病,称为巨人症,骨骺闭合之后发病称为肢端肥大症,均是由于垂体生长激素分泌过多所致。

(2)甲状旁腺功能亢进 多数由于原发于甲状旁腺病变分泌过多的甲状旁腺素导致骨骼变化。

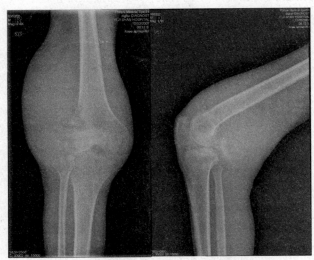

图 4-3-8 右股骨下端骨肉瘤
(右膝关节正侧位显示右侧股骨下端骨质破坏,膝关节间隙变窄,
周围软组织肿胀,其内可见不规则高密度阴影)

7. 慢性关节病

(1)类风湿性关节炎 成年女性多见,对称性侵犯手足小关节为主。

(2)强直性脊柱炎 年轻男性发病为主,早期双侧骶髂关节受累,继而脊柱韧带广泛骨化。

(3)退行性骨关节病 首先关节软骨退变,继发关节面及边缘骨质增生,可发生全身任何关节,以髋、膝关节为主。

(4)痛风 好发于成年男性,侵犯足第 1 跖趾关节为早期骨表现,部分患者伴有尿路结石,血液中尿酸增高。

8. 脊柱病变

(1)脊椎退行性变 多为生理性老化过程,X 线检查表现为生理曲度变直、侧弯,骨质增生、椎间隙不等称等。

(2)椎间盘突出 多见于腰椎间盘,平片仅表现为生理曲度改变和椎间隙不等称。

(七)中枢神经系统

X 线平片较少应用中枢神经系统检查,仅用于一些颅骨外伤或涉及颅骨改变的疾病检查。

（八）头颈部

1. 眼及眼眶 平片主要用于眼眶内金属异物的判断；泪囊、泪道造影主要用于泪囊的形态和泪道阻塞情况。

2. 鼻和鼻窦 平片主要用于骨质及含气空腔的变化和不透 X 线异物的判断，目前已较少应用，几乎被 CT 取代。

3. 耳部 由于该部结构重叠较多，平片价值较少，近来对电子耳蜗植入后位置的判断平片具有一定价值。

4. 口腔颌面部 平片应用价值有限，口腔全景应用较多，显示结构较清。腮腺造影对腮腺炎症和肿瘤的诊断有一定价值。

5. 咽部 平片主要用于咽部异物和腺样体肥大的诊断。

6. 喉部 平片价值有限，X 线检查几乎被 CT、MRI 取代。

7. 颈部 平片检查主要用于软组织有无增厚、钙化及气管有无狭窄和移位情况。

【X 线检查申请单格式与内容】

X 线检查申请单是临床主管床位医生和影像诊断医生对患者诊治的重要信息来源和交流手段，其提供的信息也是诊断依据的一部分，要求填写内容准确可靠，其格式与内容主要包括以下几方面：

（一）一般项目 包括姓名、性别、年龄、住院号、病区及床号、X 线检查号等，这些都是影像科检查、书写报告核对的原始资料部分，医师和患者共同努力，防止"张冠李戴"现象，以免日后发生纠纷。

（二）临床简要病史 简要病史是申请单的核心部分，也是反映临床医生申请检查的目的和要求，须简明扼要，记录主要症状和体征以及主要相关实验室检查，提供影像诊断依据，重要的阴性体征对鉴别诊断亦有重要价值。在胸部平片，发现上纵隔增宽，如果临床上提供有或无重症肌无力表现，对诊断或排除胸腺瘤的诊断帮助很大；如发现颅骨多发性破坏，转移瘤、多发性骨髓瘤、甲状旁腺功能亢进都有可能，如果临床上能提供相关病史或实验室检查指标，影像诊断结果就可能明确。

（三）临床诊断与检查目的 临床的初步诊断或通过检查达到何种目的。

（四）检查部位与检查方法 检查部位与方法较多，如胸部正位、颈椎正侧位等。

（五）申请医师签名 申请医生的签名不仅是表明执业医师权限，也是便于影像科医生联系和随访。

（六）申请日期 如申请日期与检查日期相隔时间较长，提示诊断医师报告时考虑患者症状可能发生变化。

【X 线诊断报告书的格式与内容】

一份高质量影像诊断报告，对临床诊断以及制订治疗方案有重要的价值，具体格式与内容包括以下几方面：

（一）一般项目 与 X 线检查申请单一致。

（二）检查部位与方法 与 X 线检查申请单大致相同，但应更具体，如胸部正位，应明确站立后前位或仰卧前后位等。

（三）X 线表现 是诊断报告的核心部分。对于普通平片与一般的造影检查，摄片数目较少，主张对其表现作较全面的描述。例如对正常的胸部正位片，要求对所见胸廓与骨骼软组织、肺野、肺门、心脏与大血管、纵隔、胸膜及横膈等进行描述。发现异常要描述病变的部位、数目、大小、形态、密度、边缘及周围情况,此外,还应对与疾病定位及定性有关的重要的阴性征象也要加以描述。

(四) 结论　有四种情况:

1. 确定性诊断。

2. 符合性诊断。

3. 可能性诊断。

4. 否定性诊断。

(五) 诊断医师签名　具有执业医师资格的医师签名方可有效。

(六) 报告日期　要特别注意急诊检查的报告时间。

(陈方满)

第四节　介入放射学

介入放射学(interventional radiology,IVR or IR)是 20 世纪 80 年代初在我国逐渐兴起,并迅速发展起来的一门融医学影像诊断与临床治疗为一体的新兴边缘学科,它是在影像设备的引导下,最初由放射科医师独立完成,现已发展成由多学科医师参与、采取多种方法对人体呼吸、循环、消化、骨骼、泌尿、神经等多个系统疾病诊断和治疗的学科。在 1996 年 11 月,国家科委、卫生部、国家医药管理局三大部委联合召开"中国介入医学战略问题研讨会",正式将介入治疗列为与内科、外科治疗学并驾齐驱的三大治疗学科之一,称之为介入医学(Interventional Medicine)。

【基本概念与分类】

(一) 基本概念

介入放射学是以影像诊断为基础,在医学影像诊断设备的引导下,利用穿刺针、导管及其他介入器材,对疾病进行治疗或采集组织学、细菌学及生理、生化资料进行诊断的学科。

(二) 分类

1. 按照介入放射学方法分类

(1) 穿刺引流术:如囊肿、血肿、实质性脏器的穿刺治疗。

(2) 灌注栓塞术:实质脏器肿瘤治疗;治疗各种原因所致的出血;消除或减少器官功能,如脾动脉栓塞治疗脾功能亢进。

(3) 成形术:主要用于恢复脏器管腔形态,如胆道狭窄、动脉狭窄;消除异常通道,如闭塞气管食管瘘;还可建立新的通道,如 TIPSS。

(4) 其他:如取出血管内异物、胆囊取石等。

2. 按照治疗领域分类

(1) 血管系统的介入放射学

① 血管本身的病变,利用成形术及灌注术治疗血管狭窄、血管畸形、动静脉瘘及血管破裂出血。

② 利用灌注栓塞术对肿瘤性疾病进行治疗。

③ 利用动脉栓塞术消除器官功能,如脾功能亢进进行部分脾栓塞术。

(2) 非血管系统的介入放射学

① 利用成形术治疗各种原因造成的狭窄,如食道狭窄、气道狭窄。

② 利用穿刺引流术治疗囊肿、脓肿、血肿、积液和梗阻性黄疸、肾盂积水等。

③ 利用穿刺术采集组织,制成病理学标本。

④ 利用穿刺术通过穿刺针注入药物或施加物理、化学因素治疗肿瘤或疼痛。

【基本器材与材料】

(一)基本器材

1. 穿刺针　是最基本的器材,一般由锐利的针芯和外套管构成。

2. 导管　是主要器材,根据功能有造影导管、引流导管、球囊扩张导管之分。

3. 导丝　根据作用与目的分别称交换导丝和导引导丝。

4. 血管鞘　可防止由导管反复进出而造成局部组织的损伤。

5. 活检针　主要用于肺部穿刺,取出组织进行病理检查。

(二)基本材料

1. 栓塞材料　包括血凝块、明胶海绵、不锈钢、可脱性球囊、无水酒精、各种特制微颗粒、碘油及黏胶类等。

2. 内支架　主要金属支架,支撑狭窄管腔和恢复通道功能,血管和非血管系统均可应用。

3. 球囊导管　球囊的直径和长度不一,根据应用部位和种类而定。

【基本技术与方法】

(一)血管介入技术

经典的血管穿刺方法是 Seldinger 法和改良法。

1. 动脉内药物灌注术(intraarterial infusion,IAI)

(1)血管收缩治疗　经导管向有关动脉内滴注加压素,以控制胃肠道出血,例如食道胃静脉曲张出血及结肠憩室出血等等。

(2)肿瘤化疗　导管留置于供应肿瘤的动脉,滴注化疗药物,使局部药物浓度增高,而全身药物浓度较低,避免或减轻化疗引起的全身反应。

2. 经导管血管栓塞术(Transcatheter embolization,TAE)

将栓塞物送至靶血管内,一是治疗内出血如消化道出血、盆腔内大出血、支气管扩张咯血或原因未明的脏器出血;另一是用栓塞法治疗肿瘤,因肿瘤循环部分或全部被栓塞物阻断,以达控制肿瘤生长,或作为手术切除的一种治疗手段;亦可用于非手术脏器切除,例如注射栓塞物质于脾动脉分支内,即部分性脾栓塞,以治疗脾功亢进,同时不影响脾脏的免疫功能等。

常用的栓塞物质如自体血凝块、明胶海绵、无水酒精、聚乙烯醇、液体硅酮、不锈钢圈、金属或塑料小球及中药白芨等。

3. 经皮腔内血管成形术(Percutaneous transluminal angioplasty,PTA)

早在 20 世纪 60 年代,PTA 开始应用于动脉,使狭窄的血管扩张。70 年代研制双腔气囊导管成功后,得到广泛应用。PTA 使用的导管为带胶囊的双腔导管,将胶囊段置于狭窄血管处,囊内注入含有造影剂的液体,加压可重复多次,多数能达到使狭窄血管扩张的效果。PTA 用于冠状动脉,称为经皮腔内冠状动脉成形术(percutaneous transluminal coronary angioplasty，PTCA），使硬化的冠状动脉扩张，以达到治疗冠心病的目的。肾动脉 PTA 多用于肾源性高血压，使狭窄肾动脉扩张以达到降低血压的目的。其他原因导致的血管狭窄，如多发性大动脉炎、先天性血管狭窄，也可用 PTA 治疗。

（二）非血管介入技术

1. 经皮穿刺活检（percutaneous needle biopsy，PNB）

（1）方法　用 X 线电视荧屏、CT、超声等导引穿刺方向。经皮直接穿刺身体各部位病变区，肺部穿刺使用细针（22～23 号，外径 0.6～0.7 mm），针头配有特殊装置，便于取出病变的活检标本。也可用细针直接抽吸病变的组织碎块，制作切片。

（2）适应证　胸部的 PNB 用以诊断肺脏、纵隔和胸壁病变，对肺内球形病灶及纵隔包块的定性诊断有重要意义；腹部 PNB 应用较多，肝、胆、胰、脾、肾及腹后壁包块均可，诊断准确性亦高；骨骼部位的 PNB 须用较粗穿刺针，用于骨肿瘤的诊断。此外还用于穿刺甲状腺肿块，眶内肿块等。

（3）禁忌证　严重的肝、肾、心功能不全；凝血机制异常者。

（4）并发症　较常见的是气胸、出血。但用细针时并发症甚少。

2. 经皮穿刺引流

经皮穿刺引流方法较多，应用较广，如梗阻性疾病：胆道、泌尿道梗阻；脓胸、心包积液引流；肝、肾脓肿和囊肿引流等，其中最常用的是经皮肝穿胆道引流（percutaneous transhepatic choledochus drainage，PTCD 或 PTD）。

（1）方法　行 PTCD 前需先做经皮肝穿胆管造影（percutaneous transhepatic cholangiography，PTC），确定胆管梗阻的部位、程度、范围与性质。在电视荧屏、CT、B 超等导引下进行穿刺。PTCD 有内外引流之分，外引流是通过 PTC 的穿刺针引入引导钢丝，沿引导钢丝送进末段有多个侧孔的导管，导管在梗阻段上方的胆管内，胆汁经导管外口连续引流；内引流是导管通过梗阻区，留置于梗阻远端的胆管内或进入十二指肠，胆汁则沿导管侧孔流入梗阻下方的胆管或十二指肠。

（2）适应证　恶性胆道梗阻，如胆管癌、胰头癌；良性胆道梗阻，如胆总管结石及吻合口狭窄等，引起肝外胆道梗阻，临床出现黄疸。PTCD 可行胆道内或胆道外胆汁引流，不仅可缓解梗阻，减轻黄疸，而且可为根治手术提供有利条件。

（3）禁忌证　严重的肝、肾、心功能不全，凝血机制异常者，大量腹水。

（4）并发症　常见的有胆道出血、胆汁瘘、胆道感染及引流管堵塞或脱落等。

3. 非血管管腔成形术

机体由于炎症、外伤、肿瘤或手术引起生理性体腔（非血管性）狭窄，而导致生理性通过障碍，应用非手术方法使狭窄的通道再扩张，恢复畅通功能，称为成形术。近年来逐渐开展气道成形术、消化道成形术、胆道成形术、尿道成形术和输卵管成形术，其中应用最多的是消化道成形术，以下重点介绍。

（1）基本材料

① 球囊导管　一般选用双腔单囊，球囊直径为 20～30 mm，长 3～10 cm，导管长为 75～100 cm。

② 支架　根据部位不同可选用 Z 形支架或网状支架。再根据功能需要选择被膜支架、可回收式支架或防反流支架。

③ 输送器　有套管式和捆绑式两种。

（2）适应证

① 食管狭窄　包括炎性、肿瘤、理化因素损伤及吻合口引起的狭窄。

② 胃、十二指肠狭窄　主要指恶性肿瘤及手术吻合口狭窄。

③ 直肠、结肠狭窄　指恶性肿瘤及手术吻合口狭窄。

（3）禁忌证

① 严重的心肺功能衰竭。

② 严重的恶病质状态。

③ 腐蚀性食管炎急性期。

（4）并发症

① 出血，一般量少，无需特殊处理。

② 支架移位，多发生在良性狭窄患者。

③ 支架阻塞或再狭窄，多为肿瘤内生或过生所致。

④ 肠壁破裂穿孔，极少见。

【介入放射的安全与防护】

（一）安全

介入治疗的操作，无论是患者还是医师，都直接暴露在 X 线下，均接受一次和二次射线的影响，特别是介入医师，随着工龄的增加，接触射线的积累，对人体造成不同程度的伤害，要密切关注血象的变化和有关对射线敏感的器官，对工作人员定期检查，及时发现异常可采取相应的措施，严格执行国家卫生标准制定的允许剂量。

（二）防护

由于对疾病诊治的需要，医师与患者接受 X 线在所难免，但也应尽量减少接受剂量，重视和加强防护，主要防护措施有以下几方面：

1. 屏蔽防护　用高密度物质，如含铅的防护用具，围裙、围脖、眼镜、三角裤等，遮挡对射线敏感的器官和非检查部位。这些措施能不同程度地减少患者和操作医师接收的 X 线量。

2. 距离防护　利用 X 线剂量与距离的平方成反比的原理，尽可能扩大 DSA 检查室的空间，以达到减少二次射线的影响。

3. 时间防护　每次曝光尽量缩短时间，在导管到达靶血管前，采用低剂量、脉冲透视、大视野；当导管到达靶血管附近时，选择低剂量、脉冲透视、小视野；尽量减少手推造影的次数，减少操作者危害。

4. 加强管理和增强防护意识　从事介入治疗的临床人员防护，正确规范使用个人防护用品。加强介入放射工作人员的监督管理，选择辐射防护性能好的介入诊疗设备。

【介入放射的特点】

介入放射学借助影像设备的发展和介入材料的革新，为临床开拓了新的治疗途径，对于以往认为不治或难治的病症，如各种肿瘤、心血管等疾病得到不同程度缓解和临床治愈，且治疗过程具有简便、安全、微创性、可重复性强、定位准确、疗效高、见效快、并发症发生率低等特点。多种技术的联合应用简便易行。诊治疾病的范围涉及全身各系统多种疾病，在临床上具有重要价值，在短短的二十多年内得到了广泛推广和应用。

1. 介入治疗相对于内科治疗的优点

（1）药物可直接作用于病变部位，不仅可大大提高病变部位药物浓度，如肝癌的肝动脉插管化疗等。

（2）减少药物用量,减少全身药物副作用。

（3）缩短患者住院时间,减轻患者负担,具有良好的社会效益和经济效益。

2. 介入治疗相对于外科治疗优点

（1）无需暴露病灶,一般只需小的皮肤切口,通过导管或导丝就可完成治疗。

（2）患者在局部麻醉下进行,从而降低了麻醉的危险性。

（3）损伤小、恢复快、效果满意,对身体正常器官的影响小。

（4）对于治疗难度大的恶性肿瘤,介入治疗能使肿瘤短期内缩小为外科切除创造条件。

3. 急诊介入的特点

主要是动脉栓塞治疗出血,显示损伤小、见效快、副作用少等优点,如支气管动脉栓塞治疗支气管扩张大咯血、消化道大出血的栓塞止血、子宫大出血的栓塞治疗、盆腔外伤性出血、顽固性鼻出血等多系统的急诊治疗。

【临床应用】

1. 血管性疾病

（1）治疗血管狭窄。

（2）动脉瘤、AVM、动静脉瘘。

（3）治疗门脉高压症、布加氏综合征。

（4）应用栓塞术治疗血管出血。

（5）下腔静脉滤器预防下肢、腹盆部血栓脱落。

2. 心脏疾病

（1）闭合伞治疗房间隔缺损、室间隔缺损。

（2）钢圈或黏堵剂治疗动脉导管未闭。

（3）球囊扩张治疗肺动脉瓣、二尖瓣狭窄。

（4）应用 PTA＋支架治疗冠状动脉狭窄。

（5）射频消融治疗心动过速。

（6）心脏起搏器治疗各种心动过缓。

3. 肿瘤

（1）选择性肿瘤供血动脉灌注化疗。

（2）栓塞治疗恶性肿瘤。

（3）栓塞治疗海绵状血管瘤、蔓状血管瘤、鼻咽部纤维血管瘤等。

（4）栓塞治疗子宫肌瘤。

（5）皮穿刺注入无水酒精、沸水治疗恶性肿瘤。

4. 非血管性疾病

（1）消化道狭窄的扩张或支架置放。

（2）胆道狭窄的 PTCD 或支架置放。

（3）气道狭窄的扩张或支架置放。

（4）输尿管及尿道狭窄的扩张或支架置放。

（5）泪道狭窄的扩张或支架置放。

（6）椎体病变的成形术。

（7）椎间盘摘除或溶解治疗椎间盘突出症。

5. 介入诊断应用范围

（1）经皮穿刺活检,应用于胸部、腹部及骨骼病变的活检。

（2）各种与血管有关的疾病造影诊断,包括血管性疾病,良、恶性疾病的诊断。

随着介入设备的快速发展和介入技术的不断提高,应用范围越来越广,临床价值越来越大,介入放射学将可能逐步细分为神经介入、心血管介入、消化介入和肿瘤介入等学科。

（陈方满）

第五节　CT 成 像

X线计算机体层显像（X - ray computed tomography,CT）是近代飞跃发展的计算机技术和X线检查技术相结合的产物。1969 年由英国 EMI 公司工程师 Hounsfield 设计成功,1971 年 Hounsfield 研制了第一台头部 CT 扫描机,开创了影像诊断新纪元。1975 年,第一台全身 CT 机问世。1979 年 Hounsfield 获得了诺贝尔奖。目前,CT 装置在设计和功能上都有了很大的改进和发展,特别是 1989 年螺旋 CT 的问世到 2004 年 64 排螺旋 CT 再到近几年推出的双源 CT、能谱成像,大大拓展了 CT 的临床价值,目前多层螺旋 CT 每转最多可扫描 320 层。在近 30 年来,CT 的硬软件技术经历了几次大的革命性进步,CT 技术的发展突飞猛进。

【CT 成像的基本原理】

CT 是以 X 线束环绕人体某部一定厚度的层面进行扫描,透过该层面的 X 线部分被吸收,X 线强度因而衰减,穿透人体后未被吸收的 X 线被探测器接收,转变为可见光,由光电转换器转变为电信号,再经模/数转换器转为数字输入计算机进行处理,重建成图像。

CT 成像可归纳为以下三个步骤：

1. 数据采集　X 线射入人体,被人体吸收而衰减。探测器采集衰减后的 X 线信号,经模/数转换器转变为数字信号,送入计算机。

2. 重建图像　计算机将数据加以校正处理,构成数字矩阵,再通过数/模转换,用不同等级灰度的像素构建 CT 图像。

3. 图像储存及显示　由于是数字图像,可以磁带、光盘、软盘形式储存,也可以用荧光屏、胶片显示。

【CT 设备】

（一）主要由三个部分组成

1. 扫描部分：X 线球管、探测器、扫描机架、检查床。

2. 计算机系统。

3. 图像显示和储存系统。

（二）设备发展与类型

1. 普通 CT　X 线管与高压发生器之间、探测器与计算机数据采集系统之间通过电缆连接。为避免电缆缠绕,X 线管与探测器每绕患者旋转扫描一周,必须反向回转复位,才能行下一周扫描,故完成全部扫描时间长。普通扫描层厚 5～10 mm,层距 5～10 mm。为避免漏扫,层厚和层距基本相同。因呼吸运动,仍易漏扫或需重复扫描。

2. 螺旋 CT(spiral CT,SCT)　　SCT 是目前广泛应用的 CT,它与普通 CT 扫描不同,SCT 扫描时,患者躺在检查床上匀速进入 CT 机架,同时 X 线球管连续旋转式曝光,这样采集的扫描数据分布在一个连续的螺旋形空间内,所以 SCT 扫描也称容积 CT 扫描(volume CT scaning)。螺旋的意思为扫描过程中围绕患者 X 线束的轨迹呈螺旋状。由于得到这一区域的信息,可以组成任意平面或方向的重建,如矢状、冠状等,得到真正的三维图像,诊断价值有很大提高。SCT 采用多列探测器采集,可达到一次采集 2~320 层图像,称 MSCT,扫描速度达到亚秒。多层螺旋 CT 装置与一般螺旋 CT 相比,扫描时间更短,扫描层厚更薄,连续扫描的范围更大,可开展许多过去不能开展的工作,如心脏冠脉检查、CT 灌注成像、超长度的 CT 血管造影等。

【CT 技术的优势与限度】

(一)优势

1. 与 X 线比较

(1)横断面成像,无前后重叠。

(2)容积数据可重建得到矢状、冠状及三维立体图像;且可以多角度观察,定位更准确。

(3)密度分辨力高,并能进行密度测量。

2. 与 MR 比较

(1)成像速度快,对危重患者能迅速检查。

(2)对骨骼和钙化显示较清晰。

(3)对冠状动脉及病变的显示,CTA 优于 MRA。

(4)可以检查带有心脏起搏器或体内带有铁磁性物质而不能行 MR 检查的患者。

(5)CT 检查价格相对低廉。

(二)限度

1. 空间分辨力不及普通 X 线。

2. 当病变密度与周围正常组织密度相近或相等时,难发现。

3. 由于部分容积效应和周围间隙现象的作用,一些微小病变 CT 扫描可能会遗漏,两种组织间密度差异较大时,小于扫描层厚的病变密度和边缘失真。

4. CT 增强扫描使用的是碘对比剂,用量较大,注射速度快,可引起对比剂不良反应,甚至过敏反应。

5. X 线对组织有电离辐射作用,对人体造成损失。

【CT 检查方法】

(一)平扫(non‐contrast scan)　　平扫指不用造影剂的普通扫描。

(二)增强扫描(contrast scan)　　增强扫描指静脉血管内注入水溶性有机碘造影剂后再行的扫描。目的是提高病变组织同正常组织的密度差,根据注射对比剂后扫描方法的不同,可分为常规增强扫描、动态增强扫描、延迟增强扫描及多期增强扫描等。

(三)特殊检查

1. 高分辨力 CT　　高分辨力 CT(high resolution CT,HRCT)具有极好的空间分辨力,对显示小病灶及病灶的细微变化优于常规 CT 扫描,可作为独立的检查方法,但多为常规 CT 检查的一种补充,一般是在常规 CT 的基础上对感兴趣区进一步检查或用于小器官或小病变的检查,如肺部弥漫性与结节性病变、垂体微腺瘤、内耳等。

2. CT 血管造影(CT angiography,CTA)　　CTA 指静脉注射对比剂后,在循环血中及靶血管内对比剂浓度达到最高峰的时间内,进行 SCT 扫描,经计算机最终重建呈靶血管数字化的立体影像。常采用最大密度投影(maximum intensity projection,MIP)、表面遮盖显示(shaded surface display,SSD)和容积再现(volume rendering,VR)重建。CTA 是一种微创性血管造影术,可清楚显示较大动脉的主干和分支的形态,清晰地显示动脉与肿瘤的关系,从不同角度观察动脉瘤的形态、大小、位置、蒂部和血栓等情况。CTA 操作方便、经济、有效、微创,特别是 16 层以上的多层螺旋 CT。

MIP　对血管的形态、走行和管壁钙化显示较好,但无法区分重叠的骨骼、钙化和强化的动脉和静脉。横断面图像上水平走行的血管在 MIP 上比相同大小垂直走行的血管密度低。

SSD　对显示血管壁表面、血管的立体走行及与邻近结构的空间关系比较直观,但难区分血管壁钙化和显影的管腔。横断面图像上水平走行的血管在 SSD 上比相同大小垂直走行的血管要小。

VR　可任意角度显示高密度血管或较低密度肿瘤病灶和小血管等,获得的 CTA 图像提供了正常组织、肿瘤和血管较全面的三维空间关系,解剖关系清晰,色彩逼真,且有深度感。

CTA 操作方便、经济、有效、微创,特别是 16 层以上的多层螺旋 CT。

3. CT 仿真内镜技术(CT virtual endoscopy,CTVE)　CTVE 是利用计算机软件功能,将 CT 容积扫描获得的图像数据进行后处理,重建出空腔器官表观立体图像,类似纤维内镜所见。目前主要用于胃、大肠、血管、鼻腔、鼻窦、喉、气管及支气管等空腔器官病变的观察,需结合断层图像作出诊断。

4. CT 灌注成像(CT perfusion imaging,CTPI)　CTPI 是在常规 CT 增强扫描的基础上,结合快速扫描技术和先进的计算机图像后处理技术,分析脏器局部血流量的动态变化并以图像形式显示的一种成像方法。CTPI 能反映组织的血管化程度及血流灌注情况,提供常规 CT 增强扫描不能获得的血流动力学信息,反映的是生理功能的变化,属于功能成像范畴。CTPI 早期主要用于脑的灌注,用来诊断常规扫描无法显示的超早期脑梗死以及帮助脑脓肿的鉴别诊断,近年来开始用于心、肝、肾和胰腺等器官,取得了较好的效果。

【CT 检查的安全与防护】

自从 CT 问世以来,因其对影像诊断的重大影响,应用越来越普遍,在很多领域甚至被认为是不可替代的。但随着 CT 检查数量的增多,其对患者造成的辐射损伤也越来越大。据调查,患者所承受的辐射剂量每增加 10 mSv,其发生恶性肿瘤的可能性就增加 1/2000。更为严重的是,儿童的组织器官对放射损伤的敏感性要比成人高 10 倍。另外,CT 的放射剂量不是一成不变的,由于扫描方式的不同,同一部位扫描的放射剂量从最小到最大的变异系数可高达 10~40。我们在进行必要的 CT 检查时,必须考虑到患者的放射防护问题。

在实际工作中,我们应该在保证扫描质量的前提下,努力减少辐射剂量。① 扫描前应明确目的,使扫描区域集中在感兴趣区,减少不必要的扫描长度;② 改变扫描条件,使用低剂量扫描,尤其对儿童,不能为了追求质量而盲目增加扫描剂量;③ 减少不必要的重复扫描,尤其在增强动态扫描中,应尽量减少不能明显提高诊断价值的重复扫描;④ 对非检查部位,应注意保护,如儿童的性腺、甲状腺的保护。

【CT 图像的特点】

(一)CT 图像是横断面图像,是由一定数目从黑到白不同灰度的像素按矩阵排列所构成的灰阶图像。这些像素反映的是相应体素的 X 线吸收系数。像素越小,数目越多,构成的图像越细致,即空间分辨力越高。

(二)CT 有高的密度分辨力,相当于普通 X 线图像的 10～20 倍。因此,人体软组织的密度差别虽小,吸收系数多接近于水,但在 CT 图像上也能形成对比,这是 CT 的突出优点。CT 能清楚地显示由软组织构成的器官,如脑、脊髓、纵隔、肺、肝、胆、胰、脾及盆腔器官等,并在良好的解剖图像背景上显示出病变的影像。

(三)CT 不仅可反映组织的密度差异,还可对组织进行量化测量来反映不同组织对 X 线的吸收差异,测量的值即 CT 值,单位为 HU。规定水的 CT 值为 0 HU,人体密度最高的骨皮质的 CT 值为 1000 HU,密度最低的空气的 CT 值为－1000 HU,人体其他组织则介于＋1000 HU～－1000 HU 之间。

(四)CT 图像是断层图像,虽然常用的是横断面图,但可以通过 CT 设备上图像重建技术,重组出冠状面、矢状面及任何斜状位的图像。

【CT 的临床应用】

CT 检查,由于它的突出优点即具有很高的密度分辨力,而易于检出病灶,特别是能够很早发现小病灶,因而广泛用于临床。尤其近年来,螺旋 CT 的应用以及多种后处理软件的开发,使得 CT 的应用领域在不断地扩大,其应用范围几乎涵盖了全身各个系统。

(一)中枢神经系统

CT 检查对中枢神经系统疾病的诊断具有较高的价值,应用相当普遍。

1. 脑和颅神经 CT 对于骨及钙化显示效果好,用来显示外伤后的骨折,各种病变所致骨结构改变以及钙化最适用。另外,CT 显示颅内出血(图 4-5-1)、梗死、肿瘤、炎症、脱髓鞘疾病效果也很好。但由于后颅凹骨质伪影的干扰,在显示幕下病变、轻微炎症及脱髓鞘病变方面,CT 价值有限。

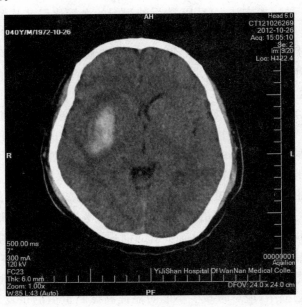

图 4-5-1 右侧基底节区出血

2. 脊髓和周围神经 CT 对骨改变分辨率高于 X 线平片,但显示整体结构不如平片,对椎间盘显示准确,对椎管内结构显示不如 MRI。

（二）五官及颈部

CT 对眶内占位病变、早期鼻窦癌、中耳小胆脂瘤、听骨破坏与脱位、内耳骨迷路的轻微破坏、耳先天发育异常以及鼻咽癌的早期发现等也很有价值。

1. 颅底　　CT 检查时,高分辨技术应为常规检查方法,发现软组织病变后行软组织算法重建,增强检查要选用常规 CT 技术。观察颅底骨质及孔道改变选用 CT 检查效果佳,而观察颅神经改变则应选用 MRI 检查。对于颅底病变的全面诊断,常有赖于两者的相互补充。

2. 眼及眼眶　　CT 已广泛用于眼眶外伤、骨质改变、钙化及其他病变。CT 的应用拓宽了眼部病变的诊断范围,能显示眼球和眼眶病变的大小、位置和结构,尤其骨质的细微变化,也能准确显示眼眶骨折的直接、间接征象和异物定位。

3. 鼻部　　CT 主要作用是显示病变范围和累及的结构。

4. 咽喉　　CT 能清楚地显示喉颈部的解剖结构、病变的部位、范围和性质,以及病灶和邻近结构如血管、颅底骨、神经和淋巴结的关系,弥补了平片和造影对病变深部无法了解的缺陷。MSCT 三维重建显示解剖结构更加清楚。

5. 耳部　　耳部结构细小复杂,而且大部分是骨结构或骨气混合结构,因此 HRCT 是耳部首选检查方法。HRCT 对非骨性结构显示不如 MRI,因此结合 MRI 能提供更多诊断信息。

6. 口腔颌面部　　X 线和 CT 为牙齿及颌骨病变的首选检查方法,特别是专门的曲面体层摄影能一次完整显示全口牙及上下颌骨。对于软组织病变 CT 能提供较多的诊断信息。

7. 颈部　　CT 对确定颈部肿块部位、形态、大小和显示肿块侵犯范围及对肿块定性方面比较有优势。对甲状腺肿块的鉴别,核素显像为首选方法,但在判断肿块形态和侵犯范围时还需要参考 CT 和 MRI。

（三）呼吸系统

1. 肺部　　CT 是目前为止肺部病变诊断的最优技术,结合 HRCT 和 CT 增强扫描可以对大部分病变进行定性诊断。肺炎、肺结核、外伤、支气管扩张、转移瘤以及肺尘埃沉着病等在胸片上不能肯定时,CT 常可以确定诊断;CT 血管造影是肺栓塞最佳确诊手段,尤其是 16 层及以上的多层螺旋 CT;而肺癌的诊断也主要依据 CT 检查,并可以进行术前较为准确的分期（图 4-5-2）。

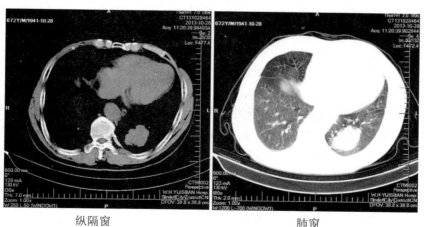

纵隔窗　　　　　　　　　　　　肺窗

图 4-5-2　左肺下叶周围型肺癌

2. 胸膜　CT 因其密度分辨率高,显示胸膜病变有独特优势,是目前胸膜病变最好的检查方法,平扫为主,尤其薄层扫描实时多平面重建(MPR)后处理重建对显示胸膜病灶有独特优势,对进行胸膜病灶和其周围脏器病变的定位鉴别也有良好作用,增强 CT 对胸膜病变定性诊断有重要帮助。

3. 纵隔　CT 对脂肪、钙化和水样密度的分辨较敏感,有助于囊性和实性、良性和恶性胸膜瘤及肿瘤钙化的显示;有助于淋巴结的定位和分组。但 CT 空间分辨率较低,纵隔内血管和肿瘤、淋巴结的进一步区分需要注射碘对比剂显示。

螺旋 CT 扫描与普通 CT 扫描具有较为显著的优点。首先,在扫描过程中由于是连续容积扫描,定位以后患者只需憋一口气即可将全胸扫描完毕,消除了由于数次甚至十数次的呼吸换气而引起的病变位移的影响,能发现普通 CT 易于漏诊的小结节病变。螺旋 CT 具有后处理成像的功能,可在任一位置进行回顾性重建,因此,可选择病变中心成像,达到精确描绘病变形态,准确测量密度,免受容积效应影响的诊断效果。对肺底横膈及附近病变,利用 MPR 可确定病变的发生部位及胸膜的关系。应用 SSD、最小密度投影(Min-IP)和 MPR 可进行气道成像,显示气管,支气管轮廓,观察气道病变的范围,显示有无狭窄及扩张。对肺内孤立结节的诊断,通过 SCT 扫描速度快,成像迅速避免了呼吸伪影,减轻了容积效应,故对瘤肺界面的观察更清晰、真实。MPR 对分叶、毛刺、血管连接、胸膜凹陷等征象显示得更精确,对肿块或空洞内结构显示更细致,故对肺内的良恶性结节的鉴别诊断优于常规 CT。

(四)循环系统　常规 CT 对显示心包积液、增厚、钙化有一定帮助。日渐成熟的 MDCT 血管造影在主动脉和肺动脉等疾患中的应用基本可取代 DSA,并初步满足冠心病的筛查。心脏冠状动脉成像及心脏功能评价:由于 5 秒内完成心脏扫描,使得冠状动脉检查成功率接近 100%,在冠状动脉血管病变的筛查、冠状动脉支架和搭桥血管评价等方面极具优势。另外,利用心脏功能软件,还可以对某些心脏功能指标进行评价。

(五)乳腺　CT 密度分辨率高,可清晰显示乳腺内的解剖结构,对观察致密型乳腺内的病灶、发现胸壁异常改变、检出乳腺尾部病变以及腋窝和内乳淋巴结肿大等要优于 X 线片。此外,CT 对乳腺病变不仅可作形态学观察,而且通过增强扫描还可评估病变的血供情况。

限度:CT 平扫对鉴别囊、实性病变的准确性不及超声;CT 对微小针尖状钙化特别是当钙化数目较少时的显示不及 X 线片;对良恶性病变的鉴别诊断也无特殊价值。此外,CT 检查的射线剂量比 X 线摄影大,检查费用亦高。因此,不宜作为乳腺疾病的首选检查手段。

(六)消化系统

1. 胃肠道　目前对胃肠道疾病的诊断,X 线检查仍是首选的影像检查技术。对于胃肠道的恶性肿瘤,在 X 线诊断基础上,CT 对于恶性肿瘤的临床分期、治疗方案和预后的估计,具有特殊的临床价值。

CTVE 是近年来迅速发展的一门新的医学影像技术,是一种无创、快速、有效的结直肠病变的检查方法,能立即提供肠腔内变异、肠周围的情况以及整个腹部的状况;CT 扫描完毕后在工作站进行薄层重建,采用多种后处理方式获得各种二维和三维的图像,多方位、多角度观察肠壁、肠腔或肠外病变,形成全面的结肠影像。

2. 肝脏、胆系、胰腺和脾　CT 是肝脏疾病的最主要的影像学检查方法。通过观察肝的大小、形态、边缘、密度改变可作出弥漫性病变的评价(图 4-5-3)。CT 对占位性病变的定性诊断比较明确,结合对比增强多期扫描为占位性病变的诊断和鉴别诊断提供重要的临床资料。

CT 不是胆结石的诊断首选方法,但对肝外胆管结石的定位诊断与鉴别诊断则有时不是超声与 MRI 所能替代的。先天性胆管囊肿、胆管梗阻、胆管肿瘤的 CT 检查也是一种非常有效的手段。

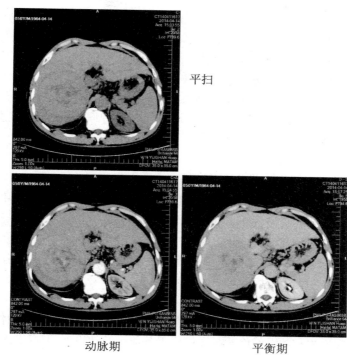

平扫

动脉期　　　　　　　　　　　平衡期

图 4 - 5 - 3　肝右叶巨块型肝癌

CT 的图像分辨率高,清晰度好,对腹部实质性脏器病变是最重要、可靠的检查方法。对胰腺、脾脏占位性病变的定位诊断比较明确,结合对比增强多期扫描常可作出定性诊断。

(七)泌尿系统　CT 检查是泌尿系统影像学检查最主要的方法,也是最常应用的方法之一,广泛用于泌尿系统疾病诊断。对多数泌尿系统病变,包括肿瘤、结石、炎症、外伤和先天性畸形,CT 检查有很高的价值,不但能作出准确诊断,且能指明病变范围,因而有助于临床治疗。

近年来随着螺旋 CT 技术的快速发展,CT 尿路造影作为一种新的检查方式在泌尿系统疾病的应用价值已得到认可。CT 尿路造影多期动态轴位像结合多平面重建、曲面重建和容积显示等多种后处理直接显示泌尿系统病变的部位、范围、周围组织侵犯范围及与邻近组织关系、输尿管周围组织水肿情况。可从冠状、矢状、斜面等任意角度观察,一次检查所获得的信息量大,整体解剖显示好,适应范围广,有助于整个泌尿系统疾病的诊断和鉴别诊断。它同时克服了静脉肾盂造影、逆行造影、普通 CT 和 MRI 等的缺点,提高了诊断水平,安全可靠,为临床明确病因提供了重要的参考价值,对临床治疗方式的选择具有积极的指导作用,可作为临床诊断的一种有效的检查手段。

(八)生殖系统

1. 男性生殖系统　CT 主要用于检查前列腺病变,此外还用于估计睾丸恶性肿瘤的腹膜后淋巴结转移。在前列腺检查中,CT 能确切显示前列腺增大,但对良性前列腺增生和早期前列腺癌的鉴别有限度。然而,对晚期前列腺癌,CT 检查能作出诊断并能较准确显示肿瘤侵犯范围及是否骨、淋巴结等部位转移。睾丸恶性肿瘤易发生腹膜后淋巴结转移,虽睾丸肿瘤本身很少行 CT 检查,但其常用于估计腹膜后有否淋巴结转移。

2. **女性生殖系统**　CT 检查对女性生殖系统病变具有较高的诊断价值,主要用于:检查盆腔肿块,了解肿块与周围结构的关系,判断肿块的起源和性质;对于已确诊的恶性肿瘤,例如细胞学检查确诊的宫颈癌或子宫内膜癌,CT 检查还可进一步显示病变范围以及有否转移,以利肿瘤分期和治疗;用于恶性肿瘤治疗后随诊,以观察疗效,判断病变有无复发。

限度　CT 检查有辐射性损伤,在产科领域中属禁用,对于育龄期女性也要慎用;对某些小病灶的显示还不够满意,例如,不能清楚显示子宫内较小的肌瘤和早期子宫癌;定性诊断也有限度,例如对卵巢肿瘤,虽能确切显示病灶,但对某些肿瘤定性困难,甚至难与盆腔其他肿瘤或非肿瘤性病变鉴别。

(九)肾上腺

目前公认 CT 是肾上腺病变最佳影像检查方法。

1. **优点**　① 解剖关系明确,易于发现肾上腺肿块、肾上腺增生和肾上腺萎缩,对肾上腺增生、萎缩及小肿块的显示明显优于其他影像学技术;② CT 检查密度分辨力高,能显示肾上腺病变的一些组织特征,如脂肪组织、液体、钙化等成分,因而有助于病变的定性诊断;③ 肾上腺病变类型虽然很多,但能依据其对肾上腺功能的影响与否进行分类,根据不同类型病变的 CT 表现,结合临床症状、体征和实验室检查,多数肾上腺病变经 CT 检查能够作出准确诊断。

2. **限度**　① 对于肾上腺区较大肿块,特别是右肾上腺区者,CT 检查有时难以判断肿块的起源;② 对于肾上腺增生和萎缩的诊断,CT 虽优于其他影像学检查,但当组织学有改变而形态学无明显变化时,仍不能作出诊断;③ 某些非功能性肾上腺肿瘤,CT 定性诊断有困难。

(十)腹膜后间隙

CT 检查时,窗技术使用合适时(一般宜用较宽的窗宽),可以清楚地显示腹膜后间隙及其筋膜,是最有利于腹膜后间隙病变检查的成像技术。特别是多层螺旋 CT 及重建技术可以三维立体地显示病变的空间位置和与邻近脏器的解剖关系。

(十一)骨骼肌肉系统

螺旋 CT 可用于肌肉骨骼的检查,也有其明显的优越性。螺旋 CT 扫描速度快,检查时间短,特别适用于创伤和危重症者及难在较长时间内保持固定姿势的患者。MPR 和三维显示在本系统有独特的应用价值。它可分辨复杂的解剖关系,如肩关节、脊柱、骨盆、腕关节和踝关节等,显示横断面像上不易显示的水平骨折和粉碎性骨折的移位情况,通过不同角度旋转,观察者可以直接看到解剖结构间的空间关系,有利于手术计划的制订。

CT 在多数情况下能较好地显示软组织解剖结构,鉴别软组织感染及肿瘤,能分辨病变范围,通过测量 CT 对脂肪、出血和钙化等可定性,增强扫描了解病变的强化程度和血供情况,有利于疾病定性诊断。

总之,随着计算机技术发展步伐的进一步加快,CT 技术也会发生日新月异的变化。对心脏、胃肠道等过去 CT 检查显得力不从心的部位也在逐步得到比较满意的检查效果,为临床提供更加准确、可靠的诊断依据。从现在看,CT 仍具有非常广阔的发展前景,今后的 CT 会向更加小型化、高科技化、多功能化、以人为本化方向发展。有理由相信,将来 CT 检查技术会为人类的健康事业作出更大的贡献。

(俞咏梅)

第六节 MRI 成 像

磁共振成像(magnetic resonance imaging,MRI)是利用原子核在高强度磁场内发生共振所产生的信号经图像重建的一种成像技术。MRI 是继 CT 和其他成像方法之后,又一个临床诊断领域中的重大突破,促进了医学影像诊断学的发展。从磁共振现象的发现至今,发展极为迅速。由于其特殊的成像方法,各种新的成像技术不断涌现,使其在临床诊断中的作用越来越突出。MRI 对人体无放射性危害,并对人体无任何生物副作用,能对人体任意剖面进行直接成像,无骨密度对图像所造成的伪影,其检查范围基本上覆盖了全身各系统。

【MRI 成像的基本原理】

人体由很多分子组成,分子由原子组成,原子由原子核(氢核)和其周围电子组成,原子核由质子和中子组成,原子核总以一定的频率绕着自己的轴进行高速旋转,称自旋运动,从而产生具有一定大小和方向的磁化矢量(磁矩)。在没有外加磁场时,它们的磁矩是任意指向的,杂乱无章地排列。但如在均匀的强磁场中,质子群磁矩会沿静磁场的方向平行排列。当外加特定射频脉冲进行激发时,质子吸收能力发生共振,使磁矩的方向发生改变,射频脉冲停止,磁矩恢复到原状并释放能量,质子吸收和释放能量的过程称为核磁共振。由于人体各组织的结构不同,磁矩恢复到原状的时间和释放的能量不同,把它们转变为不同的信号送入计算机处理,形成黑白灰阶度不同的磁共振图像。

【MRI 设备】

MRI 设备包括 5 个部分:主磁体;梯度线圈;射频系统;计算机和图像处理系统;辅助设备。

主磁体主要用于提供静磁场,分为常导型、永磁型和超导型三种,目前常用的有超导型磁体和永磁体。场强单位为特斯拉(Tesla,T),分为低场(小于 0.5 T)、中场(0.5~1.5 T)、高场(1.5 T 以上)。

梯度线圈用于产生梯度场,在 MR 成像中用作选层和信息的空间定位。

射频系统用来发射射频脉冲,使磁化的氢质子吸收能量而产生共振。在弛豫过程中氢质子释放能量并发出 MRI 信号,后者被检测系统接收。

模/数转换器、计算机、磁盘等,用于数据处理、图像重建、显示与存储。

【MRI 技术的优势与限度】

(一) 优势

1. 无电离辐射,因而对人体安全、无创。

2. 对脑和软组织分辨力极佳,能清楚地显示脑灰白质、肌肉、肌腱、脂肪及软骨结构,解剖结构和病变形态显示清楚、逼真。

3. 多方位成像,能对检查部分进行横轴、冠状、矢状及任何倾斜方位的层面成像,便于再现体内解剖结构及病变的空间位置和相互关系。

4. 多参数成像。

5. 除了能进行形态学研究外,还能进行功能、组织生化成分等方面的研究。

（二）限度

对带有心脏起搏器或体内带有铁磁性物质的患者的检查受到限制；危重症患者不宜进行检查；对钙化的显示远不如 CT，对病理性钙化为特征的病变诊断困难；对质子密度低的结构如肺、致密骨的细节显示不佳；超高场强设备的噪声、伪影和特殊吸收率引起的问题有待进一步克服；与 CT 相比检查时间相对较长；设备昂贵，检查费用高。

【MRI 基本检查方法】

（一）普通扫描　即血管内不注入对比剂的一般扫描，适用于绝大多数患者，尤其是初诊患者一般均需行普通扫描。普通扫描常规获得 T1WI、T2WI，选用 PDWI、压脂 T2WI 等，对发现病变、全面了解病变情况，有很重要的意义。

（二）增强扫描　即静脉内注入对比剂后的扫描。临床常用的 MRI 对比剂为顺磁性对比剂 Gd‐DTPA。增强扫描是在普通扫描发现病变或可疑有病变后，一般仅选择 T1WI 扫描。

MRI 对比剂 Gd‐DTPA 虽安全、可靠，注入静脉前不需做过敏试验，但仍有过敏反应的个例报道，因此应注意观察患者反应以便及时采取措施。

【MRI 检查的生物安全性】

凡属 MRI 检查禁忌者，如置于心脏起搏器者和体内有金属性（铁磁性）手术夹、支架、假体和假关节者，以及孕三个月以内者和幽闭恐惧症者，均不得进行 MRI 检查。此外，患者、家属和医护人员进入 MRI 检查室时，严禁携带任何如金属发夹、硬币、别针及与 MRI 不相容的等铁磁性物体及医疗器械，否则不但影响图像治疗，且可能导致严重的人身伤害。

【MRI 图像的特点】

（一）灰阶成像　同 CT 一样，MRI 图像也是数字化图像，是重建的灰阶成像。因此具有窗技术显示及可进行各种图像后处理的特点。但反映的是 MRI 信号强度的不同或弛豫时间 T1 和 T2 的长短，而 CT 图像的灰度反映的则是组织密度。

（二）多参数成像　与 CT 检查的单一密度参数成像不同，MRI 检查有多个成像参数的特点。如反映组织间 T1 的差别，为 T1WI；反映组织间 T2 的差别，为 T2WI；反映组织间质子密度的差别则为 PDWI。这样，同一层面就有 T1WI、T2WI 和 PDWI 三种图像。

（三）多种成像序列　MRI 图像能够行多种序列成像。最常应用的是自旋回波（spin echo，SE）序列和快速自旋回波（fast SE，FSE）序列，其他还有如梯度回波（gradient echo，GRE）序列、反转恢复（inversion recovery，IR）序列和平面回波成像（echo planar imaging，EPI）等。

（四）直接获取的多方位断层图像　MRI 可获得人体横断面、冠状面、矢状面及任何方向断面的图像，有利于病变的三维定位。而 CT 则需采用重建的方法才能获得冠状面或矢状面图像。

（五）高的组织分辨力　MRI 图像基于成像原理和多参数、多序列成像的特点，而具有高的组织分辨力。如亚急性出血和脂肪组织在 T1WI、T2WI 上均呈相似的高信号，加用压脂技术，脂肪组织被抑制为低信号，而亚急性出血仍为高信号。高的组织分辨力为 MRI 图像的一个突出优点。

（六）血流成像　基于 MRI 成像原理，流动血液信号表现复杂，取决于流体的流速、流动类型和成像序列等多种因素。对一个层面施加 90°脉冲时，该层面内的质子，包括血管内流动血液的质子，均受到脉冲的激发，中止脉冲后，接收该层面的信号时，血管内血液被激发的质子已流动离开受检层面,接收不到信号,这一现象称为流空现象。血液的流空现象使血管腔不使用对比剂即可显影,是 MRI 成像的一个特点。流空的血管腔呈黑影。

（七）质子弛豫增强效应与对比增强 一些顺磁性使局部产生磁场,可缩短周围质子弛豫时间,此现象为质子弛豫增强效应。这一效应使 MRI 可行对比增强检查。目前临床上最常用的 MRI 对比剂为 Gd-DTPA,常规选用 T1WI 序列。

【MRI 的临床应用】

（一）中枢神经系统 在神经系统应用较为成熟。三维成像使病变定位诊断更为准确,血流成像则可观察病变与血管的关系。对脑干(图 4-6-1)、幕下区、枕大孔区、脊髓(图 4-6-2)及椎间盘病变的显示明显优于 CT。主要表现在脑肿瘤、脑内非肿瘤性病变、脑室与蛛网膜下腔病变、评价肿瘤术后及放疗后的损伤、脊髓与脊柱病变等方面。

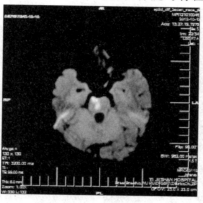

图 4-6-1 脑干区急性脑梗死

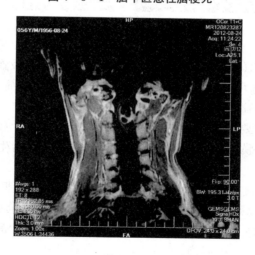

图 4-6-2 C1/2 椎管内髓外硬膜下神经鞘瘤

（二）五官与头颈部 在眼部、鼻窦、内耳、鼻咽、喉与颈部病变方面均比 CT 有明显优势。如水成像技术使膜迷路显示清晰,有助于先天发育异常的诊断;由于流空效应,MRI 可以很容易区分出颈部的血管断面和淋巴结;MRI 能清楚地显示视神经全貌,对视网膜脱离、黑色素瘤有特征性的信号改变。

（三）心血管系统 MRI 可发现心肌梗死的瘢痕、室壁瘤和心腔内血栓;对于肥厚性心肌病及扩张性心肌病的诊断和鉴别诊断，MRI 能提供有价值的信息；在诊断心内及心旁肿块时优于 CT；诊断主动脉夹层优于 CT，不用对比剂即可显示真、假腔及病变范围和发现内膜破口。

（四）胸部　肺疾病的显示效果不如 CT，但纵隔肿瘤的诊断优于 CT。对肺隔离症的诊断优于 CT，MRI 无需使用对比剂，就能极好地显示隔离肺的供血动脉和引流静脉。MRI 对乳腺疾病特别是乳腺癌的诊断现在已经得到认可。

（五）肝胆胰　MRI 对肝脏内局灶性病变有较高的诊断价值。特异性的磁共振超顺磁性造影剂（SPIO）的使用，开辟了肝癌诊断的新途径。对于梗阻性黄疸的诊断 MRI 优于 CT。对于无创性 MRCP 可获得相关的肝脏 MR 断面图像、能直接观察胆总管腔内外病变情况，已基本取代了 ERCP 的诊断价值，但不能取代 ERCP 的治疗作用（图 4-6-3）。但对于胰腺疾病尚不如 CT 的影像清晰。

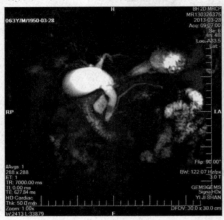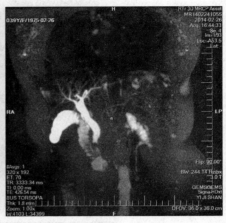

图 4-6-3　MRCP 示胆总管下段结石

（六）泌尿系统　MRI 对肾、输尿管、结石、肿瘤、畸形、梗阻及血管性病变等均可获得清晰图像。磁共振血管成像可对肾血管性病变作出明确诊断，方法简单，无创。磁共振尿路成像对尿路梗阻可作出明确诊断。

（七）盆腔　MRI 主要用于妇科肿瘤及膀胱癌的分期。对于女性生殖系统发育异常的分类、子宫肌瘤及子宫内膜异位的诊断价值大。MRI 对前列腺增生和前列腺癌的鉴别优于常规 X 线、超声及 CT。

（八）肌肉骨关节系统　MRI 对组织分辨力高的优势在骨骼肌肉系统的表现最为突出。能清晰显示肌肉、韧带、肌腱、软骨及液体，可显示肌腱、韧带的全貌，对膝关节半月板的损伤、骨软骨炎、软组织肿瘤、早期股骨头坏死及骨髓系统疾病等诊断，MRI 都有无可替代的作用。MRI 填补了传统检查的肌肉、关节软骨内病变诊断的空白。

近年来，磁共振成像技术发展十分迅速，并日臻完善。已从最初的观测生理和病理条件下在解剖结构以及形态学上的变化，发展到研究生物体的功能与活动机制，特别是随着弥散张量成像、脑功能成像技术的进一步成熟与发展，目前的研究热点已从形态学过渡到功能学，并进一步向分子影像学发展。MRI 在临床上的应用正越来越广泛。

（俞咏梅）

复 习 题

1. 心电图常规导联有哪些?
2. 心电图左室肥厚的特点?
3. 何谓"二尖瓣型 P 波"?
4. 肝硬化声像图有何特点?
5. 原发性肝癌的声像图有哪些特征?
6. 胆囊结石声像图的表现有哪些?
7. 胰腺癌的声像图有何特点?
8. 前列腺癌的超声表现有哪些?
9. X 线防护的基本措施有哪些?
10. X 线图像的特点有哪些?
11. X 线诊断意见包括哪几种?
12. 介入放射学的基本概念是什么?
13. 介入放射学的主要应用范围是什么?
14. CT 的特点是什么?
15. CT 的优势和限度有哪些?
16. MRI 技术的优势与限度有哪些?
17. MRI 图像的特点有哪些?

第五章 病历书写

第一节 住院病历的格式及内容

【一般项目】

包括姓名,性别,年龄,婚姻,出生地,民族,职业,工作单位,住址,入院日期、时间(应注明时、分)。

【主诉】

指促使患者就诊的最主要症状或体征及持续时间,能导致第一诊断。主诉应简明精炼,不超过 20 个字。确实无症状(体征)的,实验室检查异常也可直接描述,如体检发现血压升高 1 个月。

【现病史】

围绕主诉按时间顺序书写,内容应包括:

(一)起病情况:患病时间、起病急缓、前驱症状、可能的病因和诱因。

(二)主要症状的特点:包括主要症状出现的部位、性质、持续时间、程度以及加重或缓解的因素。

(三)病情的发展与演变:包括主要症状的变化和新近症状的变化。

(四)伴随症状:各种伴随症状出现的时间、特点及其演变过程,各伴随症状之间,特别是与主要症状之间的相互关系。

(五)与鉴别诊断有关的阴性资料。

(六)诊疗经过:简明扼要描述何时、何处就诊,作过何种检查,诊断何病,经过何种治疗及效果。

(七)发病以来一般情况:目前的食欲、大小便、精神、体力、睡眠、体重改变等情况。

【既往史】

(一)预防接种及传染病史。

(二)药物及其他过敏史。

(三)手术、外伤史及输血史。

(四)过去健康状况及疾病的系统回顾。

呼吸系统:咳嗽、咳痰、呼吸困难、咯血、发热、盗汗等。

循环系统:气促、心悸、发绀、心前区痛、晕厥、咯血、水肿等。

消化系统:腹胀、嗳气、反酸、腹痛、呕血、便血、黄疸和腹泻、便秘史等。

泌尿系统:尿频、尿急、尿痛、排尿不畅、尿色(洗肉水样或酱油色)、清浊度、水肿等。

造血系统:头晕、乏力、皮肤或黏膜瘀点、紫癜、血肿、反复鼻出血、牙龈出血等。

内分泌系统及代谢系统:怕热、畏寒、多汗、烦渴、多饮、食欲异常、多尿、体重变化等。

神经精神系统:头痛、失眠或意识障碍、晕厥、痉挛、瘫痪、感觉及运动异常等。

肌肉骨骼系统:关节肿痛、运动障碍、肢体麻木、痉挛、萎缩、瘫痪史等。

【个人史】

（一）出生地及居留地　有无血吸虫病疫水接触史,是否到过其他地方病或传染病流行地区及其接触情况。

（二）生活习惯及嗜好　有无特殊嗜好(烟、酒、常用药品、麻醉毒品)。

（三）职业和工作条件　有无工业毒物、粉尘、放射性物质接触史。

（四）冶游史　有无婚外性行为,有无患过下疳、淋病、梅毒等。

【婚姻史】

记录未婚或已婚,结婚年龄、配偶健康状况等。

【月经、生育史】

月经史记录格式如下:

$$初潮年龄\frac{行经期天数}{月经周期天数}末次月经时间(或绝经年龄)$$,并记录月经量、颜色,有无血块、痛经等情况。生育情况按下列顺序写明:足月分娩数—早产数—流产或人流数—存活数。

【家族史】

（一）父母、兄弟、姐妹及子女的健康情况,有否患有与患者同样的疾病。

（二）有无家族性遗传性疾病,如高血压病、血友病等。

【体格检查】

包括:体温(℃),脉搏(次/分),呼吸(次/分),血压(mmHg、kPa)。

一般状况:

发育(正常、异常),营养(良好、中等、不良、肥胖),神志(清楚、淡漠、模糊、昏睡、谵妄、昏迷),体位(自主、被动、强迫),面容与表情(安静,忧虑,烦躁,痛苦,急、慢性病容或特殊面容),检查能否合作。

皮肤、黏膜:

颜色(正常、潮红、苍白、发绀、黄染、色素沉着),温度,湿度,弹性,有无水肿、皮疹、瘀点、紫癜、皮下结节、肿块、蜘蛛痣、肝掌、溃疡和瘢痕,毛发的生长及分布。

淋巴结:

全身或局部淋巴结有无肿大(部位、大小、数目、硬度、活动度或粘连情况,局部皮肤有无红肿、波动、压痛、瘘管、瘢痕等)。

头部及其器官:

头颅大小、形状,有无肿块、压痛、瘢痕,头发(量、色泽、分布)。

眼眉毛(脱落、稀疏),睫毛(倒睫),眼睑(水肿、运动、下垂),眼球(凸出、凹陷、运动、斜视、震颤),结膜(充血、水肿、苍白、出血、滤泡),巩膜(黄染),角膜(云翳、白斑、软化、溃疡、瘢痕、反射、色素环),瞳孔(大小、对称或不对称、对光反射及调节与辐辏反射)。

耳有无畸形、分泌物、乳突压痛、听力。

鼻有无畸形。鼻翼扇动、分泌物、出血、阻塞,有无鼻中隔偏曲或穿孔和鼻窦压痛等。

口腔　气味,有无张口呼吸,唇(畸形、颜色、疱疹、皲裂、溃疡、色素沉着),牙齿(龋齿、缺齿、义齿、残根、斑釉齿),牙龈(色泽、肿胀、溃疡、溢脓、出血、铅线),舌(形态、舌质、舌苔、溃疡、运动、震颤、偏斜），颊黏膜（发疹、出血点、溃疡、色素沉着），咽（色泽、分泌物、反射、悬雍垂位置），扁桃体（大小、充血、分泌物、假膜），喉（发音清晰、嘶哑、喘鸣、失音）。

颈部：

对称，强直，有无颈静脉怒张，肝颈静脉回流征，颈动脉异常搏动，气管位置，甲状腺（大小、硬度、压痛、结节、震颤、血管杂音）。

胸部：

胸廓（对称、畸形，有无局部隆起或塌陷、压痛），呼吸（频率、节律、深度），乳房（大小，乳头，有无红肿、压痛、肿块和分泌物），胸壁有无静脉曲张、皮下气肿等。

肺：

视诊　呼吸运动（两侧对比），有无肋间隙增宽。

触诊　呼吸活动度、语颤（两侧对比），有无胸膜摩擦感等。

叩诊　叩诊音（清音、过清音、浊音、实音、鼓音及其部位），肺下界及肺下界移动度。

听诊　呼吸音（性质、强弱，异常呼吸音及其部位），有无干、湿性啰音和胸膜摩擦音，语音传导（增强、减弱、消失）等。

心：

视诊　心前区隆起，心尖搏动或心脏搏动位置，范围和强度。

触诊　心尖搏动的性质及位置，有无震颤（部位、时期）和心包摩擦感。

叩诊　心脏左、右浊音界，可用左、右第 2、3、4、5 肋间距正中线的距离（cm）表示。须注明左锁骨中线距前正中线的距离（cm）。

听诊　心率，心律，心音的强弱，P_2 和 A_2。强度的比较，有无心音分裂、额外心音、杂音（部位、性质、时期、强度、传导方向以及与运动、体位和呼吸的关系；收缩期杂音强度用 6 级分法，如描述 3 级收缩期杂音，应写作"3/6 级收缩期杂音"；舒张期杂音分为轻、中、重三度）和心包摩擦音等。

桡动脉脉搏频率，节律（规则、不规则、脉搏短绌），有无奇脉和交替脉等，搏动强度，动脉壁弹性，紧张度。

周围血管征有无毛细血管搏动、射枪音、水冲脉和动脉异常搏动。

腹部：腹围（腹水或腹部包块等疾病时测量）。

视诊　形状（对称、平坦、膨隆、凹陷），呼吸运动，胃肠蠕动波，有无皮疹、色素、条纹、瘢痕、腹壁静脉曲张（及其血流方向），疝和局部隆起（器官或包块）的部位、大小、轮廓，腹部体毛。

触诊　腹壁紧张度，有无压痛、反跳痛、液波震颤、肿块（部位、大小、形状、硬度、压痛、移动度、表面情况、搏动）。

肝脏　大小（右叶以右锁骨中线肋下缘，左叶以前正中线剑突下至肝下缘多少厘米表示），质地（Ⅰ度：软；Ⅱ度：韧；Ⅲ度：硬），表面（光滑度），边缘，有无结节、压痛和搏动等。

胆囊　大小，形态，有无压痛、Murphy 征。

脾脏　大小，质地，表面，边缘，移动度，有无压痛、摩擦感，脾脏明显肿大时以二线测量法表示。

肾脏　大小、形状、硬度、移动度、有无压痛。

膀胱　膨胀、肾及输尿管压痛点。

叩诊　肝上界在第几肋间，肝浊音界（缩小、消失），肝区叩击痛，有无移动性浊音、高度鼓音、肾区叩击痛等。

听诊　肠鸣音（正常、增强、减弱、消失、金属音），有无振水音和血管杂音等。

肛门、直肠：

视病情需要检查。有无肿块、裂隙、创面。直肠指诊（括约肌紧张度，有无狭窄、肿块、触痛、指套染血；前列腺大小、硬度，有无结节及压痛等）。

外生殖器：

根据病情需要作相应检查。

男性　包皮，阴囊，睾丸，附睾，精索，有无发育畸形、鞘膜积液。

女性　检查时必须有女医护人员在场，必要时请妇科医生检查。包括外生殖器（阴毛、大小阴唇、阴蒂、阴阜）和内生殖器（阴道、子宫、输卵管、卵巢）。

脊柱：

活动度，有无畸形（侧凸、前凸、后凸）、压痛和叩击痛等。

四肢：

有无畸形，杵状指（趾），静脉曲张，骨折及关节红肿、疼痛、压痛、积液、脱臼、强直，水肿，肌肉萎缩，肌张力变化或肢体瘫痪等，记录肌力。

神经反射：

生理反射浅反射（角膜反射、腹壁反射、提睾反射）。

深反射（肱二头肌、肱三头肌及膝腱、跟腱反射）。

病理反射巴彬斯奇征（Babinski 征）、奥本汉姆征（Oppenheim 征）、戈登征（Gordon 征）、查多克征（Chaddock 征）、霍夫曼征（Hoffmann 征）。

脑膜刺激征颈项强直、凯尔尼格征（Kernig 征）、布鲁津斯基征（Brudzinski）。

必要时作运动、感觉等及神经系统其他特殊检查。

【专科情况】

外科、耳鼻咽喉科、眼科、妇产科、口腔科、介入放射科、神经精神等专科需写"外科情况""妇科检查"……主要记录与本专科有关的体征。

【实验室及器械检查】

记录与诊断相关的实验室及器械检查结果及检查日期，包括患者入院后 24 小时内应完成的检查结果，如血、尿、粪常规和其他有关实验室检查，X 线、心电图、超声波、肺功能、内镜、CT、血管造影、放射性核素等特殊检查。

如系在其他医院所作的检查，应注明该医院名称及检查日期。

【病历摘要】

简明扼要、高度概述病史要点，体格检查、实验室及器械检查的重要阳性和具重要鉴别意义的阴性结果，字数以不超过 300 字为宜。

【诊断】

诊断名称应确切，分清主次，顺序排列，主要疾病在前，次要疾病在后，并发症列于有关主病之后，伴发病排列在最后。诊断应尽可能地包括病因诊断、病理解剖部位和功能诊断。对一时难以肯定诊断的疾病，可在病名后加"？"。一时既查不清病因，也难以判定在形态和功能方面改变的疾病，可暂以某症状待诊或待查，并应在其下注明 1～2 个可能性较大或待排除疾病的病名，如"发热待查，肠结核？"。

（一）初步诊断　入院时的诊断一律写"初步诊断"。初步诊断写在住院病历或入院记录末页中线右侧。

（二）入院诊断　住院后主治医师第一次查房所确定的诊断为"入院诊断"。入院诊断写在初步诊断的下方，并注明日期；如住院病历或入院记录系主治医师书写，则可直接写"入院诊断"，而不写"初步诊断"。入院诊断与初步诊断相同时，上级医师只需在病历上签名，则初步诊断即被视为入院诊断，不需重复书写入院诊断。

（三）修正诊断（包含入院时遗漏的补充诊断）　凡以症状待诊的诊断以及初步诊断、入院诊断不完善或不符合，上级医师应作出"修正诊断"，修正诊断写在住院病历或入院记录末页中线左侧，并注明日期，修正医师签名。

住院过程中增加新诊断或转入科对转出科原诊断的修正，不宜在住院病历、入院记录上作增补或修正，只在接收记录、出院记录、病案首页上书写，同时于病程记录中写明其依据。

【医师签名或盖章】

在初步诊断的右下角签全名，字迹应清楚易认。上级医师审核签名应在署名医师的左侧，并以斜线相隔。

（杨浩）

第二节　住院期常用医疗文件

【入院记录】

入院记录由住院医师（或床位医师）书写，其内容和要求原则上与住院病历相同，但应简明扼要，重点突出，必须 24 小时内完成。其主诉、现病史与住院病历相同，其他病史（如既往史、个人史、月经生育史、家族史）和体格检查可以简明记录，免去系统回顾、摘要等。

【病程记录】

病程记录是指继住院病历或入院记录后，经治医师对患者病情诊疗过程所进行的连续性记录。内容包括患者的病情变化、重要的检查结果及临床意义、上级医师查房意见、会诊意见、医师分析讨论意见、所采取的诊疗措施及效果、医嘱更改及理由、向患者及其近亲属告知的重要事项等。病程记录除了要真实及时外，还要有分析判断和计划总结，注意全面系统、重点突出、前后连贯。病程记录的质量可反映出医疗水平的高低。

病程记录的书写应另起一页，并在第一横行适中位置标明"病程记录"。书写病程记录时首先标明记录日期，另起一行记录具体内容；记录结束后签名不另起一行。病程记录由经治医师书写为主，但上级医师必须有计划地进行检查，作必要修改和补充并签字。对病危患者应根据病情变化随时书写病程记录，每天至少一次，记录时间应具体到分钟。病重患者，至少 2 天记录一次病程记录。病情稳定患者，至少 3 天记录一次病程记录。手术后患者应连续记录 3 天，以后视病情要求进行记录。从记录内容来看，可以分为一般病程记录和特殊病程记录两大类。

（一）一般病程记录　内容可包括：

1. 患者自觉症状、情绪、心理状态、饮食、睡眠、大小便情况，可根据病情需要有针对性地记录。

2. 病情变化，症状、体征的改变或有何新的发现，各项实验室及器械检查结果，以及对这些结果的分析、判断和评价。

3. 各种诊疗操作的记录,如胸腔穿刺、腹腔穿刺、骨髓穿刺、腰椎穿刺、内镜检查、心导管检查、起搏器安置、各种造影检查等。

4. 对临床诊断的补充或修正以及修改临床诊断的依据。

5. 治疗情况,用药理由及反应,医嘱变更及其理由。

6. 上级医师在查房时对患者病情、诊断、鉴别诊断、当前治疗措施疗效的分析及下一步诊疗意见的记录,属于病程记录的重要内容,代表上级医生及本医院的医疗水平。

① 书写上级医师查房记录时,应在记录日期后,注明上级医师的姓名及职称。

② 下级医师应如实记录上级医师的查房情况,记录内容应包括对病史和体征的补充、诊断依据、鉴别诊断的分析和诊疗计划。

③ 主治医师首次查房的记录至少应于患者入院 48 小时内完成;主治医师常规查房记录间隔时间视病情和诊治情况确定;对疑难、危重抢救病例必须及时有科主任或具有副主任医师以上专业技术任职资格医师查房的记录。

(二)特殊病程记录　一些病程记录的内容需要单独书写,不与其他内容相混,包括:

1. 首次病程记录　系指患者入院后由经治医师或值班医师书写的第一次病程记录(不需另外列题),应当在患者入院后 8 小时内完成,注明书写时间。摘要记述和分析疾病特征,提出诊断依据及诊断,制订诊疗计划,写明即予施行的诊疗措施。

2. 疑难病例讨论记录　指对于危重或诊治有困难的病例,由科主任或副主任医师以上医师组织有关医务人员对患者的诊断治疗进行讨论的记录,内容包括讨论时间、主持人、参加人员的姓名和职称以及讨论意见。

3. 会诊申请和会诊记录　会诊记录系指患者在住院期间需要他科(院)医师协助诊疗时,分别由申请医师和会诊医师书写的记录,申请会诊记录内容包括简要病史、体征、重要实验室和器械检查资料、拟诊疾病、申请会诊的理由和目的。会诊单的书写应简明扼要。书写时应注意:

① 会诊申请内容由经治医师书写,主治医师审签,院外会诊需经科主任或主任医师审签。在病程记录中应在横行列出"请×科会诊记录"标题。

② 会诊记录内容应包括会诊日期及时间、会诊医师对病史及体征的补充、对病情的分析、诊断和进一步检查治疗的意见,会诊医师签名。内容可记入病程记录页内,应在横行列出"×科会诊记录"标题。

③ 多科或多人的会诊记录由经治医师负责整理,详细书写于病程记录上,并记录参加会诊的人员姓名、职称及单位,主持人审核签名。

4. 转出(入)记录　系指患者住院期间需转科时,经转入科室会诊并同意接收后,由转出科室和转入科室经治医师分别书写的记录。

1) 转出记录应由转出科室经治医师在患者转出科室前书写完成(紧急情况下除外)。转出记录的内容包括入院日期、转出日期,患者姓名、性别、年龄,病历摘要,入院诊断,诊疗经过,目前情况,目前诊断,转科目的,提请接收科室注意的事项。

2) 转入记录由转入科室医师于患者转入后及时书写,最迟不超过 24 小时。另立专页,并在横行适中位置标明"转入记录",转入记录内容包括入院日期,转入日期,患者姓名、性别、年龄,转入前病情,转入原因,转入本科后的问诊、体检及重要检查结果,转入后的诊断及治疗计划。

5. 交(接)班记录　交(接)班记录系指患者经治医师发生变更之际,交班医师和接班医师分别对患者病情及诊疗情况进行简要总结的记录。交班记录应当在交班前由交班医师书写完成;接班记录应当由接班医师于接班后 24 小时内完成。

① 交班记录紧接病程记录书写,接班记录紧接交班记录书写,不另立专页,但需在横行适中位置标明"交班记录"或"接班记录"字样。

② 交班记录应简明扼要地记录患者的主要病情、诊断治疗经过、手术患者的手术方式和术中发现,计划进行而尚未实施的诊疗操作、特殊检查和手术,患者目前的病情和存在问题,今后的诊疗意见,解决方法和其他注意事项。

③ 接班记录应在复习病历及有关资料的基础上,再重点询问和体格检查,力求简明扼要,避免过多重复,着重书写今后的诊断、治疗的具体计划和注意事项。

6. 阶段小结　患者住院时间较长,病情有重大转折或超过一个月者可作阶段小结。内容包括入院日期、小结日期、患者姓名、性别、年龄、主诉、入院情况、入院诊断、诊治经过、目前诊断、目前情况和诊疗计划。

7. 抢救记录　当患者病情危重时,抢救过程需要书写记录,由参加抢救的医师在抢救结束后 6 小时内据实补记。内容包括病情变化时间和情况、抢救时间、抢救措施、参加抢救的医务人员姓名及职称。

8. 手术前讨论记录　系指患者病情较重或手术难度较大及新开展的手术,对拟实施手术方式和术中可能出现的问题及应对措施所作的讨论记录。

9. 术前小结　患者施行手术前需作小结,重点记录术前病情,手术治疗的理由,拟行何种手术,术中术后可能出现的情况估计及对策。手术前小结由经治医师书写,主治医师审签,紧接病程记录。但需在横行适中位置标明"手术前小结"。

10. 麻醉记录　指麻醉医师在手术过程中施行麻醉的经过和处理情况。内容包括患者一般情况、麻醉前用药、术前诊断、术中诊断、麻醉方式、麻醉期间用药、手术中患者出现的异常情况和处理经过、手术起止时间、麻醉效果及麻醉医师签名。

11. 手术记录　指手术过程的记录,应在手术后。记录内容应包括手术 24 小时内完成,由手术者书写并签名。特殊情况下由第一助手书写时,应手术者签名。内容包括日期、时间,术前诊断,术中诊断,手术名称,手术医师,麻醉方法及麻醉医师等基本项目和详细的手术经过。

12. 手术后病程记录　第一次手术后病程记录由手术者或第一助手于手术后及时书写。

13. 出(转)院记录　系经治医师对患者此次住院期间诊疗情况的总结,在患者出(转)院时及时完成。内容包括:

① 基本情况　姓名、性别、年龄、婚姻、职业、住院号、入院日期、出(转)院日期、入院诊断、出(转)院诊断、住院天数。

② 入院时情况　主要症状、体征,有诊断意义的实验室检查和器械检查的结果及检查号码(X 线号、病理检查号等)。

③ 诊疗经过　住院期间病情变化,检查治疗经过,手术日期及手术名称,切口愈合情况。

④ 出(转)院时情况　包括出(转)院时存在的症状、体征、实验室检查及其他检查的阳性结果。

　　⑤ 出(转)院诊断及各诊断的治疗结果(治愈、好转、未愈、其他),或转院诊断及转院原因。

　　⑥ 出院医嘱　继续治疗(药物、剂量、用法、疗程期限),休息期限。复诊时限,注意事项;或转院时病情及注意事项。

　　⑦ 门诊随访要求。

　　14. 死亡记录　指经治医师对患者住院期间诊疗和抢救经过所作的记录,应当在患者死亡后 24 小时内完成。内容包括入院日期、死亡时间、入院情况、入院诊断、诊疗经过(重点记录病情演变、抢救经过)、死亡原因、死亡诊断等。记录死亡时间应具体到分钟。

(杨浩)

复　习　题

　　1. 现病史的内容有哪些? 如何书写?

　　2. 完整的诊断包括哪些?

第六章　外科学基础

第一节　概　　述

【外科学的范畴】

外科学(surgery)是人类在和疾病的长期斗争中逐渐发展形成的医学科学,在发展过程中随着情况的变化而不断地发生更新变化。现代外科学,不仅包括人体各系统、各器官疾病的诊断、治疗以及预防的知识和技能,而且注重疾病的发生、发展规律的研究。随着科技的进步和医学科学的快速发展,外科治疗已经深入到人体的各个体腔和脏器,手术(包括手法)是外科的重要特征。学习外科学就是学习外科疾病的所有知识,包括疾病的病因、病理、临床表现、诊断与鉴别诊断、治疗、预后等。随着医学科学的发展和诊疗方法、技术的改进,外科学的范畴也将会不断地更新变化。

外科疾病(surgical diseases)是指需要通过手术或手法处理获得最佳治疗效果的疾病。根据病因,外科疾病大致可分为五类:

(一)损伤

由暴力或其他致伤因子导致的人体组织结构破坏和功能障碍,如肝脾破裂、骨折、烧伤等,需要手术或其他外科处理,达到修复组织和恢复功能的目的。

(二)感染

致病微生物侵袭人体,导致组织、器官的损害、破坏,发生坏死和脓肿,这类局限的感染病灶适宜于手术治疗,如坏疽阑尾的切除、肝脓肿的切开引流等。

(三)肿瘤

绝大多数的肿瘤需要手术。良性肿瘤切除后多可以治愈;对恶性肿瘤,手术能达到根治、改善生存质量、延长生存期、减轻症状的效果。

(四)畸形

先天性畸形,如唇裂腭裂、先天性心脏病、先天性直肠肛管畸形等,需手术治疗。后天性畸形,如烧伤后瘢痕挛缩,也多需要手术,以恢复功能和改善外观。

(五)其他

空腔脏器梗阻如肠梗阻、尿路梗阻等;结石引起的疾病如胆石症、肾结石等;血液循环障碍如下肢静脉曲张、门静脉高压症等;寄生虫病如胆道蛔虫症等;内分泌功能失常如甲状腺和甲状旁腺功能亢进等,也常需手术治疗。

【现代外科学发展】

现代外科学是以循证医学为准则,以实验医学为基础,以影像学和生物化学检测技术为工具,以微创外科和内镜外科为技术发展方向,以外科学与组织工程、材料、信息技术的融合为新的学科增长,这些因素使得现代外科学具有广泛而深刻的丰富内涵。

外科学最早是建立在手术技术基础上的,随着外科学的发展,手术技术迅速提高,外科疾病的治疗观念也在不断地发生变化。循证医学在外科学的应用原则是:根据患者病情的需要,尤其是以患者的生存时间和生活质量作为治疗的目标来选择手术方式,以达到最好的治疗效果。如乳腺癌的保乳手术,直肠癌的保留肛门、保留植物神经手术等。

实验外科学的发展,对外科疾病的诊断、治疗、预后判断及预防等具有重要的指导作用。基础研究在外科领域的迅速发展为新方法、新技术、新材料的形成和应用提供了坚实的基础。分子生物学研究的不断深入,则对疾病的早期诊断、治疗、预后判断等提供了更加科学的方法。

现代影像学技术的日益更新,促进了外科学领域的长足进步,并孕育出新的外科学专科,如微创外科、内镜外科等。

微创概念引入现代外科学带动了内镜手术、腔镜手术的高速发展和手术的微创化,同时也推动了微创外科手术器械和设备的研发与进步,有力地推动了微创外科手术技术的发展和手术范围的进一步拓展。目前,以内镜手术、腔镜手术为代表的微创外科已拓展到外科的各个领域,微创外科的新术式、新技术不断涌现,显微化、替代化、局限化是现代外科发展的必然趋势。微创外科的不断发展和完善,将对现代医学的发展起到重要的推动作用。

(陈斌)

第二节　无　菌　术

无菌术(asepsis)是针对微生物及其感染途径所采取的一系列预防措施,其内容包括灭菌、消毒、操作规程及管理制度。灭菌是杀灭包括芽胞在内的一切活的微生物。消毒则是杀灭病原微生物和其他有害微生物,但不要求清除或杀灭所有微生物(如芽胞)。无菌术则要求杀灭所有病原微生物和其他有害微生物。

近年来,层流手术室的建立、环氧乙烷和等离子气体灭菌的使用,显著提高了灭菌、消毒的效果,为保障医疗质量和医疗安全起到了重要的作用。

【手术器械、物品的灭菌、消毒法】

(一)高压蒸汽法　此种灭菌法应用普遍,效果可靠,适用于能耐高温的医用物品。包括手术器械、消毒用品及布类敷料等的灭菌,但各类物品的灭菌时间有所不同。

高压蒸汽灭菌器分为下排气式和预真空式两种。下排气式灭菌器的灭菌原理是蒸汽进入灭菌室,在灭菌室内积聚使压力增高,室内的温度也随之升高。当高压蒸汽达到一定的温度和时间,即可杀灭包括细菌芽胞在内的一切微生物。预真空式蒸汽灭菌器的灭菌原理是抽吸灭菌器内的空气至真空状态,经管道将蒸汽输入消毒室,从而保证消毒室内的蒸汽均匀分布,同时缩短灭菌时间。

(二)煮沸法　此方法简单易行,适用于金属器械、玻璃制品等。水煮沸至 100 ℃并持续 15～20 分钟,可杀灭一般细菌,但带芽胞的细菌需煮沸 1 小时以上才能被杀灭。

(三)化学气体灭菌法　适用于不耐高温、湿热的医用材料的灭菌,如光学仪器、电子仪器、内镜、导尿管、心导管等。主要方法包括:① 环氧乙烷气体法;② 过氧化氢等离子体低温法;③低温甲醛蒸气法。

（四）药液浸泡法　适用于锐利手术器械、内镜等不适于热力灭菌的器械。临床上常用2%中性戊二醛溶液浸泡30分钟即可达到消毒效果,灭菌则需要10小时。其他浸泡液包括10%甲醛溶液、70%乙醇溶液、1∶1000苯扎溴铵（新洁尔灭）溶液、1∶1000氯己定（洗必泰）溶液等。

（五）干热灭菌法　主要适用于耐热、不耐湿,蒸汽或气体不容易穿透的物品,如玻璃、油剂、粉剂等物品的灭菌。

（六）电离辐射法　主要用于药物、无菌医疗耗材的灭菌。

【手术人员和患者手术区域的准备】

（一）手术人员的术前准备　包括一般准备、外科手消毒、穿无菌手术衣和戴无菌手套。

1. 一般准备　手术人员进入手术室后,首先要穿洗手衣和清洁鞋子,戴帽子和口罩,剪短指甲。手或臂部皮肤有破损或有感染者,不能参加手术。

2. 外科手消毒　人体皮肤表面存在微生物群落,分为常居菌落和暂居菌落,前者存在于皮肤皱褶内和毛孔等处,不易去除;后者附着于皮肤表面,容易去除。外科手消毒能清除几乎所有的暂居菌落和部分常居菌落。手臂的消毒包括清洁和消毒两个步骤:先用肥皂液或洗手液按照"六步洗手法"对手及手臂作刷洗,然后用消毒剂作皮肤消毒。

3. 穿无菌手术衣和戴无菌手套　手臂消毒后,进入手术室穿无菌手术衣,戴无菌手套。

（二）患者手术区的准备　目的是清除手术切口部位及其周围皮肤上的暂居菌,抑制常居菌的移动,尽量减少手术部位发生感染。

传统的皮肤消毒是用2.5%～3%碘酊擦拭皮肤,待碘酊干后用70%的酒精擦拭两遍脱碘。涂擦消毒剂时,应由手术区域中心部位向四周逐渐涂擦。如为会阴、肛门部位手术,则应由手术区域外周向中心擦拭。消毒范围包括手术切口周围15 cm的区域。目前已有各种新型皮肤消毒剂,因对皮肤刺激性小、消毒抑菌作用持久而被广泛应用。

手术区域消毒后,需铺无菌布单,原则是手术切口周围至少铺盖四层无菌布单。无菌布单铺设完成后,只能由手术区向外移动,不能由外向内移动。大单的头端应超过麻醉架,两侧和足端应垂下超过手术台边缘30 cm为宜。

【手术相关的无菌原则】

在手术过程中,必须始终保持无菌环境,否则手术区域就有可能会受到污染,从而引起伤口及深部感染。因此,在手术过程中必须严格执行无菌操作规程,包括:

（一）手术过程中,手术人员的个人无菌区为肩部以下、腰部以上的身前区及双侧手臂。手术台铺设无菌单后,手术台面范围也是无菌区域。手术人员严禁接触无菌区域以外的部位,当无菌区域被污染时,应立即更换无菌单或重新消毒。

（二）滑落到无菌单或手术台边以外的器械物品,视为污染物。严禁在手术人员的背后传递手术器械和物品。

（三）术前应仔细清点手术器械、物品、敷料等。关闭切口前,必须核对器械、物品、敷料等准确无误,以免造成遗留。

（四）切口边缘要用无菌单铺盖,仅暴露手术切口。

（五）切开空腔脏器之前,应以纱布垫保护好周围组织器官,以防止或减少空腔脏器内容物造成的污染。

（六）在手术过程中,同侧手术人员如需调换站位,应背靠背地转身到达另一站位,以防止触碰对方背部非无菌区域。

（七）对可能污染的物品，按照污染物处理。

（陈斌）

第三节 外科休克

休克（shock）是一种由多种病因引起，最终使机体有效循环血量下降，导致组织灌注不足、细胞代谢紊乱和功能受损及器官功能障碍的综合征。休克的本质是机体氧供给不足和需求增加，其病理生理变化是从机体组织灌注不足向多器官功能发生障碍的连续过程。

【分类】

休克通常分为五类，分别为低血容量性休克、感染性休克、心源性休克、过敏性休克、神经源性休克。其中最常见的外科休克有低血容量性休克和感染性休克。

【病理生理】

休克时的病理生理变化主要为微循环的变化、代谢变化和内脏器官的功能变化等。

（一）微循环的变化

1. 微循环收缩期 属于休克早期，临床在此期为休克代偿期。由于有效循环血量锐减，血管内压力降低，此时机体通过一系列代偿机制调节，外周（如皮肤、骨骼肌）和内脏（如肝、脾、胃肠）的小血管和微血管的平滑肌包括毛细血管前括约肌强烈收缩，动静脉间短路开放，结果流经毛细血管的血液减少，静脉回心血量有所增加，血压不变。脑动脉和心冠状动脉收缩不明显，故脑、心等重要器官的血流灌注可以得到保证。若积极复苏并去除病因，该时期休克较容易得到纠正。

2. 微循环扩张期 临床在此期为休克抑制期。如果休克持续进展，组织会因为缺氧致酸性代谢产物增多。酸中毒会致毛细血管前括约肌舒张，而毛细血管后括约肌对酸中毒的耐受性较大，仍处于收缩状态，结果大量血液滞留在毛细血管内，使循环血量大减，进一步降低回心血量，致心排出量持续下降，血压下降，心、脑器官的血流灌注不足，休克加重。

3. 微循环衰竭期 病情进一步发展，便进入了不可逆性休克时期。滞留在微循环内的血液处于高凝状态，又进一步在血管内形成微血栓，致使弥散性血管内凝血。此时，细胞缺氧更加严重，造成细胞自溶，并且损害周围其他细胞，引起大片组织坏死，整个器官乃至多个器官功能受损。

（二）代谢的变化

休克时主要表现为有氧代谢和能量代谢障碍。

1. 有氧代谢障碍 由于组织灌注不足，细胞缺氧，发生无氧糖代谢，致 ATP 减少、乳酸增多。随着细胞氧供减少，体内发生乳酸聚集，最终致重度酸中毒。当 pH<7.2 时，心血管对机体调节反应性降低，表现为心跳减慢、血管扩张和心排出量下降。

2. 能量代谢障碍 休克时机体处于应激状态，机体儿茶酚胺和肾上腺皮质激素明显升高，从而抑制蛋白质合成，蛋白质分解却增加。若具有特殊功能的酶类蛋白质被分解，则不能完成正常的生理过程，从而造成多器官功能障碍；糖异生速率加快、糖利用速率减慢，导致高血糖；脂肪组织在应激状态下分解增强，这能减少蛋白质分解，有利于保存机体蛋白质。

（三）内脏器官的变化

休克可致内脏器官功能障碍，最终衰竭。肺、肾、心的功能衰竭是造成休克死亡的三大主要原因。

1. 肺　肺组织低灌注与缺氧，使毛细血管内皮细胞和肺泡上皮细胞受损，从而造成肺间质水肿、肺泡萎陷、肺不张，严重可导致急性呼吸窘迫综合征（ARDS）。

2. 肾　肾组织灌注不足，使肾滤过率明显下降而发生少尿。当肾小管缺血坏死时，可发生急性肾衰竭。

3. 心　休克早期通常无心功能异常，但后期严重的缺氧与酸中毒，导致心肌损害，影响心功能。

4. 脑　休克早期，脑组织灌注不受影响，后期因灌注压和血流量下降导致脑缺氧，造成脑水肿和颅内高压。患者可出现意识障碍，严重者可发生脑疝、昏迷。

5. 胃肠道　灌注不足致肠黏膜遭受缺血性损伤，肠黏膜屏障功能因此受损，细菌移位和内毒素移位，形成肠源性感染。这会导致休克进行性加重，诱发多器官功能不全或衰竭。

6. 肝　灌注不足致肝合成与代谢功能障碍、肝小叶中心坏死、释放炎症介质，加重休克。

【临床表现】

按休克的病程发展分为休克代偿期和休克抑制期。主要表现的是神志、皮温与色泽、血压、脉搏和尿量的变化。

（一）休克代偿期：主要表现为中枢神经系统兴奋性提高和交感-肾上腺髓质系统兴奋。表现为精神紧张，烦躁不安；皮肤苍白，四肢厥冷；心率或脉率加快，但＜100 次／分。收缩压变化不大，但舒张压升高；尿量减少，但仍在正常范围。

（二）休克抑制期：兴奋性表现逐渐转为抑制性表现，其他表现的异常程度加重。表现为淡漠、嗜睡、昏迷；皮肤紫绀、湿冷；脉搏增快、细速，血压下降、血压测不到；少尿、无尿。

【诊断要点】

关键是早期发现和早期治疗。凡是遇到严重损伤、大量出血、过敏病史、心脏病史、重度感染应想到休克可能。临床观察中，根据患者神志、皮温与色泽、血压、脉搏和尿量的变化进行判断。

【外科常见休克的类型和处理原则】

（一）低血容量性休克

常见的原因是机体大量出血或体液丢失，导致有效循环血量的绝对量大幅减少。由大血管或脏器出血引起的休克称为失血性休克；各种损伤或大手术后同时具有失血及血浆丢失而发生的休克称为创伤性休克。

低血容量休克的临床表现多较典型，主要有神志、皮肤、脉搏、血压和尿量变化等表现。治疗本型休克的关键是充分补充血容量和制止继续失血与失液。

1. 补充血容量　一般根据血压和脉率的变化估计失血量。补充血容量时，并不需要补充全部丢失的血量。可自静脉内快速滴注等渗盐水或平衡盐溶液。若血红蛋白浓度大于 100 g/L 可不输血，低于 70 g/L 可输血，在 70～100 g/L 时，则根据患者的一般情况和代偿能力来决定是否输血。

临床上常根据血压和中心静脉压指导补液量。

2. 处理原发病　对于失血性休克，在补充血容量的同时，应积极进行术前准备。对于肝脾破裂、急性活动性上消化道出血病例,需要及早施行手术。

对于创伤性休克,应根据损伤性质和种类决定是否进行手术治疗及选择手术的时机。为避免继发感染,早期应用抗生素。

（二）感染性休克

该型休克的病理变化较复杂,治疗比较困难。依据血流动力学可将感染性休克分为高动力型和低动力型。前者微循环扩张、外周血管阻力降低、心排出量增加、动静脉短路异常开放、组织内血流分布异常、细胞代谢障碍和能量生成不足;后者外周血管收缩、阻力增加、心排出量减少、微循环瘀血、细胞代谢障碍和功能受损。

高动力型休克也称高排低阻型休克,因患者皮肤相对温暖干燥,故又称为暖休克。低动力型休克也称低排高阻型休克,因患者皮肤湿冷明显,故又称为冷休克。暖休克相对少见,多为革兰阳性细菌感染引起的早期休克。冷休克比较多见,可由革兰阴性细菌感染引起。暖休克加重时也将发展成为冷休克。

治疗的原则是在休克未纠正前,应着重治疗休克,并同时治疗感染。在休克纠正后,应着重治疗感染。

1. 补充血容量　以输注平衡盐溶液为主,配合适量的血浆或全血。患者常有心肌和肾损害,故要把握好输液量与输液速度。

2. 处理原发病　主要是处理原发感染灶和使用抗生素。

3. 纠正酸碱失衡　通常在补充血容量同时,静脉滴注5%碳酸氢钠200 ml,然后依据动脉血气分析结果再作补充。

4. 调节心血管功能　对于补充血容量,纠正酸中毒而休克未见好转的患者,可使用血管扩张药物;对于心功能受损的患者,可使用改善心功能的药物。

5. 糖皮质激素治疗　早期大剂量糖皮质激素有助于感染性休克的治疗,但维持时间要短,不宜超过48小时。

6. 其他治疗　加强营养支持等,防治DIC和器官衰竭。

（史良会、王明海）

第四节　外科感染

一、外科感染的分类

外科感染（surgical infection）是指发生在组织创伤、空腔器官梗阻以及术后的感染。外科感染常为多种细菌的混合感染,常发生在创伤和手术之后,与皮肤和黏膜的完整性破坏密切相关,通常需要进行外科处理。

外科感染分为非特异性感染（nonspecific infection）和特异性感染（specific infection）两大类。非特异性感染又称为化脓性感染（一般性感染）,占外科感染的大部分。常见疾病有急性阑尾炎、急性乳腺炎、急性腹膜炎等,常见致病菌为葡萄球菌、溶血性链球菌、大肠埃希菌、铜绿假单胞菌等。特异性感染包括破伤风、结核病、气性坏疽等,表现具有特异性。

　　根据病程情况将外科感染分为急性感染、亚急性感染与慢性感染三种。病程在 3 周以内者为急性感染,病程超过 2 个月者为慢性感染,病程介于两者之间的则为亚急性感染。

　　按发生条件可分为条件性感染和二重感染。条件性感染指的是在人体局部或全身防御能力减弱时,由原来栖居于人体但未致病的菌群成为致病微生物引起的感染(又称机会性感染)。二重感染指的是在使用广谱抗生素或联合应用抗菌药物后,原来的致病菌被明显抑制,而耐药的金黄葡萄球菌、白念珠菌等大量繁殖,再次使病情加重。

　　外科感染的治疗原则是去除感染病灶和毒性物质,合理使用抗菌药物,通畅引流,增强机体抗感染能力和促进组织修复。

二、全身性外科感染

　　全身性感染指的是病原菌侵入人体血液循环中生长繁殖、产生毒素,引起严重的全身症状和中毒症状。

　　脓毒症(sepsis)指的是病原菌引起的全身性炎症反应,体温、呼吸、循环、神志出现明显改变。菌血症(bacteremia)是脓毒症的一种,即血培养检测出病原菌者。主要是指临床上有明显感染症状的菌血症,而不是一过性的菌血症。

　　【病因】

　　全身性外科感染常为继发性感染,继发于严重创伤后的感染和各种化脓性感染,如开放性骨折合并感染、大面积烧伤合并感染、急性弥漫性腹膜炎等。还有一些感染途径值得注意:① 静脉导管引起的感染;② 肠源性感染:严重创伤等急危重症患者,肠道黏膜屏障功能受损,肠道内致病菌经肠道移位导致肠源性感染。全身性感染的常见致病菌如下:

　　(一)革兰染色阴性杆菌　　革兰阴性杆菌感染已超过革兰阳性球菌,常见细菌为大肠埃希菌、铜绿假单胞菌、克雷伯菌、变形杆菌、肠杆菌等。

　　(二)革兰染色阳性球菌　　常见细菌有三种:① 金黄葡萄球菌感染,已经出现多重耐药性的菌株;② 表皮葡萄球菌感染近年也明显增加;③ 肠球菌是人体肠道中的正常菌群,有些肠球菌脓毒症找不到原发病灶,可能来自于肠道。

　　(三)无芽胞厌氧菌　　常见细菌有拟杆菌、梭状杆菌、厌氧葡萄球菌、厌氧链球菌。

　　(四)真菌　　真菌感染主要由白念珠菌、曲霉菌、新型隐球菌等引起的感染。

　　【临床表现】

　　脓毒症主要临床表现为:① 起病急,病情重,骤起寒战,继之高热可达 40 ℃,或体温不升;② 头晕、头痛、关节酸痛、恶心、呕吐、腹胀、出冷汗;③ 神志淡漠或烦躁、谵妄、昏迷;④ 脉搏细速,心动过速、呼吸加快或困难;⑤ 肝脾肿大、黄疸、皮下瘀斑等;⑥ 病情进一步发展可出现感染性休克。

　　【实验室检查】

　　白细胞计数增高,可达$(20\sim30)\times10^9/L$,中性粒细胞比例增加;或白细胞降低;幼稚型增多,严重者出现毒性颗粒;出现酸中毒、尿素氮及肌酐升高、溶血、尿液中出现血细胞、蛋白、酮体等,出现肝、肾功能受损征象;在寒战发热时抽血进行细菌培养,易发现细菌。

　　【诊断】

　　根据原发病灶的情况,病情加重出现特征性的临床表现时,不难作出初步诊断。仅在原发病灶隐匿或临床表现不典型时诊断发生困难。对于难以用原发病灶来解释的临床表现,应注意密切观察,必要时行进一步检查以防止误诊和漏诊。

【治疗】

采用综合治疗,具体包括:

(一)原发病灶的处理 首先是要明确感染的原发病灶,并及时、彻底地处理,去除病因。当一时找不到原发病灶时,应特别注意一些潜在的感染源和感染途径,并给予相应的处理。

(二)抗菌药物治疗 首先根据原发病灶的性质、部位选用广谱抗生素,然后根据疗效、细菌培养及药敏试验的结果,进一步调整或更换抗菌药物。对真菌性脓毒症应尽量停用广谱抗生素,同时全身应用抗真菌药物。

(三)对症支持治疗 控制高热、补充血容量、纠正低蛋白血症、纠正水电解质紊乱等。对受损的肺、肝、肾等重要脏器给予积极的处理。

三、外科应用抗菌药物的原则

外科感染治疗的关键是外科处理,抗菌药物的正确使用对外科疾病的治疗也起到了相当重要的作用。掌握抗菌药物的使用原则,是取得最好的治疗效果、降低药物不良反应发生率、减少细菌耐药性发生的关键。

(一)抗菌药物合理应用原则

1. 尽早确定病原菌,进行细菌药物敏感试验,有针对性地应用抗菌药物。

2. 按照抗菌药物的作用特点及体内代谢过程特点选择药物。

3. 治疗方案 应根据患者病情、病原菌种类及抗菌药物的特点综合制订抗菌药物的治疗方案,包括选用品种、剂量、给药途径、给药次数、疗程及联合用药等。

4. 联合用药指征:① 病因不明的严重感染,包括有免疫缺陷者的严重感染;② 一种抗菌药物不能控制的混合感染;③ 一种抗菌药物不能控制的感染性心内膜炎或败血症等严重感染;④ 需要长程治疗,但病原菌容易对抗菌药物产生耐药的感染,如深部真菌病、结核病;⑤ 宜选用具有协同或相加作用的抗菌药物联合,从而适当减少用药剂量,降低药物的毒性和不良反应。

(二)外科手术预防用药的原则

外科手术预防用药的目的是预防术后切口感染,以及清洁-污染手术或污染手术后手术部位的感染以及术后可能发生的全身性感染。根据手术野有无污染或污染的可能性,决定是否预防性应用抗菌药物。

1. 清洁手术 手术野无污染,一般不需要预防应用抗菌药物,仅在下列情况时考虑预防性用药:① 手术时间长、范围大、污染机会增加;② 重要脏器的手术,一旦发生感染将造成严重后果,如心脏手术、颅脑手术、眼内手术等;③ 异物植入手术,如人工关节置换、人工心脏瓣膜植入等;④ 高龄患者或免疫缺陷者等高危人群。

2. 清洁-污染手术 指的是呼吸道、消化道、泌尿生殖道手术,或是经以上器官的手术,如经口咽部大手术、经阴道子宫切除术等。因手术部位存在大量的人体寄生菌群,在手术时可能污染手术野造成感染,需预防性应用抗菌药物。

3. 污染手术 指由于胃液、肠液、尿液、胆汁等大量溢出或开放性创伤未经扩创等处理已造成手术野严重污染的手术,需要预防应用抗菌药物。

（三）抗菌药物在特殊患者中的应用原则

1. 肾功能减退患者抗菌药物的应用　尽量避免使用肾毒性抗菌药物,确有应用指征时,调整给药方法和剂量。根据感染严重程度、病原菌及药敏试验结果等选用无肾毒性或肾毒性低的抗菌药物。

2. 肝功能减退患者抗菌药物的应用　对主要由肝脏清除的抗菌药物,肝功能减退时药物清除明显减少,如果没有明显的毒性反应发生,仍可以正常应用,但需谨慎,治疗过程中需严密监测肝功能。或药物主要经肝脏清除或代谢,肝功能减退时药物清除减少,可能导致毒性反应的发生,应避免使用此类药物。

3. 老年患者抗菌药物的应用　老年患者肾功能呈生理性减退,因此对老年患者应用主要经肾脏排出的抗菌药物时,应按照轻度肾功能减退情况减量,用正常治疗量的 2/3~1/2。老年患者宜选用毒性低且具有杀菌作用的抗菌药物。

4. 新生儿患者抗菌药物的应用　新生儿肝酶分泌不足或缺乏,肾脏清除功能差,因此新生儿应避免应用毒性大的抗菌药物。有应用指征时,必须同时进行血药浓度监测,以及时调整给药方案。新生儿应避免使用或禁用可能发生严重不良反应的抗菌药物。

5. 小儿患者抗菌药物的应用　应尽量避免使用有耳、肾毒性的抗菌药物,仅在临床有明确用药指征而又无毒性低的药物可供选择时,方可选用该类药物,并要严密观察不良反应。四环素类药物可致牙齿黄染及发育不良,避免用于 8 岁以下的小儿。喹诺酮类药物可能对骨骼发育产生不良影响,避免用于 18 岁以下的未成年人。

6. 妊娠期、哺乳期患者抗菌药物的应用　妊娠期避免应用对胎儿有致畸作用或明显毒性的药物,确有用药指征时,必须在血药浓度监测下使用,以保证用药安全有效。妊娠期感染时可选用对胎儿及母体均无明显影响,也无致畸作用的药物。哺乳期患者使用抗菌药物后,药物可自乳汁分泌,不论乳汁中药物浓度如何,均可对乳儿产生潜在的影响,并可能出现不良反应,因此,哺乳期患者使用任何抗菌药物时均宜暂停哺乳。

外科疾病经常涉及抗菌药物的应用,正确合理地应用抗菌药物是提高治疗效果、降低药品不良反应的发生、减少细菌耐药性发生的关键。

（陈斌）

第五节　创　　伤

【创伤的概念和分类】

（一）概念

创伤是指物理性、化学性、生物性因素作用于人体造成的组织结构完整性破坏或功能障碍。一般所说的创伤指的是机械性因素导致的伤害。随着工业、农业、交通运输的高速发展,创伤已成为人类第四大死亡原因。

（二）创伤的分类方法

1. 按受伤部位分类　分为颅脑伤、面部伤、颈部伤、胸部伤、腹部伤、四肢伤等。

2. 按致伤因素分类　分为火器伤、刀器伤、烧伤、冻伤、撕裂伤、挤压伤、冲击伤等。

3. 按皮肤完整性分类　按伤后皮肤是否完整分为闭合性创伤、开放性创伤。闭合性创伤是指皮肤保持完整,不伴有皮肤破裂及外出血。如挤压伤、扭伤、挫伤、冲击伤等。开放性创伤伴有皮肤黏膜破裂及外出血。如火器伤、切割伤、撕裂伤等。

（三）创伤并发症

常见的创伤并发症如下:

1. 感染　感染是创伤后最常见的并发症,以化脓性感染最多见。

2. 休克　创伤性休克较常见,属低血容量性休克,主要由创伤后失血失液所引起,表现为面色苍白、表情淡漠或烦躁不安、脉搏细速、血压降低、皮肤湿冷等。休克是重度创伤患者的常见死亡原因。

3. 脂肪栓塞综合征　为严重创伤的并发症,常见于成人长骨骨折。主要病变部位为肺,表现为呼吸急促、胸闷、咳嗽、发绀,听诊闻及水泡音等。

4. 应激性溃疡　多见于胃、十二指肠,溃疡可为多发性,容易出现大出血和穿孔。

5. 凝血功能障碍　由于凝血物质消耗和缺乏,抗凝系统活跃,临床表现出血倾向。凝血功能障碍、酸中毒和低体温被称为"死亡三联症"。

6. 器官功能障碍　由于组织缺血-再灌注、细胞损伤以及感染等产生大量损害性物质,出现肺、脑、肾等器官的功能障碍。

【创伤的诊断与治疗】

（一）创伤的诊断

创伤的诊断应首先观察患者的生命体征,主要是明确创伤的部位、性质、程度、并发症以及全身性变化,尤其是原发损伤部位毗邻或远处内脏器官有无损伤及其程度。正确的诊断需要详细了解受伤史,细致地全身检查,并结合必要的辅助诊断措施。

1. 受伤史　受伤史对了解创伤机制、预计伤情变化具有重要价值。主要是了解患者的致伤原因、受伤过程、伤后表现及其演变过程、过去的疾病史等。

2. 体格检查　伤后患者的全身状态是创伤全身反应以及并发症的具体表现,反应患者的伤情轻重。应将伤后患者的全身状态作为首要观察对象,将患者的基本生命体征作为重点观察对象。对生命体征相对平稳者,可行进一步检查;对伤情较重或病情复杂者,应先进行急救,在抢救过程中及抢救后再行进一步检查。

3. 辅助检查　辅助检查对于创伤具有重要的诊断价值,应根据伤员的全身情况选择必要的实验室检查、穿刺和导管检查、影像学检查等。

值得提出的是手术探查仍是诊断闭合性创伤的重要方法,不仅仅是为了明确诊断,更重要的是施行进一步治疗,但手术探查的指征必须严格把握。

（二）创伤的处理

创伤处理必须遵循"第一是挽救生命,第二是保护器官、肢体,第三是维护功能"的基本原则。

1. 急救　急救的目的是挽救生命,控制和稳定伤情,常用的急救技术包括复苏、通气、止血、包扎、固定和运送等。

（1）复苏　心跳、呼吸骤停时,应立即给予心肺复苏,行体外心脏按压及口对口人工呼吸,有条件时用人工呼吸器给氧,气管插管或气管切开接呼吸机支持呼吸,在心电监测下电除颤,开胸心脏按压等,同时兼顾脑复苏。

（2）通气　对不同的呼吸道梗阻,采用不同的急救方法解除各种阻塞原因,保持呼吸道的通畅:① 异物吸入性梗阻,应立即用手指掏出或用吸引器吸出口腔内堵塞物;② 声门水肿或口底、舌根、颈部水肿引起自身肿胀性梗阻,可用粗针头作环甲膜穿刺,以及环甲膜切开或气管切开术;③ 组织移位性梗阻,多见于颅脑损伤等致舌根后坠。用双手抬起患者两侧下颌角,即可解除呼吸道阻塞。

（3）止血　大出血后伤员可迅速出现休克,甚至死亡,必须立即止血。不同血管出血其表现各异,动脉出血呈喷射状,鲜红色;静脉出血为持续涌出,暗红色;毛细血管出血为渗血,鲜红色。诊断为内脏出血时,需急诊手术止血。非内脏出血时,主要的紧急止血方法有:① 指压法;② 加压包扎法;③ 填塞法;④ 止血带法等。

（4）包扎　包扎的目的是保护伤口、减少感染、压迫止血、减少疼痛,以及固定夹板和敷料等。常用的材料是绷带、三角巾和四头带。

（5）固定　固定的目的是防止血管和神经的损伤、减轻疼痛,有利于防治休克和运送。主要用于四肢、脊柱骨折,常用材料是夹板。

（6）运送　正确的运送可以减轻伤员的痛苦,避免继发性损伤。

2. 进一步救治　伤员经现场急救运送到医院后,根据患者呼吸、循环、神经系统的表现对其伤情进行判断、分类,然后进行积极的救治。

（1）判断伤情　根据创伤分类方法及指标进行伤情判断和分类,将伤员分成危及生命急重症、普通重症、非重症三类,分清轻、重、缓、急进行抢救和治疗。

（2）呼吸支持　目的是保持呼吸道通畅,解除通气障碍优先于止血,必要时行气管插管或气管切开。

（3）循环支持　创伤后循环障碍迅速出现者,多为低血容量休克和阻塞性休克（张力性气胸、心包填塞等）,应积极进行抗休克治疗。

（4）镇静止痛和心理治疗　目的是防止创伤后机体发生剧烈的生理变化。

（5）防治感染　处理伤口时应遵循无菌术的原则,根据伤口的污染程度和机体的防御能力决定是否使用抗菌药物。开放性创伤需同时使用破伤风抗毒素。

（6）密切观察和支持治疗　严重创伤后需密切观察病情变化,给予补液、营养支持等治疗。

3. 急救程序　创伤急救的基本原则是先抢救生命,后治疗创伤。可分五个步骤进行:① 观察生命体征,快速评估伤情;② 迅速处理危及生命的重要体征变化;③ 重点了解受伤经过,分析受伤情况,进行体格检查;④ 迅速建立初步诊断,进行必要的检查和基本治疗;⑤ 进行确定性治疗,如急诊手术等。

4. 闭合性创伤的治疗　无内脏和骨关节创伤的软组织创伤,常用物理及药物疗法。闭合性骨折和脱位应尽量复位,然后选用固定制动方法。闭合性创伤必须检查深部组织器官及神经、血管有无损伤,以免漏诊和延误治疗。

5. 开放性创伤的处理　擦伤、小刺伤或小切割伤,可用非手术疗法。其他的开放性创伤均需进行手术处理。伤口分为清洁伤口、污染伤口和感染伤口。清洁伤口可直接缝合;污染伤口早期在清创术后可直接缝合或延期缝合;感染伤口先要进行引流,然后再作缝合等其他处理。较深的创伤在手术中必须仔细探查,以免异物残留而使伤口愈合不良甚至感染。

6. 康复治疗　对骨折和神经损伤的患者进行物理治疗及功能锻炼。

（陈斌）

第六节　热力烧伤

烧伤主要指热力、化学物质、电能、放射线等引起的皮肤、黏膜甚至深部组织的损害,皮肤热力烧伤较为多见。本章着重讲解热力烧伤。

【伤情判断】

烧伤伤情判断是由烧伤面积和深度决定的,同时还应兼顾吸入性损伤的程度。

（一）烧伤面积的估算

为便于记忆,按体表面积划分为 n 个 9% 的等份,另加 1%,构成 100% 的体表面积,但成人与小儿头面颈、双下肢体表面积划分又有一定的差别。

1. 九分法（成人）　头面颈 9%（1 个 9%）,双上肢 18%（2 个 9%）,躯干（含会阴 1%）27%（3 个 9%）,双下肢（含臀部）为 46%（5 个 9% + 1%）,共为 11×9% + 1% = 100%。成年女性的臀部和双足各占 6%。

2. 九分法（小儿）　小儿头大四肢小,随年龄而不同,计算如下:头颈部体表面积（%）= 9% +（12 - 年龄）%,双下肢体表面积（%）= 46% -（12 - 年龄）%。

3. 手掌法　不论性别、年龄,患者五指并指的单掌面积约占体表面积 1%,用手掌估算,此法可辅助九分法,测算小面积烧伤也较便捷。

（二）烧伤深度　烧伤创面深度决定烧伤的温度和时间,但又受到创面水肿、湿润度、感染等影响。目前国际上通常都采用三度四分法,即分为 Ⅰ°、浅 Ⅱ°、深 Ⅱ°、Ⅲ°。

Ⅰ°、浅 Ⅱ° 烧伤一般称浅度烧伤,深 Ⅱ° 和 Ⅲ° 烧伤则属深度烧伤。

Ⅰ° 烧伤　仅伤及表皮浅层,生发层健在,再生能力强。表面红斑状、干燥,烧灼感,3～7 天脱屑痊愈,短期内有色素沉着。

浅 Ⅱ° 烧伤　伤及表皮的生发层、真皮乳头层。局部红肿明显,大小不一的水疱形成,内含淡黄色澄清液体,水疱皮如剥脱,创面红润、潮湿、疼痛明显。上皮再生靠残存的表皮生发层和皮肤附件（汗腺、毛囊）的上皮增生,如不感染,1～2 周内愈合,一般不留疤痕,多数有色素沉着。

深 Ⅱ° 烧伤　伤及皮肤的真皮层,介于浅 Ⅱ° 和 Ⅲ° 之间,深浅不尽一致,也可有疱,但去疱皮后,创面微湿,红白相间,痛觉较迟钝。由于真皮层内有残存的皮肤附件,可赖其上皮增殖形成上皮小岛,如不感染,可融合修复,需时 3～4 周。但常有疤痕增生。

Ⅲ° 烧伤　是全皮层烧伤甚至达到皮下、肌肉或骨骼。创面无水疱,呈蜡白或焦黄色甚至炭化,痛觉消失,局部温度低,皮层凝固性坏死后形成焦痂,触之如皮革,痂下可显树枝状栓塞的血管。因皮肤及其附件已全部烧毁,无上皮再生的来源,必须靠植皮而愈合。只有很局限的小面积 Ⅲ° 烧伤,才有可能靠周围健康皮肤的上皮爬行而收缩愈合。

（三）烧伤严重性分度

为了对烧伤严重程度有一基本估计,作为设计治疗方案的参考,我国常用下列分度法:

轻度烧伤　Ⅰ° 烧伤面积 10% 以下。

中度烧伤　Ⅱ° 烧伤面积 10%～29%,或 Ⅲ° 烧伤面积不足 10%。

重度烧伤　烧伤总面积 30%～49%;或 Ⅲ° 烧伤面积 10%～19%;或 Ⅱ°、Ⅲ° 烧伤面积虽不到上述百分比,但已发生休克等并发症、呼吸道烧伤或有较重的复合伤。

特重烧伤　烧伤总面积 50% 以上;或Ⅲ°烧伤 20% 以上;或存在较重的吸入性损伤、复合伤等。

（四）吸入性损伤

吸入性损伤是因其致伤因素不单纯由于热力。燃烧时的烟雾含有大量的化学物质,可被吸入至下呼吸道,这些化学物质有局部腐蚀和全身中毒的作用,如 CO 中毒、氰化物等等,所以在相对封闭的火灾现场,死于吸入性窒息者多于烧伤,合并严重吸入性损伤者仍为烧伤救治中的突出难题。曾有学者将呼吸道烧伤者按体表面积烧伤 6% 增加,实际上不足以反映其严重程度。

吸入性损伤的诊断　① 燃烧现场相对密闭;② 呼吸道刺激,咳出炭末痰,呼吸困难,肺部可能有哮鸣音;③ 面、颈、口鼻周常有深度烧伤,鼻毛烧伤,声音嘶哑。

【烧伤病理生理和临床分期】

根据烧伤病理生理的特点,病程大致分为三期,但这是人为的分期,各期之间往往互相重叠,分期的目的是为了突出各阶段临床处理的重点。

（一）急性体液渗出期（休克期）

烧伤后体液的渗出量在伤后 2～3 小时最为急剧,8 小时达高峰,随后逐渐减缓,至 48 小时渐趋恢复,渗出于组织间的水肿液开始回收,临床表现为血压趋向稳定,尿液开始增多。

（二）感染期

烧伤开始即有可能发生感染,严重烧伤由于经历休克的打击,全身免疫功能处于低迷状态,对病原菌的易感性很高,早期暴发全身性感染的概率也高,且预后也最严重。我国救治烧伤的一条重要经验,即及时纠正休克,就有抗感染的含义。而烧伤 48 小时后水肿回收期一开始,感染就上升为主要矛盾,这是烧伤感染的第一高峰期。浅度烧伤如早期创面处理不当,此时可出现创周炎症（如蜂窝织炎）。烧伤后患者广泛的生理屏障损害,又有广泛的坏死组织和渗出,是微生物良好的培养基。热力损伤组织,先是凝固性坏死,随之为组织溶解,伤后 2～3 周,组织广泛溶解阶段,又是全身性感染的另一峰期。

（三）修复期

组织烧伤后,炎症反应的同时,组织修复也已开始。浅度烧伤多能自行修复,深Ⅱ°靠残存的上皮岛融合修复;Ⅲ°烧伤靠皮肤移植修复。对一些关节、功能部位也要进行防挛缩、畸形的措施与锻炼。大面积深度烧伤的康复过程需要较长的时间,有的还需要作整形手术。在烧伤修复的过程中又要重视患者形态、功能、心理的康复。

【现场急救、转送与入院创面处理及治疗】

（一）现场急救、转送

1. 迅速脱离热源。

2. 保护受伤部位。

3. 维护呼吸道通畅,合并 CO 中毒者应移至通风处,必要时应吸入氧气。

4. 其他救治措施　① 大面积严重烧伤早期应避免长途转送,休克期最好就近输液抗休克或加作气管切开,必须转送者应建立静脉输液通道,途中继续输液,保证呼吸道通畅。高度口渴、烦躁不安者常示休克严重,应加快输液,只可少量口服盐水。转送路程较远者,应留置导尿管,观察尿量;② 安慰和鼓励受伤者,使其情绪稳定。疼痛剧烈可酌情使用地西泮、哌替啶（度冷丁）等,应注意避免抑制呼吸中枢。此外,注意有无复合伤,对大出血、开放性气胸、骨折等应先施行相应的急救处理。入院后的处理应轻重有别。

（二）创面处理

1. 轻度烧伤主要为创面处理，包括清洁创周健康皮肤，创面可用 1∶1000 苯扎溴铵或 1∶2000 氯己定轻洗、移除异物，浅Ⅱ°水疱皮应予保留，能包扎则以包扎为主，特殊部位考虑暴露或半暴露。

2. 中、重度烧伤应按下列程序处理　① 简要了解受伤史后，记录血压、脉搏、呼吸，注意有无呼吸道烧伤及其他合并伤，严重呼吸道烧伤需及早行气管切开。② 立即建立静脉输液通道，开始输液。③ 留置导尿管，观察每小时尿量、比重、pH，并注意有无血红蛋白尿。④ 清创，估算烧伤面积、深度（应绘图示意）。特别应注意有无Ⅲ°环状焦痂的压迫，其在肢体部位可影响血液循环，躯干部可影响呼吸，应切开焦痂减压。⑤ 按烧伤面积、深度制订第一个 24 小时的输液计划。⑥ 广泛大面积烧伤一般采用暴露疗法。

创面处理上深度烧伤由于坏死组织多，组织液化、细菌定植几乎难以避免，应正确选择外用抗菌药物。创面处理上目前证实有效的外用药有 1%磺胺嘧啶银霜剂、碘伏等。外用抗菌药物只能一定程度抑制细菌生长。烧伤坏死组织应采用积极的手术治疗，包括早期切、削痂，并立即皮肤移植，如遇自体皮供应不足的困难，则大面积深度烧伤创面可切、削痂后异体或异种皮覆盖，再分期分批进行植皮修复。

3. 创面污染重或有深度烧伤者，均应注射破伤风抗毒血清，并用抗生素治疗。

【烧伤休克的治疗】

烧伤休克可危及生命。液体治疗重在及时，而休克期是否以平稳状态度过至关重要。临床表现与诊断主要表现为：① 心率增快、脉搏细弱，听诊心音低弱。② 血压的变化：早期往往表现为脉压变小，随后为血压下降。③ 呼吸浅、快。④ 尿量减少是低血容量休克的一个重要标志，成人每小时尿量低于 20 ml 常示血容量不足。⑤ 口渴难忍，在小儿特别明显。⑥ 烦躁不安，是脑组织缺血、缺氧的一种表现。⑦ 周边静脉充盈不良、肢端凉，患者诉畏冷。⑧ 血液化验，常出现血液浓缩（血细胞比容升高）、低血钠、低蛋白、酸中毒。保持通畅的静脉输液通道，这对严重烧伤患者早期救治十分重要。

（一）早期补液方案　根据国内多年的临床实践，常用下列输液公式：按照患者的烧伤面积和体重计算，伤后第一个 24 小时，每 1%烧伤面积（Ⅱ°、Ⅲ°）每千克体重应补胶体和电解质液共 1.5 ml（小儿 2.0 ml）。胶体（血浆）和电解质液（平衡盐液）的比例为 0.5∶1，特重度烧伤者烧伤面积达 80%与小儿烧伤其比例可改为 0.75∶0.75。另加以 5%葡萄糖溶液补充水分 2000 ml（小儿另按年龄、体重计算），总量的一半应于伤后 8 小时内输入。第二个 24 小时，胶体和电解质液为第一个 24 小时的一半，水分补充仍为 2000 ml。举例：一烧伤面积 80%、体重 50 kg 的患者，第一个 24 小时补液总量为 80×50×1.5＋2000＝8000 ml，其中胶体为 80×50×0.75＝3000 ml，电解质液为 80×50×0.75＝3000 ml，水分为 2000 ml，输入速度先快后慢。第二个 24 小时，胶体减半为 1500 ml，电解质液减半为 1500 ml，水分仍为 2000 ml。紧急抢救一时无法获得血浆时，可以使用低分子量的血浆代用品，利用其暂时扩张血容量和溶质性利尿，但用量不宜超过 1000 ml，并尽快以血浆取代。电解质液、胶体和水分应交叉输入。此外，广泛深度烧伤者，常伴有较严重的酸中毒和血红蛋白尿，为纠正酸中毒和避免血红蛋白降解产物在肾小管的沉积，在输液成分中可增配 1.25%碳酸氢钠。

（二）由于患者伤情和个体的差异，抗休克期更应强调严密观察，根据患者的反应，随时调整输液的速度和成分。简便的几项观察指标是：① 成人每小时尿量以 30～50 ml 为宜，小儿每公斤体重每小时不低于 1 ml。② 患者安静,无烦躁不安。③ 无明显口渴。④ 脉搏、心跳有力,脉率在 120 次/分以下。⑤ 收缩压维持在 90 mmHg、脉压在 20 mmHg 以上。⑥ 呼吸平稳,如出现血压低、尿量少、烦躁不安等现象,则应加快输液速度。在注意输液的同时,特别应注意呼吸道的通畅。否则,只靠输液,休克期是不可能平稳的。

【烧伤全身性感染的诊断及治疗】

感染是救治烧伤中突出的问题。烧伤后由于广泛的皮肤屏障的破坏、大量坏死组织和渗出而形成了微生物良好的培养基,严重烧伤对肠黏膜屏障有明显的应激性损害,肠道微生物、内毒素等均可移位,肠道可成为一个重要的内源性感染的来源。对严重烧伤伴有严重休克、未能及时液体复苏的患者,尤应注意。吸入性损伤后,继发肺部感染的概率高。长时间静脉输液,静脉导管感染是最常见的医源性感染。

诊断烧伤全身性感染发生时,临床总有一些骤然变化的迹象,凡床旁有连续观察的基础,不难发现。如:① 性格的改变,初始时仅有些兴奋、多语、定向障碍,继而可出现幻觉、迫害妄想,甚至大喊大叫;也有的表现对周围淡漠。② 体温的骤升或骤降,波动幅度较大(1~2 ℃)。体温骤升者,起病时常伴有寒战;体温不升者常示为革兰阴性杆菌感染。③ 心率加快(成人常在 140 次/分以上)。④ 呼吸急促。⑤ 创面骤变。常可一夜之间出现创面生长停滞、创缘变锐、干枯、出血坏死斑等。⑥ 白细胞计数骤升或骤降。其他如尿素氮、肌酐清除率、血糖、血气分析都可能变化。

烧伤全身性感染的预后严重,关键在早期诊断和治疗。

(一) 及时积极地纠正休克,维护机体的防御功能,保护肠黏膜的组织屏障,对防止感染有重要意义。

(二) 正确处理创面　烧伤创面特别是深度烧伤创面是主要感染源,对深度烧伤进行早期切痂、削痂植皮,是防治全身性感染的关键措施。

(三) 抗生素的应用和选择　抗生素的选择应针对致病菌,又应在病菌侵入伊始,及时用药。

(四) 营养的支持,水、电解质紊乱的纠正,脏器功能的维护等综合措施均属重要。营养支持可经肠内或肠外营养,尽可能用肠内营养法,因其接近生理、可促使肠黏膜屏障的修复,且并发症较少。

【治疗原则】

小面积浅表烧伤按外科原则,清创、保护创面,能自然愈合。大面积深度烧伤的全身性反应重,治疗原则是:

(一) 早期及时补液,维持呼吸道通畅,纠正低血容量休克;

(二) 深度烧伤组织是全身性感染的主要来源,应早期切除,自、异体皮移植覆盖;

(三) 及时纠正休克,控制感染是防治多内脏功能障碍的关键;

(四) 重视形态、功能、心理的恢复。

(吕大伦)

第七节　肿　　瘤

　　肿瘤(tumor)是机体中正常细胞在各种始动因素和促进因素的长期作用下,产生持续增生与异常分化而形成的新生物,属细胞遗传性疾病。根据肿瘤的生物学行为和形态学,将肿瘤分成良性和恶性两大类。除此之外,临床上还有少数肿瘤,形态学上属于良性,但具有恶性肿瘤的生长方式,手术切除后可复发,从生物学行为上呈现介于良行肿瘤与恶性肿瘤之间的类型,称交界性肿瘤。

　　恶性肿瘤目前已成为人类最常见的死亡原因,是男性的第二位死亡原因,女性的第三位死亡原因。我国的恶性肿瘤中,肺癌、胃癌、肝癌、肠癌、乳腺癌是城市居民中常见的肿瘤,胃癌、肝癌、肺癌、食管癌、肠癌是农村居民中常见的肿瘤。

　　【病因】

　　恶性肿瘤的病因尚未明确。主要包括致癌因素与促癌因素,同时机体的内在因素在肿瘤的发生、发展过程中也起着重要的作用。

　　【临床表现】

　　肿瘤的早期多无明显的临床表现,或仅有一些非特异性临床症状。随着病程的进展,可出现各种临床表现。

　　(一)局部表现

　　1. 肿块　位于体表的肿瘤,肿块常是首发症状。因肿瘤性质的不同而具有不同的形态、硬度、活动度等。

　　2. 疼痛　肿瘤的膨胀性生长、破溃、感染等导致末梢神经或神经干受到压迫或刺激,出现各种疼痛症状。空腔脏器肿瘤可导致脏器痉挛,产生各种绞痛症状。

　　3. 溃疡　体表或胃肠道的肿瘤,因感染导致组织溃烂,或因血液供应不足而继发组织坏死,形成溃疡。

　　4. 出血　体表及通过腔道与体外相通的肿瘤,出现血管破裂、破溃时可导致出血。如呕血、血便、血尿、阴道流血等。

　　5. 梗阻　肿瘤生长可导致空腔脏器的阻塞,因脏器的不同出现的症状各异。如胆管癌可合并黄疸,肠道肿瘤可导致肠梗阻等。

　　6. 浸润与转移　良性肿瘤为膨胀性或外生性生长,有包膜。恶性肿瘤主要呈浸润性生长,无完整包膜,局部切除后易复发,常出现局部浸润、区域淋巴结转移和远处转移。肿大的淋巴结压迫相应部位的静脉血管,使其回流受阻,导致静脉曲张或肢体水肿。骨转移出现骨骼疼痛。肺癌可致癌性胸水,胃癌可致血性腹水等。

　　(二)全身症状

　　早期的恶性肿瘤多无明显的全身症状,或仅有一些非特异性的全身症状,如低热、贫血、乏力、食欲不振等。随着病程的进展可出现明显的全身症状。晚期的恶性肿瘤则出现全身衰竭,表现为恶病质。

　　【诊断】

　　根据病史、体格检查、实验室检查及特殊检查的综合判断是目前早期诊断的有效方法。

（一）病史

应考虑年龄、病程、过去史、个人史、家族史等因素。

（二）体格检查

1. 全身体检　对患者全身情况进行全面系统的检查，包括肿瘤的局部检查。

2. 局部检查　① 肿块的部位：明确肿块的解剖部位，分析肿块的组织来源与性质；② 肿瘤的性状：包括肿瘤的大小、形态、软硬度、活动度、与周围组织的关系、表面温度、血管分布、有无包膜等；③ 区域淋巴结检查；④ 转移灶的检查。

（三）实验室检查

1. 常规检查　包括血常规、尿常规及大便常规检查。

2. 肿瘤标记物检测　肿瘤标记物包括血浆蛋白、酶及其同工酶、激素、肿瘤胚胎性抗原等。临床上肿瘤标记可用于肿瘤的早期发现、诊断、分期、辅助定位、预后、治疗效果判定及预测复发转移等。

3. 流式细胞分析术　是一种可以快速、准确地同时检测单个微粒（通常是细胞）的多项特性，并加以定量的技术。

4. 基因或基因产物检查　核酸中碱基的排列具有极其严密的特异序列，基因诊断是以探测基因的存在，分析基因的类型和缺陷以及表达是否正常，从而达到诊断疾病的目的。

（四）影像学和内镜检查

1. X线检查　包括平片、各种造影检查、特殊 X 线显影等。

2. 超声显像　为无创伤检查，简便安全，应用广泛。用于肝、胆、胰、脾、肾、甲状腺、乳腺、子宫、卵巢等部位肿瘤的诊断。还可以在超声引导下，进行肿块穿刺活检或治疗。

3. X线计算机断层扫描　应用计算机图像处理技术判断肿瘤的性质，用于实质性脏器肿瘤、颅内肿瘤、实质性肿块等的鉴别诊断。

4. 磁共振成像　是利用人体内氢原子核中的质子在强磁场的作用下，激发氢质子共振，产生的电磁波被接收并作出空间定位，形成磁共振（MRI）成像，呈现人体组织在生理或病理状态下的图像，供临床诊断，主要用于神经系统及软组织的检查。

5. 放射性核素显像　常用的放射性核素有[99]锝、[131]碘、[198]金等十余种。甲状腺肿瘤、骨肿瘤、肝肿瘤、脑肿瘤等常用放射性核素检查，可显示直径 2 cm 以上的肿瘤病灶。

6. 正电子发射断层显像　以正电子核素作为示踪剂，显示出示踪剂在人体内的断层图像。对脑肿瘤、肺癌、结肠癌、乳腺癌、卵巢癌等诊断率高达 90% 左右。

7. 内镜检查　应用内镜直接观察空腔脏器、胸腔以及纵隔部位的肿瘤，同时取组织或细胞进行病理学检查。还可向胆总管、输尿管等插入导管作 X 线造影检查。

（五）病理形态学检查

1. 临床细胞学检查　因取材方便而广泛应用于临床。① 脱落细胞：肿瘤细胞容易脱落，取腹水、胸水及痰液涂片；② 黏膜细胞：食管拉网、宫颈刮片等；③ 细针穿刺或超声引导下穿刺。细胞学检查的优点是简单易行，缺点是大多情况下只能作细胞学定性诊断。

2. 病理组织学检查　① 穿刺活检：常用于体表软组织或某些深部的实质性肿块；② 钳取活检：用于体表或腔道的肿瘤；③ 切取活检：用于手术中切取组织作快速（冷冻）切片检查；④ 切除活检：通过手术能完整切除的则行切除活检。

3. 免疫组织化学技术　对提高诊断的准确率、识别组织来源、发现微小癌、确定肿瘤分期、判断预后有重要作用。

【治疗】

恶性肿瘤的治疗方法主要有手术治疗、化学治疗、放射治疗、生物治疗以及中医药治疗等。

（一）手术治疗

手术切除是治疗恶性肿瘤最有效的方法。

1. 根治性手术　指通过手术切除全部肿瘤组织，以及肿瘤可能累及的邻近组织和区域淋巴结，以达到治愈的目的。

（1）广泛切除术　切除范围根据肿瘤的细胞分化及所在部位而定，在肿瘤边界之外适度切除周围部分正常组织，适用于体表高分化癌和软组织肉瘤。

（2）根治术　指手术切除原发癌所在器官的部分或全部，连同肿瘤周围部分正常组织和区域淋巴结作连续整块切除，并应用无瘤技术阻断肿瘤细胞的播散。适用于主要发生区域淋巴结转移的各类癌。

（3）扩大根治术　指在根治术的基础上适度切除邻近器官及区域淋巴结。

2. 姑息性手术　通过手术缓解症状，减轻痛苦，提高生存质量。如胃晚期癌伴幽门梗阻者行胃空肠吻合术等。

3. 减瘤手术　对手术达不到根治的体积较大的肿瘤，也应尽可能地进行切除，术后通过化疗、放疗、生物治疗等控制残存的肿瘤，称为减瘤手术。

（二）化学治疗

1. 抗肿瘤药物　包括细胞毒素类药物、抗代谢类、抗生素类、生物碱类、激素类以及其他类共六类药物。

2. 化疗副作用　常见的有：① 骨髓抑制：白细胞、血小板减少；② 消化道反应：恶心、呕吐、腹泻、反复口腔溃疡等；③ 脱发；④ 血尿；⑤ 免疫功能降低，并发细菌或真菌感染。

（三）放射治疗

1. 放射治疗技术　包括近距离治疗、远距离治疗、适形放射治疗、立体定向放射治疗、全身放射治疗及半身放射治疗等。

2. 放射治疗的副作用　主要为骨髓抑制（白细胞、血小板减少）、皮肤黏膜改变及胃肠道反应等。放疗中必须定期检测白细胞和血小板，当白细胞降至 $3 \times 10^9/L$，血小板降至 $80 \times 10^9/L$ 时应暂时停止治疗。

（四）生物治疗

肿瘤生物治疗是一种新的肿瘤治疗模式。生物治疗是指应用生物学的方法治疗肿瘤，通过改善人体对肿瘤的应答反应及直接效应的治疗。生物治疗包括免疫治疗与基因治疗两类。

（五）中医药治疗

中医药治疗恶性肿瘤，主要是应用扶正、祛邪、软坚、散结、清热解毒、化痰祛湿及通经活络、以毒攻毒等原理。

对肿瘤患者应定期随访。肿瘤的治疗不能仅仅以患者治疗后恢复即宣告结束，因为恶性肿瘤有复发或转移的可能，如果出现复发或转移也需积极的治疗。因此肿瘤治疗后还应定期对患者进行随访和复查。

（陈斌）

复 习 题

1. 简述外科疾病的分类。
2. 简述手术过程中应遵循的无菌原则。
3. 简述休克的临床表现。
6. 简述脓毒症的主要临床表现。
7. 简述联合应用抗菌药物的指征。
8. 简述创伤急救措施。
9. 简述烧伤面积计算和深度估计,急救和清创的方法。
10. 简述中小面积烧伤的创面处理。
11. 简述大面积烧伤的补液方法、创面处理。
12. 简述恶性肿瘤的局部表现。
13. 简述恶性肿瘤的主要治疗方法。

第七章 循证医学

第一节 循证医学概论

【循证医学的基本概念】

（一）定义

循证医学（evidence-based medicine，EBM）是从 20 世纪 90 年代以来在临床医学领域内迅速发展起来的一门新兴学科，是一门遵循科学证据的医学。循证医学的主要创始人、国际著名临床流行病学家 David Sackett 将循证医学定义为"慎重、准确和明智地应用当前所能获得的最好研究证据，同时结合临床医生的个人专业技能和多年临床经验，考虑患者的价值和愿望，将三者完美结合制定出诊疗措施"。其核心思想是：任何医疗卫生方案、决策的确定都应遵循客观的临床科学研究产生的最佳证据。

（二）循证医学与传统医学的区别

传统医学强调临床实践的重要性，强调在临床实践中寻找证据，如通过询问病史、体格检查、各种实验室检查等，力求从中找到有用的证据，结合自己的个人经验，高年资医师的指导，教科书和医学期刊上零散的研究报告为依据来处理患者，并通过观察病情的变化，药物的各种反应等，获取评价治疗方法是否有效、是否可行的证据，如果效果不理想，则不断修正自己的处理方案。此种临床实践活动所反映的往往只是个人或少数人的临床活动，容易造成偏差，以偏概全，其结果是：一些真正有效的疗法因不为公众所了解而长期未被临床采用，一些无效甚至有害的疗法由于长期应用已成习惯，或从理论上、动物实验结果推断可能有效而继续被采用。

循证医学既重视个人临床经验又强调采用现有的、最好的研究证据，并考虑患者的期望和价值观。其实施过程是：临床医生在获取患者疾病相关资料的基础上，分析患者主要临床问题（病因、诊断、治疗、预后、预防等），通过检索、评价获取当前最新、最佳的相关研究成果，结合医生的临床实践经验，再综合考虑患者的意愿和价值观，作出最佳决策。

【循证医学的产生背景】

（一）疾病谱的变化，对疾病的诊断、治疗、疗效评价提出了挑战

20 世纪以来，随着科学技术的迅猛发展，社会经济快速增长，人们的生活水平普遍提高，严重危害人类的疾病已从感染和营养失调等单因素疾病转向肿瘤、心脑血管病、糖尿病、老年性疾病、自身免疫性疾病等以机体自身代谢和调控失常为主要谱群的多因素性疾病。这些疾病的病因通常与生活行为、心理状况、社会、家庭等因素有关，常常是多种因素互为因果，导致机体代谢与调控失常而发病，因此，这些疾病的治疗需要多种疗法的综合与互补；相同的疾病又因为发病个体、时间、地点的不同，寻求个体化的、终生的治疗方案已成为必然；

临床评价治疗效果的指标已从理化指标转向终点指标、重大事件、生存期、生活功能、生存质量等。由此可见,这类疾病的临床诊断、治疗、疗效评价等诸多方面问题的解决都要依靠医生的经验、最佳的临床研究证据和患者三方面的结合。

（二）来源复杂,质量参差不齐的临床证据使循证医学的产生成为必然

据统计,目前在国际范围内已拥有生物医学杂志 2 万余种,每年发表的论著达 200 万余篇,加上各种媒体和互联网等提供的医学信息等,难以计数,质量参差不齐。有些报道相互矛盾,缺乏严格的科学依据;有些疗法虽有充分证据证明有效,却长期未被采用(例如心肌梗死的溶栓治疗在 20 世纪 70 年代已有多篇文献证实其有效,却在 90 年代才被广泛应用);有些疗法根本无效,甚至有害,却长期应用(例如用利多卡因预防急性心肌梗死后的心律失常);某些医学问题已有答案但仍在进行研究,浪费了大量的人力和物力。如何应用真实、可靠、最新的医学信息为患者治病,这不仅要求医务人员有高度的热情,扎实的医学理论知识和临床技能,还要求掌握严格评价医学文献的技巧,掌握快速阅读和正确评价临床医学文献的基本原则和方法,筛选出真实、有临床意义的研究证据应用于临床实践,为患者作出最佳的医疗决策。

（三）现代科技革命为循证医学的发展提供了技术平台

20 世纪后期兴起的现代科技革命中电子计算机技术、信息通信技术、互联网技术及数据处理和统计学软件的开发,使医学信息和证据的生产、使用和传播以前所未有的速度发展和更新,极大地提高了海量信息的发现、采集、筛选、挖掘和加工整合能力,为科学证据的生产、共享、使用和传播创造了强大的技术平台,强有力地促进了循证医学的发展。

【循证医学实践的条件】

在临床工作中实践循证医学必须包括 4 个条件。

（一）医生

临床医生是实践循证医学的主体。新的医学模式要求临床医生具备:① 良好的医学理论水平和临床技能;② 一定的临床流行病学、统计学和卫生经济学知识;③ 较强的协作和交流能力;④ 专业技术继续发展和提高的潜质。只有这样,才可能去发现患者的临床问题,充分利用自己的智慧和能力去解决问题,提高自己的临床诊疗水平。

（二）患者

患者是循证医学实践服务的主体。医生任何诊治决策的实施,都必须通过患者的接受和合作,才会取得相应的效果,因此患者的参与和合作是实践循证医学的关键之一。

（三）最佳证据

最佳证据是实践循证医学的物质基础,是解决患者临床问题的依据。最佳证据来源于现代临床医学的研究成果,是应用科学的方法去检索、分析、评价,并结合患者具体的临床问题择优而用。

（四）医疗环境

医疗环境是实践循证医学的必要平台。不同级别的医院,设备条件和医务人员的水平各异,即使是针对某种疾病治疗的最佳措施和方法,也因为医疗环境的差异而影响实施效果。

上述四个部分是循证医学的基础,缺一不可。此外,由于循证医学的理论和评价的方法、标准均源于临床流行病学,因此,要真正地实践循证医学,临床医生必须掌握基本的临床流行病学的知识、理论和方法学。

【循证医学实践的方法】

根据国外实践循证医学的教学培训与临床经验,循证医学实践方法归纳为"五部曲"(图7-1-1),其中每个步骤都具有丰富的内涵和科学的方法,它们之间是互相联系的整体,任何步骤存在着缺陷和不足,都会影响循证医学实践的总体质量。

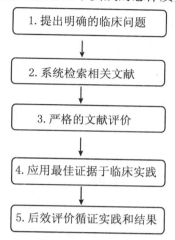

图7-1-1　实践循证医学"五部曲"

(童九翠)

第二节　临床问题的发现和构建

【临床问题的来源】

随着医学研究的进展,新的研究结果常常否定以前的结论而使我们对一个临床问题的认识不断升华并逐步接近真实。因此,临床医生应具备敏锐的观察力,随时保持好奇心,善于在临床实践中发现问题和提出问题。临床问题来源于以下情况:

(一)病史和体格检查　怎样恰当地采集和解释病史及体格检查的发现。

(二)病因　怎样识别疾病的原因。

(三)临床表现　疾病临床表现的频度和时间,怎样应用这些知识对患者分类。

(四)鉴别诊断　怎样鉴别出那些可能的、严重的并对治疗有反应的原因。

(五)诊断性试验　怎样基于精确性、准确性、可接受性、费用及安全性等因素来选择和解释诊断性试验。

(六)治疗　怎样为患者选择利大于弊并物有所值的治疗方法。

(七)预后　怎样估计患者可能的病程和预测可能发生的并发症或结局。

还有不少临床问题直接或间接地来自患者。如临床医生通常遇到这样的问题:"医生,我患的是什么病?"(关于诊断的问题)"我为什么会患这种病?"(关于病因的问题)"×药对我有效吗?"(关于治疗或预防的问题)"这种病会复发吗?"(关于预后的问题)等。

【临床问题的类型】

临床遇到的问题大致可以分为背景问题(background question)和前景问题(foreground question)两类。

（一）背景问题　背景问题是关于疾病的一般知识问题,可涉及人类健康和疾病的生物、心理及社会因素等。

（二）前景问题　前景问题是关于处理、治疗患者的专门知识问题,也涉及与治疗有关的患者的生物、心理及社会因素等。

【临床问题的构建】

（一）背景问题　由以下两部分构成:

1. 问题的词根(谁、什么、何处、何时、怎么样、为什么)加上动词构成。如"我患的是什么病?""我怎么会患这种病?"等。

2. 一种疾病或疾病的某一方面。如"什么疾病引起发热?""急性胰腺炎通常在何时发生并发症?"

（二）前景问题　在构建一个具体的临床问题时,一般采用国际上常用的 PICO 格式。

1. P(population/participants)指特定的患病的人群,应包括患者的诊断及分类。

2. I(intervention)指干预措施,包括一种暴露因素、一种诊断试验、一种预后因素、一种治疗方法等。

3. C(comparator/control)指对照组或另一种可用于比较的干预措施。

4. O(outcome)指结局指标。

如果缺少其中一部分就会是一个不完整或不好的临床问题。表 7-2-1 是关于临床问题的构建举例:问题 1 不仅缺少对照措施,而且临床结局的定义不清楚;问题 2 包括了 4 个基本成分,是一个内容完整,比较清晰的临床问题;问题 3 表面上只有 3 个基本成分,缺少对照,但实际上是与不用药组对比,所以也是较好的临床问题。PICO 各部分的词句,实际上就是我们检索时要用的关键词。

表 7-2-1　临床问题构建举例

	临床问题	P	I	C	O
不好的问题	1. 抗凝剂对脑卒中患者有效吗?	脑卒中患者	抗凝剂	?	有效(定义模糊)
良好的问题	2. 对于慢性肾衰竭尿毒症患者肾脏移植与血液透析相比,在生存率和生存质量上哪种方法最好?	慢性肾衰竭尿毒症患者	肾脏移植	血液透析	改善患者生存率和生存质量
	3. 对于频发的尿路感染,长期小剂量应用抗生素是否能预防复发?	频发尿路感染	长期小剂量应用抗生素	空白对照	预防复发

（童九翠）

第三节　循证医学证据资源与检索

【循证医学证据资源】

Haynes 等于 2001 年和 2006 年分别提出了循证医学资源的"4S"和"5S"模型。由于"5S"模型是比较理想化的模型,因此根据"4S"模型将信息资源分为 4 类,即证据系统(system)、证据摘要(synopses)、系统评价(syntheses)和原始研究(studies)。

（一）证据系统

证据系统即计算机决策支持系统(computerized decision support system,CDSS),是指针对某个临床问题,概括总结所有相关和重要的研究证据,并通过电子病例系统与特定患者的情况自动联系起来,为医生提供决策信息。到目前为止,仅有一些数据库具有部分功能,如 Clinical Evidence、PIER、UpToDate 等。

（二）证据摘要

证据摘要即循证杂志摘要(evidence - based journal abstracts),是方法学家和临床专家共同组织起来,通过制定严格的评价标准,对主要医学期刊上发表的原始研究和二次研究证据从方法学和临床重要性两方面进行评价,筛选出高质量的论著以结构式摘要的形式再次出版,并附有专家推荐意见,如 ACP Journal Club、InfoPOEMs、Bandolie 等。

（三）系统评价

系统评价是针对某一具体临床问题(如疾病的病因、诊断、治疗和预后),系统、全面收集全世界所有已发表或未发表的临床研究,严格评价纳入文献的偏倚风险,筛选出符合质量标准的文献,进行定性或定量合成(meta - analysis,荟萃分析),得出可靠的综合结论,如 Cochrane 系统评价数据库、DARE、临床实践指南(clinical practice guideline,CPG)等。

（四）原始研究

原始研究是指发表在杂志和综合文献数据库、未经专家评估的文献资料。临床医生在检索和应用此类文献,需要自己进行评估研究结果的真实性、临床重要性和适用性后才可应用,否则可能误导。

原始研究非常多,通常只有在上述 3 种数据库资源中未能检索到需要的文献时才检索原始研究数据库,如 Medline、PubMed Clinical Queries、EMbase、Cochrane 临床对照试验中心注册库(Cochrane Central Register of Controlled Trials,CENTRAL)、中国生物医学文献数据库(CBM)、中国期刊全文数据库(CNKI)、中文生物医学期刊数据库(CMCC)、中文科技期刊数据库(VIP)、万方医学网等。

【证据检索的基本步骤】

（一）明确临床问题及问题类型

临床问题主要涉及疾病的病因、诊断、预防、治疗、预后及不良反应,按照 PICO 原则构建临床问题,有助于正确选择数据库资源,合理选择检索词和制订检索策略。

（二）选择合适数据库

在了解各数据库特点、涉及专业范畴的基础上,根据具体临床问题类型选择合适数据库。在选择数据库时要注意以下原则:

1. 选择计算机或网络数据库　针对临床问题,可通过咨询同事和专家、查阅教科书或专著、手工查阅相关杂志和计算机检索等途径获取相关文献。因为计算机检索克服了时空障碍,只要掌握基本的技巧,检索快速且效率高。

2. 尽可能选择专业数据库　综合性文献数据库如 Medline、中国生物医学文献数据库(CBM)等虽然覆盖了医学领域从基础到临床各专业领域的资料,有时却难以获得真正需要的信息。因此,选择专业数据库,更容易获得与专业直接相关的文献资料。

3. 尽可能选择最佳文献数据库　根据"4S"模型,检索时应从证据系统(system)、证据摘要(synopses)、系统评价(syntheses)和原始研究(studies)逐级检索,原则上从上一级数据库检索的文献解决了临床问题,则无需继续检索下一级数据库。

（三）制订检索词和检索策略

1. 检索词　检索词的制订主要依据 PICO 原则。通常检索词主要来源于 P(研究对象)和 I(干预措施),而较少采用 C(对照措施)和 O(结果指标)。当根据 P 和 I 检索结果太多时,可考虑通过 C 和 O 进行限定。

2. 检索策略　不同数据库,检索策略不全相同。检索策略的制订就是将检索词采用逻辑运算符"AND""OR""NOT"进行组合。

（1）扩大检索范围,提高查全率　当检索记录太少时,可以使用以下方式提高查全率:

① 用主题词表进行检索,如使用所选词的上位词进行检索、对主题词进行扩展检索、选择多个主题词检索、选用全部副主题词或对副主题词进行扩展检索、选用词表提示的相关词或以前的检索词进行检索。

② 用自由词检索　如果一个需要检索的概念由几个自由词组成一个语句,应选用最能表达该概念的最少的自由词进行检索,因为一个语句中自由词的数量与检出的文献量成反比。

③ 用"OR"运算符　用"OR"运算符可选择新的检索词,也可把同等或同义的检索词叠加组合起来进行检索。

④ 用截词符　对检索词的词根或词尾加上截词符"*"进行扩展检索。

⑤ 用通配符检索　用通配符"?"加在检索词中进行检索,可以检索出拼法不同而意义相同或相近的词。

（2）缩小检索范围,提高查准率　如果检索出的文献太多,可以使用以下方式缩小检索范围:

① 用主题词表进行检索　如果选用主题词专制性不强,且该词下还有下位词,可选用下位词进行检索。

② 选准副主题词进行检索。

③ 应用限定字段进行检索　常用字段有 TI、AU、AD、PY、CP、AB、MESH、TG、NM、PT(篇名、作者、通信地址、出版年、出版国、文摘、医学主题词、特征词、物质名称、出版类型)等。

④ 用运算符　常用缩小检索范围,提高查准率的运算符有 AND、WITH、NEAR、NOT 等。

完成检索策略后,针对选择的数据库进行检索。

（四）判断检索结果

获得检索结果后,应判断所获信息能否回答提出的临床问题。如果不能获得满意答案,应分析原因,是否数据库选择不当,是否检索词或检索策略制订不合理,是否确实该临床问题尚无相关研究证据。如果是从未经评价的数据库中检索的信息,尚需对检出的文献进行严格质量评价以确定其结果的真实性、临床重要性和适用性。

【证据检索实例】

临床案例:一位 55 岁男性患者,有 2 型糖尿病史 18 年、高血压病史 12 年,其血糖和血压水平一直控制良好。没有心肌梗死、心绞痛、脑血管意外和外周血管病史。最近复诊,血脂检查结果:总胆固醇 5.2 mmol/L,LDL-胆固醇 3.0 mmol/L,HDL-胆固醇 1.6 mmol/L,甘油三酯 1.8 mmol/L。有专家称:对于非胰岛素依赖性糖尿病患者,即使血脂水平不高,降脂治疗也可预防心血管疾病的发生。考虑到降脂治疗的长期性及他汀类降脂药可能的不良反应,在向患者推荐此治疗前,需要明确有无研究证据支持此说法。

(一)提出、构建临床问题

1. 临床问题 血脂正常、无心脑血管病史的 2 型糖尿病患者,采用他汀类降脂药与安慰剂比较,能否预防心血管病的发生?

2. 按 PICO 原则构建临床问题

(1)P 特定的患病人群 血脂正常、无心脑血管病史的 2 型糖尿病患者。

(2)I 干预措施 采用他汀类降脂药。

(3)C 对照措施 安慰剂。

(4)O 结局 预防心血管病的发生。

(二)选择合适数据库

1. 首先选择经过评估或筛选的循证医学信息资源(二次文献数据库)

(1)Clinical Evidence。

(2)Best Evidence(Evidence-based Medicine and ACP Journal Club)。

(3)Cochrane Library:Cochrane Database of Systematic Reviews(CDSR)。

(4)Up To Date。

2. 再考虑检索未经评估或筛选的信息资源(原始文献数据库)

(1)Medline。

(2)EMbase。

(3)CBM。

(三)制订检索词和检索策略

1. 检索词 type 2 diabetes,statin,cardiovascular disease。

2. 检索策略 [type 2 diabetes] AND [statin *] AND [cardiovascular disease *],并根据检索的数据库进行相应调整。

(四)判断检索结果

针对上述问题检出的文献,仔细阅读题目和摘要,发现 Colhoun 等的文章"Primary prevention of cardiovascular disease with atorvastatin in type 2 diabetes in the Collaborative Atorvastatin Diabetes Study:multicenter randomized placebo-controlled trial. Lancet 2004;364:685-696"一文与提出的问题最相关。由于该文献未经过质量评价,因此需要按照治疗性研究的质量评价原则分析此文献结果的真实性、临床重要性、可靠性和适用性,以确定能否正确回答上述临床问题。

(童九翠)

第四节　临床研究证据的评价

【临床研究证据分类】

证据分类方法很多,这里主要介绍与证据评价密切相关的两种分类方法,即以研究设计方案分类和以研究问题分类。

（一）按研究设计方案分类

1. 原始研究证据　直接以人群（患者和/或健康人）为研究对象,进行有关病因、诊断、预防、治疗和预后等研究获得的第一手研究资料,进行统计学处理、分析、总结后而形成的研究报告。常见的研究方法有随机对照试验、交叉试验、自身前后对照试验、同期非随机对照试验、队列研究、病例对照研究、横断面研究、病例分析、病例报告等。

2. 二次研究证据　是在全面收集针对某一问题的全部原始研究证据的基础上,进行严格评价、整合处理、分析总结而形成的研究报告。是对多个原始研究证据再加工后得到的更高层次的证据;主要包括系统评价/Meta 分析、临床实践指南、临床证据手册、卫生技术评估等。

（二）按研究问题分类

根据所研究问题的不同,研究证据可分为病因、诊断、治疗、预后、预防、临床经济学等研究证据。

【临床研究证据分级】

临床研究证据质量分级先后经历了"老五级""新五级（表 7 - 4 - 1）""新九级（表 7 - 4 - 2）""GRADE（表 7 - 4 - 3）"4 个阶段。1998 年,Bob Phillips、Chris Ball、David Sackett 等临床流行病学和循证医学专家共同制定了证据分级标准,2001 年 5 月在英国牛津循证医学中心网站正式发表。这一标准首次在证据分级的基础上提出了分类概念,包括治疗、预防、病因、危害、预后、诊断、经济学分析等 7 个方面,更具有针对性和适用性,已经成为循证医学教学和循证临床实践公认的经典标准。

表 7 - 4 - 1　2001 年牛津证据分级与推荐强度（新五级）

推荐强度	证据级别	治疗、预防、病因研究
Ⅰ级	Ⅰa	同质性随机对照试验的系统评价
	Ⅰb	可信区间小的随机对照试验
	Ⅰc	观察结果为"全或无"
Ⅱ级	Ⅱa	同质性队列研究的系统评价
	Ⅱb	单个队列研究（包括低质量的随机对照试验,如随访率低于 80%）
	Ⅱc	结局性研究
Ⅲ级	Ⅲa	同质性病例对照研究的系统评价
	Ⅲb	单个病例对照研究
Ⅳ级		系列病例观察（包括低质量的队列研究和病例对照研究）
Ⅴ级		专家意见或基于生理、病理生理和基础研究的证据

表 7 - 4 - 2　新九级标准

1	Systematic reviews and Meta - Analyses	系统评价和 Meta 分析
2	Randomized Controlled Double Blind Studies	随机对照双盲试验
3	Cohort Studies	队列研究
4	Case Control Studies	病例对照研究
5	Case Series	系列病例
6	Case Reports	病例报告
7	Ideas，Editorials，Opinions	思想、社论、意见
8	Animal research	动物实验研究
9	In vitro（test tube）research	体外（试管）实验

表 7 - 4 - 3　GRADE 分级标准（2004）

推荐强度	具体描述
1 级（强推荐）	明确显示干预措施利大于弊或弊大于利
2 级（弱推荐）	利弊不确定或无论质量高低的证据均显示利弊相当

证据质量等级	具体描述
A 级（高质量）	未来研究几乎不可能改变现有疗效评价结果的可信度
B 级（中质量）	未来研究可能对现有疗效评估有重要影响,可能改变评价结果的可信度
C 级（低质量）	未来研究很有可能对现有疗效评估有重要影响,改变评估结果可信度的可能性较大
D 级（极低质量）	任何疗效的评估都很不确定

【临床研究证据评价的基本要素】

临床研究证据评价的基本要素包括证据的内在真实性、临床重要性和外在适用性。

（一）研究证据的内在真实性（validity）

影响内在真实性的因素包括：研究设计是否正确？ 研究对象选择是否随机合理？ 研究组间是否基线一致？ 数据收集、整理是否认真可靠？ 统计分析方法是否合适？ 混杂偏倚是否处理？ 终点指标选择是否正确？ 研究者是否受研究环境的影响？

（二）研究证据的临床重要性（importance）

指研究结果的实际临床应用价值。应重点关注证据所涉及的临床问题是否明确具体、所选择的评价指标是否正确等。如果是治疗性研究（新药研发）的证据,需反映该药究竟提高了多少疗效、安全性怎样、成本高低；如果是诊断性试验,则需提供诊断方面的敏感性、特异性和准确性。

（三）研究证据的外在适用性（applicability）

指研究结果外推到其他人群的能力,是从一般到个别的过程。

【临床研究证据评价的基本内容】

（一）研究目的

是否以问题为基础、目的是否明确,是否具有创新性、科学性和可行性,是否是临床重要的问题。

（二）研究设计

研究设计是直接决定结果内在真实性的主要因素。设计是否科学、可行、合理，如是否随机、是否设立对照组、是否盲法随访。

（三）研究对象

是否有明确的诊断标准和纳入排除标准，选择对象是否随机，研究对象是否具有代表性。

（四）组间可比性

研究对象组间是否基线一致，是否具有可比性。不具有可比性的资料不能放在一起进行比较。

（五）测量指标

指标选择是否合理，测量是否可靠，终点指标选择是否正确，是否进行了质量控制。

（六）结果表达

效果如何，不良反应有多大，不足之处有哪些。

（七）卫生经济

是否进行成本-效果、效益、效用分析。

（八）数据分析

数据收集、整理是否认真可靠，统计分析方法是否合适等。

（九）研究环境

研究者是否受研究环境的影响，如药厂、患者的倾向等，提供信息的来源是否可靠。

（十）研究结论

是否回答了假说，结论是否可以外推，与他人的结果是否一致。

【临床研究证据评价的基本方法】

（一）初筛临床研究证据的真实性和相关性

1. 初步判定研究证据的真实性　以该研究证据是否来自医学专家评审的杂志，产生证据的机构是否与自己所在的机构相似，该证据是否由某机构赞助，其研究设计或结果是否可能受影响等为参考指标，对研究证据的真实性进行初步的判断。

2. 初步判定研究证据的相关性　以下列3项指标为参照，对研究证据的相关性进行初步判断：① 对我的患者健康有无直接影响，是否为患者所关心的问题？ ② 是否为临床实践中常见的问题，在我的医院是否可行？ ③ 是否会改变现有的医疗实践？

（二）确定临床研究证据的目的和要解决的临床问题，明确设计方案

不同的临床问题，最适合的研究设计方案不同。因此，评价研究证据前应根据其所研究的问题和所采用的研究设计方案准确判定其研究类型。

（三）根据研究类型进行评价

研究证据的评价应遵循临床流行病学和循证医学的原则和方法，并根据不同研究类型采用相应评价标准进行评价。

（童九翠）

第五节 系统评价和 Meta 分析

【概念】

系统评价(systematic review)是一种全新的文献综合方法,指针对某一具体临床问题(如疾病的病因、诊断、治疗、预后)系统、全面地收集现有已发表或未发表的临床研究,采用统一的文献评价原则和方法,筛选出符合质量标准的文献,进行合并分析,得出可靠的综合结论。系统评价可以是定性系统评价(qualitative systematic review),也可以是定量系统评价(quantitative systematic review)。

Meta 分析是将两个或多个相似研究结果进行定量综合分析的方法。广义上包括提出问题、检索相关研究文献、制定文献纳入和排除标准、描述基本信息、定量综合分析等一系列过程;狭义上则专指系统评价的定量分析。

【基本方法和步骤】

针对不同研究问题的系统评价,其基本方法和步骤相同(图 7-5-1)。

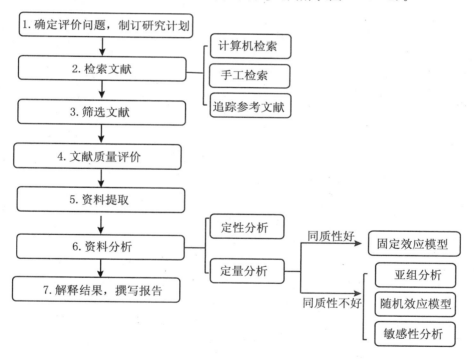

图 7-5-1 系统评价基本步骤

Meta 分析具体的统计分析过程可以通过专门的统计学软件来完成。Review Manager (RevMan)是 Cochrane 协作网提供给评价者而专门用于完成 Meta 分析的软件。目前最新版本的 RevMan 5.1 软件于 2012 年 4 月发布,Cochrane 协作网免费提供下载(http://ims. cochrane. org/RevMan)。

复 习 题

1. 简述循证医学概念及其与传统医学的区别。
2. 简述实践循证医学的条件和方法。
3. 简述临床问题的类型及构建。
4. 简述循证医学证据检索的基本步骤。
5. 简述临床研究证据的分类、分级。
6. 简述临床研究证据评价的基本要素。
7. 简述系统评价的基本步骤。

（童九翠）

第八章　感染性疾病

第一节　感染性疾病概述

　　传染病(communicable diseases)是指由病原微生物,如朊粒(prion)、病毒(virus)、衣原体(chlamydia)、立克次体(rickettsia)、支原体(mycoplasma)、细菌(bacteria)、真菌(fungus)、螺旋体(spirochete)和寄生虫(parasite)如原虫(protozoa)、蠕虫(helminth)、医学昆虫(medical insect)感染人体后产生的有传染性、在一定条件下可造成流行的疾病。人体与入侵的病原体相互作用、相互斗争的过程称为感染,由此而引起的疾病为感染性疾病。传染病均属感染性疾病,但感染性疾病不一定有传染性,故不一定是传染病。

【传染病感染过程的五种表现】

　　病原体侵入人体后就开始了感染的过程。病原体与机体的相互作用可出现以下不同结局。

　　(一)病原体被清除　病原体进入机体后可通过非特异性免疫、特异性被动免疫、获得的特异性自动免疫而清除。

　　(二)隐性感染　是指病原体侵入人体后,仅诱导机体产生特异性的免疫应答,而不引起或只引起轻微的组织损伤。所以在临床上不出现任何症状、体征,甚至生化的改变。只能通过免疫学检查才能发现。

　　(三)显性感染　是指病原体侵入人体后,不但使得机体发生免疫应答,而且还通过病原体本身的作用或是机体的变态反应,导致组织损伤,引起病理改变和临床表现。

　　(四)病原携带状态　是许多传染病的重要传染源。按病原体种类不同可分为带病毒者、带菌者或带虫者等。按其发生和持续时间长短可分为潜伏期携带者、恢复期携带者及慢性携带者。一般来讲,若其携带病原体持续时间短于 3 个月,称为急性携带者;若长于 3 个月,则称为慢性携带者。

　　(五)潜伏性感染　病原体长期潜伏于体内,一旦人体免疫功能下降,才引起显性感染。

【传染病感染过程中病原体作用】

　　(一)侵袭力　指病原体侵入机体,并在机体内生长、繁殖及扩散的能力。

　　(二)毒力　包括毒素及毒力因子。毒素包括:① 内毒素;② 外毒素。毒力因子指病原体的侵袭能力。

　　(三)数量　侵入人体的病原体要有足够的数量,才能突破机体的防御功能引起感染。

　　(四)变异性　指病原体可因遗传、外界因素如免疫力或药物等而产生变异。

【传染病感染过程中免疫应答作用】

包括有利于机体抵抗病原体入侵和致病的保护性免疫应答及促进组织损伤的变态反应。免疫应答包括特异性和非特异性免疫应答两种。变态反应都是特异性免疫反应。

(一)非特异性免疫 又称先天性免疫或自然免疫,包括天然屏障作用、吞噬作用和体液因子。

(二)特异性免疫 又称获得性免疫,是接触某种抗原后产生的仅针对此种抗原的免疫反应,对其他抗原无作用。包括细胞免疫和体液免疫。

1. 细胞免疫 主要通过 T 淋巴细胞完成。抗原进入机体刺激 T 淋巴细胞使其致敏,致敏的 T 淋巴细胞与相应抗原再次相遇时,发生分化增生,并释放多种可溶性活性物质(淋巴因子),可激活并增强巨噬细胞的吞噬作用,并通过细胞毒作用和淋巴因子杀伤病原体及其所寄生的细胞。T 淋巴细胞还有调节体液免疫的功能。T 淋巴细胞按其表面抗原可分为 CD4 和 CD8 两个主要亚群,CD4 具有辅助和促进其他细胞的免疫功能;CD8 具有抑制其他细胞的免疫功能和杀伤靶细胞功能。

2. 体液免疫 是 B 淋巴细胞在抗原刺激下产生相应的抗体引起的特异性免疫。不同抗原刺激产生不同类的抗体,抗体主要作用于细胞外微生物,以及具有促进吞噬、提高杀伤细胞功能及抑制黏附作用等。从化学结构上免疫球蛋白可分为 IgA、IgD、IgE、IgG 及 IgM 5 种。

【传染病流行的三个基本条件】

(一)传染源 ① 患者;② 隐性感染者;③ 病原携带者;④ 感染动物。

(二)传播途径 ① 呼吸道传播;② 消化道传播;③ 接触传播;④ 虫媒传播;⑤ 血液、体液传播。

(三)人群易感性 指对某一种传染病缺乏特异性免疫力的人,又称为易感者,而此人群对该病原体具有易感性。

【影响传染病流行过程的因素】

(一)自然因素 自然环境中的地理、气象、生态等。许多传染病的发生和流行,均可有明显的季节性和地区性。

(二)社会因素 社会制度、经济状况、生产生活方式及文化水平等,对传染病发生及流行有决定性的影响。

【传染病的基本特征】

(一)有病原体 每种传染病都有其特定的病原体,病原体可以是微生物或寄生虫。

(二)有传染性 这是传染病与其他感染性疾病的主要区别。例如耳源性脑膜炎和流行性脑脊髓膜炎。

(三)有流行病学特征 传染病必须具备三个基本条件,在流行过程中受自然因素和社会因素的影响,表现出相应的特征:流行性、地方性、季节性。

(四)有感染后免疫力 免疫功能正常的人经感染某种病原体后均会产生特异性免疫。

【传染病的诊断】

(一)临床资料

1. 详细询问病史,特别是发病的诱因和起病的方式对传染病的诊断具有重要参考价值。

2. 细致的体格检查。

3. 除了解一般感染性表现外，应了解器官组织特征性表现，例如剧烈的头痛提示脑炎脑膜炎，腹痛、腹泻提示胃肠道感染。

（二）流行病学资料

1. 某些传染病在发病年龄、职业、季节、地区、生活习惯、生产生活方式等诸多方面有高度的选择性。

2. 有无感染该病的可能，是否为流行区，是否为流行季节，有无与传染源接触的历史等。

3. 有无发病的可能，既往是否患过该病，是否接种过疫苗等。

（三）实验室检查

1. 一般检查　血、尿、便常规及血液生化检查，其中血常规白细胞计数和分类用途最广。

2. 病原学检查　病原体直接检出病原体分离培养。

3. 免疫学检查　特异性抗原或抗体的检测。

4. 分子生物学诊断　DNA 探针技术。

（四）其他检查

1. 内镜检查　支气管镜、胃镜、结肠镜等。

2. 超声检查。

3. 影像学检查　CT、MRI。

4. 活体组织检查。

【传染病的治疗】

（一）治疗原则

1. 治疗患者，促进患者康复。

2. 控制传染源，防止进一步传播。

（二）治疗方法

1. 一般及支持疗法　包括隔离、消毒、护理、心理治疗，合理饮食、补充营养、水电解质平衡等。

2. 病原（特效）治疗。

3. 对症治疗。

4. 康复疗法。

5. 中医中药及针灸疗法有清热、解毒及调整机体免疫功能的作用。

【传染病的预防】

应针对传染病流行的三个环节进行预防。

（一）管理传染源

1. 传染病报告　我国对传染病的相关规定《中华人民共和国传染病防治法（1989）》规定管理的传染病分为甲类、乙类和丙类共 36 种病。2003 年后，由于传染性非典型肺炎和人高致病性禽流感的出现，规定管理的传染病增至 40 种病，甲类 2 种疾病：鼠疫和霍乱，为强制管理的烈性传染病，要求城镇发现后 2 小时内通过传染病疫情监测信息系统上报，农村不超过 6 小时；乙类包括病毒性肝炎等 26 种病，2009 年增加了甲型 H1N1 流感，为严格管理的传染病，要求城镇发现后 6 小时内网络直报，农村不超过 12 小时；丙类包括流行性感冒等 10 种病，2008 年新增了手足口病，为监测管理的传染病，要求发现后 24 小时内上报。值得注意的是乙类传染病中的传染性非典型肺炎、炭疽中的肺炭疽、人感染高致病性禽流感和脊髓灰质炎,必须采取甲类传染病的报告、控制措施。

2. 传染病接触者的隔离　对传染病的密切接触者,应分别按具体情况采取检疫措施,密切观察,并适当作药物预防或预防接种。

(二)切断传播途径　对于各种传染病,尤其是消化道传播传染病、虫媒传播传染病和寄生虫病,切断传播途径通常是起重要作用的预防措施。其主要措施包括隔离和消毒。

(三)保护易感人群　保护易感人群的措施包括非特异性及特异性两个方面。非特异性保护易感人群的措施包括改善营养、锻炼身体和提高生活水平等,可提高机体非特异性免疫力。但起关键作用的还是通过预防接种以提高人群的主动或被动特异性免疫力。

(喻艳林)

第二节　病毒性肝炎

病毒性肝炎(viral hepatitis)是由多种肝炎病毒引起的,以肝脏损害为主的一组全身性传染病。按病原学目前已明确分类的有甲型、乙型、丙型、丁型、戊型五型肝炎病毒。

【病原学】

病毒性肝炎的病原体是肝炎病毒。目前已证实甲、乙、丙、丁、戊五型肝炎病毒是病毒性肝炎的致病因子。不排除仍有未发现的肝炎病毒存在。

【流行病学】

(一)传染源

甲型肝炎　甲型肝炎无病毒携带状态,传染源为急性甲型肝炎患者和亚临床感染者。粪便排毒期在起病前2周到血清ALT高峰后1周,少数患者可延长至起病后30日仍具有传染性。

乙型肝炎　急、慢性乙型肝炎患者及病毒携带者。后两者由于病毒长期存在血液中,为更重要的传染源。急性乙肝患者的传染期从起病前数周开始,持续整个急性期。HBsAg阳性的慢性患者和无症状携带者的传染性大小与e抗原、HBVDNA及DNAP是否阳性有关。

丙型肝炎　急、慢性丙肝患者及无症状病毒携带者,只要血中有HCV-RNA存在,均可为传染源。

丁型肝炎　同乙型肝炎,我国以西南部感染率较高。

戊型肝炎　急性戊型肝炎患者起病前9日到病后8日均有传染性。

(二)传播途径

甲型肝炎和戊型肝炎主要通过粪-口途径传播。食物和水源被污染可引起暴发流行,生活密切接触可引起散发病例。

乙型肝炎　含HBV体液或血液经破损的皮肤和黏膜进入机体而感染。① 母婴传播:包括宫内感染、围生期传播、分娩后传播。② 血液、体液传播:血液中HBV含量很高,即使是微量的污染血进入人体也可造成感染。

丙型肝炎　病毒血中含量较乙肝病毒少,故输血传播最为主要,其他途径较乙肝为少。

（三）人群易感性

甲型肝炎　人类对 HAV 普遍易感,我国大多在幼儿、儿童及青少年时期获得感染,以隐性感染为主。感染后可获持久的免疫力。

乙型肝炎　抗 HBs 阴性者。婴幼儿是获得 HBV 感染最危险的时期,高危人群 HBsAg 阳性母亲的新生儿,HBsAg 阳性者的家属、反复输血、血液透析、多个性伴侣、静脉药瘾者、接触血液的医务工作者等。感染后或疫苗接种后出现抗 HBs 者有免疫力。

丙型肝炎　类似乙肝,主要通过胃肠道外途径传播。但体液中 HCV 含量较少,且为 RNA 病毒,外界抵抗力较低,其传播较乙肝局限。

戊型肝炎　普遍易感,但儿童多表现为隐性感染,成年人特别是老年人多表现为显性感染。

【临床表现】

不同类型病毒引起的肝炎潜伏期不同:甲型肝炎 2～6 周,平均 4 周;乙型肝炎 1～6 个月,平均 3 个月;丙型肝炎 2 周～6 个月,平均 40 日;丁型肝炎 4～20 周,戊型肝炎 2～9 周,平均 6 周。

（一）急性肝炎

包括急性黄疸型肝炎和急性无黄疸型肝炎。各型病毒均可引起。

1. 急性黄疸型肝炎　临床经过的阶段性较为明显,可分为三期。黄疸前期:此期主要症状有全身乏力、食欲减退、恶心、呕吐、厌油、腹胀、肝区痛、尿色加深等,肝功能改变主要为丙氨酸氨基转移酶（ALT）、天冬氨酸氨基转移酶（AST）升高,本期持续 5～7 天。黄疸期:自觉症状好转,发热消退,尿黄加深,巩膜和皮肤出现黄疸,1～3 周内黄疸达高峰。肝大,有压痛及叩痛。肝功能检查见 ALT、AST 和胆红素升高,尿胆红素阳性,本期持续 2～6 周。恢复期:症状逐渐消失,黄疸消退,肝、脾回缩,肝功能逐渐恢复正常,本期持续 1～2 个月,总病程 2～4 个月。

2. 急性无黄疸型肝炎　除无黄疸外,其他临床表现与黄疸型相似。无黄疸型发病率远高于黄疸型。无黄疸型通常起病较缓慢,症状较轻,恢复较快,病程多在 3 个月内。有些病例无明显症状,易被忽视。

急性丙型肝炎的临床表现一般较轻。

急性丁型肝炎可与 HBV 感染同时发生,为重叠感染。

戊型肝炎与甲型肝炎相似,但黄疸前期较长,平均 10 天,症状较重,自觉症状至黄疸出现后 4～5 天才开始缓解,病程较长。

（二）慢性肝炎

急性肝炎病程超过半年,或原有乙、丙、丁型肝炎或有 HBsAg 携带史而因同一病原再次出现肝炎症状、体征及肝功能异常者。发病日期不明确或虽无肝炎病史,但根据肝组织病理学或根据症状、体征、化验及 B 超检查综合分析符合慢性肝炎表现者。依据病情轻重可分为轻、中、重三度,依据 HBeAg 阳性与否可分为 HBeAg 阳性或阴性慢性乙型肝炎,分型有助于判断预后及指导抗病毒治疗。

轻度　病情较轻,可反复出现乏力、头晕、食欲有所减退、厌油、尿黄、肝区不适、睡眠欠佳、肝稍大有轻触痛,可有轻度脾大。部分病例症状、体征缺如。肝功能指标仅 1 或 2 项轻度异常。

中度　症状、体征、实验室检查居于轻度和重度之间。

重度　有明显或待续的肝炎症状,如乏力、纳差、腹胀、尿黄、便溏等,伴肝病面容、肝掌、蜘蛛痣、脾大,ALT 和 AST 反复或持续升高,白蛋白降低,丙种球蛋白明显升高。

（三）重型肝炎(肝衰竭)

病因及诱因复杂,包括重叠感染(如乙型肝炎重叠戊型肝炎)、机体免疫状况、妊娠、HBV 前 C 区突变、过度疲劳、精神刺激、饮酒、应用肝损药物、合并细菌感染、伴有其他疾病(如甲状腺功能亢进、糖尿病)等。表现一系列肝衰竭表现,极度乏力,严重消化道症状,神经,精神症状(嗜睡、性格改变、烦躁不安、昏迷等),有明显出血现象,凝血酶原时间(PT)显著延长及凝血酶原活动度(PTA)＜40%。黄疸进行性加深,血清总胆红素(TBil)每天上升 17.1 μmol/L 或大于正常值 10 倍。可出现中毒性鼓肠、肝臭、肝肾综合征等。可见扑翼样震颤及病理反射。肝浊音界进行性缩小。胆酶分离,血氨升高等。

1. 分类　根据病理组织学特征和病情发展速度,肝衰竭可分为四类。

（1）急性肝衰竭(acute liver failure,ALF)　又称暴发型肝炎(fulminant hepatitis),特征是起病急,发病 2 周内出现以 Ⅱ 度以上肝性脑病为特征的肝衰竭症状。发病多有诱因。本型病死率高,病程不超过三周。

（2）亚急性肝衰竭(subacute liver failure,SALF)　又称亚急性肝坏死。起病较急,发病 15 天～26 周内出现肝衰竭症状。首先出现 Ⅱ 度以上肝性脑病者,称为脑病型;首先出现腹水及其相关症候(包括胸水等)者,称为腹水型。晚期可有难治性并发症,如脑水肿,消化道大出血,严重感染,电解质紊乱及酸碱平衡失调。白细胞升高。血红蛋白下降,低血糖,低胆固醇,低胆碱酯酶。一旦出现肝肾综合征,预后极差。本型病程较长,常超过 3 周至数月。容易转化为慢性肝炎或肝硬化。

（3）慢加急性肝衰竭(acute-on-chronic liver failure,ACLF)　是在慢性肝病基础上出现的急性肝功能失代偿。

（4）慢性肝衰竭(chronic liver failure,CLF)　是在肝硬化的基础上,肝功能进行性减退导致的以腹水或门脉高压、凝血功能障碍和肝性脑病等为主要表现的慢性肝功能失代偿。

2. 分期　根据临床表现的严重程度,亚急性肝衰竭和慢加急性肝衰竭可分为早期、中期和晚期。

（1）早期　① 极度乏力,并有明显厌食、呕吐和腹胀等严重消化道症状;② 黄疸进行性加深(TBIL＞171pmol/L 或每日上升＞17.1 μmol/L);③ 有出血倾向,PTA＜40%;④ 未出现肝性脑病或明显腹水。

（2）中期　在肝衰竭早期表现的基础上,病情进一步加重,出现以下两条之一者:① 出现 Ⅱ 度以上肝性脑病和(或)明显腹水;② 出血倾向明显(出血点或瘀斑),且 20%＜PTA ≤30%。

（3）晚期　在肝衰竭中期表现的基础上,病情进一步加重,出现以下三条之一者:① 有难治性并发症,如肝肾综合征、上消化道大出血、严重感染和难以纠正的电解质紊乱等;② 出现 Ⅲ 度以上肝性脑病;③ 有严重出血倾向(注射部位瘀斑等),PTA＜20%。

（四）淤胆型肝炎(cholestatic viral hepatitis)

以肝内淤胆为主要表现的一种特殊临床类型,又称为毛细胆管炎型肝炎。急性淤胆型肝炎起病类似急性黄疸型肝炎,大多数患者可恢复。在慢性肝炎或肝硬化基础上发生上述表现者,为慢性淤胆型肝炎。有梗阻性黄疸临床表现:皮肤瘙痒,大便颜色变浅,肝肿大。肝功能检查 TBil 明显升高,以直接胆红素为主,γ 谷氨酸转肽酶(gamma glutamyl transpeptidase，γ‐GT 或 GGT)、碱性磷酸酶(alkaline phosphatase，ALP 或 AKP)，总胆汁酸(total bile acid，TBA)、胆固醇(cholesterol，CHO)等升高。有黄疸深，消化道症状较轻，ALT、AST 升高不明显。PT 无明显延长，PTA>60%。

（五）肝炎肝硬化

根据肝脏炎症情况分为活动性与静止性两型。① 活动性肝硬化：有慢性肝炎活动的表现，乏力及消化道症状明显，ALT 升高，黄疸，白蛋白下降。伴有腹壁、食管静脉曲张，腹水，肝缩小、质地变硬，脾进行性增大，门静脉、脾静脉增宽等门脉高压征表现。② 静止性肝硬化：无肝脏炎症活动的表现，症状轻或无特异性，可有上述体征。

根据肝组织病理及临床表现分为代偿性肝硬化和失代偿性肝硬化。① 代偿性肝硬化：指早期肝硬化，属 Child‐Pugh A 级。ALB≤35 g/L，TBIL<35 μmol/L，PTA>60%。可有门脉高压征，但无腹水、肝性脑病或上消化道大出血。② 失代偿性肝硬化：指中晚期肝硬化，属 Child‐Pugh B、C 级。有明显肝功能异常及失代偿征象，如 ALB<35 g/L，白蛋白/球蛋白(A/G) <1.0，TBIL>35 μmol/L，PTA<60%。可有腹水、肝性脑病或门静脉高压引起的食管、胃底静脉明显曲张或破裂出血。

未达到肝硬化诊断标准，但肝纤维化表现较明显者，称肝炎肝纤维化，主要根据组织病理学作出诊断，B 超及血清学指标如透明质酸(hyaluronic acid，HA)、Ⅲ型前胶原肽(pro‐collagen Ⅲ peptide，PⅢP)、Ⅳ型胶原(collagen Ⅳ，C‐Ⅳ)、层连蛋白(la minin，LN)等可供参考。

【并发症】

肝内并发症多发生于 HBV 和(或)HCV 感染，主要有肝硬化，肝细胞癌，脂肪肝。肝外并发症包括胆道炎症、胰腺炎、糖尿病、再生障碍性贫血、甲状腺功能亢进、溶血性贫血、心肌炎、肾小球肾炎等。

不同病原所致重型肝炎均可诱发严重并发症，主要有：

1. 肝性脑病　肝功能不全所引起的神经精神症候群，可见于重型肝炎和肝硬化。常见诱因有上消化道出血、高蛋白饮食、感染、大量放腹水、大量排钾利尿、使用镇静剂等，可能是多因素综合作用的结果。

2. 上消化道出血　病因主要有：① 凝血因子、血小板减少；② 胃黏膜广泛糜烂和溃疡；③ 门脉高压。上消化道出血可诱发肝性脑病、腹水、感染、肝肾综合征等。

3. 肝肾综合征　是严重肝病的终末期表现。主要表现为少尿或无尿、氮质血症、电解质平衡失调。约半数病例有出血、放腹水、利尿、严重感染等诱因。

4. 感染　重型肝炎易发生难于控制的感染，以胆道、腹膜、肺多见，革兰阴性杆菌为主，细菌主要来源于肠道，且肠道中微生态失衡与内源性感染的出现密切相关，应用广谱抗生素后，也可出现真菌感染。

【诊断】

（一）流行病学资料

甲型肝炎：病前是否在甲肝流行区，有无进食未煮熟海产品及饮用污染水。多见于儿童。乙型肝炎：输血、不洁注射史，与 HBV 感染者接触史，家庭成员有无 HBV 感染者，特别是婴儿母亲是否 HBsAg 阳性等有助于乙型肝炎的诊断。丙型肝炎：有输血及血制品、静脉吸毒、血液透析、多个性伴侣、母亲为 HCV 感染等病史的肝炎患者应怀疑丙型肝炎。丁型肝炎：同乙型肝炎，我国以西南部感染率较高。戊型肝炎：基本同甲型肝炎，暴发以水传播为多见,多见于成年人。

（二）临床诊断

1. 急性肝炎　起病较急,常有畏寒、发热、乏力、纳差、恶心、呕吐等症状。肝大,质偏软。ALT 显著升高。黄疸型肝炎血清胆红素＞17.1 μmol/L,尿胆红素阳性。黄疸型肝炎可有黄疸前期、黄疸期、恢复期三期经过。病程不超过 6 个月。

2. 慢性肝炎　病程超过半年或发病日期不明确而有慢性肝炎症状、体征、实验室检查改变者。常有乏力、厌油、肝区不适等症状,可有肝病面容、肝掌、蜘蛛痣、胸前毛细血管扩张、肝大质偏硬、脾大等体征。根据病情轻重,实验室指标改变等综合评定轻、中、重三度。

3. 重型肝炎(肝衰竭)　急性黄疸型肝炎病情迅速恶化,2 周内出现Ⅱ度以上肝性脑病或其他重型肝炎表现者。急性肝衰竭 15 天至 26 周出现上述表现者为亚急性肝衰竭;在慢性肝病基础上出现的急性肝功能失代偿为慢加急性(亚急性)肝衰竭。在肝硬化基础上出现的重型肝炎为慢性肝衰竭。

4. 淤胆型肝炎　起病类似急性黄疸型肝炎,黄疸持续时间长,症状轻,有肝内梗阻的表现。

5. 肝炎肝硬化　多有慢性肝炎病史。有乏力,腹胀,尿少,肝掌,蜘蛛痣,脾大,腹水。脚肿,胃底食管下段静脉曲张,白蛋白下降,A/G 倒置等肝功能受损和门脉高压表现。

（三）病原学诊断

1. 甲型肝炎　有急性肝炎临床表现。并具备下列任何一项均可确诊为甲型肝炎:抗 HAV IgM 阳性;抗 HAV IgG 急性期阴性,恢复期阳性;粪便中检出 HAV 颗粒或抗原或 HAV RNA。

2. 乙型肝炎　急性乙型肝炎现已少见。慢性 HBV 感染可分为:

（1）慢性乙型肝炎

① HBeAg 阳性慢性乙型肝炎　血清 HBsAg,HBV DNA 和 HBeAg 阳性,抗 HBe 阴性,血清 ALT 持续或反复升高,或肝组织学检查有肝炎病变。

② HBeAg 阴性慢性乙型肝炎　血清 HBsAg 和 HBV DNA 阳性,HBeAg 持续阴性抗 HBe 阳性或阴性,血清 ALT 持续或反复异常。或肝组织学检查有肝炎病变。

根据生化学试验及其他临床和辅助检查结果,上述两型慢性乙型肝炎可进一步分为轻度、中度和重度。

（2）HBV 携带者

① 慢性 HBV 携带者　血清 HBsAg 和 HBV DNA 阳性,HBeAg 或抗 HBe 阳性,但 1 年内连续随访 3 次以上,血清 ALT 和 AST 均在正常范围,肝组织学检查一般无明显异常。

② 非活动性 HBsAg 携带者　血清 HBsAg 阳性、HBeAg 阴性、抗 HBe 阳性或阴性,HBV DNA 检测不到(PCR 法)或低于最低检测限,1 年内连续随访 3 次以上,ALT 均在正常范围。肝组织学检查显示 Knadell 肝炎活动指数(HAI) G4 或其他的半定量计分系统病变轻微。

（3）隐匿性慢性乙型肝炎　血清 HBsAg 阴性,但血清和(或)肝组织中 HBV DNA 阳性,并有慢性乙型肝炎的临床表现。患者可伴有血清抗 HBs、抗 HBe 和(或)抗 HBc 阳性。另约 20%隐匿性慢性乙型肝炎患者除 HBV DNA 阳性外,其余 HBV 血清学标志均为阴性。诊断需排除其他病毒及非病毒因素引起的肝损伤。

3. 丙型肝炎　抗 HCV IgM 和(或) IgG 阳性,HCV RNA 阳性,可诊断为丙型肝炎。

无任何症状和体征、肝功能和肝组织学正常者为无症状 HCV 携带者。

4. 丁型肝炎　有现症 HBV 感染,同时血清 HDVAg,或抗 HDV IgM,或高滴度抗 HDV IgG,或 HDV RNA 阳性,或肝内 HDVAg,或 HDV RNA 阳性,可诊断为丁型肝炎。

5. 戊型肝炎　急性肝炎患者抗 HEV IgG 高滴度,或由阴性转为阳性,或由低滴度到高滴度,或由高滴度到低滴度甚至阴转,或血 HEV RNA 阳性,或粪便 HEV RNA 阳性,或检出 HEV 颗粒,均可诊断为戊型肝炎。抗 HEV IgM 阳性可作为诊断参考,但须排除假阳性。

【治疗】

病毒性肝炎的治疗应根据不同病原、临床类型及组织学损害区别对待。各型肝炎的治疗原则均以充足的休息、营养为主,辅以适当药物,避免饮酒、过劳和使用损害肝脏药物。

(一)急性肝炎

急性肝炎一般为自限性,多可完全康复。以一般治疗及对症支持治疗为主,急性期应进行隔离。症状明显及有黄疸者应卧床休息,恢复期可逐渐增加活动量,但要避免过度劳累。饮食宜清淡易消化,适当补充维生素,热量不足者应静脉补充葡萄糖。避免饮酒和应用损害肝脏药物,辅以药物对症及恢复肝功能,药物不宜太多,以免加重肝脏负担。

急性肝炎一般不采用抗病毒治疗,急性丙型肝炎则例外,因急性丙型肝炎容易转为慢性,早期应用抗病毒治疗可降低患者转化为慢性的概率。可选用普通干扰素或聚乙二醇化干扰素,同时加用利巴韦林(ribavirin)治疗。

(二)慢性肝炎

1. 按病情适当休息、合理饮食。

2. 药物治疗

(1)抗病毒治疗　目的是抑制病毒复制,减少传染性;改善肝功能;减轻肝组织病变;提高生活质量;减少或延缓肝硬化、肝衰竭和 HCC 的发生,延长存活时间。符合适应证者应尽可能进行抗病毒治疗。

① 干扰素-α(IFN-α)　可用于慢性乙型肝炎和丙型肝炎抗病毒治疗,它主要通过诱导宿主产生细胞因子起作用,在多个环节抑制病毒复制。如 α-干扰素 3～5 MU/次,皮下或肌注,每周 3 次;或聚乙二醇化干扰素(PegIFNα-2a 135～180 μg 或 PegIFNα-2b 50～80 μg),皮下注射,每周 1 次,疗程 6 个月～1 年。丙型肝炎还需加用利巴韦林(800～1000 mg/天)。合并有失代偿性肝硬化的患者不适用干扰素治疗。由于干扰素治疗中相对的副作用较多见,所以临床上需做好监测和随访。

② 核苷(酸)类似物　目前已经批准临床应用的核苷类药物拉米夫定(100 mg/d)、阿德福韦酯(10 mg/d)、替比夫定(600 mg/d)及恩替卡韦(0.5 mg/d)用于治疗慢性乙型肝炎及乙型肝炎肝炎肝硬化患者。核苷(酸)类似物作用于 HBV 的聚合酶区,通过取代病毒复制过程中延长聚合酶链所需的结构相似的核苷,终止链的延长,从而抑制病毒复制。核苷(酸)类物疗程需根据患者情况决定:对于 HBeAg 阳性慢性乙型肝炎患者,HBeAg 血清转换后继续用药 1 年以上;HBeAg 阴性慢性乙型肝炎患者至少 2 年以上;肝硬化患者需长期应用。但长期应用核苷类药物治疗,可使 HBV 发生变异而产生耐药性,尤其是拉米夫定,故应定期检测 HBV DNA 和肝功能,及早发现病毒突变及耐药的出现,以及时调整抗病毒治疗,优化治疗方案。

(2)按病情需要应用免疫调节药　如胸腺肽、保肝、退黄、抗炎等药物。

(三)重型肝炎的治疗

原则是根据病情予以支持、对症疗法和抗病毒为基础的综合性治疗,促进肝细胞再生,防治各种并发症。有条件时可采用人工肝支持系统,争取适当时机行肝移植治疗。

(1) 一般对症、支持疗法　包括卧床休息、饮食调节、静脉营养和维持水、电解质和酸碱平衡。

(2) 促进肝细胞再生疗法　可用肝细胞生长因子促进肝细胞 DNA 合成。前列腺素 E1 (PGE1)可保护肝细胞,减少肝细胞坏死、改善肝脏的血液循环,促进肝细胞再生。

(3) 抗病毒治疗　乙型重型肝炎患者 HBV 复制活跃(HBV DNA$>10^4$拷贝/ml),应尽早抗病毒治疗;抗病毒治疗药物选择以核苷类药物为主,一般不主张使用干扰素类药物。抗病毒治疗对患者近期病情改善不明显,但对长期治疗及预后有重要意义。

(4) 防治并发症　实施重症监护,密切观察病情,防止包括肝性脑病、出血、继发感染和肝肾综合征等严重并发症发生。

(5) 人工肝支持治疗　对急性、亚急性重型肝炎效果较好,对慢性重型肝炎可以起到延缓病情进展的作用。

(6) 肝移植　是目前治疗重型肝炎患者的主要手段,技术已经基本成熟,术后可明显提高 5 年生存率。

【预防】

(一) 控制传染源　包括对患者和病毒携带者的隔离、治疗和管理,以及观察接触者和管理献血员。患者从起病后可隔离 3 周,以控制传染源。

(二) 切断传播途径　① 推行健康教育制度;② 加强血源管理,提倡使用一次性注射器,对医疗器械实行"一人一用一消毒制"等。③ 搞好饮食、饮水及个人卫生,搞好粪便管理、食具消毒等。

(三) 保护易感人群

1. 甲型肝炎　甲型肝炎疫苗有减毒活疫苗和灭活疫苗两种苗,前者保护期限可达 5 年以上,灭活疫苗抗体滴度高,保护期可持续 20 年以上;对近期有与甲型肝炎患者密切接触的易感者,可用人丙种球蛋白进行被动免疫预防注射,时间越早越好,免疫期 2~3 个月。

2. 乙型肝炎　对于易感者、新生儿、与 HBV 感染者有密切接触的高危人群均应接种乙型肝炎疫苗,目前普遍采用 0、1、6 个月注射程序,应用基因工程重组酵母乙肝疫苗,每次 10~20 μg,高危人群可适当增加剂量,保护率可达 90% 以上;HBV 慢性感染母亲的新生儿出生后立即注射乙型肝炎免疫球蛋白(HBIG)100~200 U,3 天后接种乙肝疫苗 10 μg,出生后 1 个月重复注射一次,6 个月时再注射乙肝疫苗,保护率可达 95% 以上。HBIG 可从人血液中制备,起被动免疫作用,主要用于 HBV 感染母亲的新生儿及暴露于 HBV 的易感者。应及早注射,保护期约 3 个月。

3. 戊型肝炎　由我国著名专家夏宁邵教授带领的科研组历时 14 年成功研制了"重组戊型肝炎疫苗(大肠埃希菌)",已经使用于临床,此疫苗也成为世界上首次用于预防戊型肝炎的疫苗。

目前对丙、丁型肝炎尚缺乏特异性免疫预防措施。

(喻艳林)

第三节　麻　疹

麻疹(measles)是由麻疹病毒(Measles virus)引起的急性呼吸道传染病。临床特征为发热、流涕、咳嗽等卡他症状及眼结合膜炎、口腔麻疹黏膜斑以及全身皮肤斑丘疹。

【病原学】

麻疹病毒属副黏液病毒科、麻疹病毒属,只有一个血清型。镜下呈球形或丝状,直径为150～200 nm,中心为单股 RNA,外包脂蛋白囊膜的核衣壳。囊膜含有三种结构蛋白,是主要的致病物质。不同的结构蛋白可以刺激机体产生不同的抗体。该病毒外界抵抗力不强,易被紫外线及一般消毒剂灭活;耐寒不耐热,4 ℃可存活 5 个月,－70 ℃可存活数年,56 ℃30 分钟即被破坏。

【流行病学】

(一)传染源　患者为唯一传染源。此病传染性强,易感者接触后 90% 以上可得病。一般认为发病前 2 天的前驱期传染性最强,至出疹后 5 天传染性逐渐减弱,退疹时已无传染性。

(二)传播途径　病毒随呼吸道飞沫排出,直接到达易感者的呼吸道或眼结合膜而致传播,其他间接传播很少。

(三)易感人群　未患过麻疹,也未接种麻疹疫苗者均为易感者。病后有较持久的免疫力。好发年龄为 6 个月至 5 岁小儿,6 个月以下的婴儿因从母体获得有抗体极少发病。麻疹活疫苗预防接种后可获有效免疫力,但抗体水平可逐年下降,因此如再接触传染源还可发病。

(四)流行特征

麻疹多为散发,传染性强,特殊情况下可致暴发流行。流行多发生于冬、春两季。在未普及疫苗接种地区,往往每 2～3 年发生一次流行。

【临床表现】

潜伏期为 6～21 天,平均约为 10 天。被动免疫或接种疫苗者,可长达 3～4 周。临床经过分三期:

(一)前驱期　开始发热到出疹的时间为前驱期,持续 3～4 天。主要表现为上呼吸道和眼结合膜炎症所致的卡他症状,多为急起发热、咳嗽、喷嚏、流涕、畏光流泪,全身酸痛,结膜充血、眼睑浮肿。咳嗽日渐加重。婴幼儿可伴有呕吐、腹泻。起病 2～3 天约有 90% 以上的患者在第一白齿对面的颊黏膜上出现针尖及细盐粒样大小灰白色斑点,微隆起,周围红晕称为麻疹黏膜斑(Koplik's spots);对麻疹早期诊断有价值。初始少许,随后 1～2 天逐渐扩散至整个颊黏膜及唇龈等处,多数在出疹后 2～3 天完全消失。

(二)出疹期　于第 3～4 病天开始出疹,一般持续 1 周左右。皮疹首先开始耳后、发际,渐及前额、面颈、躯干及四肢,最后手脚心见疹时,则为"出齐"或"出透"。皮疹初为稀疏淡红色斑丘疹,直径 2～5 mm,逐渐皮疹增多,相互融合,疹间皮肤正常,皮疹出透后转为暗棕色。病情严重时,可见出血疹或皮疹突然隐退。在出疹高峰期,患者全身中毒症加重,体温可高达 40 ℃,精神萎靡、嗜睡或烦躁,有时可谵妄抽搐。面部浮肿,眼分泌物增多,畏光明显,称之为麻疹面容。同时患者可有声音嘶哑,呼吸道急促,肺部闻有干、湿啰音,甚至可出现心功能衰竭。成人麻疹中毒症状较小儿重,但并发症较少。

(三)恢复期 皮疹出齐后,全身中毒症状明显减轻,体温下降,一般1～2日降至正常。皮疹按出疹的顺序消退并留有糠麸样细小脱屑及淡褐色的色素沉着,1～2周后消失。无并发症的典型麻疹病程为10～14天。

【并发症】

(一)肺炎 肺炎是麻疹最常见的并发症。多见于5岁以下的患儿,占麻疹患儿死亡的90%以上。由麻疹病毒侵犯肺部引起,特别是继发细菌感染后,呼吸道症状、体征可突然加重。重者可出现昏迷、惊厥,心力衰竭或循环衰竭,病死率较高。

(二)喉炎 易发生于2～3岁的儿童,病程各期均可发生,此时患儿呼吸道分泌物增加,易致喉梗阻,表现声嘶、喘咳、失音、吸气性呼吸困难,发绀,烦躁不安,甚至窒息死亡。

(三)心肌炎 多见于2岁以下的婴幼儿,由于毒血症、高热、代谢紊乱、肺炎缺氧、心肌炎、心肌营养不良等原因所致。表现为患儿烦躁不安、面色苍白、气急发绀、心率增速,心音低钝,四肢厥冷,脉细速,肝进行肿大,皮疹出不全或隐退。心电图可见低电压,T波低平,传导异常等。

(四)脑炎 脑炎发生率为0.01%～0.5%,多发生于出疹期,主要表现为发热、头痛、呕吐、不同程度的意识障碍,脑脊液与一般病毒性脑炎相似,多数经1～5周痊愈,部分患者有智力障碍、瘫痪等后遗症,15%患者在一周内死亡。麻疹脑炎多见于2岁以下幼儿。

(五)亚急性硬化性全脑炎 亚急性硬化性全脑炎(subacute sclerosing paninencephalitis,SSPE)为麻疹罕见的远期并发症。系慢性或亚急性神经退形性变。从麻疹到本病的潜伏期为2～17年,平均为7年,发病初期可表现为智力障碍,言语、视听不清,运动不协调及癫痫样发作等症状,最后表现为痴呆失明、昏迷、强直性瘫痪死亡。

【诊断】

根据易感者(未出过麻疹,亦未接种过麻疹疫苗者),在病前3～4周内有与麻疹患者接触史,有发热,上呼吸道卡他症状、结膜充血、畏光流泪,口腔查见麻疹黏膜斑,典型皮疹,则可诊断。对于非典型患者难以确诊时,可借助于实验室检查。

【治疗】

(一)一般治疗及护理 呼吸道隔离,患者应居家隔离至体温正常或至少出疹后5天。有并发症的患者应住院隔离治疗,隔离期应再延长5天。保持室内空气通畅、温度适宜,补充水分要充足;保持皮肤、眼、鼻及口腔清洁,防止继发感染。

(二)对症治疗 高热者可用小剂量退热药或采用适当物理降温,但体温不易降至39℃以下,以免影响发疹。咳嗽重、痰多者,可给予止咳祛痰药;烦躁不安或惊厥者应给予少量的镇静剂;病情严重者,早期给予注射丙种球蛋白,以减轻病情;保证内环境平衡,防治水电解质紊乱。

(三)并发症治疗 采取相应的措施,积极治疗并发症。

(喻艳林)

第四节　流行性腮腺炎

流行性腮腺炎(mumps)是由腮腺炎病毒引起的急性呼吸道传染病。本病以腮腺非化脓性炎症、腮腺部位肿痛为临床特征。主要侵犯儿童和青少年。腮腺炎病毒除侵犯腮腺外，还可侵犯神经系统及各种腺体组织，从而引起脑膜炎、脑膜脑炎、睾丸炎、卵巢炎及胰腺炎等。

【病原学】

腮腺炎病毒属于副黏病毒科副黏病毒属单股 RNA 病毒。形态呈球形，直径在 100～200 nm 之间。此病毒抗原结构稳定，只有一个血清型。人感染腮腺炎病毒之后，病毒抗原能诱导机体产生保护性抗体。

【流行病学】

（一）传染源　早期患者和隐性感染者均为传染源。患者腮腺肿大前 7 日至肿大后 9 日大约 2 周时间内，可从唾液中分离出腮腺炎病毒，此时期患者具高度传染性。有脑膜炎患者能从脑脊液中分离出病毒，无腮腺肿大的其他器官感染者也能从唾液及尿中排出病毒。

（二）传播途径　主要通过呼吸道飞沫传播。

（三）易感人群　人群普遍易感。但由于 1 岁以内婴儿体内尚有经胎盘获得的抗腮腺炎病毒特异性的抗体，成人中约 80% 曾经感染而在体内存在一定的抗体，所以约 90% 病例为1～15岁的少年儿童。但近年来成人发病率有增大的趋势。

（四）流行情况　本病呈全球性分布，全年均可发病，以冬春季为主。患者主要是学龄儿童，感染后一般可获较持久的免疫力。

【临床表现】

潜伏期 14～25 天，平均为 18 天。部分患者有发热、头痛、无力、食欲不振等前驱症状，但大部分患者无前驱症状。发病 1～2 天后可出现颧骨弓或耳部疼痛，而后唾液腺肿大，体温升高可达 40 ℃。腮腺最常受累，通常先一侧腮腺肿大后 2～4 天又累及对侧。约占 75% 的患者有双侧腮腺肿大。腮腺肿大以耳垂为中心，向前、后、下发展，使得下颌骨边缘不清。腮腺上皮肤由于皮下软组织水肿而局部发亮，肿痛明显，并有轻度触痛及感觉过敏，表面灼热，但多无发红，因唾液腺管阻塞，进食酸性食物促使唾液分泌时疼痛可加剧。腮腺肿大 2～3 天达高峰，约持续 4～5 天后逐渐消退。颌下腺肿大时颈前下颌处可见明显肿胀，可触及椭圆形肿大腺体。

约 15% 的病例可出现头痛、嗜睡和脑膜刺激征等脑膜炎的表现。多发生在腮腺炎发病后 4～5 天。一般症状在 1 周内消失。脑脊液呈病毒性脑膜炎的改变，预后一般良好。脑膜脑炎或肺炎患者，常伴有高热、谵妄、昏迷、抽搐，严重者可至死亡。

睾丸炎多见于腮腺肿大开始消退时患者又出现发热，睾丸明显肿痛，还可并发附睾炎，鞘膜积液及阴囊水肿。睾丸炎多为单侧，约 1/3 的病例为双侧。很少引起不育症。

卵巢炎可发生于 5% 的成年妇女，可表现有下腹疼痛。有时可触及肿大的卵巢，一般不影响生育能力。

胰腺炎常于腮腺肿大数日后发生，可伴有恶心、呕吐和中上腹疼痛及压痛。由于单纯腮腺炎可引起血、尿淀粉酶增高，故需做脂肪酶检查，若升高才有助于腮腺炎的诊断。

【并发症】

流行性腮腺炎主要的病变在腮腺,但实际上它是一种全身性感染,病变可累及中枢神经系统或其他腺体、器官,出现相应的症状和体征。某些并发症可因无腮腺的肿大而误诊。

常见并发症包括神经系统并发症和生殖系统并发症以及胰腺炎、肾炎等。胰腺炎大多预后良好,病死率为 0.5%～2.3%。主要死亡原因为重症腮腺炎所致的病毒性脑炎。

【诊断】

主要根据有发热及以耳垂为中心的腮腺肿大,结合流行学病史和发病前 2～3 周有流行性腮腺炎接触史,诊断一般不困难。临床上需与化脓性腮腺炎鉴别诊断,后者主要为一侧性腮腺肿大,不伴睾丸炎或卵巢炎。挤压腮腺时腮腺管口有脓液流出。外周血检查见白细胞总数和中性粒细胞计数明显增高。

【治疗】

(一)一般治疗　卧床休息,给予清淡、流质饮食,避免进食酸性食物。注意口腔卫生。

(二)抗病毒治疗　早期可试用利巴韦林 1 g/d,儿童 15 mg/kg 静脉滴注。疗程 5～7 天。

(三)对症治疗　头痛和腮腺胀痛时可应用镇痛药。睾丸胀痛可使用棉花垫和丁字带托起。

(四)肾上腺皮质激素的应用　对重症或有并发脑膜脑炎、心肌炎患者,可给予地塞米松每日 5～10 mg,静脉滴注,5～7 天。

(五)颅内高压处理　若并发中枢感染出现剧烈头痛、呕吐、意识障碍疑为颅内高压的患者,可应用 20%甘露醇 1～2 g/kg 静脉推注,每 4～6 小时一次,直至症状好转。

(喻艳林)

第五节　肾综合征出血热

肾综合征出血热(hemorrhagic fever with renal syndrome,HFRS)也称流行性出血热(epidemic hemorrhagic fiver,EHF),是由流行性出血热病毒引起的一种自然疫源性传染病。鼠类为其传染源和病毒储存宿主。本病的主要病理变化是全身小血管和毛细血管广泛性损害,临床以急性起病,发热,出血,低血压及肾脏损害为特征。典型病例病程呈五期经过。

【病原学】

本病毒属布尼亚病毒科的一个新属,称为汉坦病毒属。汉坦病毒至少可分为 16 型,WHO 汉坦病毒参考中心认定 4 型。我国主要为Ⅰ型汉坦病毒(野鼠型)与Ⅱ型首尔病毒(家鼠型)。病毒对脂溶剂很敏感,易被紫外线及 γ 射线灭活,一般消毒剂(碘酒、酒精、福尔马林等)均可将病毒杀灭。自然情况下,本病毒仅对人引起疾病,在宿主动物中表现为隐性持续感染,无症状及明显病变。

【流行病学】

(一)宿主动物和传染源　主要是小型啮齿动物,包括姬鼠属(主要为黑线姬鼠)、大鼠属(主要为褐家鼠、大白鼠)、鼠(棕背、红背)、田鼠属(主要为东方田鼠)、仓鼠属(主要为黑线仓鼠)和小鼠属(小家鼠,小白鼠)。我国已查出 30 种以上动物可自然携带本病毒,证明其有多宿主性。

(二)传播途径 主要为动物源性,病毒能通过宿主动物的血及唾液、尿、便排出,鼠向人的直接传播是人类感染的重要途径。目前认为其感染方式是多途径的,可有以下几种:

1. 接触感染 由带毒动物咬伤或感染性的鼠排泄物直接接触皮肤伤口使病毒感染人。

2. 呼吸道传播 以鼠排泄物尘埃形成的气溶胶吸入而被感染。

3. 消化道传播 经受染鼠排泄物直接污染食物吃后受到感染。最近有报告在实验动物进行经口喂以带 EHFV 的食物感染成功的例据。

4. 虫媒传播 我国已查见革螨人工感染后一定时间内可在体内查到病毒,并可经卵传代,从恙螨也可分离到 EHFV,因此螨类在本病毒对宿主动物传播中可能起一定作用。

5. 垂直传播 曾有报告从孕妇 EHF 患者流行的死胎肺、肝、肾中查见 EHFV 抗原,并分离到病毒,及在胎儿上述器官组织查见符合 EHFV 感染引起的病理改变,均表明 EHFV可经人胎盘垂直传播。

(三)人群易感性 一般认为人群普遍易感,隐性感染率较低,在野鼠型多为 3%～4%以下;但家鼠型疫区隐性感染率较高,有报告为 15%以上,一般青壮年发病率高,二次感染发病罕见。病后在发热期即可检出血清特异性抗体,1～2 周可达很高水平,抗体持续时间长。

(四)流行特征

1. 病型及地区分布 本病主要分布在亚洲的东部、北部和中部地区,包括日本(城市型及实验动物型均为大鼠型 EHFV 引起)、朝鲜(城市型、野鼠型、实验动物型)、苏联远东滨海区(野鼠型)及我国(野鼠型、家鼠型、实验动物型),正常人群血清中发现 EHF 血清型病毒抗体的地区遍及世界各大洲,许多国家和地区沿海港口城市的大鼠(多为褐家鼠)自然携带EHFV 抗原及/或抗体,表明它们具有世界性分布,特别是在沿海城市大鼠中扩散传播,因此已成为全球公共卫生问题。

2. 季节性 全年散发,野鼠型发病高峰多在秋季,从 10 月到次年 1 月,少数地区春夏间有一发病小高峰。家鼠型主要发生在春季和夏初,从 3 月到 6 月。其季节性表现为与鼠类繁殖、活动及与人的活动接触有关。

【临床表现】

潜伏期为 5～46 天,一般为 1～2 周。本病典型表现有发热、出血和肾脏损害三类主要症状,以及发热期、低血压休克期,少尿期、多尿期与恢复期等五期临床过程。多数病例临床表现并不典型,或某期表现突出,或某期不明显而呈"越期"现象,或前两、三期重叠。

(一)发热期 主要表现为感染性病毒血症和全身毛细血管损害引起的症状。

大多突然畏寒、发热,体温在 1～2 日内可达 39～40 ℃,热型以弛张及稽留为多,一般持续 3～7 日。出现全身中毒症状,高度乏力,全身酸痛,头痛和剧烈腰痛、眼眶痛,称为"三痛"。头痛可能与脑血管扩张充血有关;腰痛与肾周围充血、水肿有关;眼眶痛可能为眼球周围组织水肿所致。胃肠道症状也较为突出,常有食欲不振、恶心、呕吐、腹痛及腹泻等。重者可有嗜睡、烦躁及谵语等。但热度下降后全身中毒症状并未减轻或反而加重,是不同于其他热性病的临床特点。

颜面、颈部及上胸部呈弥漫性潮红,颜面和眼睑略浮肿,眼结膜充血,可有出血点或瘀斑和球结合膜水肿,似酒醉貌。在起病后 2～3 日软腭充血明显,有多数细小出血点。两腋下、上胸部、颈部、肩部等处皮肤有散在、簇状或搔抓状、索条样的瘀点或瘀斑。重者的瘀点、瘀斑可遍及全身,且可发生鼻衄、咯血或腔道出血,表示病情较重,多由DIC所致。

(二)低血压休克期 主要为失血浆性低血容量休克的表现。

一般在发热4～6日,体温开始下降时或退热后不久,患者出现低血压,重者发生休克。可全并DIC、心力衰竭、水电解质平衡失调,临床表现心率加快,肢端发凉,尿量减少,烦躁不安,意识不清,口唇及四肢末端发绀,呼吸短促,出血加重。本期一般持续1～3日,重症可达6日以上。且常因心肾功能衰竭造成死亡,此期也可不明显而迅速进入少尿或多尿期。

(三)少尿期 少尿期与低血压休克期常无明显界限,二者经常重叠或接踵而来,也有无低血压休克,由发热期直接进入少尿期者。24小时尿少于400 ml为少尿,少于50 ml者为无尿。本期主要临床表现为氮质血症,水电解质平衡失调。也可因蓄积于组织间隙的液体大量回入血循环,以致高血容量综合征。

本期多始于6～8病日,血压上升,尿量锐减甚至发生尿闭。重者尿内出现膜状物或血尿,此期常有不同程度的尿毒症、酸中毒及电解质紊乱(高钾、低钠及低钙血症等)的表现。伴有高血容量综合征者,脉搏充实有力,静脉怒张,有进行性高血压及血液稀释等。重者可伴发心衰、肺水肿及脑水肿。同时出血倾向加重,常见皮肤大片瘀斑及腔道出血等。本期一般持续2～5日,重者无尿长逾1周,本期轻重与少尿和氮质血症相平行。

(四)多尿期 肾脏组织损害逐渐修复,但由于肾小管回吸收功能尚未完全恢复,以致尿量显著增多,24小时尿量达3000 ml为多尿,量多可达4000～10000 ml。

多尿初期,氮质血症、高血压和高血容量仍可继续存在,甚至加重。至尿量大量增加后,症状逐渐消失,血压逐渐回降。若尿量多而未及时补充水和电解质,亦可发生电解平衡失调(低钾、低钠等)及第二次休克。本期易发生各种继发感染,大多持续1～2周,少数长达数月。

(五)恢复期 随着肾功能的逐渐恢复,尿量减至3000 ml以下时,即进入恢复期。尿液稀释与浓缩功能逐渐恢复,精神及食欲逐渐好转,体力逐渐恢复。一般需经1～3月恢复正常。

【并发症】

(一)腔道大出血及颅内出血 出血可导致休克,预后严重;大咯血可导致窒息;颅内出血可产生突然抽搐、昏迷。

(二)心功能不全,肺水肿 多见于休克及少尿期,多在短期内突然发作,病情严重,有明显高血容量征象。

(三)成人呼吸窘迫综合征(ARDS) 多见于低血压休克期及少尿期,由于休克被纠正后肺循环高压有肺毛细血管通透性改变或由于补液过量,肺间质水肿所致。患者胸闷、呼吸极度窘迫,两肺有干湿性啰音,血气分析可有动脉血氧分压显著降低,预后严重,病死率高。

(四)继发感染 少尿期至多尿期易并发肺炎、尿路感染、败血症及真菌感染等。

【诊断】

一般依据临床特点和实验室检查、结合流行病学资料,在排除其他疾病的基础上,进行综合性诊断,对典型病例诊断并不困难,但在非疫区,非流行季节,以及对不典型病例确诊较难,必须经特异性血清学诊断方法确诊。

(一)流行病学资料 发病前两个月曾在疫区居住或逗留过,有与鼠、螨及其他可能带毒动物直接或间接接触史;或曾食用鼠类排泄物污染的食物或有接触带毒实验动物史。

(二)临床症状 起病急,有发热、头痛、眼眶痛、腰痛(三痛),多伴有消化道症状,如恶心、呕吐、腹痛、腹泻等,常依次出现低血压、少尿及多尿现象。其病程中多有发热、低血压、少尿、多尿及恢复期等五期经过。

（三）体征

1. 毛细血管中毒症　面、颈、上胸部潮红(三红),重者呈酒醉貌;眼球结合膜、咽部及软腭充血;咽部、腋下、前胸等部位可见出血点(点状、条索状、簇状);重者可见大片瘀斑或腔道出血。

2. 渗出体征　球结合膜及眼睑、面部因渗出而水肿,肾区有叩痛。

（四）实验室检查

1. 尿常规　尿中出现蛋白,且逐渐增多,有红细胞、管型或膜状物。

2. 血常规　早期白细胞总数正常或偏低,随病程进展增高,重者可出现类白血病反应,并可出现异形淋巴细胞,重者达 15% 以上。血小板计数下降,以低血压及少尿期最低。红细胞及血红蛋白在发热后期和低血压期因血液浓缩而升高。

3. 血尿素氮(BUN)或肌酐值逐渐增高。

（五）特异性血清学诊断

用间接免疫荧光法,以 EHFV 抗原片,检测患者双份血清,恢复期血清 IgG 荧光抗体效价增高 4 倍以上者可确诊。如早期 IgM 荧光抗体阳性,或用直接免疫荧光法检测患者血、尿细胞内病毒抗原阳性者,可作为早期诊断的依据,有条件者可用酶联免疫吸附试验,免疫酶染色法、反向被动血凝法进行特异性诊断。

【治疗】

目前尚无特效疗法,仍以合理的液体疗法为主的综合治疗法。预防低血容量休克、疏通微循环、保护肾脏、改善肾血流量,促进利尿,对于降低病死率具有重要意义。抓好"三早一就"(早发现、早休息、早治疗,就近治疗),把好三关(休克、少尿及出血关)对减轻病情、缩短病程和降低病死率具有重要意义。

（一）发热期　治疗原则为:抗病毒治疗,减轻外渗,改善中毒症状和预防 DIC。

一般治疗:患者应及早卧床休息,给予高热量、高维生素、半流质饮食。注意观察神志、血压、脉搏及出血、外渗情况,记录 24 小时出入液量。

1. 控制感染　发病 4 天以内患者可应用利巴韦林(ribavirin) 1 g/d,加入 10% 葡萄糖注射液中静脉滴注,持续 3～5 天,进行抗病毒治疗。

2. 减轻外渗　早期卧床休息,为降低血管通透性可给予路丁、维生素 C 等。每日输注平衡盐液和葡萄糖盐水 1000 ml 左右。高热、大汗或呕吐、腹泻者可适当增加。发热后期给予 20% 甘露醇 125～250 ml 静脉滴注,以提高血浆渗透压,减轻外渗和组织水肿。

3. 改善中毒症状　高热以物理降温为主,忌用强烈发汗退热药,以防大汗而进一步丧失血容量。中毒症状重者可给予地塞米松 5～10 mg 静脉滴注。呕吐频繁者给予甲氧氯普胺(灭吐灵)10 mg 肌内注射。

4. 预防 DIC　适当给予低分子右旋糖酐静滴,以降低血液黏滞性。高热、中毒症状和渗出征严重者,应定期检测凝血时间,试管法 3 分钟以内或激活的部分凝血活酶时间(APTT)34 秒以内为高凝状态。可给予小剂量肝素抗凝,一般 0.5～1 mg/kg,6～12 小时一次缓慢静注。再次用药前宜作凝血时间检查,若试管法凝血时间大于 25 分钟,应暂停 1 次。疗程 1～3 天。

（二）低血压休克期　原则为积极补充血容量,注意纠酸,适当应用血管活性药物。

1. **补充血容量** 宜早期、快速和适量,争取 4 小时内血压稳定。但要适量,避免补液过多引起肺水肿、心衰。液体应晶胶结合,以平衡盐为主。切忌单纯输入葡萄糖注射液。平衡盐液所含电解质、酸碱度和渗透压与人体细胞外液相似,有利于体内电解质和酸碱平衡。胶体溶液常用低分子右旋糖酐、甘露醇、血浆和白蛋白。10% 低分子右旋糖酐每日输入量不宜超过 1000 ml,否则易引起出血。由于本期存在血液浓缩,所以不宜应用全血。补充血容量期间应密切观察血压变化,血压正常后输液仍需维持 24 小时以上。

2. **纠正酸中毒** 纠酸主要用 5% 碳酸氢钠溶液,可根据二氧化碳结合力结果分次补充或每次 60~80 ml,根据病情每日给予 1~4 次,由于 5% 碳酸氢钠溶液渗透压为血浆的 4 倍,故既能纠酸亦有扩容作用。

3. **血管活性药和肾上腺糖皮质激素的应用** 经补液纠酸后,升高的血红蛋白已恢复正常,但血压仍不稳定者可应用血管活性药物如多巴胺或山莨菪碱。肾上腺糖皮质激素具有降低毛细血管通透性、减少外渗、减低外周血管阻力、改善微循环作用。此外,能稳定细胞膜及溶酶体膜,减轻休克对脏器实质细胞损害作用,常用地塞米松 10~20 mg 静脉滴注。

(三) **少尿期** 治疗原则为"稳、促、导、透",即稳定内环境、利尿、导泻和透析治疗。

1. **稳定内环境** ① 维持水、电解质、酸碱平衡,由于部分患者少尿期与休克期重叠,因此少尿早期需与休克所致肾前性少尿相鉴别,若尿比重 >1.20,尿钠 <40 mmol/L,尿尿素氮与血尿素氮之比 >10:1,应考虑肾前性少尿。可输注电解质溶液 500~1000 ml,并观察尿量是否增加,亦可用 20% 甘露醇 100~125 ml 静脉注射,观察 3 小时,若尿量不超过 100 ml,则为肾实质损害所致少尿,此时宜严格控制输入量。每日补液量为前 1 日尿量和呕吐量再加 500~700 ml,并应根据血钾和心电图的结果决定是否需要适量补充。纠正酸中毒应根据 CO_2 CP 检测结果,用 5% 碳酸氢钠溶液纠正。② 减少蛋白分解,控制氮质血症,给予高糖、高维生素和低蛋白饮食,不能进食者每日输入葡萄糖 200~300 g,需用 20%~25% 高渗溶液,必要时可加入适量胰岛素。

2. **利尿** 少尿初期可应用 20% 甘露醇 125 ml 静脉注射,以减轻肾间质水肿,用后若利尿效果明显者可重复应用 1 次,但不宜长期大量应用。常用利尿药物为呋塞米(速尿),可从小量开始,逐步加大剂量至 100~300 mg/次,直接静脉注射,4~6 小时重复 1 次。亦可应用血管扩张药如酚妥拉明 10 mg 或山莨菪碱 10~20 mg 静脉滴注,每日 2~3 次。

3. **导泻和放血疗法** 无消化道出血者,为预防高血容量综合征和高血钾,可以进行导泻,以通过肠道排出体内多余的水分和钾离子。常用甘露醇 25g,每日 2~3 次口服,亦可用 50% 硫酸镁 40 ml 或大黄 10~30 g 煎水,每日 2~3 次口服。放血疗法现已少用。

4. **透析疗法** 可应用血液透析或腹膜透析。透析疗法的适应证:少尿持续 4 天以上或无尿 24 小时以上,经各种治疗无效者;① 显著的氮质血症,血 BUN >28.56 mmol/L,有严重尿毒症表现者;② 高分解状态,每日 BUN 升高 >7.14 mmol/L;③ 血钾 >6 mmol/L,EKG 有高耸 T 波的高钾表现;④ 高血容量综合征或伴肺水肿者;⑤ 极度烦躁不安或伴脑水肿者。透析终止指征:尿量达 2000 ml 以上、BUN 下降、高血容量综合征或脑水肿好转后可以停止透析。

(四) **多尿期** 移行期和多尿早期的治疗同少尿期。多尿后期主要是维持水和电解质平衡,防治继发感染。

1. **维持水与电解质平衡** 给予半流质和含钾食物,水分补充以口服为主,不能进食者可以静脉注射。

2. **防治继发感染**　由于免疫功能下降,本期易发生呼吸道和泌尿系感染,因此需注意口腔卫生,必要时作室内空气消毒。发生感染后应及时诊断和治疗。忌用对肾有毒性作用的抗菌药物。

（五）恢复期治疗

1. 继续注意休息,逐渐增加活动量。

2. 加强营养,给高糖、高蛋白、多维生素饮食。

3. 出院后可根据病情恢复情况休息1～3个月。

（杨江华）

第六节　细菌性痢疾

细菌性痢疾(bacilly dysentery),简称菌痢,是由痢疾杆菌引起的常见肠道传染病。临床上以发热、腹痛、腹泻、里急后重感及黏液脓血便为特征。其基本病理损害为结肠黏膜的充血、水肿、出血等渗出性炎症改变。因各型痢疾杆菌毒力不同,临床表现轻重各异。

【病因】

痢疾杆菌(dysentery bacilli)为肠杆菌科志贺菌属(shigella),革兰阴性杆菌,无鞭毛及荚膜,不形成芽胞,有菌毛。依据抗原结构不同,分为 A、B、C、D 四群,即志贺痢疾杆菌(S. dysenteriae)、福氏痢疾杆菌(S. flexneri)、鲍氏痢疾杆菌(S. boydii)及宋内痢疾杆菌(S. sonnei),以及 42 个血清型(含亚型)。国外自 20 世纪 60 年代后期逐渐以 D 群占优势,我国目前仍以 B 群为主(占 62.8%～77.3%),D 群次之,近年局部地区 A 群有增多趋势。

痢疾杆菌对外界环境有一定抵抗力,其中以 D 群最强,B 群次之,A 群最弱。日光照射30 分钟、加热至 60 ℃ 10 分钟或 100 ℃ 1 分钟即可杀灭。对酸及一般消毒剂均很敏感。在蔬菜、瓜果及被污染物品上可存活 1～2 周,在阴暗、潮湿、冰冻条件下能生长数周,在粪便中存活时间的长短同气温、粪便中杂菌等有关。

各型志贺菌死亡裂解后释放内毒素(脂多糖),近来研究证明 A 群 Ⅰ 型及部分 Ⅱ 型、B 群2a 及个别 D 群可产生外毒素,该外毒素有神经毒素、细胞毒素与肠毒素作用。均参与致病作用。尤其外毒素的毒力很强,可加重肠黏膜的炎性变化以及肠道外病变。

【流行病学】

（一）传染源　传染源包括患者和带菌者。患者中以急性非典型菌痢与慢性隐匿型菌痢为重要传染源。

（二）传播途径　痢疾杆菌随患者或带菌者的粪便排出,通过污染的手、食品、水源,或生活接触,或苍蝇、蟑螂等间接方式传播,最终均经口入消化道使易感者受感染。

（三）人群易感性　人群对痢疾杆菌普遍易感,学龄前儿童患病多,与不良卫生习惯有关,成人患者同机体抵抗力降低、接触感染机会多有关,加之患同型菌痢后无巩固免疫力,不同菌群间以及不同血清型痢疾杆菌之间无交叉免疫,故造成重复感染或再感染而反复多次发病。

（四）流行病学特征　细菌性痢疾呈全年散发,以夏秋两季多见,主要原因是气温条件适合痢菌生长繁殖。

【临床表现】

潜伏期一般为1～3天(数小时至7天),病前多有不洁饮食史。

(一)急性菌痢

1. 普通型　起病急,畏寒、发热,多为38～39℃及以上,伴头昏、头痛、恶心等全身中毒症状及腹痛、腹泻,粪便开始呈稀泥糊状或稀水样,量多;继则呈黏液或黏液脓血便,量不多,每日排便十次至数十次不等,伴里急后重。左下腹压痛明显,可触及痉挛的肠索。病程一周左右。少数患者可因呕吐严重,补液不及时脱水、酸中毒,电解质紊乱,发生继发性休克。尤其原有心血管疾病患者的老年患者和抵抗力薄弱的幼儿,可有生命危险。极少数患者病情加重可能转成中毒型菌痢。

2. 轻型　一般不发热或有低热,腹痛轻,腹泻次数少,每日3～5次,黏液多,一般无肉眼脓血便,无里急后重。病程一般为4～5日。

(二)中毒性菌痢　此型多见于2～7岁健壮儿童,起病急骤,进展迅速,病情危重,病死率高。突然高热起病,肠道症状不明显,依其临床表现分为三种临床类型。

(1)休克期(周围循环衰竭型)　较为常见的一种类型,以感染性休克为主要表现:① 面色苍白,口唇或指甲紫绀;上肢湿冷,皮肤呈花纹状,皮肤指压阳性(压迫皮肤后再充盈时间>2 s)。② 血压下降,通常<10.7 kPa(80 mmHg),脉压差变小,<2.7 kPa(20 mmHg)。③ 脉搏细数,心率快(>100 次/min),小儿多达150～160 次/min,心音弱。④ 尿少(<30 ml/h)或无尿。⑤ 出现意识障碍。

以上五种项亦为判断病情是否好转的指标。重症病例休克不易逆转,并发DIC、肺水肿等,可致呼吸衰竭或MSOF,而危及生命。肺水肿时X线胸片提示,肺门附近点片状密度增高阴影,伴支气管纹理增加。个别病例起病呈现急性典型,可于24～48 h内转化为中毒型菌痢,为全身性中毒症状及痢疾症状均严重,腹泻频繁,多为血水便,甚至大便失禁。由于失水和酸中毒,常于短期内发生休克。

(2)脑型(呼吸衰竭型)　为一种严重临床类型。早期可有剧烈头痛、频繁呕吐,典型呈喷射状呕吐;面色苍白、口唇发灰;血压可略升高,呼吸与脉搏可略减慢;伴嗜睡或烦躁等不同程度意识障碍,为颅内压增高、脑水肿早期临床表现。晚期表现为反复惊厥、血压下降、脉细速、呼吸节律不齐、深浅不匀等中枢性呼吸衰竭;瞳孔可不等大、不等圆,或忽大忽小,对光反应迟钝或消失;肌张力增高,腱反射亢进,可出现病理反射;意识障碍明显加深,直至昏迷。进入昏迷后一切反射消失。

(3)混合型　以上两型同时或先后存在,是最为严重的一种临床类型,病死率极高(90%以上)。该型实质上包括循环系统、呼吸系统及中枢神经系统等多脏器功能损害与衰竭(MOF)。

【诊断】

(一)流行病学资料　菌痢多发生于夏秋季节。多见于学龄前儿童,病前一周内有不洁饮食或与患者接触史。

(二)主要临床表现

1. 普通型　发热伴腹痛、腹泻、黏脓血便、里急后重、左下腹压痛等,临床诊断并不困难。

2. 轻型　急性发作性腹泻,每日便次超过3次或腹泻连续2日以上,仅有稀水样或稀黏液便者,应注意:① 病前一周内有菌痢接触史;② 伴有"里急后重"感;③ 左下腹明显压痛;

④ 粪便镜检 10 个高倍视野(HP),平均每个 HP 白细胞多于 10 个或连续 2 次镜检,白细胞总数每个 HP 超过 5 个;⑤ 粪便培养检出痢菌。具有上述前 3 项中之一和后 2 项中之一者即可诊断。

新生儿及乳幼儿菌痢症状常不典型,多表现为消化不良样粪便,易引起肠道菌群失调。

3. 中毒型菌痢　该型病情进展迅猛、高热、惊厥,于起病数小时内发生意识障碍或伴循环、呼吸系统衰竭的临床表现先后或同时出现者。

(三)实验室检查

1. 外周血象　急性菌痢白细胞总数和中性粒细胞多增加,中毒型菌痢可达 $15\sim30\times10^9/$ L 以上,有时可见核左移。慢性菌痢常有轻度贫血象。

2. 粪便

(1)镜检　可见较多白细胞或成堆脓细胞,少量红细胞和巨噬细胞。血水便者红细胞可满视野。

(2)培养　检出痢菌即可确诊。应取早期、新鲜、勿与尿液混合、含黏脓血的粪便或肠试,多次送检,可提高检出阳性率。

3. 快速病原学检查　近年来开展荧光抗体染色法、荧光菌球法、增菌乳胶凝集法、玻片固相抗体吸附免疫荧光技术等方法,比较简便、快速,敏感性亦较好,有利于早期诊断。

4. 乙状结肠镜检查　急性期可见肠黏膜明显充血、高度水肿、点片状出血、糜烂、溃疡,大量黏液脓性分泌物附着以及肠管痉挛等改变。慢性期的肠黏膜多呈颗粒状,血管纹理不清,呈苍白肥厚状,有时可见息肉或瘢痕等改变。

【治疗】

(一)急性菌痢的治疗

1. 一般治疗　卧床休息、消化道隔离。给予易消化、高热量、高维生素饮食。对于高热、腹痛、失水者给予退热、止痉、口服含盐米汤或给予口服补液盐(ORS),呕吐者需静脉补液,每日 1500~3000 ml。小儿按 150~200(ml/kg)/d,以 5% 葡萄糖盐水为主。中毒症状严重时可用氢可琥珀酸钠 100 mg 加入液体中静滴,或口服强的松 10~20 mg,以减轻中毒症状。

2. 病原治疗　由于耐药菌株增加,最好应用 2 种以上抗菌药物,可酌情选用下列药物:

(1)磺胺类　磺胺甲基异恶唑(SMZ)加甲氧苄胺嘧啶(TMP),即复方新诺明(SMZco),1.0,2 次/d,首次加倍,儿童 50(mg/kg)/d,连用 5~7 日。

(2)喹诺酮类　为人工合成的广谱抗菌药物,作用于细菌 DNA 旋转酶,阻止 DNA 合成,有杀菌效果。此外组织渗透性强,少有耐药产生。儿童、孕妇慎用。

(3)其他抗生素　可适当选用庆大霉素、丁胺卡那霉素、磷霉素及头孢菌素类等。

(4)利福平　对痢疾杆菌也有一定杀灭作用。

(二)中毒性菌痢的治疗

1. 抗感染　选择敏感抗菌药物,联合用药,静脉给药,待病情好转后改口服。具体抗菌药物同上。

2. 控制高热与惊厥

(1)退热可用物理降温,加 1% 温盐水 1000 ml 流动灌肠,或酌加退热剂。

(2)躁动不安或反复惊厥者,采用冬眠疗法,氯丙嗪和异丙嗪 1~2 mg/kg,肌注,2~4 小时可重复一次,共 2~3 次。必要时加苯巴比妥钠盐,5 mg/kg 肌注,或水合氯醛,40~

60(mg/kg)/次,灌肠,或安定 0.3(mg/kg)/次,肌注或缓慢静推。

3. 循环衰竭的治疗 基本同感染性休克的治疗。主要有:① 扩充有效血容量;② 纠正酸中毒;③ 强心治疗;④ 解除血管痉挛;⑤ 维持酸碱平衡;⑥ 应用糖皮质激素。

4. 防治脑水肿与呼吸衰竭

(1) 东莨菪碱或山莨菪碱的应用,既改善微循环,又有镇静作用。

(2) 脱水剂 20%甘露醇 1.0(g/kg)/次,4~6 小时一次,可与 50%葡萄糖交替使用。

(3) 地塞米松 0.5~1.0(mg/kg)/次,必要时 4~6 小时重复一次。

(4) 吸氧,1~2 L/min,慎用呼吸中枢兴奋剂,必要时气管内插管与气管切开,用人工呼吸器。

(杨江华)

第七节 霍 乱

霍乱(cholera)是由霍乱弧菌引起的急性肠道传染病。临床表现轻重不一,轻者仅有轻度腹泻;重者剧烈吐泻大量米泔水样排泄物,并引起严重脱水、酸碱失衡、周围循环衰竭及急性肾功能衰竭。

霍乱自古以来即在印度恒河三角洲呈地方性流行,1817~1923 年百余年间发生过六次世界大流行。1820 年该病传入我国,新中国成立前每次世界大流行均波及我国,曾引起上百次大小流行,新中国成立后几乎绝迹,但近年与国外交往频繁,极易从国外再度传入。

【病原学】

霍乱弧菌属于弧菌科弧菌属,依其生物学性状可分为古典生物型和埃尔托生物型。菌体短小,稍弯曲,革兰染色阴性,无芽胞和荚膜,长 1.5~2.0 μm,宽 0.3~0.4 μm。菌体尾端有鞭毛,运动极为活泼,在暗视野显微镜下呈流星样一闪而过,粪涂片呈鱼群排列。在碱性(pH 8.0~9.0)蛋白胨培养基上易于生长。

典型弧菌在外环境中存活力很有限,但埃尔托型抵抗力较强。一般在未经处理的河水、海水和井水中,埃尔托型可存活 1~3 周甚至更长时间。两者对热、干燥、直射日光和一般消毒剂都很敏感,加热 100 ℃ 1~2 分钟或日光下暴晒 1~2 小时即死亡,2%漂白粉、0.25%过氧乙酸溶液和 1∶500000 高锰酸钾数分钟便可将其杀灭。

【流行病学】

(一) 传染源 患者和带菌者是霍乱的传染源。重症患者吐泻物带菌较多,极易污染环境,是重要传染源。轻型患者和无症状感染者作为传染源的意义更大。

(二) 传播途径 本病主要通过水、食物、生活密切接触和苍蝇媒介而传播,以经水传播最为重要。

(三) 人群易感性 人群普遍易感。新疫区成人发病多,而老疫区儿童发病率高。感染霍乱弧菌后是否发病取决于机体特异和非特异的免疫力,如胃酸的 pH、肠道的 SIgA 以及血清中特异性凝集抗体、杀菌抗体及抗毒素抗体等的杀菌作用,病后可获一定的免疫力。

(四) 流行特征

1. 地区分布 两型弧菌引起的霍乱均有地方性疫源地,印度素有"人类霍乱的故乡"之称,印度尼西亚的苏拉威西岛则是 EL‐Tor 弧菌的疫源地,每次世界大流行都是从上述地区扩散而来。我国是外源性,历次世界大流行均受其害。

2. 季节分布 我国发病季节一般在 5～11 月,而流行高峰多在 7～10 月。

3. 流行方式 有暴发及迁延散发两种形式,前者常为经水或食物传播引起暴发流行,多见于新疫区,而后者多发生在老疫区。

【临床表现】

潜伏期一般为 1～3 天,短者数小时,长者 5～6 天。典型患者多急骤起病,少数病例病前 1～2 天有头昏、倦怠、腹胀及轻度腹泻等前驱症状。病程通常分为三期。

(一)泻吐期 多数患者无前驱症状,突然发生剧烈腹泻,继之呕吐,少数先吐后泻,多无腹痛,亦无里急后重,少数有轻度腹痛,个别有阵发性腹部绞痛。腹泻每日 10 余次至数 10 次,甚至大便从肛门直流而出,难以计数。大便初为黄色稀便,迅速变为"米泔水"样或无色透明水样,少数重症患者可有洗肉水样便。呕吐一般为喷射性、连续性,呕吐物初为胃内食物残渣,继之呈"米泔水"样或清水样。一般无发热,或低热,共持续数小时或 1～2 天进入脱水期。

(二)脱水期 由于剧烈吐泻,患者迅速呈现脱水和周围循环衰竭。轻度脱水仅有皮肤和口舌干燥,眼窝稍陷,神志无改变。重度脱水则出现"霍乱面容",眼眶下陷,两颊深凹,口唇干燥,神志淡漠甚至不清。皮肤皱缩湿冷,弹性消失;手指干瘪似洗衣妇,腹凹陷如舟。当大量钠盐丢失体内碱储备下降时,可引起肌肉痛性痉挛,以腓肠肌、腹直肌最为突出。钾盐大量丧失时主要表现为肌张力减低,反射消失,腹胀臌肠,心律不齐等。脱水严重者有效循环血量不足,脉搏细速或不能触及,血压下降,心音低弱,呼吸浅促,尿量减少或无尿,血尿素氮升高,出现明显尿毒症和酸中毒。

(三)反应恢复期 患者脱水纠正后,大多数症状消失,逐渐恢复正常。约三分之一患者因循环改善残存于肠腔的毒素被吸收,又出现发热反应,体温一般 38～39 ℃,持续 1～3 天自行消退。

整个病程平均 3～7 天,也有长达 10 余天者。

【并发症】

(一)急性肺水肿 其临床主要表现为:突然出现严重的呼吸困难,端坐呼吸,伴咳嗽,常咳出粉红色泡沫样痰,患者烦躁不安,口唇紫绀,大汗淋漓,心率加快,两肺布满湿啰音及哮鸣音,严重者可引起晕厥及心脏骤停。代谢性酸中毒可导致肺循环高压,后者又因补充大量不含碱的盐水而加重。

(二)肾功能衰竭 肾脏功能部分或全部丧失的病理状态,按其发作之急缓分为急性和慢性两种。急性肾功能衰竭系因多种疾病致使两肾在短时间内丧失排泄功能,简称急性肾衰;慢性肾功能衰竭是由各种病因所致的慢性肾病发展至晚期而出现的一组临床症状组成的综合征。由于霍乱引起休克得不到及时纠正和低血钾所引起,表现为尿量减少和氮质血症;严重者出现尿闭,可因尿毒症而死亡。

【诊断】

(一)流行病学资料 发病前 1 周内曾在疫区活动,并与本病患者及其排泄污染物接触。

(二)临床表现 具有剧烈的"米泔水"样腹泻、呕吐、严重脱水等表现者应想到本病;对于流行期间无其他原因可解释的泻吐患者应作为疑似病例处理;对离开疫区不足 5 天发生腹泻者也应按上述诊断。

（三）实验室检查　霍乱确诊有赖于实验室检查。

1. 血液检查　红细胞总数和血球压积增高,白细胞数可达 $15\sim60\times10^9$/L,分类计数中性粒细胞和大单核细胞增多。血清钠、钾降低,输液后更明显,但多数氯化物正常,并发肾功能衰竭者血尿素氮升高。

2. 细菌学检查　采集患者新鲜粪便或呕吐物悬滴直接镜检,可见呈穿梭状快速运动的细菌,涂片染色镜检见到排列呈鱼群状革兰阴性弧菌,暗视野下呈流星样运动,可用特异血清抑制。荧光抗体检查可于 $1\sim2$ 小时出结果,准确率达 90%。细菌培养可将标本接种于碱性蛋白胨增菌,后用选择培基分离,生化试验鉴定。

3. 血清学检查　病后 5 天即可出现抗体,两周达高峰,故病后 2 周血清抗体滴度1:100以上或双份血清抗体效价增长 4 倍以上有诊断意义。其他如酶联免疫吸附试验,杀弧菌试验也可酌情采用。

【治疗】

本病的处理原则是严格隔离,迅速补充水及电解质,纠正酸中毒,辅以抗菌治疗及对症处理。

（一）一般处理　我国《传染病防治法》将本病列为甲类传染病,故对患者应严密隔离,至症状消失 6 天后,粪便培养致病菌连续 3 次阴性为止。对患者吐泻物及食具等均须彻底消毒。可给予流质饮食,但剧烈呕吐者禁食,恢复期逐渐增加饮食,重症者应注意保暖、给氧、监测生命体征。

（二）补液疗法　合理的补液是治疗本病的关键,补液的原则是:早期、快速、足量;先盐后糖,先快后慢,纠酸补钙,见尿补钾。

1. 静脉补液法　静脉补液可采用5:4:1溶液,即每升液体含氯化钠 5 g,碳酸氢钠 4 g和氯化钾 1 g,另加 50% 葡萄糖 20 ml;或用 3:2:1 溶液,即 5% 葡萄糖 3 份、生理盐水 2份、1.4%碳酸氢钠液 1 份或 1/6 mol/L 乳酸钠液 1 份。输液量与速度应根据患者失水程度、血压、脉搏、尿量和血球压积而定,严重者开始每分钟可达 $50\sim100$ ml,24 小时总入量按轻、中、重分别给 $3000\sim4000$ ml、$4000\sim8000$ ml、$8000\sim12000$ ml。小儿补液量按年龄、体重计算,一般轻、中度脱水以 $100\sim180$(ml/kg)/日计。快速输液过程中应防止发生心功能不全和肺水肿。

2. 口服补液法　霍乱患者肠道对氯化钠的吸收较差,但对钾、碳酸氢盐仍可吸收,对葡萄糖吸收亦无影响,而且葡萄糖的吸收能促进水和钠的吸收。因此对轻、中型脱水的患者可予口服补液。

（三）病原治疗　早期应用抗菌药物有助于缩短腹泻期,减少腹泻量,缩短排菌时间。可首选四环素,成人每 6 小时 1 次,每次 0.5 g;小儿按 $40\sim60$(mg/kg)/日计算,分 4 次口服,疗程为 $3\sim5$ 日。

对于四环素耐药株感染患者可予强力霉素 300 mg/次顿服。其他如氟哌酸、红霉素、磺胺类及呋喃唑酮等也均有效。黄连素不仅对弧菌有一定作用,且能延缓肠毒素的毒性,也可应用。

（四）对症治疗

1. 剧烈吐泻　可用阿托品 0.5 mg 皮下注射,并酌情使用氢化可的松 $100\sim300$ mg 静脉点滴。早期采用氯丙嗪($1\sim4$ mg/kg)对肠上皮细胞腺苷酸环化酶(AC)有抑制作用,可减少腹泻量。

2. 肌肉痉挛 可予局部热敷、按摩或针刺承山、阳陵泉、曲池、手三里等,注意钠盐、钙剂的补充。

3. 少尿 可予肾区热敷、短波透热及利尿合剂静滴;如无尿,予20%甘露醇、速尿治疗,无效则按急性肾功能衰竭处理。

4. 并发心力衰竭和肺水肿者 应予毒毛旋花子甙 K 或毛花甙丙,并采取其他治疗措施。

5. 严重脱水休克的患者 经充分扩容纠酸后循环仍未改善时,可酌情应用血管活性药物,如多巴胺、阿拉明等。

(五)出院标准 临床症状消失已 6 天,粪便隔日培养 1 次,连续 3 次阴性,可解除隔离出院。如无病原培养条件,须隔离患者至临床症状消失后 15 天方可出院。

(杨江华)

第八节　流行性脑脊髓膜炎

流行性脑脊髓膜炎(epidemic cerebrospinal meningitis)简称流脑。是由脑膜炎双球菌引起的化脓性脑膜炎。临床表现为发热、头痛、呕吐、皮肤黏膜瘀点,瘀斑及颈项强直等脑膜刺激征。

【病因】

脑膜炎双球菌属奈瑟氏菌属,革兰氏染色阴性,肾形,多成对排列,或四个相联。该菌营养要求较高,用血液琼脂或巧克力培养基,在 37 ℃、含 5%～10%CO_2、pH 7.4 环境中易生长。传代 16～18 小时细菌生长旺盛,抗原性最强。本菌含自溶酶,如不及时接种易溶解死亡。对寒冷、干燥较敏感,低于 35 ℃、加温至 50 ℃或一般的消毒剂处理极易使其死亡。

【流行病学】

(一)传染源 是带菌者和患者。患者从潜伏期末开始至发病 10 天内具有传染性。病原菌存在于患者或带菌者的鼻咽分泌物中,借飞沫传播。

(二)传播途径 病原菌借咳嗽、喷嚏、说话等由飞沫直接从空气中传播,因其在体外生活力极弱,故通过日常用品间接传播的机会极少。密切接触如同睡、怀抱、喂乳、接吻等对 2 岁以下婴儿传播本病有重要意义。

(三)人群易感性 任何年龄均可发病,从 2～3 个月开始,6 个月至 2 岁发病率最高,以后随年龄增长逐渐下降。新生儿有来自母体杀菌抗体,故发病少见。

(四)流行特征 发病从前 1 年 11 月份开始,次年 3、4 月份达高峰,5 月份开始下降。其他季节有少数散发病例发生。由于人群免疫力下降,易感者的积累,以往通常每 3～5 年出现一次小流行,8～10 年出现一次大流行。流行因素与室内活动多,空气不流通,阳光缺少,居住拥挤,患上呼吸道病毒感染等有关。

显性感染与隐性感染的比例一般为 1∶(1000～5000)。

【临床表现】

潜伏期 1～7 日,一般 2～3 日。

其病情复杂多变,轻重不一,一般可表现为三个临床类型,即普通型、暴发型和慢性败血症型。

（一）普通型　占 90% 左右。病程可分为上呼吸道感染期、败血症期和脑膜炎期,但由于起病急、进展快,临床常难以划分。

1. 上呼吸道感染期　大多数患者并不产生任何症状。部分患者咽喉疼痛,鼻咽黏膜充血及分泌物增多。鼻咽拭子培养常可发现病原菌,但很难确诊。

2. 败血症期　患者常无前驱症状,突起畏寒、高热、头痛、呕吐、全身乏力。肌肉酸痛,食欲不振及神志淡漠等毒血症症状。幼儿则有哭啼吵闹、烦躁不安、皮肤感觉过敏及惊厥等。少数患者有关节痛或关节炎、脾肿大常见。70% 左右的患者皮肤黏膜可见瘀点或瘀斑。病情严重者瘀点、瘀斑可迅速扩大,且因血栓形成发生大片坏死。约 10% 的患者常在病初几日在唇周及其他部位出现单纯疱疹。

3. 脑膜炎期　大多数败血症患者于 24 小时左右出现脑膜刺激征,此期持续高热,头痛剧烈,呕吐频繁,皮肤感觉过敏、怕光、狂躁及惊厥、昏迷。血压可增高而脉搏减慢。脑膜的炎症刺激,表现为颈后疼痛,颈项强直,角弓反张,克氏征及布氏征阳性。

婴儿发作多不典型,除高热、拒乳、烦躁及哭啼不安外,惊厥、腹泻及咳嗽较成人多见,脑膜刺激征可缺如。前囟突出,有助于诊断。但有时因呕吐频繁、失水仅见前囟下陷,造成诊断困难。

（二）暴发型　少数患者起病急骤,病情凶险如不及时抢救,常于 24 小时内甚至 6 小时之内危及生命,此型病死率达 50%,婴幼儿可达 80%。

1. 暴发型败血症（休克型）　本型多见于儿童。突起高热、头痛、呕吐,精神极度萎靡。常在短期内全身出现广泛瘀点、瘀斑,且迅速融合成大片,皮下出血,或继以大片坏死。面色苍灰,唇周及指端紫绀,四肢厥冷,皮肤呈花纹,脉搏细速,血压下降,甚至不可测出。脑膜刺激征缺如,脑脊液大多清亮,细胞数正常或轻度增加,血培养常为阳性。

2. 暴发型脑膜脑炎　亦多见于儿童。除具有严重的中毒症状外,患者频繁惊厥迅速陷入昏迷。有阳性锥体束征及两侧反射不等。血压持续升高,部分患者出现脑疝。枕骨大孔疝时,小脑扁桃体疝入枕骨大孔内,压迫延髓,此时患者昏迷加深,瞳孔明显缩小或散大,或忽大忽小,瞳孔边缘也不整齐,光反应迟钝。双侧肌张力增高或强直,上肢多内旋,下肢呈伸展性强直。呼吸不规则,或快慢深浅不匀,或暂停,成为抽泣样,或点头样呼吸,或为潮式呼吸,此类呼吸常提示呼吸有突然停止的可能。天幕裂孔疝压迫间脑及动眼神经,除有上述颅内压增高症外,常有同侧瞳孔因动眼神经受压而扩大,光反应消失,眼球固定或外展,对侧肢体轻瘫,进而出现呼吸衰竭。

3. 混合型　是本病最严重的一型,病死率常高达 80%,兼有两种暴发型的临床表现,常同时或先后出现。

（三）慢性败血症型　本型不多见。多发生于成人,病程迁延数周或数月。反复出现寒战、高热、皮肤瘀点、瘀斑。关节疼痛亦多见,发热时关节疼痛加重呈游走性。也可发生脑膜炎、全心炎或肾炎。

【诊断】

（一）流行病学资料　本病在冬春季节流行,多见于儿童,大流行时成人亦不少见。

（二）临床表现　突起高热、头痛、呕吐、皮肤黏膜瘀点、瘀斑（在病程中增多并迅速扩大）,脑膜刺激征。

（三）实验室检查

1. 血象　白细胞总数明显增加，一般在$(10\sim30)\times10^9/L$。中性粒细胞占$80\%\sim90\%$。有 DIC 者，血小板减少。

2. 脑脊液检查　脑脊液在病程初期仅压力升高，外观仍清亮，稍后则浑浊似米汤样。细胞数常达$1\times10^9/L$，以中性粒细胞为主。蛋白显著增高，糖含量常低于 400 mg/L，有时甚或为零。暴发型败血症者脊液往往清亮，细胞数、蛋白、糖量亦无改变。

对颅内压高的患者，腰穿要慎重，以免引起脑疝。必要时先脱水，穿刺时不宜将针芯全部拔出，而应缓慢放出少量脑脊液作检查。作完腰后患者应平卧 6～8 小时，不要抬头起身，以免引起脑疝。

3. 细菌学检查

（1）涂片检查　包括皮肤瘀点和脑脊液沉淀涂片检查。皮肤瘀点检查时，用针尖刺破瘀点上的皮肤，挤出少量血液和组织液涂于载玻片上染色后镜检，阳性率可达 80% 左右。脑脊液沉淀涂片阳性率为 60%～70%。

（2）细菌培养　① 血培养脑膜炎双球菌的阳性率较低，但对慢性脑膜炎双球菌败血症的诊断非常重要。② 脑脊液培养：将脑脊液置于无菌试管离心后，取沉淀立即接种于巧克力琼脂培养基，同时注入葡萄糖肉汤，在 5%～10% CO_2 浓度下培养。

4. 血清学检查　是近年来开展的流脑快速诊断方法。

【治疗】

（一）普通型流脑的治疗

1. 一般治疗　卧床休息，保持病室安静、空气流通。给予流质饮食，昏迷者宜鼻饲，并予适量输入液体，使每日尿量在 1000 ml 以上。密切观察病情。保持口腔、皮肤清洁，防止角膜溃疡形成。经常变换体位以防褥疮发生。防止呕吐物吸入。必要时给氧。

2. 对症治疗　高热时可用酒精擦浴，头痛剧烈者可予镇痛或高渗葡萄糖、用脱水剂脱水。惊厥时可用 10% 水合氯醛灌肠，成人 20 ml/次，儿童 60～80 mg/kg/次。或用冬眠灵、安定等镇静剂。

3. 病原治疗　① 磺胺　在脑脊液中的浓度可达血液浓度的 50%～80%。磺胺嘧啶（SD）成人每日总量 6～8 g，首剂量为全日量的 1/3～1/2，以后每 6～8 小时给药一次，同时给予等量碳酸氢钠。② 青霉素　青霉素在脑脊液中的浓度为血液浓度的 10%～30%，大剂量注射使脑脊液达有效杀菌浓度。迄今未发现耐青霉素菌株。青霉素 G 剂量儿童为 15～20（万 U/kg）/日，成人每日 1000～1200 万 U，分次静滴或肌注，疗程 5～7 日。青霉素 G 不宜作鞘内注射，因可引起发热、肌肉颤搐、惊厥、脑膜刺激征、呼吸困难、循环衰竭等严重反应。③ 氯霉素　脑膜炎双球菌对氯霉素很敏感，且其在脑脊液中的浓度为血液浓度的 30%～50%，剂量成人 50（mg/kg）/日，儿童 50～75（mg/kg）/日，分次口服、肌注或静滴。疗程 3～5 日。使用氯霉素应密切注意其副作用，尤其对骨髓的抑制，新生儿、老人慎用。④ 氨苄青霉素　氨苄青霉素对脑膜炎双球菌、流感杆菌和肺炎球菌均有较强的抗菌作用，故适用于病原菌尚未明确的 5 岁以下患儿。剂量为 200（mg/kg）/日，分 4 次口服、肌注或静推。

（二）暴发型败血症的治疗

1. 抗菌治疗　大剂量青霉素钠盐静脉滴注，剂量为 20～40（万 U/kg）/日，用法同前。借以迅速控制败血症。亦可应用氯霉素，但不宜应用磺胺。

2. 抗休克治疗

(1) 扩充血容量。

(2) 纠正酸中毒　休克时常伴有酸中毒,合并高热更为严重。酸中毒可进一步加重血管内皮细胞损害,使心肌收缩力减弱及毛细胞血管扩张,使休克不易纠正。成人患者可首先补充 5%碳酸氢钠 200~250 ml,小儿 5(ml/kg)/次,然后根据血气分析结果再酌情补充。

(3) 血管活性药物的应用　经扩容和纠酸后,如果休克仍未纠正,可应用血管活性药物。凡患者面色苍灰、肢端紫绀,皮肤呈现花纹,眼底动脉痉挛者,应选用舒张血管药物: ① 山莨菪碱(654-2)10~20 mg/次静推。儿童 0.5~1(mg/kg)/次,每 15~30 分钟一次,直至血压上升,面色红润,四肢转暖,眼底动脉痉挛缓解后可延长至半小时至 1 小时一次。若血压稳定,病情好转可改为 1~4 小时一次。② 东莨菪碱儿童为 0.01~0.02(mg/kg)/次静推,10~30 分钟一次,减量同上。③ 阿托品 0.03~0.05(mg/kg)/次(不超过 2 mg)以生理盐水稀释静脉推注,每 10~30 分钟一次,减量同上,以上药物有抗交感胺、直接舒张血管、稳定神经细胞膜、解除支气管痉挛、减少支气管分泌物等作用,极少引起中枢兴奋症状。副作用为面红、躁动、心率加快、尿潴留等。同时可辅以冬眠疗法。

(4) 强心药物　心功能不全是休克的原因之一,加上大量快速静脉补液,更加重了心脏的负荷,可给予快速毛地黄类强心剂,如毛花强心甙丙(西地兰)或毒毛旋花子甙 K 等。

(5) 肾上腺皮质激素　激素可增强心肌收缩力,减轻血管外周阻力,稳定细胞内溶酶体膜以大剂量应用为好。氢化可的松成人每日 300~500 mg,儿童 5~8 mg/kg,分次静滴。休克纠正后迅速减量停药。用药不得超过 3 日。早期应用效果更好。

3. 抗凝治疗　鉴于本病的休克及出血与血栓形成有关,凡疑有 DIC,不必等待实验室检查结果,可用肝素治疗。成人首剂 1~2 mg/kg,加入 10%葡萄糖液内推注。根据情况每 4~6 小时重复一次,多数 1~2 次即可见效,重者 3~4 次。用肝素时应作试管法凝血时间测定,使凝血时间控制在正常二倍左右(15~30 分钟)。

(三) 暴发型脑膜炎的治疗　抗菌素的应用同暴发型休克的治疗。此外,应以减轻脑水肿,防止脑疝和呼吸衰竭为重点。

1. 脱水剂的应用　下列药物应交替或反复应用:① 20%甘露醇 1~2(g/kg)/次。② 25%山梨醇 1~2(g/kg)/次。③ 50%葡萄糖 40~60 ml/次。④ 30%尿素 0.5~1.0 (g/kg)/次。以上药物按具体情况每隔 4~6 小时静脉快速滴注或静推一次,至血压恢复正常,两侧瞳孔大小相等,呼吸平稳。用脱水剂后适当补液,使患者维持轻度脱水状态。肾上腺皮质激素亦可同时应用,以减轻毒血症,降低颅内压。

2. 亚冬眠疗法　主要用于高热,频繁惊厥及有明显脑水肿者,以降低脑含水量和耗氧量,保护中枢神经系统。氯丙嗪和异丙嗪各 1~2 mg/kg,肌注或静推,安静后置冰袋于枕后,颈部、腋下或腹股沟,使体温下降至 36 ℃左右。以后每 4~6 小时再肌注一次,共 3~4 次。

3. 呼吸衰竭的处理　应以预防脑水肿为主。如已发生呼吸衰竭,除脱水外则应给予洛贝林、可拉明、回苏灵等中枢神经兴奋剂。亦可用氢溴酸东莨菪碱,0.02~0.04(mg/kg)/次,每 20~30 分钟静注一次,可改善脑循环,有兴奋呼吸和镇静作用。必要时作气管插管,吸出痰液和分泌物,辅以人工辅助呼吸,直至患者恢复自动呼吸。

(杨江华)

第九节　日本血吸虫病

血吸虫病(schisosomiasis)是由血吸虫的成虫寄生于人体所引起的寄生虫性疾病,主要流行于亚、非、拉美的 73 个国家,患者数 2 亿左右。人类血吸虫分为日本血吸虫(S. japoni-cum)、埃及血吸虫(S. haematobium)、曼氏血吸虫(S. mansoni)与间插血吸虫(S. intetcala-tum)四种。日本血吸虫病分布于中国、日本、菲律宾、印尼、泰国等亚洲地区和国家;我国流行的是日本血吸虫。

【病原学】

日本血吸虫雌雄异体,寄生于人畜终宿主的肠系膜下静脉,虫体可逆血流移行于肠黏膜下层的静脉末梢。合抱的雌雄虫交配产卵于小静脉的小分支,每虫每天可产卵 2000~3000 个。卵呈椭圆形,(70~100) μm×(50~60) μm,壳薄无盖,色淡黄,侧方有一小刺。虫卵在血管内成熟,内含毛蚴,毛蚴分泌溶细胞物质,透过卵壳入肠黏膜,破坏血管壁并使周围肠黏膜组织破溃与坏死。由于肠的蠕动,腹腔内压力与血管内压力的增高,使虫卵与坏死组织落入肠腔,随粪便排出体外。虫卵入水后在 20~30 ℃经 12~24 小时即孵化出毛蚴,在水中游动的毛蚴 1~2 天内,遇到钉螺(中间宿主)即主动侵入,在螺体肝、淋巴腔内、发育为母胞蚴、子胞蚴,再经 5~7 周形成大量尾蚴,逐渐逸出螺体外,尾蚴入水或逸出于河边或岸上青草露水中。终宿主接触水中尾蚴时,尾蚴吸附于宿主的皮肤,利用分泌的溶蛋白酶溶解皮肤组织,脱去尾部进入表皮变为童虫。童虫侵入真皮层的淋巴管或微小血管至静脉系统,随血流至右心、肺、左心进入体循环,或由肺穿至胸腔,通过横膈入腹腔。约经 4 天后到达肠系膜静脉,并随血流移至肝内门脉系统,初步发育后再回到肠系膜静脉中定居,在此,雌雄合抱,性器官成熟,产卵。从尾蚴经皮肤感染至交配产卵需 23~35 天,一般为 30 天左右。成虫在宿主体内生存 2~5 年即死亡,有的成虫在患者体内可存活 30 年以上。

【流行病学】

本病流行于中国、日本、菲律宾等地。我国则见于长江流域和长江以南的 13 个省、市、自治区的 333 个县市。本病的流行必须具备以下三个环节:

(一)传染源　日本血吸虫患者的粪便中含有活卵,为本病主要传染源。船户粪便直接下河以及居民在河边洗刷马桶是水源被污染的主要原因。随地大便,河边粪坑及用未处理的新鲜粪便施肥,被雨水冲入河流,造成水源污染。病畜(牛、羊、犬)及鼠等含有虫卵,随粪便排出,污染水源。

钉螺为血吸虫的唯一中间宿主,是本病传染过程的主要环节。钉螺喜栖在近水岸边,在湖沼地区及芦滩洼地上最多。在平原地区孳生于土质肥沃,杂草丛生,水流缓慢的潮湿荫蔽地区,沟渠最多,岸边次之,稻田中最少。钉螺感染率以秋季为最高。

(二)传播途径　主要通过皮肤、黏膜与疫水接触受染。多通过游泳洗澡、洗衣、洗菜、淘米、捕鱼捉蟹、赤足经过钉螺受染区等途径感染。尾蚴侵入的数量与皮肤暴露面积,接触疫水的时间长短和次数成正比。有时因饮用疫水或漱口时被尾蚴侵入口腔黏膜受染。

(三)易感性　人与脊椎动物对血吸虫普遍易感,流行区以学龄儿童及青少年感染率最高,以后逐渐下降,此与保护性免疫力有关。

【临床表现】

（一）侵袭期 自尾蚴侵入体内至其成熟产卵的一段时期,平均 1 个月左右。症状主要由幼虫机械性损害及其代谢产物所引起。在接触疫水后数小时至 2～3 天内,尾蚴侵入处有皮炎出现,局部有红色小丘疹,奇痒,数日内即自行消退。当尾蚴行经肺部时,亦可造成局部小血管出血和炎症,患者可有咳嗽、胸痛,偶见痰中带血丝等。另外未抵达门脉的幼虫被杀死后成为异体蛋白,引起异体蛋白反应,而出现低热、荨麻疹、嗜酸性粒细胞增多等表现。

（二）急性期 本期一般见于初次大量感染 1 个月以后,相当于虫体成熟并大量产卵时期。大量虫卵沉积于肠壁和肝脏;同时由于虫卵毒素和组织破坏时产生的代谢产物,引起机体的过敏与中毒反应。临床上常有如下特点:

1. 发热 为本期主要的症状,发热的高低,期限和热型视感染轻重而异。热型不规则,可呈间歇或弛张热,热度多在 39～40 ℃,同时伴有畏寒和盗汗。发热可持续数周至数月,轻症患者的发热较低,一般不超过 38 ℃,仅持续数日后自动退热。

2. 胃肠道症状 虫卵在肠道,特别是降结肠,乙状结肠和直肠大量沉积,造成急性炎症,患者出现腹痛和腹泻。由于肠道嗜酸性脓肿,可引起表层黏膜坏死形成溃疡,故常呈痢疾样大便,可带血和黏液。此时若做乙状结肠镜检查,可见黏膜充血,水肿,并可发现黄色小颗粒(为虫卵结节)及少数溃疡。

重度感染者由于虫卵在结肠浆膜层和肠系膜内大量沉积,可引起腹膜刺激症状,腹部饱胀,有柔韧感和压痛,可误诊为结核性腹膜炎,少数患者可因虫卵结节所产生的炎症渗出及虫卵引起肝内广泛病变,致肝内血流不畅,淋巴液增多漏入腹腔而形成腹水。

3. 肝脾肿大 绝大多数急性期患者有肝脏肿大,系由于大量虫卵结节形成,引起周围组织充血、水肿,造成肝脏急剧肿大,其质软,且有压叩痛。左右二叶均见肿大,以右叶更为明显,可能与肠系膜下静脉血流主要回入肝右叶有关。脾脏受虫卵毒素刺激而充血肿大,可明显触及。

4. 肺部症状 咳嗽相当多见,可有胸痛,血痰等症状。肺部体征不明显,但 X 线摄片可见肺纹增加、片状阴影、粟粒样改变等。

急性期一般不超过 6 个月,多数轻型患者可于短期内症状消退,而病情隐匿发展,如未治疗,则进入慢性期。

（三）慢性期 多因急性期未曾发现,未治疗或治疗不彻底,或多次少量重复感染等原因,逐渐发展成慢性。本期一般可持续 10～20 年,因其病程漫长,症状轻重可有很大差异。流行期所见患者,大多数属于此类。由于虫卵长期反复的肝脏及肠壁沉积,造成肝脏门静脉周围及结肠壁纤维化,病变日益加重,导致胃肠功能失调、肝功能障碍和全身代谢紊乱,甚至引起体力衰竭、营养不良、贫血、影响身体发育等严重后果。

1. 无症状者 绝大多数轻度感染者可始终无任何症状,过去亦无急性发作史,仅于体检普查,或其他疾病就医时偶然发现。患者可有轻度肝或脾脏肿大,或皮内试验阳性,血中嗜酸性粒细胞增高,或其大便查出虫卵或毛蚴孵化阳性。

2. 有症状者 血吸虫病变部位主要在乙状结肠和直肠,在肠壁可引起溃疡和出血,故腹泻与痢疾样大便颇为常见。患者肝脾均见肿大,可发展为肝硬化,肝脏渐见缩小,质硬,表面不光滑。下腹部或有大小形状不同的痞块,质硬、固定或微有压痛。

（四）晚期患者极度消瘦,出现营养不良性水肿,肝硬化多发展至后期,因门静脉栓塞形成,侧支循环障碍,出现腹水、巨脾,腹壁静脉怒张等晚期严重症状。患者可随时因门静脉高压而引起食道静脉破裂,造成致命性上消化道出血,或因此诱发肝功能衰竭。此外,性机能往往减退,乃因严重肝损害引起全身营养不良和对激素灭能作用减弱,垂体机能受到抑制,性腺及其他内分泌腺亦产生了不同程度的萎缩所致。患者面容苍老而消瘦,常有面部褐色素沉着、贫血、营养不良性水肿等。晚期时肝脏缩小,表面不平,质地坚硬,脾脏渐呈充血性肿大。

【诊断】

(一)临床诊断

1. 流行病学资料　在流行区有疫水接触史者均有感染的可能,患者籍贯、职业伴有疫水接触史对诊断有参考价值。

2. 临床表现　急性血吸虫病有尾蚴皮炎史、发热、荨麻疹、肝肿大与压痛、腹泻、血中嗜酸性粒细胞显著增多,结合流行病学资料易于诊断。对长期不明原因的腹痛、腹泻和便血,肝脾肿大,尤其肝右叶肿大,或者壮年有癫痫发作者,并有嗜酸性粒细胞增多,均应考虑慢性血吸虫病。对于巨脾、腹内痞块、腹水、上消化道出血、肠梗阻、侏儒患者,应考虑晚期血吸虫病。

3. 实验室检查

大便沉淀孵化试验　沉孵法是目前最主要的诊断方法,虫卵沉淀阳性率约50%,孵化阳性率约80%,晚期患者由于肠黏膜增厚,虫卵进入肠腔数量减少,检查阳性率极低。轻型患者从粪便中排出虫卵很少,多呈间歇性出现,阳性率也不高。

4. 免疫学检查　有辅助诊断价值。以皮内试验、尾蚴膜试验、环卵沉淀试验特异性较高而应用较多。一般此类方法不作确诊依据。

(1)皮内试验　前臂皮内注射肝卵抗原成虫抗原0.03 ml。作直径约0.5 cm的丘疹,15分钟后风团直径达0.8 cm或以上为阳性。少数患者在潜伏期及发病初期即可出现阳性,多数患者在感染后8周出现阳性,阳性率一般在95%以上,偶有假阳性反应。皮肤试验对诊断有参考价值,不能作为疗效考核标准。

(2)环卵沉淀试验　取活卵悬液一滴于无菌玻片上,加患者血清等量,加盖玻片石蜡密封,置37℃温孵24~48小时,于低倍镜下观察,可见虫卵周围出现球状、指状、丝状、菊花状等形态的沉淀物。观察100个成熟虫卵,计算沉淀物大于10 μm的虫卵数所占的百分数,环沉率5%以上者为阳性。感染后7~12天出现反应,阳性率达95%以上,具有早期诊断价值。

(3)间接血凝试验　采用血吸虫卵抗原致敏红细胞测定患者血清中的抗体,明显凝集者为阳性,特异性与敏感性高,阳性率在90%以上,观察结果快,用血量少及操作简便,本试验与肺吸虫有交叉反应。

5. 肠镜检查及肠黏膜活组织检查　疑似血吸虫的且反复大便检查虫卵阴性者适用肠镜检查。

6. 其他检查

(1)血常规　急性期白细胞总数及嗜酸性粒细胞显著增多,白细胞总数多在10~30×10^9/L,嗜酸性细胞常占20%~40%或更高,有时可达80%以上。部分患者嗜酸性粒细胞增高不显著。慢性期嗜酸性粒细胞轻度增多。晚期因脾功能亢进,白细胞明显减少,并伴有贫血及血小板减少。

(2)肝功能试验　急性期多因虫卵刺激导致网状内皮细胞增生,故血清球蛋白显著增高,蛋白电泳显示丙种蛋白增高,由于部分患者 α2 球蛋白增高,嗜异性凝集试验呈阳性反应,晚期及少数慢性期患者由于肝硬化的存在,血清白蛋白明显降低,白蛋白与球蛋白有倒置现象。血清丙氨酸转酶多正常或轻度增高。

【治疗】

(一)支持与对症疗法　急性期持续高热患者,可先用肾上腺皮质激素或解热剂缓解中毒症状和降温处理。对慢性和晚期患者,应加强营养给予高蛋白饮食和多种维生素,并注意对贫血的治疗,肝硬化有门脉高压时,应加强肝治疗,以及外科手术治疗。患有其他肠道寄生虫病者应驱虫治疗。

(二)病原疗法

吡喹酮(Pyquiton)为吡嗪啉化合物,无色无臭结晶粉末。微溶于乙醇,不溶于水。对幼虫、童虫及成虫均有杀灭作用。口服后容易从肠道吸收,于 2.5 小时左右血浓度达最高峰。体内分布以肝脏浓度最高,代谢产物于 24 小时内从尿中排出。目前所用国产普通片和肠溶片,各含药物 0.2 g 及 0.05 g。对急性血吸虫病临床治疗总药量为 120 mg/kg,儿童为 140 mg/kg,分 4～6 日服,每日 2～3 次,治愈率 100%。对慢性与晚期患者,一疗程总剂量成人 60 mg/kg,儿童 70 mg/kg,分 1～2 日服,每日 3 次。副作用少而轻,可有头昏、乏力、出汗轻度腹疼等。本药具有高效,低毒、疗程短的优点,是目前较理想的抗血吸虫药物。

(杨江华)

第十节　疟　疾

疟疾(malaria)又名打摆子,是由疟原虫经按蚊叮咬传播的寄生虫病。临床上以周期性定时性发作的寒战、高热、出汗退热,以及贫血和脾大为特点。因原虫株、感染程度、免疫状况和机体反应性等差异,临床症状和发作规律表现不一。

【病原学】

寄生于人体的疟原虫有四种:间日疟原虫(P. lasmodium)、恶性疟原虫(P. falciparum)、三日疟原虫(P. malarial)和卵形疟原虫(P. ovale)。我国以前两种为常见。各种脊椎动物(主要是禽类、鼠和猴猿类)的疟原虫有 100 多种,仅灵长类的疟原虫偶可感染人。

疟原虫的发育过程分两个阶段,即在人体内进行无性增殖、开始有性增殖和在蚊体内进行有性增殖与孢子增殖。四种疟原虫的生活史基本相同。

(一)疟原虫在人体内的发育增殖　疟原虫在人体内发育增殖分为两个时期,即寄生于肝细胞内的红细胞外期和寄生于红细胞内的红细胞内期。

(二)疟原虫在蚊体内的发育　雌性按蚊叮咬疟疾患者,雌、雄配子体进入蚊胃内,雄配子体的核很快分裂,并由胞浆向外伸出 4～8 条鞭毛状细丝,碰到雌配子体即进入,雌雄结合成为圆形的合子(zygote)。合子很快变成能蠕动的合子(pokinete)。它穿过胃壁,在胃壁外弹力纤维膜下发育成囊合子,囊内核和胞浆进行孢子增殖。孢子囊成熟,内含上万个子孢子,囊破裂子孢子逸出,并进入唾液腺,待此按蚊叮人时子孢子即随唾液进入人体。

【流行病学】

(一)传染源　疟疾患者及带虫者是疟疾的传染源,且只有末梢血中存在成熟的雌雄配子体时才具传染性。配子体在末梢血液中的出现时间、存在时间及人群的配子体携带率,随虫种不同而异。如间日疟在无性体出现2～3天之后出现配子体;而恶性疟则在无性体出现7～10天后。复发者出现症状时血中即有成熟的配子体。疟区的轻症患者及带虫者,没有明显临床症状,血中也有配子体。这类人员也可成为传染源。

传染期　间日疟1～3年;恶性疟1年以内;三日疟3年以上,偶达数十年;卵形疟2～5年。

(二)传播途径　疟疾的自然传播媒介是按蚊。按蚊的种类很多,可传播人疟的有60余种。据其吸血习性、数量、寿命及对疟原虫的感受性,我国公认中华按蚊、巴拉巴按蚊、麦赛按蚊、雷氏按蚊、微小按蚊、日月潭按蚊及萨氏按蚊等7种为主要传疟媒介按蚊。人被有传染性的雌性按蚊叮咬后即可受染。

偶尔输入带疟原虫的血液或使用含疟原虫的血液污染的注射器也可传播疟疾。罕见通过胎盘感染胎儿。

(三)人群易感性　人对疟疾普遍易感。多次发作或重复感染后,再发症状轻微或无症状,表明感染后可产生一定免疫力。高疟区新生儿可从母体获得保护性IgG。但疟疾的免疫不但具有种和株的特异性,而且还有各发育期的特异性。其抗原性还可连续变异,致宿主不能将疟原虫完全清除。原虫持续存在,免疫反应也不断发生,这种情况称带虫免疫(premunition)或伴随免疫。

(四)流行特征　疟疾分布广泛,北纬60°至南纬30°之间,海拔2771 m高至海平面以下396 m广大区域均有疟疾发生。我国除青藏高原外,遍及全国。一般北纬32°以北(长江以北)为低疟区;北纬25°～32°间(长江以南,台北、桂林,昆明连线以北)为中疟区;北纬25°以南为高疟区。但实际北方有高疟区,南方也有低疟区。间日疟分布最广;恶性疟次之,以云贵、两广及海南为主;三日疟散在发生。本病流行受温度、湿度、雨量以及按蚊生长繁殖情况的影响。

【临床表现】

潜伏期　从人体感染疟原虫到发病(口腔温度超过37.8 ℃),称潜伏期。潜伏期包括整个红外期和红内期的第一个繁殖周期。一般间日疟、卵形疟14天,恶性疟12天,三日疟30天。感染原虫量、株的不一,人体免疫力的差异,感染方式的不同均可造成不同的潜伏期。温带地区有所谓长潜伏期虫株,可长达8～14个月。输血感染潜伏期7～10天。胎传疟疾,潜伏期就更短。有一定免疫力的人或服过预防药的人,潜伏期可延长。

(一)间日疟(tertian malaria)　多急起,复发者尤然。初次感染者常有前驱症状,如乏力、倦怠、打呵欠;头痛,四肢酸痛;食欲不振,腹部不适或腹泻;不规则低热。一般持续2～3天,长者一周。随后转为典型发作。分为三期。

1. 寒战期　骤感畏寒,先为四肢末端发凉,迅觉背部、全身发冷。皮肤起鸡皮疙瘩,口唇、指甲发绀,颜面苍白,全身肌肉关节酸痛。进而全身发抖,牙齿打战,有的人盖几床被子都不能制止,持续约10分钟,乃至1小时许,寒战自然停止,体温上升。此期患者常有重病感。

2. 发热期　冷感消失以后,面色转红,紫绀消失,体温迅速上升,通常发冷越显著,则体温就愈高,可达40 ℃以上。高热患者痛苦难忍。有的辗转不安,呻吟不止;有的谵妄,撮空,甚至抽搐或不省人事;有的剧烈头痛,顽固呕吐。患者面赤,气促;结膜充血;皮灼热而干燥;脉洪大而速;尿短而色深。多诉说心悸,口渴,欲冷饮。持续2～6小时,个别达10余小时。发作数次后唇鼻常见疱疹。

3. 出汗期　高热后期，颜面手心微汗，随后遍及全身，大汗淋漓，衣服湿透，一般 2～3 小时体温降低，常至 35.5 ℃。患者感觉舒适，但十分困倦，常安然入睡。一觉醒来，精神轻快，食欲恢复，又可照常工作。此刻进入间歇期。

整个发作过程一般 6～12 小时，典型者间歇 48 小时又重复上述过程。一般发作 5～10 次，因体内产生免疫力而自然终止。

多数病例早期发热不规律，可能系血内有几批先后发育成熟的疟原虫所致。部分患者在几次发作后，由于某些批疟原虫被自然淘汰而变得同步。

数次发作以后患者常有体弱，贫血，肝脾肿大。发作次数愈多，脾大、贫血愈著。由于免疫力的差异或治疗的不彻底，有的患者可成慢性。

（二）三日疟（quartan malaria）　发作与间日疟相似，但为三日发作一次，发作多在早晨，持续 4～6 小时。脾大、贫血较轻，但复发率高，且常有蛋白尿，尤其儿童感染，可形成疟疾肾病。三日疟易混合感染，此刻病情重很难自愈。

（三）卵形疟（ovale malaria）　与间日疟相似，我国仅云南及海南有个别报道。

（四）恶性疟（subtertian malaria）　起病缓急不一，临床表现多变，其特点：① 起病后多数仅有冷感而无寒战；② 体温高，热型不规则。初起进常呈间歇发热，或不规则，后期持续高热，长达 20 余小时，甚至一次刚结束，接着另一次又发作，不能完全退热；③ 退热出汗不明显或不出汗；④ 脾大、贫血严重；⑤ 可致凶险发作；⑥ 前驱期血中即可检出疟原虫；无复发。

【诊断】

（一）流行病学　有在疟疾流行区居住或旅行史，近年有疟疾发作史或近期曾接受过输血的发热患者都应被怀疑。

（二）临床表现　典型的周期性寒战、发热、出汗可初步诊断。不规律发热，而伴脾、肝肿大及贫血，应想到疟疾的可能。凶险型多发生在流行期中，多急起，高热寒战，昏迷与抽搐等。流行区婴幼儿突然高热、寒战、昏迷，也应考虑本病。

（三）实验室检查

1. 血常规　红细胞和血红蛋白在多次发作后下降，恶性疟尤重；白细胞总数初发时可稍增，后正常或稍低，白细胞分类单核细胞常增多，并见吞噬有疟色素颗粒。

2. 疟原虫检查

（1）血液涂片（薄片及/或厚片）染色查疟原虫，可鉴别疟原虫种类。

（2）骨髓涂片染色查疟原虫，阳性率较血片高。

3. 血清学检查　抗疟抗体一般在感染后 2～3 周出现，4～8 周达高峰，以后逐渐下降。现已应用的有间接免疫荧光、间接血凝与酶联免疫吸附试验等，阳性率可达 90%。一般用于流行病学检查。

（四）治疗性诊断　临床表现很像疟疾，但经多次检查未找到疟原虫。可试用杀灭红内期原虫的药物（如氯喹），治疗 48 小时发热控制者，可能为疟疾。但注意耐氯喹虫株。

【治疗】

（一）基础治疗　① 发作期及退热后 24 小时应卧床休息；② 要注意水分的补给，对食欲不佳者给予流质或半流质饮食，至恢复期给高蛋白饮食；吐泻不能进食者，则适当补液；有贫血者可辅以铁剂；③ 寒战时注意保暖；大汗应及时用干毛巾或温湿毛巾擦干，并随时更换汗湿的衣被,以免受凉;高热时采用物理降温,过高热患者因高热难忍可药物降温;凶险发热者应严密观察病情,及时发现生命体征的变化,详细记录出入量,做好基础护理;④ 按虫媒传染病做好隔离。患者所用的注射器要洗净消毒。

(二)病原治疗

病原治疗的目的是既要杀灭红内期的疟原虫以控制发作,又要杀灭红外期的疟原虫以防止复发,并要杀灭配子体以防止传播。

1. 控制发作

(1)磷酸氯喹(chloropuine phosphate) 简称氯喹,每片 0.25 g(基质 0.15 g)。第一天4 片,6 小时后再服 2 片,第 2、3 天每天 2 片,共计 10 片。治疗间日疟及三日疟第 1 天 4 片已足;治疗半免疫者单剂 4 片即可。该药吸收快且安全,服后 1～2 小时血浓度即达高峰;半衰期 120 小时;疗程短;毒性较小,是目前控制发作的首选药。

(2)盐酸氨酚喹啉(amodiaquine dihydrochloridum) 作用与氯喹相似。每片 0.25 g(基质 0.2 g),第 1 天 3 片,第 2、3 天各 2 片。

(3)哌喹(piperaquine)及磷酸哌喹(piperaquine phosphate) 本品作用类似氯喹,半衰期 9 天,为长效抗疟药。哌喹每片含基质 0.3 g,磷酸哌喹每片 0.25 g(基质 0.15 g),口服首剂基质 0.6 g,8～12 小时后再服 0.3 g(恶性疟 0.6 g)。哌喹须经胃酸作用成盐酸盐后才易吸收。磷酸哌喹吸收快,味苦。耐氯喹的虫株对本品仍敏感。

羟基哌基(hydroxypiperaquine)及磷酸羟基哌喹(hydroxypiperaquine phosphate) 与哌喹类同,但吸收较快,半衰期 2～3 天。三天疗法恶性疟各服 0.6 g、0.6 g、0.3 g;良性疟疾各服 0.6 g、0.3 g、0.3 g,较哌喹类更适用。

(4)硫酸奎宁(quinine sulfate) 本品系金鸡纳树皮中的一种生物碱。抗疟作用与氯喹大致相同,除较迅速杀灭红内期原虫外,还有退热作用。

(5)青蒿素 该药作用于原虫膜系结构,损害核膜、线粒体外膜等而起抗疟作用。其吸收特快,很适用于凶险疟疾的抢救。总剂量 2.5 g,首次 1.0 g,6 小时后 0.5 g,第 2、3 日各0.5 g。因排泄迅速,故易复发。蒿甲醚,肌注首剂 0.2 g,第 2～4 日各 0.1 g。

2. 恶性疟原虫的抗药性

凡氯喹 2.5 g(基质 1.5 g)总量分 3 日服,未能消除无性生殖原虫,或 1 月内再燃者,称为抗性。对有抗性者应选用甲氯喹、青蒿素或联合用药。

3. 防止复发和传播

磷酸伯氨喹啉(primaquine phosphate,简称伯喹) 本品能杀灭红细胞外期原虫及配子体,故可防止复发和传播。每片 13.2 mg(基质 7.5 mg),可每日服 3 片,连续 8 天,或每日 4片,4 日一疗程。

(三)凶险发作的抢救 凶险发作的抢救原则是:① 迅速杀灭疟原虫无性体;② 改善微循环,防止毛细血管内皮细胞崩裂;③ 维持水电平衡;④ 对症。

1. 快速高效抗疟药可选用:

(1)青蒿素注射液 100 mg,肌注,第 1 天 2 次,以后每天 1 次,疗程 3 日。

(2)磷酸氯喹注射液 0.5 g(基质 0.3 g)加于 5%葡萄糖液或生理盐水 300～500 ml 中,静滴。第 1 天内每 6～8 小时 1 次,共 3 次,第 2、3 日可再给 1 次。滴速宜慢,每分钟 40 滴以下。儿童剂量应小于 5(mg/kg)/次,较安全为 2.5 mg/kg,滴速 12～20 滴/分。患者一旦清醒即改为口服。

（3）二盐酸奎宁注射液 0.5 g 加于 5%葡萄糖盐水或葡萄糖液 300～500 ml，缓慢静滴，8 小时后可重复 1 次。儿童剂量 5～10(mg/kg)/次，肝肾功能减退者应减少剂量，延长时隔时间。肌注应双倍稀释深处注入，以防组织坏死。

2. 其他治疗　① 循环功能障碍者，按感染性休克处理，给予皮质激素、莨菪类药、肝素等，低分右旋糖酐；② 高热惊厥者，给予物理、药物降温及镇静止惊；③ 脑水肿应脱水；心衰肺水肿应强心利尿；呼衰应用呼吸兴奋药，或人工呼吸器；肾衰重者可做血液透析；④ 黑尿热则首先停用奎宁及伯喹，继之给激素、碱化尿液、利尿等。

（杨江华）

复 习 题

1. 简述感染过程的表现。
2. 简述传染病流行过程的基本条件。
3. 简述肝衰竭的分类及表现。
4. 简述重型肝炎常见的并发症。
5. 简述慢性乙型肝炎抗病毒治疗的目的及常用的药物。
6. 麻疹黏膜斑及其临床意义。
7. 简述麻疹常见的并发症。
8. 简述流行性腮腺炎的临床表现。
9. 简述肾综合征出血热五期的临床表现。
10. 简述肾综合征出血热的治疗。
11. 简述中毒型细菌性痢疾的诊断与治疗。
12. 简述霍乱的诊断与治疗。
13. 简述普通型与暴发型流行性脑脊髓膜炎的治疗。
14. 简述日本血吸虫病的临床分型及药物治疗。
15. 简述疟疾的临床表现及治疗与预防的药物选择。

第九章　呼吸系统疾病

第一节　急性上呼吸道感染和急性气管-支气管炎

一、急性上呼吸道感染

急性上呼吸道感染(acute upper respiratory tract infection)为自鼻腔至喉部急性炎症的概称,是最常见的感染性疾病。除少数为细菌性外,大多由病毒引起。主要通过含有病毒的患者喷嚏和飞沫经空气传播,或经污染的手和用具接触传播。发病无年龄、性别和地区差异,四季均可发病,但以冬春季节多见,免疫功能低下者易感。通常预后良好,可自愈,但有时也可伴发严重并发症。

【病因】

本病的病因主要为病毒感染,占原发感染的 70%～80%,主要有流感病毒(甲、乙、丙)、副流感病毒、呼吸道合胞病毒、腺病毒、鼻病毒等,亦有为细菌感染者(20%～30%),常因受凉、淋雨、气候突变、过度劳累等导致机体抵抗力降低,诱发本病。

【临床表现】

症状复杂多样,有以下几种不同临床类型:

(一)普通感冒(common cold)　俗称"伤风",又称急性鼻炎或上呼吸道卡他。起病较急,主要表现为喷嚏、鼻塞、流清水样涕,可有咽干、咽痒或烧灼感。有时伴咽痛、听力减退、流泪、味觉迟钝、咳嗽等。部分严重患者可伴发热、轻度畏寒和头痛等。局部检查可见鼻腔黏膜充血、水肿,咽部轻度充血。

(二)急性病毒性咽炎和喉炎　急性咽炎表现为咽痒和灼热感,疼痛不明显。咳嗽少见。急性喉炎表现为声嘶、讲话困难,可有发热、咽痛或咳嗽伴咽喉疼痛。检查见咽喉部充血、水肿,局部淋巴结轻度肿大和触痛,有时可闻及喉部喘息声。

(三)急性疱疹性咽峡炎　多见于儿童,夏季好发,表现为明显咽痛、发热,病程约为一周。查体可见咽充血,软腭、腭垂、咽及扁桃体表面有灰白色疱疹及浅表溃疡,周围伴红晕。

(四)急性咽结膜炎　多见于儿童,常发生于夏季,游泳传播。表现为发热、咽痛、畏光、流泪、咽及结膜明显充血。

(五)急性细菌性咽扁桃体炎　起病急,明显咽痛伴畏寒、发热,体温可达 39 ℃以上。查体可发现咽部明显充血,扁桃体充血、肿大,表面有黄色脓性分泌物。部分伴有颌下淋巴结肿大、压痛。

【诊断】

根据鼻咽部症状和体征,结合周围血象和胸部 X 线检查阴性可作出临床诊断。特殊情况下可进行病毒分离和细菌培养或病毒血清学检查确定病原体。

【治疗】

目前尚无特异性药物,治疗主要以对症处理、休息、多饮水、保持室内空气流通和防治继发细菌感染为主。

(一)对症治疗　对有鼻塞、喷嚏、流涕的患者可给予伪麻黄碱减轻鼻部充血,亦可局部滴鼻。高热可采用物理降温和药物降温。

(二)病因治疗　初期及时运用抗病毒药,如金刚烷胺、利巴韦林和奥司他韦等可缩短病程;如无发热,免疫功能正常,发病超过 2 天一般无需应用。对伴有慢性疾病的老年人、婴幼儿患者,如有明确的细菌感染证据,可考虑选用适当的抗生素。

(三)中药治疗　可选用具清热解毒和抗病毒作用的中药。

二、急性气管-支气管炎

急性气管-支气管炎(acute tracheobronchitis)是由各种理化刺激或过敏等因素引起的气管-支气管黏膜急性炎症。主要表现为咳嗽、咳痰。寒冷季节或气候突变易诱发。

【病因】

(一)感染　包括常见病毒和细菌,病原体与上呼吸道感染类似。

(二)理化因素　大气污染(如二氧化硫、二氧化氮、氯气、臭氧等)、冷空气、粉尘、刺激性气体或烟雾吸入,均可刺激气管-支气管黏膜引起急性损伤和炎症反应。

(三)过敏因素　尘埃、尘螨、细菌、真菌、寄生虫、花粉以及化学气体等,都可以成为过敏因素而致病。

【临床表现】

(一)症状　起病较急,初为干咳或少量黏液痰,随后痰量增多,咳嗽加剧,偶伴血痰。伴支气管痉挛时,可出现胸闷气促。通常全身症状较轻,可有发热。

(二)体征　多无明显阳性表现。部分患者双肺可闻及少许散在干、湿啰音。

【诊断】

根据病史、咳嗽和咳痰等呼吸道症状,两肺散在干、湿性啰音等体征,结合血象和 X 线胸片,可作出临床诊断。病毒和细菌检查有助于病因诊断。

【治疗】

(一)对症治疗　无痰或少痰患者可用右美沙芬、喷托维林镇咳。痰多不易咳出者,可选用盐酸氨溴索、溴己新,也可雾化祛痰。也可选用中成药止咳祛痰。胸闷、气喘者,可适当使用茶碱类、β_2 受体激动剂等平喘药。发热可予解热镇痛药。

(二)抗菌药物治疗　有细菌感染证据时应及时使用。多选用口服抗菌药物,症状较重者可经肌内注射或静脉滴注给药;可选大环内酯类、青霉素类,亦可选用头孢菌素类或喹诺酮类等药物。

(三)一般治疗　多休息,多饮水,避免劳累。

(陈兴无)

第二节 肺部感染性疾病

一、肺 炎

肺炎(pneumonia)是指终末气道,肺泡和肺间质的急性渗出性炎症。为呼吸系统的多发病、常见病。据世界卫生组织调查,肺炎死亡率占呼吸系统急性感染死亡率的75%。在我国,肺炎占各种致死病因的第5位。

【分类】

根据解剖形态学将肺炎分成大叶性肺炎、小叶性肺炎和间质性肺炎。根据病因分为感染性(如细菌性、病毒性、真菌性和其他病原体)肺炎、理化性(如放射性、化学性及过敏性等)肺炎。根据患病环境分成社区获得性肺炎(community acquired pneumonia,CAP)和医院获得性肺炎(hospital acquired pneumonia,HAP)。

上述三种分类方法,单从治疗和患者预后角度而言,病因学分类非常重要,但在临床实际工作中,建立肺炎的诊断比较容易,病原学诊断则相当困难。根据患病环境的分类方法简单易行、实用性强、便于病原学探讨、抗生素经验性选用和患者预后估计,已被临床医师普遍接受。

CAP是指在医院外罹患的感染性肺实质炎症,包括具有明确潜伏期的病原体感染而在入院后平均潜伏期内发病的肺炎。其临床诊断依据是:① 新近出现的咳嗽、咳痰或原有呼吸道疾病症状加重并出现脓性痰,伴或不伴胸痛;② 发热;③ 肺实变体征和(或)闻及湿性啰音;④ WBC$>10\times10^9$/L 或$<4\times10^9$/L,伴或不伴中性粒细胞核左移;⑤ 胸部 X 线检查显示片状、斑片状浸润性阴影或间质性改变,伴或不伴胸腔积液。以上①~④项中任何1项加第⑤项,除外非感染性疾病可作出诊断。CAP 常见病原体为肺炎链球菌、支原体、衣原体、流感嗜血杆菌和呼吸道病毒(甲、乙型流感病毒,腺病毒,呼吸合胞病毒和副流感病毒)等。

HAP是指患者入院时不存在,也不处于潜伏期,而于入院 48 小时后在医院(包括老年护理院、康复院等)内发生的肺炎。其临床诊断依据是 X 线检查出现新的或进展的肺部浸润影加上下列三个临床症候中的两个或以上可以诊断为肺炎:① 发热超过 38 ℃;② 血白细胞增多或减少;③ 脓性气道分泌物。无感染高危因素患者的常见病原体依次为肺炎链球菌、流感嗜血杆菌、金黄色葡萄球菌、大肠杆菌、肺炎克雷伯杆菌、不动杆菌属等;有感染高危因素患者为铜绿假单胞菌、肠杆菌属、肺炎克雷伯杆菌等。

【病因】

可由多种致病微生物或理化因素、免疫损伤、过敏及药物等引起。其中以病原体引起的肺炎多见,细菌性肺炎是最常见的肺炎。

【临床表现】

多起病急骤,常有受凉、淋雨、劳累、病毒感染等诱因,典型病例可有突然寒战、高热,体温可高达 39~40 ℃,呈稽留热型,常伴头痛、全身肌肉酸痛,食欲减退。常见症状为咳嗽、咳痰,并出现脓性痰或血痰,伴或不伴胸痛。肺炎病变范围大者可有呼吸困难。少数有恶心、呕吐、腹胀或腹泻等胃肠道症状。严重患者可出现神志改变。早期肺部体征无明显异常,重症者可有呼吸频率增快,鼻翼扇动,发绀。肺实变时出现叩诊浊音、语颤增强和支气管呼吸音等,可闻及湿性啰音。并发胸腔积液者有相应体征。

【诊断】

应依据某一地区病原体的流行情况,结合临床症状、体征、X线检查及实验室辅助检查全面综合分析。支持性的诊断方法则是由患者的痰液革兰染色和培养、血培养、血清学检查、胸水培养、支气管吸出物培养或肺炎链球菌和军团菌抗原结合的快速诊断技术。

【治疗】

细菌性肺炎治疗的最主要环节是抗感染治疗并应尽早进行,病原菌未明确前,抗生素经验性选择主要根据本地区、本单位的肺炎病原体流行病学资料,选择可能覆盖病原体的抗生素;呼吸道或肺组织标本培养明确病原菌后,结合体外药物敏感试验针对性选择敏感的抗生素。此外,还应该根据患者的年龄、有无基础疾病、是否有误吸、住普通病房或是重症监护病房、住院时间长短和肺炎的严重程度等,选择抗生素和给药途径。

青壮年和无基础疾病的社区获得性肺炎患者,常用青霉素类、第一代头孢菌素等,对耐药肺炎链球菌可使用对呼吸系感染有特效的氟喹诺酮类。老年人、有基础疾病或需要住院的社区获得性肺炎,常用氟喹诺酮类,第二、三代头孢菌素,β-内酰胺类/β-内酰胺酶抑制剂,或厄他培南,可联合大环内酯类。医院获得性肺炎常用第二、三代头孢菌素,β-内酰胺类/β-内酰胺酶抑制剂,氟喹诺酮类或碳青霉烯类。

重症肺炎治疗应选择广谱的强力抗生素,足量、联合用药。常用β-内酰胺类联合大环内酯类或氟喹诺酮类;青霉素过敏者用氟喹诺酮类和氨曲南。医院获得性肺炎可用氟喹诺酮类或氨基糖苷类联合抗假单胞菌的β-内酰胺类、广谱青霉素/β-内酰胺酶抑制剂、碳青霉烯类的任何一种,必要时可联合万古霉素、替考拉宁或利奈唑胺。

抗生素治疗后48~72小时应对病情进行评价,如72小时后症状无改善,应仔细分析原因,进行相应处理。可能性原因包括:① 药物未能覆盖致病菌,或细菌耐药;② 特殊病原体感染;③ 出现并发症或存在影响疗效的宿主因素(如免疫抑制);④ 非感染性疾病误诊为肺炎;⑤ 药物热。

抗生素疗程7~10天或更长时间,如体温正常48~72小时,肺炎临床稳定可停用抗生素。

二、肺炎链球菌肺炎

肺炎链球菌肺炎(streptococcus pneumoniae)是由肺炎链球菌所引起的肺炎,通常以突发性寒战高热、咳嗽及胸痛为特征。好发于冬春季,20~40岁青壮年多见。

【病因】

肺炎链球菌为革兰染色阳性球菌,多成双排列或短链排列。有荚膜,具有特异性抗原性及致病能力。70%健康人鼻咽部寄居此菌,当有受寒、醉酒、吸入性麻醉及呼吸道病毒感染等诱因引起机体抵抗力降低时,有毒力的肺炎链球菌入侵肺泡而致病。除引起肺炎外,少数可发生菌血症或感染性休克,老年人及婴幼儿病情尤为严重。

【临床表现】

(一)症状 发病前数天多有上呼吸道感染史,起病多急骤,寒战高热、体温常在数小时内升至 39～40 ℃,脉速。咳嗽,痰少,可带血或呈铁锈色;患侧胸痛,咳嗽或深呼吸时加剧。部分患者伴有胃肠道症状如厌食、恶心、呕吐、腹痛、腹泻,可能被误诊为急腹症。

（二）体征　急性病容,呼吸急促,面颊绯红,鼻翼扇动,皮肤灼热、干燥,口角及鼻周有单纯疱疹;病变广泛时可出现发绀。早期无明显异常肺部体征,仅有胸廓活动度减小,叩诊稍浊,听诊可有呼吸音减低或胸膜摩擦音。大片肺实变时语颤增强、叩诊浊音,可闻及支气管肺泡或管状呼吸音及湿啰音。心率增快,有时心律不齐。重症患者有肠胀气,上腹部压痛。伴休克、急性呼吸窘迫综合征及神经精神症状时,表现为神志模糊、烦躁、呼吸困难、嗜睡、谵妄、昏迷等。累及脑膜时有颈抵抗及出现病理性反射。

【并发症】

并发症近来少见。严重败血症或毒血症患者易发生感染性休克,尤其是老年人,表现为血压降低、四肢厥冷、多汗、紫绀、心动过速、心律失常等。其他并发症有肺脓肿、胸膜炎、急性呼吸窘迫综合征、心包炎和脑膜炎等。

【实验室检查】

除年老体弱、酗酒或免疫抑制患者,血白细胞计数及中性粒细胞百分比通常增高,并有核左移。24～48 小时内痰涂片显微镜检查和痰培养可以检出肺炎球菌。聚合酶链反应(PCR)及荧光标记抗体检测可提高病原学检测率。

【X 线检查】

早期仅见肺纹理增粗,或受累肺段、肺叶稍模糊。随病情进展,呈肺段或肺叶炎症浸润或实变影,可见支气管充气征,少量胸腔积液时肋膈角变钝。消散期,炎性浸润影逐渐吸收,可有片状区域吸收较快,呈现"假空洞"征。

【诊断】

根据典型症状与体征,结合胸部 X 线检查,不难作出初步诊断。病原菌检测是确诊的主要依据。

【治疗】

（一）抗生素治疗　所有疑似肺炎球菌肺炎患者应及时给予青霉素 G 治疗,剂量和用药途径视病情轻重及并发症而定。对青霉素过敏患者,可选择第一或第二代头孢菌素或红霉素、克林霉素或氟喹诺酮类。疗程至少 5～7 天或热退后 3 天停药。

（二）支持疗法　通常用于急性肺炎球菌肺炎初期治疗,包括卧床休息,补充足够水分、蛋白质、热量及维生素。胸痛剧烈者,可酌用少量镇痛药。中～重症患者($PaO_2 < 60$ mmHg 或有发绀)应注意维持电解质平衡、给氧。若有明显麻痹性肠梗阻或胃扩张,应暂时禁食、禁饮和胃肠减压。烦躁不安、谵妄、失眠者酌用地西泮 5 mg 或水合氯醛 1～1.5 g,禁用抑制呼吸的镇静药。

（三）并发症处理　经抗生素治疗,若体温降而复升或 3 天后仍不降者,应考虑肺炎链球菌肺外感染,如脓胸、心包炎或关节炎等。持续发热的其他原因尚有耐青霉素的肺炎链球菌(PRSP)或混合细菌感染、药物热或并存其他疾病。伴发胸腔积液者,应常规检查胸液确定其性质。并发脓胸,应积极排脓引流。并发休克性肺炎应补充血容量纠正休克,控制感染,糖皮质激素,血管活性药物,纠正酸中毒,防止心、肾功能不全。

（陈兴无）

第三节　肺　结　核

肺结核(pulmonary tuberculosis)是由结核分枝杆菌感染引起的一种传染性疾病,是我国及全球重点防治疾病之一。若能及时诊断,并予合理治疗,大多可获临床痊愈。

【流行病学】

全球有三分之一的人(约 20 亿),我国有近半的人口曾受结核分枝杆菌感染,城市人群感染率高于农村。每年约有 13 万人死于结核病。

【病原菌】

病原菌为结核分枝杆菌,分类上属放线菌目、分枝杆菌科、分枝杆菌属。包括人型、牛型、非洲型和鼠型 4 类。对人有致病性者主要是人型菌,牛型菌少有感染。生物学特性有:多形性、抗酸性、生长缓慢、抵抗力强、菌体结构复杂。

【传染途径】

(一) 直接传染

1. 直接吸入开放性肺结核患者咳嗽、打喷嚏或高声谈话时自口鼻喷出的飞沫,是最主要的传染途径。

2. 和开放性肺结核患者密切接触。

3. 食用患者污染的食物,和患者一起使用餐具,这种传染的机会较低。

(二) 间接传染

1. 间接吸入漂浮于空气中含有结核菌的飞沫,常发生在空气不流通的室内。

2. 间接吸入来自患者痰液污染的地板、衣物或被褥等处附着有结核菌的尘埃。

人体感染结核菌后不一定发病,只有在机体抵抗力降低或细胞介导的变态反应增强时,受到结核菌感染才较易发病。

【结核病的发生与发展】

(一) 原发感染　吸入含结核分枝杆菌的微滴后,是否感染取决于结核分枝杆菌的毒力和肺泡内巨噬细胞的吞噬杀菌能力。如结核分枝杆菌能在肺泡巨噬细胞内外生长繁殖,这部分肺组织即出现炎性病变,称为原发病灶。原发病灶中的结核分枝杆菌沿着肺内引流淋巴管到达肺门淋巴结,引起淋巴结肿大。原发病灶和肿大的气管支气管淋巴结合称为原发综合征。

当结核分枝杆菌首次侵入人体开始繁殖时,机体通过细胞介导的免疫系统对结核分枝杆菌产生特异性免疫,使原发病灶、肺门淋巴结和播散到全身各器官的结核分枝杆菌停止繁殖,原发病灶炎症迅速吸收或留下少量钙化灶,肿大的肺门淋巴结逐渐缩小、纤维化或钙化,播散到全身各器官的结核分枝杆菌大部分被消灭。少量结核分枝杆菌没有被消灭,长期处于休眠期,成为继发性结核的潜在来源。

(二) 结核病免疫和迟发性变态反应　结核病免疫保护机制十分复杂,一些确切机制尚需进一步研究。主要的免疫保护机制是细胞免疫。

1890 年 Koch 观察到,将结核分枝杆菌皮下注射到未感染的豚鼠,10～14 天后局部皮肤红肿、溃烂,形成不愈合的深溃疡,最后因结核分枝杆菌全身播散而死亡。而对 3～6 周前受少量结核分枝杆菌感染和结核菌素皮肤试验阳性的动物,给予同等剂量的结核分枝杆菌皮下注射,2~3 天局部出现红肿,形成表浅溃烂,较快愈合,无淋巴结肿大,无播散和死亡。这种机体对结核分枝杆菌再感染和初感染所表现出不同反应的现象称为 Koch 现象。

（三）继发性结核　继发性结核病的发病,目前认为有两种方式:原发性结核感染时遗留的潜在病灶结核分枝杆菌重新活动而发生的结核病,此为内源性复发;另一种方式是由于受到结核分枝杆菌的再感染而发病,称为外源性重染。

【临床表现】

（一）症状　早期或轻度肺结核多无症状或症状轻微,容易被忽视或延误病情,常常在常规胸部 X 线检查时被意外发现。若病变处于活动进展阶段可出现以下症状:低热(午后为著),乏力,厌食,体重减轻,夜间盗汗,女性可有月经失调。呼吸道症状包括咳嗽,可无痰或有黏液痰,有时咯血;结核性胸膜炎患者可伴有胸痛、不同程度胸闷或呼吸困难等症状。

（二）体征　肺部体征依病情轻重、病变范围不同而有差异,病变范围较小时,不易查到阳性体征。病变较广泛时可有相应体征如叩诊呈浊音,语颤增强,肺泡呼吸音低和湿啰音,有明显空洞或并发支气管扩张时可闻及中小水泡音。结核性胸膜炎时有胸腔积液体征。

少数患者有类似风湿热样表现,称为结核性风湿症。

【诊断】

对具有可疑症状(咳嗽持续 2 周以上、咯血、午后低热、乏力、盗汗、月经失调)的患者,应考虑肺结核病的可能性,需进行下列有关检查明确是否患有肺结核及有无活动性。

（一）胸部影像学检查　X 线检查是诊断肺结核的重要方法,可以早期发现结核病变,确定病变部位、范围、形态、密度、与周围组织的关系;判断病变性质、有无活动性、有无空洞及空洞特点等。CT 比普通胸部 X 线更易发现隐匿部位病灶。

（二）痰液检查　痰结核分枝杆菌检查是确诊肺结核病的主要方法,也是制订化疗方案和考核疗效的主要依据。经常咳嗽咳痰患者应尽快将痰液送检。

（三）结核菌素试验　结核菌素试验简称结素试验,是测定机体是否已受结核菌感染或是否接种过卡介苗最简单和有效的方法。广泛应用于检出结核分枝杆菌感染,而非检出结核病。若结核杆菌试验阳性者表示受试者已感染过结核杆菌,但并不一定就有结核病,需进一步检查。但对儿童、青少年的结核病诊断有参考意义。

结核菌素是结核杆菌的蛋白成分,共有两种:一种是将结核杆菌培养液浓缩后的粗制品,称为旧结核菌素(即 OT);另一种是结核杆菌培养物的纯化制品,称为纯蛋白衍化物(purified protein derivative,PPD)。目前世界卫生组织和国际防痨和肺病联合会推荐使用的结核菌素为 PPD,试验时选择左前臂屈侧中上部 1/3 处,0.1 ml(5IU)皮内注射,经 48~72 h 观察和记录结果,手指轻摸硬结边缘,测量硬结的横径和纵径,计算平均直径＝(横径十纵径)/2。如硬结直径≤4 mm 为阴性,5~9 mm 为弱阳性(提示分枝杆菌感染,也包括非典型分枝杆菌感染),10~19 mm 为阳性,≥20 mm 或虽<20 mm 但局部出现水泡与坏死者为强阳性反应,提示可能有活动性感染。结核菌素试验反应愈强,对结核病的诊断,特别是对婴幼儿的结核病诊断愈重要。

阴性反应结果的儿童,通常表明未受过结核分枝杆菌感染,可除外结核病。某些情况下,阴性结果可能并不一定反映实际情况;因结核分枝杆菌感染后需 4~8 周才充分建立变态反应,在此之前,结核菌素试验可呈阴性;营养不良、麻疹、水痘、癌症、严重感染包括重症结核病如粟粒性结核病和结核性脑膜炎等,人体免疫力连同变态反应暂时受抑制,结核菌素

试验结果则多为阴性和弱阳性。应用糖皮质激素等免疫抑制剂者、淋巴细胞免疫系统缺陷
(如淋巴瘤、白血病、结节病、艾滋病等)患者和老年人,结素反应也常为阴性或暂时阴性。这
些患者仅凭结核菌素试验阴性或弱阳性,也不能完全排除结核病。

【分类】

(一)原发型肺结核　为原发结核感染所致的临床病症,包括原发综合征及胸内淋巴结
结核。

(二)血行播散型肺结核　包括急性(急性粟粒性肺结核)及亚急性、慢性血行播散型肺
结核。

(三)继发型肺结核　含浸润性、纤维空洞性肺结核和干酪样肺炎等。

(四)结核性胸膜炎　含结核性干性胸膜炎、结核性渗出性胸膜炎、结核性脓胸。

(五)菌阴肺结核　为三次痰涂片及一次培养阴性的肺结核。

【痰菌检查记录格式】

以涂(＋),涂(－),培(＋),培(－)表示。无痰或未查痰时,则注明(无痰)或(未查)。

【肺结核的记录方式】

按结核病分类、病变部位、范围、痰菌情况、化疗史程序书写。如:原发型肺结核右中涂
(－),初治。继发型肺结核双上涂(＋),复治。血行播散型肺结核可注明(急性)或(慢性);
继发型肺结核可注明(浸润性)、(纤维空洞)等。并发症(如自发性气胸、支气管扩张等)、并
存病(如矽肺、糖尿病等)、手术(如肺切除术后、胸廓成形术后等)可在化疗史后按并发症、并
存病、手术等顺序书写。

(一)初治　有下列情况之一者谓初治:① 尚未开始抗结核治疗的患者;② 正进行标准
化疗方案用药而未满疗程的患者;③ 不规则化疗未满 1 个月的患者。

(二)复治　有下列情况之一者为复治:① 初治失败的患者;② 规则用药满疗程后痰菌
又复阳的患者;③ 不规律化疗超过 1 个月的患者;④ 慢性排菌患者。

【肺结核的治疗】

(一)化学治疗的原则　早期、规律、全程、适量、联合。整个治疗方案分强化和巩固两
个阶段。

(二)化学治疗的主要作用　杀菌作用,防止耐药菌产生;灭菌。

(三)化学治疗的生物学机制

1. 药物对不同代谢状态和不同部位结核分枝杆菌群的作用　结核分枝杆菌根据其代
谢状态分为 A、B、C、D 四群。抗结核药物对 A 菌群作用强弱依次为异烟肼＝链霉素＞利福
平＞乙胺丁醇;对 B 菌群依次为吡嗪酰胺＝利福平＞异烟肼;对 C 菌群依次为利福平＝异
烟肼。抗结核药物对 D 菌群无作用。

2. 耐药性　耐药性是基因突变引起的药物对突变菌的效力降低。治疗过程中如单用
一种敏感药,菌群中大量敏感菌被杀死,但少量的自然耐药变异菌仍存活,不断繁殖最后逐
渐完全替代敏感菌而成为优势菌群。

3. 间歇化学治疗　间歇化学治疗的主要理论基础是结核分枝杆菌的延缓生长期。

4. 顿服　抗结核药物血中高峰浓度的杀菌作用要优于经常性维持较低药物浓度水平
的情况。每日剂量一次顿服要比一日 2 次或 3 次分服所产生的高峰血浓度高 3 倍左右。

(四)常用抗结核病药物

1. 异烟肼(INH,H)　对巨噬细胞内外的结核分枝杆菌均具有杀菌作用。口服后迅速

吸收,脑脊液中药物浓度也很高。成人剂量每日 300 mg,顿服;儿童为每日 5~10 mg/kg,最大剂量每日不超过 300 mg。偶可发生药物性肝炎,肝功能异常者慎用。如发生周围神经炎可服用维生素 B_6。

2. 利福平(RFP,R)　对巨噬细胞内外的结核分枝杆菌均有快速杀菌作用,特别是对 C 菌群有独特的杀灭作用。与 INH 联用可显著缩短疗程。成人剂量为每日 8~10 mg/kg,体重在 50 kg 及以下者为 450 mg,50 kg 以上者为 600 mg,顿服。儿童每日 10~20 mg/kg。可出现一过性转氨酶上升、流感样症状、皮肤综合征、血小板减少多在间歇疗法出现。妊娠 3 个月以内者忌用,超过 3 个月者要慎用。

3. 吡嗪酰胺(PZA,Z)　具有独特的杀灭菌作用,主要是杀灭巨噬细胞内酸性环境中的 B 菌群。在 6 个月标准短程化疗中,PZA 与 INH 和 RFP 联合用药是第三个不可缺的重要药物。成人用药为 1.5 g/d,每周 3 次用药为 1.5~2.0 g/d,儿童每日为 30~40 mg/kg。常见不良反应为高尿酸血症、肝损害、食欲不振、关节痛和恶心。

4. 乙胺丁醇(EMB,E)　口服易吸收,成人剂量为 0.75~1.0 g/d,每周 3 次用药为 1.0~1.25 g/d。不良反应为视神经炎。

5. 链霉素(SM,S)　对巨噬细胞外碱性环境中的结核分枝杆菌有杀菌作用。肌内注射,每日量为 0.75 g,每周 5 次;间歇用药每次为 0.75~1.0 g,每周 2~3 次。不良反应主要为耳毒性、前庭功能损害和肾毒性等,儿童、老人、孕妇、听力障碍和肾功能不良者等要慎用或不用。

(五)标准化学治疗方案

1. 初治涂阳肺结核治疗方案　含初治涂阴有空洞形成或粟粒型肺结核。

(1)每日用药方案:① 强化期:异烟肼、利福平、吡嗪酰胺和乙胺丁醇,顿服,2 个月。② 巩固期:异烟肼、利福平,顿服,4 个月。简写为:2HRZE/4HR。

(2)间歇用药方案:① 强化期:异烟肼、利福平、吡嗪酰胺和乙胺丁醇,隔日一次或每周 3 次,2 个月。② 巩固期:异烟肼、利福平,隔日一次或每周 3 次,4 个月。简写为:2H3R3Z3E3/4H3R3。

2. 复治涂阳肺结核治疗方案

(1)每日用药方案:① 强化期:异烟肼、利福平、吡嗪酰胺、链霉素和乙胺丁醇,每日一次,2 个月。② 巩固期:异烟肼、利福平和乙胺丁醇,每日一次,4~6 个月。巩固期治疗 4 个月时,痰菌未转阴,可继续延长治疗期 2 个月。简写为:2HRZSE/4~6HRE。

(2)间歇用药方案:① 强化期:异烟肼、利福平、吡嗪酰胺、链霉素和乙胺丁醇,隔日一次或每周 3 次,2 个月。② 巩固期:异烟肼、利福平和乙胺丁醇,隔日一次或每周 3 次,6 个月。简写为:2H3R3Z3SE3/6H3R3E3。

3. 初治涂阴肺结核治疗方案

(1)每日用药方案:① 强化期:异烟肼、利福平、吡嗪酰胺,每日一次,2 个月。② 巩固期:异烟肼、利福平,每日一次,4 个月。简写为:2HRZ/4HR。

(2)间歇用药方案:① 强化期:异烟肼、利福平、吡嗪酰胺,隔日一次或每周 3 次,2 个月。② 巩固期:异烟肼、利福平,隔日一次或每周 3 次,4 个月。简写为:2H3R323/4H3R3。

【其他治疗】

(一)对症治疗　咯血是肺结核的常见症状,要注意镇静、止血,患侧卧位,预防和抢救因咯血所致的窒息并防止肺结核播散。

（二）糖皮质激素　对肺结核患者有抗炎、抗毒作用，仅用于结核毒性症状严重者。必须确保在有效抗结核药物治疗的情况下使用。

（三）肺结核外科手术治疗　主要适用于经合理化学治疗后无效、多重耐药的厚壁空洞、大块干酪灶、结核性脓胸、支气管胸膜瘘和大咯血保守治疗无效者。

（陈兴无）

第四节　慢性支气管炎

慢性支气管炎（chronic bronchitis，简称慢支），是气管、支气管黏膜及其周围组织的慢性非特异性炎症；临床常见。以慢性反复发作的咳嗽、咳痰或伴有喘息为特征。病情缓慢进展，可并发阻塞性肺气肿、肺动脉高压、肺源性心脏病。

【病因】

（一）吸烟　为本病发病的重要因素。吸烟者慢性支气管炎的患病率较不吸烟者高 2～8 倍，吸烟年龄越早、烟龄越长、吸烟量越大，患病率亦越高。

（二）空气污染　有害气体和其他粉尘，为细菌感染创造条件。

（三）感染因素　感染是慢性支气管炎发生和发展的重要因素之一。病毒、支原体和细菌等感染常见，细菌感染每继发于病毒或支原体感染气道黏膜受损的基础上发生。

（四）过敏因素　喘息型慢性支气管炎患者，多有过敏史，对多种过敏源激发的皮肤试验阳性率亦较高，痰液中嗜酸性粒细胞数量、组胺含量和血中 IgE 有增多的趋向。

（五）其他

1. 寒冷空气　慢性支气管炎急性发作于冬季较多，寒冷空气可刺激腺体分泌黏液增加和纤毛运动减弱，削弱气道的防御功能，还可通过反射引起支气管平滑肌痉挛，黏膜血管收缩，局部血循环障碍，有利于继发感染。

2. 自主神经功能失调　部分患者副交感神经功能亢进，气道反应性较正常人增高。

3. 老年人性腺及肾上腺皮质功能衰退，喉头反射减弱，呼吸道防御功能退化，单核-吞噬细胞系统机能衰退，也可使慢性支气管炎发病增加。

4. 免疫功能受损。

5. 营养低下，维生素 C 不足，机体对感染的抵抗力降低，血管通透性增加；维生素 A 缺乏，可使支气管黏膜的柱状上皮细胞及黏膜的修复机能减弱，溶菌酶活力降低，易罹患慢性支气管炎。

6. 遗传因素　如 $\alpha 1$-抗胰蛋白酶严重缺乏者。

【临床表现】

（一）症状　主要症状为慢性咳嗽、咳痰和气短或伴有喘息。症状初期较轻，随着病程进展，急性发作愈发频繁，症状亦愈严重，尤以冬季为甚。

1. 咳嗽　初期晨间咳嗽较重，白天较轻，晚期夜间亦明显，睡前常有阵咳发作，并伴咳痰。系支气管黏膜充血、水肿，分泌物积聚于支气管腔内所致。随着病情发展，咳嗽终年不愈。

2. 咳痰　以晨间排痰明显，痰液一般为白色黏液性或浆液泡沫性，偶可带血。因夜间睡眠时咳嗽反射迟钝,气道腔内痰液堆积,晨间起床后因体位变动引起刺激排痰之故。当急性发作伴有细菌感染时,痰量增多,痰液则变为黏稠或脓性。

3. 气短与喘息　病程初期多不明显,当病程进展合并阻塞性肺气肿时则逐渐出现轻重程度不同的气短,以活动后尤甚。慢性支气管炎合并哮喘或所谓喘息型慢性支气管炎的患者,特别在急性发作时,常出现喘息的症状,并伴有哮鸣音。

4. 反复感染　急性加重的主要原因是呼吸道感染。

(二)体征　早期多无明显异常体征,可在背部或双肺底部闻及散在干、湿啰音,咳嗽排痰后啰音可消失,急性发作期肺部啰音可增多,其数量多寡视病情而定。喘息型慢性支气管炎的患者急性发作时肺部可闻及哮鸣音并伴呼气延长。晚期患者因并发肺气肿常有肺气肿的体征。

(三)分型与分期

1. 分型　根据1979年全国慢性支气管炎临床专业会议,将慢性支气管炎分为:

(1)单纯型　主要临床表现为咳嗽、咳痰。

(2)喘息型　除咳嗽、咳痰外具有喘息症状,伴哮鸣音。

2. 分期　按病情进展可分为:

(1)急性发作期　指在1周内出现脓性或黏液脓性痰,痰量明显增加,或伴有发热等炎症表现,或咳、痰、喘任何一项症状明显加剧。

(2)慢性迁延期　指有不同程度的咳、痰、喘症状迁延1个月以上者。

(3)临床缓解期　经治疗或自然缓解,症状基本消失或偶有轻微咳嗽和少量痰液,保持2个月以上者。

【实验室及辅助检查】

(一)血液检查　急性发作期并发细菌感染时白细胞总数升高和(或)中性粒细胞升高。

(二)痰液检查　急性发作期痰液外观多呈脓性。涂片检查可见大量中性粒细胞,痰培养可见致病菌。

(三)胸部X线检查　早期可无明显改变。反复急性发作者可见两肺纹理增粗、紊乱,呈网状或条索状及斑点状阴影,以下肺野为明显。由于支气管管壁增厚,细支气管或肺泡间质炎症细胞浸润或纤维化所致。

(四)肺功能检查　早期无变化。随着病情逐渐发展出现阻塞性通气功能障碍。

【诊断】

(一)依据咳嗽、咳痰或伴喘息,每年发病持续3个月,连续2年或以上,并排除其他心、肺疾患(如肺结核、尘肺、哮喘、支气管扩张、肺癌、肺脓肿、慢性鼻咽疾患、心脏病、心功能不全等)时,可作出诊断。

(二)如每年发病持续时间不足3个月,而有明确的客观检查依据(如胸部X线检查、肺功能等)亦可予以诊断。

(三)需与支气管扩张症、支气管哮喘、尘肺、肺结核、肺癌等相鉴别。

【治疗】

(一)急性发作期的治疗　其原则是控制感染,祛痰平喘为主。

1. 抗感染药物　根据痰细菌培养及抗生素敏感试验的结果进行抗感染药物的选择,对未能确定病原菌者可采取经验治疗。较轻的患者口服或肌注抗生素。重症患者静脉用药。抗感染药物的疗程视病情轻重而定,体温正常三天后可停药或静脉用药改肌注或口服,一般

1～2周。

2. 支气管扩张药

① 抗胆碱能药物，如异丙托溴铵（溴化异丙托品），每次 40～80 μg；β_2 受体激动药，如沙丁胺醇或特布他林，每次 100～200 μg，通过定量吸入器（MDI）吸入；或以特布他林每次 2.5 mg，或丙卡特罗每次 25 μg，2 次/d 口服。

② 茶碱类药物，如氨茶碱，每次 0.1 g，3 次/d 口服，或茶碱控释片，1 次/d 口服，或茶碱缓释片，每次 0.1 g，2 次/d 口服。严重者可用氨茶碱每次 0.25 g 稀释后静脉滴注，亦可配合异丙托溴铵（溴化异丙托品）或沙丁胺醇溶液通过雾化器吸入治疗。

③ 祛痰剂：常用者有氨溴索（盐酸溴环己胺醇），30 mg，3 次/d，羧甲司坦（羧甲基半胱氨酸），500 mg，3 次/d，溴己新 16 mg，3 次/d 口服。如痰液黏稠不易咳出者，可用生理盐水或 N-乙酰半胱氨酸经雾化器雾化吸入。湿化气道以利排痰。

（二）缓解期的治疗　其原则是增强体质，提高抗病能力和预防复发为主。包括戒烟及中医中药治疗等。

（王莹）

第五节　支气管哮喘

支气管哮喘（bronchial asthma，简称哮喘）是由多种细胞和细胞组分参与的气道慢性炎症性疾病，以气道高反应性和气道重塑为特征，通常出现广泛多变的可逆性气流受限，引起反复发作的伴有哮鸣音的呼气性呼吸困难，严重影响人类健康。全球约有 3 亿患者，由世界各国哮喘防治专家共同起草的"全球哮喘防治倡议"（GINA）是防治哮喘的纲领性文件。

【病因】

目前认为，哮喘是宿主因素（遗传）和环境因素（包括各种特异和非特异性吸入物、感染、食物、药物、气候变化、运动等）共同作用引起的疾病。发病机制非常复杂，迄今仍未完全阐明，可概括为：① 气道慢性炎症及气道重塑；② 气道高反应性；③ 黏膜免疫；④ 气道神经调节机制。

【临床表现】

（一）症状　为发作性伴有哮鸣音的呼气性呼吸困难或发作性胸闷和咳嗽，多于夜间或凌晨发作和加重。严重者被迫采取坐位或呈端坐呼吸，可伴咳嗽、咳痰，甚至出现发绀等，症状可经支气管舒张药或自行缓解。部分患者特别是青少年，运动时出现哮喘症状（运动性哮喘）；有时咳嗽（咳嗽变异性哮喘）或胸闷（胸闷变异性哮喘）可为唯一的症状。

（二）体征发作时两肺满布哮鸣音，呼气相尤其明显，并可有肺气肿体征。轻度哮喘或极重度哮喘时，可无哮鸣音。重度哮喘可有心率增快、奇脉、发绀、胸腹反常运动等。

【实验室和其他检查】

（一）肺功能测定　有助于确诊哮喘，也是评估哮喘控制程度的重要依据之一。包括通气功能检测、支气管舒张试验、PEF 及变异率测定，症状不典型者可行支气管激发试验。

（二）动脉血气分析　严重发作时，判断是否合并呼吸衰竭。

（三）胸部 X 线检查　排除其他疾病，有无并发气胸。

（四）特异性变应原检测　有助于了解患者的病因并帮助制定特异性免疫治疗方案。

（五）其他　痰液嗜酸粒细胞和呼出气 NO 分压（FeNO）检查有助于选择哮喘最佳治疗方案。

【诊断】

（一）诊断标准

1. 反复发作喘息、气急、胸闷或咳嗽，多与接触变应原，冷空气，物理、化学性刺激，病毒性上呼吸道感染，运动等有关。

2. 发作时双肺可闻及散在或弥漫性呼气相为主的哮鸣音，呼气相延长。

3. 上述症状可经治疗缓解或自行缓解。

4. 除外其他疾病引起的喘息、气急、胸闷和咳嗽。

5. 临床表现不典型者至少应有下列三项中至少一项阳性：① 支气管激发试验或运动试验阳性；② 支气管舒张试验阳性；③ 呼气流量峰值日内（或 2 周）变异率≥20%。

符合 1～4 条或 4、5 条者，可以诊断为支气管哮喘。

（二）支气管哮喘的分期及控制水平分级　根据临床表现可分为急性发作期、非急性发作期。急性发作时按病情严重程度分为轻度、中度、重度和危重 4 级；非急性发作期依据患者症状、使用缓解药或急救治疗及肺功能状况评估其病情严重性，亦即控制水平，分为控制、部分控制和未控制 3 个等级。

需与左心衰竭引起的喘息样呼吸困难、慢性阻塞性肺疾病（COPD）、上气道阻塞、变态反应性支气管肺曲菌病等疾病鉴别。

【治疗】

治疗原则为：① 预防为主、规范治疗；② 以吸入肾上腺皮质激素为主的抗炎治疗；③ 急性发作时，迅速控制症状、改善通气、纠正低氧血症。

（一）脱离变应原　对变应原明确的患者脱离变应原接触是防治哮喘最有效的方法。

（二）药物治疗

1. 缓解哮喘发作　主要使用舒张支气管的药物。

（1）β_2 肾上腺素受体激动剂（简称 β_2 激动剂）　是控制哮喘急性发作的首选药物。通过作用气道平滑肌和肥大细胞等细胞膜表面 β_2 受体，减少肥大细胞和嗜碱粒细胞脱颗粒和介质释放、舒张气道平滑肌、降低微血管通透性等，缓解哮喘症状。分为短效（SABA，作用维持 4～6 h）和长效（LABA，维持 10～12 h）制剂。LABA 尚有一定的抗炎作用，增强黏液-纤毛运输功能。常用的 SABA 有沙丁胺醇、特布他林和非诺特罗；LABA 有福莫特罗、沙美特罗及丙卡特罗。福莫特罗也可作为紧急缓解气道痉挛的药物。

用药方法首选吸入法，包括定量气雾剂吸入、干粉吸入、雾化吸入等，严重患者可采用口服或静脉用药。

（2）抗胆碱药　吸入抗胆碱药物如溴化异丙托品、溴化氧托品和溴化泰乌托品等，可阻断节后迷走神经传出支，降低迷走神经张力而舒张支气管。其舒张支气管作用比 β_2 激动剂弱，起效也较慢，但长期应用不易产生耐药，对老年人的疗效不低于年轻人。

（3）茶碱类　具有舒张支气管平滑肌作用，并有强心、利尿、扩张冠状动脉、兴奋呼吸中枢和呼吸肌、抗炎等作用。茶碱的"治疗窗"窄，代谢存在较大的个体差异，其安全有效浓度为 6～15 $\mu g/ml$，有条件情况下用药中应监测血药浓度。

2. 控制或预防哮喘发作　使用针对哮喘气道炎症的治疗药物（抗炎药）。

(1) 糖皮质激素　是最有效的抗炎药物,作用包括抑制炎症细胞迁移和活化、抑制细胞因子生成、炎症介质释放,增强平滑肌细胞 β_2 受体反应性。给药途径包括吸入、口服和静脉用药。其中吸入糖皮质激素(ICS)具有局部抗炎作用强、全身不良反应少的特点,是治疗哮喘最有效的药物,已成为目前哮喘长期治疗的首选药物。常用 ICS 有倍氯米松、布地奈德、氟替卡松等。

通常需规律吸入一周以上方能生效。根据哮喘病情,吸入剂量(布地奈德或其他皮质激素等效量)轻度持续者一般 $200\sim500\ \mu g/d$,中度持续者一般 $500\sim1000\ \mu g/d$,重度持续者一般 $>1000\ \mu g/d$(不宜超过 $2000\ \mu g/d$)。与 LABA、控释茶碱或白三烯受体调节剂联合使用可减少大剂量糖皮质激素吸入的不良反应。

(2) 白三烯受体(LT)调节剂　包括半胱氨酰白三烯受体拮抗剂和 5-脂氧化酶抑制剂。是除 ICS 外,唯一可单独应用的长效控制药,可作为轻度哮喘的替代治疗药物和中重度哮喘的联合治疗用药。

(3) 其他药物　第二代抗组胺药物(H_1 受体拮抗剂)如氯雷他定、阿司咪唑、氮卓司丁等可用于伴有变应性鼻炎哮喘患者的治疗。抗变态反应药物如曲尼司特、瑞吡司特等可应用于轻至中度哮喘治疗。免疫调节剂(甲氨蝶呤、环孢素、金制剂等)、某些大环内酯类抗生素和静脉应用免疫球蛋白等,可改善机体免疫状况,达到防治效果。

(三) 急性发作期的治疗　治疗原则为:尽快缓解症状,解除气流受限和低氧血症,同时还需要制订长期治疗方案以预防进一步恶化或再次发作,防止并发症。一般根据病情的分度进行综合性治疗。

(1) 轻度　每日定时吸入糖皮质激素($200\sim500\ \mu g$ 布地奈德);出现症状时吸入 SABA,效果不佳时可加用口服 β_2 激动剂控释片或小量茶碱控释片($200\ mg/d$),或加用抗胆碱药如异丙托溴胺气雾剂吸入。

(2) 中度　每日吸入 $500\sim1000\ \mu g$ 布地奈德;规则吸入 β_2 激动剂或联合吸入抗胆碱药或口服 LABA。亦可加用口服 LT 拮抗剂,必要时可持续雾化吸入 β_2 激动剂(或联合用抗胆碱药吸入),或口服糖皮质激素($<60\ mg/d$)。

(3) 重度至危重度　持续雾化吸入 β_2 激动剂,或合并抗胆碱药;或静脉滴注氨茶碱。静脉滴注糖皮质激素如琥珀酸氢化可的松或甲泼尼龙或地塞米松。病情得到控制和缓解后,改为口服给药。如经过上述药物治疗,临床症状和肺功能无改善甚至继续恶化,应及时给予机械通气治疗,其指征主要包括意识改变、呼吸肌疲劳、$PaCO_2\geqslant45\ mmHg$ 等。可先采用经鼻(面)罩无创机械通气,若无效及早行气管插管机械通气。

(四) 长期治疗方案的制订　应以病情严重程度为基础,根据其控制水平选择适当的治疗方案,并根据病情变化及时修订治疗方案。每个初诊患者需要制订哮喘防治计划,定期随访、监测,改善患者的依从性。

(五) 变应原特异性免疫疗法(SIT)　通过皮下给予常见吸入变应原提取液(如尘螨、猫毛、豚草等),可减轻哮喘症状和降低气道高反应性,适用于变应原明确但难以避免的哮喘患者。其远期疗效和安全性尚待进一步研究与评价。

(陈兴无)

第六节　慢性肺源性心脏病

慢性肺源性心脏病(chronic pulmonary heart disease,简称慢性肺心病),是由肺组织、肺动脉血管或胸廓的慢性病变引起肺组织结构和功能异常,产生肺血管阻力增加,肺动脉压力增高,使右心扩张、肥大,伴或不伴右心衰竭的心脏病并排除先天性心脏病和左心病变。

【病因】

(一)支气管、肺疾病　以慢性阻塞性肺疾病(chronic obstructive pulmonary disease,COPD,简称慢阻肺)最为常见,占80%~90%;其次为支气管哮喘、支气管扩张、重症肺结核、间质性肺疾病、尘肺等。如COPD可引起低氧血症、高碳酸血症和呼吸性酸中毒,导致肺血管收缩、痉挛。缺氧是形成肺动脉高压最主要的因素;其次高碳酸血症使血管对缺氧的敏感性增强,致肺动脉压增高。同时,长期反复发作的COPD可形成肺循环血流动力学障碍加重肺动脉高压,进而导致慢性肺心病。

(二)胸廓运动障碍性疾病　较少见。严重的胸廓或脊椎畸形病变及神经肌肉疾病,如脊椎后、侧凸,脊椎结核,类风湿性关节炎,胸膜广泛粘连及胸廓成形术后造成的严重胸廓或脊椎畸形,严重的胸膜肥厚等。气道引流不畅,肺部反复感染,并发肺气肿或纤维化。

(三)肺血管疾病　少见。累及肺动脉的过敏性肉芽肿病,广泛或反复发生的多发性肺小动脉栓塞及肺小动脉炎,以及原因不明的原发性肺动脉高压等,引起肺血管阻力增加、肺动脉压升高和右心室负荷加重,发展成慢性肺心病。

(四)其他　如原发性肺泡通气不足及先天性口咽畸形、睡眠呼吸暂停综合征等引起低氧血症,引起肺血管收缩,产生肺动脉高压,导致慢性肺心病。

【临床表现】

(一)肺、心功能代偿期　主要表现为肺动脉高压和右心室肥厚。

1. 症状　慢性咳嗽、咳痰、喘息,活动后可感心悸、气短、呼吸困难和劳动耐力下降,并有不同程度发绀。急性感染时咳嗽加剧,痰量增加,痰变脓性,胸闷,气短,喘息,心悸。胸痛或咯血少见。

2. 体征

(1)肺气肿体征　视诊桶状胸,触诊语颤减弱,叩诊过清音,听诊呼吸音减弱,肺部可闻及干、湿啰音。

(2)肺动脉高压体征　右心室扩大,心音遥远。肺动脉瓣区第二音亢进。

(3)右心室肥厚和扩大体征　剑突下可见心脏收缩期搏动,三尖瓣区可听到心脏收缩期杂音,听诊剑突下心音强于心尖部。

(4)右心功能不全的体征　颈静脉充盈;又因膈肌下降,肝下缘可在肋下触及,可有压痛。

(二)肺、心功能失代偿期　主要表现以呼吸衰竭为主,有或无心力衰竭。

1. 呼吸衰竭　急性呼吸道感染是最常见的诱因。

2. 心力衰竭　以右心衰竭为主。

(1)症状　心慌、气急加重,食欲不振、腹胀、恶心呕吐等。

（2）体征 发绀进一步明显、颈静脉怒张、心脏增大、心率加快、心律失常、肺动脉瓣区第 2 心音亢进分裂、三尖瓣区可闻及收缩期吹风样杂音、肝肿大有压痛、肝颈静脉反流征阳性、下肢凹陷性水肿、尿少、无尿等。少数患者可出现急性肺水肿或全心衰竭。

【实验室检查及辅助检查】

（一）血液检查 红细胞及血红蛋白增多，全血黏度及血浆黏度增加，合并感染血白细胞增加或中性粒细胞增多；肝、肾功能改变及电解质异常。

（二）病原学检查 痰涂片，痰、血及尿培养及药物敏感试验，有助于临床治疗。

（三）动脉血气分析 能准确反映低氧血症的程度而不受血红蛋白多少的影响。同时根据血气分析及时诊断有无呼吸衰竭及类型。

（四）心电图 心电图诊断肺心病的病理基础是肺动脉高压所致右心室肥厚，只有当右心室明显肥厚，心电图上才有改变。主要改变：

电轴右偏，额面平均电轴 $\geqslant +90°$，重度顺钟向转位；$V_5R/S \leqslant 1$，$RV_1 + SV_5 \geqslant 1.05\ mV$，肺型 P 波，心律失常等。

（五）影像学检查

1. 胸肺病变的 X 线改变 肺纹理增多、扭曲、变形或有间质纤维化，肺气肿改变为肺透光度增强，膈肌下降，胸廓增大，胸廓前后径增大，肺纹理减少或稀疏。

2. 肺血管的 X 线改变 ① 右下肺动脉干扩张，横径 $\geqslant 15\ mm$；② 右下肺动脉干横径与伴行支气管横径之比 $\geqslant 1.07$；③ 肺动脉段凸出 $\geqslant 3\ mm$，中央动脉扩张，外周血管纤细形成"残根"征等。

3. 心脏的 X 线改变 心尖上翘或圆凸，右前斜位片显示肺动脉圆锥部突起，侧位片显示心前缘向前凸出，心胸比改变。

（六）超声心动图 肺心病的早期病理改变是肺动脉扩张，右室流出道增大，临床症状不明显，心电图也不易显示，超声心动图能直接探测右室流出道和右心室内径及右肺动脉内径，阳性率较高。主要表现如下：

1. 右室流出道内径 $\geqslant 30\ mm$。

2. 右心室内径 $\geqslant 20\ mm$。

3. 右心室前壁厚度 $\geqslant 5\ mm$，或前壁搏动幅度增强。

4. 左、右心室内径比值 < 2。

5. 右肺动脉内径 $\geqslant 18\ mm$ 或动脉干 $\geqslant 20\ mm$ 及右心房增大等。

【并发症】

（一）肺性脑病 是呼吸衰竭发生严重二氧化碳潴留和缺氧所引起的以中枢神经系统功能障碍为主要表现的一种临床综合征。

（二）酸碱失衡及电解质紊乱。

（三）心律失常 慢性肺心病患者合并心律失常较常见，其发生率一般为 17.2% ～ 36.8%。可有房性期前收缩、室性期前收缩、窦性心动过速、心房颤动、房室传导阻滞等。

（四）休克。

（五）其他如消化道出血、弥散性血管内凝血（DIC）。

（六）多器官功能障碍综合征（MOF） 在肺心病的急性发作期，由于肺部感染等因素，导致呼吸功能不全或心功能不全，可同时或相继发生脑、肾、肝、胃肠等多器官功能不全，易产生多器官功能衰竭。病情危重，其病死率达 50% 以上，是慢性肺心病的主要死亡原因。

【诊断】

（一）病史　有慢性支气管炎、COPD 及其他胸肺疾病或肺血管疾病病史。

（二）临床表现　呼吸功能、心功能不全。

（三）实验室及特殊检查　胸部影像及心脏超声检查。

【治疗】

（一）肺、心功能失代偿期的治疗　治疗原则是积极控制感染，畅通呼吸道，改善呼吸功能，纠正缺氧和（或）二氧化碳潴留，控制心力衰竭和（或）呼吸衰竭。

1. 控制感染　呼吸系统感染是慢性肺心病肺、心功能失代偿的最常见原因。需积极控制感染。

2. 控制呼吸衰竭、合理氧疗　具体措施见本章呼吸衰竭一节。

3. 控制心力衰竭　慢性慢性病患者经上述措施治疗无效或严重心力衰竭的患者，可采用以下治疗措施：

（1）利尿药　通过抑制肾脏钠、水重吸收而增加尿量，消除水肿、减少血容量，减轻右心前负荷的作用。宜选用作用轻、保钾利尿药、且剂量小、疗程短。注意利尿药可引起低钾、低氯性碱中毒、痰液黏稠不易排痰而加重缺氧及血液黏稠。

（2）正性肌力药　慢性肺心病患者因缺氧及感染，对洋地黄类药物的耐受性低，易引起中毒，出现心律失常。是否应用应慎重，应用指征如下：① 感染已控制，呼吸功能已改善，利尿治疗后右心功能未改善者；② 以右心衰竭为主要表现而无明显感染者；③ 合并室上性快速心律失常；④ 合并急性左心衰竭。原则上选用作用快、排泄快的洋地黄类药物，小剂量（常规剂量的 1/2 或 2/3）静脉给药。不能以心率作为衡量洋地黄类药物的应用指征。用药前注意纠正缺氧，防治低钾血症及洋地黄类药物的毒副反应。

（3）血管扩张药　如钙通道阻滞剂、一氧化氮（NO）等，对部分顽固性心力衰竭患者可能有一定疗效。因在扩张肺动脉的同时扩张体动脉，临床应用有所限制。

4. 防治并发症

（二）肺、心功能代偿期的治疗　原则：增强免疫力，去除诱发因素，减少或避免急性加重期的发生。

1. 呼吸锻炼　呼吸锻炼是为了增强膈肌的活动，提高潮气量，减少呼吸频率，变浅速为深慢的呼吸。可采用腹式呼吸外，缩唇呼气，亦可采取上身前倾 $20°\sim40°$ 的姿势进行呼气，增加呼吸肌的肌力。

2. 增强机体免疫力　肺心病患者机体免疫力大多是降低的，其中以细胞免疫功能的降低尤为明显。因此，积极提高肺心病缓解期患者的免疫力，延长其缓解期，减少急性发作次数。

（王莹）

第七节　原发性支气管肺癌

原发性支气管肺癌（primary bronchogenic carcinoma，简称肺癌），为起源于支气管黏膜或腺体的恶性肿瘤，肺癌的发病率和死亡率在全球范围内均居首位，在我国发病率为男性恶性肿瘤的首位,女性恶性肿瘤第二位。

【病因】

病因和发病机制尚未明确,通常认为与下列因素有关:

(一)吸烟　是肺癌患病的首要原因。烟雾中的苯并芘、尼古丁、亚硝胺和少量放射性元素钋等均有致癌作用,尤其易致鳞状上皮细胞癌和小细胞癌。开始吸烟的年龄越小,吸烟时间越长,吸烟量越大,肺癌的发病率越高。

被动吸烟或环境吸烟也是肺癌的病因之一。

(二)职业致癌因子　包括石棉、砷、铬、镍、有机化学试剂、医源性放射物暴露等。其中石棉是公认的致癌物质。

(三)空气污染　包括室内小环境和室外大环境污染,室内用煤、接触煤烟或其不完全燃烧物为肺癌的危险因素,烹调时加热所释放出的油烟雾也是不可忽视的致癌因素。

(四)电离辐射　大剂量电离辐射可引起肺癌。

(五)饮食与营养　一些研究表明,食用含β胡萝卜素的蔬菜和水果不足,肺癌发生的危险性升高。

(六)其他诱发因素　包括结核病、病毒感染、真菌毒素(黄曲霉)等。

(七)遗传和基因改变　上述的外因可诱发细胞的恶性转化和不可逆的基因改变,导致细胞生长失控。

【分类】

(一)按解剖学部位分类

1. 中央型肺癌　发生在段支气管至主支气管的肺癌称为中央型肺癌,约占 3/4,鳞状上皮细胞癌和小细胞肺癌多见。

2. 周围型肺癌　发生在段支气管以下的肺癌称为周围型肺癌,约占 1/4,腺癌多见。

(二)按组织病理学分类

分为两大类:非小细胞肺癌(non‐small cell lung cancer,NSCLC)占肺癌病例 85%,小细胞肺癌(small cell lung cancer,SCLC)占 15%。NSCLC 又分为鳞状细胞癌(SCC,29%),腺癌(32%)及大细胞癌、类癌、肉瘤样癌、唾液腺型癌(腺样囊性癌、黏液表皮样癌)等。SCLC 包括燕麦细胞型、中间细胞型、复合燕麦细胞型。

【临床表现】

与肿瘤大小、类型、发展阶段、部位、有无并发症或转移有关。肺癌的症状与体征,按部位可分为原发肿瘤、肺外胸内扩展、胸外转移和胸外表现四类。

(一)原发肿瘤引起的症状和体征

1. 咳嗽　早期常为无痰或少痰的刺激性干咳,肿瘤阻塞支气管后咳嗽加重,呈高调金属音性咳嗽或刺激性呛咳。细支气管-肺泡细胞癌可有大量黏液痰。伴继发感染时,痰量增加,呈黏液脓性。

2. 血痰或咯血　多见于中央型肺癌。管腔内肿瘤可有间歇或持续性痰中带血,如果表面糜烂严重侵蚀大血管,则可引起大咯血。

3. 气短或喘鸣　管腔内肿瘤或转移增大的肺门淋巴结压迫主支气管或隆突,可有呼吸困难、气短、喘息,偶尔表现为喘鸣,听诊时可发现局部哮鸣音。

4. 发热　肿瘤组织坏死或并发阻塞性肺炎可引起发热。

5. 体重下降　晚期肿瘤由于肿瘤毒素和消耗,并有感染、疼痛所致的食欲减退,可表现为消瘦或恶病质。

（二）肺外胸内扩展引起的症状和体征

1. 胸痛　肿瘤累及胸膜时，产生不规则的钝痛或隐痛，呼吸、咳嗽时加重。肋骨、脊柱受侵犯时可有压痛点。肋间神经受压，胸痛可累及其分布区。

2. 声音嘶哑　癌肿侵犯喉返神经可出现声音嘶哑。

3. 咽下困难　癌肿侵犯或压迫食管，可引起咽下困难。

4. 胸腔积液　癌肿侵犯胸膜引起胸腔积液，往往为血性；大量积液可以引起气促。

5. 上腔静脉阻塞综合征　癌肿侵犯上腔静脉，出现头面部和上半身淤血水肿，颈部肿胀，颈静脉扩张，前胸壁可见扩张的静脉侧支循环。

6. Horner 综合征　肺尖部肺癌又称肺上沟瘤（pancoast 瘤），易压迫颈部交感神经，引起病侧上眼睑下垂、瞳孔缩小、眼球内陷、面部无汗。也可压迫臂丛神经造成以腋下为主、向上肢内侧放射的火灼样疼痛，夜间尤甚。

（三）胸外转移引起的症状和体征　见于 3%～10% 的患者。以小细胞肺癌居多，其次为未分化大细胞肺癌、腺癌、鳞癌。

1. 转移至中枢神经系统　可引起头痛、恶心、眩晕或视物不清等神经系统症状和体征。

2. 转移至骨骼　可引起骨痛和病理性骨折。转移至脊柱后可压迫椎管引起局部压迫和受阻症状。

3. 转移至腹部　转移至肝出现右上腹痛、肝肿大、碱性磷酸酶、谷草转氨酶、乳酸脱氢酶或胆红素升高。部分小细胞肺癌可转移到胰腺，表现为胰腺炎症状或阻塞性黄疸。

4. 转移至淋巴结　锁骨上淋巴结是肺癌转移的常见部位，典型者多位于前斜角肌区，固定且坚硬，逐渐增大、增多，可以融合，多无痛感。

（四）胸外表现　指肺癌非转移性胸外表现或称之为副癌综合征（paraneoplastic syndrome），仅 2% 的患者可以出现，但症状复杂，累及系统较多，病因机制不明。常见有骨骼表现，如肥大性肺性骨关节病；内分泌表现，如库欣综合征、体内激素（促性腺激素、促肾上腺皮质激素、抗利尿激素）分泌异常、类癌综合征、高钙血症等；神经肌肉表现，如肌病、周围神经病、小脑变性等；血管表现，如栓塞性静脉炎、非细菌性栓塞性心内膜炎等；血液表现，如血小板减少性紫癜、毛细血管病性渗血性贫血等；皮肤表现，如黑色棘皮病及皮肌炎、掌跖皮肤过度角化症、硬皮病等。

【影像学及其他检查】

（一）胸部影像学检查　是发现肿瘤最重要的方法之一。可通过透视或正侧位 X 线胸片和 CT 发现肺部阴影。

1. 胸部 X 线检查　胸片是早期发现肺癌的一个重要手段，也是术后随访的方法之一。中央型肺癌常显示靠近肺门的类圆形或不规则团块，可有毛刺或分叶；转移至肺门或纵隔淋巴结，可出现肺门增大、气管分叉角度异常；伴肺不张或阻塞性肺炎时，形成反"S"征；不完全阻塞时可出现局限性肺气肿。周围型肺癌最常见的 X 线表现为局限性小斑片、圆形或类圆形结节影，边缘可呈分叶状，常有毛刺，可有肺门淋巴结肿大；癌性空洞。细支气管肺泡癌表现为孤立结节型、弥漫结节型（两肺大小不等结节）、肺炎型、间质型（类似于网状阴影）等。

2. 胸部 CT 检查　是目前诊断肺癌的重要手段，可进一步验证病变所在部位和累及范围，也可大致区分良、恶性。低剂量螺旋胸部 CT 可以有效地发现早期肺癌，而 CT 引导下经胸肺穿刺活检是获取细胞学、组织学的重要诊断技术。

（二）磁共振显像　　对肺癌的临床分期有一定价值,特别适用于判断肿瘤和大血管、胸壁、脊椎的关系以及有无颅脑转移。

（三）纤维支气管镜检查　　是诊断肺癌最常用的方法,尤其是中央型肺癌病理诊断的首选方法。包括纤支镜直视下刷检、活检以及支气管灌洗获取细胞学和组织学诊断。经支气管针吸活检术(TBNA)和超声引导下经支气管镜肺活检术(EBUS－TBNA)有助于肺癌诊断和纵隔淋巴结分期。

（四）痰脱落细胞检查　　是诊断肺癌简单方便的无创伤性诊断方法之一,并能发现部分早期肺癌。检查阳性率60%～70%,但其诊断价值受较多因素影响,包括痰液质量、检验者技术水平、病灶部位等。因此,务求患者从深部咳出痰液;多次送检可提高检测阳性率。

（五）B型超声检查　　主要用于发现腹部重要器官以及腹腔、腹膜后淋巴结有无转移,也用于锁骨上窝淋巴结的检查;对于邻近胸壁的肺内病变或胸壁病变,可进行超声引导下穿刺活检。

（六）骨扫描检查　　用于判断肺癌骨转移的常规检查。

（七）正电子发射计算机体层显像(PET)检查　　不推荐常规使用。对鉴别肺部孤立结节是否为恶性具有较高的敏感性和特异性,在诊断肺癌纵隔淋巴结转移时较CT的敏感性、特异性高。

（八）纵隔镜检查　　纵隔镜检查是一种对纵隔转移淋巴结进行评价和取活检的创伤性检查手段。有利于肿瘤的诊断及TNM分期。

（九）胸腔镜检查　　主要用于确定胸腔积液或胸膜肿块的性质。

（十）其他细胞或病理检查　　如胸腔积液细胞学检查、胸膜、淋巴结、肝或骨髓活检。

（十一）开胸肺活检　　若经痰细胞学检查、支气管镜检查和针刺活检等项检查均未能确立细胞学诊断,则考虑开胸肺活检,但必须根据患者的年龄、肺功能等仔细权衡利弊后决定。

（十二）肿瘤标志物检查　　目前尚无特异性肺癌标志物,某些肿瘤标志物对肺癌病理类型判断有一定的提示价值,如CEA、CA125增高常见于腺癌;NSE(神经元特异性烯醇化酶)增高常见于SCLC;SCC(鳞状细胞癌相关抗原)、CYFRA21－1(细胞角蛋白相关抗原)增高常见于鳞癌。

【诊断】

肺癌的治疗效果与肺癌的早期诊断密切相关。因此,应大力提倡早期诊断,及早治疗以提高生存率甚至治愈率。

肺癌的早期诊断有赖于多方面的努力:① 普及肺癌的防治知识,患者有任何可疑肺癌症状时能及时就诊,对40岁以上长期重度吸烟者或有危险因素接触史者应该每年体检,进行防癌或排除肺癌的有关检查。② 医务人员应对肺癌的早期征象提高警惕,避免漏诊、误诊。应重点排查有高危因素人群或有下列可疑征象者:无明显诱因的刺激性咳嗽持续2～3周,治疗无效;原有慢性呼吸道疾病,咳嗽性质改变;短期内持续或反复痰中带血或咯血,且无其他原因可解释;反复发作的同一部位肺炎,特别是段性肺炎;原因不明的肺脓肿,无中毒症状,无大量脓痰,无异物吸入史,抗炎治疗效果不显著;原因不明的四肢关节疼痛及杵状指(趾);影像学提示局限性肺气肿或段、叶性肺不张;孤立性圆形病灶和单侧性肺门阴影增大;原有肺结核病灶已稳定,而形态或性质发生改变;无中毒症状的胸腔积液,尤其是呈血性、进行性增加者。有上述表现之一,即需进行必要的辅助检查。③ 发展新的早期诊断方法,如早期诊断的标志物等。

【治疗】

应根据患者机体状况，细胞学、病理学类型，侵及范围和发展趋向，采取多学科综合治疗。目前肺癌的治疗仍以手术治疗、放射治疗和药物治疗为主。

（一）非小细胞肺癌（NSCLC）

1. 局限性病变

（1）手术：对于可耐受手术的Ⅰa、Ⅰb、Ⅱa和Ⅱb期NSCLC，首选手术。

（2）根治性放疗：Ⅲ期患者以及拒绝或不能耐受手术的Ⅰ、Ⅱ期患者均可考虑根治性放疗。已有远处转移、恶性胸腔积液或累及心脏者一般不考虑根治性放疗。

（3）根治性综合治疗：对产生Horner综合征的肺上沟瘤可采用放疗和手术联合治疗。

2. 播散性病变　不能手术的NSCLC患者可根据行动状态评分为0（无症状）、1（有症状，完全能走动）、2（<50%的时间卧床）、3（>50%时间卧床）和4（卧床不起）选择适当应用化疗和放疗，或支持治疗。

（1）化学药物治疗（简称化疗）：联合化疗可增加生存率、缓解症状以及提高生活质量，若患者行为状态评分≤2分，且主要器官功能可耐受，可给予化疗。含铂两药方案为标准的一线治疗。

（2）放射治疗（简称放疗）：如果患者的原发瘤阻塞支气管引起阻塞性肺炎、上呼吸道或上腔静脉阻塞等症状，应考虑放疗。也可对无症状的患者给予预防性治疗，防止胸内病变进展。

（3）靶向治疗：表皮生长因子受体突变患者，可选择靶向药物治疗；有条件者，在化疗基础上可联合抗肿瘤血管药物。

（4）转移灶治疗：伴颅脑转移时可考虑放疗。术后或放疗后出现的气管内肿瘤复发，经纤维支气管镜给予激光治疗。

（二）小细胞肺癌（SCLC）　推荐以化疗为主的综合治疗以延长患者生存期。

1. 化疗　常使用的联合方案是足叶乙甙加顺铂或卡铂，3周一次，共4~6个周期。其他常用的方案为足叶乙甙、顺铂和异环磷酰胺。

2. 放疗　对明确有颅脑转移者应给予全脑高剂量放疗（40 Gy）。

3. 综合治疗　大多数局限期的SCLC可考虑给予足叶乙甙加铂类药物化疗以及同步放疗的综合治疗。

对于广泛期病变，通常不提倡初始胸部放疗。对情况良好的患者可在化疗基础上增加放疗。对所有患者，如果化疗不足以缓解局部肿瘤症状，可增加一个疗程的放疗。

（三）生物反应调节剂（BRM）　BRM为小细胞肺癌提供了一种新的治疗手段，如小剂量干扰素每周3次间歇疗法。转移因子、左旋咪唑、集落刺激因子（CSF）在肺癌的治疗中都能增加机体对化疗、放疗的耐受性，提高疗效。

（四）中医药治疗　祖国医学有许多单方及配方在肺癌的治疗中可与西药治疗起协同作用，减少患者对放疗、化疗的反应，提高机体的抗病能力，在巩固疗效、促进、恢复机体功能中起到辅助作用。

（陈兴无）

第八节　胸　膜　疾　病

一、胸 腔 积 液

　　胸膜腔是位于肺和胸壁之间的一个潜在腔隙,正常情况下胸膜腔脏壁层胸膜表面有一薄层液体,在呼吸时起润滑作用。通常胸腔内液体滤出和吸收处于动态平衡,任何因素使胸膜腔内液体形成过快或吸收过缓,即产生胸腔积液(pleural effusion),简称胸水。

　　【病因】
　　肺、胸膜和肺外疾病均可引起,常见病因和发病机制如下:
　　(一)胸膜毛细血管内静水压增高　如充血性心力衰竭、缩窄性心包炎、上腔静脉或奇静脉受阻,产生胸腔漏出液。
　　(二)胸膜通透性增加　如胸膜炎症、胸膜肿瘤、肺梗死、结缔组织病、膈下炎症等,产生胸腔渗出液。
　　(三)胸膜毛细血管内胶体渗透压降低　如低蛋白血症、肝硬化、肾病综合征、急性肾小球肾炎、黏液性水肿等,产生胸腔漏出液。
　　(四)壁层胸膜淋巴引流障碍　癌症淋巴管阻塞、发育性淋巴管引流异常等,产生胸腔渗出液。
　　(五)损伤　主动脉瘤破裂、食管破裂、胸导管破裂等,产生血胸、脓胸和乳糜胸。
　　(六)医源性　药物、放射治疗、支气管动脉栓塞术、冠脉搭桥手术、中心静脉置管穿破和腹膜透析等,可引起渗出或漏出液。

　　【临床表现】
　　(一)症状　症状和积液量多少有关,积液量少于 0.3～0.5 L 时症状不明显,中或大量积液时,可出现的症状包括:气短、胸痛尤其是深呼吸时(胸膜炎或胸膜痛)、发热、咳嗽,此外,尚可出现与病因有关的症状。
　　(二)体征　与积液量有关。少量积液时,可无明显体征,或可触及胸膜摩擦感及闻及胸膜摩擦音。中至大量积液时,患侧胸廓饱满,触觉语颤减弱,叩诊局部浊音,呼吸音减低或消失。可伴有气管、纵隔向健侧移位。

　　【实验室和特殊检查】
　　(一)胸水检查　包括外观、细胞、pH 和葡萄糖、病原体、蛋白、类脂、酶、免疫学及肿瘤标志物等,对明确积液性质及病因诊断至关重要。特殊颜色或气味的胸水对提示病因有特别重要的价值;胸水外观、细胞数、蛋白含量对其性质判定有一定意义;而胸水 pH 和葡萄糖对病因及预后和治疗选择均非常重要。病原体检查有助于病原诊断,胸水中腺苷脱氨酶(ADA)、γ 干扰素对结核性胸膜炎的诊断有重要意义。淀粉酶升高提示急性胰腺炎或恶性肿瘤等。胸水补体、免疫复合物检查有助诊断系统性红斑狼疮及类风湿关节炎。多种肿瘤标志物可作为恶性胸水鉴别诊断和病情转化的参考。
　　(二)影像学检查　X 线胸片表现:小量积液显示肋膈角变钝,中等量积液显示向外侧、向上的弧形上缘积液影。大量积液时则整个患侧呈致密影,纵隔推向健侧。包裹性积液多局限于叶间或肺与膈之间,不随体位变动。肺底积液可仅有膈肌升高或形状改变。CT 检查有助于病因诊断。超声检查可帮助估计胸腔积液的深度和积液量,协助胸腔穿刺定位。

（三）胸膜活检　经皮闭式胸膜活检简单、易行、损伤性较小,对病因诊断有重要意义。

（四）胸腔镜或开胸活检　对上述检查不能确诊者,必要时可经胸腔镜或剖胸直视下活检。

（五）支气管镜　对有咯血或疑有气道阻塞者可行此项检查。

【诊断】

根据上述临床表现及 X 线和胸液检查可明确诊断。有时胸液原因不明,应先鉴别渗出液或漏出液。诊断和鉴别诊断分 3 个步骤:

（一）确定有无胸腔积液　中等量以上胸水症状和体征均较明显,诊断不难。少量积液(0.3 L)仅表现肋膈角变钝,易与胸膜粘连混淆,B 超、CT 等检查可确定有无胸腔积液。

（二）判断漏出液和渗出液　诊断性胸腔穿刺有助于区别积液的性质。目前多根据 Light 标准,尤其对蛋白质浓度在 25～35 g/L 者,符合以下任何 1 条即可诊断为渗出液:① 胸腔积液/血清蛋白比例>0.5;② 胸腔积液/血清乳酸脱氢酶(LDH)比例>0.6;③ 胸腔积液 LDH 水平大于血清正常值高限的三分之二。

（三）明确病因　通常漏出液应寻找全身因素,渗出液多为胸膜本身病变所致;最常见是结核性胸膜炎,45 岁以上中老年患者有胸腔积液,尤其是血性、量大、增长迅速者需考虑恶性的可能。

【治疗】

病因治疗尤为重要,漏出液常在纠正病因后可吸收,其治疗参阅有关章节。渗出性胸腔积液根据病因不同而处理有所差异。

（一）结核性胸膜炎(tuberculous pleuritis)　最根本措施是抗结核药物治疗,急性期应卧床休息,营养支持,中等量以上积液应行胸腔穿刺抽液,全身毒性症状严重者可配以肾上腺皮质激素治疗。

1. 抽液治疗　原则上应尽快抽尽胸腔内积液或肋间插细管引流,胸腔抽液可减轻中毒症状,体温下降;有助于被压迫的肺迅速复张;防止纤维蛋白沉着所致胸膜粘连肥厚。首次抽液不超过 700 ml,以后每次抽液量不应超过 1000 ml,过快、过多抽液可发生复张后肺水肿或循环衰竭。若抽液时发生头晕、冷汗、心悸、面色微白、脉细等表现应考虑"胸膜反应"。应立即停止抽液,卧床休息,必要时皮下注射 0.1%肾上腺素 0.5 ml,并密切观察血压,注意休克的发生。

2. 抗结核治疗　应按活动性结核病全程治疗,可采用 6 个月方案或含 HRE 的 9～12 月方案。短程或长程疗法应因地、因人制宜,选择使用。经抗结核治疗后,短期内结核毒性症状消失,胸液吸收,仍不能过早停药,以免发生肺结核或肺外结核。

3. 糖皮质激素　全身毒性症状严重、大量胸水者,抗结核药物治疗时,可尝试加用泼尼松 30 mg/d,分 3 次口服。待体温正常、全身毒性症状减轻、胸水量明显减少时,即应逐渐减量以至停用,一般疗程 4～6 周。

（二）类肺炎性胸腔积液(parapneumonic effusions)和脓胸(empyema)　前者一般积液量少,经有效的抗生素治疗后可吸收,积液多者应胸腔穿刺抽液,胸水 pH<7.2 应肋间插管引流。

脓胸治疗原则是控制感染、引流胸腔积液及促使肺复张,恢复肺功能。抗菌药物要足量,体温恢复正常后再持续用药 2 周以上。引流是脓胸最基本的治疗方法,反复抽脓或闭式引流。应给予高能量、高蛋白及富含维生素的食物,纠正水电解质紊乱及维持酸碱平衡。

(三)恶性胸腔积液(malignant effusion)　　包括全身性抗肿瘤化学治疗和胸腔积液的治疗。对全身性抗肿瘤化疗较为敏感的恶性肿瘤,如小细胞肺癌、恶性淋巴瘤、乳腺癌等应全身性化疗;胸腔积液治疗主要包括插管引流并胸腔内注药、胸膜固定术、胸-腹腔分流术或胸膜切除术等。

二、气　　胸

气胸(pneumothorax)是内科常见急症,当气体进入胸膜腔造成积气状态时,称为气胸。可分为自发性、外伤性和医源性三类。自发性气胸又按有无原发疾病,分为原发性及继发性两类。外伤性气胸系胸壁的直接或间接损伤引起,医源性气胸由诊断和治疗操作所致。发生气胸后,胸膜腔内负压可变成正压,致使静脉回心血流受阻,产生不同程度的心、肺功能障碍。

【病因】

气胸形成的条件包括:① 肺泡与胸腔之间产生破口,气体从肺泡进入胸腔直到压力差消失或破口闭合。② 胸壁创伤产生与胸腔的交通。③ 胸腔内有产气的微生物。临床上主要见于前两种情况。

原发性自发性气胸(primary spontaneous pneumothorax,PSP)多见于瘦高体型的青年男性,常规 X 线检查肺部无显著病变,可能系肺尖部胸膜下肺大疱破裂所致。继发性自发性气胸(secondary spontaneous pneumothorax,SSP)多因在肺部疾病基础上形成的肺气肿、肺大疱破裂或直接损伤胸膜所致。

【临床类型】

按脏层胸膜破口的状况及胸膜腔内压力将自发性气胸分为以下三种类型:

(一)闭合性(单纯性)气胸　　胸膜裂口较小,气胸发生后破损的脏层胸膜自行封闭,空气不再继续进入胸膜腔。胸膜腔内压接近或略超过大气压。

(二)交通性(开放性)气胸　　胸膜裂口较大或因两层胸膜间有粘连或牵拉,吸气与呼气时空气自由进出胸膜腔。胸膜腔内压在 0 cmH_2O 上下波动。

(三)张力性(高压性)气胸　　胸膜裂口形成单向活瓣,吸气时活瓣开启空气逸入胸腔,呼气时活瓣关闭胸膜腔内空气不能排出,致使胸膜腔内空气不断积聚,内压持续升高。胸膜腔内压常波动于 10~20 cmH_2O。

【临床表现】

(一)症状　　部分患者起病前可能有用力排便、大笑、搬举重物等诱因,也可在安静休息或睡眠中发生。症状轻重与有无基础肺疾病、气胸发生的快慢、肺萎缩程度以及有无并发症等有关。多数患者起病甚急,常骤然发生胸痛、气急、咳嗽等症状。张力性气胸表现为严重呼吸困难、紫绀、出冷汗、脉速、虚脱、心律失常等,可因循环和呼吸衰竭而死亡。如气胸逐渐形成,胸腔积气不多,则临床症状可不典型。

(二)体征　　取决于积气量的多少和是否伴有胸腔积液。少量积气仅患侧呼吸音减低。大量时则胸廓膨隆,肋间隙增宽,呼吸运动与触觉语颤减弱,叩诊呈过清音或鼓音,听诊呼吸音减弱或消失。

为便于临床观察和处理,根据临床表现把自发性气胸分成稳定型和不稳定型,符合下列所有表现者为稳定型,否则为不稳定型:呼吸频率<24 次/分;心率 60~120 次/分;血压正常;呼吸室内空气时 SaO_2>90%;两次呼吸间说话成句。

【影像学检查】

X 线胸片检查是诊断气胸的重要方法,典型 X 线表现为外凸弧形的细线条形阴影,称为气胸线,线外透亮度增高,无肺纹理,线内为压缩的肺组织。CT 表现为胸膜腔内出现极低密度的气体影,伴有肺组织不同程度的萎缩改变。

【诊断】

依据典型症状、体征及影像学表现,一般诊断并不困难。X 线或 CT 显示气胸线是确诊依据。

【治疗】

治疗原则在于根据气胸不同类型及肺压缩情况适当排气,解除胸腔积气对呼吸循环造成的不良影响,使肺尽早复张,同时治疗并发症及原发病。

(一)保守治疗　主要适用于稳定型小量气胸,首次发生的症状较轻的闭合性气胸。包括限制活动、止痛、镇咳、吸氧等。高浓度吸氧可加快胸腔内气体的吸收。

(二)排气疗法

1. 胸腔穿刺抽气　适用于小量气胸,呼吸困难较轻,心肺功能尚好的闭合性气胸患者。通常选择患侧锁骨中线第 2 肋间为穿刺点,一次抽气量不宜超过 1000 ml,每日或隔日抽气 1 次。

2. 胸腔闭式引流　适用于不稳定型气胸、交通性或张力性气胸,反复发生气胸的患者。插管部位一般多取锁骨中线外侧第 2 肋间,或腋前线第 4~5 肋间。

(三)化学性胸膜固定术　胸腔内注入硬化剂可预防复发,主要适应于不宜手术或拒绝手术的下列患者:① 持续性或复发性气胸;② 双侧气胸;③ 合并肺大疱;④ 肺功能不全,不能耐受手术者。常用硬化剂有多西环素、滑石粉等。

(四)手术治疗　经内科治疗无效的气胸可为手术的适应证,主要适应于长期气胸、血气胸、双侧气胸、复发性气胸、张力性气胸引流失败者、胸膜增厚致肺膨胀不全或影像学有多发性肺大疱者。

(五)并发症及其处理

1. 脓气胸　除积极使用抗生素外,应插管引流,胸腔内生理盐水冲洗,必要时尚应根据具体情况考虑手术。

2. 血气胸　胸膜粘连带内血管断裂伴发胸膜腔内出血,若继续出血不止,除抽气排液及适当输血外,应考虑开胸结扎出血的血管。

3. 纵隔气肿与皮下气肿　随胸腔内气体排出而自行吸收。吸入浓度较高的氧可加快气肿消散。若纵隔气肿张力过高影响呼吸及循环,可作胸骨上窝切开排气。

(六)原发病治疗　在治疗气胸的同时,应积极针对病因进行治疗。

(陈兴无)

第九节 呼 吸 衰 竭

呼吸衰竭(respiratory failure)是由于各种原因引起肺通气和(或)换气功能严重障碍，以致在静息状态下亦不能维持足够的气体交换，导致低氧血症伴(或不伴)高碳酸血症，进而引起一系列病理生理改变和相应紊乱临床表现的综合征。

确诊：在海平面、静息状态、呼吸空气条件下，动脉血氧分压(PaO$_2$)＜60 mmHg，伴(或不伴)动脉 CO$_2$ 分压(PaCO$_2$)＞ 50 mmHg，并排除心内解剖分流和原发于心排出量降低等致低氧因素。

【病因】

1. 气道阻塞性病变　COPD、支气管扩张、肿瘤、异物等，可引起肺通气不足或通气/血流比例失调，发生缺氧和(或)二氧化碳潴留。

2. 肺组织病变　肺炎、肺结核、肺水肿、肺间质纤维化等各种累及肺泡和(或)肺间质的病变，有效弥散面积减少、肺顺应性降低、通气/血流比例失调，导致缺氧或合并二氧化碳潴留。

3. 肺血管疾病　肺栓塞、肺血管炎等可引起通气/血流比例失调，或部分静脉血未经氧合直接流入肺静脉，导致呼吸衰竭。

4. 胸廓与胸膜疾病　胸部外伤、畸形、气胸、胸腔积液、广泛胸膜肥厚等，均可限制胸廓活动及肺扩张，导致通气不足及吸入气体分布不均，而发生呼吸衰竭。

5. 神经肌肉疾病　脑血管疾病、高位截瘫、神经根炎、重症肌无力、有机磷中毒等，引起呼吸肌无力、疲劳、麻痹、呼吸动力下降，产生肺通气不足引起呼吸衰竭。

【分类】

1. 按照动脉血气分析分类

(1) Ⅰ型　即缺氧性呼吸衰竭，PaO$_2$＜60 mmHg，PaCO$_2$下降或正常。

(2) Ⅱ型　即高碳酸性缺氧，PaO$_2$＜60 mmHg，PaCO$_2$＞50 mmHg，系肺泡通气不足，若伴有换气功能障碍，低氧血症更严重，如 COPD。

2. 按照发病急缓分类

(1) 急性呼吸衰竭　呼吸功能原来正常，由突发原因引起的通气或(和)换气功能损害，在几小时或几天内迅速发生呼吸衰竭表现，如溺水、电击、药物中毒、吸入毒气、ARDS 等。

(2) 慢性呼吸衰竭　COPD 等慢性呼吸系统疾病，呼吸功能的损害逐渐加重，机体有一定代偿能力，在感染等情况下，呼吸功能失代偿，短时间内 PaO$_2$ 显著下降，PaCO$_2$ 明显上升即慢性呼吸衰竭急性加重。呼吸系统感染是慢性呼吸衰竭急性加重最常见原因。

3. 按照发病机制分类　分通气性呼吸衰竭、换气性呼吸衰竭。也可分泵衰竭、肺衰竭。

一、急性呼吸衰竭

【病因】

(一) 急性Ⅰ型呼吸衰竭(acute respiratory failure)的病因

1. 肺弥漫性病变　支气管肺炎、肺出血、ARDS、心源性肺水肿、吸入性损伤、间质性肺病等。

2. 肺叶局限性病变　大叶性肺炎、肺不张、肺梗死(肺栓塞)等。

3. 单侧肺病变　肺挫伤、复张性肺水肿、胸腔积液、肺炎等。

4. 肺内无病变　哮喘、COPD、气胸、肝硬化等。

(二)急性Ⅱ型呼吸衰竭的病因

1. 通气驱动力降低　药物过量、睡眠呼吸暂停、脑干损伤、代谢性碱中毒、原发性肺泡低通气、脑炎、脑血管病等。

2. 呼吸肌疲劳或衰竭　格林-巴利综合征、重症肌无力、多发性肌炎、脊髓损伤、COPD、哮喘等。

【临床表现】

(一)呼吸困难　最早出现的症状。多数患者有明显的呼吸困难,表现为呼吸频率、呼吸节律和幅度的改变。较早表现为呼吸频率加快,病情加重后出现呼吸困难、辅助呼吸肌活动加强如三凹征,以及出现潮式呼吸、比奥呼吸等。

(二)发绀　缺氧的典型表现。当血氧饱和度(SaO_2)<90%时,可在口唇、指甲等处出现紫绀。需注意与休克引起的外周性紫绀的区别。严重贫血者,缺氧时可不出现紫绀或紫绀不明显。同时,紫绀还受皮肤色素与心功能的影响。

(三)精神神经症状　因缺氧可引起脑血管扩张,脑血流量增加,损伤脑细胞,造成脑细胞水肿。急性缺氧 PaO_2<60 mmHg 可出现注意力和智力下降,当 PaO_2<40~50 mmHg,患者出现头痛、不安、定向与记忆力障碍,甚至精神错乱,嗜睡,PaO_2<30 mmHg 时患者可出现昏迷;当 PaO_2<20 mmHg 神经细胞不可逆损伤。CO_2 潴留引起脑血管扩张,脑血流量增加,导致脑间质水肿、球结膜充血、水肿,故合并急性 CO_2 潴留时患者表现为嗜睡、淡漠、扑翼样震颤、颅内压增高甚至昏迷,呼吸暂停。

(四)循环系统症状　表现为心率增快、心搏出量增加,血压上升,心律失常。如缺氧加重,心肌可受累,此时心搏出量减少、血压下降,循环衰竭。另外,CO_2 潴留时球结膜水肿、血管扩张,皮肤温暖、红润、多汗。

(五)消化系统和和泌尿系统症状　缺氧可使肝细胞变性坏死,导致血清谷-丙转氨酶升高;严重缺氧和 CO_2 潴留时可导致胃肠道黏膜充血水肿或应急性溃疡,临床上可发生呕血、便血。严重缺氧可损害肾功能,出现少尿、无尿,甚至急性肾功能衰竭及电解质紊乱。

【诊断】

病史、临床表现、动脉血气分析一般可作出诊断。

【治疗】

总原则:保持气道通畅,加强呼吸支持,增加通气量、改善 CO_2 潴留,病因及支持治疗、重要脏器功能的监测与支持。

(一)保持呼吸道通畅

1. 若患者昏迷使其处于仰卧位,头后仰,托起下颌并将口打开。

2. 清除口咽喉部分泌物或胃内反流物。

3. 稀化痰液,使其容易咳出。

4. 解除支气管痉挛　β2 受体兴奋剂、茶碱、肾上腺皮质激素等。

5. 建立人工气道　以上方法无效时,尽快建立人工气道,如气管插管、气管切开。

(二)氧疗　通过增加吸入氧浓度来纠正患者缺氧状态的治疗方法即氧疗。

1. 吸氧浓度

（1）缺氧不伴二氧化碳潴留的氧疗　给予较高浓度（＞35%）给氧，使 PaO_2 迅速达 60 mmHg。不宜长期高浓度氧疗，否则可引起氧中毒，造成肺损伤。

（2）缺氧伴二氧化碳潴留（Ⅱ型呼衰）的氧疗　给予持续低浓度给氧，吸氧浓度 25%～30%，使 PaO_2 达 60 mmHg。$FIO_2 = 0.21 + 0.04 \times$ 氧流量（＜5 L/分）。

2. 吸氧装置　鼻导管或鼻塞、面罩。

（三）增加通气量、改善 CO_2 潴留

1. 呼吸兴奋剂作用机制　提高呼吸中枢兴奋性、呼吸频率加大、增加潮气量、改善通气，但同时耗氧量增加。必须在气道通畅情况下使用。药物尼可刹米（可拉明）、络贝林，国外已近淘汰，使用多沙普仑。无效，及时机械通气。

2. 机械通气。

（四）病因治疗。

（五）一般支持疗法。

（六）其他重要脏器功能的监测与支持　及时转呼吸危重症病房（RICU）或 ICU，注意防治并发症，及多脏器功能障碍综合征。

二、慢性呼吸衰竭

【病因】

慢性呼吸衰竭（chronic respiratory failure）多由支气管-肺疾病引起，如 COPD、重症肺结核、肺间质纤维化、尘肺、支气管扩张等。胸廓及神经肌肉疾病，如胸部手术、广泛胸膜肥厚、胸廓畸形、脊髓侧索硬化症等导致。

【临床表现】

与急性呼吸衰竭的临床表现类似，但有以下特点：

（一）呼吸困难　COPD 所致的呼吸困难表现为呼吸费力伴呼气延长，严重时发展为浅快呼吸，并发严重 CO_2 潴留时出现 CO_2 麻醉，呼吸变浅慢或出现潮式呼吸。

（二）精神神经症状　慢性呼吸衰竭合并 CO_2 潴留，大脑皮层先兴奋再抑制。兴奋时可表现为失眠、烦躁、躁动、夜间失眠白天嗜睡（昼夜颠倒现象）等，切忌应用镇静或催眠药，以免加重 CO_2 潴留，引起肺性脑病。肺性脑病主要表现是神志淡漠、肌肉震颤或扑翼样震颤、间歇抽搐、昏睡，昏迷等；腱反射减弱或消失，锥体束征阳性等。因缺氧和（或）CO_2 潴留出现的神经精神障碍征候群称之为"肺性脑病"。注意与合并脑部疾病作鉴别。

（三）循环系统症状　外周体表静脉充盈、皮肤充血、温暖多汗、血压升高、心排出量增多致脉搏洪大；心率加快，搏动性头痛。

【治疗】

（一）氧疗　原则：低浓度持续吸氧。

（二）机械通气　根据病情选用无创机械通气或有创机械通气。

（三）抗感染　慢性呼吸衰竭急性加重的常见诱因是感染。使用方法及原则：经验性用药；病原学检查后选用敏感、有效抗生素；重拳出击降阶梯治疗；注意菌群失调和二重感染。

（四）呼吸兴奋剂的应用　病情需要时可用阿米三嗪。

（五）纠正酸碱平衡失调。

（王莹）

复　习　题

1. 根据患病环境肺炎分为哪两种类型,其诊断依据有哪些?
2. 抗生素治疗 72 小时后症状无改善的肺炎,原因有哪些?
3. 简述慢性支气管炎的诊断标准。
4. 简述慢性支气管炎的治疗原则。
5. 简述哮喘诊断标准。
6. 简述哮喘主要治疗药物的药理作用。
7. 简述周围型肺癌。
8. 哪些可疑征象者为高危因素人群应重点排查有无肺癌?
9. 胸腔积液诊断和鉴别诊断步骤有哪些?
10. 结核性胸膜炎治疗措施有哪些?
11. 气胸临床类型有哪些?
12. 简述气胸胸腔闭式引流的适应证。
13. 简述慢性肺心病的诊断标准。
14. 简述呼吸衰竭的治疗原则。

第十章 循环系统疾病

第一节 心血管疾病概述

循环系统包括心脏、血管和血液循环的神经体液调节装置。其主要功能是为全身组织器官运输血液,通过血液将氧、营养物质和激素等供给组织,将组织代谢废物运走,以保证人体正常新陈代谢的进行。同时心血管系统也具有内分泌功能,是体内重要的内分泌器官。

【心血管病流行趋势】

根据 2013 年公布的《2012 年中国心血管病报告》,我国心血管病(包括心脏病和脑血管病)患病率处于持续上升阶段,估计全国心血管病患者 2.9 亿,其中高血压 2.66 亿,脑卒中至少 700 万,心肌梗死 250 万,心力衰竭 450 万,肺源性心脏病 500 万,风湿性心脏病 250 万,先天性心脏病 200 万。每 5 个成人中有 1 人患心血管病。

【心血管病主要危险因素】

(一)高血压

高血压是脑卒中和冠心病发病的主要危险因素。我国有超过半数的心血管病发病与高血压有关。据 2002 年调查,我国 18 岁以上成人高血压患病率为 18.8%。近几年我国局部地区调查显示 18 岁以上成人高血压患病率超过 25%,北方部分地区达 30% 以上。目前全国高血压患者数达 2.66 亿,每 10 个成人中有 2~3 人患高血压。从 1979 年到 2002 年的演变趋势看,不同性别的患病率都呈上升趋势。

(二)吸烟

近年来,15 岁以上人群戒烟率虽略有增加,但我国控烟任务依旧艰巨。根据 2010 年全球成人烟草调查(GATS)中国项目报告,目前估计 15 岁以上烟民有 3.5 亿,被动吸烟者 5.4 亿。

(三)血脂异常

我国人群血脂水平呈持续上升趋势,尤其是少年儿童的血脂水平。根据 2002 年中国居民营养与健康状况调查,成人血脂异常患病率为 18.6%,其中高胆固醇血症(总胆固醇≥5.72 mmol/L)患病率 2.9%,高甘油三酯血症(甘油三酯≥1.70 mmol/L)患病率 11.9%,低的高密度脂蛋白胆固醇血症(高密度脂蛋白胆固醇<1.04 mmol/L)患病率 7.4%。估计我国血脂异常者至少 2.5 亿。

(四)糖尿病

根据中华医学会糖尿病学分会在 2007~2008 年对 14 个省市进行的调查,在年龄≥20 岁的 46239 名成年人中,年龄标化的总糖尿病患病率是 9.7%,男性是 10.6%,女性是 8.8%;糖尿病患病率随着年龄的增长和体重的增加而增加,20~39 岁、40~59 岁和≥60 岁的人群中糖尿病患病率分别是 3.2%、11.5% 和 20.4%。单纯糖耐量受损的患病率高于单纯空腹血糖受损的患病率（男性：11.0% 与 3.2%，女性为 10.9% 与 2.2%）。

（五）超重/肥胖

根据 2002 年中国营养与健康状况调查，我国人群超重率（体重指数：24～27.9 kg/m²）为 17.6%，肥胖率（体重指数≥28 kg/m²）达 5.6%。如按 2006 年我国人口估计，18 岁以上超重者和肥胖者分别达到 2.4 亿和 7000 万。超重和肥胖呈明显增加趋势。

【心血管病分类】

（一）病因学分类

分为先天性和后天性两大类。

1. 先天性心血管病　为心脏和大血管在胎儿期发育异常所致，常见有心脏房间隔缺损、室间隔缺损、动脉导管未闭、法洛四联症、肺动脉瓣狭窄等。

2. 后天性心血管病　出生后因外来因素或机体自身内在因素作用而致病，主要分以下几类。

（1）动脉粥样硬化：累及机体中大动脉如主动脉、冠状动脉、脑动脉、肾动脉、周围动脉等。

（2）风湿性心脏病：急性期可引起心肌炎和心包炎，简称风湿性心脏炎；慢性期引起心脏瓣膜狭窄和/或关闭不全，称为风湿性心脏瓣膜病。

（3）原发性高血压：显著持久的动脉血压增高引起心脏射血阻力增加而导致高血压性心脏病。

（4）肺源性心脏病：因各种原因引起肺循环阻力增高而导致的心脏病。

（5）感染性心脏病：各种微生物感染侵犯心脏导致的心脏病。

（6）内分泌病性与代谢性心脏病：各种内分泌疾病如甲状腺疾病、糖尿病、维生素 B1 缺乏症等导致的心脏病。

（7）心脏神经症：因自主神经功能失调引起的心血管功能紊乱。

（8）其他：如药物或化学品中毒、结缔组织病、放射病、环境因素如高温低温等所致心脏损伤。

（二）病理解剖分类

不同病因的心血管病可分别或同时引起心内膜、心肌、心包或大血管具有特征性的病例解剖变化。

（三）病理生理分类

不同病因的心血管病可引起相同或不同的病理生理变化，如心力衰竭、休克、心律失常等。

（柯永胜）

第二节　心力衰竭

【定义】

心力衰竭(heart failure)是各种心脏结构或功能性疾病导致心室充盈及(或)射血能力受损而引起的一组综合征。由于心室收缩功能下降射血功能受损,心排血量不能满足机体代谢的需要,器官、组织血液灌注不足,同时出现肺循环和(或)体循环淤血,临床表现主要是呼吸困难和无力而致机体活动受限和水肿。

【病因】

几乎所有类型的心脏、大血管疾病均可引起心力衰竭(心衰)。

(一) 原发性心肌损害

(1) 缺血性心肌损害　冠心病心肌缺血和(或)心肌梗死是引起心力衰竭的最常见的原因之一。

(2) 心肌炎和心肌病　各种类型的心肌炎及心肌病均可导致心力衰竭,以病毒性心肌炎及原发性扩张型心肌病最为常见。

(3) 心肌代谢障碍性疾病　以糖尿病性心肌病最为常见,其他如继发于甲状腺功能亢进或减低的心肌病,心肌淀粉样变性等。

(二) 心脏负荷过重

(1) 压力负荷(后负荷)过重　见于高血压、主动脉瓣狭窄、肺动脉高压、肺动脉瓣狭窄等左、右心室收缩期射血阻力增加的疾病。

(2) 容量负荷(前负荷)过重　见于以下两种情况:① 心脏瓣膜关闭不全,血液反流,如主动脉瓣关闭不全、二尖瓣关闭不全等;② 左、右心或动静脉分流性先天性心血管病如间隔缺损、动脉导管未闭等。此外,伴有全身血容量增多或循环血容量增多的疾病如慢性贫血、甲状腺功能亢进症等,心脏的容量负荷也必然增加。

一、慢性心力衰竭

【临床表现】

临床上左心衰竭最为常见,单纯右心衰竭较少见。左心衰竭后继发右心衰竭而致全心衰者,以及由于严重广泛心肌疾病同时波及左、右心而发生全心衰在临床上更为多见。

(一) 左心衰竭

以肺淤血及心排血量降低表现为主。

1. 症状

(1) 程度不同的呼吸困难

① 劳力性呼吸困难:是左心衰竭最早出现的症状,系肺淤血所致。引起呼吸困难的运动量随心衰程度加重而减少。

② 端坐呼吸:肺淤血达到一定的程度时,患者不能平卧,需高枕卧位、半卧位甚至端坐时方可使憋气好转。

③ 夜间阵发性呼吸困难：患者已入睡后突然因憋气而惊醒，被迫采取坐位，呼吸深快，重者可有哮鸣音，称之为"心源性哮喘"。大多于端坐休息后可自行缓解。

④ 急性肺水肿：是"心源性哮喘"的进一步发展，是左心衰呼吸困难最严重的形式。

（2）咳嗽、咳痰、咯血：咳嗽、咳痰是肺泡和支气管黏膜淤血所致，开始常于夜间发生，坐位或立位时咳嗽可减轻，白色浆液性泡沫状痰为其特点，偶可见痰中带血丝。但无特异性。

（3）乏力、疲倦、头晕、心慌：系心排血量不足，器官、组织灌注不足及代偿性心率加快所致的主要症状。同样无特异性。

（4）少尿及肾功能损害症状：严重的左心衰竭时，肾血流量明显减少，可出现少尿。长期肾血流量减少可出现血尿素氮、肌酐升高并可有肾功能不全的症状。

2. 体征

（1）肺部湿性啰音：由于肺毛细血管压增高，液体渗出到肺泡而出现湿性啰音。随着病情由轻到重，肺部啰音可从局限于肺底部直至全肺。

（2）心脏体征：除基础心脏病的固有体征外，慢性左心衰的患者一般均有心脏扩大、肺动脉瓣区第二心音亢进及舒张期奔马律。

（二）右心衰竭

以体静脉淤血表现为主。

1. 症状

（1）消化道症状：右心衰竭时因胃肠道及肝脏淤血，可引起腹胀、食欲不振、恶心、呕吐等症状，但无特异性，常与消化系统疾病或慢性肝脏疾病混淆。

（2）劳力性呼吸困难：继发于左心衰的右心衰呼吸困难也已存在。单纯性右心衰为分流性先天性心脏病或肺部疾患所致，也均有明显的呼吸困难。

2. 体征

（1）水肿：体静脉压力升高使皮肤等软组织出现水肿，其特征为首先出现于身体最低垂的部位，常为对称性可压陷性。胸腔积液也是因体静脉压力增高所致，以双侧多见，如为单侧则以右侧更为多见，可能与右膈下肝淤血有关。

（2）颈静脉征：右心衰的主要体征是颈静脉搏动增强、充盈、怒张。肝颈静脉反流征阳性则更具特征性。

（3）肝脏肿大：肝脏因淤血肿大常伴压痛，持续慢性右心衰可致心源性肝硬化。

（4）心脏体征：除基础心脏病的相应体征之外，右心衰时可因右心室显著扩大而出现三尖瓣关闭不全的反流性杂音。

（三）全心衰竭

右心衰继发于左心衰而形成全心衰。当右心衰出现之后，右心排血量减少，因此阵发性呼吸困难等肺淤血症状反而有所减轻。

【诊断】

心力衰竭的诊断并非困难，结合病因、病史、症状、体征及客观检查可作出明确诊断。但明确器质性心脏病的病因诊断十分重要，相应的辅助检查如心电图、胸片、心脏超声心动图等对明确心衰病因具有重要价值。

【治疗】

（一）病因治疗

1. 基本病因的治疗　对所有可能导致心脏功能受损的常见疾病如高血压、冠心病、糖尿病、代谢综合征等,在尚未造成心脏器质性改变前即应早期进行有效的治疗。药物、介入及手术治疗改善冠心病心肌缺血,慢性心脏瓣膜病以及先天畸形的介入或换瓣、纠治手术等,均应在出现临床心衰症状前进行。对于少数病因未明的疾病如原发性扩张型心肌病等亦应早期干预,从病理生理层面延缓心室重塑过程。

2. 消除诱因 常见的诱因为感染,特别是呼吸道感染。心律失常特别是快速心房颤动也是诱发心力衰竭的常见原因,应尽快控制心室率,如有可能应及时复律。潜在的甲状腺功能异常、贫血等也可能是心力衰竭加重的原因,应注意检查并予以纠正。

（二）一般治疗

1. 休息与活动 控制体力活动,避免精神刺激,有利于心功能的恢复。但长期卧床易发生静脉血栓形成甚至肺栓塞,同时也使消化功能减低。因此,应鼓励心衰患者根据病情轻重不同进行适当运动。

2. 控制钠盐摄入 心衰患者血容量增加,且体内水钠潴留,因此减少钠盐的摄入有利于减轻水肿等症状。

（三）药物治疗

1. 利尿剂 利尿剂是缓解心力衰竭患者症状的最有效药物之一。对慢性心衰患者原则上利尿剂应长期维持,水肿消失后,应以最小剂量（如氢氯噻嗪 25 mg,隔日 1 次）无限期使用,这种用法不必加用钾盐。但不能将利尿剂作单一治疗。常用的利尿剂有以下几种。

（1）噻嗪类利尿剂 氢氯噻嗪（双氢克尿塞,双克）为中效利尿剂,轻度心力衰竭可首选此药,开始 25 mg 每日 1 次,逐渐加量。对较重的患者用量可增至每日 75~100 mg,分 2~3 次服用,同时补充钾盐。噻嗪类利尿剂长期大剂量应用可引起高尿酸血症,干扰糖及胆固醇代谢。

（2）袢利尿剂 呋塞米（速尿）为强效利尿剂,对重度慢性心力衰竭者用量可增至 100 mg 每日 2 次。效果仍不佳者可用静脉注射,每次用量 100 mg,每日 2 次。必须注意补钾。

（3）保钾利尿剂 常用的有：① 螺内酯（安体舒通）,与噻嗪类或袢利尿剂合用时能加强利尿并减少钾的丢失,一般用 20 mg,每日 3 次。② 氨苯蝶啶,常与排钾利尿剂合用,起到保钾作用,一般 50~100 mg,每日 2 次。③ 阿米洛利（amiloride）,与氨苯蝶啶相似,利尿作用较强而保钾作用较弱,可单独用于轻型心衰的患者,5~10 mg,每日 2 次。

2. 肾素-血管紧张素-醛固酮系统抑制剂

（1）血管紧张素转换酶抑制剂 血管紧张素转换酶（ACE）抑制剂用于心力衰竭时除了发挥其扩管作用改善心衰时的血流动力学、减轻淤血症状外,更重要的是降低心衰患者代偿性神经-体液的不利影响,限制心肌、小血管的重塑,以达到维护心肌的功能,推迟充血性心力衰竭的进展,降低远期死亡率的目的。

对重症心衰在其他治疗配合下从极小量开始逐渐加量,至慢性期长期维持终生用药。副作用有低血压、肾功能一过性恶化、高血钾及干咳。临床上无尿性肾衰竭、妊娠哺乳期妇女及对 ACE 抑制药物过敏者禁用本类药物。双侧肾动脉狭窄、血肌酐水平明显升高（＞225 μmol/L）、高血钾（＞5.5 mmol/L）及低血压者亦不宜应用本类药物。

（2）血管紧张素受体阻滞剂 血管紧张素受体阻滞剂（ARBs）,其阻断 RAS 的效应与 ACE 抑制剂相同甚至更完全,但缺少抑制缓激肽降解作用。当心衰患者因 ACE 抑制剂引起的干咳不能耐受时可改用 ARBs。与 ACE 抑制剂相关副作用,除干咳外均可见于应用 ARBs 时,用药的注意事项也类同。

（3）醛固酮受体拮抗剂 螺内酯等抗醛固酮制剂作为保钾利尿药,能阻断醛固酮效应,对抑制心血管的重构、改善慢性心力衰竭的远期预后有很好的作用。对中重度心衰患者可加用小剂量醛固酮受体拮抗剂，但必须注意血钾的检测。对近期有肾功能不全，血肌酐升高或高钾血症以及正在使用胰岛素治疗的糖尿病患者不宜使用。

3. β受体阻滞剂　β受体阻滞剂可对抗交感神经激活，阻断交感激活对心脏的有害影响，其改善心衰预后的良好作用大大超过了其有限的负性肌力作用。所有心功能不全且病情稳定的患者均应使用β受体阻滞剂，除非有禁忌或不能耐受。应用本类药物的主要目的并不在于短时间内缓解症状，而是长期应用达到延缓病变进展减少复发和降低猝死率的目的。

应首先从小剂量开始，美托洛尔 12.5 mg/d、比索洛尔（bisoprolol）1.25 mg/d、卡维地洛 6.25 mg/d，逐渐增加剂量，适量长期维持。临床疗效常在用药后 2～3 个月才出现。β受体阻滞剂的禁忌证为支气管痉挛性疾病、心动过缓、二度及二度以上房室传导阻滞。

4. 正性肌力药

（1）洋地黄类药物　洋地黄类药物用于治疗心衰已有 200 余年的历史，可明显改善症状，减少住院率，提高运动耐量，增加心排血量。

洋地黄制剂的选择：常用的洋地黄制剂为口服制剂地高辛（digoxin）和静脉注射剂毛花苷 C（lanatoside C，西地兰）、毒毛花苷 K（strophanthin K）等。

洋地黄使用的适应证：在利尿剂，ACE 抑制剂（或 ARBs）和β受体阻滞剂治疗过程中持续有心衰症状的患者，可考虑加用地高辛。心腔扩大、舒张期容积明显增加的慢性充血性心力衰竭效果较好。对这类患者而言如同时伴有心房颤动则更是应用洋地黄的最好指征。对于代谢异常而发生的高排血量心衰如贫血性心脏病、甲状腺功能亢进以及心肌炎、心肌病等病因所致心衰洋地黄治疗效果欠佳。

洋地黄中毒及其处理：洋地黄中毒可发生各类心律失常，最常见为室性期前收缩、非阵发性交界区心动过速以及各种类型的传导阻滞。发生洋地黄中毒后应立即停药。单发性室性期前收缩、一度房室传导阻滞等停药后常自行消失；对快速性心律失常者，如血钾浓度低则可用静脉补钾，如血钾不低可用利多卡因或苯妥英钠。电复律一般禁用，因易致心室颤动。有传导阻滞及缓慢性心律失常者可用阿托品 0.5～1.0 mg 皮下或静脉注射，必要时安置临时心脏起搏器。

（2）非洋地黄类正性肌力药　肾上腺素能受体兴奋剂：多巴胺是去甲肾上腺素的前体，其作用随应用剂量的大小而表现不同，较小剂量[2～5 μg/(kg·min)]表现为心肌收缩力增强，血管扩张，特别是肾小动脉扩张，心率加快不明显。大剂量[5～10 μg/(kg·min)]则可出现不利于心衰治疗的负性作用。多巴酚丁胺是多巴胺的衍生物，可通过兴奋β1受体增强心肌收缩力，扩血管作用不如多巴胺明显，对加快心率的反应也比多巴胺小。起始用药剂量与多巴胺相同。磷酸二酯酶抑制剂作用机制是抑制磷酸二酯酶活性促进 Ca^{2+} 通道膜蛋白磷酸化，Ca^{2+} 通道激活使 Ca^{2+} 内流增加，心肌收缩力增强。目前临床应用的制剂为米力农，用量为 50 μg/kg 稀释后静注，继以 0.375～0.75 μg/(kg·min)静脉滴注维持。此类药物仅限于重症心衰在完善心衰的各项治疗措施后症状仍不能控制时短期应用。

二、急性心力衰竭

急性心力衰竭（acute heart failure，AHF）是指由于急性心脏病变引起心排血量显著、急骤降低导致的组织器官灌注不足和急性淤血综合征。急性右心衰即急性肺源性心脏病，主要为大块肺梗死引起。临床上急性左心衰较为常见,以肺水肿或心源性休克为主要表现是严重的急危重症,抢救是否及时合理与预后密切相关。

【病因】

心脏解剖或功能的突发异常,使心排血量急剧降低和肺静脉压突然升高均可发生急性左心衰竭。常见的病因有:

(一)与冠心病有关的急性广泛前壁心肌梗死、乳头肌梗死断裂、室间隔破裂穿孔等。

(二)感染性心内膜炎引起的瓣膜穿孔、腱索断裂所致瓣膜性急性反流。

(三)其他高血压心脏病血压急剧升高,原有心脏病的基础上快速心律失常或严重缓慢性心律失常,输液过多过快等。

【临床表现】

突发严重呼吸困难,呼吸频率常达 30～40 次/min,强迫坐位、面色灰白、发绀、大汗、烦躁,同时频繁咳嗽,咳粉红色泡沫状痰。极重者可因脑缺氧而致神志模糊。发病开始可有一过性血压升高,病情如不缓解,血压可持续下降直至休克。听诊时两肺满布湿性啰音和哮鸣音,心尖部第一心音减弱,频率快,同时有舒张早期奔马律,肺动脉瓣第二心音亢进。胸部 X 线片显示:早期间质水肿时,上肺静脉充盈、肺门血管影模糊、小叶间隔增厚;肺水肿时表现为蝴蝶形肺门;严重肺水肿时,为弥漫满肺的大片阴影。

急性左心衰竭的临床严重程度常用 Killip 分级。

Ⅰ级:无 AHF。

Ⅱ级:AHF,肺部中下肺野湿性啰音,心脏奔马律,胸片见肺淤血。

Ⅲ级:严重 AHF,严重肺水肿,满肺湿啰音。

Ⅳ级:心源性休克。

【诊断】

根据典型症状与体征,一般不难作出诊断。

【治疗】

急性左心衰竭时的缺氧和高度呼吸困难是致命的威胁,必须尽快使之缓解。

(一)患者取坐位,双腿下垂,以减少静脉回流。

(二)吸氧　立即高流量鼻管给氧,对病情特别严重者应采用面罩呼吸机持续加压(CPAP)或双水平气道正压(BiPAP)给氧,使肺泡内压增加,一方面可以使气体交换加强,另一方面可以对抗组织液向肺泡内渗透。

(三)吗啡　吗啡 3～5 mg 静脉注射不仅可以使患者镇静,减少躁动所带来的额外的心脏负担,同时也具有小血管舒张的功能而减轻心脏的负荷。必要时每间隔 15 分钟重复 1 次,共 2～3 次。老年患者可酌减剂量或改为肌肉注射。

(四)快速利尿　呋塞米 20～40 mg 静注,于 2 分钟内推完,10 分钟内起效,可持续 3～4 小时,4 小时后可重复 1 次。除利尿作用外,本药还有静脉扩张作用,有利于肺水肿缓解。

(五)血管扩张剂　以硝酸甘油、硝普钠或 rhBNP 静脉滴注。

1. 硝酸甘油:扩张小静脉,降低回心血量,使 LVEDP 及肺血管压降低,患者对本药的耐受量个体差异很大,可先以 10 μg/min 开始,然后每 10 分钟调整 1 次,每次增加 5～10 μg,以收缩压达到 90～100 mmHg 为度。

2. 硝普钠:为动、静脉血管扩张剂,静注后 2～5 分钟起效,起始剂量 0.3 μg/(kg·min)滴入,根据血压逐步增加剂量,最大量可用至 5 μg/(kg·min),维持量为

50～100 μg/min。硝普钠含有氰化物,用药时间不宜连续超过 24 小时。

3. 重组人脑钠肽(rhBNP):为重组的人 BNP,具有扩管、利尿、抑制 RAAS 和交感活性的作用,有望成为更有效的扩管药用于治疗 AHF。

(六)正性肌力药　洋地黄类药物可考虑用毛花苷 C 静脉给药,最适合用于有心房颤动伴有快速心室率并已知有心室扩大伴左心室收缩功能不全者。首剂可给 0.4～0.8 mg,2 小时后可酌情再给 0.2～0.4 mg。对急性心肌梗死,在急性期 24 小时内不宜用洋地黄类药物;单纯二尖瓣狭窄所致肺水肿洋地黄类药物禁用。但后两种情况如伴有心房颤动快速室率则可应用洋地黄类药物减慢心室率,有利于缓解肺水肿。

(七)机械辅助治疗　主动脉内球囊反搏(IABP)和临时心肺辅助系统(ECOM),对极危重患者,有条件的医院可采用。

(柯永胜)

第三节　心律失常

心脏的传导系统由部分特殊分化的细胞构成,发出的激动按照一定的时间和顺序将电兴奋传导到心房肌和心室肌,使之依次激动后产生机械活动,房室协调收缩和舒张,完成泵血功能。在整个心脏电兴奋的过程中,若心脏激动的起源、频率、节律、传导的速度及顺序任一发生异常都称为心律失常。

一、概　　述

(一)心脏传导系统

心脏的传导系统是由特殊分化的细胞构成的,负责心脏电活动的产生和传导。这些特殊分化的细胞具有自动节律性、兴奋性和传导性,不具有收缩性。

窦房结是正常心脏冲动产生的起源点,窦房结产生的冲动直接扩散到右心房,同时通过前、中、后三条结间束传导到位于房间隔右后下方的房室结,其中前结间束发出 Bachmann 纤维将冲动传导到左心房,窦房结和房室结的血供多来自右冠状动脉。房室结有丰富的迷走神经纤维,传导缓慢,其冲动经过延续下来的房室束传导到左、右束支,左束支又分为左前分支和左后分支,最终越分越细成为普肯野纤维网,将冲动传导到心室肌,引起心肌的电兴奋。

(二)心律失常发生机制

1. 冲动的起源异常　导致冲动起源异常的主要机制有自律性增高和触发活动。

2. 冲动的传导异常　折返是导致心律失常最常见的机制。

(三)心律失常的分类

1. 按照心律失常发生的原理分类

(1)冲动形成异常

① 窦性心律:窦性心动过速、窦性心动过缓、窦性静止、窦性心律不齐。

② 异位心律:包括主动性和被动性异位心律。

主动性异位心律:期前收缩(房性、房室交界区性、室性)、心动过速(房性、房室交界区性、室性)、扑动和颤动(房性、室性)。

被动性异位心律:逸搏和逸搏心律(房室交界区性、室性)。

(2)冲动传导异常

① 生理性:干扰现象、房室分离。

② 病理性:各种传导阻滞(窦房、房内、房室、束支或室内);折返性心律失常:阵发性心动过速(房室结内折返、房室折返、室内折返)。

③ 传导途径异常:预激综合征。

(3)冲动的形成并传导异常

2. 按照心律失常发生时频率的快慢分类

(1)快速性心律失常

① 期前收缩:房性、房室交界区性、室性。

② 心动过速:窦性心动过速、阵发性心动过速(房性、房室交界区性、室性)、非阵发性心动过速(房性、房室交界区性、室性)。

③ 扑动和颤动:心房扑动、心房颤动、心室扑动、心室颤动。

(2)缓慢性心律失常

① 窦性:窦性心动过缓、窦房传导阻滞、窦性停搏、病态窦房结综合征。

② 传导阻滞:房内、房室、束支或室内传导阻滞。

③ 逸搏和逸搏心律:房性、房室交界区性、室性。

(四)心律失常的诊断

1. 病史　可以初步了解心律失常发生的诱因、持续时间、发作时的症状、严重程度、终止的情况等。同时需要了解患者的原发疾病情况,尤其基础心脏疾病情况。

2. 心电图

(1)体表心电图:是诊断心律失常最常用和有效的方法,同时可反应心肌缺血、房室肥大、电解质紊乱等状况。因可重复多次进行。必要时可以检查 12 导联、18 导联心电图或其他特殊导联的心电图。

(2)动态心电图:通过连续记录 24 小时或更长时间的心电图,了解日常活动情况下心电活动的情况,有助于发现心律失常,了解其类型、频率、发作和终止情况、发生的时间、心肌缺血的情况以及心律失常发作与症状的关系等。

(3)食道导联心电图:将电极插入食道直至心脏背后(左心房后方)可以记录清晰的心房波,有助于判断房性心律失常。同时还可通过心脏调搏仪在体外连接电极发放刺激,起搏心房,称为食道调搏,主要用于阵发性室上性心动过速的诱发和终止。

(4)运动心电图:主要有平板运动试验、踏车运动试验。通常用来诊断冠心病,但同时可以发现一些由心肌缺血诱发的心律失常。

3. 心腔内电生理检查　经穿刺将电极插到心腔内的不同部位(如:右心房顶部、房室束附近、右心室心尖、冠状静脉窦等),通过发放刺激,分别记录这些部位的电生理活动。临床上可用于诊断心律失常,明确心律失常的起源部位、类型和发生机制。同时是射频消融的基础检查。

(五)心律失常的治疗

1. 病因治疗　针对不同的病因和诱发因素进行治疗,是心律失常的基本治疗。有些病因不明的只能治疗心律失常本身。

2. 药物治疗　药物治疗是心律失常最常用的治疗方法(表10-3-1)。

表10-3-1　抗快速性心律失常常用药物分类

分类		代表药物	适应证	不良反应
Ⅰ类	ⅠA	奎尼丁、普鲁卡因酰胺、丙吡胺	各种早搏、心动过速、房扑、房颤、室速	晕厥、发热、皮疹、药物性狼疮等
	ⅠB	利多卡因、美西律	室性快速性心律失常	眩晕、心动过缓等
	ⅠC	普罗帕酮	室性早搏、室上性早搏和心动过速(可抑制旁道)、房扑、房颤	心动过缓、传导阻滞、头晕、口干等
Ⅱ类		普萘洛尔、美托洛尔、阿替洛尔	室上性和室性早搏、心动过速、长QT综合征	心动过缓、哮喘等
Ⅲ类		胺碘酮、索他洛尔、伊布利特	室上性和室性早搏、心动过速、扑动、颤动	甲状腺功能异常、角膜色素沉着、肺纤维化、肝功能损害、心动过缓、传导阻滞
Ⅳ类		维拉帕米、地尔硫卓	室上性心律失常	心动过缓
其他		地高辛、腺苷、硫酸镁	室上性心动过速 尖端扭转型室性心动过速	心动过缓、传导阻滞 血压降低

抗缓慢性心律失常药物有异丙肾上腺素、阿托品、山莨菪碱等。

3. 非药物治疗

(1) 机械刺激:通过机械刺激,提高迷走神经张力转复室上速。主要有刺激咽部、按压颈动脉窦、按压眼球、Valsalva动作等。

(2) 经导管射频消融:经过心脏电生理检查定位后,插入消融电极,释放能量,通过热损伤和干燥使得病变局部心肌局部凝固性坏死,达到根治快速性心律失常的目的。常用于房室交界区折返或房室折返性心动过速、房扑、房颤、室性早搏、室性心动过速。

(3) 电治疗

① 直流电复律:采用瞬间一定能量的直流电击心脏,使得所有心肌同时除极,消除异位节律快速心律失常。用于有血流动力学改变或药物无效的室上性心动过速、房扑、房颤,以及室性心动过速、室扑、室颤。

② 心脏起搏:通过插入心腔的电极导管发放电冲动刺激心脏,使得心肌产生电兴奋和机械收缩,治疗严重心动过缓和传导阻滞。可以分为临时起搏和永久起搏;单(心)腔起搏、双腔起搏和三腔起搏(见心力衰竭一章)。

③ 植入式心律转复除颤器:植入起搏器及心内膜或心外膜电极,感知患者的致命性快速心律失常后自动超速抑制或自动放电终止心律失常。用于室性心动过速、室扑、室颤导致的心脏骤停的一级或二级预防。

二、窦性心律失常

（一）正常窦性心律

正常心脏激动均起源于窦房结，称为窦性心律。

正常窦性心律的心电图表现为：① 窦性 P 波：P 波在 Ⅱ 导联直立、aVR 导联倒置，PR 间期 0.12～0.20 s；② P 波频率在 60～100 次/min；③ P-P 间隔差异＜0.12 s。

（二）窦性心动过速（sinus tachycardia）

【病因】

各种原因导致的交感神经兴奋性增高或迷走神经张力减低均可能发生窦性心动过速。常见于运动、激动、饮咖啡、吸烟等以及发热、甲状腺机能亢进、休克、贫血、心力衰竭等疾病；或是某些药物的影响，如阿托品、氨茶碱、甲状腺片、儿茶酚胺等。

【诊断】

心电图上窦性心律的频率超过 100 次/min 即可诊断窦性心动过速，通常＜160 次/min。

【治疗】

一般不需要治疗或治疗原发疾病，或用小剂量的 β 受体拮抗剂或钙通道阻滞剂，如美托洛尔、地尔硫卓等。

（三）病态窦房结综合征（sick sinus syndrome，SSS）

病态窦房结综合征是各种原因的窦房结及周围组织病变，使得窦房结的冲动形成和/或冲动传导障碍而导致的心律失常和临床综合征。常有窦性过缓性心律失常如窦性心动过缓、窦性静止、窦房传导阻滞，可伴有房性快速性心律失常如心房扑动、心房颤动等。

【病因】

窦房结由起搏细胞（P 细胞）和移行细胞（T 细胞）组成，起搏细胞一旦损伤不能再生。众多影响窦房结功能的病因均可导致病态窦房结综合征，如缺血、纤维化、退行性变、变性、感染、迷走神经兴奋性高、药物等。临床常见于冠心病、心肌炎、心肌病、甲状腺功能减退、老年人、结缔组织病、糖尿病等。部分患者可合并房室结病变（双结病变）及束支病变。

【诊断】

1. 临床表现　症状不一，轻者无明显症状，随着病情进展，患者可出现与心动过缓相关的脏器缺血的症状，如头晕、乏力、黑蒙、晕厥等，严重者甚至发生阿-斯综合征（急性心源性脑缺氧综合征）心脏性猝死。合并异位快速性心律失常时则会有心悸、胸闷等症状。体检可发现心动过缓、心律不齐、心脏原发病体征等。

2. 心电图表现　① 长时间持续的严重窦性心动过缓，心率通常＜50/min；② 窦房传导阻滞和/或窦性停搏；③ 逸搏或逸搏心律；④ 可同时有房室传导阻滞；⑤ 慢-快综合征：在缓慢性窦性心律失常的基础上常合并室上性快速心律失常，如房性心动过速、房室交界区性心动过速、心房扑动、心房颤动等；⑥ 未经治疗的持续缓慢心室率的心房颤动。

3. 食道调搏和心腔内电生理检查

通过测定窦房结恢复时间和窦房传导时间来提供诊断依据。正常的窦房结恢复时间＜2000 ms，用心率校正后的窦房结恢复时间＜525 ms；正常窦房传导时间＜147 ms。当上述时间超过正常时有助于诊断。

【治疗】

1. 病因治疗 需要早期积极治疗原发病,尤其是心肌缺血、甲状腺机能减退、药物作用等。

2. 药物治疗 没有明显症状的患者的心律失常可以不用治疗,或者使用一些提高心率的药物,如阿托品等。

3. 心脏起搏治疗 病态窦房结综合征患者有症状时应采用心脏起搏治疗,急诊患者可先行临时心脏起搏。对无法恢复正常心律的慢性病态窦房结综合征患者则需要植入永久心脏起搏器治疗。

三、房性心律失常

(一)房性期前收缩(atrial premature contraction)

起源于心房的异位期前收缩为房性期前收缩又称房性早搏,简称房早。

【病因】

正常人约 60% 可发现房早。与运动、情绪激动、发热等有关。肺心病、冠心病等器质性心脏病房性早搏的发生率显著增多。

【临床表现】

通常无明显症状,一些人可有心悸、胸闷等。听诊可发现心律不齐。

【诊断】

主要依据心电图进行诊断:① 提前发生的异位 P 波,形态与窦性 P 波有异,PR 间期 ≥0.12 s;② 其后的 QRS 波大多形态正常,也可稍有变形(差异性传导)或无(房早未下传);③ 早搏后的代偿间期往往不完全(早搏前后两个窦性激动之间距离小于 2 倍正常窦性节律间距)。

【治疗】

房性早搏通常无需治疗,可治疗原发病,如果早搏频发或症状明显可以用 β 受体阻滞剂、钙通道阻断剂或普罗帕酮等。

(二)房性心动过速(atrial tachycardia)

起源于心房的快速异位心律,通常频率超过 100 次/min。从发生机制上可以分为自律性、折返性和多源性房性心动过速。

【病因】

各种器质性心脏病、慢性肺部疾病、代谢性疾病、饮酒、酸碱失衡、电解质紊乱、洋地黄中毒等均可发生。

【临床表现】

多有心悸、胸闷、乏力等表现,或无明显症状。体检除原有心脏病和肺部疾病的体征外,可闻及阵发或持续性心律加快,可有不齐,第一心音强弱可稍有不等。

【诊断】

主要依赖心电图:

自律性房性心动过速:房性早搏连续 3 个以上即可诊断房性心动过速,通常是由于自律性增高所致。心电图表现为:① 与窦性 P 波形态不同的房性 P 波;② P 波频率多在 150～200 次/min;③ 常伴有Ⅰ度或Ⅱ度房室传导阻滞。

折返性房性心动过速:与房室交界区折返性心动过速难以区分,统称室上性心动过速。

多源性房性心动过速:略。

【治疗】

以针对治疗原发病为主,纠正酸碱失衡和电解质紊乱等情况。可视心律的快慢和持续时间以及患者的基础心脏病情况选择使用洋地黄、β受体阻滞剂、钙通道阻断剂、普罗帕酮、胺碘酮等。

(三)心房扑动(atrial flutter)与心房颤动(atrial fibrillation)

心房扑动和心房颤动是较心动过速频率更快的房性快速性心律失常。心房扑动是快速规则的心房异位节律,简称房扑。心房颤动是更快频率的不规则的房性异位节律,简称房颤,是常见的心律失常。

【病因】

多见于器质性心脏病,以心脏瓣膜病(尤其二尖瓣狭窄)、冠心病、甲状腺机能亢进症、心肌病最常见,其他如肺栓塞、心力衰竭、心包炎等各种疾病均可发生。少数患者找不到明显病因,称为特发性房扑或房颤。心房的电重构和机械重构是发生房扑和房颤的病理生理基础。房内折返是房扑发病的重要机制;而房颤的发生机制较复杂,主要有异位兴奋灶学说和折返冲动学说,心房肌纤维存在多处微折返。由于心房重构以及由于房扑尤其是房颤时心房丧失正常的有效机械收缩,易形成附壁血栓,脱落时可导致栓塞。

【临床表现】

房扑患者如果房室传导比例恒定且心室率在正常范围内时可以没有症状和阳性体征,如传导比例不等,或心室率快时可有心悸等症状,听诊有心律不齐。

房颤时可有心悸、心慌、乏力、胸闷等症状,体格检查发现第一心音强弱不等、心律不规则、脉搏短绌(心率多于脉率)。临床上将房颤分为:首诊房颤(首次发作或首次就诊)、阵发性房颤(持续时间≤7天,通常≤48天消失,能够自行终止)、持续性房颤(持续时间>7天,不能自行终止)、永久性房颤(持续时间>1年,不能终止或又复发)。

【诊断】

房扑的诊断主要依赖心电图:① P波消失,代之以锯齿状的房扑波(F波),形态间距规则;② F波的频率为250~350次/min;③ 房室传导比例通常在2:1~7:1不等,可恒定或不恒定;④ QRS波为室上性,也可稍有变形(差异性传导)或伴有束支传导阻滞。

房颤时依赖典型的体征(三个不一致)和心电图进行诊断:① P波消失,代之以房颤波(f波),形态和间距极不规则;② f波的频率为350~600次/min;③ QRS波为室上性,也可有变形(差异性传导)或伴有束支传导阻滞;④ RR间距绝对不等。

【治疗】

1. 病因治疗。

2. 转复窦性心律　用药物和非药物的方法将房扑或房颤转为窦性心律。药物复律可用Ⅰa、Ⅰc、Ⅲ类如奎尼丁、普鲁卡因胺、普罗帕酮、胺碘酮等抗心律失常药物进行房颤的转复。药物治疗无效或发作时血流动力学改变显著可采用同步心脏直流电复律治疗,转复窦性心律后仍然应该用上述药物维持治疗。阵发性和持续性房颤可考虑行经导管射频消融术治疗,近年来射频消融治疗的例数增多,但复发仍然是需要克服的问题。一些患者还可以行外科的迷宫手术治疗。

3. 控制心室率　用药物将心室率控制在100次/min以内。可以选择洋地黄、β受体阻滞剂、钙通道阻断剂等药物,通常将心室率控制在 110 次/min 以内,器质性心脏病患者视情况考虑。

4. 抗凝治疗　为防治房颤患者栓塞的发生,应采用抗凝治疗。对基础疾病为心脏瓣膜病的患者,需使用华林令长期维持治疗。非瓣膜疾病的房颤患者按照非瓣膜性房颤卒中风险评分抗凝或抗血小板治疗。发作未超过 24 小时需复律的房颤可不抗凝,否则要在复律前抗凝治疗 3 周,复律后抗凝治疗 3~4 周。紧急复律前可以静脉使用肝素或皮下注射低分子肝素。

四、房室交界区性心律失常

（一）房室交界区性期前收缩（premature atrioventricular junctional beats）

【诊断】

心电图表现为:① 提前发生 QRS 波呈室上性;② 逆形 P 波(与窦性 P 波方向相反)可在QRS 前、在 QRS 后或不见,PR 间期<0.12 s;③ 早搏后的代偿间期多不完全。

【治疗】

无症状可不治疗,以治疗原发病为主,必要时可用 β 受体阻滞剂、钙通道阻断剂、普罗帕酮、胺碘酮等药物治疗。

（二）阵发性室上性心动过速（paroxysmal supraventricular tachycardia,PSVT）

【病因】

简称室上速,是常见的心律失常之一,患者通常无器质性心脏病。大多是由折返机制导致,最多见的为房室结内折返和房室折返,后者为预激综合征伴发的室上速。

【临床表现】

反复发作,突发突止为特征,持续时间不一,从数秒到数天不等。可有心悸、胸闷、头晕等,若发作时持续时间过长,或有基础心脏疾病的患者可有心绞痛、晕厥、心衰、血压降低、休克等。听诊心率快,心律绝对规则,第一心音增强。

【诊断】

依据典型的发作特点和以下的心电图表现进行诊断:

1. 房室结折返性心动过速　① 一连串 QRS 波群,频率 150~250 次/min,节律绝对规则;② QRS 室上性,有束支传导阻滞或差异性传导时可有变形;③ P 波逆行或不见;④ 起始多由房早诱发,早搏 P 波后的 PR 间期延长,随后发生心动过速。

2. 房室折返性心动过速　发作前心电图可以有预激综合征表现,大多数发作时经旁道逆传,此时心电图表现与房室结折返性心动过速一致。少数经旁道顺传的发作室上速时心率通常较快,多超过 200 次/min,QRS 宽大畸形,起始部有粗钝的 δ 波。

【治疗】

1. 药物治疗　急性发作时可选择快速洋地黄、钙通道阻滞剂、β 受体拮抗剂、普罗帕酮、胺碘酮或腺苷静脉推注进行转复窦性心律。注意钙通道阻滞剂和 β 受体拮抗剂不要合用。洋地黄制剂在有心功能不全的患者首选。洋地黄和钙通道阻滞剂因可加速旁道传导在房室折返性心动过速时需慎用。腺苷需注意速度,必要时可稀释后使用,有导致心脏骤停的报道。普罗帕酮和胺碘酮均可以用于房室折返性心动过速。预防发作可以用上述的口服药物,但是因需要长期服用,目前很少推荐。

2. 非药物治疗

(1) 机械刺激:可用前述的机械刺激方法终止室上速的发作,无效时可结合药物使用进行。

(2) 超速抑制:采用食道电极或心内电极放到心房附近或房内,设定超过室上速频率10～20次/min的频率有效起搏心脏,然后突然停止起搏,使得心脏恢复窦性节律。

(3) 直流电复律:当药物治疗无效、血流动力学改变显著或基础心脏疾病不能耐受时可以选用同步直流电复律,注意病态窦房结综合征或有房室传导阻滞、洋地黄中毒者慎用。

(4) 经导管射频消融:是目前最有效的治疗,通过电生理检查,明确室上速的性质,对房室结或旁道进行消融,达到根治的目的。

(三) 逸搏和逸搏心律(escape and escape rhythm)

【病因】

属于被动性的心律失常。房室交界区正常时为潜在起搏点。当窦性节律缓慢时,房室交界区发出的冲动占主导地位,是心脏的一种保护机制。

【诊断】

心电图:逸搏为长间歇后发生的室上形 QRS 可有逆形 P 波,PR 间期<0.12 s。连续发生≥3 个逸搏则为逸搏心律。

【治疗】

参见病态窦房结综合征的治疗。

五、室性心律失常

(一) 室性期前收缩(premature ventricualr beats)

室性期前收缩或称室性早搏是常见的心律失常,是指房室束以下的部位提前发出的心脏冲动。

【病因】

可以见于各种器质性心脏疾病以及心外因素如中毒、酸碱失衡、电解质紊乱、应激,一些健康人也可发生,多与失眠、疲劳、饮酒、运动有关。心室某部位的自律性增高、触发激动、折返为室性早搏的发生机制。

【临床表现】

取决于个人的敏感程度、早搏的频率、基础心脏情况等,临床症状的差异很大。从没有明显症状到心悸、胸闷、头晕等。体检心律不齐,提前的搏动后有长间歇,脉搏不规则。

【诊断】

主要依赖心电图:① 提前发生宽大畸形的 QRS 波群,T 波与主波方向相反;② 其前没有窦性 P 波;③ 其后的代偿间期多为完全性。

【治疗】

无器质性心脏病的室性早搏多属于功能性,不需要治疗,解除诱因、适当镇静即可,必要时可用β受体阻滞剂、美西律、普罗帕酮。

(二) 室性心动过速(ventricular tachycardia)

室性心动过速简称室速,是起源于房室束分支以下部位的传导系统或心室肌的连续三次以上的室性快速性心律失常。

【病因】

通常出现在器质性心脏病的患者,尤其是心肌梗死的患者。先天或后天性 QT 间期延长、严重电解质紊乱尤其低血钾、酸碱失衡、休克等状况。偶尔见于无器质性心脏病者,称为特发性室速。

【临床表现】

是否有症状以及症状的严重程度取决于基础疾病情况、室速发作时的频率、持续时间以及是否发展成室颤有关。重者可头晕、黑蒙、晕厥、心绞痛、乏力,甚至阿-斯综合征或猝死。

【诊断】

室性期前收缩连续≥3 个即为室速,发作频率多在 100～250 次/min,其间如有房室分离或窦性 P 波就更加证实室速的诊断。按照发作时的形态分为单形性与多形性;按照发作持续时间分为持续性与非持续性。

尖端扭转型室速是一种特殊类型的多形性室速,发作时 QRS 波的振幅和方向不断变化,似乎是沿着基线上下扭转,频率 200～250 次/min,多伴 QT 间期的延长,症状重。

加速性室性自主心律又称缓慢性室速,是另一种特殊类型的室性心动过速。为连续 3～10 个室性搏动,其频率 60～110 次/min,渐发渐止,反复发生,可无明显症状。

【治疗】

对严重的原发病进行治疗,如急性心肌梗死等。针对室速可静脉使用利多卡因、胺碘酮等药物,必要时可重复。当药物无效或血流动力学改变明显时可用直流电复律。尖端扭转型室速时可用硫酸镁或异丙肾上腺素,或是临床心脏起搏治疗。加速性室速时可不治疗或适当提高窦性心律。

（三）心室扑动和心室颤动(ventricular flutter and ventricular fibrillation)

【病因】

是最为严重的致命性心律失常。常见于严重器质性心脏病,尤其是急性心肌梗死、心肌炎、心肌病等,电解质紊乱、酸碱失衡、药物中毒等。

【临床表现】

患者立即出现意识丧失、抽搐、大小便失禁、呼吸停止,体检心音和大血管搏动消失、血压测不出、瞳孔扩大。

【诊断】

依赖典型的临床表现以及心电图检查。心室扑动和颤动时 QRS 波群均消失,心室扑动波为振幅、形态规则的正弦波,频率 150～250 次/min。心室颤动为振幅、形态、间距极不规则的颤动波,频率 250～500 次/min。

【治疗】

立即实施单人或双人心肺复苏(见本章第四节)。

六、心脏传导阻滞

心脏冲动在传导过程中发生的传导延缓或中断的现象称为心脏传导阻滞。按照阻滞的部位可以是窦房、房内、房室和室内传导阻滞,按照阻滞的程度可以分为三度。其中最常见的是房室传导阻滞。

（一）房室传导阻滞(atrioventricular block)

发生在窦性激动从心房传导到心室的过程中时传导时间的延长或中断。

【病因】

正常人可以发生Ⅰ度或Ⅱ度Ⅰ型房室传导阻滞,原因为迷走神经张力高,多发生在夜间。各种器质性心脏病均可发生房室传导阻滞,如急性心肌梗死、心肌炎、心肌病、风湿性心脏病等。甲状腺机能减退、药物中毒、酸碱失衡、高血钾症等也可导致房室传导阻滞。

【临床表现】

按照程度不同可以分为无症状或有心搏脱漏感、胸闷、乏力、黑蒙、心绞痛、晕厥等。听诊有心律不齐、停搏。Ⅲ度房室传导阻滞可闻及"大炮音",系心房和心室丧失电活动的顺序,发生房室同时收缩而导致。

【诊断】

心电图上表现为:

Ⅰ度房室传导阻滞　PR间期延长≥0.12 s,但每个P波后面均有QRS波群。

Ⅱ度Ⅰ型房室传导阻滞　PR间期逐渐延长,直至QRS波群脱漏,周而复始。

Ⅱ度Ⅱ型房室传导阻滞　PR间期恒定,突然发生QRS波群的脱漏,如果大多数QRS均不能下传,称为高度房室传导阻滞,若仅个别QRS波群下传,则称为几乎完全性房室传导阻滞。

Ⅲ度房室传导阻滞又称完全性房室传导阻滞　P波与QRS波无关,P波频率高于QRS频率,可以为房室交界区逸搏心律或室性逸搏心律。

【治疗】

1. 针对原发病治疗　如急性心肌梗死伴发的严重房室传导阻滞,在开通堵塞的冠状动脉后房室传导阻滞可减轻或消失;急性心肌炎或急性损伤导致的严重传导阻滞可使用大剂量肾上腺皮质激素治疗,改善传导。

2. 心脏起搏　急性Ⅱ度Ⅱ型及Ⅲ度房室传导阻滞可以使用临时起搏治疗,当病情缓解后拔出临时起搏导管。慢性房室传导阻滞本身通常药物治疗无效,注意不要使用减慢心率的药物。必要时安置心脏永久起搏器治疗。

(二)室内传导阻滞(intraventricular block)

包括束支传导阻滞和不定型的室内传导阻滞。

【诊断】

心电图上按阻滞的部位分左束支传导阻滞、右束支传导阻滞以及左前分支和左后分支传导阻滞;按照组合可为单支阻滞、双支阻滞和三支阻滞,发生三支阻滞时的心电图表现同Ⅲ度房室传导阻滞。

【治疗】

治疗原发病。单支阻滞和多数的双支阻滞不需特殊治疗,三支阻滞时需要植入心脏起搏器。

(曹蔚)

第四节　心脏骤停和心脏性猝死

心脏骤停(sudden cardiac arrest,SCA)是心脏泵血功能的突然停止。

心脏性猝死(sudden cardiac death,SCD)则是指因心脏原因导致在症状发作后 1 小时内以突发性意识丧失为特征的不可预测的死亡,既往可有或无心脏病史。

【病因】

冠心病是 SCD 最常见的病因,肥厚型心肌病是心肌病中发生 SCD 最多的类型,且多为年轻的患者。心脏瓣膜病、先天性心脏病、心力衰竭、原发性心电生理异常如先天性长 QT 间期综合征等均可导致 SCD。通常认为,心脏解剖异常和生理调节的一过性显著紊乱是发生严重心律失常导致心脏骤停的触发机制。

【临床表现】

通常患者发生心脏骤停时将依次表现为:意识丧失、大动脉搏动消失、心音消失、血压测不出。呼吸浅促断续,随后呼吸停止、瞳孔散大、皮肤苍白或青紫、大小便失禁。

【诊断】

主要依据患者上述临床表现,尤其是突然意识丧失、大血管搏动消失等。

心脏骤停的心电图表现有三种类型:最常见为室性心动过速和心室颤动,其次为缓慢性心律失常,无脉性电活动较少发生(电-机械分离)。

【治疗】

针对心脏骤停的抢救称为心肺复苏(cardiopulmonary resuscitation,CPR),心肺复苏是采取一系列有效的抢救措施,尽力避免心脏骤停患者的心、肺、脑等重要脏器发生不可逆损害,尽快帮助患者恢复自主心跳和自主呼吸,又称心肺脑复苏。

心肺复苏(CPR)的基本三要素为:人工呼吸、胸外按压、电复律。整个 CPR 可以人为分为 3 个阶段和 9 个程序,即:基础生命支持(A 开放气道、B 人工呼吸、C 人工循环);进一步生命支持(D 药物应用、E 心电监测、F 电复律、G 再评价);高级生命支持(H 低温治疗、I 重症监护)。按顺序及交叉、重复进行急救。

(一)基础生命支持 该阶段强调人工循环的尽早和高质量的进行,2010 年国际心肺复苏指南已将人工循环这个步骤调整到人工呼吸前,即:C-A-B。

1. 人工循环 即通过胸外按压来改变胸内压或直接挤压心脏产生抽吸作用,使得血液流动,维持脑和其他重要脏器的人工循环。有效的胸外按压是复苏成功的关键,强调不间断地持续有效进行。救助者双手交叉重叠,掌心向下,用左手的掌根部按压胸骨中、下段交点处,垂直按压。按压的深度≥5 cm、按压的频率≥100 次/分,如果是没有经过训练的单人可以仅仅只是不停地按压。

2. 通畅气道 心脏骤停时先去除口腔内的异物,然后用仰头-抬颌法(救助者站在患者一侧,一手按压前额另一手示指和中指将下颌骨上提使头部后仰)或托颌法(救助者站在患者头侧,双手将下颌向上托起使头后仰)来通畅气道。

3. 人工呼吸 通畅气道后立即进行 2 次口对口的人工呼吸,救助者用口罩住患者的口部,吹气时将患者的鼻子捏紧,成人心肺复苏时的胸外按压与人工呼吸的比例为 30:2。

(二)进一步生命支持 此阶段最重要和强调的是电除颤,药物治疗和不断的再评估则要穿插其中进行。

1. 直流电复律 对心脏骤停患者应立即采用非同步模式双相波 150 J 实施电复律,如有心电监护则按照心电图确定是否需要电复律。

2. 复苏药物的使用

(1)肾上腺素:是 CPR 首选药物,可以用于最初电击无效的心室颤动以及无脉性室性心动过速、心脏停搏、无脉性电活动等情况。首次静脉推注 1 mg,每 3～5 分钟可重复,可逐渐增加剂量至 5 mg。

(2) 多巴胺和多巴酚丁胺:为治疗复苏后低血压和休克的用药。

(3) 碳酸氢钠:用于纠正心脏骤停后的代谢性酸中毒,以 1 mmol/L 为起始剂量,可依据血气分析或实验室检查调整用量。

(4) 抗心律失常药物:根据心电监护上心律失常的类型用药。

(三) 持续生命支持　心脏骤停患者恢复自主循环后的进一步的处理。

需转运到有条件的 ICU 等急救单位,实施各种必要的无创和有创监护。积极采取降温措施,保护脑功能。积极的病因治疗、继续药物以及主动脉内气囊反搏、心脏起搏等措施来改善复苏后的低血压状况,维护循环功能。改善通气,维护肺循环。适当镇静、血糖管理、控制感染、防治肾衰、病因和诱因的治疗、支持营养治疗等。保证患者最终的成功复苏。

【预防】

一级预防针对心肌梗死后、心肌病、遗传性心脏病等高危人群,进行病因治疗、抗心律失常药物、心肌的血运重建、植入式心脏复律除颤器(ICD)治疗。二级预防针对发生过严重不良心脏事件的幸存者,预防再次发生致命性心律失常或心脏骤停。主要措施为:植入 ICD、抗心律失常药物、射频消融等。

(曹蘅)

第五节　冠状动脉粥样硬化性心脏病

冠状动脉粥样硬化性心脏病(coronary atherosclerotic heart disease,CHD)指冠状动脉粥样硬化使血管腔狭窄或阻塞,或(和)因冠状动脉功能性改变(痉挛)导致心肌缺血缺氧或坏死而引起的心脏病,统称冠状动脉性心脏病(coronary heart disease),简称冠心病,亦称缺血性心脏病(ischemic heart disease)。

一、心　绞　痛

(一) 稳定型心绞痛

稳定型心绞痛(stable angina pectoris)亦称稳定型劳力性心绞痛,是在冠状动脉固定性严重狭窄的基础上,由于心肌负荷的增加引起心肌急剧的、暂时的缺血与缺氧临床综合征。

【临床表现】

1. 症状　心绞痛以发作性胸痛为主要临床表现。

(1) 部位:主要在胸骨体中段或上段之后,可波及心前区,有手掌大小范围,甚至横贯前胸,界限不清楚。常放射至左肩、左臂内侧达无名指和小指,或至颈、咽或下颌部。

(2) 性质:胸痛常为压迫、发闷或紧缩性,也可有烧灼感,偶伴濒死的恐惧感觉。有些患者仅觉胸闷不适不伴有胸痛。发作时,患者往往被迫停止正在进行的活动,直至症状缓解。

(3) 诱因:发作常由体力劳动或情绪激动(如愤怒、焦急、过度兴奋等)所诱发,饱食、寒冷、吸烟、心动过速、休克等亦可诱发。疼痛多发生于劳力或激动的当时,典型心绞痛常在相似的条件下重复发生。

（4）持续时间:疼痛出现后常逐步加重,然后在 3～5 分钟内渐消失,可数天或数星期发作一次,亦可一日内多次发作。

（5）缓解方式:一般在停止原来诱发症状的活动后即可缓解;舌下含用硝酸甘油也能在几分钟内使之缓解。

2. 体征　一般无异常体征。心绞痛发作时可见心率增快、血压升高、表情焦虑、皮肤冷或出汗,有时出现第四或第三心音奔马律。可有暂时性心尖部收缩期杂音,是乳头肌缺血以致功能失调引起二尖瓣关闭不全所致。

【诊断】

根据典型心绞痛的发作特点、体征和缓解方式,结合年龄和存在冠心病危险因素,一般即可建立诊断。发作时心电图可见以 R 波为主的导联中,ST 段压低,T 波平坦或倒置,发作过后数分钟内逐渐恢复。心电图无改变的患者可考虑作心电图负荷试验。发作不典型者,诊断要依靠观察硝酸甘油的疗效和发作时心电图的改变,或作 24 小时的动态心电图连续监测。诊断有困难者可行放射性核素心肌显像、MDCT 或心脏 MRI、冠脉 CTA,如确有必要可考虑行选择性冠状动脉造影。

【治疗】

1. 发作时的治疗

（1）休息:发作时立刻休息,一般患者在停止活动后症状即可消除。

（2）药物:发作时可使用短效的硝酸酯制剂。这类药物除扩张冠状动脉,降低阻力,增加冠状循环的血流量外,还通过对周围血管的扩张作用,减少静脉回流,减低心脏前后负荷和心肌的需氧,从而缓解心绞痛。

① 硝酸甘油:可用 0.3～0.6 mg,舌下含化,迅速为唾液所溶解而吸收,1～2 分钟即开始起作用,约半小时后作用消失。大多在 3 分钟内见效。延迟见效或完全无效时提示患者并非患冠心病或为严重的冠心病。

② 硝酸异山梨酯:可用 5～10 mg,舌下含化,2～5 分钟见效,作用维持 2～3 小时。还有供喷雾吸入用的制剂。

在应用上述药物的同时,可考虑用镇静药。

2. 缓解期的治疗　宜尽量避免各种确知足以诱致发作的因素。调节饮食,减轻精神负担。

（1）药物治疗

1）β 受体阻滞剂:阻断拟交感胺类对心率和心收缩力受体的刺激作用,减慢心率、降低血压,减低心肌收缩力和氧耗量,从而减少心绞痛的发作。美托洛尔 25～100 mg,2 次/日,缓释片 95～190 mg,1 次/日;比索洛尔 2.5～5 mg,1 次/日;兼有 α 受体阻滞作用的卡维地洛 5～10 mg,2 次/日。使用注意:① 本药与硝酸酯类合用有协同作用,因而用量应偏小,以免引起直立性低血压等副作用;② 停用本药时应逐步减量,如突然停用有诱发心肌梗死的可能;③ 低血压、支气管哮喘以及心动过缓、二度或以上房室传导阻滞者不宜应用。

2）硝酸酯制剂:可根据病情和需要选用不同类型。硝酸异山梨酯:硝酸异山梨酯片剂 3 次/日,每次 5～20 mg,服后半小时起作用,持续 3～5 小时;缓释制剂药效可维持 12 小时,可用 20 mg,2 次/日。5-单硝酸异山梨酯:无肝脏首过效应,生物利用度几乎 100%;2 次/日,每次 20～40 mg。长效硝酸甘油制剂:口服后半小时起作用,持续可达 8～12 小时,可每 8 小时服 1 次,每次 2.5 mg。用 2%硝酸甘油油膏或橡皮膏贴片(含 5～10 mg)涂或贴在胸前或上臂皮肤而缓慢吸收,适于预防夜间心绞痛发作。

3) 钙通道阻滞剂:可抑制心肌收缩,减少心肌氧耗;扩张冠状动脉,解除冠状动脉痉挛,改善心内膜下心肌的供血;扩张周围血管,降低动脉压,减轻心脏负荷;还能改善心肌的微循环。更适用于同时有高血压的患者。① 维拉帕米 40～80 mg,3 次/日或缓释剂 240 mg/日,副作用有头晕、恶心、呕吐、便秘、心动过缓、PR 间期延长、血压下降等。② 硝苯地平 20～40 mg,2 次/日,副作用有头痛、头晕、乏力、血压下降、心率增快、水肿等,控释剂(拜新同)30 mg,每日 1 次;同类制剂有尼索地平 10～40 mg,1 次/日;氨氯地平 5～10 mg,1 次/日等。③ 地尔硫卓(硫氮卓酮)30～60 mg,3 次/日,其缓释制剂 90 mg,1 次/日,副作用有头痛、头晕、失眠等。

4) 曲美他嗪:通过抑制脂肪酸氧化和增加葡萄糖代谢,改善心肌氧的供需平衡而治疗心肌缺血,20 mg,3 次/日,饭后服。

5) 中医中药治疗:目前以"活血化瘀""芳香温通"和"祛痰通络"法最为常用。此外,针刺或穴位按摩治疗也可能有一定疗效。

(2) 外科手术治疗 主要是在体外循环下施行主动脉-冠状动脉旁路移植手术,主要适应于:① 左冠状动脉主干病变狭窄＞50%;② 左前降支和回旋支近端狭窄≥70%;③ 冠状动脉 3 支病变伴左心室射血分数＜50%;④ 稳定型心绞痛对内科药物治疗反应不佳,影响工作和生活;⑤ 有严重室性心律失常伴左主干或 3 支病变;⑥ 介入治疗失败仍有心绞痛或血流动力异常。

(二) 不稳定型心绞痛

恶化型心绞痛、卧位型心绞痛、静息心绞痛、梗死后心绞痛、混合性心绞痛等已趋向于统称之为不稳定型心绞痛(unstable angina,UA)。

【临床表现】

胸痛的部位、性质与稳定型心绞痛相似,但具有以下特点之一:① 原为稳定型心绞痛,在 1 个月内疼痛发作的频率增加,程度加重、时限延长、诱发因素变化,硝酸类药物缓解作用减弱;② 1 个月之内新发生的心绞痛,并因较轻的负荷所诱发;③ 休息状态下发作心绞痛或较轻微活动即可诱发,发作时表现有 ST 段抬高的变异型心绞痛也属此列。

此外,由于贫血、感染、甲亢、心律失常等原因诱发的心绞痛称之为继发性不稳定型心绞痛。

UA 与 NSTEMI 同属非 ST 段抬高性急性冠脉综合征(ACS),两者的区别主要是根据血中心肌坏死标记物的测定,因此对非 ST 段抬高性 ACS 必须检测心肌坏死标记物并确定未超过正常范围时方能诊断 UA。

【治疗】

1. 一般处理 卧床休息 1～3 天,床边 24 小时心电监测。有呼吸困难、发绀者应给氧吸入,维持血氧饱和度达到 90%以上,烦躁不安、剧烈疼痛者可给以吗啡 5～10 mg,皮下注射。如有必要应重复检测心肌坏死标记物。无论血脂是否增高均应及早使用他汀类药物。

2. 缓解疼痛 本型心绞痛单次含化或喷雾吸入硝酸酯类制剂往往不能缓解症状,一般建议每隔 5 分钟一次,共用 3 次,后再用硝酸甘油或硝酸异山梨酯持续静脉滴注或微泵输注,以 10 μg/min 开始,每 3~5 分钟增加 10 μg/min,直至症状缓解或出现血压下降。

硝酸酯类制剂静脉滴注疗效不佳,而无低血压等禁忌证者,应及早开始用 β 受体阻滞剂,口服 β 受体阻滞剂的剂量应个体化。少数情况下,如伴血压明显升高,心率增快者可静脉滴注艾司洛尔 250 μg/(kg·min),停药后 20 分钟内作用消失。也可用非二氢吡啶类钙拮抗剂,如硫氮卓酮 1~5 μg/(kg·min)持续静脉滴注,常可控制发作。

治疗变异型心绞痛以钙通道阻滞剂的疗效最好。本类药也可与硝酸酯类同服,停用这些药时宜先逐渐减量,以免诱发冠状动脉痉挛。

3. 抗栓治疗 阿司匹林、氯吡格雷和肝素(包括低分子量肝素)是 UA 中的重要治疗措施,其目的在于防止血栓形成,阻止病情向心肌梗死方向发展。溶栓药物有增加患者死亡的危险,不推荐应用。

4. 其他 对于个别病情极严重者,保守治疗效果不佳,心绞痛发作时 ST 段压低 >1 mm,持续时间 >20 min,或血肌钙蛋白升高者,在有条件的医院可行急诊冠脉造影,考虑 PCI 治疗。UA 经治疗病情稳定,出院后应继续强调抗凝和调脂治疗,特别是他汀类药物的应用以促使斑块稳定。缓解期的进一步检查及长期治疗方案与稳定型劳力性心绞痛相同。

二、心 肌 梗 死

心肌梗死(myocardial infarction,MI)是心肌缺血性坏死。为在冠状动脉病变的基础上,发生冠状动脉血供急剧减少或中断,使相应的心肌严重而持久地急性缺血导致心肌坏死。急性心肌梗死(AMI)临床表现有持久的胸骨后剧烈疼痛、发热、白细胞计数和血清心肌坏死标记物增高以及心电图进行性改变;可发生心律失常、休克或心力衰竭,属急性冠脉综合征(ACS)的严重类型。

【临床表现】

与梗死的大小、部位、侧支循环情况密切有关。

1. 先兆 多数患者在发病前数日有乏力,胸部不适,活动时心悸、气急、烦躁、心绞痛等前驱症状,其中以新发生心绞痛(初发型心绞痛)或原有心绞痛加重(恶化型心绞痛)为最突出。心绞痛发作较以往频繁、程度较剧、持续较久、硝酸甘油疗效差、诱发因素不明显。同时心电图示 ST 段一时性明显抬高(变异型心绞痛)或压低,T 波倒置或增高("假性正常化")即前述不稳定型心绞痛情况,如及时住院处理,可使部分患者避免发生 MI。

2. 症状

(1)疼痛 是最先出现的症状,多发生于清晨,疼痛部位和性质与心绞痛相同,但诱因多不明显,且常发生于安静时,程度较重,持续时间较长,可达数小时或更长,休息和含用硝酸甘油片多不能缓解。患者常烦躁不安、出汗、恐惧、胸闷或有濒死感。少数患者无疼痛,一开始即表现为休克或急性心力衰竭。部分患者疼痛位于上腹部,被误认为胃穿孔、急性胰腺炎等急腹症;部分患者疼痛放射至下颌、颈部、背部上方。

(2)全身症状 有发热、心动过速、白细胞增高和红细胞沉降率增快等,由坏死物质被吸收所引起。一般在疼痛发生后 24~48 小时出现,程度与梗死范围常呈正相关,体温一般在 38 ℃左右,很少达到 39 ℃,持续约一周。

（3）**胃肠道症状**　疼痛剧烈时常伴有频繁的恶心、呕吐和上腹胀痛，与迷走神经受坏死心肌刺激和心排血量降低组织灌注不足等有关。肠胀气亦不少见。重症者可发生呃逆。

（4）**心律失常**　见于 75%～95% 的患者，多发生在起病 1～2 天，而以 24 小时内最多见，可伴乏力、头晕、晕厥等症状。各种心律失常中以室性心律失常最多，尤其是室性期前收缩，如室性期前收缩频发（每分钟 5 次以上），成对出现或呈短阵室性心动过速，多源性或落在前一心搏的易损期时（R 在 T 波上），常为心室颤动的先兆。室颤是 AMI 早期，特别是入院前主要的死因。房室传导阻滞和束支传导阻滞也较多见，室上性心律失常则较少，多发生在心力衰竭者中。前壁 MI 如发生房室传导阻滞表明梗死范围广泛，情况严重。

（5）**低血压和休克**　疼痛期中血压下降常见，未必是休克。如疼痛缓解而收缩压仍低于 80　mmHg，有烦躁不安、面色苍白、皮肤湿冷、脉细而快、大汗淋漓、尿量减少（<20 ml/h）、神志迟钝，甚至晕厥者，则为休克表现。休克多在起病后数小时至数日内发生，见于约 20% 的患者，主要是心源性，为心肌广泛坏死，心排血量急剧下降所致，神经反射引起的周围血管扩张属次要，有些患者尚有血容量不足的因素参与。

（6）**心力衰竭**　主要是急性左心衰竭，可在起病最初几天内发生，或在疼痛、休克好转阶段出现，为梗死后心脏舒缩力显著减弱或不协调所致，发生率为 32%～48%。出现呼吸困难、咳嗽、发绀、烦躁等症状，严重者可发生肺水肿，随后可有颈静脉怒张、肝大、水肿等右心衰竭表现。右心室 MI 者可一开始即出现右心衰竭表现，伴血压下降。

3. **体征**

（1）**心脏体征**　心脏浊音界可正常也可轻度至中度增大；心率多增快，少数也可减慢；心尖区第一心音减弱；可出现第四心音（心房性）奔马律，少数有第三心音（心室性）奔马律；10%～20% 患者在起病第 2～3 天出现心包摩擦音，为反应性纤维性心包炎所致；心尖区可出现粗糙的收缩期杂音或伴收缩中晚期喀喇音，为二尖瓣乳头肌功能失调或断裂所致；可有各种心律失常。

（2）**血压**　除极早期血压可增高外，几乎所有患者都有血压降低。起病前有高血压者，血压可降至正常，且可能不再恢复到起病前的水平。

（3）**其他**　可有与心律失常、休克或心力衰竭相关的其他体征。

【诊断】

根据典型的临床表现，特征性的心电图改变以及实验室检查发现，诊断本病并不困难。对老年患者，突然发生严重心律失常、休克、心力衰竭而原因未明，或突然发生较重而持久的胸闷或胸痛者，都应考虑本病的可能。进行心电图、血清心肌酶测定和肌钙蛋白测定等的动态观察以确定诊断。对非 ST 段抬高性 MI，血清肌钙蛋白测定的诊断价值更大。

【并发症】

1. **乳头肌功能失调或断裂**　总发生率可高达 50%。二尖瓣乳头肌因缺血、坏死等使收缩功能发生障碍，造成不同程度的二尖瓣脱垂并关闭不全，心尖区出现收缩中晚期喀喇音和吹风样收缩期杂音，可引起心力衰竭。轻症可以恢复，杂音可消失。乳头肌整体断裂极少见，多发生在二尖瓣后乳头肌，见于下壁 MI，心力衰竭明显，可迅速发生肺水肿在数日内死亡。

2. **心脏破裂**　少见，常在起病 1 周内出现，多为心室游离壁破裂，造成心包积血引起急性心脏压塞而猝死。偶为心室间隔破裂造成穿孔，在胸骨左缘第 3～4 肋间出现响亮的收缩期杂音,常伴有震颤,可引起心力衰竭和休克而在数日内死亡。心脏破裂也可为亚急性,患者能存活数月。

3. 栓塞　发生率1%～6%,见于起病后1～2周,可为左心室附壁血栓脱落所致,引起脑、肾、脾或四肢等动脉栓塞。也可因下肢静脉血栓形成部分脱落所致,则产生肺动脉栓塞。

4. 心室壁瘤　或称室壁瘤,主要见于左心室,发生率5%～20%。体检心界左侧扩大,心脏搏动范围较广,可有收缩期杂音。瘤内发生附壁血栓时,心音减弱。心电图ST段持续抬高。X线透视、摄影、超声心动图、放射性核素心脏血池显像以及左心室造影可见局部心缘突出,搏动减弱或有反常搏动。

5. 心肌梗死后综合征　发生率约10%。于MI后数周至数月内出现,可反复发生,表现为心包炎、胸膜炎或肺炎,有发热、胸痛等症状,可能为机体对坏死物质的过敏反应。

【治疗】

对ST段抬高的AMI,强调及早发现,及早住院,并加强住院前的就地处理。治疗原则是尽快恢复心肌的血液灌注(到达医院后30分钟内开始溶栓或90分钟内开始介入治疗)以挽救濒死的心肌,防止梗死扩大或缩小心肌缺血范围,保护和维持心脏功能,及时处理严重心律失常、泵衰竭和各种并发症,防止猝死,使患者不但能渡过急性期,且康复后还能保持尽可能多的有功能的心肌。

1. 监护和一般治疗

(1) 休息:急性期卧床休息,保持环境安静。减少探视,防止不良刺激,解除焦虑。

(2) 监测:在冠心病监护室进行心电图、血压和呼吸的监测,除颤仪应随时处于备用状态。对于严重泵衰者还应监测肺毛细血管压和静脉压。密切观察心律、心率、血压和心功能的变化。

(3) 吸氧:对有呼吸困难和血氧饱和度降低者,最初几日间断或持续通过鼻管面罩吸氧。

(4) 护理:急性期12小时卧床休息,若无并发症,24小时内应鼓励患者在床上行肢体活动,以后依据病情逐步增加活动量。

(5) 建立静脉通道保持给药途径畅通。

(6) 阿司匹林:无禁忌证者即服水溶性阿司匹林或嚼服肠溶阿司匹林300 mg,然后每日1次100 mg长期服用。

2. 解除疼痛　选用下列药物尽快解除疼痛:① 吗啡5～10 mg皮下注射,必要时1～2小时后再注射一次,以后每4～6小时可重复应用,注意防止对呼吸功能的抑制和血压降低。② 痛较轻者可用可待因或罂粟碱0.03～0.06 g肌内注射或口服。③ 硝酸甘油0.3 mg或硝酸异山梨酯5～10 mg舌下含用或静脉滴注。

3. 再灌注心肌　起病3～6小时,最多在12小时内,使闭塞的冠状动脉再通,心肌得到再灌注,濒临坏死的心肌可能得以存活或使坏死范围缩小,减轻梗死后心肌重塑,预后改善,是一种积极的治疗措施。

(1) 介入治疗(percutaneous coronary intervention,PCI)

1) 直接PCI　适应证为:① ST段抬高和新出现左束支传导阻滞(影响ST段的分析)的MI;② ST段抬高性MI并发心源性休克;③ 适合再灌注治疗而有溶栓治疗禁忌证者;④ 非ST段抬高性MI,但梗死相关动脉严重狭窄,血流≤TIMI Ⅱ级。应注意:① 发病12小时以上不宜施行 PCI；② 不宜对非梗死相关的动脉施行 PCI；③ 要由有经验者施术，以避免延误时机。有心源性休克者宜先行主动脉内球囊反搏术，待血压稳定后再施术。

2）补救性 PCI　溶栓治疗后仍有明显胸痛，抬高的 ST 段无明显降低者，应尽快进行冠状动脉造影，如显示 TIMI0～Ⅱ级血流，说明相关动脉未再通，宜立即施行补救性 PCI。

（2）溶栓疗法　无条件施行介入治疗或因患者就诊延误、转送患者到可施行介入治疗的单位将会错过再灌注时机，如无禁忌证应立即（接诊患者后 30 分钟内）行溶栓治疗。

1）适应证　① 两个或两个以上相邻导联 ST 段抬高（胸导联≥0.2 mV，肢导联≥0.1 mV），或病史提示 AMI 伴左束支传导阻滞，起病时间<12 小时，患者年龄<75 岁。② ST 段显著抬高的 MI 患者年龄>75 岁，经慎重权衡利弊仍可考虑。③ ST 段抬高性 MI，发病时间已达 12～24 小时，但如仍有进行性缺血性胸痛，广泛 ST 段抬高者也可考虑。

2）禁忌证　① 既往发生过出血性脑卒中，1 年内发生过缺血性脑卒中或脑血管事件；② 颅内肿瘤；③ 近期（2～4 周）有活动性内脏出血；④ 未排除主动脉夹层；⑤ 入院时严重且未控制的高血压（>180/110 mmHg）或慢性严重高血压病史；⑥ 目前正在使用治疗剂量的抗凝药或已知有出血倾向；⑦ 近期（2～4 周）创伤史，包括头部外伤、创伤性心肺复苏或较长时间（>10 min）的心肺复苏；⑧ 近期（<3 周）外科大手术；⑨近期（<2 周）曾有在不能压迫部位的大血管行穿刺术。

3）溶栓药物的应用　以纤维蛋白溶酶原激活剂激活血栓中纤维蛋白溶酶原，使转变为纤维蛋白溶酶而溶解冠状动脉内的血栓。国内常用：① 尿激酶 30 分钟内静脉滴注 150 万～200 万 U；② 链激酶或重组链激酶以 150 万 U 静脉滴注，在 60 分钟内滴完；③ 重组组织型纤维蛋白溶酶原激活剂（rt‐PA）100 mg 在 90 分钟内静脉给予：先静脉注入 15 mg，继而 30 分钟内静脉滴注 50 mg，其后 60 分钟内再滴注 35 mg。用 rt‐PA 前先用肝素 5000 U 静脉注射，用药后继续以肝素每小时 700～1000 U 持续静脉滴注共 48 小时，以后改为皮下注射 7500 U 每 12 小时一次，连用 3～5 天（也可用低分子量肝素）。

溶栓是否成功根据冠状动脉造影直接判断，或根据：① 心电图抬高的 ST 段于 2 小时内回降>50%；② 胸痛 2 小时内基本消失；③ 2 小时内出现再灌注性心律失常；④ 血清 CK‐MB 酶峰值提前出现（14 小时内）等间接判断血栓是否溶解。

3. 紧急主动脉‐冠状动脉旁路移植术介入治疗失败或溶栓治疗无效有手术指征者，宜争取 6～8 小时内施行主动脉‐冠状动脉旁路移植术。

4. 消除心律失常　心律失常必须及时消除，以免演变为严重心律失常甚至猝死。

（1）发生心室颤动或持续多形性室性心动过速时，尽快采用非同步直流电除颤或同步直流电复律。单形性室性心动过速药物疗效不满意时也应及早用同步直流电复律。

（2）一旦发现室性期前收缩或室性心动过速，立即用利多卡因 50～100 mg 静脉注射，每 5～10 min 重复 1 次，至期前收缩消失或总量已达 300 mg，继以 1～3 mg/min 的速度静脉滴注维持（100 mg 加入 5% 葡萄糖液 100 ml，滴注 1～3 ml/min）。如室性心律失常，反复可用胺碘酮治疗。

（3）对缓慢性心律失常可用阿托品 0.5～1 mg 肌内或静脉注射。

（4）房室传导阻滞发展到第二度或第三度，伴有血流动力学障碍者宜用人工心脏起搏器作临时的经静脉心内膜右心室起搏治疗，待传导阻滞消失后撤除。

（5）室上性快速心律失常选用维拉帕米、地尔硫卓、美托洛尔、洋地黄制剂或胺碘酮等药物治疗不能控制时,可考虑用同步直流电复律治疗。

5. 控制休克 根据休克纯属心源性,抑或尚有周围血管舒缩障碍或血容量不足等因素存在,而分别处理。

(1) 补充血容量 估计有血容量不足,或中心静脉压和肺动脉楔压低者,用右旋糖酐 40 或 5%～10% 葡萄糖液静脉滴注,输液后如中心静脉压上升>18 cmH$_2$O,肺小动脉楔压>15～18 mmHg,则应停止。右心室梗死时,中心静脉压的升高则未必是补充血容量的禁忌。

(2) 应用升压药 补充血容量后血压仍不升,而肺小动脉楔压和心排血量正常时,提示周围血管张力不足,可用多巴胺[起始剂量 3～5 μg/(kg·min)],或去甲肾上腺素 2～8 μg/min,亦可选用多巴酚丁胺[起始剂量 3～10 μg/(kg·min)]静脉滴注。

(3) 应用血管扩张剂 经上述处理血压仍不升,而肺动脉楔压(PCWP)增高,心排血量低或周围血管显著收缩以致四肢厥冷并有发绀时,硝普钠 15 μg/min 开始静脉滴注,每 5 分钟逐渐增量至 PCWP 降至 15～18 mmHg;硝酸甘油 10～20 μg/min 开始静脉滴注,每 5～10 min 增加 5～10 μg/min 直至左室充盈压下降。

(4) 其他 治疗休克的其他措施包括纠正酸中毒、避免脑缺血、保护肾功能,必要时应用洋地黄制剂等。为了降低心源性休克的病死率,有条件的医院考虑用主动脉内球囊反搏术进行辅助循环,然后作选择性冠状动脉造影,随即施行介入治疗或主动脉-冠状动脉旁路移植手术,可挽救一些患者的生命。

6. 治疗心力衰竭 主要是治疗急性左心衰竭,以应用吗啡和利尿剂为主,亦可选用血管扩张剂减轻左心室的负荷。洋地黄制剂可能引起室性心律失常,应慎用。由于最早期出现的心力衰竭主要是坏死心肌间质充血、水肿引起顺应性下降所致,而左心室舒张末期容量尚不增大,因此在梗死发生后 24 小时内宜尽量避免使用洋地黄制剂。有右心室梗死的患者应慎用利尿剂。

7. 其他治疗 下列疗法可能有助于挽救濒死心肌,防止梗死扩大,缩小缺血范围,加快愈合的作用,有些尚未完全成熟或疗效尚有争论,可根据患者具体情况考虑选用。

(1) β受体阻滞剂和钙通道阻滞剂 在起病的早期,如无禁忌证可尽早使用美托洛尔、阿替洛尔或卡维地洛等 β受体阻滞剂,尤其是前壁 MI 伴有交感神经功能亢进者,可能防止梗死范围的扩大,改善急、慢性期的预后,但应注意其对心脏收缩功能的抑制。钙通道阻滞剂中的地尔硫卓可能有类似效果,如有 β受体阻滞剂禁忌者可考虑应用。

(2) 血管紧张素转换酶抑制剂和血管紧张素受体阻滞剂 在起病早期应用,从低剂量开始,有助于改善恢复期心肌的重塑,降低心力衰竭的发生率,从而降低病死率。如不能耐受血管紧张素转换酶抑制剂者可选用血管紧张素 II 受体阻滞剂氯沙坦或缬沙坦等。

(3) 抗凝疗法 目前多用在溶解血栓疗法之后,单独应用者少。梗死范围较广、复发性梗死或有梗死先兆者可考虑应用。有出血、出血倾向或出血既往史、严重肝肾功能不全、活动性消化性溃疡、血压过高、新近手术而创口未愈者禁用。先用肝素或低分子量肝素。维持凝血时间在正常的两倍左右,继而口服氯吡格雷或阿司匹林。

8. 并发症的处理 并发栓塞时,用溶解血栓和(或)抗凝疗法。心室壁瘤如影响心功能或引起严重心律失常,宜手术切除或同时作主动脉-冠状动脉旁路移植手术。心脏破裂和乳头肌功能严重失调都可考虑手术治疗,但手术死亡率高。心肌梗死后综合征可用糖皮质激素或阿司匹林、吲哚美辛等治疗。

9. 右心室心肌梗死的处理 治疗措施与左心室梗死略有不同。右心室心肌梗死引起右心衰竭伴低血压,而无左心衰竭的表现时,宜扩张血容量。在血流动力学监测下静脉滴注输液,直到低血压得到纠治或肺毛细血管压达 15~18 mmHg。如输液 1~2 L 低血压未能纠正可用正性肌力药以多巴酚丁胺为优。不宜用利尿药。伴有房室传导阻滞者可予以临时起搏。

10. 非 ST 段抬高性心肌梗死的处理 无 ST 抬高的 MI 其住院期病死率较低,但再梗死率、心绞痛再发生率和远期病死率则较高。治疗措施与 ST 抬高性 MI 有所区别。

非 ST 段抬高性 MI 也多是非 Q 波性,此类患者不宜溶栓治疗。其中低危险组(无并发症、血流动力稳定、不伴反复胸痛者)以阿司匹林和肝素尤其是低分子量肝素治疗为主;中危险组(伴持续或反复胸痛,心电图无变化或 ST 段压低 1 mm 上下者)和高危险组(并发心源性休克、肺水肿或持续低血压)则以介入治疗为首选。其余治疗原则同上。

三、无症状性心肌缺血

无症状性心肌缺血(silent myocardial ischemia)是无临床症状,但客观检查有心肌缺血表现的冠心病,亦称隐匿型冠心病。患者有冠状动脉粥样硬化,但病变较轻或有较好的侧支循环,或患者痛阈较高因而无疼痛症状。其心肌缺血的心电图表现可见于静息时、在增加心脏负荷时或仅在 24 小时的动态观察中间断出现(无痛性心肌缺血)。

【临床表现】

患者多属中年以上,无心肌缺血的症状,在体格检查时发现心电图(静息、动态或负荷试验)有 ST 段压低、T 波倒置等,或放射性核素心肌显像(静息或负荷试验)示心肌缺血表现。

此类患者与其他类型的冠心病患者之不同,在于并无临床症状,但已有心肌缺血的客观表现,即心电图或放射性核素心肌显像示心脏已受到冠状动脉供血不足的影响。可以认为是早期的冠心病(但不一定是早期的冠状动脉粥样硬化),它可能突然转为心绞痛或 MI,亦可能逐渐演变为缺血性心肌病,发生心力衰竭或心律失常,个别患者亦可能猝死。

【诊断】

诊断主要根据静息、动态或负荷试验的心电图检查,和(或)放射性核素心肌显像,发现患者有心肌缺血的改变,而无其他原因,又伴有动脉粥样硬化的危险因素。进行选择性冠状动脉造影检查可确立诊断。

【防治】

采用防治动脉粥样硬化的各种措施,以防止粥样斑块病变及其不稳定性加重,争取粥样斑块消退和促进冠状动脉侧支循环的建立。静息时心电图或放射性核素心肌显像示已有明显心肌缺血改变者,宜适当减轻工作,或选用硝酸酯制剂、β 受体阻滞剂、钙通道阻滞剂治疗。

(柯永胜)

第六节　高　血　压

一、原发性高血压

原发性高血压(primary hypertension)是以血压升高为主要临床表现伴或不伴有多种心血管危险因素的综合征。

【病因】

目前认为原发性高血压是一种某些先天性遗传基因与许多致病性增压因素和生理性减压因素相互作用而引起的多因素疾病,这些因素主要包括:

(一)遗传因素　原发性高血压是一种多基因遗传性疾病。高血压患者的孪生子女高血压的患病率明显提高,尤其是单卵双生者;父母均患高血压者,其子女患高血压概率高达45%;双亲血压均正常者,其子女患高血压的概率仅为3%。

(二)高钠、低钾膳食　人群中,钠盐摄入量与血压水平和高血压患病率呈正相关,而钾盐摄入量与血压水平呈负相关。

(三)超重和肥胖　人群中体重指数(BMI)与血压水平呈正相关,BMI 每增加 3 kg/m²,4 年内发生高血压的风险,男性增加 50%,女性增加 57%。腹围男性≥90 cm 或女性≥85 cm,发生高血压的风险是腹围正常者的 4 倍以上。

(四)饮酒　过量饮酒也是高血压发病的危险因素,人群高血压患病率随饮酒量增加而升高。

(五)精神紧张　长期精神过度紧张也是高血压发病的危险因素,长期从事高度精神紧张工作的人群高血压患病率增加。

【临床表现】

(一)症状　一般常见症状有头晕、头痛、疲劳、心悸等,呈轻度持续性,多数症状可自行缓解。症状与血压水平有一定的关联。

(二)体征　血压随季节、昼夜、情绪等因素有较大波动。冬季血压较高,夏季较低;夜间血压较低,清晨起床后血压迅速升高。患者在家中的自测血压值往往低于诊所血压值。高血压一般无特异性体征。

【实验室检查】

(一)常规项目　包括尿常规、血糖、血胆固醇、血甘油三酯、肾功能、血尿酸和心电图。这些检查有助于发现相关的危险因素和靶器官损害。部分患者根据需要和条件可以进一步检查眼底、超声心动图、血电解质、低密度脂蛋白胆固醇与高密度脂蛋白胆固醇。

(二)特殊检查　如 24 小时动态血压监测(ABPM)、踝/臂血压比值等。24 小时动态血压监测有助于判断血压升高严重程度,了解血压昼夜节律,指导降压治疗以及评价降压药物疗效。

【诊断】

高血压诊断主要根据诊所测量的血压值,采用经核准的水银柱或电子血压计,测量安静休息坐位时上臂肱动脉部位血压(表 10－6－1)。一般需非同日测量三次血压值收缩压≥

140 mmHg 和（或）舒张压≥90 mmHg 可诊断高血压。

原发性高血压患者需作有关实验室检查，评估靶器官损害和相关危险因素（表 10-6-2、表 10-6-3）。

表 10-6-1　血压水平的定义和分类

类别	收缩压（mmHg）	舒张压（mmHg）
正常血压	＜120	＜80
正常高值	120～139	80～89
高血压	≥140	≥90
1 级高血压（轻度）	140～159	90～99
2 级高血压（中度）	160～179	100～109
3 级高血压（重度）	≥180	≥110
单纯收缩期高血压	≥140	＜90

注：若患者的收缩压与舒张压分属不同的级别时，则以较高的分级为准。单纯收缩期高血压也可按照收缩压水平分为 1、2、3 级。

表 10-6-2　影响高血压患者心血管预后的因素

心血管病的危险因素	靶器官的损害（TOD）	并存的临床情况（ACC）
收缩压和舒张压水平（1～3 级）	左心室肥厚 心电图（SV1+RV5）＞38 mm 超声心动图：LVMI 男性≥125 g/m²，女性≥120 g/m²	脑血管病： 脑出血　缺血性卒中　短暂性脑缺血发作
年龄：男性＞55 岁　女性＞65 岁	颈动脉超声 IMT ≥0.9 mm 或动脉粥样硬化性斑块 股动脉 PWV≥12 m/s，ABI＜0.9	心脏疾病： 心肌梗死　心绞痛；冠状动脉血运重建；慢性心力衰竭
吸烟	eGFR＜60 ml/(min·1.73m²) 或血肌酐轻度升高：男性 115～133 μmol/L，女性 107～124 μmol/L 尿微量白蛋白 30～300 mg/24 h 或白蛋白/肌酐比＞30 mg/g	肾脏疾病： 糖尿病肾病　肾功能受损 男性：肌酐≥133 μmol/L，女性：肌酐≥124 μmol/L 尿蛋白≥300 mg/24 h 周围血管病
糖耐量受损和（或）空腹血糖异常 血脂异常： TC≥5.7 mmol/L，LDL-C＞3.3 mmol/L， HDL-C＜1.0 mmol/L 早发心血管病家族史（一级亲属发病年龄男性＜55 岁，女性＜65 岁， 腹型肥胖（腹围男性≥90 cm，女性≥85 cm 或 BMI≥28 kg/m²） 血同型半胱氨酸升高（≥10 μmol/L）		视网膜病变： 出血或渗出，视盘水肿 糖尿病

注　TC：总胆固醇；LDC-C：低密度脂蛋白胆固醇；HDL-C：高密度脂蛋白胆固醇；LVMI：左室质量指数；IMT：颈动脉内膜中层厚度；BMI：体重指数；ABI：踝臂指数；PWV：脉搏波传导速度；eGFR：估测的肾小球滤过率。

表 10 - 6 - 3　高血压危险分层

| 其他危险因素 | 血压（mmHg） | | |
和病史	1 级高血压	2 级高血压	3 级高血压
无其他危险因素	低危	中危	高危
1～2 个危险因素	中危	中危	很高危
≥3 个危险因素或靶器官损害	高危	高危	很高危
并存的临床情况或合并糖尿病	很高危	很高危	很高危

危险分层的意义在于，预测患者 10 年中发生心血管事件的危险性：低危患者＜15%；中危患者 15%～20%；高危患者 20%～30%；很高危患者＞30%。

【治疗】

降压治疗目的是减少高血压患者心、脑、肾等靶器官的损害。要求在治疗高血压的同时，干预患者所有可逆性危险因素，处理并存的临床情况。对于一般高血压患者降压目标应是 140/90 mmHg 以下，而对于合并糖尿病的患者，血压应降至 130/80 mmHg 以下。治疗原则以最小的剂量达到治疗目标。

（一）高血压的非药物治疗　高血压的非药物治疗又称治疗性生活方式干预，主要包括以下措施。

1. 减轻体重：BMI 保持 20～24 kg/m^2。
2. 低盐饮食：每日控制在 6 g 以下。
3. 减少膳食脂肪：总脂肪＜总热量的 30%，饱和脂肪＜10%。
4. 适当体力活动：一般每周运动 3～5 次，每次持续 20～60 分钟。

（二）高血压的药物治疗　根据患者的病情选择利尿剂、β 受体阻滞剂、钙拮抗剂、血管紧张素转换酶抑制剂（ACEI）或血管紧张素 Ⅱ 受体（AT$_1$）拮抗剂（ARB）的一种或一种以上。这五大类药物都适合于高血压的初始和维持治疗。主要的降压药物的选择见表 10 - 6 - 4。

表 10 - 6 - 4　主要降压药物选用的临床参考

| 类别 | 适应证 | 禁忌证 | |
		绝对	相对
利尿药（噻嗪类）	充血性心力衰竭，老年单纯收缩期高血压	痛风	妊娠
β 受体阻滞剂	心绞痛，心梗后，快速心律失常，充血性心力衰竭，妊娠	2～3 度房室传导阻滞哮喘，慢性阻塞性肺病	周围血管病
钙拮抗剂（二氢吡啶）	老年高血压，周围血管病，妊娠，单纯收缩期高血压，心绞痛，颈动脉粥样硬化		快速心律失常，充血性心衰
血管紧张素转换酶抑制剂	充血性心力衰竭，心梗后，左室功能不全，非糖尿病肾病	妊娠，高血钾，双侧肾动脉狭窄	
血管紧张素 Ⅱ 受体拮抗剂	2 型糖尿病肾病，蛋白尿，糖尿病微量白蛋白尿，左室肥厚，ACEI 所致咳嗽	妊娠，高血钾，双侧肾动脉狭窄	

二、继发性高血压

继发性高血压是指由某些确定的疾病或病因引起的血压升高,约占所有高血压的 5%。继发性高血压尽管所占比例并不高,且可通过手术得到根治或改善。如原发性醛固酮增多症、嗜铬细胞瘤、肾血管性高血压等,从而避免了原发性高血压患者终身服药的痛苦。

（一）肾实质性高血压

包括急、慢性肾小球肾炎,糖尿病性肾病,慢性肾盂肾炎,多囊肾和肾移植后等多种肾脏病变引起的高血压,是最常见的继发性高血压。各种肾脏疾病的检查和诊断可参阅有关章节。临床上有时难以将肾实质性高血压与原发性高血压伴肾脏损害区别开来。一般而言,除了恶性高血压,原发性高血压很少出现明显蛋白尿,血尿罕见,肾功能减退首先从肾小管浓缩功能开始,肾小球滤过功能仍可长期保持正常或增强,直到最后阶段才有肾小球滤过降低,血肌酐上升;肾实质性高血压往往在发现血压升高时已经有蛋白尿、血尿和贫血,肾小球滤过功能减退,肌酐清除率下降。肾穿刺组织学检查有助于确立诊断。

肾实质性高血压必须严格限制钠盐摄入,每天<3 g;使用降压药物联合治疗,通常需要3 种或 3 种以上,将血压控制在 130/80 mmHg 以下。

（二）肾血管性高血压

肾血管性高血压是单侧或双侧肾动脉主干或分支狭窄引起的高血压。常见病因有多发性大动脉炎,肾动脉纤维肌性发育不良和动脉粥样硬化,前两者主要见于青少年,后者见于老年人。肾血管性高血压的发生是由于肾血管狭窄,导致肾脏缺血,激活 RAAS。早期解除狭窄,可使血压恢复正常;后期解除狭窄,因为已经有高血压维持机制参与或肾功能减退,血压也不能恢复正常。

凡进展迅速或突然加重的高血压,均应怀疑本症。本症大多有舒张压中、重度升高,体检时在上腹部或背部肋脊角处可闻及血管杂音。多普勒超声和肾动脉 CT 造影有助于诊断,肾动脉造影可明确诊断并提供具体狭窄部位。

治疗方法　首选皮肾动脉支架植入术,可选择手术和药物治疗。

（三）原发性醛固酮增多症

本症是肾上腺皮质增生或肿瘤分泌过多醛固酮所致。临床上以长期高血压伴低血钾为特征,少数患者血钾正常。由于电解质代谢障碍,本症可有肌无力、周期性麻痹、烦渴、多尿等症状。血压大多为轻、中度升高,约 1/3 表现为顽固性高血压。实验室检查有低血钾、高血钠、代谢性碱中毒、血浆肾素活性降低、血浆及尿醛固酮增多。血浆醛固酮/血浆肾素活性比值增大有较高诊断敏感性和特异性。

如果本症是肾上腺皮质腺瘤或癌肿所致,手术切除是最好的治疗方法。如果是肾上腺皮质增生,也可作肾上腺大部切除术,但效果相对较差,一般仍需使用降压药物治疗,选择醛固酮拮抗剂螺内酯和长效钙拮抗药。

（四）嗜铬细胞瘤

嗜铬细胞瘤起源于肾上腺髓质、交感神经节和体内其他部位嗜铬组织,肿瘤间歇或持续释放过多肾上腺素、去甲肾上腺素与多巴胺。典型的发作表现为阵发性血压升高伴心动过速、头痛、出汗、面色苍白。在发作期间可测定血或尿儿茶酚胺或其代谢产物 3-甲氧基-4-羟基苦杏仁酸(VMA),如有显著增高,提示嗜铬细胞瘤。肾上腺 B 超、CT 或磁共振、间碘苯胺及 MIBG 等可有助于诊断。

嗜铬细胞瘤多为良性,约 10%嗜铬细胞瘤为恶性,手术切除效果好。放射性 I - MIBG 可能有效。已有多处转移无法手术者,选择 α 和 β 受体阻滞剂联合降压治疗。

(五)皮质醇增多症

皮质醇增多症又称 Cushing 综合征,主要是由于肾上腺束状带分泌过多的皮质激素或肾上腺皮质腺瘤产生过多的皮质激素所致。80%患者有高血压,同时有向心性肥胖、满月脸、水牛背、皮肤紫纹、毛发增多、血糖增高等表现。24 小时尿中 17 -羟和 17 -酮类固醇增多,地塞米松抑制试验和肾上腺皮质激素兴奋试验有助于诊断。头颅 CT、MRI 检查时注意 70%为垂体微腺瘤。治疗主要采用手术、放射和药物方法。

(汤圣兴)

第七节　心脏瓣膜病

心脏瓣膜病是由于炎症、黏液样变性、退行性改变、先天性畸形、缺血性坏死、创伤等原因引起的单个或多个瓣膜结构(包括瓣叶、瓣环、腱索或乳头肌)功能或结构异常,导致瓣口狭窄及(或)关闭不全。二尖瓣最常受累,其次为主动脉瓣。

一、二尖瓣狭窄

风湿性心脏病是引起二尖瓣狭窄(mitral stenosis,MS)的最常见病因,多见于 20~40 岁的青年人,其中 2/3 为女性。正常人的二尖瓣口面积为 4~6 cm^2,当瓣口减少一半即出现狭窄的相应表现。瓣口面积 1.5 cm^2 为中度、小于 1 cm^2 为重度狭窄。

【临床表现】

(一)症状　一般在二尖瓣中度狭窄(瓣口面积<1.5 cm^2)时方有明显症状。

1. 呼吸困难　为最常见早期症状。

2. 咯血　突然咯大量鲜血,通常见于二尖瓣狭窄,可为首发症状;阵发性夜间呼吸困难或咳嗽时的血性痰或带血丝痰;急性肺水肿时咳大量粉红色泡沫状痰。

(二)体征

1. 重度二尖瓣狭窄常有"二尖瓣面容",双颧绀红。

2. 二尖瓣狭窄心脏体征　心尖区可闻及第一心音亢进和开瓣音,提示前叶柔顺、活动度好;心尖区低调的隆隆样舒张中晚期杂音,局限,不传导。常可触及舒张期震颤。

3. 肺动脉高压和右心室扩大的心脏体征　右心室扩大时可见心前区心尖搏动弥散,肺动脉高压时肺动脉区第 2 心音亢进或伴分裂。当肺动脉扩张引起相对性肺动脉瓣关闭不全时,可在胸骨左缘第 2 肋间闻及舒张早期吹风样杂音,称 Graham Stell 杂音。

【实验室和其他检查】

(一)X 线检查　中度以上狭窄的病例在检查时可发现左心房增大,肺动脉段突出,左支气管抬高,并可有右心室增大等。后前位心影如梨形,称为"二尖瓣型心"。

(二)心电图　轻度狭窄者心电图正常,重度二尖瓣狭窄可有"二尖瓣型 P 波",QRS 波群提示电轴右偏和右心室肥厚表现。

（三）超声心动图　为明确和量化诊断二尖瓣狭窄的最可靠方法。

【诊断】

如二尖瓣区有舒张期隆隆样杂音伴左房增大，一般可诊断为二尖瓣狭窄，超声心动图检查可明确诊断。

【并发症】

常见的有心房颤动、急性肺水肿、血栓栓塞、心力衰竭、感染性心内膜炎等。

【治疗】

（一）一般治疗　有风湿活动者予抗风湿治疗；预防感染性心内膜炎；无症状者避免剧烈体力劳动，定期复查；呼吸困难者应减少体力活动，限制钠盐摄入，口服利尿剂，避免和控制急性肺水肿的因素。

（二）并发症的处理

1. 大量咯血　取坐位，用镇静剂，静脉推注利尿剂，以降低肺静脉压。

2. 急性肺水肿　选用扩张静脉系统、减轻心脏前负荷为主的硝酸酯类药物；正性肌力药物对二尖瓣狭窄的肺水肿无益，仅在房颤伴快速心室率时以减慢心室率。

3. 心房颤动　治疗目的为控制心室率，争取恢复和保持窦性心律，预防血栓栓塞。

（三）介入和手术治疗　当二尖瓣口有效面积<1.5 cm^2，伴有症状，尤其症状进行性加重时，应用介入或手术方法扩大瓣口面积，减轻狭窄。经皮球囊二尖瓣成形术为缓解单纯二尖瓣狭窄的首选方法。

二、二尖瓣关闭不全

二尖瓣的任何一个组成部分发生结构异常或功能失调，即可引起二尖瓣关闭不全（mitral insufficiency，MI）。

【临床表现】

（一）症状　急性二尖瓣关闭不全时轻度二尖瓣反流仅有轻微劳力性呼吸困难，严重反流很快发生急性左心衰竭，甚至发生急性肺水肿心源性休克。慢性二尖瓣关闭不全时若为轻度二尖瓣关闭不全可终身无症状，严重反流有心排出量减少，首先出现的突出症状是疲乏无力，肺淤血的症状如呼吸困难出现较晚。

（二）体征　慢性二尖瓣关闭不全时心尖搏动呈高动力型，左心室增大时向左下移位，第一心音减弱。同时有全收缩期吹风样心脏杂音，在心尖区最响。急性二尖瓣关闭不全时肺动脉瓣第二心音亢进。心尖部反流性杂音于第二心音前终止，不如慢性者响。

【实验室和其他检查】

（一）X线检查　轻度可无明显异常。慢性重度二尖瓣关闭不全主要为左心房左心室增大。

（二）心电图　急性者心电图正常。慢性重度二尖瓣关闭不全主要为左心房左心室增大。

（三）超声心动图　对二尖瓣关闭不全有确诊的价值。

【诊断】

急性者，如突发呼吸困难，心尖区出现收缩期杂音，X线心影不大而肺淤血明显和有病因可寻者,如二尖瓣脱垂、感染性心内膜炎等,诊断不难。慢性者,心尖区有典型杂音伴左心房增大,诊断可以成立,确诊有赖超声心动图。应注意与三尖瓣关闭不全、室间隔缺损等疾病相鉴别。

【治疗】

(一)急性二尖瓣关闭不全 治疗目的是降低肺静脉压,增加心排出量和纠正病因。

(二)慢性二尖瓣关闭不全 有风湿活动者予抗风湿治疗,预防感染性心内膜炎。无症状者无需特殊治疗,定期复查。心房颤动的处理同二尖瓣狭窄;心力衰竭者,应限制钠盐摄入,纠正心衰。外科手术为恢复瓣膜关闭完整性的根本措施。手术方法有瓣膜修补术和人工瓣膜置换术。

三、主动脉瓣狭窄

主动脉瓣病变可引起主动脉瓣狭窄(aortic stenosis,AS)。成人主动脉瓣口≥3.0 cm^2。当瓣口面积减少一半时,收缩期仍无明显跨瓣压差。瓣口≤1.0 cm^2,左心室收缩压明显升高,跨瓣压差显著。

【临床表现】

(一)症状 出现较晚。呼吸困难、心绞痛和晕厥为典型主动脉瓣狭窄常见三联征。

1. 劳累性心绞痛。

2. 劳力性晕厥或黑蒙 可为首发症状,通常在体力活动中或其后发作,轻者表现为黑蒙,重者则发生晕厥。

3. 劳力性呼吸困难 为晚期肺淤血引起的常见首发症状,见于90%的有症状者。

(二)体征

1. 心音 第一心音多为正常,伴喷射性喀喇音者常提示瓣叶钙化不重;瓣膜活动严重受限者,主动脉瓣区第二心音常减弱。

2. 收缩期喷射性杂音 在第一心音稍后或紧随喷射音开始,止于第二心音,为吹风样、粗糙,递增-递减型,在胸骨右缘第2或左缘第3肋间最响,主要向颈动脉,也可向胸骨左下缘传导,常伴震颤。

【实验室和其他检查】

(一)X线检查 左心室一般无明显增大,或显示左心缘圆隆;出现左心衰竭或合并主动脉瓣关闭不全时,则左心室明显增大。

(二)心电图 重度狭窄者有左心室肥厚伴ST-T继发性改变和左心房大。

(三)超声心动图 为明确诊断和判定狭窄程度的主要方法。

【诊断】

典型主动脉瓣狭窄杂音时,较易诊断。确诊有赖超声心动图。

主动脉瓣狭窄杂音如传导至胸骨左下缘或心尖区时,应与二尖瓣关闭不全、三尖瓣关闭不全或室间隔缺损的全收缩期杂音区别。

【治疗】

(一)内科治疗 预防感染性心内膜炎;无症状者,定期复查;中重度狭窄者应避免剧烈体力活动;如有频发房性期前收缩,应予抗心律失常药物,预防心房颤动。

(二)外科治疗 人工瓣膜置换术为治疗成人主动脉瓣狭窄的重要方法。

四、主动脉瓣关闭不全

可因主动脉瓣本身的病变和升主动脉的病变或主动脉瓣环扩张所引起,根据发病情况又分为急性和慢性两种,临床以慢性主动脉瓣关闭不全(aortic insufficiency,AI)较多见。

【临床表现】

(一)症状　主动脉瓣关闭不全的患者,可能耐受很长时间而无症状。

1. 呼吸困难　最早出现的症状是劳力性呼吸困难。

2. 胸痛　可能是由于左室射血时引起升主动脉过分牵张或心脏明显增大所致。

3. 心悸　左室明显增大者,由于心尖搏动增强,可致心悸,尤以左侧卧位时明显。

4. 晕厥　罕见出现晕厥,但当快速改变体位时,可出现头晕或眩晕。

(二)体征

1. 血管　收缩压升高,收缩压降低,脉压增大。周围血管征常见,包括随心脏搏动的点头征(De Musset 征)、颈动脉和桡动脉触及水冲脉、股动脉枪击音(Traube 征)等。

2. 心尖搏动　向左下移位,呈心尖抬举性搏动。

3. 心音　第一心音减弱,由于收缩期前二尖瓣部分关闭引起。第二心音主动脉瓣成分减弱或缺如。由于舒张早期左心室快速充盈增加,心尖区常有第三心音。

4. 心脏杂音　主动脉关闭不全的杂音为与第二心音同时开始的高调叹气样递减型舒张早期杂音。严重主动脉瓣关闭不全时,在心尖区可听到一低调柔和舒张期杂音,称 Austin - Flint 杂音,可能为反流的血流冲击二尖瓣,导致相对性决瓣狭窄所致。

【实验室和其他检查】

(一)X 线检查　左心室增大,升主动脉扩张,呈"主动脉型心脏",即靴形心。

(二)心电图检查　常提示左室肥厚劳损伴电轴左偏。

(三)超声心动图　为最敏感的确定主动脉瓣反流方法,并可判断其严重程度。

【诊断】

有典型主动脉瓣关闭不全的舒张期杂音伴周围血管征,可诊断为主动脉瓣关闭不全。超声心动图可助确诊。主动脉瓣舒张早期杂音于胸骨左缘明显时,应与 Graham Steell 杂音鉴别。

【治疗】

(一)急性主动脉瓣关闭不全的治疗　外科治疗如人工瓣膜置换术或主动脉瓣修复术,为根本措施。内科治疗一般仅为术前准备过渡措施,目的在于降低肺静脉压,增加心排出量,稳定血流动力学。

(二)慢性主动脉瓣关闭不全的治疗　无症状者仅需适当限制体力活动,预防感染性心内膜炎及一切可诱发心力衰竭的致病因素。出现心力衰竭症状者,应按心力衰竭进行治疗;有手术适应证者,可行人工心脏瓣膜置换术。

(汤圣兴)

第八节　感染性心内膜炎

感染性心内膜炎(infective endocarditis,IE)为心脏内膜表面的微生物感染,伴赘生物形成。赘生物为大小不等、形状各异的血小板和纤维素团块,内含大量微生物和少量炎症细胞。瓣膜为最常受累部位,但感染也可发生在间隔缺损部位、腱索或心壁内膜。按病程分类分为急性 IE(病程＜6 周)和亚急性者 IE(病程＞6 周);按瓣膜类型分为自体瓣膜 IE 和人工瓣膜 IE。链球菌和葡萄球菌分别占自体瓣膜心内膜炎病原微生物的 65% 和 25%。急性者,主要由金黄色葡萄球菌引起,亚急性者,以草绿色链球菌最常见,其次为 D 族链球菌。

【病因】

(一)急性

急性者主要累及正常心瓣膜,病原菌来自活动性感染灶,循环中细菌量大,毒力强,具有高度侵袭性和黏附于内膜的能力。主动脉瓣常受累。

(二)亚急性

亚急性者占据 2/3 病例,发病与以下因素有关:

1. 血流动力学因素　主要发生于器质性心脏病,首先为心脏瓣膜病,尤其是二尖瓣和主动脉瓣。赘生物常位于血流从高压腔经病变瓣口或先天性缺损至低压腔产生高速射流和湍流的下游,如二尖瓣关闭不全的瓣叶心房面和室间隔缺损的间隔右心室侧。

2. 非细菌性血栓性心内膜炎。

3. 短暂性菌血症。

4. 细菌感染无菌性赘生物。

【临床表现】

(一)全身感染中毒表现　发热是 IE 最常见的症状,除有些老年或心、肾衰竭重症患者外,几乎均有发热,与病原微生物释放入血有关。

(二)心脏表现　心脏的表现主要为新出现杂音或杂音性质、强度较前改变,瓣膜损害导致的新的或增强的杂音。通常为瓣膜关闭不全的杂音,尤其主动脉瓣关闭不全多见。

(三)血管栓塞表现　血管栓塞表现为相应组织的缺血坏死和(或)脓肿。

(四)自身免疫反应的表现　① 瘀点,可见于任何部位;② 指/趾甲下线状出血;③ Roth斑,为视网膜的卵圆形出血斑,其中心呈白色,多见于亚急性感染;④ Osler 结节,为指/趾垫出现的豌豆大的红或紫色痛性结节,较常见于亚急性者;⑤ Janeway 损害,为手掌和足底处直径 1～4 mm 无痛性出血红斑。

(五)感染的非特异性症状　① 脾大,急性者少见;② 贫血较为常见,尤其多见于亚急性者,主要由于感染抑制骨髓所致。

【实验室和其他检查】

(一)血培养　是明确致病菌和诊断感染性心内膜炎的最重要的实验室方法,并为抗生素的选择提供可靠的依据。

(二)超声心动图　如果超声心动图发现赘生物、瓣周并发症等支持心内膜炎的证据,可帮助明确 IE 诊断。

（三）其他检查 IE 患者可出现镜下血尿和轻度蛋白尿；贫血，白细胞计数轻度升高，核左移；循环中出现免疫复合物，类风湿因子阳性，血清补体降低等。心电图和胸片可出现相应的变化，但不具特异性。

【诊断】

阳性血培养对本病诊断有重要价值。凡有提示细菌性心内膜炎的临床表现，如发热伴有心脏杂音，尤其是主动脉瓣关闭不全杂音，贫血，血尿，脾大，白细胞增高和伴或不伴栓塞时，血培养阳性，可诊断本病。超声心动图检出赘生物对明确诊断有重要意义。

【治疗】

（一）抗微生物药物治疗　原则是：① 早期用药；② 充分用药，选用杀菌性抗微生物药物，大剂量和长疗程；③ 静脉用药为主，保持高而稳定的血药浓度；④ 病原菌不明时，以万古霉素和庆大霉素为基础；⑤ 已分离出病原微生物时，应根据致病菌微生物对药物敏感程度选择抗微生物药物。

（二）外科治疗　有严重并发症或抗生素治疗无效的患者应及时考虑手术治疗。

【预后】

未治疗的急性患者几乎均在 4 周内死亡。预后不良因素中以心力衰竭最为严重。大多数患者可获细菌学治愈，但易复发。故本病近期和远期死亡率仍较高。

（汤圣兴）

第九节　心肌疾病

心肌病指不同病因导致心肌改变的一组疾病，常表现为心室肥厚或扩张。心肌病分为三大类，即遗传性、混合型和获得性心肌病。

遗传性心肌病：指肥厚型心肌病、致心律失常右室心肌病。

混合型心肌病：指扩张型心肌病和限制性心肌病。

获得性心肌病：指心动过速性心肌病、感染性心肌病、围生期心肌病等。

一、扩张型心肌病

扩张型心肌病（dilated cardiomyopathy，DCM）是一类既有遗传又有非遗传原因造成的复合型心肌病，以左室、右室或双心室扩大和收缩功能障碍，伴或不伴有充血性心力衰竭。DCM 导致左室收缩功能降低、进行性心力衰竭、室性和室上性心律失常、传导系统异常、血栓栓塞和猝死。

【病因】

病因迄今不明，近年来认为持续病毒感染（柯萨奇 B 组病毒）是其重要原因。持续病毒感染对心肌组织的损伤、自身免疫包括细胞、自身抗体或细胞因子介导的心肌损伤等可导致或诱发扩张型心肌病。心脏可见以心腔扩张为主，室壁变薄，纤维瘢痕形成，常有附壁血栓。

【临床表现】

（一）左心功能不全　胸闷、气促、劳力性呼吸困难。早期心功能不全出现咳嗽、不能平卧、下肢浮肿等心力衰竭表现。晚期甚至出现胸水、黄疸。

（二）心律失常 房早、室早多见。心脏扩大，常可听到第三或第四心音，心率快时呈奔马律。

【实验室和其他检查】

（一）心脏 X 线片 正位片即可显示左室扩大、心胸比例＞0.5，肺淤血。

（二）心电图 呈现多样性，如各种心律失常，ST－T 改变等，无诊断价值。

（三）超声心动图 是诊断 DCM 的依据，早期出现心腔轻度扩大，后期心肌收缩力减弱。

（四）心室造影和冠脉检查 不作常规检查，可与缺血性心肌病鉴别。

（五）心内膜心肌活检 可见心肌细胞肥大、变性、间质纤维化等。

【诊断】

初诊询问病史：心慌，气促，家族成员患病，以往心肌炎病史。体检和实验室检查：ECG、心脏彩超等不明原因的左心室增大，排除高血压、冠心病等继发原因者可诊断。

鉴别诊断：缺血性心肌病、酒精性心肌病、围生期心肌病、病毒性心肌炎。

【治疗】

（一）治疗原则 抑制基础疾病和病因继续损伤心肌；控制心力衰竭和心律失常治疗；治疗和延缓心室重构治疗。

（二）一般治疗 限制体力活动，低盐饮食。

（三）药物治疗 可用 β-受体阻滞剂、血管紧张素转换酶抑制剂及血管紧张素受体拮抗剂。β-受体阻滞剂与 ACEI 合用，是预防延缓甚至逆转 DCM 心室重塑的有效手段。醛固酮拮抗剂螺内酯是有效的利尿药物，且能延缓心室重塑。对合并心功能不全的室性心律失常的患者可选用胺碘酮。

（四）其他治疗 如心脏电复律除颤器（ICD）、心脏再同步化治疗（CRT）、心脏移植等。

二、肥厚型心肌病

肥厚型心肌病（hypertrophic cardiomyopathy，HCM）是以左心室或右心室肥厚为特征，常为不对称肥厚并累及室间隔，左心室血液充盈受阻、舒张期顺应性下降为基本病态的心肌病。

【病因】

本病常有明显家族史，如常染色体显性遗传、肌节收缩蛋白基因。还有与儿茶酚胺代谢有关，细胞内钙调节异常、高血压、高强度运动等为促进因子。不均等的室间隔肥厚或心尖部肥厚，亦有心肌均匀肥厚的类型。组织学特征为心肌细胞肥大、形态特异、排列紊乱。

【临床表现】

（一）呼吸困难 90%以上有症状的 HCM 患者出现劳力性呼吸困难，夜间阵发性呼吸困难。

（二）胸痛 1/3 的 HCM 患者劳力性胸痛，但冠脉造影正常，胸痛可持续或进食过程引起。

（三）心律失常 多种形态的室上性心律失常，室速，室颤、心源性猝死、房颤、房扑等。

（四）晕厥 15%～25%的 HCM 至少发生过一次晕厥。约 20%的患者主诉黑矇或短瞬间头晕。

（五）猝死　HCM 是青少年和运动员猝死的主要原因。

【实验室和其他检查】

（一）心电图　通常为非特异性左室高电压改变。胸前导联出现宽大型 QRS、ST 下降同时有深宽对称性倒置 T 波是特征性心尖肥厚型心肌病的表现。

（二）胸部 X 线　心影增大多不明显，如有心力衰竭则呈现心影增大。

（三）超声心动图　室间隔的非对称性肥厚，间隔运动低下。

（四）冠脉检查　冠脉造影多无异常。

（五）心内膜心肌活检　心肌细胞畸形肥大，排列紊乱有助于诊断。

【诊断】

根据临床表现和体征，以及辅助检查可作出诊断。本病可结合心脏彩超，冠脉造影及心内膜活检，可与高血压心脏病、冠心病、先天性心血管病、主动脉瓣狭窄等相鉴别。

【治疗】

平时限制剧烈运动、持重或屏气，用 β-受体阻滞剂及钙拮抗剂可延缓肥厚的心肌。对梗阻严重患者可作室间隔化学消融术或外科手术治疗；也可植入 DDD 型起搏器、ICD 或（和）心脏移植。

（汤圣兴）

第十节　心包疾病

心包是包绕心脏和大血管根部的由脏层与壁层组成的一个封闭的纤维浆膜锥形囊，内含 15～50 ml 的浆液，起润滑作用。心包液来自脏层心包，通过壁层心包经胸导管和右侧淋巴管排出。

心包疾病按照其临床表现主要有急性心包炎、慢性心包积液和缩窄性心包炎。

一、急性心包炎

急性心包炎（acute pericarditis，AP）是一种由心包急性炎症导致的临床综合征，以胸痛、心包摩擦音和一系列心电图异常变化为特征表现，可伴有或不伴有心包积液。病因可为急性非特异性、感染性（如病毒、细菌、真菌、寄生虫、立克次体）、肿瘤性、自身免疫性、代谢性疾病（尿毒症、痛风）。急性心包炎病理可分为纤维蛋白性和渗出性两种。

【临床表现】

（一）纤维蛋白性心包炎　胸前区疼痛为主要症状，心包摩擦音是主要体征。

（二）渗出性心包炎　呼吸困难是最突出的症状，体征为心界向两侧扩大，心包积液征。

（三）心脏压塞　表现急性循环衰竭、休克。如颈静脉怒张，动脉压降低和奇脉。

【实验室检查】

（一）X 线　纤维蛋白性心包炎诊断价值不大，对渗出性心包炎有一定价值。

（二）心电图　ST 段抬高除 aVR 外弓背向下型；一到数日后，ST 段回到基线，出现 T

波低平及倒置,持续数周至数月后 T 波逐渐恢复正常;无病理性 Q 波。

(三)心脏 B 超　为确诊检查项目。

(四)磁共振显像　能清晰显示心包积液的容量及分布情况,并分析积液的性质。

(五)心包镜及心包活检　有助于明确病因。

【诊断】

心前区疼痛及心包摩擦音是诊断纤维蛋白性心包炎金标准;超声心动图对于渗出性心包炎有确诊作用。急性心包炎可与急性非特异性、结核性、化脓性、肿瘤性、心脏损伤后综合征相鉴别。

【治疗】

(一)一般治疗　患者宜卧床休息,直至胸痛及发热等症状消失;解除心脏压迫和对症处理,疼痛剧烈时可给予镇痛剂;治疗原发病,加强营养;心包积液量多时,行心包穿刺抽液以解除压迫症状。

(二)病因治疗　急性非特异性心包炎本身无特异性治疗方法,可采用对症处理(解热、镇痛、消炎);结核性心包炎则用抗结核治疗;化脓性心包炎需适当给予大剂量有效抗生素;肿瘤性心包炎的治疗取决于患者全身情况、原发肿瘤的组织病理等;心肌梗死后心包炎一般只需对症处理,也可选用吲哚美辛等非甾体抗炎药以缓解胸痛症状,必要时可短期应用皮质类固醇等。

二、缩窄性心包炎

是急性心包炎(constrictive pericarditis,CP)后由于心包明显增厚、粘连、钙化,心脏被致密厚实的纤维化心包所包裹,导致各房室腔不能充分舒张扩展,从而产生一系列循环障碍症状。在我国最常见的为结核性心包炎。

【临床表现】

常见症状为呼吸困难、疲倦、乏力、腹胀、食欲降低,腹水,肝区疼痛。体征有颈静脉怒张,常有 Kussmaul 征。心率增快、心包叩击音,肝肿大,腹水、下肢浮肿。

【实验室检查】

(一)一般检查　可有轻度贫血、肝功能障碍和血浆白蛋白减少等。

(二)胸部 X 线检查　心影大小正常或轻度增大。

(三)心电图　窦性心动过速,QRS 波群低电压,T 波倒置或低平,心房颤动,房室传导阻滞等。

(四)超声心动图　心包增厚,回声增强,可有钙化,同时有缩窄的间接证据。

【诊断】

根据临床表现及实验室检查诊断不难。应与肝硬化、充血性心力衰竭、限制性心肌病及结核性腹膜炎相鉴别。

【治疗】

早期施行心包切除术以避免发展到心源性恶病质、严重肝功能不全、心肌萎缩等。通常在心包感染被控制,结核性则在结核活动已静止后手术,并在术后继续用药一年。

(汤圣兴)

复 习 题

1. 简述心血管疾病的诊断模式。
2. 简述心血管疾病治疗概况。
3. 简述左心功能不全的主要症状与体征。
4. 简述急性肺水肿(急性左心衰)的抢救程序。
5. 简述传导系统的组成与功能。
6. 简述房颤的诊断与治疗。
7. 简述心脏骤停的识别。
8. 简述心肺复苏的程序和步骤。
9. 简述不稳定型心绞痛诊断与治疗。
10. 简述急性 ST 段抬高性心肌梗死诊断与救治程序。
11. 简述原发性高血压的分级标准。
12. 简述简述原发性高血压治疗原则和目标值。
13. 简述二尖瓣狭窄的临床表现及治疗。
14. 简述主动脉瓣狭窄的三联征。
15. 简述感染性心内膜炎的诊断和鉴别诊断。
16. 简述急性心包炎的临床表现。

第十一章　消化系统疾病

第一节　胃食管反流病

胃食管反流病(gastroesophageal reflux disease,GERD)是指胃、十二指肠内容物反流入食管引起烧心等症状,并可引起食管炎和咽、喉、气道等食管以外的组织损害。部分胃食管反流病患者内镜下见食管黏膜糜烂、溃疡等炎症病变,称反流性食管炎(reflux esophagitis,RE);部分胃食管反流病患者内镜下无食管炎性表现,这类胃食管反流病称为内镜阴性的胃食管反流病或非糜烂性胃食管反流病(nonerosive reflux disease,NERD)。

【病因】

食管贲门反流和抗反流失衡是主要因素,过多的反流物对食管黏膜攻击增强,食道黏膜抗损伤能力减弱可导致胃食管反流病。食管下段和胃腔相连处一般3～4 cm长,环形类似肌束的结构形成高压带,称食管下括约肌(lower esophageal sphincter, LES)。生理情况下该结构造成食管腔内的压力超过胃内压形成高压带,只容许食物从食管进入胃,可防止胃内容物反流食管。

(一)抗反流能力低下

1. LES压力降低　LES压力降低是引起胃食管反流的主要原因。在生理情况下,当有吞咽动作时LES反射性松弛,压力下降,通过正常的食管蠕动推动食物进入胃内,吞咽结束后又恢复到正常水平,并出现一个反应性的压力增高以防止食物反流;当胃内压和腹内压升高时,LES会发生反应性主动收缩使其压力超过增高的胃内压,起到抗反流作用。如因某种因素使这种正常的功能发生紊乱时即可引起胃内容物反流入食管。

2. LES周围组织作用减弱　LES周围组织发生异常、作用减弱也是反流原因之一。缺少腹腔段食管,致使腹内压增高时不能传导腹内压至LES使之收缩达到抗反流的作用;食管和胃贲门形成的夹角较大(正常为30°～50°)也可以引起反流,如小婴儿食管角等;横隔脚肌钳夹作用减弱;隔食管韧带和食管下端黏膜解剖结构发生器质性或功能性病变时等,均可破坏其正常的抗反流功能;如胸腔胃和食管贲门裂孔疝可以引起反流等。

(二)食管清除能力降低

食管廓清能力是依靠食管的推动性蠕动、唾液的中和作用、食丸的重力等多种因素,发挥其对反流物的清除作用以缩短反流物和食管黏膜的接触时间,减少食管损伤;当食管蠕动振幅减弱、消失和出现病理性蠕动时,食管通过蠕动清除反流物的能力下降,延长了反流的有害物质在食管内的停留时间,增加了对黏膜的损伤。

(三)食管黏膜的屏障功能破坏

食管屏障由食管黏膜下分泌的富含碳酸氢盐的黏液层、复层鳞状细胞、细胞内的缓冲液、细胞代谢、生物因子和介质、黏膜丰富血液供应等构成。黏膜屏障自身功能减弱,反流物中的某些物质(胃酸、胃蛋白酶、十二指肠反流入胃的胆盐和胰酶)使食管黏膜的屏障功能受损,均可引起食管黏膜炎症。

（四）胃、十二指肠运动功能失常

胃排空功能低下使胃内容物增多、压力增加,当胃内压增高超过 LES 压力时可诱发 LES 开放;胃容量增加又导致胃扩张,致使贲门食管段缩短,使抗反流屏障功能降低。十二指肠病变时,幽门关闭不全容易导致十二指肠胃反流,间接可引起胃食管反流病。

引起胃食管反流病常见诱因有:食管裂孔疝、喝酒、浓茶、咖啡、肥胖等,容易造成 LES 压力降低、腹内压升高使压差增加可诱发胃食管反流的发生,胃排空延缓、食管蠕动障碍或清除功能下降等也可引起胃食管反流病。食管敏感性升高和精神、心理障碍与胃食管反流病也有一定关系。

【临床表现】

胃食管反流病有食管症状和食管以外症状,有些食管外症状容易造成误诊和漏诊。

（一）食道症状

1. 典型症状　烧心和反流是最典型症状。烧心表现为胸骨后或剑突下烧灼感,常由胸骨下段向上伸延,多在餐后 1～2 h 出现,仰卧、右卧或弯腰时加重,剧烈运动,腹内压升高皆能引起发作。高脂、高糖、饮酒、咖啡、吸烟易诱发症状,多次吞咽、饮水,打嗝可缓解烧心。有时烧心的感觉犹如被开水烫过。无恶心和不用力的情况下胃内容物涌入口腔,称反流,其中反流物呈酸性者称反酸。

2. 非典型症状

（1）胸痛　疼痛位于胸骨后、剑突或下胸部,常放射到胸、背、肩、颈、下颌、耳和上肢,向左臂放射较多。由于食管与心脏的感觉神经纤维在体表和皮肤上的投影定位相互重叠,故食管引起的疼痛可酷似心绞痛。

（2）吞咽困难　早期吞咽困难为轻度间歇性,常伴有吞咽痛,是由于炎症刺激食管引起,食管痉挛所致疼痛较剧烈;晚期吞咽困难为持续性加重,由于管壁增厚纤维化,管腔狭窄,此时烧心症状反而减轻,甚至消失。

（二）食管外症状

呼吸系统症状　酸反流进入食管,甚至可达咽喉部,可引起包括口腔、咽喉部、肺及其他部位的症状,如咳嗽、咽喉部不适、哮喘等。有些患者是以咽喉炎、咳嗽、哮喘而作为首发症状就诊。

（三）并发症

1. 食道狭窄　RE 可发生食管溃疡及炎症,8%～20%的患者反复溃疡及炎症可导致狭窄。

2. 上消化道出血　RE 患者可发生食管糜烂和溃疡,导致黑便及缺铁性贫血,常为少量渗血,偶可出现呕血。

3. Barrett 食管　少数 RE 患者可以出现 Barrett 食管,Barrett 食管指食管鳞状上皮被化生的柱状上皮替代,其发生率为 0.3%～2%,被公认为食管癌的癌前病变,多与食管腺癌发生有关。

【诊断】

在诊断 GERD 时要进行胃镜检查,排除其他疾病。GERD 主要诊断依据:① 出现典型或不典型症状。② 内镜检查有 RE 表现。③ 食管功能检查有酸或胆汁反流表现。④ 质子泵抑制剂治疗试验。

【治疗】

治疗目的是缓解症状、治疗 RE、防止复发和防治并发症。

（一）一般治疗

改变生活方式对于 GERD 治疗有极其重要的意义，贯穿在整个治疗过程中。包括戒酒、茶、咖啡、可乐等饮料，睡前勿进食，减肥，勿穿紧身衣服，抬高床头 15～20 cm，避免使用下列药物：钙离子阻滞剂、茶碱、安定、酚妥拉明、黄体酮。

（二）药物治疗

1. 抑酸药　通过抑制胃酸分泌，使反流液对食管黏膜上皮细胞的损害作用减少，从而减轻症状促进病变愈合。H_2 受体拮抗剂（H_2RA）：能有效地减少夜间酸的分泌，但在减少白天酸分泌的作用较弱。质子泵抑制剂（PPI）能同时抑制白天和夜间反流，对酸的抑制作用强且持续时间长，效果较好。

2. 促动力药　GERD 是上消化道动力疾病，要改善胃食道动力，增加 LES 张力，改善食管清除功能，增加胃排空。有些促动力药对全胃肠道平滑肌均有促动力作用，能提高 LES 张力，促进食管蠕动和酸的清除，具有抗反流作用。多潘立酮可增快胃排空，对那些伴有胃排空延缓的 GERD 有效。巴氯芬是 GABA b 型受体激动剂，是 LES 短时松弛的一种强力抑制剂，可使 GERD 患者的胃食管反流次数显著减少。

3. 黏膜保护剂　食道黏膜保护剂，如硫糖铝、麦滋林 - S、果胶铋等可起一定作用。铝碳酸镁（达喜）具有独特的网状结构，既可中和胃酸，又可在酸性环境下结合胆汁酸，对于十二指肠胃食管反流有较好的治疗效果。

（三）手术治疗

1. 内镜治疗　目前对难治性胃食管反流病可采用内镜下治疗，如射频消融术和内镜下贲门成形术。

2. 外科治疗　各种胃底折叠术阻止胃反流。手术适应证：① 需长期用药维持，且用药后症状仍然严重者；② 内科治疗停药后很快出现症状且反复发作者；③ 出现严重并发症，如出血、穿孔、狭窄等，经药物或内镜治疗无效者；④ Barrett 食管可疑癌变者；⑤ 严重的胃食管反流而不愿终生服药者；⑥ 仅对大剂量质子泵抑制剂起效的年轻患者如有严重并发症（出血、狭窄、Barrett 食管）。

（吴万春）

第二节　胃　炎

一、急　性　胃　炎

急性胃炎（acute gastritis）是指多种原因引起的胃黏膜急性炎症。可出现充血、水肿、糜烂、出血和一过性浅表溃疡等改变。病变严重者可累及黏膜下层与肌层，甚至深达浆膜层。

临床上按病因及病理变化的不同,分为急性单纯性胃炎、急性糜烂性胃炎、急性腐蚀性胃炎、急性化脓性胃炎。

【病因】

化学或物理的因素,微生物如细菌或其毒素等均可引起。

1. 化学刺激　　主要来自烈酒、浓茶、咖啡、香料及药物(如水杨酸盐制剂、消炎痛、保泰松、糖皮质激素)等,其中急性腐蚀性胃炎多是由吞服强酸、强碱及其他腐蚀剂所致。

2. 物理刺激　　过热、过冷、过于粗糙的食物及 X 线照射等均会损伤胃黏膜,引起炎症性改变。

3. 生物因素　　细菌及其毒素。常见致病菌为沙门菌、嗜盐菌、致病性大肠杆菌等,常见毒素为金黄色葡萄球菌或毒素杆菌毒素,尤其是前者较为常见。进食污染细菌或毒素的食物,如葡萄球菌及其毒素等数小时后可出现呕吐和腹泻,称急性胃肠炎。

4. 精神、心理和神经因素　　心理精神因素,神经功能失调,各种急重症的危急状态,以及机体的变态(过敏)反应均可引起胃黏膜的急性炎症损害。情绪波动、应激状态及体内各种因素引起的变态反应可作为内源性刺激而致病。

急性糜烂性胃炎临床常见,又称急性胃黏膜病变、急性糜烂出血性胃病、急性胃黏膜损害等,非甾体抗炎药、应激、乙醇等是引起急性糜烂性胃炎的主要原因。

【临床表现】

服用对胃黏膜有损害药物(特别是 NSAID 类药物)的患者;多脏器功能衰竭危重患者;部分脑疾病和严重精神创伤等均可导致胃黏膜糜烂和溃疡,出现呕血和血便。胃镜检查多数可发现胃黏膜急性糜烂出血性的表现,粪便隐血试验亦多呈阳性反应。急性糜烂出血性胃炎导致上消化道出血一般占上消化道出血病例的 10%～25%,是上消化道出血的常见病因之一。

有近期服用 NSAID 史、严重疾病状态或大量饮酒患者,或严重精神创伤,如发生呕血和(或)黑便,应考虑急性糜烂出血性胃炎的可能,确诊有赖于急诊胃镜检查。内镜可见以弥漫分布的多发性糜烂、出血灶和浅表溃疡为特征的急性胃黏膜损害,一般应激所致的胃黏膜病损以胃体、胃底为主,而 NSAID 或乙醇所致者则以胃窦为主。内镜检查宜在出血发生后 24～48 小时内进行,因病变(特别是 NSAID 或乙醇引起者)可在短期内愈合,延迟胃镜检查可能无法确定出血病因。

【治疗】

对急性糜烂出血性胃炎应针对原发病和病因采取防治措施。

(一)制酸治疗　　应常规给予抑制胃酸分泌的药物,如 H_2 受体拮抗剂或质子泵抑制剂等。

(二)具有黏膜保护作用的药物,如硫糖铝、果胶铋等。

(三)对确需要长期使用 NSAID 的患者,应视情况应用 H_2 受体拮抗剂、质子泵抑制剂或米索前列醇等药进行预防。

(四)对已发生上消化道大出血者,按上消化道出血治疗原则采取综合措施进行治疗,质子泵抑制剂或 H_2 受体拮抗剂静脉给药可促进病变愈合,有助止血,为常规应用药物。

二、慢 性 胃 炎

慢性胃炎(chronic gastritis)主要指胃黏膜上皮遇到各种致病因素,发生慢性炎症性病变。慢性胃炎分类方法很多,一般根据悉尼分类方法。根据病理组织学改变和病变在胃内的分布部位,结合可能病因,将慢性胃炎分成非萎缩性(以往称浅表性 non‐atrophic)、萎缩性(atrophic)和特殊类型(special forms)三大类。

【病因】

(一)理化因素

饮食习惯不好,如进食速度过快、饮食不节、温度过高或过低、咀嚼不细等;进食酒、浓茶、咖啡、吸烟、辛辣食物等均可引起慢性胃炎。

(二)生物因素

细菌感染可引起慢性胃炎,尤其是幽门螺杆菌(Hp)感染,一般认为 Hp 是慢性胃炎主要病因之一。依据:

1. 大多数慢性活动性胃炎胃黏膜中可检出幽门螺杆菌。

2. 60%以上的慢性胃炎患者存在 Hp 感染。

3. 动物实验和志愿者可模拟复制出慢性胃炎。

Hp 的螺旋形、鞭毛具有穿透黏液层能力;Hp 的多种黏附素可帮助 Hp 黏附于胃上皮细胞;可能的致病机制是:Hp 分解尿素酶产 NH_3 保护细菌本身,尿素酶可损伤胃黏膜上皮,Hp 分泌 VagA(空泡毒素)可使胃黏膜上皮损伤;Hp 分泌 CagA(细胞毒素相关基因蛋白)可使胃黏膜发生炎症反应;Hp 菌体可作为抗原诱发胃黏膜内免疫反应。Hp 分泌磷脂酶、蛋白酶可以破坏胃上皮细胞,使局部黏膜屏障破坏。

(三)免疫因素

有少部分慢性胃炎患者的血清中能检出壁细胞抗体(PCA),伴有恶性贫血者还能检出内因子抗体(IFA),多见于萎缩性胃炎。壁细胞抗原和 PCA 形成的免疫复体在补体参与下,破坏壁细胞。IFA 与内因子结合后阻滞维生素 B_{12} 与内因子结合导致贫血。

(四)其他

心力衰竭、肝硬化合并门脉高压、营养不良都可引起慢性胃炎。糖尿病、甲状腺病、慢性肾上腺皮质功能减退和干燥综合征患者同时伴有慢性胃炎较多见。胃部其他疾病如胃液、胃息肉、胃溃疡等也常合并慢性胃炎。遗传因素也可能参与发病。

【临床表现】

(一)上腹部饱胀、隐痛、嗳气、反酸、呕吐等,尤其在饭后症状加重,而空腹时比较舒适。每次进食量虽不多,却觉得过饱而不适。

(二)常因嗳气、反酸、烧心、恶心呕吐等引起食欲不振、消化不良。

(三)由于进食少、消化不良,可产生营养不良、消瘦、贫血和虚弱。

(四)少数患者还伴有神经系统、精神和心理症状。如精神紧张、焦虑抑郁、心情烦躁、失眠、心悸、健忘等,这些现象反过来又可加重慢性胃炎的胃部症状,形成恶性循环,使病情反复,不易治愈。

【诊断】

慢性胃炎无特殊的临床表现,排除其他疾病非常重要,胃镜结合病理组织检查是确诊的主要方法。实验室检查对于病因诊断有一定参考意义。治疗主要是清除或削弱攻击因子;增强黏膜防御能力;对症处理,提高生活质量;预防癌变。

【治疗】

祛除病因,纠正不良生活、饮食习惯。

（一）合理使用 NASID 等对胃黏膜有损害的药。

（二）防治十二指肠胃反流　可用促胃肠动力药,结合中和胆汁药物。

（三）清除 Hp　根除 Hp 对于降低胃癌发生和改善胃黏膜组织学有积极意义。下列情况要清除 Hp:有胃黏膜糜烂、萎缩、肠化生、上皮样瘤变等;有胃癌家族史,常用方法见消化性溃疡章节。

（四）保护胃黏膜药　铋剂、硫糖铝等。

（五）对症治疗　反酸用制酸剂,腹胀用动力药,腹痛用解痉剂,消化不良用消化酶,抑郁和焦虑用抗抑郁和抗焦虑药等。

（吴万春）

第三节　消化性溃疡病

消化性溃疡病(peptic ulcer)指发生在胃和十二指肠的慢性溃疡,分为胃溃疡(gastric ulcer ,GU)和十二指肠溃疡(dudenal ulcer, DU)。由于溃疡的形成与胃酸和胃蛋白酶的消化作用有关,所以称为消化性溃疡。DU 多发生于中青年,GU 多发生于中老年,男性多于女性,DU 多见于 GU。

【病因】

消化性溃疡是一种多因素疾病。溃疡的发生是侵袭胃黏膜因素和胃黏膜防御因素失平衡、黏膜修复能力下降的结果,胃酸在溃疡形成中起关键作用。

（一）幽门螺杆菌(helicobacter pylori,Hp)

临床和基础研究表明 Hp 与消化性溃疡有密切联系,认为是重要病因之一。主要的证据:

（1）消化性溃疡患者的幽门螺杆菌检出率显著高于对照组的普通人群,在 DU 患者中的检出率约为 90%、GU 一般为 70%～80%。

（2）大量临床研究表明,成功根除幽门螺杆菌后溃疡复发率明显下降。一般认为,幽门螺杆菌、宿主和环境因素三者相互作用导致溃疡发生。Hp 对胃黏膜损害参见慢性胃炎章节。

（二）非甾体抗炎药(non‐steroidal anti‐inflammatory drug,NSAID)

大量研究资料显示 NSAID 也是引起消化性溃疡的一个常见病因。服用 NSAID 患者发生消化性溃疡及其并发症的危险性显著高于普通人群。长期服用 NSAID 患者中 10%～25%可发现胃或十二指肠溃疡,一般有 1%～4%患者发生出血、穿孔等溃疡并发症。NSAID 引起的溃疡 GU 多于 DU。

（三）其他因素

吸烟、遗传、精神心理障碍、胃十二指肠运动异常等因素可能与消化性溃疡发病有不同程度的关系。

（四）胃酸和胃蛋白酶

胃蛋白酶活性与 pH 有明显关系,在 pH＞4 时便失去活性,无酸情况下极少数有溃疡发生,抑制胃酸分泌药物能促进溃疡愈合,胃酸在溃疡形成过程中起决定性作用,是溃疡形成的直接原因,胃酸/胃蛋白酶对黏膜自身消化是本病发生的主要原因,但是一般只有在正常黏膜防御和修复功能遭受破坏时才能发生。

【临床表现】

(一)上腹疼痛 是消化溃疡的主要临床表现,有部分患者(10%~15%)平时缺乏典型上腹痛,而以大出血、急性穿孔为其首发症状。典型的消化性溃疡上腹疼痛有如下临床特点:

1. 慢性过程 病史可达数年至数十年。

2. 周期性发作 大多数反复发作,发作期与缓解期互相交替。反映了溃疡急性活动期、逐渐愈合、形成瘢痕的溃疡周期的反复过程。

3. 季节性 发作多有季节性,多在秋冬或冬春之交发病,可因精神情绪不良或过劳而诱发。

4. 节律性 发作时上腹痛呈节律性,临床上疼痛与饮食之间具有典型规律的节律性,可能是溃疡疼痛与胃酸刺激有关。胃溃疡疼痛多在餐后半小时出现,持续1~2小时,逐渐消失,直至下次进餐后重复上述规律。十二指肠溃疡疼痛多在空腹时出现,进食或服用制酸剂后完全缓解。部分患者经常在晚间睡前或半夜出现,表现为空腹痛和夜间痛。胃溃疡位于幽门管处或同时并存十二指肠溃疡时,其疼痛节律可与十二指肠溃疡相同。当疼痛节律性发生变化时,应考虑病情发展加剧,或出现并发症。

(二)可伴有反酸、嗳气、上腹胀、恶心、呕吐等症状。

(三)大多数患者无明显阳性体征,有些患者溃疡活动时上腹部可有局限性压痛,缓解期无明显体征。

(四)特殊类型溃疡

1. 复合性溃疡 指胃和十二指肠同时都发生溃疡,约占消化性溃疡总数的5%,多数先有DU,后发生GU,较易发生幽门梗阻。

2. 无症状性溃疡 多数溃疡患者有上腹痛等症状,但有约15%患者无任何症状,多在检查其他疾病时,或出现出血、穿孔等并发症时才被发现。多见于老年人、NSAID引起的溃疡、维持治疗中复发的溃疡。

3. 老年人消化性溃疡 临床表现多不典型,多发生在胃体上部和胃底,巨大溃疡多见,与胃癌容易混淆。

4. 幽门管溃疡 幽门管位于胃和十二指肠连接处,长约2 cm。幽门管溃疡的胃酸分泌增多,缺乏典型溃疡的周期性和节律性疼痛,餐后上腹痛多见,对抗酸治疗反应差,容易出现幽门梗阻,易引起呕吐、穿孔或出血的并发症。

5. 十二指肠球后溃疡 溃疡发生于球远段十二指肠。球后溃疡多具有DU的临床特点,但夜间疼痛和背部放射痛更为多见,对药物治疗的反应较差,较易并发出血。约占DU的5%。

【并发症】

(一)上消化道出血

上消化道出血是本病最常见并发症,其发生率一般占本病患者的20%~25%,也是上消化道出血的最常见原因。十二指肠溃疡患者出现上消化道出血多于胃溃疡,球后溃疡者更为多见。10%~15%的患者没有溃疡症状,多以上消化道出血为消化性溃疡的首发症状。

(二)穿孔

溃疡穿透浆膜层而达游离腹腔即可致急性穿孔,溃疡穿透与邻近器官、组织粘连,则称为穿透性溃疡或溃疡慢性穿孔。后壁穿孔或穿孔较小而只引起局限性腹膜炎时,称亚急性穿孔。急性穿孔时,由于十二指肠或胃内容物流入腹腔,导致急性弥漫性腹膜炎,临床上表现:突然出现剧烈腹痛,腹痛常起始于右上腹或中上腹,持续而较快蔓延至脐周,以至全腹,因胃肠漏出物刺激膈肌,故疼痛可放射至一侧肩部(大多为右侧),可出现腹部反跳痛和腹肌紧张。如漏出内容物沿肠系膜根部流入右下盆腔时,可致右下腹疼痛而酷似急性阑尾炎穿孔。

(三) 幽门梗阻

多发生于幽门前及幽门管溃疡,十二指肠球部溃疡也可以导致幽门变形发生幽门梗阻。其发生原因通常是由于溃疡活动期,溃疡周围组织的炎性充血、水肿或反射性地引起幽门痉挛,是暂时性幽门梗阻,可随溃疡好转而消失,内科治疗有效,故称之功能性幽门梗阻。溃疡愈合瘢痕形成和瘢痕组织收缩或与周围组织粘连而阻塞幽门通道通过受阻,则属持久性,非经外科手术而不能自动缓解,称之器质性幽门梗阻。

(四) 癌变

胃溃疡癌变至今仍是个争论的问题。一般估计,胃溃疡癌变的发生率不过 2%~3%,且十二指肠球部溃疡并不引起癌变。

【诊断】

对于溃疡病诊断病史分析很重要。

一般根据慢性病程、周期性发作及节律性疼痛可作出初步诊断。

(一) 胃镜检查如见典型溃疡,诊断确立。

(二) 如鉴别溃疡良、恶性有困难,应在胃镜下取黏膜活组织检查。

(三) 上消化道 X 线钡餐检查,若有典型龛影,也可确定诊断。

【治疗】

治疗原则为:消除病因,控制症状,促进溃疡愈合,预防复发和避免并发症。

(一) 消除有害的因素

避免应用致溃疡药物(如 NSAID 等),戒烟酒,避免刺激性强的食物,要采用多次、小量、易消化的膳食,避免精神紧张,减少心理压力,生活要有规律,工作劳逸结合。

(二) 制酸治疗

1. H_2 受体拮抗剂　　阻止组胺与其 H_2 受体结合,使壁细胞胃酸分泌减少。常用的有西米替丁、雷尼替丁和法莫替丁等。临床治疗对溃疡有一定愈合率。有严重肝、肾功能不足者适当减量。老年人肾清除率下降,故亦宜酌减用量。

2. 质子泵抑制剂　　壁细胞分泌酸的最后一个环节是其分泌小管和囊泡内的 H^+-K^+-ATP酶(即质子泵)推动胞浆内的 H^+ 与管腔内的 K^+ 交换,使 H^+ 排出细胞外。质子泵被阻断后,抑制胃酸分泌的作用远较 H_2 受体拮抗剂为强,能强烈抑酸至 pH>7.0,造成完全缺酸状态,使胃蛋白酶变性失活,促进溃疡愈合。质子泵的抑制作用是不可逆的,壁细胞再泌酸要待新的 ATP 酶产生之后,故其作用可长达 72 小时。质子泵抑制剂(PPI)能抑制 24 小时酸分泌的 90%,对基础胃酸和刺激后的胃酸分泌均有作用。PPI 可在 2~3 天内控制症状,并使溃疡很快愈合。临床上常用 PPI 分别为奥美拉唑、兰索拉唑、潘托拉唑和雷贝拉唑等。

3. 碱性抗酸药　　如氢氧化铝、氧氧化镁及其复方制剂等,能中和胃酸,还有一定细胞保护作用,对缓解溃疡疼痛症状有较好效果。目前已很少单用抗酸药来治疗溃疡,可作为辅助治疗。

（三）根除 Hp 治疗

根除 Hp 可使大多数 Hp 相关性溃疡患者达到治疗目的，可显著减少复发。现代观点认为：不论溃疡初发或复发，不论活动或静止，不论有无并发症，均应该抗 Hp 治疗。

根除 Hp 的治疗方案：三联疗法，质子泵抑制剂＋两种抗生素，如 PPI＋克拉霉素＋阿莫西林，疗程一周；三联疗法，铋剂＋两种抗生素，如果胶铋＋阿莫西林＋甲硝唑，疗程二周；四联疗法，质子泵抑制剂＋铋剂＋两种抗生素，如质子泵抑制剂＋铋剂＋阿莫西林＋甲硝唑等。确定 Hp 是否根除的试验应在治疗完成后不少于 4 周时进行。

难治性溃疡或有并发症史的 DU，应确立 Hp 是否根除。因 GU 有潜在恶变的危险，原则上应在治疗后适当时间作胃镜和 Hp 复查。对经过适当治疗仍有顽固消化不良症状的患者，亦应确立 Hp 是否根除。

（四）保护胃黏膜治疗

胃黏膜保护剂主要有三类，如硫糖铝、枸橼酸铋钾和前列腺素类药物。硫糖铝类抗溃疡作用的机制主要与其黏附覆盖在溃疡面上阻止胃酸和胃蛋白酶继续侵袭溃疡面、促进内源性前列腺素合成和刺激表皮生长因子分泌等有关。枸橼酸铋钾除了具有硫糖铝类似的作用机制外，尚有较强的抗 Hp 作用。米索前列醇具有抑制胃酸分泌、增加胃十二指肠黏膜黏液/碳酸氢盐分泌和增加黏膜血流的作用。

（五）手术治疗

消化性溃疡一般不宜手术治疗，内科治疗基本能治愈。仅出现下列情况考虑手术：① 大量出血经内科紧急处理无效时；② 急性穿孔；③ 瘢痕性幽门梗阻；④ 内科治疗无效的顽固性溃疡；⑤ 胃溃疡疑有癌变。

（吴万春）

第四节　肠结核和结核性腹膜炎

一、肠 结 核

肠结核（intestinal tuberculosis）是由结核分枝杆菌引起的肠道慢性特异性感染。发病率近年下降。本病一般见于中青年人，女性稍多于男性。

【病因】

（一）结核杆菌感染　结核菌属于放线菌目，分枝杆菌科的分枝杆菌属，为有致病力的耐酸菌，主要分为人、牛、鸟、鼠等型。对人有致病性者主要是人型菌，牛型菌少有感染。人型与牛型结核菌株皆是专性寄生物，分别以人与牛为天然宿主。两者对人、猴和豚鼠有同等强度的致病力。90%以上肠结核由人型结核杆菌引起。

（二）肠结核的感染途径

结核分枝杆菌主要经口传染而侵入肠道，患者常为开放性肺结核，由于吞咽了自身含有结核分枝杆菌的痰液而致病。或者经常与开放性肺结核患者一同进餐，缺乏必要的消毒隔离措施从而致病。少数情况下饮用未经消毒的含有结核分枝杆菌的牛奶或乳制品也可引起原发性肠结核。

1. 少数结核分枝杆菌可经血行播散而引起肠结核,多见于血源性粟粒型结核。

2. 女性生殖器官结核和肾结核直接蔓延可引起肠结核。

(三)肠结核好发于回盲部　其原因:肠内容物通过回盲部括约肌之前滞留于回肠末端时间较长;结肠近端常有反蠕动,使肠道内容物在盲肠停留时间更久,这样结核分枝杆菌与肠道黏膜接触机会多,增加了肠黏膜的感染机会;回盲部有丰富的淋巴组织,而结核分枝杆菌容易侵犯淋巴组织。

【临床表现】

(一)腹痛

临床上腹痛常出现在上腹或脐周疼痛,因肠结核好发于回盲部,系病变引起的牵涉痛,体检可发现压痛点位于右下腹。疼痛多为隐痛或钝痛。有时进餐可诱发腹痛伴便意,排便后即有不同程度缓解,并发肠梗阻时有腹绞痛,常位于右下腹或脐周,伴有腹胀、肠鸣音亢进、肠型与蠕动波。

(二)腹泻与便秘

腹泻是溃疡型肠结核的主要临床表现之一。排便次数因病变严重程度和范围不同而异,一般每日 2～4 次,重者每日达 10 余次。不伴有里急后重。粪便呈糊样,一般不含黏液或脓血,重者含少量黏液、脓液,但便血少见。有时患者会出现腹泻与便秘交替,这与病变引起的胃肠功能紊乱有关。增生型肠结核多以便秘为主要表现。

(三)腹部包块

常位于右下腹,一般比较固定,中等质地,伴有轻度或中度压痛。腹部包块主要见于增生型肠结核,也可见于溃疡型肠结核合并有局限性腹膜炎,病变肠段和周围组织粘连,或同时有肠系膜淋巴结结核。

(四)全身症状

多见于溃疡型肠结核,表现为不同热型的长期发热,伴有盗汗。患者倦怠、消瘦、贫血,随病程发展而出现维生素缺乏等营养不良的表现。可同时有肠外结核特别是活动性肺结核的临床表现。增生型肠结核病程较长,全身情况一般较好,无发热或有时低热,多不伴有肠外结核表现。

【并发症】

(一)肠梗阻　主要发生在增生性肠结核,见于晚期肠结核患者。

(二)肠穿孔　主要为亚急性和慢性穿孔。慢性穿孔可在腹腔内形成脓肿,破溃后形成肠瘘。

(三)肠出血　较少见。偶有急性肠穿孔,可因合并结核性腹膜炎而出现其相关并发症。

【诊断】

诊断依据:

(一)临床上有长期发热、盗汗、腹痛、腹泻(或便秘)。

(二)有开放性肺结核或其他肠外结核病史。

(三)右下腹肿块伴压痛,或出现原因不明的不完全性肠梗阻表现者。

(四)肠 X 线检查回盲部有激惹、钡剂充盈缺损或狭窄征象者。

（五）内镜下见病变肠黏膜充血、水肿、横型溃疡、大小及形态各异的炎症息肉，肠腔变窄等。

（六）活检如能找到干酪样坏死性肉芽肿或结核分枝杆菌可以确诊。

对于疑有肠结核的患者，在初步排除相关的疾病后，仍难确诊时，可给予抗结核药物，治疗两周，观察疗效，以帮助诊断。

【治疗】

肠结核的治疗目的是消除症状、改善全身情况、促使病灶愈合及防治并发症。强调早期治疗，因为肠结核早期病变是可逆的。

（一）一般治疗 加强休息与营养，可加强患者的抵抗力，是治疗的基础。

（二）抗结核药物 是本病治疗的关键，药物的选择、用法、疗程参见肺结核章节。

（三）对症治疗 腹痛可用抗胆碱能药物，摄入不足或腹泻严重者要注意纠正水、电解质与酸碱平衡紊乱，要加强营养和支持治疗。对不完全性肠梗阻患者，需进行胃肠减压。

（四）手术治疗 适应证包括：① 完全性肠梗阻；② 急性肠穿孔，或慢性肠穿孔瘘管形成经内科治疗而未能闭合者；③ 肠道大量出血经积极抢救不能有效止血者；④ 诊断困难需剖腹探查者。

二、结核性腹膜炎

结核性腹膜炎（tuberculous peritonitis）是由结核杆菌引起的腹膜慢性、弥漫性炎症。

【病因】

本病的感染途径可由腹腔内结核直接蔓延或血行播散而来，前者更为常见，如肠结核、肠系膜淋巴结核、子宫内膜和输卵管结核等，均可为本病的直接原发病灶。

【临床表现】

本病多数起病较缓，但急性发病者亦为数不鲜。以中青年多见，女性略多于男性，为 1.2～2.0：1。女性多于男性可能是盆腔结核逆行感染所致。主要症状为倦怠、发热、腹胀和腹痛，亦有畏寒、高热骤然起病者。轻型病例开始呈隐蔽状态。

（一）全身表现

发热与盗汗最为常见，热型以低热和中等热居多，部分患者呈弛张热。渗出型、干酪型病例或合并有严重的腹外结核的患者可呈稽留热，盗汗严重，重者有贫血、消瘦、水肿、口角炎及维生素 A 缺乏症等营养不良的表现。

（二）腹痛

多数患者可出现不同程度的腹痛，多为持续性隐痛或钝痛，疼痛多位于脐周和下腹，有时可在全腹部。当患者出现急腹症时，应考虑腹腔结核病灶溃破后引起的急性腹膜炎，发生率较低。

（三）腹胀与腹水

多数患者有腹胀感，可由结核病中毒症状或腹膜炎伴有的肠功能紊乱引起，也可以由腹水引起。结核性腹膜炎的腹水，以小量、中等量为多见。腹水量较多时可出现移动性浊音。

（四）腹壁柔韧感

柔韧感是粘连型结核性腹膜炎的临床特征。绝大多数患者均有不同程度的压痛，一般较轻微，少数压痛明显并有反跳痛，后者多见于干酪型。

（五）腹部包块

粘连型及干酪型患者的腹部常可触及包块，多位于中下腹部。包块大小不一，边缘不齐，有时呈横形块状物或有结节感，多有轻微触痛。

（六）其他

部分患者可出现腹泻，粘连型患者便秘较为常见，有时腹泻与便秘交替出现。肝肿大可由营养不良所致脂肪肝或肝结核引起。如并发肠梗阻，可见蠕动波，肠鸣音亢进。

【诊断】

结核性腹膜炎诊断依据：

（一）原因不明的发热，持续两周以上，伴有盗汗，经一般抗生素治疗无效。

（二）有结核密切接触史或本人有其他肠外结核者。

（三）腹壁柔韧感，有腹水或可触及包块者。

（四）血沉增速，腹水为渗出液者。

（五）X线胃肠钡餐检查发现肠粘连等征象者。

【治疗】

药物治疗采取抗结核治疗，要依据足量、联合为治疗原则。疗程至少18个月。对腹水型患者，在放腹水后，于腹腔内注入醋酸地塞米松等药物，可以加速腹水吸收并减少粘连。对血行播散或结核毒血症严重的患者，在应用有效的抗结核药物治疗的基础上，亦可加用肾上腺糖皮质激素，但不宜长期应用。在并发肠梗阻、肠瘘、化脓性腹膜炎时可行手术治疗。与腹内肿瘤鉴别确有困难时，可行剖腹探查。

（吴万春）

第五节　肝　硬　化

肝硬化（hepatic cirrhosis）是由各种病因导致的慢性、进行性、弥漫性肝脏病变。病理组织学上有广泛的肝细胞坏死、弥漫性的纤维组织增生和假小叶形成，肝脏逐渐变形、变硬为特征。临床上，早期缺乏明显症状，后期出现肝功能损害和门脉高压症的表现，常出现上消化道出血、肝性脑病、继发感染、癌变等并发症。

【病因】

引起肝硬化的病因很多，病毒性肝炎肝硬化、酒精性肝硬化最为常见。

（一）病毒性肝炎　在我国，病毒性肝炎尤其是慢性乙型、丙型肝炎，是引起肝硬化的主要因素。

（二）长期饮酒　长期大量酗酒，是引起肝硬化的因素之一，近年来酒精性肝硬化发病率逐年增高。

（三）药物　长期使用某些药物如异烟肼、四环素、氨甲蝶呤、甲基多巴等，可产生中毒性或药物性肝损伤，进而导致肝硬化。

（四）循环障碍　慢性充血性心力衰竭、慢性缩窄性心包炎可使肝脏长期淤血缺氧，引起肝细胞坏死和纤维化，称为心源性肝硬化。

（五）其他　如胆汁淤积、代谢障碍等也可引起肝硬化，部分肝硬化原因不明，称为隐源性肝硬化。

【临床表现】

临床上,肝硬化起病隐匿,发展缓慢。根据肝功能代偿的情况,通常将肝硬化患者临床表现分为两个阶段,即代偿期和失代偿期。

肝硬化代偿期可有肝功能损害的临床表现,常有轻度乏力、腹胀、肝脾轻度肿大,部分患者可出现黄疸、肝掌、蜘蛛痣等,早期缺乏特异表现,诊断困难。

肝硬化失代偿期临床表现较为突出,主要包括肝功能损害及门脉高压症候群两大类表现。

（一）肝功能损害的表现:

1. 全身症状 乏力、消瘦、面色晦暗,尿少、下肢水肿。

2. 消化道症状 食欲减退、腹胀、胃肠功能紊乱甚至吸收不良综合征,肝源性糖尿病,可出现多尿、多食等症状。

3. 出血倾向及贫血 齿龈出血、鼻衄、紫癜、贫血。

4. 内分泌障碍 皮肤色素沉着、肝性面容、面部血管扩张征、蜘蛛痣、肝掌、女性月经失调、男性乳房发育、性功能障碍。

5. 低蛋白血症 双下肢水肿、尿少、腹腔积液、肝源性胸腔积液。

（二）门脉高压征的表现:

1. 腹水 腹水是失代偿期肝硬化患者最突出的临床表现。

2. 脾脏肿大 常出现脾功能亢进。

3. 门脉侧支循环的建立和开放 是肝硬化患者最具特征性的改变。常表现为食管-胃底静脉曲张、腹壁静脉曲张和痔静脉曲张。

【并发症】

（一）上消化道出血 多为食管胃底曲张静脉破裂所致,为肝硬化最常见的并发症,多发生突然呕血和(或)血便,出血量大,常引起失血性休克导致死亡。

（二）肝性脑病 肝性脑病是肝硬化患者最常见的死亡原因。

（三）肝肾综合征(hepatorenal syndrome,HRS) HRS是指发生在严重肝病的基础上的肾功能不全,但肾脏本身并无器质性的损害。肝硬化患者出现少尿、无尿、氮质血症、低血钠、低尿钠,考虑出现肝肾综合征。

（四）原发性肝癌 患者出现肝肿大、肝区疼痛,血清甲胎蛋白持续升高或超声、CT影像提示肝占位病变时应高度怀疑原发性肝癌,一般可通过CT检查以及肝穿刺检查确诊。

【诊断】

代偿期肝硬化早期诊断困难,失代偿期肝硬化诊断较为容易,主要依据。

（一）有病毒性肝炎、长期饮酒等慢性肝损害的病史。

（二）有肝功能减退和门脉高压的临床表现。

（三）肝功能试验有血清白蛋白下降、血清胆红素升高和凝血酶原时间延长等指标提示肝功能失代偿。

（四）影像学、胃镜检查提示肝硬化及食管胃底静脉曲张。

（五）肝活检组织检查见假小叶形成是诊断本病的金标准。

【治疗】

肝硬化是因组织结构紊乱而致肝功能障碍。目前尚无根治办法。治疗原则:早期诊断,针对病因治疗,防治并发症,延长生存时间,有适应证者应行肝移植治疗。

（一）一般治疗

1. 支持治疗 肝硬化患者应重视休息、注意加强营养。必要时静脉输入高渗葡萄糖液以补充热量,输液中可加入维生素 C、胰岛素、氯化钾等。注意维持水、电解质、酸碱平衡。病情较重者可输入白蛋白、新鲜血浆。

2. 保肝、降酶、退黄等治疗 如促肝细胞生长素,还原型谷胱甘肽、甘草酸类制剂等。

3. 口服降低门脉压力的药物 ① 心得安,应从小量开始,递增给药。② 硝酸酯类,如消心痛。③ 钙通道阻滞剂,如心痛定,急症给药可舌下含服。

4. 补充 B 族维生素和消化酶 如复方维生素 B、复方消化酶等。

5. 脾功能亢进的治疗 可服用升白细胞和血小板的药物,必要时可行脾切除术或脾动脉栓塞术治疗。

6. 腹水的治疗 ① 一般治疗,包括卧床休息,限制水、钠摄入。② 利尿剂治疗,如双氢克尿噻,隔日或每周 1～2 次服用。氨苯蝶啶,饭后服用。如利尿效果不明显,可逐渐加量。利尿治疗以每天减轻体重不超过 0.5 kg 为宜,以免诱发肝性脑病、肝肾综合征。③ 反复大量放腹水加静脉输注白蛋白,用于治疗难治性腹水。④ 提高血浆胶体渗透压,每周定期少量、多次静脉输注血浆或白蛋白。⑤ 腹水浓缩回输,用于治疗难治性腹水,或伴有低血容量状态、低钠血症、低蛋白血症和肝肾综合征患者,以及各种原因所致大量腹水急需缓解症状的患者。⑥ 腹腔-颈静脉引流术,是有效的处理肝硬化患者腹腔积液的方法。但由于其有较多的并发症,如发热、细菌感染、肺水肿等,故应用受到限制。⑦ 经颈静脉肝内门体分流术（TIPS）,能有效降低门静脉压力,创伤小,安全性高。适用于食管静脉曲张破裂大出血和难治性腹腔积液,但易诱发肝性脑病。

7. 门静脉高压症的外科治疗 适应证为:食管-胃底静脉曲张破裂出血,经非手术治疗无效;巨脾伴脾功能亢进;食管静脉曲张出血高危患者。包括门-腔静脉分流术,门-奇静脉分流术和脾切除术等。

8. 肝脏移植手术 适用于常规内外科治疗无效的终末期肝病。包括难以逆转的腹腔积液;门脉高压症,上消化道出血;严重的肝功能损害（Child 分级 C 级）;出现肝肾综合征;进行性加重的肝性脑病;并发原发性肝癌。

（二）其他治疗

1. 免疫调节治疗 胸腺肽和 α 胸腺素在急慢性乙肝中常用,可调节机体免疫。

2. 中药及中药制剂治疗 保肝治疗对于改善临床症状和肝功能指标有一定效果。

（韩真）

第六节 肝性脑病

肝性脑病（hepatic encephalopathy，HE）又称肝昏迷,是严重肝病引起的、以代谢紊乱为基础的中枢神经系统功能失调的综合病征,其主要临床表现是意识障碍、行为失常和昏迷。

【病因】

引起肝性脑病的原发病有重症病毒性肝炎、重症中毒性肝炎、药物性肝病、妊娠期急性脂肪肝、各型肝硬化、门-体静脉分流术后、原发性肝癌以及其他弥漫性肝病的终末期,而以肝硬化患者发生肝性脑病最多见,约占 70%。

诱发肝性脑病的因素很多,如上消化道出血、高蛋白饮食、大量排钾利尿、放腹水,使用安眠、镇静、麻醉药,便秘、尿毒症、感染或手术创伤等。

【临床表现】

由于导致肝性脑病的基础疾病不同,肝病的类型、肝细胞损害的程度、起病的急缓以及诱因的不同而有所差异。其临床表现也比较复杂,其共性的表现即神经精神症状及体征。临床上既有原发肝脏基础疾病的表现,又有其特有的临床表现。

(一)一般表现为性格、行为、智能改变和意识障碍性格改变常是本病最早出现的症状,主要是原属外向型性格者表现为抑郁,而原属内向型性格者表现为欣快多语。行为异常,如乱写乱画,乱扔纸屑、烟头,随地便溺,房间内的桌椅随意乱拖乱放等毫无意义的动作。

(二)睡眠习惯改变　常表现为睡眠倒错,提示患者中枢神经系统的兴奋与抑制处于紊乱状态,常预示肝性脑病即将来临。

(三)肝臭的出现　是由于肝功能衰竭,机体内含硫氨基酸代谢中间产物(如甲硫醇、乙硫醇及二甲硫化物等)经肺呼出或经皮肤散发出的一种特征性气味。似烂苹果味、大蒜味、鱼腥味等。

(四)扑翼样震颤　是肝性脑病具有特征性的神经系统体征,对早期诊断有一定的意义。

(五)智能障碍　随着病情的进展,患者的智能发生改变,表现为对时间、空间概念不清,人物概念模糊,吐字不清,书写困难,计算、计数能力下降,数字连接错误,也是早期鉴别肝性脑病简单、可靠的方法。

(六)意识障碍　患者严重时由嗜睡、昏睡逐渐进入昏迷状态,各种反应、反射均消失。

【肝性脑病的分期】

肝性脑病根据精神错乱、神经系统病理表现的脑电图检查,可分为四期,但各期界限并不十分鲜明,病情进展不一或较长期处于某一阶段。这种分期有利于动态观察病情发展变化,有利于早期判断并及时给予治疗措施。

Ⅰ期(前驱期)　轻度性格改变,举止反常。如有的患者寡言不语,有的多语;平时非常稳重,突然出现幼稚轻率的动作,或衣冠不整,或随地吐痰,随处大小便、脱衣服等;反应和回答问题尚正确,但有时吐字不清,动作缓慢等。此期一般无神经体征,多无扑翼震颤。脑电图无明显异常,波的频率可减少。

Ⅱ期(昏迷前期)　以精神错乱、意识模糊、睡眠障碍、行为异常为主要表现。定向力和理解力减低,时间概念模糊;不能完成简单的智力动作,有时幻觉、狂躁,类似轻微精神病表现。常出现扑翼震颤,腱反射亢进,肌张力增高,锥体束征阳性。脑电图常出现异常的慢波。

Ⅲ期(昏睡期)　昏睡为主。患者大部分时间处在昏睡中,呼之可醒,然后又入睡,答话不准,可出现幻觉。如患者合作可引出扑翼震颤。各种神经病理征陆续出现。脑电图出现明显异常。

Ⅳ期(昏迷期)　患者丧失神志,进入昏迷期,呼之不醒,对疼痛刺激尚有反应。浅昏迷时腱反射亢进,肌张力增高,查体不合作,不能引出扑翼震颤。进入深昏迷,各种反射消失,对各种刺激无反应,瞳孔散大,过度换气,脑电图出现明显异常。

【诊断】

肝性脑病诊断的主要依据:

(一) 有严重的肝病和(或)广泛的门-体分流(门静脉高压症或门体分流术后)的病史、临床表现及肝功能检查异常。

(二) 出现一系列神经、精神症状,如性格改变,行为异常,睡眠倒错,嗜睡昏睡,甚至昏迷等。

(三) 并常伴有血氨升高和(或)支/芳氨基酸比例下降或倒置。

(四) 脑电图或视觉诱发电位的异常并排除其他原因。

(五) 如能找到引起肝性脑病的诱因者更有利于诊断。

【治疗】

(一) 一般治疗

去除肝性脑病发作的诱因是其一般治疗的基本原则,亦是其他药物治疗的基础,包括以下措施。

1. 调整饮食结构 肝硬化患者高蛋白饮食可诱发肝性脑病,因此对有肝性脑病患者应该限制蛋白质摄入,并保证热能供给。Ⅲ-Ⅳ期患者应禁止从胃肠道补充蛋白质,可鼻饲或静脉注射25%的葡萄糖溶液。Ⅰ-Ⅱ期患者日应限制蛋白质在20 g/天之内,如病情好转,每3～5天可增加10 g蛋白质,以逐渐增加患者对蛋白质的耐受性。待患者完全恢复后每天每千克体重可摄入0.8～1.0 g蛋白质,以维持基本的氮平衡。由于植物蛋白质(如豆制品)富含支链氨基酸和非吸收纤维,后者可促进肠蠕动,被细菌分解后还可降低结肠的pH,可以加速毒物排出和减少氨吸收。因此,肝性脑病患者应首选植物蛋白。乳制品营养丰富,如病情稳定可适量摄入。

2. 慎用镇静药 巴比妥类、苯二氮䓬类镇静药可激活GABA/BZ复合受体,此外肝硬化患者由于肝功能减退,药物代谢半衰期延长,因此,使用这些药物会诱发或加重肝性脑病。如患者出现躁狂时,应禁用这些药物,试用异丙嗪、氯苯那敏(扑尔敏)等抗组胺药。

3. 纠正电解质和酸碱平衡紊乱 肝硬化患者由于进食量少,利尿过度,大量排放腹水等造成低钾性碱中毒,诱发或加重肝性脑病。因此利尿药的剂量不宜过大,大量排放腹水时应静脉输入足量的白蛋白以维持有效血容量和防止电解质紊乱。肝性脑病患者应经常检测血清电解质、血气分析等,如有低血钾或碱中毒应及时纠正。

4. 止血和清除肠道积血 上消化道出血是肝性脑病的重要诱因。因此,食管静脉曲张破裂出血者应采取各项紧急措施进行止血,并输入血制品以补充血容量。清除肠道积血可采取以下措施:口服或鼻饲乳果糖,用生理盐水或弱酸液(如醋酸)进行灌肠。

5. 其他 如患者有缺氧应予吸氧,低血糖者可静脉注射高渗葡萄糖,如有感染应及时控制。

(二) 药物治疗

由于氨中毒是肝性脑病的主要原因,因此减少氨的吸收和促进氨的排出是药物治疗的主要手段。

1. 减少肠道氨的生成和吸收 ① 乳果糖(lactulose,β-半乳糖果糖),是一种合成的双糖,口服后在小肠不会被分解,到达结肠后可被乳酸杆菌、粪肠球菌等细菌分解为乳酸、乙酸而降低肠道的pH。肠道酸化后对产尿素酶的细菌生长不利,但有利于不产尿素酶的乳酸杆菌的生长,使肠道细菌所产的氨减少;此外,酸性的肠道环境可减少氨的吸收,并促进血液中的氨渗入肠道排出。乳果糖的疗效确切,可用于各期肝性脑病及较轻微肝性脑病的治疗。不良反应主要有腹胀、腹痛、恶心、呕吐等,此外,其口感甜腻,使少数患者不能接受。② 口服抗生素,可抑制肠道产尿素酶的细菌,减少氨的生成。常用的抗生素有新霉素、甲硝唑等。口服新霉素很少吸收。但长期使用有可能致耳毒性和肾毒性,现已少用。甲硝唑的疗效与新霉素相似,但其胃肠道不良反应较大。

2. 促进体内氨的代谢　① L-鸟氨酸-L-门冬氨酸是一种鸟氨酸和门冬氨酸的混合制剂,能促进体内的尿素循环(鸟氨酸循环)而降低血氨。每日静脉注射 20 g 的 L-鸟氨酸-L-门冬氨酸可降低血氨,改善症状,不良反应为恶心、呕吐。② 谷氨酸与氨结合形成谷氨酰胺而降低血氨,有谷氨酸钾和谷氨酸钠两种,可根据血钾和血钠调整两者的使用比例。③ 精氨酸可促进尿素循环而降低血氨,该药呈酸性,适用于碱中毒者。

3. GABA/BZ 复合受体拮抗剂氟马西尼(flumazenil)可以拮抗内源性苯二氮䓬所致的神经抑制。对于Ⅲ-Ⅳ期患者具有促醒作用。静脉注射氟马西尼起效快,往往在数分钟之内,但维持时间很短,通常在 4 小时之内静脉注射;或持续静脉滴注。

4. 支链氨基酸(BCAA)是一种以亮氨酸、异亮氨酸、缬氨酸等 BCAA 为主的复合氨基酸,减少或拮抗假神经递质。其机制为竞争性抑制芳香族氨基酸进入大脑,减少假神经递质的形成,其疗效尚有争议,但对于不能耐受蛋白质的营养不良者,补充 BCAA 有助于改善其氮平衡。

(三) 其他治疗

1. 减少门体分流　对于门体分流性难治性肝性脑病,可采取介入方法减少门体分流术难治性肝性脑病。

2. 人工肝用分子吸附剂再循环系统(molecular adsorbent recycling system,MARS)、血液灌流、血液透析等方法可清除血氨和其他毒性物质,对于急、慢性肝性脑病均有一定疗效。

3. 肝细胞肝移植是治疗各种终末期肝病的一种有效手段,严重和顽固性的肝性脑病的指征。

(四) 对症治疗

1. 纠正水、电解质和酸碱平衡失调　每日入液总量以不超过 2500 ml 为宜。肝硬化腹水患者的入液量应加控制(一般约为尿量加 1000 ml),以免血液稀释、血钠过低而加重昏迷。及时纠正缺钾和碱中毒,缺钾者补充氯化钾,碱中毒者可用精氨酸溶液静脉滴注。

2. 保护脑细胞功能　用冰帽降低颅内温度,以减少能量消耗,保护细胞功能。

3. 保护呼吸道通畅　深昏迷患者,应作气管切开排痰、给氧。

4. 预防脑水肿　静脉滴注高渗葡萄糖、甘露醇等脱水药以防治脑水肿。

(韩真)

第七节　急性胰腺炎

急性胰腺炎(acute pancreatitis,AP)是指多种病因引起的胰酶在胰管内激活,导致胰腺局部和周围组织产生炎症反应为主要特征,伴有或不伴有其他器官功能障碍的疾病。临床上出现腹痛、腹胀、恶心、呕吐、发热等症状。化验血和尿中淀粉酶含量升高等。

【病因】

(一)胆道系统疾病　胆管炎症、结石、寄生虫、奥狄(Oddi)括约肌水肿、痉挛等病变使壶腹部发生梗阻,胆汁通过共同通道反流入胰管,激活胰酶原,从而引起胰腺炎。

(二)酗酒和暴饮暴食　酗酒和暴饮暴食使得胰液分泌旺盛,而胰管引流不畅,造成胰液在胰胆管系统的压力增高,致使高浓度的蛋白酶排泄障碍,最后导致胰腺泡破裂而发病。

(三)高脂血症及高钙血症　高脂血症,脂肪栓塞胰腺血管造成局部缺血,毛细血管扩张,损害血管壁,导致胰液排泄困难;高钙血症可形成微小结石阻塞胰管,引起胰腺炎。

(四)手术与损伤　胃、胆道等腹腔手术挤压到胰腺,如:逆行胰胆管造影术(endoscopic retrograde cholangiopancreatography,ERCP)造成胰胆管压力过高。

【临床表现】

临床上,急性胰腺炎分为轻症急性胰腺炎(mild acute pancreatitis,MAP)和重症急性胰腺炎(severe acute pancreatitis,SAP)。轻症急性胰腺炎是指具备急性胰腺炎的临床表现和生化改变,而无器官功能障碍或局部并发症,对液体补充治疗反应良好。重症急性胰腺炎是指具备急性胰腺炎的临床表现和生化改变,且具下列之一者:一个或多个器官功能障碍;出现局部并发症(胰腺坏死,假性囊肿,胰腺脓肿)。大多数患者的病程呈自限性;20%～30%患者临床经过凶险,死亡率为5%～20%。

(一)腹痛　腹痛常位于中上腹部,有时向腰背部呈束带状放射,弯腰或前倾坐位可减轻;常突然发作于大量饮酒或饱餐后,程度不一,轻者为钝痛,重者多呈持续性疼痛。

(二)恶心、呕吐　多数患者起病即呕吐胃内容物,甚至呕吐胆汁,大都呕吐后腹痛并不缓解。

(三)发热　多数急性胰腺炎患者出现中度发热,尤其是胆源性胰腺炎,一般持续3～5天。

(四)休克、呼吸困难　患者常出现休克症状如苍白、冷汗、脉细、血压下降等,引起休克的原因可有多种,如由于胰液外溢,刺激腹膜引起剧烈疼痛;胰腺组织及腹腔内出血;组织坏死,蛋白质分解引起的机体中毒等。休克严重者抢救不及时可以导致死亡。

(五)水电解质及酸碱失衡　患者有不同程度的脱水,频繁呕吐者可发生代谢性碱中毒,重症胰腺炎常伴有代谢性酸中毒、低钙血症、血糖升高、低血钾、低血镁。

【并发症】

轻症急性胰腺炎极少有并发症发生,而重症急性胰腺炎则常出现多种并发症。

(一)局部并发症

主要表现为急性液体积聚、急性坏死物积聚、胰腺假性囊肿、包裹性坏死和胰周脓肿。急性胰腺炎初期,胰腺周围尚未形成完整包膜的渗液,称之为胰周急性液体积聚,若后期形成完整包膜,则转化为胰腺假性囊肿,这一过程往往需要4周左右。若早期胰腺周围渗液中含有较多坏死物,则为急性坏死物积聚,后期则转化为包裹性坏死,出现细菌感染,则转为胰腺脓肿。

(二)全身并发症

全身并发症主要包括器官功能衰竭、全身炎性反应综合征、全身感染、腹腔内高压(intra-abdominal hypertension,IAH)或腹脏间隔室综合征(abdominal compartment syndrome,

ACS)、胰性脑病（pancreatic encephalopathy，PE）。出现 2 个以上器官功能衰竭称为多器官功能衰竭，器官功能衰竭决定 AP 的严重程度。

（一）急性呼吸窘迫综合征(acute respiratory distress syndrome，ARDS) 发病初期主要表现出低氧血症，随着病情的恶化会引起肺部并发症类似肺水肿、胸腔积液及 ARDS（主要症状表现包括呼吸加快、呼吸困难和紫绀等），呼吸衰竭是 SAP 初期导致死亡的重要因素。

（二）心力衰竭 重症急性胰腺炎亦会对心脏产生程度不一的影响，病情较轻的患者出现如心率增快和心律不齐症状，病情严重的患者则可能出现心源性休克、心室颤动，甚至引起心包炎或心包积液。

（三）急性肾功能衰竭 重症急性胰腺炎对肾脏功能的影响，在病情较轻的患者表现为肾小管或者肾小球功能异常，表现为一过性少尿，在病情严重的患者则可能出现尿毒症。

（四）胰性脑病 重症急性胰腺炎时因大量活性蛋白水解酶、磷脂酶 A 等进入脑内，对脑组织与血管产生影响，引起中枢神经系统损害症候群，此症候群称为胰性脑病。常见的症状为反应迟钝、定向力障碍、谵妄、意识模糊、昏迷等。

【治疗】

（一）一般治疗

1. 禁食、鼻胃管减压 禁食和持续胃肠减压是急性胰腺炎的最基本的治疗措施，可防止呕吐和误吸。

2. 补充体液、防治休克 经静脉补充水、电解质和热量，以维持循环稳定和水电解质平衡。预防出现低血压，改善微循环。

3. 解痉止痛 诊断明确者，发病早期可对症给予止痛药。但宜同时给予解痉药。

4. 抑制胰腺外分泌及胰酶 应常规给予胃肠减压、质子泵抑制剂、抗胆碱能药，生长抑素一般用于病情比较严重的患者。胰蛋白酶抑制剂如抑肽酶、加贝酯等具有一定的抑制胰蛋白酶的作用。

5. 营养支持 早期需禁食，重症急性胰腺炎患者主要靠完全肠外营养（TPN）。当腹痛、压痛和肠梗阻症状减轻后可内镜下置入鼻空肠营养管行肠内营养。

6. 抗生素的应用 早期给予抗生素治疗。在重症胰腺炎合并胰腺或胰周坏死时，经静脉应用广谱抗生素或选择性经肠道应用抗生素可预防因肠道菌群移位造成的细菌感染。

7. 内镜下 Oddi 括约肌切开术（ERCP、EST） 适用于胆源性胰腺炎合并胆道梗阻和胆道感染者。及时行 ERCP，放置鼻胆引流管或/和 Oddi 括约肌切开术。

（二）手术治疗 胰腺脓肿，胰腺假性囊肿和胰腺坏死合并感染是急性胰腺炎严重威胁生命的并发症。如诊断不确定；继发性的胰腺感染；合并胆道疾病；虽经合理支持治疗，而临床症状继续恶化，应手术治疗。手术方式主要有两种：① 剖腹清除坏死组织，放置多根多孔引流管，以便术后持续灌洗，然后将切口缝合。② 剖腹清除坏死组织、创口部分敞开引流术。术中可同时行胃造瘘、空肠造瘘（用于肠内营养支持）及胆道引流术。偶有单发脓肿或感染性胰腺假性囊肿可采用经皮穿刺置管引流治疗。

（韩真）

第八节　炎症性肠病

炎症性肠病(inflammatory bowel disease,IBD)是一种病因尚不十分清楚的慢性非特异性肠道炎症性疾病。包括溃疡性结肠炎(ulcerative colitis,UC)和克罗恩病(Crohn disease,CD)。克罗恩病在年轻人中较常见,溃疡性结肠炎在中老年人中比较多见,且近年来发病率呈逐年增高。

一、溃疡性结肠炎

溃疡性结肠炎(ulcerative colitis)是一种病因尚不十分清楚的结肠和直肠慢性非特异性炎症性疾病,病变局限于大肠黏膜及黏膜下层。病变多位于乙状结肠和直肠,也可延伸至降结肠,甚至整个结肠。病程漫长,常反复发作。本病见于任何年龄,但20~30岁最多见。

【病因】

溃疡性结肠炎的病因至今仍不明。基因因素可能具有一定地位。心理因素在疾病恶化中具有重要地位。目前认为:溃疡性结肠炎的发病是外源物质引起宿主反应、基因和免疫影响三者相互作用的结果。

【临床表现】

溃疡性结肠炎的临床表现:

(一)消化道症状和全身症状　解黏液血便是最常见的早期症状。其他症状依次有腹痛、便血、里急后重、呕吐等,常有肝功能障碍和发热、体重减轻。

(二)肠外表现　常有关节炎,虹膜睫状体炎,皮肤病变。

(三)体征　与病期和临床表现直接相关,患者往往有体重减轻和面色苍白,在疾病活动期腹部检查时结肠部位常有触痛。可能有急腹症征象伴发热和肠鸣音减少,在急性发作或暴发型病例尤为明显。中毒性巨结肠时可有腹胀、发热和急腹症征象。

【并发症】

(一)中毒性结肠扩张　发生率约2%。是由于炎症波及结肠肌层及肌间神经丛,以致肠壁张力低下,肠内容物和气体大量积聚,从而引起急性结肠扩张,肠壁变薄,病变多见于乙状结肠或横结肠。诱因有低血钾、钡剂灌肠,使用抗胆碱能药物或阿片类药物等。临床表现为病情迅速恶化,中毒症状明显,伴腹胀、压痛、反跳痛,肠鸣音减弱或消失,白细胞计数增多。X线腹平片可见肠腔增宽、结肠袋消失等。易并发肠穿孔。病死率高。

(二)肠穿孔　发生率为1.8%左右。多在中毒性结肠扩张基础上发生,引起弥漫性腹膜炎,出现膈下游离气体。

(三)下消化道大出血　是指出血量大而要输血治疗者,其发生率为1.1%~4.0%。除因溃疡累及血管发生出血外,低凝血酶原血症亦是重要原因。

(四)癌变　多见于结肠炎病变累及全结肠、幼年起病和病史超过10年者。

【诊断】

根据以下临床表现和辅助检查有助本病诊断。

（一）临床表现　除少数患者起病急骤外,一般起病缓慢,病情轻重不一。症状以腹泻为主,解黏液脓血便,常伴有阵发性结肠痉挛性疼痛,并里急后重,排便后可获缓解。轻型患者症状较轻微,每日腹泻不足 5 次。重型每日腹泻在 5 次以上,为水泻或血便,腹痛较重,有发热症状,体温可超过 38.5 ℃,脉率大于 90 次/分。严重者出现全身中毒症状。疾病日久不愈,可出现消瘦、贫血、营养障碍、衰弱等。部分患者有肠道外表现,如结节性红斑、虹膜炎、慢性活动性肝炎及小胆管周围炎等。

（二）辅助检查　电子结肠镜检查,因为 90%～95%患者直肠和乙状结肠受累,可看到充血、水肿的黏膜,脆而易出血,病变呈连续性改变。在进展性病例中可看到溃疡,周围有隆起的增生组织和水肿的黏膜,貌似息肉样,或可称为假息肉形成。

（三）病理检查　需排除菌痢、阿米巴痢疾、血吸虫病、肠结核等特异性感染性结肠炎与肉芽肿结肠炎、放射性结肠炎。

（四）临床分型　临床上分初发型、慢性复发型、慢性持续型、急性暴发型。根据病情可分轻、中、重三级。根据临床表现的不同阶段可分为活动期和缓解期。

【治疗】

对于暴发型及病情严重的患者,如内科治疗效果不佳的病例,需考虑手术治疗。

（一）一般治疗　卧床休息和全身支持治疗,包括液体和电解质平衡,尤其是钾的补充,低血钾者应予纠正。同时要注意蛋白质的补充,改善全身营养状况,必要时应给予全胃肠道外营养支持,有贫血者可予输血,胃肠道摄入时应尽量避免牛奶和乳制品。

（二）药物治疗　① 5-氨基水杨酸制剂是主要治疗药物,如艾迪莎、美沙拉嗪等。② 皮质类固醇常用药为强的松或地塞米松,但目前并不主张长期激素维持治疗。在急性发作期可用氢化可的松或地塞米松静脉滴注,以及每晚用氢化可的松加于生理盐水中作保留灌肠,在急性发作期应用激素治疗的价值是肯定的。③ 激素耐药型溃疡性结肠炎需应用免疫抑制剂治疗,如硫唑嘌呤、环孢素、甲氨蝶呤等。④ 近年来,生物制剂治疗取得了满意的疗效。

（三）手术治疗　紧急手术指征为:并发大出血、肠穿孔、重型患者特别是合并中毒性结肠扩张经积极内科治疗无效且伴严重毒血症者。择期手术指征:① 并发结肠癌变;② 慢性活动性病例内科治疗效果不理想而严重影响生活质量,或虽然用糖皮质激素可控制病情但副作用太大不能耐受者。一般采用全结肠切除加回肠造瘘术。有 20%～30%重症溃疡性结肠炎患者最终手术治疗。

二、克罗恩病

克罗恩病(crohn disease)是一种原因不明的肠道炎症性疾病,胃肠道的任何部位均可发生,但好发于末端回肠、回盲部和右半结肠。临床表现为腹痛、腹泻、肠梗阻,伴有发热、营养障碍等肠外表现。病程多迁延,反复发作,常需外科手术治疗,预后较差。

【病因】

病因不明,可能与感染、遗传、环境和免疫有一定关系。

【临床表现】

临床表现为腹痛、腹泻、腹块、瘘管形成和肠梗阻,可伴有发热、贫血、营养障碍及关节、皮肤、眼、口腔黏膜、肝脏等肠外损害。本病可反复发作,迁延不愈。

（一）消化系统表现

1. 腹痛　位于右下腹或脐周,呈痉挛性疼痛,间歇性发作,伴肠鸣,餐后加重,便后缓解。如果腹痛持续,压痛明显,提示炎症波及腹膜或腹腔内,形成脓肿。全腹剧痛和腹肌紧张可能是病变肠段急性穿孔所致。

2. 腹泻　由病变肠段炎症渗出、蠕动增加及继发性吸收不良引起。开始为间歇发作,后期为持续性糊状便,无脓血或黏液。病变涉及结肠下段或直肠者,可有黏液血便及里急后重感。

3. 腹部包块　以右下腹与脐周为多见,是由肠粘连、肠壁与肠系膜增厚、肠系膜淋巴结肿大、内瘘或局部脓肿形成所致。

4. 瘘管形成　由透壁性炎性病变穿透肠壁全层至肠外组织或器官,形成瘘管。内瘘可通向其他肠段、肠系膜、膀胱、输尿管、阴道腹膜后等处。外瘘则通向腹壁或肛周皮肤。

5. 肛门直肠周围病变　少数患者有肛门、直肠周围瘘管、脓肿形成,肛裂等病变。

（二）全身表现

1. 发热　发热系由于肠道炎症活动或继发感染引起,常为间歇性低热或中等度发热,少数呈弛张热,可伴毒血症。

2. 营养障碍　因食欲减退、慢性腹泻及慢性消耗疾病所致消瘦、贫血、低蛋白血症、维生素缺乏、缺钙、骨质疏松等症。

3. 急性发作期有水、电解质、酸碱平衡紊乱。

（三）肠外表现

部分患者有虹膜睫状体炎、葡萄膜炎、杵状指、关节炎、结节性红斑、坏疽性脓皮病、口腔黏膜溃疡、慢性肝炎、小胆管周围炎、硬化性胆管炎等,偶见淀粉样变性或血栓栓塞性疾病。

【诊断】

有关克罗恩病诊断标准包括了下列 5 方面内容:① 临床表现;② 影像学检查;③ 肠镜检查;④ 黏膜组织学检查;⑤ 切除标本。

应根据临床表现及多种辅助检查综合分析后进行诊断。因此,当患者具有持续或反复发作腹痛和腹泻时,建议在排除肠结核、阿米巴痢疾、耶尔森菌感染等慢性肠道感染、肠道淋巴瘤、憩室炎、缺血性肠炎、白塞病及溃结等疾病后,按下列标准诊断:① 具备上述临床表现者为临床疑诊,安排进一步检查。② 同时具备上述第 1、2、3 项特征者,临床可拟诊为本病。③ 如再加上第 4 或第 5 项病理检查,发现非干酪样肉芽肿与其他一项典型表现或无肉芽肿而具备上述三项典型组织学改变者,可以确诊,即强调临床拟诊,病理确诊。④ 初发病例、临床与影像或内镜及活检改变难以确诊时,应随访观察 3～6 个月。如与肠结核混淆者应按肠结核给予诊断性治疗 4～8 周,以观疗效。

【治疗】

治疗目的:控制病情活动、维持缓解及防治并发症。

（一）一般治疗

强调饮食调理和营养补充,一般给高营养低渣饮食,要素饮食在补充营养同时,还能控制病变的活动性。肠外营养仅用于严重营养不良、肠瘘及短肠综合征者,应用时间不宜太长。合并感染者给予广谱抗生素。

（二）药物治疗

1. 氨基水杨酸制剂　柳氮磺吡啶仅适用于病变局限在结肠者。美沙拉嗪能在小肠、结肠定位释放,对病变在小肠和结肠均适用。

2. 糖皮质激素(简称激素)　是目前控制病情活动比较有效的药物,适用于本病活动期。一般主张使用时初量要足。剂量如泼尼松为 30~40 mg/d,重者可达 60 mg/d,病情缓解后剂量逐渐减少至停用。不主张应用激素做长期维持治疗。对于长期依赖激素的患者可试加用免疫抑制剂,然后逐步过渡到用免疫抑制剂维持治疗。病情严重者可静脉给予激素,病变局限在左半结肠者可激素保留灌肠,布地奈德全身不良反应少,可选用。

3. 免疫抑制剂　近年研究确立了免疫抑制剂在克罗恩病的应用价值。硫唑嘌呤或巯嘌呤适用于对激素治疗效果不佳或对激素依赖的慢性活动性病例,加用这类药物后可逐渐减少激素用量乃至停用。剂量为硫唑嘌呤 1.5~2 mg/(kg·d)或巯嘌呤 1~1.5 mg/(kg·d),该类药显效时间一般需 3~6 个月,维持用药一般 2 年以上(或更长)。严重不良反应主要是白细胞减少等骨髓抑制表现。甲氨蝶呤注射用药显效较硫唑嘌呤或巯嘌呤快,必要时可考虑使用,但需注意毒副作用。

4. 抗菌药物　某些抗菌药物如甲硝唑、喹诺酮类药物应用于本病有一定疗效。一般与其他药物联合短期应用。

5. 其他　抗 TNF-α 单克隆抗体(英夫利昔单抗,infliximab)对传统治疗无效的活动期克罗恩病可能有效,重复治疗可能取得长期缓解,近年已用于临床,但需注意副作用及禁忌证,疗效有待进一步评价。

(三)手术治疗

本病具有复发倾向,手术后复发率高,故手术适应证严格。主要是针对并发症,包括完全性肠梗阻(纤维狭窄引起的机械梗阻)、内科治疗失败的瘘管与脓肿形成、急性穿孔、不能控制的大量出血、癌变等。

(韩真)

第九节　上消化道出血

上消化道出血是指屈氏韧带以上的消化道,包括食管、胃、十二指肠或胰胆等病变引起的出血,胃空肠吻合术后的空肠病变出血亦属这一范围。大量出血是指在数小时内失血量超出 1000 ml 或循环血容量的 20%,其临床主要表现为呕血和(或)黑粪,往往伴有血容量减少引起的急性周围循环衰竭,是常见的急症,病死率高达 8%~13.7%。

【病因】

上消化道出血的病因很多,常见者有消化性溃疡、急性胃黏膜损害、食管胃底静脉曲张和胃癌。

(一)消化性溃疡　一般发生在溃疡病活动期,病变均有微量出血,故粪便内有隐血存在,溃破小动脉可引起致命的上消化道大出血。消化性溃疡是引起上消化道出血的最常见原因,约占 50%。

(二)急性胃黏膜病变(acute gastric mucosal lesions,AGML)　是以胃黏膜发生不同程度糜烂、浅溃疡和出血为特征的病变,是上消化道出血的常见病因之一,约占 10%。

(三)食管胃底静脉曲张　为门脉高压症主要临床表现之一,为上消化道出血的常见病因,占 20%~30%。

（四）胃癌　约占上消化道出血病因的 5%。

【临床表现】

（一）呕血和（或）黑便　是上消化道出血的特征性表现。出血部位在幽门以上者常有呕血和黑便，在幽门以下者可仅表现为黑便。

（二）失血性周围循环衰竭　出血量 400 ml 以内可无症状，出血量中等可引起贫血或进行性贫血、头晕、软弱无力，突然起立可产生晕厥。大量出血达全身血量 20% 以上即可产生休克，表现为烦躁不安或神志不清、面色苍白、四肢湿冷、口唇发绀、呼吸困难、血压下降至测不到、脉搏快而弱等。

（三）贫血和血象变化

急性大出血后均有失血性贫血，出血早期，血红蛋白浓度、红细胞计数及红细胞压积可无明显变化，一般需要经 3～4 小时以上才出现贫血。

（四）发热　中度或大量出血病例，于 24 小时内发热，多在 38.5℃ 以下。

【诊断】

诊断依据主要有：

（一）有引起上消化道出血的原发病，如消化性溃疡、肝硬化、慢性胃炎及应激性病变等。

（二）呕血和（或）黑便。

（三）出血不同程度时可出现相应的表现，轻者可无症状，严重者可发生出血性休克。

（四）发热。

（五）急诊内镜可发现出血病因。

【治疗】

（一）一般治疗

大出血宜取平卧位，并将下肢抬高，头侧位，以免大量呕血时血液反流引起窒息，必要时吸氧、禁食。少量出血可适当进流食。应加强护理，记录血压、脉搏、出血量及每小时尿量，保持静脉通路，必要时进行心电监护。

（二）补充血容量

当血红蛋白低于 70 g/L、收缩压低于 90 mmHg 时，应立即输入足够量全血。肝硬化患者应输入新鲜血。开始输液应快，但老年人及心功能不全者输血输液不宜过多过快，否则可导致肺水肿，最好进行中心静脉压监测。如果血源困难可给右旋糖酐或其他血浆代用品。

（三）止血措施

1. 药物治疗　① 近年来对消化性溃疡疗效最好的药物是质子泵抑制剂奥美拉唑，H_2 受体拮抗剂西米替丁或雷尼替丁，或雷尼替丁在基层医院亦较常用。对消化性溃疡和糜烂性胃炎出血，可用去甲肾上腺素 8 mg 加入冰盐水 100 ml 口服或作鼻胃管滴注，也可使用凝血酶口服应用。凝血酶需临床用时新鲜配制，且服药同时给予 H_2 受体拮抗剂或奥美拉唑以便使药物得以发挥作用。② 食管、胃底静脉曲张破裂出血时，垂体后叶素是常用药物，但作用时间短，主张小剂量用药。患高血压病、冠心病者和孕妇不宜使用。有主张同时舌下含硝酸甘油或硝酸异山梨醇酯。20 世纪 80 年代以来有采用生长抑素，对上消化道出血的止血效果较好。短期使用，几乎没有严重不良反应，但价格较贵。

2. 三腔气囊管压迫止血　适用于食管、胃底静脉曲张破裂出血。如药物止血效果不佳，可考虑使用。该方法即时止血效果明显，但必须严格遵守技术操作规程以保证止血效果,并防止窒息、吸入性肺炎等并发症发生。

3. 内镜直视下止血 对于门脉高压出血者,可采取:① 急诊食管曲张静脉套扎术;② 注射组织胶或硬化剂如乙氧硬化醇。对于非门脉高压出血者,可采取:① 局部注射 1/10000 肾上腺素盐水;② 采用 APC 电凝止血;③ 血管夹(钛夹)止血。

4. 血管介入技术 对于食管-胃底静脉曲张破裂出血,经垂体后叶素或三腔气囊管压迫治疗失败的患者,可采用经颈静脉门体分流手术(TIPS)结合胃冠状静脉栓塞术。

5. 手术治疗 经上述处理后,大多数上消化道大出血可停止。如仍无效可考虑手术治疗。食管、胃底静脉曲张破裂可考虑脾肾静脉吻合等手术。胃、十二指肠溃疡大出血患者早期手术可降低死亡率,尤其是老年人不宜止血又易复发,更宜及早手术,如并发溃疡穿孔、幽门梗阻或怀疑有溃疡恶变者宜及时手术。

(韩真)

复 习 题

1. 试述胃食管反流病的主要病因。
2. 简述胃食管反流病的治疗。
3. 简述慢性胃炎的治疗措施。
4. 试述急性胃炎的常见病因。
5. 简述消化性溃疡病上腹痛的临床表现特点。
6. 浅谈消化性溃疡的治疗措施。
7. 试述肠结核好发生在回盲部的原因。
8. 简述结核性腹膜炎的临床表现。
9. 简述肝硬化失代偿期门脉高压征的主要表现。
10. 简述肝硬化腹水治疗的治疗措施。
11. 简述肝性脑病的临床分期及各期的主要临床表现。
12. 试述肝性脑病的诊断标准。
13. 简述急性胰腺炎的发病主要病因。
14. 试述急性胰腺炎治疗。
15. 简述溃疡性结肠炎的并发症。
16. 试述克罗恩病的临床表现。
17. 简述上消化道出血的常见病因。
18. 试述上消化道出血治疗的措施。

第十二章　泌尿系统疾病

第一节　肾小球疾病概述

肾小球疾病是指一组有相似临床表现,如蛋白尿和(或)血尿、高血压等,但病因、发病机制、病理改变、临床病程和预后不尽相同,病变部位主要累及双肾肾小球的疾病。可分原发性、继发性和遗传性;原发性肾小球疾病病因不明,继发性肾小球疾病是指全身性疾病(如糖尿病、系统性红斑狼疮等)中的肾小球损害,遗传性肾小球疾病为遗传变异基因所致的肾小球疾病(如 Alport 综合征等)。

原发性肾小球疾病占大多数,目前仍是国内终末期肾衰竭首位病因。为本节所叙述。

【原发性肾小球疾病的分类】

原发性肾小球疾病可按病理及临床分型。

(一)原发性肾小球病的病理分型

世界卫生组织(WHO)1995 年制定的肾小球病病理学分类标准,将病理分为以下几型:

1. 轻微性肾小球病变(minor glomerular abnormalities)。

2. 局灶性节段性病变(focal segmental lesions),包括局灶性肾小球肾炎(focal glomerulonephritis)。

3. 弥漫性肾小球肾炎(diffuse glomerulonephritis)。

(1)膜性肾病(membranous nephropathy)。

(2)增生性肾炎(proliferative glomerulonephritis):① 系膜增生性肾小球肾炎(mesangial proliferative glomerulonephritis);② 毛细血管内增生性肾小球肾炎(endocapillary proliferative glomerulonephritis);③ 系膜毛细血管性肾小球肾炎(mesangiocapillary glomerulonephritis);④ 新月体性和坏死性肾小球肾炎(crescentic and necrotizing glomerulonephritis)。

(3)硬化性肾小球肾炎(sclerosing glomerulonephritis)。

4. 未分类的肾小球肾炎(unclassified glomerulonephritis)。

(二)原发性肾小球病的临床分型

1. 急性肾小球肾炎(acute glomerulonephritis)。

2. 急进性肾小球肾炎(rapidly progressive glomerulonephritis)。

3. 慢性肾小球肾炎(chronic glomerulonephritis)。

4. 无症状性血尿或(和)蛋白尿(隐匿性肾小球肾炎)(asymptomatic hematuria and/or proteinuria),过去曾称隐匿性肾小球肾炎(latent glomerulonephritis)。

5. 肾病综合征(nephrotic syndrome)。

肾小球疾病的病理类型和临床之间有一定联系,但并无肯定的对应关系,同一病理类型可呈现不同的临床表现,而相同的临床表现可来自不同的病理类型。因此,肾活检是确定肾小球疾病病变程度和病理类型的必需手段,而正确的病理诊断应与临床密切结合。

【临床表现】

（一）蛋白尿

正常肾小球滤过膜允许分子量<2万～4万（单位 dalton,下同）的蛋白通过,因此,肾小球滤过的原尿中主要为小分子蛋白,白蛋白（分子量6.9万）及分子量更大的免疫球蛋白含量较少。原尿中95%以上的蛋白质被近曲小管重吸收,终末尿中蛋白含量<150 mg/d,其中约一半来自远曲小管和髓袢升支分泌的 Tamm-Horsfall 蛋白及其他尿道组织蛋白,另一半为白蛋白、免疫球蛋白、轻链、β_2微球蛋白和多种酶等。正常人尿中蛋白含量低,尿常规定性试验阴性。当尿蛋白超过150 mg/d,尿蛋白定性试验阳性,称为蛋白尿。

肾小球滤过膜由肾小球毛细血管内皮细胞、基底膜和脏层上皮细胞构成,滤过膜有两种屏障作用:① 分子屏障:仅允许较小的蛋白分子通过;② 电荷屏障:内皮及上皮细胞膜含涎蛋白,而基底膜含硫酸类肝素,使肾小球滤过膜带负性电荷,通过同性电荷相斥原理,阻止含负电荷的血浆蛋白滤过。上述任一屏障的损伤均可出现蛋白尿,肾小球疾病蛋白尿常以白蛋白为主,主要为电荷屏障损伤所致;当分子屏障损伤时,尿中不仅有白蛋白,还可有更大分子的血浆蛋白,如免疫球蛋白等,提示肾小球滤过膜有较严重的结构损伤。

（二）血尿

离心后尿沉渣镜检每高倍视野红细胞超过3个为镜下血尿,1 L尿含1 ml血即呈肉眼血尿。肾小球疾病特别是肾小球肾炎,常为无痛性、全程性镜下或肉眼血尿,持续性或间发性。可仅为单纯性血尿,也可伴有蛋白尿、管型尿,如血尿患者伴较大量蛋白尿和（或）管型尿,多提示肾小球源性血尿。

下述两项检查可帮助区分血尿来源:① 新鲜尿沉渣相差显微镜检查,畸形红细胞血尿为肾小球源性,均一形态红细胞血尿为非肾小球源性。② 尿红细胞容积分布曲线,肾小球源性血尿常呈非对称曲线,其峰值红细胞容积小于静脉峰值红细胞容积;非肾小球源性血尿常呈对称性曲线,其峰值红细胞容积大于静脉峰值红细胞容积。

肾小球源性血尿主要因肾小球基底膜（GBM）断裂,红细胞通过该裂隙时受血管内压力挤压受损,受损的红细胞通过肾小管又受不同渗透压和 pH 作用,呈现畸形红细胞血尿,红细胞容积变小,甚至破裂。

（三）水肿

可分为两大类:① 肾病性水肿:主要是长期大量蛋白尿,导致血浆蛋白过低,血浆胶体渗透压下降,液体从血管内渗入组织间隙所致;部分患者可因有效血容量减少、刺激肾素-血管紧张素-醛固酮活性增加和抗利尿激素分泌增加,加重水钠潴留、水肿症状;某些原发于肾内的钠、水潴留因素也起一定作用,这种作用与血浆中肾素-血管紧张素-醛固酮水平无关。② 肾炎性水肿:主要是因肾小球滤过率下降,而肾小管重吸收功能基本正常,造成"球-管失衡"和肾小球滤过分数（肾小球滤过率/肾血浆流量）下降,水、钠潴留。肾炎性水肿时,血容量增加,伴肾素-血管紧张素-醛固酮活性抑制、抗利尿激素分泌减少,因高血压、毛细血管通透性增加等因素致使水肿持续及加重。肾病性水肿组织间隙蛋白含量低,水肿多从下肢开始;而肾炎性水肿组织间隙蛋白含量高,水肿多从眼睑、颜面部开始。

（四）高血压

　　肾小球疾病常伴高血压,持续性高血压会将加速肾功能恶化。肾小球疾病高血压的发生机制:① 钠、水潴留:钠、水潴留,使血容量增加,引起容量依赖性高血压;② 肾素分泌增多:肾实质缺血刺激肾素-血管紧张素分泌增加,外周阻力增加,引起肾素依赖性高血压;③ 降压物质分泌减少:肾实质损害后肾内激肽释放酶-激肽、前列腺素等降压物质生成减少。肾小球疾病高血压多数为容量依赖型,少数为肾素依赖型。但两型高血压常混合存在,难以截然分开。此外,近年发现肾脏局部交感神经过度兴奋常可引起难治性高血压。

　　(五) 肾功能损害

　　急进性肾小球肾炎常导致急性肾损伤或急性肾衰竭;部分急性肾小球肾炎患者可出现一过性肾功能损害;慢性肾小球肾炎及蛋白尿控制不佳的肾病综合征患者,随着病程缓慢进展,至晚期常发展为慢性肾衰竭。

(张道友)

第二节　慢性肾小球肾炎

　　慢性肾小球肾炎(chronic glomerulonephritis)简称慢性肾炎,系指各种病因引起双侧肾小球弥漫性,或局灶性炎症性,或非炎症性改变。临床起病隐匿、病情迁延,病变缓慢进展的一组原发性肾小球疾病总称,起病方式各有不同,基本临床表现为蛋白尿、血尿、高血压、水肿,可有不同程度的肾功能减退,最终可发展为慢性肾衰竭。由于本组疾病的病理类型及病期不同,疾病表现呈多样化。

【病因】

　　慢性肾炎是多病因,由于细菌、病毒或原虫等感染,通过免疫机制、炎症反应及非免疫机制等引起,仅不足1/5慢性肾炎是由急性肾炎发展所致(直接迁延或临床痊愈若干年后再现),多数患者与链球菌感染并无明确关系。

【临床表现和实验室检查】

　　慢性肾炎可发生于任何年龄,以青中年为主,男性多见。起病多缓慢、隐匿。临床表现不尽相同,蛋白尿、血尿、高血压、水肿为其基本临床表现,可有不同程度肾功能减退,病情迁延不愈、时轻时重,缓慢发展为慢性肾衰竭。

　　患者早期可有乏力、疲倦、腰部疼痛、纳差等,无水肿或轻度水肿,部分患者可无明显临床症状。实验室检查多表现为轻度尿异常,尿蛋白常在1～3 g/d,尿沉渣镜检红细胞可增多,可见管型;肾功能正常或轻度受损(肌酐清除率下降或轻度氮质血症)。血压正常或轻度升高。上述情况可持续数年,甚至数十年,肾功能逐渐恶化并出现相应临床表现(如贫血、血压升高等),发展为终末期肾衰竭。不少患者除慢性肾炎的一般表现外,血压(特别是舒张压)持续性中等以上程度升高,可有眼底出血、渗出,甚至视乳头水肿,如血压控制不好,肾功能迅速恶化,预后较差。此外,部分患者因感染、劳累呈急性发作,或用肾毒性药物后病情急骤恶化,经及时去除诱因和适当治疗后病情可适度缓解,但也可能由此而进入不可逆慢性肾衰竭。多数患者肾功能呈慢性渐进性损害,病理类型是决定肾功能进展速率的重要因素,也与是否合理治疗等相关。

　　慢性肾炎临床表现呈多样性,个体差异较大,要特别注意因某一表现突出而误诊。如慢性肾炎高血压突出误诊为原发性高血压,增生性肾炎感染后急性发作时误诊为急性肾炎。

【诊断】

典型病例诊断不难,具有蛋白尿、血尿(相差显微镜见多形态畸形红细胞)、水肿及高血压,病史一年以上,无论有无肾功能损害,在除外继发性肾小球肾炎及遗传性肾小球肾炎后,临床上可诊断为慢性肾炎。肾活体组织检查是病理类型诊断、指导治疗和判断预后的主要依据。

【治疗】

以防止或延缓肾功能进行性恶化、减轻临床症状及防治心脑血管并发症为主要目的,而不单纯以消除尿红细胞或轻微尿蛋白为目标。可采用下列综合治疗措施。

(一)积极控制高血压和减少尿蛋白

高血压和尿蛋白是加速肾小球硬化、促进肾功能恶化的重要因素,积极控制高血压和减少尿蛋白至关重要。肾性高血压较原发性高血压难以控制,对常规降压药效果较差,应合理选用降压药。高血压的治疗目标:力争把血压控制在理想水平:尿蛋白≥1 g/d,血压应控制在 125/75 mmHg 以下;尿蛋白<1 g/d,血压控制可放宽到 130/80 mmHg 以下。尿蛋白的治疗目标则为争取减少至<1 g/d。

降压药物应用遵循 4 项原则,即小剂量开始、长效制剂优先、联合用药及个体化。

临床常用的降压药可归纳为 5 大类:利尿剂、β 受体阻滞剂、钙通道阻滞剂(CCB)、血管紧张素转换酶抑制剂(ACEI)和血管紧张素Ⅱ受体拮抗剂(ARB)。

慢性肾炎常有钠、水潴留,引起容量依赖性高血压,故高血压时应限盐(NaCl<6 g/d);可选用噻嗪类利尿剂,如氢氯噻嗪 25～75 mg/d。Ccr<30 ml/min 时,噻嗪类无效则改用祥利尿剂,但一般不宜过多、长久使用。

大量研究证实,ACEI 或 ARB 除有降低血压作用外,还有减少尿蛋白和延缓肾功能恶化的肾脏保护作用。后两种作用除通过对肾小球血流动力学的特殊调节作用(扩张入球和出球小动脉,但对出球小动脉扩张作用强于入球小动脉),降低肾小球内高压力、高灌注和高滤过外,同时通过非血流动力学作用(抑制细胞因子、减少尿蛋白和细胞外基质的蓄积)从而延缓肾小球硬化的发展,保护肾脏,是治疗慢性肾炎高血压和(或)减少尿蛋白的首选药物。要达到减少尿蛋白的目的,应用剂量常需高于常规的降压剂量。肾功能不全患者应用 ACEI 或 ARB 时要防止高血钾,血肌酐大于 264 μmol/L(3 mg/dl)时应在严密观察下谨慎使用,定期监测血肌酐、血钾,防止严重副作用。少数患者应用 ACEI 持续性干咳,应停用。

(二)限制食物中蛋白及磷入量

肾功能不全氮质血症患者应限制蛋白及磷的入量,采用优质低蛋白饮食或加用必需氨基酸或 α-酮酸(见本章第六节)。

(三)应用抗血小板解聚药

双嘧达莫、阿司匹林有抗血小板聚集作用,以往认为此类药物能延缓肾功能衰退,但近年来多数循证医学的研究结果并未证实其确切疗效。

(四)糖皮质激素和细胞毒药物

慢性肾炎为一临床综合征,其病因、病理类型及其程度、临床表现和肾功能状况等变异较大,故此类药物是否应用,宜区别对待。一般不主张积极应用,但患者肾功能正常或仅轻度受损,肾脏体积正常,病理类型较轻,尿蛋白较多,无禁忌者可试用,无效者逐步撤去。

(五)避免加重肾脏损害的因素

劳累、感染、妊娠及肾毒性药物均可能损伤肾脏,导致肾功能恶化,应予以避免。

【预后】

慢性肾炎病情迁延,病变缓慢进展,最终将至慢性肾衰竭。病变进展速度个体差异很大,病理类型为重要因素,也与是否重视保护肾脏、治疗是否恰当及是否避免恶化因素有关。

(张道友)

第三节 肾病综合征

肾病综合征(nephrotic syndrome,NS)不是一独立疾病,而是以肾小球基底膜通透性增加伴有肾小球滤过率降低等病变为主的一组症候群,临床常见。

【病因】

传统上 NS 可分为原发性及继发性两大类:

(一)原发性 NS 约占 75%,是指原发于肾小球疾病。

(二)继发性 NS 约占 25%,是指继发于全身性疾病导致的 NS,诸如系统性红斑狼疮、糖尿病、过敏性紫癜、多发性骨髓瘤、药物、毒物等导致的肾小球病变。

【临床表现】

(一)大量蛋白尿 指尿液中丢失的蛋白质大于 3.5 g/d,是 NS 最主要诊断依据。正常肾小球滤过膜具有分子屏障及电荷屏障作用,当这些屏障作用受损时,肾小球滤过膜对血浆蛋白的通透性增加,蛋白质漏出,致使原尿中蛋白含量增多,当其超过近曲小管回吸收量时,形成蛋白尿。在此基础上,凡增加肾小球内压力及导致高灌注、高滤过的因素(如高血压、高蛋白饮食或大量输注血浆蛋白)均可加重尿蛋白的排出。

(二)低白蛋白血症 指血浆白蛋白低于 30 g/L,也是 NS 最主要诊断依据。NS 时大量白蛋白从尿中丢失,同时肾小管分解蛋白也增加,从而肝脏代偿性合成白蛋白增加,当肝脏增加合成白蛋白不足以弥补丢失和分解时,则出现低白蛋白血症。此外,NS 患者因胃肠道黏膜水肿导致饮食减退、蛋白质摄入不足、吸收不良或丢失,也加重低白蛋白血症。

此外,血浆中某些免疫球蛋白和补体成分、抗凝及纤溶因子、金属结合蛋白及内分泌素结合蛋白也可减少。

(三)水肿 NS 时由于低白蛋白血症,血浆胶体渗透压降低,某些原发于肾内钠、水潴留因素在 NS 水肿发生机制中也起一定作用,致使水分进入组织间隙,故多数患者伴有水肿,水肿程度轻重不一,以组织疏松及体位下垂处最为明显,清晨以眼睑、后头部或骶尾部明显,起床活动后则以下肢水肿显著,严重者全身水肿、胸腔积液、腹腔积液、心包积液、阴囊水肿等。

(四)高脂血症 NS 时肝脏合成脂蛋白增加、脂质调节酶活性改变及脂质清除障碍导致脂质代谢异常。NS 脂质代谢异常的特点是血浆中几乎各种脂蛋白成分均增加,如高胆固醇和(或)高甘油三酯血症,血清中 LDL、VLDL 和脂蛋白(a)[lipoprotein(a),Lp(a)]浓度增加,常与低蛋白血症并存。

【并发症】

(一)感染 是最常见且严重的并发症。与蛋白质营养不良、免疫功能紊乱及应用糖皮质激素治疗有关。常见感染部位依次为呼吸道、泌尿道、皮肤。由于应用糖皮质激素,其感染的临床征象常不明显。

(二)急性肾损伤 为 NS 患者最严重的并发症。NS 时可因有效血容量不足而致肾血流量下降,诱发肾前性氮质血症,经扩容、利尿后可得到恢复。少数可出现急性肾衰竭,表现为少尿甚或无尿,扩容利尿无效。

(三)血栓、栓塞并发症 血栓、栓塞并发症是直接影响 NS 治疗效果和预后的重要原因。由于有效血容量减少及高脂血症造成血液黏稠度增加。此外,因某些蛋白质从尿中丢失,肝代偿性合成蛋白增加,导致机体凝血、抗凝和纤溶系统失衡;加之 NS 时血小板功能亢进、利尿剂和糖皮质激素应用等均加重高凝状态。因此,易发生血栓、栓塞并发症,其中以肾静脉血栓最为常见。

(四)肾小管功能减退 NS 时肾小管对滤过的蛋白大量重吸收,致使肾小管上皮细胞受损,功能减退。患者常出现糖尿、氨基酸尿、高磷酸盐尿等。

【诊断】

(一)确立 NS ① 尿蛋白大于 3.5 g/d;② 血浆白蛋白低于 30 g/L;③ 水肿;④ 血脂升高。其中①②两项为诊断所必需。

(二)确认病因 除外继发性和遗传性疾病,才能诊断为原发性 NS;最好进行肾活检。

(三)判定有无并发症。

【治疗】

(一)一般治疗 严重水肿、低蛋白血症者需卧床休息。水肿消失、一般情况好转后,可起床活动。应低盐(<3 g/d)饮食。少进富含饱和脂肪酸的饮食,而多食富含多聚不饱和脂肪酸及可溶性纤维饮食。给予正常量 0.8~1.0 g/(kg·d)的优质蛋白饮食,不主张高蛋白饮食。热量供应要充足,每日每公斤体重不应少于 126~147 kJ。

(二)对症治疗

1. 利尿消肿 常用噻嗪类利尿剂和潴钾利尿剂,最好两药联合应用;疗效不佳时可换用袢利尿剂,应用袢利尿剂时需谨防低钠血症及低钾、低氯血症性碱中毒。对 NS 患者利尿消肿不宜过快过猛,以免造成血容量不足,加重血液高黏倾向,诱发血栓、栓塞并发症。

2. 提高血浆胶体渗透压 可静脉输注血浆或白蛋白提高血浆胶体渗透压,促进组织中水分回吸收并利尿,如输注白蛋白后继而用呋塞米 60~120 mg 加于葡萄糖溶液中缓慢静脉滴注,有时能获得良好的利尿效果。但应严格掌握适应证,对严重低蛋白血症、高度水肿而又少尿(尿量<400 ml/d)的 NS 患者,在必需利尿的情况下方可考虑使用。也可用不含钠的低分子右旋糖酐或 706 代血浆 250~500 ml 静脉点滴,加用袢利尿剂也可增强利尿效果。但对少尿者应慎用,以免诱发"渗透性肾病",导致急性肾衰竭。

3. 降压药使用 血管紧张素转换酶抑制剂(ACEI,如贝那普利)或血管紧张素 Ⅱ 受体拮抗剂(ARB,如氯沙坦),除可有效控制高血压外,还可通过降低肾小球内压和直接影响肾小球基底膜对大分子的通透性,抑制细胞因子及炎症介质,有非依赖降压的减少尿蛋白作用,是常选用的药物;必要时,也可加用其他降压药。降压的目标值为 125/75 mmHg。降低血压可减少尿蛋白,降压及减少尿蛋白可以有效延缓肾功能的恶化。

(三)主要治疗——抑制免疫与炎症反应

1. 糖皮质激素(简称激素) 通过抑制炎症反应、抑制免疫反应、抑制醛固酮和抗利尿激素分泌,从而影响肾小球基底膜通透性等综合作用而发挥其利尿、消除尿蛋白的疗效。用药原则和方案一般是：① 起始量足：常用药物为泼尼松 1 mg/(kg·d)，清晨顿服，连续 8 周，必要时可延长至 12 周；② 缓慢减药：足量治疗后每 2～3 周减原用量的 10%，当减至 20 mg/d 左右时更应缓慢减量；③ 长期维持：最后以最小有效剂量(10 mg/d)再维持半年左右。激素可采取全日量顿服或在维持用药期间两日量隔日一次顿服，以减轻激素的副作用。水肿严重、有肝功能损害或泼尼松疗效不佳时，可更换为甲泼尼龙(等剂量)口服或静脉滴注。因地塞米松半衰期长，副作用大，现已少用。

根据患者对糖皮质激素的治疗反应，可将其分为"激素敏感型"(用药 8～12 周内 NS 缓解)、"激素依赖型"(激素减药到一定程度即复发)和"激素抵抗型"(激素治疗无效)三类，其各自的治疗方案有所区别。长期应用激素可出现感染、药物性糖尿病、骨质疏松等副作用，少数病例还可发生股骨头无菌性缺血性坏死，需加强监测，及时处理。

2. 细胞毒药物　这类药物可用于"激素依赖型"或"激素抵抗型"的患者，协同激素治疗。若无激素禁忌，一般不作为首选或单独治疗用药。

(1) 环磷酰胺　是最常用的细胞毒药物，剂量为 2 mg/(kg·d)，分 1～2 次口服；或 200 mg，隔日静脉注射。累积量达 6～8 g 后停药。主要副作用为骨髓抑制及中毒性肝损害，并可出现性腺抑制(尤其男性)、脱发、胃肠道反应及出血性膀胱炎。

(2) 苯丁酸氮芥　苯丁酸氮芥是氮芥的衍生物，2 mg，每日 3 次口服，共服用 3 个月，毒性较氮芥小，疗效也较差。

(3) 环孢素　能选择性抑制 T 辅助细胞及 T 细胞毒效应细胞，已作为二线药物用于治疗激素及细胞毒药物无效的难治性 NS。常用量为 3～5 mg/(kg·d)，分两次空腹口服，服药期间需监测血药浓度。服药 2～3 个月后缓慢减量，疗程半年至一年。副作用有肝肾毒性、高血压、高尿酸血症、多毛及牙龈增生等。

(4) 麦考酚吗乙酯(MMF)　选择性抑制 T、B 淋巴细胞增殖及抗体形成。常用量为 1.5～2 g/d，分 2 次口服，共用 3～6 月，减量维持半年。副作用相对小。

NS 药物治疗可有多种方案，原则是增强疗效的同时最大限度地减少副作用。对于是否应用激素治疗、疗程长短以及应否联用细胞毒药物等应结合患者肾小球疾病的病理类型、年龄、肾功能和有否相对禁忌证等制订个体化治疗方案。

(张道友)

第四节　尿　路　感　染

尿路感染(urinary tract infection，UTI)是指各种病原微生物入侵泌尿系统，在尿路中生长、繁殖而引起的尿路感染性疾病，简称尿感。根据致病病原体可分为细菌性、真菌性及病毒性尿感等；根据有无症状分为症状性尿感和无症状性尿感；根据感染发生部位可分为上尿路感染和下尿路感染，前者指肾盂肾炎(pyelonephritis)，后者主要指膀胱炎；肾盂肾炎、膀胱炎又有急性和慢性之分；根据有无尿路功能或结构的异常，又分为复杂性尿感和非复杂性尿感，复杂性尿感指伴有尿路引流不畅、结石、畸形、膀胱输尿管反流等结构或功能的异常，或在慢性肾实质性疾病基础上发生的尿感，不伴有上述情况者称为非复杂性尿感。

尿感可发生于所有人群，多见于育龄期妇女、老年人、免疫力低下及尿路畸形者。女性尿感发病率明显高于男性,约 8:1。未婚女性发病率一般 1%～3%,已婚女性约 5%,与性生活、月经、妊娠、避孕药物等因素有关。60 岁以上女性尿感发生率高达 10%～12%,多为无症状性细菌尿。成年男性极少发生尿路感染。50 岁以后男性因前列腺肥大的发生率增高,尿感发生率也相应增高,约为 7%。本节仅介绍由细菌感染所引起的尿感。

【病因】

95%以上由单一细菌引起。革兰阴性杆菌为最常见致病菌,一般占全部尿感的 80%～90%,其中以大肠埃希菌最为多见,其次为变形杆菌、克雷伯杆菌。一般 5%～10%由革兰阳性细菌引起,主要是粪链球菌和凝固酶阴性的葡萄球菌。大肠埃希菌最常见于无症状性细菌尿、非复杂性尿感或首次发生的尿感。医院内感染、复杂性或复发性尿感、尿路器械检查后尿感,则多为粪链球菌、变形杆菌、克雷伯杆菌和铜绿假单胞菌所致。其中变形杆菌常见于伴有尿路结石者,铜绿假单胞菌多见于尿路器械检查后,金黄色葡萄球菌则常见于血源性尿感。

【发病因素】

(一)感染途径

1. 上行感染 绝大多数(95%左右)病原菌经由尿道上行至膀胱,甚至输尿管、肾盂引起尿感。正常人前尿道和尿道口周围定居着少量细菌,但不致病。某些因素如性生活、尿路梗阻、医源性操作、生殖器感染等可发生上行感染。

2. 血行感染 不足 3%,病原菌通过血流到达肾脏和尿路其他部位引起的尿感。多发生于患有慢性疾病或接受免疫抑制剂治疗者。常见的病原菌为金黄色葡萄球菌、沙门菌属等。

3. 直接感染 偶见,泌尿系统周围器官、组织感染时,病原菌直接侵入导致尿感。

4. 淋巴道感染 罕见,盆腔和下腹部的器官感染时,病原菌可从淋巴道途径引起尿感。

(二)机体防御功能

正常情况下,进入膀胱的细菌很快被清除,是否发生尿感不仅与细菌的数量、毒力有关,还和机体的防御功能有关。机体的防御功能包括:① 尿流的冲刷作用;② 尿道和膀胱黏膜的抗菌能力;③ 尿液中高浓度尿素、高渗透压和 pH 低等;④ 前列腺分泌物中含抗菌成分;⑤ 感染发生后,白细胞清除细菌作用;⑥ 输尿管膀胱连接处的活瓣防御作用等。

(三)易感因素

1. 尿路梗阻 结石、前列腺增生、肿瘤、尿路狭窄等,均妨碍尿液自由流出,导致尿液积聚,细菌在局部大量繁殖引起感染。

2. 膀胱输尿管反流 输尿管壁内段和膀胱开口处的黏膜形成屏障,阻止尿液从膀胱输尿管口反流至输尿管,当其功能或结构异常时尿液从膀胱逆流到输尿管,甚至肾盂,细菌在局部定植,发生尿感。

3. 神经源性膀胱 支配膀胱的神经功能障碍,如脊髓损伤、糖尿病等疾病。

4. 机体免疫力低下 如长期使用免疫抑制剂、糖尿病、长期卧床、严重的慢性病等。

5. 妊娠 妊娠妇女易发生尿感,与孕期输尿管蠕动功能减弱、一过性膀胱输尿管活瓣关闭不全及子宫增大致尿液引流不畅有关。

6. 性别和性活动 女性尿道较短而宽,距离肛门较近,性生活时可将尿道口周围的细菌挤压入膀胱引起尿感。前列腺增生导致尿路梗阻是中老年男性尿感的重要原因。

7. 医源性因素 导尿或留置导尿管、膀胱镜等检查、逆行性尿路造影等均可致尿路黏膜损伤,且易将细菌带入尿路,引发尿感。

8. 泌尿系统结构异常　如肾发育不良、肾盂及输尿管畸形、移植肾、多囊肾等。

（四）细菌的致病力

细菌进入泌尿系并引起尿感,与其致病力有关。比如大肠埃希菌仅其中的少数菌株引起尿感,如 O、K 和 H 血清型菌株,这些菌株具有特殊的致病力。

【临床表现】

（一）肾盂肾炎

1. 急性肾盂肾炎　育龄女性最多见。起病急骤,临床表现与感染程度有关。

（1）全身症状　发热、寒战、头痛、恶心、呕吐等,体温在 38～39 ℃,甚至高达 40 ℃ 或以上,多为弛张热,也可呈稽留热或间歇热。部分患者出现革兰阴性杆菌败血症。

（2）泌尿系症状　患者感程度不等的腰痛,多为钝痛或酸痛,少数为绞痛。常有尿频、尿急、尿痛、排尿困难、下腹部疼痛等,部分患者下尿路症状不典型或缺如。

（3）体检　发热、心动过速,一侧或两侧肋脊角或输尿管点压痛和（或）肾区叩击痛。

2. 慢性肾盂肾炎　临床表现复杂易变,有时仅表现为无症状性菌尿,全身及泌尿系统局部表现可不典型。半数以上患者可有急性肾盂肾炎病史,后出现程度不等的低热、间歇性尿频、排尿不适、腰部酸痛及肾小管功能受损表现等。病情持续可发展为慢性肾衰竭。急性发作时症状明显,类似急性肾盂肾炎。

（二）膀胱炎

占尿感 60% 以上。主要表现为尿频、尿急、尿痛、排尿不适、下腹部疼痛等膀胱刺激症状,甚至出现排尿困难。尿液常混浊,并有异味,尿常规检查可见脓尿、血尿。一般无全身感染症状,少数患者出现腰痛、发热,但体温一般不超过 38.0 ℃。

（三）无症状细菌尿

无症状细菌尿是指患者有真性细菌尿,而无尿感症状,可由症状性尿感演变而来。患者可长期无症状,尿常规无明显异常,但尿培养有真性菌尿,在病程中可发展为症状性尿感。

【实验室和其他检查】

（一）尿液检查

1. 常规检查　尿液常浑浊,可有异味。可有白细胞尿、血尿、管型尿。尿沉渣镜检白细胞>5 个/HP;部分患者有镜下血尿,尿沉渣镜检红细胞数多为 3～10 个/HP,呈均一性红细胞尿,极少数患者出现肉眼血尿;肾盂肾炎患者可见白细胞管型;尿蛋白多为阴性～微量。

2. 白细胞排泄率　白细胞计数>3×10^5/h 为阳性,介于$(2～3)\times10^5$/h 为可疑。

3. 细菌学检查

（1）涂片细菌检查　操作方便,检出率达 80%～90%,可初步确定是杆菌或球菌,是革兰阴性细菌还是革兰阳性细菌,对及时选择有效抗生素有重要参考价值。

（2）细菌培养　可采用清洁中段尿、导尿及膀胱穿刺尿做细菌培养,其中膀胱穿刺尿培养结果最可靠,只要有细菌生长,即为真性菌尿。中段尿细菌定量培养≥10^5/ml,称为真性菌尿,可确诊尿路感染。美国传染病学会推荐使用以下标准:有下尿感症状,菌落计数≥10^3/ml 者;有肾盂肾炎症状,菌落计数≥10^4/ml 者可考虑尿感,其敏感性和特异性在下尿路感染分别达 80% 和 90%,在上尿路感染分别高达 95% 和 95%。

（二）血液检查

1. 血常规　急性肾盂肾炎时血白细胞常升高,中性粒细胞增加,核左移。血沉增快。

2. 肾功能　慢性肾盂肾炎肾功能受损可表现肾小球滤过率下降,血肌酐升高等。

（三）影像学检查

影像学检查如 B 超、腹部 X 线平片、静脉肾盂造影、逆行性肾盂造影等,可了解尿路情况,及时发现有无尿路结石、梗阻、反流、畸形等不利因素。尿感急性期不宜做静脉肾盂造影。对于反复发作的尿感或急性尿感治疗 7~10 天无效的女性应行静脉肾盂造影。

【诊断】

（一）尿感的诊断

有尿路刺激征、感染中毒症状、腰部不适等,结合尿液异常和尿液细菌学检查,诊断不难。凡有真性细菌尿者,均可诊断为尿感。无症状性细菌尿的诊断主要依靠尿细菌学检查,要求两次细菌培养为同一菌种的真性菌尿。当女性有明显膀胱刺激症状,尿白细胞增多,尿培养菌落计数$\geqslant 10^2$/ml,并为常见致病菌时,可拟诊为尿感。

（二）尿感的定位诊断

1. 根据临床表现　上尿路感染常有发热、寒战,甚至有毒血症症状,伴明显腰痛,输尿管点和(或)肋脊点压痛,肾区叩击痛等。而下尿路感染,常以膀胱刺激征为突出表现。

2. 根据实验室检查定位　下述发现提示上尿路感染：① 膀胱冲洗后尿培养仍阳性。② 尿沉渣镜检见白细胞管型,并排除间质性肾炎、狼疮性肾炎等。③ 尿 NAG 升高、尿 β_2-MG 升高。④ 尿渗透压降低。

3. 慢性肾盂肾炎诊断　除反复发作尿感病史外,尚需结合影像学及肾功能检查。① 肾外形凹凸不平,且双肾大小不等。② 静脉肾盂造影呈现肾盂肾盏变形、缩窄。③ 持续性肾小管功能损害。有上述①、②中的任何一项再加③可诊断慢性肾盂肾炎。

【治疗】

（一）一般治疗

急性期多饮水,勤排尿,注意休息。进易消化、高热量、富含维生素饮食。明显膀胱刺激征和血尿者,口服碳酸氢钠片 1 g,每日 3 次,以碱化尿液、缓解症状、抑制细菌生长、避免形成血凝块。积极寻找反复发作尿感者病因,及时祛除诱发因素。

（二）抗感染治疗

用药原则：① 选用致病菌敏感的抗生素。就诊时一般首选对革兰阴性杆菌有效的抗生素,尤其是首发尿感。治疗 3 天症状未改善,按药敏结果调整用药。② 抗生素在尿中和肾内的浓度要高。③ 肾毒性小,副作用少。④ 单一药物治疗失败、重症感染、混合感染、耐药菌株出现时应联合用药。⑤ 对不同类型的尿感给予不同疗程。

1. 肾盂肾炎　首次发生的急性肾盂肾炎致病菌多为大肠埃希菌,首选对革兰阴性杆菌有效的药物。72 小时显效者继用原药；无效应按药敏结果更改抗生素。

（1）病情较轻者　可门诊口服药物治疗,疗程 10~14 天。常用药物有喹诺酮类、半合成青霉素类、头孢菌素类等。治疗 14 天后,通常 90%可治愈。如尿菌仍阳性,应参考药敏试验选用抗生素继续治疗 4~6 周。

（2）严重感染全身中毒症状明显者　需住院静脉给药。常用药物,如氨苄西林 1.0~2.0 g,Q4 h；头孢噻肟钠 2.0 g,Q8 h；头孢曲松钠 1.0~2.0 g,Q12 h；左氧氟沙星 0.2 g,Q12 h。必要时联合用药。氨基糖苷类抗生素应慎用。经过上述治疗若好转,可于热退后继续用药 3 天再改口服抗生素,完成 2 周疗程。治疗 72 小时无好转,应按药敏结果更换抗生素,疗程不少于 2 周。经此治疗,仍持续发热,应注意有无并发症,如肾盂积脓、肾周脓肿等。

慢性肾盂肾炎治疗的关键是寻找并祛除易感因素,急性发作时治疗同急性肾盂肾炎。

2. 急性膀胱炎

(1) 单剂疗法 常用磺胺甲基异噁唑 2.0 g、甲氧苄啶 0.4 g、碳酸氢钠 1.0 g,1 次顿服;氧氟沙星 0.4 g,一次顿服;阿莫西林,3.0 g,一次顿服。

(2) 短程疗法 目前常用,与单剂疗法相比,短程疗法更有效;耐药性并无增高;可减少复发,增加治愈率。可选用磺胺类、喹诺酮类、半合成青霉素或头孢类等抗生素,任选一种药物,连用 3 天,绝大多数患者可治愈。

停服抗生素 7 天后,需进行尿细菌定量培养。如结果阴性表示急性细菌性膀胱炎已治愈;如仍有真性细菌尿,应继续给予 2 周抗生素治疗。

对于妊娠妇女、老年、糖尿病、机体免疫力低下及男性患者不宜使用单剂及短程疗法。

3. 再发性尿感 再发性尿感包括重新感染和复发。

(1) 重新感染 治疗后症状消失,尿菌阴性,但在停药 6 周后再次出现菌株与上次不同的真性细菌尿,称为重新感染。多数患者有尿感症状,治疗方法与首次发作相同。半年内若发生 2 次以上,可用长程小剂量抑菌治疗,即每晚临睡前排尿后服用小剂量抗生素 1 次,每 7～10 天更换药物一次,连用半年。

(2) 复发 治疗后症状消失,尿菌阴转后在 6 周内再出现菌株与上次相同(且为同一血清型)菌尿,称为复发。复发且为肾盂肾炎特别是复杂性肾盂肾炎者,在祛除诱发因素(如结石、尿路异常等)的基础上,按药敏选择强有力的杀菌性抗生素,疗程 6 周以上。若反复发作,应给予长程小剂量抑菌疗法。

4. 无症状性菌尿 是否治疗目前有争议,以往认为是良性过程,无需治疗。但大量研究证实,长期无症状性菌尿也损害肾功能,故应按症状性尿感予以治疗。一般认为有下述情况者应予治疗:① 妊娠期无症状性菌尿。② 学龄前儿童。③ 曾出现有症状感染者。④ 肾移植、尿路梗阻及其他尿路有复杂情况者。根据药敏结果选择有效抗生素,主张短疗程用药,如治疗后复发,可选长程低剂量抑菌疗法。

(张道友)

第五节　急性肾损伤

急性肾损伤(acute kidney injury, AKI),既往称为急性肾衰竭(acute renal failure, ARF),是指由各种病因引起的肾小球滤过功能在短时间内(几小时至几周)迅速下降而出现的氮质废物滞留和尿量减少综合征。与 ARF 相比,AKI 更强调对该综合征早期诊断、早期治疗的重要性。无论既往是否患慢性肾脏疾病,均可发生 AKI。主要表现血肌酐(Cr)和尿素氮(BUN)升高,水、电解质和酸碱平衡紊乱,及全身各系统并发症。是肾脏病中危重急症。

【病因和分类】

AKI 可由多种病因引起,按病因发生的解剖部位分为肾前性、肾后性和肾性三类。

肾前性 AKI 的常见病因包括:① 急性血容量不足。② 心排出量减少。③ 周围血管扩张。④ 使用肾血管阻力增加的药物。肾后性 AKI 是各种原因尿路梗阻引起急性梗阻性肾病。肾性 AKI 最为常见,包括:① 肾大血管疾病。② 肾微血管和肾小球疾病。③ 急性肾小管间质性疾病。④ 急性肾小管坏死(acute tubular necrosis,ATN)。本节主要以 ATN 为代表叙述之。

【临床表现】

ATN 典型临床表现可分为三期。

（一）起始期　此期为肾脏受到低血压、缺血和肾毒素等影响而损伤,但肾实质尚未发生明显的损害,此期持续数小时至数日不等,及时干预可预防发展为 AKI。此后随着肾小管上皮细胞明显损伤,肾小球滤过率(GFR)突然下降,临床上出现明显的 AKI 综合征。

（二）维持期　又称少尿期,一般 7～14 天,但也可短至几天,长至数周或数月。GFR 保持在 5～10 ml/min 以下。尿量骤减或逐渐减少,多数患者少尿(<400 ml/d)或无尿(<100 ml/d),持续无尿患者预后较差。部分患者没有少尿表现,尿量在 400 ml/d 以上,甚至 1000～2000 ml/d,称为非少尿型 AKI,其病情多较轻,预后多较好。随着病情进展,血清肌酐和尿素氮浓度进行性升高,患者可出现尿毒症等一系列症状。

1. AKI 的全身症状

（1）消化系统症状　食欲减退、呃逆、恶心、呕吐、腹胀、腹泻等,严重者发生消化道出血。持续、严重的消化道症状常引起严重的水、电解质紊乱。

（2）循环系统症状　多因体液潴留,出现高血压及心力衰竭、急性肺水肿;因毒素滞留、电解质紊乱、贫血及酸中毒等引起各种心律失常及心肌病变;少数患者发生心包炎。

（3）神经系统症状　轻型患者可无神经系统症状,重症患者出现意识障碍、躁动、谵妄、抽搐、昏迷等尿毒症脑病症状。

（4）呼吸系统症状　除感染外,容量负荷过度可导致急性肺水肿,表现为呼吸困难、咳嗽、咯血、胸闷、憋气等。

（5）血液系统症状　血小板数量减少和功能障碍时可有出血倾向;常有正细胞正色素贫血,贫血程度与原发病因、病程长短、有无出血并发症等密切相关,严重创伤、失血、溶血、感染时,可出现重度贫血。

（6）感染　AKI 常并发感染。AKI 同时或在疾病发展过程中还可合并多脏器衰竭(multiple organ failure,MOF),此类患者病死率可高达 70%。

2. 水、电解质和酸碱平衡紊乱

（1）代谢性酸中毒　AKI 时肾排酸能力减低,加之常合并高分解代谢状态,使酸性产物明显增多,患者常发生代谢性酸中毒。

（2）高钾血症　除肾排钾减少外,酸中毒、高分解代谢也是主要原因。严重创伤、烧伤等所致横纹肌溶解(rhabdomyolysis)导致的 AKI,有时每日血钾可上升 1.0～2.0 mmol/L 以上。高钾血症的心电图改变可先于临床表现,故监测心电图甚为重要,一般血钾浓度在 6.0 mmol/L 时,心电图显示高耸的 T 波;随着血钾升高,P 波消失、QRS 波增宽、ST 与 T 波融合,出现严重心律失常,甚至心室颤动。

（3）低钠血症　主要由于水分控制不严,摄入或补液量过多导致水潴留引起稀释性低钠血症。

（三）恢复期　进行性尿量增多是肾功能开始恢复的标志,随着肾小管细胞再生、修复、肾小管完整性恢复,多数患者肾小球滤过功能在 3～6 个月恢复正常或接近正常。少尿型患者开始出现利尿,患者尿量逐渐增多,可有多尿表现,在不使用利尿剂的情况下,每日尿量可达 3000～5000 ml,或更多,通常持续 1～3 周,继而逐渐恢复。恢复期早期,肾脏仍不能充分排出血中代谢废物、钾和磷等,故氮质等潴留状态尚可继续加重数日,仍可发生高钾血症。因此,应密切观察水、电解质和酸碱平衡状况,防止并发症。与 GFR 相比,肾小管上皮细胞重吸收功能恢复相对延迟,常需数月后才能恢复。少数患者可最终遗留不同程度的肾脏结构和功能异常。

【实验室检查和辅助检查】

(一)血液检查

可有轻度贫血。血肌酐和尿素氮进行性上升,血肌酐每日平均增加$\geqslant 44.2~\mu mol/L$,高分解代谢者上升速度更快,每日平均增加$\geqslant 176.8~\mu mol/L$。血清钾浓度常大于 5.5 mmol/L。血 pH 常低于 7.35。

(二)尿液检查

尿蛋白多为±~+,尿沉渣检查可见肾小管上皮细胞、上皮细胞管型和颗粒管型及少许红、白细胞等;因肾小管重吸收功能及浓缩功能损害,尿比重降低且较固定,多在 1.015 以下;尿渗透压降低。

(三)影像学检查

B 超有助于急、慢性肾衰竭的鉴别及了解 AKI 的病因,作为首选。静脉尿路造影显影差,且有加重肾损害之危险,应慎重选用;如高度怀疑梗阻,可做逆行性造影。根据需要,也可作 CT、MRI 或放射性核素检查等。

(四)肾活检

在排除了肾前性及肾后性原因后,对任何原因不明、无法解释的 AKI,若无禁忌证,应尽早作肾活检,以便实施针对性治疗。活检结果可确定包括急性肾小球肾炎、系统性血管炎、急进性肾炎及急性过敏性间质性肾炎等肾脏疾病。此外,原有慢性肾脏疾病患者发生 AKI 及肾功能持续异常者,也应作肾活检明确诊断。

【诊断】

AKI 一般是基于血肌酐的绝对或相对值的变化诊断,如血肌酐绝对值每日平均增加 44.2 $\mu mol/L$ 或 88.4 $\mu mol/L$;或在 24~72 小时内血肌酐值相对增加 25%~100%,即可诊断。

【治疗】

首先要纠正病因和去除可逆性致病因素,避免治疗引起的有效血容量过多或不足。

(一)一般治疗 对非高分解型、无少尿患者,可施行内科综合治疗。

1. 对引起 AKI 原发病因纠正 对于各种严重外伤、心力衰竭、急性失血等都应进行相关治疗,包括输血、止血、扩容、抗休克、抗感染、强心等;停用影响肾灌注或肾毒性药物。

2. 维持体液平衡 每日大致的进液量,可按前一日尿量加 500 ml 计算。发热患者只要体重不增加,可适当增加补液量。在 AKI 起始期用袢利尿药可能会增加尿量,从而有助于清除体内过多的液体,但对已发生的需透析的 AKI 患者则无效。

3. 饮食和营养 补充营养有助于损伤细胞的修复和再生,AKI 患者每日所需能量为每千克体重 147 kJ(35 kcal),主要由糖和脂肪供应;蛋白质的摄入量应限制为 0.8 g/(kg·d),对于高分解代谢或营养不良及施行透析的患者蛋白质摄入量可适当放宽。钠、钾、氯摄入应限制。

4. 高钾血症 血钾超过 6.5 mmol/L,心电图提示高钾时,应予以紧急处理:① 钙剂(10%葡萄糖酸钙 10~20 ml)稀释后静脉缓慢(5 分钟)注射;② 11.2%乳酸钠或 5%碳酸氢钠 100~200 ml 静滴,以纠正酸中毒,同时促进钾离子向细胞内流动;③ 50%葡萄糖溶液 50~100 ml 加普通胰岛素 6~12U 缓慢地静脉注射,促进糖原合成,使钾离子向细胞内流动; ④ 口服离子交换(降钾)树脂(15~30 g,每日 3 次)。以上措施无效或为高分解代谢型 ATN 的高钾血症患者,血液透析是最有效的治疗方式。

5. 代谢性酸中毒 应立即治疗,如 HCO_3^- 低于 15 mmol/L,可用 5%碳酸氢钠 100~ 250 ml 静滴。对于严重酸中毒患者,应立即开始透析。

6. 感染 是 AKI 常见并发症及死因。应尽早使用抗生素,根据细菌培养和药物敏感试验选用对肾无毒性或毒性低的药物,并按 GFR 调整用药剂量。

（二）肾脏替代疗法

对严重高钾血症(>6.5 mmol/L)、代谢性酸中毒(pH<7.15)、容量负荷多度且利尿无效、心包炎和严重脑病等重症患者,应尽早透析治疗。可选择腹膜透析(PD)、间歇性血液透析(IHD)或连续性肾脏替代治疗(continuous renal replacement therapy,CRRT)。腹膜透析无需抗凝、心血管并发症较少,适合于血流动力学不稳定的患者,但其透析效率较低,且有发生腹膜炎的危险,在重症 AKI 已少用。血液透析的优点是代谢废物的清除率较高、治疗时间短,但易发生心血管功能不稳定和症状性低血压,且需要用抗凝药,对有出血倾向的患者增加风险。CRRT 对血流动力学影响较小,适用于多器官功能衰竭患者,每日可清除水 10~14 L 或更多,保证了静脉内高营养。但要注意监护及肝素用量。

（三）多尿的治疗

多尿开始时,由于 GFR 尚未恢复,肾小管的浓缩功能仍较差,治疗仍应维持水、电解质和酸碱平衡,控制氮质血症和防止各种并发症。已施行透析的患者,仍应继续透析。多尿期 1 周左右可见血肌酐和尿素氮水平逐渐降至正常范围,饮食中蛋白质摄入量可逐渐增加,并逐渐减少透析频率直至停止透析。

（四）恢复期的治疗

一般无需特殊处理,定期随访肾功能,避免使用对肾有损害的药物。

【预防】

积极治疗原发病,及时发现导致急性肾小管坏死的危险因素并加以去除,是防止发生 AKI 的关键。在老年人、糖尿病、原有 CKD 及危重病患者,尤应注意避免肾毒性药物、造影剂、肾血管收缩药物的应用及避免肾缺血和血容量缺失。高危患者若必须造影应注意水化。

（张道友）

第六节 慢性肾衰竭

各种慢性肾脏疾病(chronic kidney diseases,CKD)持续发展最终结局为慢性肾衰竭 (chronic renal failure；CRF),表现为代谢废物潴留,水、电解质紊乱和酸碱平衡失调以及全身各系统症状的临床综合征。CKD 的防治已经成为全球关注的重要公共卫生问题之一,近年来 CKD 的患病率日趋升高。流行病学调查统计,2011 年美国成人 CKD 的患病率已高达 15.1%,终末期肾脏病(end stage renal disease,ESRD)的患病率为 1738/百万人口。我国目前 CKD 患病率 10%左右。

【定义和分期】

各种原因引起的慢性肾脏结构和功能障碍 3 个月或以上,包括肾小球滤过率(glomerular filtration rate,GFR)正常和不正常的病理性损伤、血液或尿液成分异常,及影像学异常;或不明原因的 GFR 下降(GFR<60 ml/min)超过 3 个月,称为 CKD。而广义的 CRF 则是指 CKD 引起的 GFR 下降及与此相关的代谢紊乱和临床症状组成的综合征。

1992 年国内肾脏病专家座谈会将慢性肾衰竭分为四期:① 肾功能代偿期[肌酐清除率(Ccr)>50%,血肌酐(Scr)<133 μmol/L(1.5 mg/dl)],一般无临床症状。② 肾功能失代偿期[Ccr 25%~50%,Scr 133~221 μmol/L(1.5~2.5 mg/dl)],临床可表现为轻度贫血、乏力、夜尿增多等。③ 肾功能衰竭期——尿毒症前期[Ccr 10%~25%,Scr 221~442 μmol/L(2.5~5.0 mg/dl)],多有明显贫血、消化道症状,可出现轻度代谢性酸中毒等。④ 尿毒症期[Ccr<10%,Scr>442 μmol/L(5.0 mg/dl)],出现一系列尿毒症症状,如严重贫血、恶心、呕吐、严重水、电解质紊乱和酸碱平衡失调。

1999 年美国肾脏病基金会(NKF)制定肾脏病生存质量指导(kidney disease outcome quality initiative,KDOQI)指南根据 GFR 水平将 CKD 分为 1~5 期,其中 1 期肾功能正常[GFR$\geqslant$90 ml/(min·1.73m^2)],2 期为肾功能轻度下降[GFR60~89 ml/(min·1.73m^2)],3 期为肾功能中度下降[GFR30~59 ml/(min·1.73m^2)],4 期为肾功能重度下降[GFR15~29 ml/(min·1.73m^2)],5 期为肾衰竭[GFR<15 ml/(min·1.73m^2)]。该分期为目前国际公认的 CKD 分期,我国目前也采用。该分期方法将 GFR 正常的肾病分为 1 期 CKD,目的是加强对早期 CKD 的认知和 CRF 的早期防治;同时将终末期肾脏病(end stage renal disease,ESRD)的诊断放宽到 GFR<15 ml/min,对晚期 CRF 的及时诊治有帮助。CKD 和 CRF 在含义上有相当大的重叠,前者范围更广,而后者则主要代表 CKD 患者中的 GFR 下降的那一部分群体。

必需指出,单纯 GFR 轻度下降(GFR60~89 ml/min)而无肾损害其他表现者,不能认为存在明确 CKD;只有当 GFR<60 ml/min 时,才可按 3 期 CKD 处理。此外,在 CKD5 期患者中,当 GFR 为 6~10 ml/min 并有明显尿毒症时,才需进行透析治疗(糖尿病肾病透析治疗可适当提前)。

【病因和危险因素】

CKD 与 CRF 的病因主要有糖尿病肾病、高血压肾小动脉硬化、原发性与继发性肾小球肾炎、肾小管间质病变、肾血管病变、遗传性肾病等。在发达国家,糖尿病肾病、高血压肾小动脉硬化已成为 CRF 的主要病因;国内该两种疾病在 CRF 病因中仍居原发性肾小球肾炎之后,但近年有明显增高趋势。

CRF 多缓慢进展,但在危险因素影响下,短期内可急剧加重;病程进展既有"不可逆"因素,也有"可逆"(主要在早、中期)因素。因此,应积极控制危险因素,争取病情好转。

(一)CRF 逐渐发展的危险因素　如高血压、高血糖、蛋白尿、低蛋白血症、吸烟等。此外,贫血、高脂血症、营养不良、老年、尿毒症毒素蓄积等,和 CRF 的病程进展也有关。

(二)CRF 急性加重的危险因素　在 CRF 病程的某一阶段,肾功能损害急剧恶化,有时可进展至终末期,甚至威胁患者生命。急性恶化的危险因素主要有:① 累及肾脏的疾病复发或加重;② 血容量不足;③ 肾脏局部血供急剧减少;④ 严重高血压未得到控制;⑤ 使用肾毒性药物;⑥ 泌尿道梗阻;⑦ 严重感染。在 CRF 病程中出现的肾功能急剧恶化,如及时恰当处理,可能使病情得以逆转;但若诊治延误,或急剧恶化因素极为严重,则病情的加重也将呈不可逆性发展。

【临床表现】

CRF 患者起病隐匿,早期临床表现多不典型。由于肾脏具有强大代偿能力,在代偿期和失代偿早期,患者可无任何症状,或仅有乏力、腰酸、夜尿增多等;少数患者可有食欲减退、代谢性酸中毒及轻度贫血。CRF 中期以后,上述症状更为明显。在晚期尿毒症时,可出现急性心衰、严重高钾血症、消化道大出血、中枢神经系统障碍等,甚至危及生命。

(一)水、电解质、酸碱平衡紊乱

1. 水、电解质代谢紊乱 慢性肾衰时,水、电解质代谢紊乱和酸碱平衡失调相当常见。

(1)水、钠代谢紊乱 主要表现为水、钠潴留,有时也可表现为低血容量和低钠血症。可表现为不同程度的皮下水肿或(和)体腔积液;此时易出现血压升高、左心功能不全和脑水肿。低血容量主要表现为低血压和脱水。低钠血症可因缺钠引起(真性低钠血症),也可因水过多或其他因素所引起(假性低钠血症),而以后者更为多见。

(2)钾代谢紊乱 肾脏是排钾的主要脏器,随着 GFR 降低,肾脏排钾能力逐渐下降,易于出现高钾血症;尤其当钾摄入过多、酸中毒、感染、创伤、消化道出血等情况时,更易出现高钾血症。严重高钾血症(血清钾 >6.5 mmol/L)需及时治疗抢救。部分患者由于钾摄入不足、胃肠道丢失过多、应用排钾利尿剂等因素,也可出现低钾血症。

(3)钙磷代谢紊乱 主要表现为低钙和高磷。钙缺乏主要与钙摄入不足、活性维生素 D 缺乏、高磷血症、代谢性酸中毒等因素有关。中、晚期肾衰时常出现高磷。低钙、高磷加之活性维生素 D 缺乏等可诱发继发性甲状旁腺功能亢进(简称甲旁亢)和肾性骨营养不良。

(4)代谢性酸中毒 CRF 早期,代谢性酸中毒并不明显。GFR>25 ml/min 时,部分患者由于肾小管分泌氢离子障碍或肾小管重吸收 HCO_3^- 的能力下降,可发生正常阴离子间隙的高氯血症性代谢性酸中毒,即肾小管性酸中毒。当 GFR<25 ml/min 时,代谢产物如磷酸、硫酸等酸性物质排泄障碍而潴留体内,可发生高氯血症性(或正氯血症性)高阴离子间隙性代谢性酸中毒,即"尿毒症性酸中毒"。

多数患者能耐受轻度代谢性酸中毒,当动脉血 HCO_3^- <15 mmol/L,则可有明显症状,如食欲不振、呕吐、虚弱无力、呼吸深长等。

(二)蛋白质、糖类、脂肪和维生素的代谢紊乱

蛋白质代谢产物蓄积(氮质血症),血清白蛋白水平下降、血浆和组织必需氨基酸水平下降等。主要与蛋白质分解增多或/和合成减少、负氮平衡、肾脏排出障碍等因素有关。

糖代谢异常主要表现为糖耐量减低和低血糖症,前者多见,后者少见。

高脂血症常见,多为轻到中度高甘油三酯血症,少数为轻度高胆固醇血症,或二者兼有;有些患者血浆极低密度脂蛋白、脂蛋白 a 水平升高,高密度脂蛋白水平降低。

血清维生素 A 水平增高、维生素 B_6 及叶酸缺失等,与摄入不足、某些酶活性下降有关。

(三)各系统功能障碍

1. 消化系统表现 消化系统症状出现最早、最突出。早期常有食欲不振,随着肾功能减退,常出现恶心、呕吐、口腔有尿味。消化道出血也较常见,多是由于胃黏膜糜烂或消化性溃疡,尤以前者为最常见。

2. 血液系统表现 血液系统主要表现为肾性贫血和出血倾向。大多数患者有轻、中度贫血,其原因主要由于红细胞生成素缺乏,称为肾性贫血;如同时伴有缺铁、营养不良、出血等因素,可加重贫血程度。晚期 CRF 患者有出血倾向,其原因多与血小板功能降低有关。

轻度出血倾向者可出现皮下或黏膜出血点、瘀斑,重者则可发生胃肠道出血、脑出血等。

3. 心血管系统表现 心血管病变是 CRF 患者的主要并发症和最常见的死因,尤其是 ESRD,死亡率进一步增高(占尿毒症死因的 45%～60%)。

(1)高血压和左心室肥厚 患者多有不同程度的高血压,系因钠、水潴留,肾素-血管紧张素活性增高或/及某些舒张血管因子不足所致。高血压可引起动脉硬化、左心室肥厚和心力衰竭。贫血和血液透析的内瘘,会引起高心搏出量状态,加重左心室负荷和左心室肥厚。

(2)心力衰竭 是尿毒症患者最常见死因。随着肾功能恶化,心衰的患病率明显增加,至尿毒症期可达 65%～70%。其原因大多与水、钠潴留,高血压及尿毒症心肌病变有关。急性左心衰竭时可出现阵发性呼吸困难、不能平卧、肺水肿等症状,但多无明显发绀。

(3)尿毒症性心肌病 与代谢废物潴留和贫血等有关;部分患者可伴有冠状动脉粥样硬化性心脏病。各种心律失常,与心肌损伤、缺氧、电解质紊乱、尿毒症毒素蓄积等有关。

(4)心包病变 心包积液相当常见,多与尿毒症毒素蓄积、低蛋白血症、心力衰竭等因素有关,少数情况下也可能与感染、出血等因素有关。轻者可无症状,重者则可有心音低钝、遥远,少数情况下还可有心包填塞。心包炎可分为尿毒症性和透析相关性。

(5)血管钙化和动脉粥样硬化 常有血管钙化,动脉粥样硬化往往进展迅速。

4. 呼吸系统症状 可出现气短、气促,严重酸中毒可致呼吸深长。体液过多、心功能不全时可出现肺水肿或胸腔积液。由尿毒症毒素诱发的肺泡毛细血管渗透性增加、肺充血可引起"尿毒症肺水肿",肺部 X 线检查可出现"蝴蝶翼"征,及时利尿或透析可改善症状。

5. 神经肌肉系统症状 早期可有疲乏、失眠、注意力不集中等。逐渐出现性格改变、抑郁、记忆力减退。尿毒症时常表情淡漠,重症患者谵妄、惊厥、幻觉、昏迷、精神异常等。周围神经病变也很常见,最常见的是肢端袜套样分布的感觉丧失;也可有神经肌肉兴奋性增加,如肌肉震颤、痉挛、不宁腿综合征等。初次透析患者可发生透析失衡综合征,出现恶心、呕吐、头痛,重者惊厥。长期血透患者有时会发生"透析性痴呆"。

6. 内分泌功能紊乱 主要表现有:① 肾脏本身内分泌功能紊乱:如 $1,25(OH)_2$ 维生素 D_3、红细胞生成素不足及肾内肾素-血管紧张素 II 过多;② 下丘脑-垂体内分泌功能紊乱;③ 外周内分泌腺功能紊乱:大多数患者有继发性甲旁亢;其他如性腺功能减退等,也常见。

7. 骨骼病变 CKD 患者钙、磷等矿物质代谢及内分泌功能紊乱等导致矿物质异常、骨病、血管钙化等临床综合征,称为 CKD -矿物质和骨异常(CKD - Mineral and Bone Disease, CKD - MBD)。CRF 患者肾性骨营养不良(即肾性骨病)相当常见,包括纤维囊性骨炎(高转化性骨病)、骨生成不良、骨软化症(低转化性骨病)及骨质疏松症。在透析前约 1/3 患者骨骼 X 线发现异常,而出现骨痛、行走不便和自发性骨折不到 10%。而骨活体组织检查约 90% 可发现异常,因此早期诊断要靠骨活体组织检查。

【诊断】

仔细询问病史和查体,并及时做必要的实验室检查,CRF 的诊断不难。要重视肾功能、血电解质(K、Na、Cl、Ca、P 等)、动脉血液气体分析、影像学等检查。

CRF 诊断应注意下述几个问题。

(一)基础疾病的诊断 在早期相对容易,必要时可行肾活检;晚期比较困难。

(二)寻找可逆因素 常见的可逆因素有:① 容量不足;② 肾毒性药物;③ 感染;④ 严重高血压;⑤ 水、电解质紊乱和酸碱平衡失调;⑥ 大量蛋白摄入;⑦ 尿路梗阻;⑧ 心血管并发症;⑨ 高分解代谢状态。

（三）明确衰竭程度　目前公认 KDOQI 推荐的肾功能分期标准，可用 MDRD 公式和（或）Cockcroft - Gault 公式估算 GFR。

【预防与治疗】

（一）早中期慢性肾衰竭的防治对策和措施

加强早中期 CRF 的防治，首先要提高对 CRF 的警觉，早期作出诊断。同时，及时有效地治疗已有的肾脏疾患或可能引起肾损害的疾患（如糖尿病、高血压病等），防止发生 CRF。这是降低 CRF 发生率的基础工作，或称初级预防（primary prevention）。

对轻、中度 CRF 及时进行治疗，延缓、停止或逆转 CRF 的进展，防止尿毒症的发生。基本对策是：① 病因治疗：长期合理治疗高血压病、糖尿病肾病、肾小球肾炎等。② 避免或消除危险因素。③ 阻断或抑制肾单位损害渐进性发展的各种途径，保护健存肾单位。

具体防治措施主要有：

1. 及时、有效地控制高血压　24 小时持续、有效地控制高血压，可保护靶器官，也可延缓、停止或逆转 CRF 进展。目前认为，CKD 患者的血压应当控制在 130/80 mmHg 以下。

2. 血管紧张素转化酶抑制剂（ACEI）和血管紧张素Ⅱ受体 1 拮抗剂（ARB）的应用　ACEI 和 ARB 降压效佳，另有独特的降低高滤过、减轻蛋白尿的作用。

3. 严格控制血糖　糖尿病患者空腹血糖控制在 5.0～7.2 mmol/L（睡前 6.1～8.3 mmol/L），糖化血红蛋白（HbA_{1c}）<7%，可延缓患者 CRF 进展。

4. 控制蛋白尿　将患者蛋白尿控制在<0.5 g/24 h，或明显减轻微量白蛋白尿，均可改善 CKD 预后，包括延缓病程进展和提高生存率。

5. 其他　积极纠正贫血、减少尿毒症毒素蓄积、应用他汀类降脂药、戒烟等。

（二）CRF 的营养治疗

限制蛋白饮食可减少含氮代谢产物的生成，延缓病程进展。CRF 患者蛋白摄入量一般为 0.6～0.8 g/(kg·d)，以满足其基本生理需要。患者磷摄入量一般应<600～800 mg/d；对严重高磷血症患者，还应同时给予磷结合剂。饮食中动物蛋白与植物蛋白应保持合理比例，一般各占一半左右。如有条件，患者在低蛋白饮食 0.4～0.6 g/(kg·d) 的基础上，可同时补充适量[0.1～0.2 g/(kg·d)]的必需氨基酸或（和）α- KA。

必须摄入足量热量，一般为 125.6～146.5 kJ/kg[30～35 kcal/(kg·d)]，每日至少给予热量 125.6 kJ/kg(30 kcal/kg)，以使低蛋白饮食的氮得到充分的利用，减少蛋白分解和体内蛋白库的消耗。注意补充维生素、叶酸等。

（三）CRF 的药物治疗

1. 纠正水、电解质紊乱和酸中毒

（1）水钠紊乱　限制钠摄入量，一般 NaCl 摄入量不超过 6～8 g/d。有明显水肿、高血压者，5～7 g/d，严重病例 2.5～5 g 或更少。根据需要应用袢利尿剂。对严重急性左心衰竭、肺水肿者，需及时血液净化治疗。对严重缺钠的低钠血症者，应有步骤地逐渐纠正低钠状态。

（2）高钾血症　限制钾的摄入，及时纠正酸中毒，适当应用利尿剂，增加尿钾排出。

高钾血症的处理：① 积极纠正酸中毒；② 静脉注射袢利尿剂；③ 静脉滴注葡萄糖-胰岛素溶液；④ 口服降钾树脂；⑤ 对严重高钾血症（血钾>6.5 mmol/L），且少尿、利尿效差者，应及时给予血液净化治疗。

（3）纠正代谢性中毒　轻者口服碳酸氢钠（$NaHCO_3$）；中、重度患者可静脉输入。

2. 高血压的治疗 ACEI、ARB、Ca^{2+} 通道拮抗剂、袢利尿剂、β-阻滞剂、血管扩张剂等均可应用,以 ACEI、ARB、Ca^{2+} 拮抗剂的应用较多。但 ACEI 及 ARB 有使钾升高及一过性血肌酐升高的作用,在选用过程中,应注意检测相关指标。透析前慢性肾衰患者的血压应<130/80 mmHg,维持透析患者血压一般不超过 140/90 mmHg。

3. 贫血的治疗和重组人促红细胞生成素(rHuEPO)的应用 如排除失血等因素,血红蛋白(Hb)<100 g/L 应使用 rHuEPO 治疗。一般开始用量为每周 80～120 U/kg,分 2～3 次注射(或 2000～3000 U/次,每周 2～3 次),皮下或静脉注射;以皮下注射更为理想,既可达到较好疗效,又可节约用量 1/4～1/3。

4. 低钙血症、高磷血症和肾性骨病 当 GFR～30 ml/min 时,除限制磷摄入外,可口服磷结合剂,以碳酸钙较好。对明显高磷血症或血清 Ca、P 乘积>65(mg/dl)者,则应暂停应用钙剂,短期服用氢氧化铝制剂,待 Ca、P 乘积<65(mg/dl)时,再服用钙剂。对明显低钙血症患者,可口服 $1,25(OH)_2D_3$(骨化三醇)。

5. 防治感染 防止感冒,预防各种病原体的感染。抗生素的选择和应用原则,与一般感染相同,但剂量要调整。在疗效相近的情况下,应选用肾毒性最小的药物。

6. 高脂血症的治疗 透析前 CRF 患者与一般高血脂患者治疗原则相同,但对维持透析患者,高脂血症的治疗标准宜放宽。

7. 口服吸附疗法和导泻疗法 口服氧化淀粉或活性炭制剂、大黄制剂或甘露醇等,主要应用于透析前 CRF 患者,对减轻患者氮质血症起到一定辅助作用。

(四)CRF 的替代治疗 当 CRF 患者 GFR 6～10 ml/min(Scr>707 μmol/L)并有明显尿毒症临床表现,经治疗不能缓解时,则应进行透析治疗。对糖尿病肾病,可适当提前(GFR 10～15 ml/min)安排透析。血液透析(简称血透)和腹膜透析(简称腹透)的疗效相近,但各有其优缺点,在临床应用上可互为补充。但透析疗法仅可部分替代肾的排泄功能,而不能代替其内分泌和代谢功能。患者通常应先做一个时期透析,待病情稳定并符合有关条件后,可考虑进行肾移植术。

(张道友)

复 习 题

1. 简述原发性肾小球疾病的临床分型。
2. 原发性肾小球疾病常有哪些临床表现?
3. 简述慢性肾小球肾炎的治疗措施。
4. 简述肾病综合征诊断标准。
5. 简述 NS 糖皮质激素治疗方案及患者对激素的反应。
6. 简述尿路感染抗感染治疗用药原则。
7. 急性肾损伤常有哪些临床表现?
8. 简述慢性肾衰竭定义和分期。
9. 慢性肾衰竭高钾血症如何处理?

第十三章 内分泌及代谢疾病

第一节 库欣综合征

【概述】

（一）定义

库欣综合征（Cushing's syndrome）是各种原因造成肾上腺分泌过多的糖皮质激素所致病症的总称。其中最多见者是库欣病（Cushing 病），即垂体促肾上腺皮质激素（ACTH）分泌亢进所引起的临床类型。

（二）病因分类

1. 依赖 ACTH 的 Cushing 综合征

（1）Cushing 病　垂体 ACTH 分泌过多,肾上腺皮质增生。

（2）异位 ACTH 综合征　垂体以外的肿瘤分泌大量 ACTH,伴有肾上腺皮质增生。

2. 不依赖 ACTH 的 Cushing 综合征

（1）肾上腺皮质腺瘤。

（2）肾上腺皮质癌。

（3）不依赖 ACTH 的双侧肾上腺小结节性增生。

（4）不依赖 ACTH 的双侧肾上腺大结节性增生。

【临床表现】

（一）向心性肥胖、满月脸、多血质。

（二）全身及神经系统:肌无力,精神情绪变化。

（三）皮肤表现　紫纹、瘀斑,真菌感染,异位 ACTH 综合征者及重症 Cushing 病皮肤色素沉着加深。

（四）心血管系统　高血压、动脉硬化、血栓形成等。

（五）对感染的抵抗力减弱　肺部感染,皮肤化脓性细菌感染。

（六）性功能障碍　女性患者月经紊乱,痤疮,如有男性化要警惕肾上腺癌。

（七）代谢障碍　糖耐量减退,部分出现类固醇性糖尿病。轻度水肿,低钾性碱中毒(主要见于肾上腺皮质癌及异位 ACTH 综合征),骨质疏松。

【病因及临床特点】

（一）依赖垂体 ACTH 的 Cushing 病　最常见(70%),成人多见,女多于男。病因:垂体 ACTH 微腺瘤(80%),还包括 ACTH 大腺瘤、ACTH 细胞增生。

（二）异位 ACTH 综合征　原发病灶部位:小细胞肺癌、支气管类癌、胸腺癌、胰腺癌等。一般不出现典型的 Cushing 综合征表现,如向心性肥胖、满月脸、多血质等,而表现为原发肿瘤征象、低钾性碱中毒及皮肤色素沉着。

（三）肾上腺皮质腺瘤　大约占库欣综合征的 15%～20%，多见于成年男性，起病缓慢，病情中等。瘤体椭圆或圆形，直径 3～4 cm，边界清，包膜完整。

（四）肾上腺皮质癌　大约占库欣综合征不到 5%，病情重，进展快。瘤体大，直径大于 5 cm，包膜被浸润，晚期可转移至肺、肾及淋巴结。产生雄性激素，女性出现多毛、痤疮、阴蒂肥大等男性化表现。

（五）不依赖 ACTH 的双侧小结节性增生　多见于青少年，部分患者表现为家族性，呈显性遗传，伴皮肤黏膜着色斑及蓝痣，还伴有皮肤、乳房、心房黏液瘤，睾丸肿瘤及生长激素瘤，称 Carney 综合征。血中 ACTH 极低，大剂量地塞米松抑制试验不被抑制。肾上腺体积增大不明显，含多个结节，直径在 5 mm 以下，多成棕黑色。发病机制与蛋白激酶 A 调节亚单位 1α 基因突变有关。

（六）不依赖 ACTH 的肾上腺大结节性增生　进展缓慢，双侧肾上腺增大，含多个直径大于 5 mm 的良性非色素性结节，垂体 CT 及 MRI 均无异常发现。病因与 ACTH 以外激素神经递质的受体在肾上腺皮质细胞异常表达有关。

【诊断】

（一）诊断依据

1. 临床表现。

2. 糖皮质激素分泌异常　尿 17-羟、尿 17-酮分泌增多，尿游离皮质醇分泌增加。血浆皮质醇分泌增多，失去昼夜分泌节律（8 AM、4 PM、12 MN）。小剂量地塞米松抑制试验：12 MN 口服 1 mg 地塞米松，测定次晨 8 AM 血浆皮质醇，并与基础值对照，不低于对照值的 50%，即不能被抑制。用于鉴别单纯性肥胖与 Cushing 综合征。

（二）病因诊断

1. 血皮质醇增高，失去昼夜节律。尿皮质醇也增高。

2. 血浆 ACTH 水平　ACTH 升高或正常提示 ACTH 依赖型，ACTH 明显降低提示非 ACTH 依赖型。

3. 大剂量地塞米松抑制试验　12 MN 口服 8 mg 地塞米松，测定次晨 8 AM 血浆皮质醇，并与基础值对照，不低于对照值的 50%，即不能被抑制。用于鉴别 Cushing 综合征的病因。

4. 影像学检查（肾上腺、垂体 CT 或 MRI）。

5. 如怀疑是异位 ACTH 综合征，需积极寻找原发灶（胸部 CT 等）。

【治疗】

根据不同的病因作相应的治疗。

（一）Cushing 病　手术切除垂体微腺瘤、垂体放疗、辅助影响神经递质的药物。

（二）肾上腺腺瘤　手术切除，术后一段时间替代治疗。

（三）肾上腺腺癌　早期手术治疗，必要时辅以药物。

（四）不依赖 ACTH 的双侧小结节性或大结节性增生　双侧肾上腺切除，术后替代治疗。

（五）异位 ACTH 综合征　治疗原发肿瘤，根据病情选用手术、放疗、化疗或药物。

（六）阻滞肾上腺皮质激素合成的药物

1. 米托坦（双氯苯二氯乙烷）　可使肾上腺皮质束状带及网状带萎缩、出血、坏死，用于肾上腺癌。

2. 美替拉酮(Metyrapone)　抑制肾上腺皮质 11 - β 羟化酶活性而影响皮质醇的合成。

3. 安米鲁特(Aminoglutethimide)　抑制胆固醇转变为孕烯醇酮使皮质激素合成受阻,用于不能根治的肾上腺癌。

4. 酮康唑(Ketoconazole)　可减少皮质醇的产生,要警惕肝功能损害。

(七)手术前后的处理　垂体或肾上腺病变切除后,皮质醇分泌减少,可出现急性肾上腺皮质功能不全。麻醉前应静脉点滴氢化可的松 100 mg,以后每 6 h 一次,第二天渐减,5~7 天后改口服生理剂量。

(夏礼斌)

第二节　甲状腺功能亢进症

甲状腺功能亢进症(hyperthyroidism,简称甲亢),是指由多种原因所引发的体内甲状腺激素(TH)分泌过多,引起的以神经、循环、消化等系统兴奋性增高和代谢亢进为主要临床表现的一组临床综合征。

根据病因可分为甲状腺性甲亢、垂体性甲亢、伴瘤综合征或 HCG 相关性甲亢等。甲状腺性甲亢主要病因为:弥漫性毒性甲状腺肿(Graves 病)、多结节性毒性甲状腺肿和甲状腺自主高功能腺瘤(Plummer 病);其中以 Graves 病(GD)最为常见,约占所有甲亢患者的85%。本章主要讨论 Graves 病。

Graves 病也称 Basedow 病、Parry 病,以下简称 GD。GD 是甲状腺功能亢进症的最常见病因。西方国家报告本病的患病率为 1.1%~1.6%,我国学者报告是 1.2%,女性多见(女:男=4~6:1),高发年龄为 20~50 岁。

【病因】

目前公认本病是自身免疫性甲状腺病(autoimmune thyroid diseases,AITD)中的一种。确切病因尚不清楚,可能和遗传、免疫及环境等因素有关。

【临床表现】

本病多见于女性,起病一般比较缓慢。少数患者可因精神创伤,感染等应激反应以后诱发本病。也可因妊娠诱发本病。临床主要表现为:甲状腺毒症;甲状腺肿;眼征。

(一)甲状腺毒症表现

1. 高代谢综合征　由于 TH 分泌增多和交感神经兴奋性增高,促进物质代谢、加速氧化,使产热、散热明显增多。患者常有疲乏无力、怕热多汗、皮肤潮湿、多食善饥、体重显著下降、低热等表现。

2. 精神神经系统　患者易激动,精神过敏、失眠不安、思想不集中、记忆力减退,舌和双手平举向前伸时有细震颤。但也有寡言、抑郁者,以老年人多见。腱反射活跃,反射恢复时间缩短。

3. 心血管系统

(1)心动过速　是最早最突出的表现。绝大多数为窦性心动过速,心率多在 90~120 次/分。

（2）心律失常　以房性期前收缩最常见，其次为阵发性或者持续性的心房颤动。也可见室性或者交界性期前收缩。

（3）心音改变　由于心肌收缩力增强，第一心音亢进。常伴有杂音。

（4）心脏扩大　多见于久病或者是老年患者。可能是由于长期高排出量所致，心脏并无明显解剖学异常。

（5）收缩压升高、舒张压降低、脉压增大　此为甲亢的特征性表现之一。有时可出现毛细血管搏动，水冲脉等周围血管征。

（6）甲亢性心脏病　甲亢伴有明显的心律失常、心脏扩大和心衰患者称为甲亢性心脏病。以老年患者和病史长，控制不良患者多见。其特点是，在甲亢完全控制后，其心脏功能可恢复正常。

4. 消化系统　食欲亢进是甲亢的突出表现之一，由于 TH 增加，肠蠕动增加，从而使大便溏稀、排便次数增加。重者可以有肝大、肝功能异常，偶有黄疸。

5. 运动系统　主要表现为肌肉软弱无力，甲亢患者可伴有骨密度（BMD）降低。甲状腺毒症性周期性瘫痪（thyrotoxic periodic paralysis，TPP）：TPP 在 20～40 岁亚洲男性好发，发作前无明显的前驱症状。发病诱因包括剧烈运动、高糖饮食、注射胰岛素等，病变主要累及下肢以及躯干部，呈发作性软瘫。发作时常伴有低钾血症。TPP 病程呈自限性，甲亢控制后可以自愈。另有 1%GD 患者伴发重症肌无力，该病主要累及眼部肌群；有眼睑下垂，眼球运动障碍和复视；对新斯的明有良好的反应；和 GD 同属自身免疫病。

6. 造血系统　常有贫血，白细胞总数偏低，血小板减少等表现。

7. 生殖系统　女性月经减少或闭经。但部分患者仍能够妊娠，生育。男性阳痿，偶有乳腺增生（男性乳腺发育）。

8. 皮肤、毛发及肢端表现　皮肤光滑细腻，缺乏皱纹，触之温暖湿润。甲亢患者可见毛发稀疏，少数可出现斑秃。指甲薄脆、萎缩，可见反甲。

（二）甲状腺肿

大多数患者有程度不等的甲状腺肿大。甲状腺肿为弥漫性、对称性，质地不等，无压痛。甲状腺上下极可触及震颤，闻及血管杂音。少数病例甲状腺可以不肿大。

（三）眼征

Graves 眼病（Graves ophthalmopathy，GO）是本病的表现之一。其病理基础是在眶后组织浸润的淋巴细胞分泌细胞因子（干扰素-γ 等）刺激成纤维细胞分泌黏多糖，堆积在眼外肌和眶后组织，导致突眼和眼外肌纤维化。

GD 的眼部表现大致可分为两类：一类为单纯性突眼，另一类为浸润性眼征。

单纯性突眼占本病的绝大多数。其眼部改变主要有：① 轻度突眼，突眼度 18～20 mm；② 上眼睑挛缩；③ 眼裂增宽（Dalrymple 征）；④ 上眼睑移动缓滞（von Graefe 征），双眼向下看时，由于上眼睑不能随眼球下落，显现白色巩膜；⑤ 瞬目减少和凝视（Stellwag 征），瞬目减少，炯炯发亮；⑥ Joffroy 征，眼球向上看时，前额皮肤不能皱起；⑦ Mobius 征，双眼看近物时，眼球辐辏不良；⑧ 惊恐眼神（staring of frightened expression）。

浸润性眼征约占本病的 5%，其表现主要有：患者有明显的自觉症状，常有畏光、流泪、复视、视力减退、刺痛、异物感等。突眼程度在 19 mm 以上，两侧不对称。由于眼球明显突出，眼睛不能闭合，结膜、角膜外露引起充血、水肿，角膜溃疡等。重者甚至可以出现全眼炎，直至失明。

【特殊的临床表现和类型】

（一）甲状腺危象（thyroid crisis）

也称甲亢危象，是甲状腺毒症急性加重的一个综合征，发生原因可能与循环内甲状腺激素水平增高有关。多发生于较重甲亢未予治疗或治疗不充分的患者。常见诱因有感染、手术、创伤、精神刺激、^{131}I 治疗的早期等。临床表现一般为：高热（39 ℃以上）、大汗、心动过速（140 次/分以上）、烦躁、焦虑不安、谵妄、恶心、呕吐、腹泻，大量失水以致虚脱，休克，严重患者发生心衰，肺水肿等。甲亢危象的诊断主要靠临床表现综合判断。临床高度疑似本症及有危象前兆者应按甲亢危象处理，甲亢危象的病死率在 20% 以上。

（二）甲亢性心脏病（thyrotoxic heart disease）

本病在甲亢病中占 10%～20%，以老年患者或者是病史较长未能良好控制者多见。甲亢伴有明显的心律失常，心脏扩大和心力衰竭称为甲亢性心脏病。排除了冠心病等所致的器质性心脏病，在甲亢控制后，心律失常，心脏扩大和心衰的症状均得以恢复者可诊断为此病。甲亢性心脏病的心力衰竭分为两种类型。一类是心动过速和心脏排出量增加导致的心力衰竭，主要发生在年轻甲亢患者，此类心力衰竭非心脏泵衰竭所致，而是由于心脏高排出量后失代偿引起，称为"高排出量型心力衰竭"，常随甲亢控制，心功能恢复。另一类是诱发和加重已有的或潜在的缺血性心脏病发生的心力衰竭，多发生在老年患者，此类心力衰竭是心脏泵衰竭。

（三）淡漠型甲亢（apathetic hyperthyroidism）

其特点是：① 发病较为隐匿；② 临床表现不典型；③ 高代谢综合征、眼征和甲状腺肿大均不明显；④ 血清 TT_4 测定可在正常范围内，但甲状腺 ^{131}I 摄取率增高，不能被 T_3 抑制；⑤ 全身症状重，消瘦，衰竭，抑郁淡漠，有时神志模糊，甚至昏迷。

（四）T_3 型甲亢（T_3 toxicosis）和 T_4 型甲亢（T_4 toxicosis）

1. T_3 型甲亢可见于甲状腺肿患者的早期、治疗中或者治疗后的恢复期。临床表现与正常型相同，但一般症状较轻。特征为：血清 TT_3、FT_3 均增高，而 TT_4、FT_4 正常或偏低。甲状腺摄碘率正常或者偏高，但不受外源性 T_3 抑制。

2. T_4 型甲亢是指血清 TT_4、FT_4 增高，而 TT_3、FT_3 正常的一类甲亢。临床表现与典型的甲亢相同。可发生于碘甲亢，亚急性甲状腺炎等，多见于一般情况较差的老年人。甲状腺 ^{131}I 摄取率增高。血清 TT_4、FT_4 均增高，而 TT_3、FT_3 正常或偏低。

（五）亚临床甲亢（subclinical hyperthyroidism）

本病主要依赖实验室检查结果诊断。血清 TSH 水平低于正常值下限，而 T_3、T_4 在正常范围，不伴或伴有轻微的甲亢症状。本类型可以是 GD 早期，GD 经手术或者放射碘治疗后、高功能腺瘤、多结节性甲状腺肿等恢复期的暂时性临床现象。

本病的可能不良结果是：① 发展为临床甲亢；② 对心血管系统影响：全身血管张力下降、心率加快、心输出量增加、心房纤颤等；③ 骨质疏松：主要影响绝经期女性，加重骨质疏松，骨折发生频度增加。诊断本病需要排除引起 TSH 减低的非甲状腺因素，并且在 2～4 月内复查，以确定 TSH 降低为持续性而非一过性。

（六）妊娠期甲亢

妊娠通过以下几个方面影响甲状腺功能：① 碘的需要量增加，胎儿需要的 TH 和碘增加孕妇的负担；② 妊娠期甲状腺激素结合球蛋白（thyroxine binding globulin，TBG）增高，引起血清 TT_4 和 TT_3 增高；③ 绒毛膜促性腺激素（HCG）在妊娠 3 个月达到高峰，高浓度的

HCG 具有刺激甲状腺活性,引起甲亢;④ 产后由于免疫抑制的解除,GD 易于发生,称为产后 GD。

妊娠期甲亢主要有两种情况:① 妊娠合并甲亢:如孕妇体重不随妊娠月份的增加而增加,反而下降,四肢消瘦,或者休息时心率在 100 次/分以上。同时,血清 FT_3、FT_4 增高,TSH $<0.5mU/L$ 可以诊断为甲亢。② HCG 相关甲亢:HCG 与 TSH 的 α-亚基相同,两者的受体分子结构十分相似。故此二者与受体结合时存在交叉反应。当 HCG 分泌显著增高时,可因大量的 HCG 刺激 TSH 受体而出现甲亢的症状,此种情况多为一过性,终止妊娠,或者分娩后即可消失。

(七) 胫前黏液性水肿

属于自身免疫病,约 5% 的 GD 患者伴发本症,白种人多见。多发生在胫骨前下 1/3 部位,偶见于面部,皮损大多为对称性。早期皮肤增厚、变粗,有广泛大小不等的棕红色或红褐色或暗紫色突起不平的斑块或结节,边界清楚,直径 $5\sim30$ mm 不等,连片时更大,皮损周围的表皮稍发亮,薄而紧张,病变表面及周围可有毳毛增生、变粗、毛囊角化,可伴感觉过敏或减退,或伴痒感;后期皮肤粗厚,如橘皮或树皮样,皮损融合,有深沟,覆以灰色或黑色疣状物,下肢粗大似象皮腿。

【诊断】

根据本病的临床症状、体征和实验室检查,诊断一般不困难。

诊断的程序是:① 甲状腺毒症的诊断:测定血清 TSH 和甲状腺激素的水平;② 确定甲状腺毒症是否来源于甲状腺功能的亢进;③ 确定引起甲状腺功能亢进的原因,如 GD、结节性毒性甲状腺肿、甲状腺自主高功能腺瘤等。

(一) 甲亢的诊断

① 高代谢症状和体征;② 甲状腺肿大;③ 血清 TT_4、FT_4 增高,TSH 减低。具备以上三项诊断即可成立。应注意的是,淡漠型甲亢的高代谢症状不明显,仅表现为明显消瘦或心房颤动,尤其在老年患者;少数患者无甲状腺肿大;T_3 型甲亢仅有血清 T_3 增高。

(二) GD 的诊断

① 甲亢诊断确立;② 甲状腺弥漫性肿大(触诊和 B 超证实),少数病例可以无甲状腺肿大;③ 眼球突出和其他浸润性眼征;④ 胫前黏液性水肿。⑤ TRAb、TSAb、TPOAb、TgAb 阳性。以上标准中,①②项为诊断必备条件,③④⑤项为诊断辅助条件。TPOAb、TgAb 虽然不是本病致病性抗体,但是可以交叉存在,提示本病的自身免疫病因。

【治疗】

(一) 一般治疗

应予以适当的休息。饮食补充足够的热量和营养。尤其要注意优质蛋白的摄入。同时避免精神紧张焦虑。必要时可给予地西泮类镇静剂。

(二) 甲亢的治疗

目前尚不能对甲亢进行病因治疗。针对甲亢有三种疗法,即抗甲状腺药物(antithyroid drugs,ATD)、放射性[131]I 治疗和手术治疗。

1. 抗甲状腺药物(ATD) ATD 治疗是甲亢的基础治疗,常用的 ATD 分为硫脲类和咪唑类两类,硫脲类包括丙硫氧嘧啶(propylthiouracil,PTU)和甲硫氧嘧啶等;咪唑类包括甲巯咪唑(methimazole,MMI)和卡比马唑(carbimazole)等。其抗甲状腺的作用机制基本相同,均是抑制甲状腺激素的合成。但是单纯的 ATD 治疗治愈率并不理想,复发率也较高。

所以常需要几种治疗方法联合使用以达到较好的治疗效果。

2. 放射性^{131}I治疗（RAI） 利用甲状腺高度摄取和浓集碘的能力以及^{131}I释放出β射线对甲状腺的生物效应，破坏滤泡上皮细胞而减少TH的分泌。放射性^{131}I治疗具有迅速、简便、安全、疗效明显等优点。在欧美一些国家将放射性^{131}I作为治疗GD甲亢的首选方式。

适应证：① 成人Graves甲亢伴甲状腺肿大Ⅱ度以上；② ATD治疗失败或过敏；③ 甲亢手术后复发；④ 甲状腺毒症心脏病或甲亢伴其他病因的心脏病；⑤ 甲亢合并白细胞和（或）血小板减少或全血细胞减少；⑥ 老年甲亢；⑦ 甲亢合并糖尿病；⑧ 毒性多结节性甲状腺肿；⑨ 自主功能性甲状腺结节合并甲亢。

相对适应证：① 青少年和儿童甲亢，用ATD治疗失败、拒绝手术或有手术禁忌证；② 甲亢合并肝、肾等脏器功能损害；③ Graves眼病，对轻度和稳定期的中、重度病例可单用^{131}I治疗甲亢，对病情处于进展期患者，可在^{131}I治疗前后加用泼尼松。

禁忌证：妊娠和哺乳期妇女。

3. 手术治疗 甲状腺次全切除术的治愈率可达70%以上，但可引起复发或者甲减多种并发症。

适应证：① 中、重度甲亢，长期服药无效，或停药复发，或不能坚持服药者；② 甲状腺肿大显著，有压迫症状；③ 胸骨后甲状腺肿；④ 多结节性甲状腺肿伴甲亢。

禁忌证：① 伴严重Graves眼病；② 合并较重心脏、肝、肾疾病，不能耐受手术；③ 妊娠初3个月和第6个月以后。

4. 其他治疗

（1）碘剂 减少碘摄入量是甲亢的基础治疗之一。过量碘的摄入会加重和延长病程，增加复发的可能性，所以甲亢患者应当食用无碘食盐，忌用含碘药物。复方碘化钠溶液仅在手术前和甲状腺危象时使用。

（2）β受体阻断药 作用机制是：① 阻断甲状腺激素对心脏的兴奋作用；② 阻断外周组织T_4向T_3的转化，主要在ATD初治期使用，可较快控制甲亢的临床症状。常用的为普萘洛尔。

（三）甲状腺危象的治疗 一旦发生则急需抢救。

1. 抑制TH合成 大剂量的PTU（抗甲状腺药物）迅速抑制TH的合成。PTU 600 mg口服或经胃管注入，以后给予250 mg每6小时口服，待症状缓解后减至一般治疗剂量。

2. 立即应用碘液抑制TH的释放 服PTU 1小时后再加用复方碘口服溶液5滴、每8小时一次，或碘化钠1.0g加入10%葡萄糖盐水溶液中静滴24小时，以后视病情逐渐减量，一般使用3～7日。

3. 抑制组织中T_4转换为T_3，或抑制T_3与细胞受体结合 如无心功能不全，可应用普萘洛尔20～40 mg，每6～8小时口服一次，或1 mg稀释后静脉缓慢注射。

4. 降低血中TH浓度 可采用血液透析，腹膜透析或血浆置换等方法迅速降低血液中的TH浓度。

5. 支持疗法 监护心、肾、脑功能，迅速纠正水、电解质和酸碱平衡的紊乱。补充足够的热量。

6. 对症治疗 包括吸氧、防止感染、对高热者给予物理降温但应避免用乙酰水杨酸类药物等。

（四）Graves眼病的治疗

GO 的治疗首先要区分病情程度。一般来讲,非浸润性突眼无须特别处理,随甲状腺功能的恢复正常而消失。而浸润性突眼需要准确评价患者眼部的症状和体征,这是有效治疗的基础。浸润性突眼的治疗措施主要有:

1. 局部治疗和眼睛的保护　防止结膜炎,角膜炎的发生。

2. 早期使用免疫抑制剂,以及非特异性的抗炎药物糖皮质激素。

3. 可进行眶部放疗　直线加速器的效果较好,但只用于甲状腺眼病的急性期。

4. 眼眶减压治疗　目的是切除眶壁和(或)球后纤维脂肪组织,增加眶容积。

5. 血浆置换疗法　可清除免疫球蛋白、循环免疫复合物以及其他对 TAO 有致病作用的体液免疫因素。

6. 控制甲亢　有研究证实甲亢根治性治疗可以改善 GO 的治疗效果。

(五)妊娠期甲亢的治疗

治疗目的:甲亢合并妊娠时的治疗目的是使母亲达到轻微甲亢或者甲状腺功能正常的上限,并预防胎儿甲亢或者甲减。治疗措施如下:

1. ATD 治疗　妊娠时可以给予 ATD 治疗。因为 ATD 可以通过胎盘影响胎儿的甲状腺功能,尽可能地使用小剂量的 ATD 实现控制甲亢的目的。首选 PTU,因该药不易通过胎盘。用最小有效剂量(如每日 100~150 mg,分 2~3 次口服)。控制甲亢症状后,尽快减至维持量,维持甲状腺功能(用血 FT_3、FT_4 作观测指标)在稍高于正常水平。避免发生甲减。

2. 产后 GD　在妊娠的后 6 个月,由于妊娠的免疫抑制作用,ATD 的剂量可以减少。分娩以后,免疫抑制解除,GD 易于复发,ATD 的需要量也增加。

3. 手术治疗　发生在妊娠初期的甲亢,经 PTU 治疗控制甲亢症状后,可选择在妊娠 4~6个月时做甲状腺次全切除。

4. 哺乳期的 ATD 治疗　因为 PTU 通过胎盘和进入乳汁的比例均少于 MMI,故 PTU 应当首选,一般认为 PTU 300 mg/d 对哺乳婴儿是安全的。

(张斌华)

第三节　甲状腺功能减退症

甲状腺功能减退症(hypothyroidism,简称甲减)是由各种原因导致的低甲状腺激素血症或甲状腺激素抵抗而引起的全身性低代谢综合征。发生在胎儿或者新生儿的甲减称为呆小病。发生在成年人的甲减其病理特征是黏多糖在组织和皮肤堆积,表现为黏液性水肿。本节重点介绍成年人的甲状腺功能减退症。

【病因】

(一)原发性甲减(primary hypothyroidism)　由于甲状腺腺体本身病变引起的甲减,占全部甲减的 95% 以上,且 90% 以上原发性甲减是由自身免疫、甲状腺手术和甲亢[131]I 治疗所致。

(二)垂体性甲减(继发性甲减)　由垂体病变引起的促甲状腺激素释放激素(TRH)或者促甲状腺激素(TSH)产生和分泌减少所致的甲减,如垂体肿瘤、手术、放疗、产后大出血是其较常见的原因。

（三）下丘脑性甲减（三发性甲减）　其中由于下丘脑病变引起的 TRH 分泌不足，可致 TSH 及 TH 相继减少而至甲减。

（四）TH 不敏感综合征　常呈家族发病倾向。由于甲状腺激素在外周组织实现生物效应障碍引起的综合征。

【临床表现】

（一）低代谢症群　疲劳、记忆力减退、反应迟钝、嗜睡、精神抑郁等。因周围血循环差和热能生成减少以致异常怕冷，无汗，体温低于正常。

（二）黏液性水肿面容　面部表情淡漠、面颊及眼睑虚肿，面色苍白，眼睑常下垂，眼裂狭窄。

（三）皮肤苍白或呈姜黄色　因 TH 缺乏使皮下胡萝卜素转变为维生素 A 及维生素 A 生成视黄醛减少，致高 β-胡萝卜素血症加以贫血所致。皮肤粗糙、少光泽。

（四）肌肉与关节　主要表现为肌肉软弱乏力，偶见重症肌无力。跟腱反射的弛缓期特征性延长更为明显，对本病有重要的诊断价值。

（五）心血管系统　心动过缓，心音低弱，心排血量减低。由于心肌间质水肿，左右心室扩张和心包积液导致心脏增大，称之为甲减性心脏病。冠心病在本病高发。

（六）消化系统　厌食、腹胀、便秘，严重者出现麻痹性肠梗阻或黏液水肿性巨结肠。

（七）血液系统　由于下述四种原因发生贫血：① 甲状腺激素缺乏引起血红蛋白合成障碍；② 肠道吸收铁障碍引起铁缺乏；③ 肠道吸收叶酸障碍引起叶酸缺乏；④ 恶性贫血是与自身免疫性甲状腺炎伴发的器官特异性自身免疫病。

（八）内分泌系统　性欲减退，男性出现阳痿，女性多有月经过多、经期延长以及不孕症。原发性甲减伴特发性肾上腺皮质功能减退和 1 型糖尿病者称为多发性内分泌功能减退综合征（Schmidt 综合征）。

（九）黏液性水肿昏迷　见于病情严重的患者，多在冬季寒冷时发病。诱因为严重的全身性疾病、甲状腺激素替代治疗中断、寒冷、手术、麻醉和使用镇静药等。临床表现为嗜睡、低体温（<35 ℃）、呼吸徐缓、心动过缓、血压下降、四肢肌肉松弛、反射减弱或消失，甚至昏迷、休克、肾功能不全危及生命。

【诊断】

除临床表现外，主要依靠监测 TT_4、FT_4、TT_3、FT_3、TSH 以及 TRH 兴奋实验等确立诊断。可循以下程序进行：

（一）甲减的症状和体征。

（二）实验室检查血清 TSH 增高，FT_4 减低，原发性甲减即可以成立。进一步寻找甲减的病因。如果 TPOAb 阳性，可考虑甲减的病因为自身免疫甲状腺炎。

（三）实验室检查血清 TSH 减低或者正常，TT_4、FT_4 减低，考虑中枢性甲减。做 TRH 刺激试验证实。进一步寻找垂体和下丘脑的病变。

【治疗】

（一）对症治疗　贫血者补充铁剂，维生素 B_{12}，叶酸等药物。胃酸低者补充稀盐酸等。但以上方法必须要与甲状腺素联合应用才能取得较好疗效。

（二）激素替代治疗　治疗的目标是将血清 TSH 和甲状腺激素水平恢复到正常范围内，需要终生服药。首选左旋甲状腺素（L-T_4）口服。成年患者 L-T_4 替代剂量 $50\sim200\ \mu g/d$，平均 $125\ \mu g/d$。按照体重计算的剂量是 $1.6\sim1.8\ \mu g/(kg \cdot d)$。其中血清 TSH 水平最为重要,接受替代治疗的患者至少每年检测两次血清 TSH、T_3、T_4 水平。

（三）黏液水肿性昏迷的治疗

1. 补充甲状腺激素　首选 T_3（liothyronine）静脉注射,每 4 小时 10 μg,直至患者症状改善,清醒后改为口服。

2. 保温、供氧、保持呼吸道通畅,必要时行气管切开、机械通气等。

3. 肾上腺皮质激素的应用　氢化可的松 200～300 mg/d 持续静滴,患者清醒后逐渐减量。

4. 补液　根据需要补液,但是入水量不宜过多。

5. 控制感染　治疗原发疾病,抢救休克,加强护理。

（张斌华）

第四节　糖　尿　病

【概述】

（一）定义　是一组以血糖水平增高为特征的代谢性疾病。胰岛素分泌缺陷和/或胰岛素作用缺陷导致糖代谢紊乱,还包括蛋白质、脂肪代谢异常及多系统损害。

（二）糖尿病的现状

糖尿病是全球性严重的公共卫生问题,对人类健康危害极大。2011 年全球有 3.66 亿糖尿病患者,预计到 2025 年全世界糖尿病患者将增加到 3.8 亿。我国 2013 年糖尿病患病率11.6%,患者超过 1 亿,居世界第 1 位。目前全球每年有 380 万患者死于糖尿病,糖尿病已成为全球导致人口死亡的第四大疾病。

【分型】

（一）1 型糖尿病（T1DM）

1. 免疫介导 1 型糖尿病

典型 1 型糖尿病:起病急,症状明显,有酮症倾向,胰岛素绝对不足。

成人隐匿自身免疫糖尿病（LADA）:进展缓慢,体型大多不胖,因保留残存的 β 细胞功能,可在多年内不发生酮酸,随病程进展,β 细胞功能逐渐减退。

2. 特发性 1 型糖尿病

常有明显家族史,起病早、有酮症倾向、需胰岛素治疗,但无自身免疫反应的证据。

（二）2 型糖尿病（T2DM）

胰岛素分泌缺陷和胰岛素抵抗是两个重要病理生理环节,多见于成人,起病缓慢,症状相对较轻,有的因并发症、伴发病或体检时发现,除应激情况,一般无自发酮症倾向。

（三）其他特殊类型的糖尿病

1. β 细胞功能遗传性缺陷

① 线粒体基因突变糖尿病;② 青年人中的成年发病型糖尿病（MODY）。

2. 胰岛素作用遗传性缺陷　A 型胰岛素抵抗,妖精貌综合征。

3. 胰腺外分泌疾病　胰腺肿瘤、胰腺炎、胰腺手术外伤等。

4. 内分泌疾病　Cushing 综合征、肢端肥大症等。

5. 药物或化学物品所致糖尿病　噻嗪类利尿剂、甲状腺激素、糖皮质激素等。

6. 病毒如巨细胞病毒感染等。

7. 不常见的免疫介导糖尿病　如僵人综合征。

8. 其他　如 Turner 综合征，Klinefelter 综合征，Down 综合征。

（四）妊娠糖尿病

是指妊娠期间新出现的糖代谢异常,除外妊娠前已有的糖尿病患者。

【病因】

病因未明,主要由遗传因素及环境因素共同参与。

（一）1 型糖尿病

1. 遗传因素　多个易感基因参与。

2. 环境因素　包括病毒感染、自身免疫和饮食因素。

3. 免疫因素　包括体液免疫和细胞免疫。

（二）2 型糖尿病

1. 遗传和环境因素　孪生双胞胎中 2 型糖尿病几乎有 100% 的同病率,病情变化较大。环境因素包括人口老龄化、现代生活方式、摄食过多、活动不足、子宫内环境以及应急、化学毒物等。

2. 胰岛素抵抗和胰岛 β 细胞功能缺陷　胰岛素抵抗是指肝脏、脂肪和肌肉等靶器官对胰岛素作用的敏感性降低,其机制可能与脂质超载和炎症有关。胰岛 β 细胞功能缺陷表现为胰岛素分泌量的缺陷和胰岛素分泌模式异常。

3. 胰岛 α 细胞功能异常和胰高糖素样肽-1（GLP-1）缺陷　2 型糖尿病患者 β 胰岛细胞,数量减少 α/β 细胞比例显著上升,导致胰高糖素水平升高,肝糖输出增加,血糖升高。GLP-1 由肠道 L 细胞分泌,刺激 β 胰岛细胞合成分泌胰岛素,抑制 α 细胞分泌胰高糖素,具有抑制摄食和食欲、延缓胃排空、减少 β 细胞凋亡并促进增殖、改善血管内皮功能保护心脏等生物学效应。GLP-1 易被 DPP-Ⅳ 降解而失活,半衰期不足 2 分钟。

【临床表现】

血糖升高后渗透性利尿导致多尿,继之口渴多饮;由于组织对葡萄糖利用障碍,脂肪分解增多,蛋白质代谢负平衡,出现乏力、消瘦,患者容易饥饿、多食,故糖尿病临床表现为"三多一少",即多饮、多尿、多食及体重减轻。可有皮肤瘙痒和屈光度改变。

【并发症】

（一）急性并发症

1. 糖尿病酮症酸中毒、高血糖高渗综合征。

2. 感染　皮肤感染包括疖、痈等皮肤化脓性感染、皮肤真菌感染等。阴道炎和巴氏腺炎是女性糖尿病患者常见并发症,也可为首发症状。糖尿病合并尿路感染多见。糖尿病合并肺结核也常见（病灶多为渗出干酪型,易扩展播散,形成空洞,下叶病灶多见）,严重感染可导致败血症、脓毒血症。

（二）慢性并发症　发病机制未明,与遗传易感性、胰岛素抵抗、血管内皮功能紊乱、山梨醇旁路代谢增强、血凝异常等有关。

1. 大血管并发症　糖尿病导致患者主动脉、冠状动脉硬化引起糖尿病性心脏病（冠心病、心肌病、心脏植物神经病变）,侵犯脑动脉引起缺血性或出血性脑血管病,还可作用于肢体外周动脉引起肢体动脉硬化。

2. 微血管病变 微循环障碍和微血管基底膜增厚是糖尿病微血管病变的典型改变,影响视网膜、肾脏、神经、心肌组织等,其中以糖尿病肾病和视网膜病变最为重要。

(1) 糖尿病肾病 常见于病史超过10年的患者,是1型糖尿病患者的主要死因,在2型糖尿病其严重性次于心脑血管疾病。分如下五期。

Ⅰ期:肾体积增大,肾小球滤过率升高,肾入球小动脉扩张,肾小球内压增加。

Ⅱ期:肾小球毛细血管基底膜增厚,尿白蛋白排泄率(UAER)在正常范围(<10 μg/min),或呈间歇性升高(如运动后)。

Ⅲ期:早期肾病,出现微量白蛋白尿(UAER20~199 μg/min)。

Ⅳ期:临床肾病,尿蛋白逐渐增多,UAER>200 μg/min,即尿白蛋白排出量>300 mg/24 h,相当于尿蛋白总量>500 mg/24 h,肾小球滤过率下降,可伴有浮肿和高血压,肾功能逐渐减退。

Ⅴ期:尿毒症期,多数肾单位闭锁,UAER降低,血尿素氮和肌酐升高,血压升高。

(2) 糖尿病视网膜病变 两型六期。Ⅰ期:微血管瘤,出血;Ⅱ期:微血管瘤,出血并有硬性渗出;Ⅲ期:出现棉絮状软性渗出;Ⅰ、Ⅱ和Ⅲ期为背景性视网膜病变。Ⅳ期:新生血管形成,玻璃体出血;Ⅴ期:机化物增生;Ⅵ期:继发性视网膜脱离、失明。Ⅳ、Ⅴ和Ⅵ期为增殖性视网膜病变。

(3) 其他 糖尿病心肌病。

3. 神经病变

(1) 中枢神经系统 严重DKA、高血糖高渗综合征及低血糖引起的神志改变;缺血性脑卒中;老年性痴呆。

(2) 周围神经病变 远端对称性多发性神经病变,对称、手套袜套分布,先出现感觉异常如疼痛,随后出现感觉丧失,电生理检查感觉异常和运动神经传导速度减慢;局灶性单神经病变,可累及颅神经和脊神经,以动眼神经、外展神经及腘神经多见;非对称性多发性局灶性神经病变,可同时累及多个单神经;多发性神经根病变,最常见为腰段多发性神经根病变。

(3) 自主神经病变 多累及消化、泌尿生殖及心血管系统,提示预后不良。临床表现为胃排空延迟,腹泻,便秘,心动过速,尿失禁,尿潴留,阳痿等。

4. 糖尿病足 指下肢远端神经异常和不同程度的外周血管病变引起的足部溃疡、感染和深部组织的破坏,是糖尿病非外伤性截肢的主要原因。

【实验室检查】

(一) 糖代谢指标的检查

1. 尿糖测定是诊断糖尿病的主要线索,与肾糖阈有关。

2. 血葡萄糖(血糖)测定 是诊断糖尿病的主要依据,采用葡萄糖氧化酶法,静脉血浆葡萄糖正常值:3.9~6.0 mmol/L。

3. 葡萄糖耐量试验(OGTT) 清晨空腹口服75 g无水葡萄糖或82.5 g含一分子水的葡萄糖(溶于250~300 ml水中,5 min内饮完),或100 g馒头。空腹与服糖后2 h测定静脉血浆葡萄糖。儿童按每公斤体重1.75 g计算,总量不超过75 g。必要时测定空腹、服糖后30 min、60 min、120 min及180 min静脉血浆葡萄糖,绘制糖耐量曲线。

4. 糖化血红蛋白A1(GHbA$_1$)和糖化血浆白蛋白测定 GHbA$_{1c}$可以反映取血前8~12周血糖的总水平,以弥补各时点的血糖只反映瞬时血糖值之不足。正常值:4%~6%;人血浆蛋白(主要是白蛋白)形成果糖胺(FA),可反映近2~3周血糖的总水平。正常值:1.7

～2.8 mmol/L。

（二）胰岛β细胞功能检查

1. 血浆胰岛素测定　胰岛素由胰岛β细胞分泌，对判断胰岛β细胞功能及胰岛素抵抗有重要意义。放射免疫法（RIA）正常空腹血浆胰岛素为 35～145 pmol/L（5～20 mU/L），在口服葡萄糖或馒头餐后 30～60 min 上升至高峰，可为基础值的 5～10 倍，3～4 h 恢复至基础水平。

2. C肽测定　C肽和胰岛素是以等分子数从胰岛细胞生成和释放，由于 C 肽清除率慢，肝脏对 C 肽摄取率低，且不受外源性胰岛素及胰岛素抗体的影响，故能较准确地反映胰岛β细胞功能。在口服葡萄糖或馒头餐后 30～60 min 上升至高峰，可为基础值的 5～6 倍，3～4 h 恢复至基础水平。

3. 其他方法　静脉注射葡萄糖-胰岛素释放试验和高糖钳夹试验可了解胰岛素释放第一时相；胰高糖素-C肽刺激试验和精氨酸刺激试验可了解非糖介导的胰岛素分泌功能。

（三）抗体检测

胰岛素自身抗体（IAA）、胰岛细胞抗体（ICA）、谷氨酸脱羧酶抗体（GAD－Ab）、酪氨酸磷酸酶抗体 2（IA－$_2$Ab）有助于 T1DM 的诊断。

（四）并发症检查

血尿酮体、电解质酸碱平衡失调，心、肾、眼及神经系统等的辅助检查。

【诊断】

（一）糖尿病筛查

1. 典型症状　三多一少。

2. 首诊时出现糖尿病急慢性并发症或伴发病。

3. 高危人群　年龄≥45 岁；糖调节受损（IGR）患者；超重或肥胖；多囊卵巢综合征（P-COS）；T2DM 一级亲属；有巨大儿生产史或妊娠糖尿病（GDM）病史；长期服用抗抑郁药物。

（二）诊断标准　采用 1999 年 WHO 标准。

1. 空腹血糖（FPG）　8～10 小时内无任何热量摄入，FPG 正常范围 3.9～6.0 mmol/L；OGTT2 小时血糖（2hPG）：75 g 无水葡萄糖负荷后 2 小时血糖值，2hPG 正常范围＜7.8 mmol/L；随机血糖：指在一日内任何时间测定的血糖值，无论上一次进餐时间及食物摄入量。

IFG：即空腹血糖调节受损，正常值：6.1～6.9 mmol/L，但 2003 年 11 月国际糖尿病专家委员会建议将 IFG 的下限值降为 5.6 mmol/L；IGT：即糖耐量减低（7.8 mmol/L≤2hPG＜11.1 mmol/L）。

2. 有糖尿病症状＋FPG≥7.0 mmol/L 或＋OGTT 2hPG≥11.1 mmol/L 或＋随机血糖≥11.0 mmol/L。

无糖尿病症状，则必须有两次 FPG≥7.0 mmol/L 或 OGTT 2hPG≥11.1 mmol/L 或随机血糖≥11.1 mmol/L。

（三）分型

1. T1DM 和 T2DM　主要依据临床特点和发展过程，即发病年龄、症状轻重、体重变化、酮症倾向及是否依赖胰岛素等，结合胰岛β细胞功能和胰岛β细胞自身抗体检查结果综合判断。

2. MODY 和线粒体基因突变糖尿病有其临床表现，但确诊需依赖基因分析。

【治疗】

原则 早期治疗、长期治疗、综合治疗、治疗措施个体化。

目标 纠正代谢紊乱,消除或减轻症状,防止或延缓并发症的发生与发展,提高生活质量,同时保护残存的胰岛 β 细胞功能。

措施 糖尿病教育、饮食控制、运动疗法、血糖监测、药物治疗。

达标 $3.9 \leqslant FPG \leqslant 7.2$ mmol/L;随机血糖 $\leqslant 10.0$ mmol/L。

(一)糖尿病健康教育

1. 是一项重要的基础管理措施。

2. 包括糖尿病专业人员的培训,医务人员的继续教育,患者及家属的公共健康教育。

3. 让患者及家属了解到有关糖尿病的一些基础知识,学习胰岛素注射技术、血糖仪监测血糖等自我管理技能。

4. 坚持随访,调整治疗方案。

(二)饮食治疗

总的原则 确定合理的总能量摄入,均衡分配各种营养物质,恢复并维持理想体重。

主要目标 纠正代谢紊乱,提供最佳营养,减少心血管疾病(CVD)的危险因素,延缓 β 细胞功能衰竭。

1. **制定总热量** 理想体重(kg)＝身高(cm)－105。成年人休息状态 25～30 kcal/(kg·d);轻体力劳动 30～35 kcal/(kg·d);中度体力劳动 35～40 kcal/(kg·d);重体力劳动 >40 kcal/(kg·d);儿童、孕妇、乳母、营养不良者、伴有消耗性疾病者应酌情增加,而肥胖者酌减,使患者的体重恢复到理想体重的 ±5% 左右。

2. **三大营养物质的比例** 糖占总热量的 50%～60%;蛋白质占 15%;脂肪占 30%。

3. **注意事项**

(1) 饮食规律,定时定量进餐,清淡为主。有条件少食多餐。低盐饮食 <6 克/天。

(2) 提倡粗制米面和一定量的杂粮。

(3) 忌食各种甜糕点、糖果及冷饮等,可食用适量甜味剂。

(4) 尽量少食瓜子、花生、核桃等坚果类。

(5) 提倡动物蛋白质的摄入。

(三)运动疗法

根据年龄、性别、病情及有无并发症以及并发症的程度来决定运动种类、量及持续时间。要求运动循序渐进、持之以恒。肥胖 2 型糖尿病患者的运动有利于减轻体重,改善胰岛素敏感性和控制体重。对于 1 型糖尿病宜在餐后进行,运动量不宜过大,持续时间不宜过长,以防出现低血糖。血糖过高、过低,伴有并发症者暂不宜运动。

(四)病情监测

包括血糖监测、危险因素及并发症监测。

血糖监测包括 FPG、2hPG 及 HbA1C。血糖监测可使用血糖仪行自我血糖监测(SMBG)。持续性血糖监测可用于无症状或频发低血糖。HbA1C 一般 3～6 个月检查 1 次,是指导调整治疗方案的重要依据。糖化血清白蛋白评价 2～3 周血糖水平。CVD 危险因素主要包括血压、血脂、体质指数等。并发症监测包括心脑、血管、肾、神经及眼底等。

(五)口服药物治疗

1. **促胰岛素分泌剂**

（1）磺脲类（SU）

第一代 甲苯磺丁脲（D860）、氯磺苯脲等。

第二代 格列苯脲（优降糖、消渴丸）、格列吡嗪（迪沙、美吡达）、格列齐特（达美康）、格列喹酮（糖适平）等。

第三代 格列美脲（圣平、伊瑞、万苏平、亚莫利）等。

服用方法 应从小剂量开始，于餐前半小时服用。根据血糖调整药物剂量。

不良反应 低血糖；体重增加；肝损、白细胞减少、胃肠道反应、过敏反应等。

（2）非磺脲类促胰岛素分泌剂

瑞格列奈 苯甲酸衍生物，如诺和龙、孚来迪。小剂量开始，根据血糖调整剂量。于餐前15分钟或进餐时服用。服药灵活，不进餐不服药。

那格列奈 D-苯丙氨酸衍生物，如倍欣、唐力。降糖作用依赖于血糖水平，故低血糖发生率低。

2. 双胍类（Met） 二甲双胍、苯乙双胍。

服用方法 小剂量开始，餐中或餐后服用。

不良反应：

（1）胃肠道反应最常见，如口苦、金属味、恶心、呕吐、腹泻等。

（2）乳酸酸中毒最严重。

3. α葡萄糖苷酶抑制剂（AGI） 阿卡波糖。

适应证 可作为2型糖尿病第一线用药，尤其适用于空腹血糖正常或不太高而餐后高血糖者。可单独用药或与磺脲类、双胍类、胰岛素联用；还可用于IGT的干预治疗。

用法 分餐服用，与第一口饭嚼服。

不良反应：

（1）主要是胃肠道反应，表现为腹胀、排气增多或腹泻等。

（2）单独应用不引起低血糖，联合用时可发生低血糖（注意：一旦发生低血糖应直接用葡萄糖）。

（3）肝肾功能不全者慎用！

4. 胰岛素增敏剂（噻唑烷二酮类 TZD） 罗格列酮（文迪雅）、吡格列酮。

（1）适应证 可单独或联合其他口服降糖药物治疗2型糖尿病，尤其是胰岛素抵抗明显者。还可用于IGT的干预治疗。

（2）不良反应 ① 肝功能损害：如转氨酶高于正常2倍以上应停药。② 水肿：有心衰倾向者不用或慎用。

（六）胰岛素治疗

1. 适应证

（1）1型糖尿病。

（2）临床上难以分型的消瘦型糖尿病。

（3）新诊断2型糖尿病伴有明显高血糖。

（4）2型糖尿病细胞功能明显减退者。

（5）手术、妊娠和分娩。

（6）糖尿病严重的急慢性并发症。

（7）某些特殊糖尿病。

2. 类型

(1) 动物胰岛素 短效胰岛素(RI);中效胰岛素(NPH);长效胰岛素(PZI)。

(2) 人胰岛素 诺和灵 R、诺和灵 N、诺和灵 30R、诺和灵 50R。

(3) 人胰岛素类似物 诺和锐、诺和锐 30、长效胰岛素。

3. 治疗原则与方法 应在一般治疗及饮食治疗的基础上进行,从小剂量开始,模拟人胰岛素分泌模式,根据血糖水平及治疗反映的情况作适当的调整。

(1) 1 型糖尿病 强化胰岛素治疗(胰岛素泵或一天四次胰岛素注射),注意补充基础胰岛素分泌,初始剂量一般为 0.5~1.0U/(kg·d),一般剂量分配:早>晚>中>睡前,根据血糖水平再适当调整,使餐前及睡前血糖<6.1 mmol/L,餐后血糖<8 mmol/L。

(2) 2 型糖尿病 口服降糖药物+临睡前中效或长效胰岛素;预混胰岛素一天两次注射;一天三次注射(R 或超短效胰岛素);控制不佳者可以一天四次胰岛素注射或胰岛素泵治疗;初始剂量一般为 0.3~0.5 U/(kg·d),注意长效口服降糖药物在体内的蓄积,剂量较大时易引起低血糖。

(3) 清晨高血糖的原因、表现及处理

原因	血糖谱			处理
	晚餐后	睡前	夜间	
胰岛素不足	高	高	无低血糖	增加胰岛素用量
Somogyi 现象	高或不高	正常或偏低	低血糖	减少胰岛素用量
黎明现象	较好	较好	无低血糖	增加晚餐前胰岛素剂量

(4) 糖尿病合并急性应激状态时的处理 均应使用胰岛素治疗;对老年、合并心血管系统疾病者需注意避免低血糖发生,使血糖维持在 8~10 mmol/L;围手术期或有其他原因不能进食或进食较少时需补充极化液,应激因素解除后根据患者实际病情决定新的治疗方案。

4. 胰岛素的抗药性与不良反应

(1) 胰岛素的抗药性 将动物胰岛素改为人胰岛素皮下注射,改为静脉滴注,增大胰岛素用量,联合应用口服降糖药物,必要时加用强的松。

(2) 胰岛素的不良反应 低血糖:剂量过大、剂量错误、联用口服降糖药物、饮食未合理配合、运动量增加等;下肢浮肿;屈光不正致视物模糊;过敏反应;脂肪营养不良;体重增加,胰岛素抵抗。

(七) GLP-1 受体激动剂和 DPP-Ⅳ抑制剂

1. GLP-1 受体激动剂 由回肠和结肠的 L 细胞释放,以葡萄糖浓度依赖的方式增强胰岛素分泌、抑制胰高血糖素分泌,并能延缓胃排空,通过中枢性的食欲抑制来减少进食量。主要有艾塞那肽和利拉鲁肽,均需皮下注射。艾塞那肽可以使 HbA1c 降低 1%,利拉鲁肽可以使 HbA1c 降低 1%~1.5%。GLP-1 受体激动剂有显著的降低体重作用,可以单独使用或与其他口服降糖药联合使用,单独使用无明显导致低血糖发生的风险。GLP-1 受体激动剂的常见胃肠道不良反应(如恶心、呕吐等)多为轻到中度,主要见于初始治疗时。有胰腺炎病史的患者禁用,不用于 DKA 及 T1DM 的治疗。

2. DPP-Ⅳ抑制剂 通过抑制 DPP-4 抑制 GLP-1 的失活,起到促进胰岛素分泌,并抑制胰高血糖素的分泌的作用。常见的有西格列汀和沙格列汀,为口服制剂,可降低 HbA1c 0.5%~1.0%,不影响体重,无明显胃肠道副作用,低血糖发生率低,肾功能不全者必要时减少药物的剂量。

（八）糖尿病的综合治疗

减重、生活方式干预、降糖、降压、调脂、抗凝、改善微循环、保护胰岛 β 细胞功能、减轻胰岛素抵抗等。

（九）糖尿病的手术治疗

手术治疗可使 T2DM 血糖控制，2～5 年缓解率可达 60%～80%。手术方式有腹腔镜下可调式胃束带术（laparoscopic adjustable gastric banding，LAGB）和胃旁路术（Roux‐en‐Y gastric bypass，RYGB），但应掌握适应证，注意短期、长期并发症的风险。

（十）胰腺移植和胰岛细胞移植

单胰腺移植或胰肾联合移植仅限于伴终末期肾病的 T1DM；或经胰岛素强化治疗仍难以达到控制目标，且反复发生严重电解质紊乱者。同种异体胰岛移植可使部分 T1DM 患者血糖水平维持正常数年，不足之处是供体来源短缺且需长期使用免疫抑制剂。造血干细胞和间充质干细胞治疗糖尿病也有潜在价值。

（十一）糖尿病合并妊娠的治疗

1. 妊娠时胎盘素酶增加胰岛素降解，胎盘催乳素和雌激素拮抗胰岛素作用，使患者对胰岛素需要量增加。分娩后应激解除，胰岛素需要量减少。

2. 胰岛素强化治疗，使血糖达到更为严格的控制。

3. 妊娠期糖尿病在产后 6 周重新评定糖耐量。

4. 产后注意对新生儿低血糖的预防和治疗。

（夏礼斌）

第五节　糖尿病酮症酸中毒（DKA）

【诱因】

感染、创伤、饮食不当、胰岛素治疗中断或不适当减量、妊娠与分娩、大手术等。

【临床表现】

（一）多尿、多饮及乏力等症状。

（二）胃肠道症状　食欲下降、恶心、呕吐等。

（三）头痛、嗜睡、烦躁、呼吸深快、呼气中有烂苹果味。

（四）严重脱水、尿量减少、脉细速、血压下降等休克症状，晚期可出现昏迷。

有的可表现为腹痛，值得注意，避免误诊与漏诊。

【实验室检查】

（一）尿　尿糖、尿酮体强阳性，当肾功能损害致肾糖阈增高时，宜测定血糖及血酮体。

（二）血　血糖明显增高，多在 16.7～33.3 mmol/L。

血酮体升高，多大于 4.8 mmol/L。

二氧化碳结合力降低，轻者为 13.5～18.0 mmol/L，重度则<9.0 mmol/L；$PaCO_2$ 降低；血 pH<7.35；BE 负值增大（<‐2.3 mmol/L）；AG 增大。

血钾早期正常或偏高，治疗后血钾可降低。血钠、血氯降低。

血尿素氮和肌酐可升高。

血白细胞总数升高,中性粒细胞比例升高。

【诊断】

有无糖尿病史、血糖、血酮体/尿酮体、二氧化碳结合力;对不明原因昏迷伴酸中毒、休克表现均要考虑有无 DKA 可能;对呼气中有烂苹果味的意识障碍患者,应及时作相关检查明确有无 DKA。

【治疗】

DKA 一经诊断,需立即抢救:

(一)输液　输液是抢救 DKA 首要的、极其关键的措施。

1. 改善有效组织灌注,使胰岛素的生物效应得到充分发挥。

2. 扩容改善低血容量、纠正休克。

3. 肾血流量增多,尿量增加,促进尿糖及尿酮排出。

4. 扩容使拮抗胰岛素作用的激素减少,抑制脂肪分解,消除酮体。

一般用生理盐水或平衡液,如无心功能不全,开始补液速度应较快,在 2 小时内补 1000～2000 ml,根据心率、血压、尿量、末梢循环情况(有条件者可测中心静脉压)来调整输液量及速度,一般 24 小时内输液总量为 4000～5000 ml,严重者可达到 7000～8000 ml。当血糖降至 13.9 mmol/L 时,改为输 5%葡萄糖液,并加入胰岛素,根据血糖结果调整葡萄糖与胰岛素的比例。

(二)胰岛素治疗　小剂量(速效)胰岛素治疗方案:每小时每公斤体重 0.1 U。

1. 有较强的降糖效应,而较少引起低血糖。

2. 对血钾影响较小,较少引起低血钾。

3. 这一血清胰岛素浓度抑制脂肪分解和酮体生成的最大效应。

4. 较少引起脑水肿。

5. 简便、安全及有效。

通常将普通胰岛素加入生理盐水或平衡液中持续静滴(单独静脉通路),按每小时每公斤体重 0.1 U 输入胰岛素,使血糖每小时降低 3.9～6.1 mmol/L。当血糖降至 13.9 mmol/L 时,改为输 5%葡萄糖液,并加入胰岛素,根据血糖结果调整葡萄糖与胰岛素的比例。在静脉输入胰岛素过程中需要每 1～2 小时检测血糖、血电解质、血酮体及尿酮等指标。待酮体消失,患者能正常进食时,逐渐减少含胰岛素的输液量过渡为皮下注射胰岛素。

(三)纠正电解质及酸碱平衡失调

在 DKA 早期血钾可正常、可升高(大量失水血液浓缩、酸中毒),常掩盖了体内缺钾,一般在治疗后 4～6 小时血钾常明显下降,此时要注意补钾。

(四)处理诱发病和防治并发症

抗感染、纠正心律失常、防治心衰、肾衰、脑水肿等对症支持治疗。

(五)加强护理及对症支持疗法

按时清洁口腔、皮肤,预防压疮和继发性感染。准确记录神志状态、瞳孔大小和反应、生命体征和出入量。

(夏礼斌)

复 习 题

1. Cushing 综合征的病因分类有哪些?
2. 简述 Cushing 综合征的病因诊断及治疗原则。
3. 甲亢的诊断和治疗。
4. 甲亢危象的防治措施。
5. 甲减的临床表现和治疗。
6. 糖尿病的诊断标准及分型。
7. 胰岛素治疗的适应证。
8. 糖尿病肾病、眼病的分期。
9. 糖尿病酮症酸中毒的抢救治疗措施。

第十四章 血液系统疾病

第一节 贫血概述

贫血(anemia)是指外周循环血中血红蛋白浓度(Hb)、红细胞计数(RBC)和血细胞比容(HCT)低于相同年龄、性别和地区的正常标准。其中以血红蛋白最为可靠,也是临床上诊断贫血最常用的实验室指标。

正常值:成年男性 Hb$<$120 g/L、RBC$<4.5\times10^{12}$/L、HCT$<$0.42。

成年女性 Hb$<$110 g/L、RBC$<4.0\times10^{12}$/L、HCT$<$0.37。

影响因素:(1)生理因素:婴幼儿、妊娠妇女相对偏低;高原地区居民相对偏高。

(2) 病理因素:充血性心衰、低蛋白血症相对偏低;脱水、出血早期相对偏高。

国内按贫血的程度将贫血分为轻度(Hb$>$90 g/L),中度(Hb60~90 g/L),重度(Hb30~60 g/L)和极重度(Hb$<$30 g/L)。

【病因和发病机制】

贫血不是一种独立的疾病,而是一种临床表现。多种疾病可引起贫血。贫血的病因和发病机制复杂多样,此处只涉及贫血病因与发病机制的一般内容。

【分类】

贫血有多种分类方法。目前所用的分类方法各有其优缺点,临床上常合并应用,分述如下。

(一) 形态学分类 按照红细胞平均体积(MCV)、红细胞平均血红蛋白含量(MCH)和红细胞平均血红蛋白浓度(MCHC)3 项红细胞指数对贫血各进行分类(表14-1-1)。

表 14-1-1 贫血的细胞形态学分类

类 型	MCV(fl)	MCH(pg)	MCHC(%)	常见疾病
大细胞性贫血	$>$100	$>$32	32~35	巨幼细胞贫血
正常细胞性贫血	80~100	26~32	32~35	再生障碍性贫血,溶血性贫血,急性失血性贫血,骨髓病性贫血
单纯小细胞性贫血	$<$80	$<$26	32~35	慢性感染、肝病、尿毒症、风湿性疾病等引起的贫血
小细胞低色素性贫血	$<$80	$<$26	$<$32	缺铁性贫血,铁粒幼细胞贫血,珠蛋白生成障碍性贫血

(二) 病因和发病机制分类 该分类法可提示贫血的病因和发病机制,有助于指导治疗。

1. **红细胞生成减少**　红细胞生成起源于多能造血干细胞。红细胞生成素作用于红系定向祖细胞，促进红细胞生成。红细胞生成减少的常见机制有：① 骨髓衰竭，包括造血干细胞数量减少或质量缺陷，如再生障碍性贫血；② 无效造血，如骨髓增生异常综合征；③ 骨髓受抑，肿瘤的放疗或化疗时造成造血干细胞和祖细胞的损伤；④ 骨髓浸润，骨髓受到侵犯如血液系统恶性肿瘤、肿瘤骨髓转移、骨髓纤维化或硬化可直接造成骨髓有效造血组织的减少；⑤ 造血刺激因子减少，慢性肾衰竭时，肾脏合成红细胞生成素减少；⑥ 造血微环境异常，对造血微环境在贫血发病中的确切意义目前所知甚少，但有证据表明在某些贫血如再生障碍性贫血的发病中有一定的作用；⑦ 造血物质缺乏，叶酸和（或）维生素 B_{12} 缺乏导致细胞DNA 合成障碍，引起巨幼细胞贫血。铁是合成血红蛋白的重要物质，铁缺乏可造成缺铁性贫血。

2. **红细胞破坏过多**　此类贫血的共同特点是红细胞寿命缩短，称为溶血性贫血。① 红细胞内在缺陷：红细胞基本结构包括细胞膜、代谢酶类和血红蛋白异常或缺陷均可造成其寿命缩短；② 红细胞外因素：包括物理、化学、药物、代谢毒物、生物毒素、感染等非免疫性和免疫性因素。后者主要通过体液免疫抗体介导造成红细胞破坏。

3. **失血**　包括急性和慢性失血。急性失血主要造成血流动力学的变化，而慢性失血才是贫血最常见的原因。

贫血的病因和发病机制复杂多样，有时是多因素叠加的结果。临床医生不能满足于贫血的初步诊断，而应仔细寻找出贫血的病因，才能采取针对性的有效治疗。

【临床表现】

除引起贫血的疾病的表现外，贫血本身的临床表现主要取决于如下因素：① 血液携氧能力的降低情况；② 总血容量改变的程度；③ 上述两种因素发生发展的速率和呼吸循环系统的代偿能力。某些发病缓慢的贫血如缺铁性贫血和慢性再生障碍性贫血等，如心肺代偿功能良好，患者的血红蛋白降至 80 g/L 甚至更低时才出现症状。反之，如贫血发展迅速，超过代偿能力，患者则可出现明显的临床表现。如急性失血患者，总血容量下降20%即可引起面色苍白、心动过速和低血压，下降50%可致休克和死亡，此时的临床表现更多的是由于有效血容量减少所致。

（一）**皮肤黏膜**　皮肤黏膜苍白是贫血最常见的体征。黏膜颜色的改变较为可靠，如口腔黏膜、睑结膜、口唇和甲床。贫血的其他皮肤改变还有干枯无华，弹性及张力降低。皮肤附属器的变化包括毛发枯细，指甲薄脆。缺铁性贫血时，指甲可呈反甲或匙状甲。

（二）**呼吸循环系统**　严重贫血可造成组织缺氧，引起代偿性心率和呼吸加快，体力活动时尤为明显。进展迅速的贫血，心悸气促症状明显。慢性贫血时症状表现较轻。长期严重的贫血可引起高动力学心力衰竭，伴以水钠潴留、水肿甚至出现腹水。心脏杂音是贫血常伴有的体征，发生于收缩期，在肺动脉瓣区最为清晰。心脏杂音一般为中等强度，多呈吹风样，但有时性质粗糙，可与器质性心瓣膜病相混淆。严重贫血或原有冠心病，可引起心绞痛、心脏扩大、心力衰竭。

（三）**神经肌肉系统**　严重贫血常有头痛、头晕、耳鸣、晕厥、视觉盲点、倦怠、注意力不集中和记忆力减退等神经系统表现，可能是脑缺氧的表现。肌肉无力和易疲劳是肌肉组织缺氧的结果。感觉异常是恶性贫血的常见症状。

（四）**消化系统**　贫血患者常有食欲不振、恶心、腹胀、腹部不适、便秘或腹泻等消化系统症状。有些是原发病的表现，有些是贫血的结果。

（五）泌尿生殖系统　贫血患者因肾小球滤过和肾小管重吸收功能障碍从而引起多尿和低比重尿,严重者可有轻度蛋白尿。育龄期女性患者可出现月经周期紊乱、月经量增多、减少或闭经。严重贫血者性功能减退常见。

（六）其他　贫血患者有时伴低热,如无病因可寻,则可能与贫血的基础代谢率升高有关。若体温超过 38.5 ℃,则应查找致热病因如感染等。溶血性贫血伴有黄疸,其特点是尿中无胆汁代谢产物。血管内溶血出现血红蛋白尿和高血红蛋白血症,可伴有腹痛、腰痛和发热。

【诊断】

贫血只是一种症状,所以贫血的诊断过程重点是查明引起贫血的病因或发病机制。临床上是通过三个途径:详细的病史采集、全面而有序的体格检查、必要的实验室检查结果,从而作出贫血的疾病诊断。

【治疗】

以最合理的方法除去或纠正引起贫血的原因就是针对原发病的治疗。贫血病因不同,治疗也应因之而异。

当患者的情况比较危重时,必须先采取紧急输血治疗措施,改善临床症状。切忌乱用各种所谓"补血药"治疗。

（汪兴洪）

第二节　缺铁性贫血

铁是合成血红蛋白必需的元素。当体内铁储备耗竭时,血红蛋白合成减少引起的贫血称为缺铁性贫血(iron deficiency anemia,IDA)。

【病因】

人体内铁的吸收和排泄保持动态平衡,如出现负铁平衡时就发展为缺铁。当体内铁储备耗竭后将出现缺铁性贫血的最终表现。

（一）铁摄入不足和需求增加　育龄期、妊娠、哺乳妇女、婴幼儿及青少年因铁需求量增加,如饮食供给不足,则易造成缺铁性贫血。

（二）铁吸收障碍　常见于胃酸缺乏、胃切除术后,慢性萎缩性胃炎、慢性结肠炎、Crohn病等胃肠道疾病可造成铁吸收障碍,从而引起缺铁性贫血。

（三）铁丢失过多　包括消化道出血、反复鼻衄、月经量过多、频繁献血、出血性疾病等。消化道是慢性失血的好发部位,如消化性溃疡、胃肠道恶性肿瘤、胃肠道憩室、痔疮、肠息肉、溃疡性结肠炎及钩虫病等。

【临床表现】

（一）一般贫血表现　常见症状和体征有皮肤黏膜苍白、乏力、心悸、头晕、头痛、耳鸣、眼花等非特异性症状。患者体能下降,与肌肉无氧代谢增加、乳酸蓄积有关。

（二）原发病表现　患者不同系统的原发病,就有该系统相应的症状。

（三）缺铁的特殊表现

1. 神经系统　儿童有智力低下、烦躁、容易兴奋、注意力不集中、严重者脑组织水肿甚至颅内高压。

2. 上皮、黏膜　舌乳头萎缩、舌烧灼感，儿童有异食癖；吞咽困难、梗塞感（Paterson-Kelly 综合征，或 Plummer-Vinson 综合征）是咽喉部黏膜萎缩在环状软骨后折叠形成蹼样组织所致。

3. 反甲　是缺铁造成半胱氨酸代谢障碍，指甲缺乏半胱氨酸营养变薄、易脆、直条纹扁平、凹下呈勺状。

【实验室检查】

（一）形态学检查

1. 血象　缺铁性贫血属小细胞低色素性贫血（MCV<80 fl，MCH<26 pg，MCHC<32%）。细胞中心淡染区扩大。网织红细胞计数正常或稍增加。白细胞计数多在正常范围。血小板计数正常或增加。

2. 骨髓　红系造血呈轻或中度活跃，以中晚幼红细胞增生为主。幼红细胞体积较小，外形不规则，胞浆量减少且发育滞后。细胞核畸形常见。髓细胞系和巨核细胞系无显著改变。骨髓铁染色细胞内外铁均减少，尤以细胞外铁为明显，是诊断缺铁性贫血的可靠指标。

（二）生化检查

1. 铁代谢检查　血清铁降低，<8.95 μmol/L（500 μg/L）。总铁结合力多升高，>64.44 μmol/L（360 μg/L），但也可正常。运铁蛋白饱和度降低，<15%。血清铁蛋白是反映机体铁储备的良好指标，缺铁性贫血时降低（<12 μg/L）。

2. 缺铁性红细胞生成检查　缺铁性贫血时血红素合成障碍，红细胞游离原卟啉 FEP 增高：FEP>0.9 μmol/L（全血）；锌原卟啉 ZPP>0.96 μmol/L（全血）；FEP/Hb>4.5 μg/gHb。

【分期】

（一）缺铁仅贮存铁消耗，血清铁蛋白降低，<12 μg/L，骨髓外铁消失，铁粒幼细胞<15%，但血清铁和血红蛋白正常。

（二）缺铁性红细胞生成血清铁↓、转铁蛋白饱和度<15%、FEP/Hb>4.5 μg/gHb、有低色素小红细胞生成，但血红蛋白正常。

3. 缺铁性贫血　典型小细胞低色素贫血。

【诊断要点】

（一）小细胞低色素贫血：男性 Hb<120 g/L，女性 Hb<110 g/L；MCV<80 fl，MCH<27 pg，MCHC<0.32；红细胞形态可有明显低色素表现。

（二）有明确的缺铁病因和临床表现。

（三）血清（血浆）铁<10.7 μmol/L（60 μg/dl），总铁结合力>64.44 μmol/L（360 μg/dl）。

（四）运铁蛋白饱和度<15%。

（五）骨髓铁染色显示骨髓小粒可染铁消失，铁粒幼红细胞<15%。

（六）红细胞游离原卟啉 FEP>0.9 μmol/L（50 μg/dl）（全血），或锌原卟啉 ZPP>0.96 μmol/L（60 μg/dl）（全血），或 FEP/Hb>4.5 μg/gHb。

（七）血清铁蛋白 SF<14 μg/L。

（八）铁剂治疗有效。

符合第（一）条和（二）～（八）条中任何两条以上者可诊断为缺铁性贫血。

【治疗】

（一）病因治疗　是缺铁性贫血能否得以根治的关键。铁剂治疗虽可缓解病情,若未去除病因,贫血难免复发且会延误原发病的治疗。因此,应力争查明病因并加以有效治疗。

（二）铁剂治疗

1. 口服铁剂　安全且疗效可靠,应首选。常选用硫酸亚铁、富马酸亚铁和葡萄糖酸亚铁等铁制剂。每日剂量应含元素铁 150～200 mg,分 2～3 次口服。饮茶影响铁的吸收,故不应同时服用。维生素 C 有助于铁吸收,可配伍应用。服用铁剂后,患者网织红细胞开始上升,5～10 天左右达高峰。血红蛋白多在治疗 2 周后开始升高,1～2 个月后恢复正常。血红蛋白正常后,仍应继续服用铁剂 3～6 个月,以补足机体铁储备,防止复发。

2. 注射铁剂　应严格掌握适应证:① 不能耐受口服铁剂;② 原有消化道疾病,口服铁剂加重病情,如溃疡性结肠炎、胃十二指肠溃疡等;③ 消化道吸收障碍,如胃十二指肠切除术后、萎缩性胃炎等;④ 铁丢失(失血)过快,口服铁剂补充不及;⑤ 急需改善缺铁者,如晚期妊娠合并严重缺铁者。常用注射铁剂是右旋糖酐铁,深部肌肉注射。首次剂量 50 mg,如无明显不良反应,第二次注射 100 mg(每日量不宜超过 100 mg),每日或隔日一次,直至完成总剂量。

【预后及预防】

预后取决原发病能否治疗。预防针对高发人群,如婴幼儿的合理喂养,妊娠期或哺乳期妇女的铁剂补充,消灭钩虫流行。

（汪兴洪）

第三节　再生障碍性贫血

再生障碍性贫血(简称再障)(aplastic anemia,AA)是指骨髓造血功能衰竭综合征。临床上表现造血功能低下,以红细胞、粒细胞和血小板减少所致的贫血、感染和出血为特征。

【病因】

无明确病因可寻,称为原发性再障。以下所述为继发性再障的可能病因。

（一）化学因素　药物:代表有氯霉素、抗肿瘤药物,引起机制有两种:可逆性与剂量有关,不可逆性与易感基因有关;苯制剂:人工合成化学品;杀虫剂类。

（二）物理因素　γ 射线和 X 射线等高能射线产生的离子辐射能造成骨髓组织细胞损伤。

（三）生物因素　肝炎后再障、EB 病毒、微小病毒 B_{19} 及 HIV 病毒等。

【临床表现】

再障的临床表现与全血细胞减少有关。

（一）重型再障(SAA)　起病急,进展快,病情重;少数可由非重型 AA 进展而来。

1. 贫血　多为中至重度贫血症状进行性加重,贫血严重者需反复输血支持。

2. 出血　常见皮肤可有瘀点或大片瘀斑,口腔黏膜有血泡,有鼻衄、牙龈出血、眼结膜出血等。深部脏器出血时可见呕血、咯血、便血、血尿、阴道出血、眼底出血和颅内出血,是再障的主要死亡原因之一。

3. 感染 多数患者有发热,体温在 39 ℃以上,个别患者自发病到死亡均处于难以控制的高热之中。以呼吸道感染最常见,其次有消化道、泌尿生殖道及皮肤、黏膜感染等。感染菌种以革兰阴性杆菌、金黄色葡萄球菌和真菌为主,常合并败血症,并危及生命。

(二)非重型再障(NSAA) 起病和进展较缓慢,贫血、感染和出血的程度较重型轻,也较易控制。

再障患者罕有淋巴结和肝脾肿大。

【实验室检查】

(一)血象 特点是全血细胞减少;SAA 血象具备下述三项中两项:① 网织红细胞绝对值$<15\times10^9/L$;② 中性粒细胞$<0.5\times10^9/L$;③ 血小板$<20\times10^9/L$。NSAA 呈全血细胞减少但指标达不到 SAA 诊断标准。

(二)骨髓象 SAA 多部位穿刺涂片增生不良,三系造血有核细胞均减少,早期细胞少见,无明显病态造血现象。非造血细胞成分如淋巴细胞、浆细胞、组织嗜碱细胞和单核-巨噬细胞增多。骨髓活检造血组织减少,骨髓脂肪变。NSAA 骨髓中仍可残存造血增生灶,穿刺涂片可见有核细胞增生良好,但伴有巨核细胞减少。

(三)其他检查 粒细胞碱性磷酸酶活性升高,血液红细胞生成素水平升高。

【诊断】

(一)全血细胞减少,网织红细胞绝对值减少。

(二)进行性贫血伴感染和自发性出血,一般无肝脾肿大。

(三)骨髓至少一个部位增生低下或重度低下(如增生活跃,须有巨核细胞明显减少),骨髓小粒非造血细胞增多。(如有条件做骨髓活检,显示造血组织减少,脂肪组织增加)。

(四)能除外其他引起全血减少的疾病,如 PNH、MDS、急性白血病、骨纤、急性造血功能停滞、恶组等。

(五)一般抗贫血药治疗无效。

【治疗】

对获得性再障应仔细查找病因并加以去除,如避免与有害因素的进一步接触。

(一)支持治疗

1. 控制感染 注意保持个人卫生和环境卫生,减少感染机会。有感染征象者,及时采用经验性广谱抗生素治疗,同时取感染部位的分泌物或尿、大便、血液等做细菌培养和药敏试验,药敏试验有结果后应换用敏感的抗生素。长期广谱抗生素治疗可诱发真菌感染和肠道菌群失调。真菌感染可用两性霉素 B 等抗真菌药物。

2. 纠正贫血 严重贫血者可给予全血或红细胞输注,如拟行干细胞移植,则应尽量避免输血,以提高植入成功率。

3. 控制出血 有明显出血倾向者宜及早输注浓缩血小板,应用各种止血药物,以预防致命性出血(颅内出血)。

4. 护肝治疗 AA 常合并肝功能损害,应酌情选用护肝药物。

(二)针对发病机制治疗

1. 免疫抑制治疗

(1)抗淋巴/胸腺细胞球蛋白(ALG/ATG) 用于 SAA,用药前需做过敏试验,用药过程中用糖皮质激素防止过敏反应和血清病;可与环孢素(CsA)组成强化免疫抑制方案。

(2)环孢素 适用于全部 AA,疗程一般长于 1 年。应参照患者的血药浓度、造血功能、

T 细胞免疫恢复情况、药物不良反应(如肝、肾功能损害、牙龈增生及消化道反应)等调整用药剂量和疗程。

(3) 其他   CD₃ 单克隆抗体、麦考酚吗乙酯(MMF,骁悉)、环磷酰胺、甲泼尼龙等治疗 SAA。

2. 促进造血治疗

(1) 雄激素   适用于全部 AA,常用有四种:① 司坦唑醇(康力龙);② 十一酸睾酮(安雄);③ 达那唑;④ 丙酸睾酮。应视药物的作用效果和不良反应,如男性化、肝功能损害等调整疗程及剂量。

(2) 造血生长因子   特别适用于 SAA。重组人粒系集落刺激因子(G‐CSF)、重组人红细胞生成素(EPO)。一般在免疫抑制治疗 SAA 后使用,剂量可酌减,维持 3 个月以上为宜。

3. 异基因骨髓移植   对 40 岁以下、无感染及其他并发症、有合适供体的 SAA 患者,可考虑造血干细胞移植。

【预后】

经有效治疗后,NSAA 患者多数可缓解甚至治愈,仅少数进展为 SAA 型。SAA 发病急,病情重,既往病死率极高(>90%);近 10 年来,随着治疗方法的改进,SAA 的预后明显改善,但仍约 1/3 的患者死于感染和出血。

(汪兴洪)

第四节   急性白血病

白血病是起源于造血干细胞的恶性克隆性疾病,白血病细胞自我更新增强、增殖失控、分化障碍、凋亡受阻,而停滞在细胞发育的不同阶段。在骨髓和其他造血组织中,白血病细胞大量增生累积,使正常造血受抑制并浸润其他器官和组织。急性白血病(acute leukemia, AL)的细胞分化停滞在较早阶段,多为原始细胞及早期幼稚细胞阶段。

【病因】

1. 病毒   成人 T 细胞白血病(ATL)可由 I 型人类 T 细胞白血病/淋巴瘤病毒(HTLV‐I)所引起。已从 ATL 的恶性 T 细胞中分离出了 HTLV‐I 病毒,一种 C 型逆转录 RNA 病毒。患者白血病细胞染色体 DNA 中含有 HTLV‐I 前病毒。

2. 电离辐射   研究表明全身或大面积照射,可使骨髓抑制和机体免疫力缺陷,染色体发生断裂和重组,染色体双股 DNA 有可逆性断裂。长期接触电离辐射的人群白血病的发病率增高。

3. 化学因素   苯引起白血病作用已经肯定,例如早年接触含苯胶水的制鞋工人发病率高于正常人群。抗癌药中的烷化剂可引起继发性白血病,特别在淋巴瘤或免疫系统缺陷的肿瘤中多见。乙双吗啉致白血病作用近年报道甚多,该药是亚乙胺的衍生物,具有极强的致染色体畸变的作用。氯霉素、保泰松亦可能有致白血病的作用。

4. 遗传因素   家族性白血病约占白血病的 7‰。单卵孪生子,如果一个人发生白血病,另一人的发病率高达 1/5。双卵孪生子为 1/800。先天愚型(Down 综合征)有 21 号染色体 3 体改变,其白血病发病率达 50/10 万,比正常人群高 20 倍。

【临床表现】

起病急缓不一。多数患者起病多急骤,有高热,进行性贫血、严重的出血倾向及各种组织器官被浸润的表现。部分患者可缓慢起病,常因低热,乏力,脸色苍白,活动后气急,牙龈肿胀,皮肤紫癜和月经过多而就医。主要表现如下:

(一)贫血　为正常细胞性贫血。贫血往往呈进行性发展。半数患者就诊时已有重度贫血。

(二)感染　半数的患者以发热为早期表现。可低热,亦可高达 39～40 ℃ 以上,热型不定。较少畏寒,有自汗、盗汗现象,出汗不退热。虽然白血病本身可以因白细胞周转率增加和核蛋白代谢亢进而发热,但高热往往提示有继发感染。感染最易发生在呼吸道和皮肤、黏膜交界处。呼吸道和肺部感染,扁桃体炎,牙龈炎,咽峡炎最常见。肛周炎、肛旁脓肿亦不少见,严重时可致败血症。常见的致病菌为革兰阴性杆菌,如肺炎克雷伯菌、绿脓杆菌、产气杆菌等;其他有金黄色葡萄球菌、表皮葡萄球菌、粪链球菌及厌氧菌等。长期应用抗生素者可出现真菌感染,如白色念珠菌、曲菌、隐球菌等。因免疫功能缺陷,可有病毒感染,如带状疱疹、巨细胞病毒等。

(三)出血　急性白血病因血小板减少,以出血为早期表现者近 40%。出血可发生在全身各部,以皮肤瘀点、瘀斑、鼻衄、牙龈出血、月经过多为多见。急性早幼粒细胞白血病易并发弥散性血管内凝血(DIC)而出现全身广泛性出血。血小板少于 20×10^9/L 时有颅内出血的危险,应及时予以处理。

(四)异常增生的白血病细胞对器官和组织浸润所致的各种临床表现

1. 淋巴结和肝脾大　淋巴结肿大一般无触痛,轻到中度肿大,于颈、腋下和腹股沟等处以急淋白血病较多见;纵隔淋巴结肿大常见于 T 细胞急淋白血病。白血病患者可有轻至中度肝脾大,除非慢粒白血病急性变,巨脾很罕见。

2. 骨骼和关节　患者常有胸骨下端局部压痛,提示骨髓腔内白血病细胞过度增生。患者可出现关节、骨骼疼痛,尤以儿童多见。

3. 眼部　粒细胞白血病形成的粒细胞肉瘤(granulocytic sarcoma)或称绿色瘤(chloroma)常累及骨膜,以眼眶部最常见,可引起眼球突出、复视或失明。

4. 口腔和皮肤　急单和急性粒-单细胞性白血病时,白血病细胞浸润可使牙龈增生、肿胀;可出现蓝灰色斑丘疹或皮肤粒细胞肉瘤,局部皮肤隆起,变硬,呈紫蓝色皮肤结节。

5. 中枢神经系统白血病(CNSL)　由于化疗药物难以通过血-脑脊液屏障,隐藏在中枢神经系统的白血病细胞不能有效被杀灭,因而引起 CNSL。CNSL 可发生在疾病各个时期,但常发生在缓解期。以急淋白血病最常见,儿童患者尤甚。临床上表现为头痛、恶心呕吐、颈项强直,甚至抽搐、昏迷。脊髓浸润时可发生截瘫。神经根浸润可产生各种麻痹症状。

6. 睾丸　睾丸受浸润,出现无痛性肿大,多为一侧性,另一侧虽不肿大,活检时往往也有白血病浸润。睾丸白血病多见于急淋白血病化疗缓解后的男性幼儿或青年,是仅次于 CNSL 的白血病髓外复发的根源。

此外,白血病可浸润其他各器官,如肺、心、消化道、泌尿系统等均可受累,但并不一定有临床表现。

【实验室和特殊检查】

(一)血象　大多数患者白细胞数增多,最高者可超过 100×10^9/L,称为高白细胞性白血病。也有不少患者的白细胞计数在正常水平或减少,低者可<1.0×10^9/L,称为白细胞不

增多性白血病。血片分类检查原始和(或)幼稚细胞一般占30%～90%,甚至可高达95%以上,但白细胞不增多性病例血片上很难找到原始细胞。白血病患者有不同程度的正常细胞性贫血,少数患者血片上红细胞大小不等,可找到幼红细胞。约50%的患者血小板低于60$\times 10^9$/L,患者血小板往往呈进行性减少。

(二)骨髓象 多数病例骨髓象有核细胞显著增多,FAB协作组提出原始细胞≥骨髓有核细胞(ANC)的30%为AL的诊断标准,WHO分类将骨髓原始细胞≥20%定为AL的诊断标准。主要是白血病性的原幼细胞。因较成熟中间阶段细胞缺如,并残留少量成熟粒细胞,形成所谓"裂孔"现象。正常的幼红细胞和巨核细胞减少。少数骨髓增生低下但原始细胞仍占30%以上者称为低增生性AL。Auer小体较常见于急粒白血病细胞浆中,急性单核细胞白血病和急性粒-单核细胞白血病细胞浆中有时亦可见到,但不见于急淋白血病。

(三)细胞化学 主要用于鉴别各类白血病细胞。常见白血病的细胞化学反应见表14-4-1。糖原染色(PAS)除可用于鉴别上述三种细胞外,尚可用于鉴别红白血病(M_6型)与巨幼细胞贫血,前者往往呈强阳性反应,后者反应不明显。

表14-4-1 常见急性白血病类型鉴别

	急淋	急粒	急单
过氧化物酶 (POX)	(-)	(+)～(+++)	(-)～(+)
糖原反应 (PAS)	(+) 成块或颗粒状	弥漫性淡红色 (-)/(+)	呈淡红色钟表面状 (-)/(+)
非特异性酯酶 (NSE)	(-)	NaF抑制不敏感 (-)～(+)	能被NaF抑制 (+)
碱性磷酸酶 (AKP/NAP)	增加	减少或(-)	正常或增加

(四)免疫学检查 免疫学检查根据白血病细胞表达的系列相关抗原,确定其系列来源,不仅可将急淋与急非淋白血病区别;而且可将各亚型的白血病加以区别(表14-4-2)。

表14-4-2 急性白血病各亚型的免疫学鉴别

	M_1	M_2	M_3	M_4	M_5	M_6	M_7
CD13	+	+	+	+	+	-	-
CD33	+	+	+	+	+	-	-
CD14	-	-	±	+	+	-	-
CD41	-	-	-	-	-	-	+
Ret	-	-	-	-	-	+	-
Lactoferrin	-	-	-	+	-	-	-

	CD2	CD7	CD19	HLA-DR	CD33
T	+	+	-	-	-
B	-	-	+	+	-

(五)染色体和基因改变 白血病常伴有特异的染色体和基因改变,其常见的异常见表14-4-3。

表 14 - 4 - 3　白血病部分亚型的染色体和基因改变

类型	染色体改变	基因改变
M_2	t(8;21)(q22;q22)	AML1/ETO
M_3	t(15;17)(q22;q21)	PML/RARa，RARa/PML
M_{4EO}	inv/del(16)(q22)	CBFB/MYH11
M_5	t/del(11)(q23)	MLL/ENL
L_3(B - ALL)	t(8;14)(q24;q32)	MYC 与 IgH 并列
ALL(5%～20%)	t(9;22)(q34;q11)	bcr/abl，m - bcr/abl

（六）血液生化改变　特别在化疗期间,血清尿酸浓度增高。尿中尿酸排泄量增加,甚至出现尿酸结晶。患者发生 DIC 时可出现凝血机制障碍。急性单核白血病血清和尿溶菌酶活性增高,急粒白血病不增高,而急淋白血病常降低。

（七）脑脊液检查　中枢神经白血病时,脑脊液压力增高,白细胞数增多(>0.01×10^9/L),蛋白质增多(>450 mg/L),而糖定量减少,涂片中可找到白血病细胞。

【诊断】

根据发热、贫血、出血的临床症状,组织器官被浸润的体征,结合实验室和特殊检查结果,原始细胞占骨髓非红系细胞的 30% 以上,急性白血病诊断一般为不难。急性白血病可分为急性淋巴细胞白血病及急性非淋巴细胞白血病两型。急性淋巴细胞白血病还可分成 L_1,L_2,L_3 三种亚型,急性非淋巴细胞白血病则分为 M_0,M_1,M_2,M_3,M_4,M_5,M_6,M_7 八种亚型。

【治疗】

（一）一般治疗

1. 紧急处理高白细胞血症　高白细胞不仅会增加患者早期死亡率,也增加髓外白血病的发病率和复发率。因此当血中白细胞>100×10^9/L 时,就应紧急使用血细胞分离机,单采清除过高的白细胞(M_3型不首选),同时给以化疗、碱化和水化。

2. 防治感染　白血病患者常伴有粒细胞减少,特别在化疗后粒缺将持续相当长时间。粒缺期间,患者宜住层流病房或消毒隔离病房。发热应做细菌培养和药敏试验,并迅速进行经验性抗生素治疗。

3. 成分输血支持　严重贫血输浓缩红细胞维持 Hb>80 g/L。如果因血小板计数过低而引起出血,最好输注单采血小板悬液。

4. 防治高尿酸血症肾病　由于白血病细胞大量破坏,特别在化疗时血清和尿中尿酸浓度增高,积聚在肾小管,引起阻塞而发生高尿酸血症肾病。应多饮水,24 小时持续静脉补液,并保持碱性尿。可给予别嘌醇每次 100 mg,每日 3 次,以抑制尿酸合成。

（二）抗白血病治疗

抗白血病治疗的第一阶段是诱导缓解治疗,化学治疗是白血病治疗的主要方法。目标是使患者迅速获得完全缓解(CR),即白血病的症状和体征消失,外周血中性粒细胞绝对值≥1.5×10^9/L,血小板≥100×10^9/L,白细胞分类中无白血病细胞;骨髓中原始粒 + 早幼粒细胞(原单 + 幼单或原淋 + 幼淋)≤5%,M3 型原粒 + 早幼粒≤5%,无 Auer 小体,红细胞及巨核细胞系列正常,无髓外白血病。理想的 CR 为初诊时免疫学、细胞遗传学和分子生物学异常标志消失。

达到 CR 后进入抗白血病治疗的第二阶段,即缓解后治疗,主要方法为化疗和造血干细胞移植(HSCT)。诱导缓解获 CR 后,体内仍有残留的白血病细胞,称之为微小残留病灶(MRl)。急性白血病发病时体内白血病细胞的数量估计为 $10^{10}\sim10^{13}$。达到完全缓解标准时体内白血病细胞一般为 $10^6\sim10^8$。完全缓解后应实施巩固缓解的治疗 4~6 个疗程,使白血病细胞数量减少到 10^4,然后进入维持阶段。

1. 急淋白血病化疗　急淋患者的诱导缓解治疗经典方案是 VP 方案,即长春新碱加泼尼松组成,成人需在 VP 方案上加门冬酰胺酶(VLP 方案)或柔红霉素(VDP 方案)或四种药物同时应用(VLDP 方案)。VLDP 是目前推荐的 ALL 诱导方案。

急淋白血病缓解开始时须作中枢神经系统白血病预防性治疗。

2. 急非淋白血病化疗　目前常用标准的诱导缓解方案是 DA(3＋7)方案,即柔红霉素加阿糖胞苷组成,或 MA 方案,即米托蒽醌托蒽醌托蒽醌加阿糖胞苷组成,国内采用 HA 高三尖杉酯碱加阿糖胞苷组成。

3. 急性早幼粒白血病诱导分化治疗　我国学者发现全反式维 A 酸、三氧化二砷可使 M_3 白血病诱导缓解。

4. 髓移植治疗(BMT)　所有急性白血病只要有 HLA 匹配的同胞供髓者可以在第一次缓解期内进行异基因骨髓移植。尽管 BMT 有较好的疗效,但由于费用昂贵,风险大,HLA 相同的供体不足,在我国推广使用尚有困难。

【预后】

未经治疗的急性白血病患者平均生存期仅 3 个月左右。经过现代治疗方法,已有不少患者取得疾病缓解以至长期存活。

(汪兴洪)

第五节　慢性髓细胞白血病

慢性髓细胞白血病(chronic myelogenous leukemia,CML),是一种发生在多能造血干细胞上的恶性骨髓增生性疾病,主要涉及髓系。外周血粒细胞显著增多并有不成熟性,在受累的细胞系中,可找到 Ph 染色体和 bcr/abl 基因重排。病程发展缓慢,脾脏肿大。分为慢性期(chronic phase,CP)、加速期(accelerated phase,AP)、最终急变期(blastic phase or blast crisis,BP/BC)。

【临床表现与实验室检查】

(一)慢性期(CP)　一般持续 1~4 年。

1. 临床表现　患者有乏力、低热、多汗或盗汗、体重减轻等症状。常以脾脏肿大为最显著体征,就医时已达脐或脐以下,质地坚实,平滑,无压痛。如果发生脾梗死,则脾区压痛明显,并有摩擦音。肝脏明显肿大较少见。部分患者胸骨中下段压痛。当白细胞显著增高时,可有眼底充血及出血。白细胞极度增高时,可发生"白细胞淤滞症"。

2. 血象　白细胞数明显增高,常超过 $20\times10^9/L$,疾病早期多在 $50\times10^9/L$ 以下,晚期增高明显,可达 $100\times10^9/L$ 以上。血片中性粒细胞显著增多,可见各阶段粒细胞,以中性中幼,晚幼和杆状核粒细胞居多;原始细胞一般不超过 10%。嗜酸、嗜碱粒细胞增多,后者有助于诊断。疾病早期血小板多在正常水平,部分患者增多。晚期血小板渐减少,并可出现贫血。

中性粒细胞碱性磷酸酶（NAP）　活性减低或呈阴性反应。治疗有效时 NAP 活性可以恢复，疾病复发时又下降，合并细菌性感染时可略升高。

3. 骨髓象　骨髓增生明显至极度活跃，以粒细胞为主，粒红比例明显增高，其中中性中幼、晚幼及杆状核粒细胞明显增多，原始细胞<10%。嗜酸、嗜碱性粒细胞增多。红细胞相对减少。巨核细胞正常或增多，晚期减少。偶见 Gaucher 样细胞。

4. 细胞遗传学及分子生物学改变　95%以上慢粒白血病患者的血细胞中出现 Ph 染色体即 t(9;22)(q34;q11)，因 9 号染色体长臂上 c-abl 原癌基因易位至 22 号染色体长臂的断裂点集中区(bcr)，形成 bcr/abl 融合基因。

（二）加速期（AP）

具有下列之二者，可考虑本期。① 不明原因的发热，贫血和出血加重，可伴骨骼疼痛；② 脾进行性肿大；③ 非药物引起的血小板减少或增加；④ 原始细胞在血或骨髓中占 10%～20%；⑤ 嗜碱粒细胞在外周血中>20%；⑥ 骨髓中有明显的胶原纤维增生；⑦ 出现 Ph 以外的染色体畸变；⑧ 抗慢粒白血病的化疗药物治疗无效。

（三）急变期（BP）

加速期的临床症状进一步恶化，如具有下列之一即可诊断本期。① 原始细胞或原淋巴细胞＋幼淋巴细胞，或原单＋幼单在血或骨髓中>20%；② 外周血中原始细胞＋早幼粒细胞>30%；③ 骨髓中原始细胞＋早幼粒细胞>50%；④ 有髓外原始细胞浸润的临床表现和病理证据。

【治疗】

（一）化疗

1. 酪氨酸酶抑制剂　甲磺酸伊马替尼(IM)能特异性阻断 ATP 在 abl 激酶上的结合位置，使酪氨酸残基不能磷酸化，从而抑制 BCR-ABL 阳性细胞的增殖。目前为首选治疗，并有二、三代产品应用于临床。

2. 羟基脲　为 S 期特异性抑制 DNA 合成的药物，起效快，但持续时间较短。用药后两三天白细胞就迅速下降，停药后又很快回升。

3. 白消安　作用于血细胞的前体细胞水平。用药 2～3 周，外周血白细胞才开始减少，停药后白细胞减少可持续 2～4 周。

4. 干扰素 α　直接抑制 DNA 多聚酶活性和干扰素调节因子(IRF)的基因表达，影响 Fas 介导的细胞凋亡。

5. 其他药物　小剂量 Ara-C、三溴甘露醇、6-MP、苯丁酸氮芥、环磷酰胺、靛玉红及其他联合化疗亦有效。

化疗时宜加用别嘌醇，并保持每日尿量在 1500 ml 以上和碱化尿液，防止尿酸性肾病。

（二）造血干细胞移植

异基因造血干细胞移植(Allo-SCT)是目前认为根治 CML 的标准治疗。骨髓移植应在 CML，慢性期待血象及体征控制后尽早进行。

（三）慢粒急变的治疗

慢粒急性变可按急性白血病化疗方法治疗，但患者对药物耐受性差，缓解率低且缓解期很短是主要死亡原因。

【预后】

化疗后中位生存期约 39~47 个月,5 年生存率 25%~35%,8 年生存率 8%~17%,个别可生存 10~20 年。影响 CML 的主要预后因素:① 初诊时预后风险积分;② 治疗方式;③ 病程演变。近年来,Allo - SCT 和 IM 治疗,已经改变了 CML 的预后和生存。

(汪兴洪)

第六节　特发性血小板减少性紫癜

特发性血小板减少性紫癜(idiopathic thrombocytopenic purpura,ITP),是一组免疫介导的血小板过度破坏,导致外周血中血小板减少的出血性疾病。有广泛皮肤黏膜及内脏出血、血小板减少、骨髓巨核细胞发育成熟障碍、血小板生存时间缩短及血小板膜糖蛋白特异性自身抗体出现等特征。

【病因】

病因迄今未明。与发病相关的因素如下:

(一)感染　细菌或病毒感染与 ITP 的发病有密切关系:① 急性 ITP 患者,在发病前 2 周左右常有上呼吸道感染史;② 慢性 ITP 患者,常因感染而致病情加重。

(二)免疫因素　将 ITP 患者血浆输给健康受试者可造成一过性血小板减少。多数 ITP 患者血浆和血小板表面可检测到血小板膜糖蛋白特异性自身抗体。目前认为自身抗体致敏的血小板被单核巨噬细胞系统过度吞噬破坏是 ITP 发病的主要机制。

(三)脾　脾是自身抗体产生的主要部位,也是血小板破坏的重要场所。

(四)其他因素　鉴于 ITP 在女性多见,且多发于 40 岁以前,推测本病发病可能与雌激素有关。

【临床表现】

(一)急性型　半数以上发生于儿童。

1. 起病方式　多数患者发病前 1~2 周有上呼吸道等感染史,特别是病毒感染史。起病急骤,部分患者可有畏寒、寒战、发热。

2. 出血

(1)皮肤、黏膜出血:全身皮肤瘀点、紫癜、瘀斑,严重者可有血泡及血肿形成。鼻出血、牙龈出血、口腔黏膜及舌出血常见,损伤及注射部位可渗血不止或形成大小不等的瘀斑。

(2)内脏出血:当血小板低于 $20 \times 10^9 / L$ 时,可出现内脏出血,如呕血、黑粪、咯血、尿血、阴道出血等,颅内出血(含蛛网膜下腔出血)可致剧烈头痛、意识障碍、瘫痪及抽搐,是本病致死的主要原因。

(3)其他:出血量过大,可出现程度不等的贫血、血压降低甚至失血性休克。

(二)慢性型　主要见于成人。

1. 起病方式　起病隐匿,多在常规查血时偶然发现。

2. 出血　多数较轻而局限,但易反复发生。可表现为皮肤、黏膜出血,如瘀点、紫癜、瘀斑及外伤后止血不易等,鼻出血、牙龈出血亦很常见。严重内脏出血较少见,但月经过多较常见,在部分患者可为唯一的临床症状。可因感染等而骤然加重,出现广泛、严重的皮肤黏膜及内脏出血。

3. 其他 长期月经过多可出现失血性贫血。病程半年以上者,部分可出现轻度脾肿大。

【实验室检查】

(一)血象 血小板数目明显减少,血小板体积常常增大,出血时间延长,血块退缩不良,血小板的功能一般正常,束臂试验阳性见于 ITP。

(二)骨髓 急性型骨髓巨核细胞数量轻度增加或正常,慢性型骨髓象中巨核细胞显著增加;巨核细胞发育成熟障碍,急性型者尤为明显,表现为巨核细胞体积变小,胞浆内颗粒减少,幼稚巨核细胞增加;有血小板形成的巨核细胞显著减少(<30%);红系及粒、单核系正常。

(三)血小板生存时间 90%以上的患者血小板生存时间明显缩短。

【诊断要点】

ITP 的诊断要点:① 广泛出血累及皮肤、黏膜及内脏;② 多次检验血小板计数减少;③ 脾不大;④ 骨髓巨核细胞增多或正常,有成熟障碍;⑤ 泼尼松或脾切除治疗有效;⑥ 排除其他继发性血小板减少症。

【治疗】

(一)一般治疗 出血严重者应注意休息。血小板低于 $20 \times 10^9/L$ 者,应严格卧床,避免外伤及使用损害血小板功能的药物。止血药及局部止血的应用。

(二)急症的处理 适用于:① 血小板计数 $<10 \times 10^9/L$ 甚或 $<5 \times 10^9/L$ 者;② 出血严重、广泛者;③ 疑有或已发生颅内出血者;④ 近期将实施手术或分娩者。

治疗方法有:① 血小板输注;② 静脉注射免疫球蛋白;③ 紧急脾切除;④ 大剂量甲泼尼龙;⑤ 血浆置换。

(三)慢性 ITP 的治疗

1. 糖皮质激素 为成人 ITP 治疗的一线药物。作用机制:① 减少自身抗体生成及减轻抗原抗体反应;② 抑制单核-巨噬细胞系统对血小板的破坏;③ 改善毛细血管通透性;④ 刺激骨髓造血及血小板向外周血的释放。常用泼尼松,待血小板数量恢复正常或接近正常,可逐渐减量,小剂量维持 3~6 个月。出血严重者,可短时期内使用地塞米松或甲泼尼龙静脉滴注,病情好转后改为口服。

2. 脾切除 ITP 患者脾切除的适应证包括:① 糖皮质激素治疗 3~6 个月无效;② 糖皮质激素治疗有效,但减量或停药复发,或需较大剂量维持者;③ 使用糖皮质激素有禁忌者。

脾切除的禁忌证为:① 年龄小于 2 岁;② 妊娠期;③ 因其他疾病不能耐受手术者。

3. 免疫抑制治疗 免疫抑制剂治疗 ITP 的总体效果仍有待评价,该疗法仅仅适用于对糖皮质激素及脾切除疗效不佳或无反应者。常用药物有:长春新碱、环磷酰胺、硫唑嘌呤、环孢素等。

(汪兴洪)

复 习 题

1. 通过贫血的分类了解各种常见贫血的细胞类型。

2. 简述 IDA 诊断要点。

3. 简述 IDA 铁剂治疗的注意事项。

4. 简述 AA 的发病机制。

5. 简述 AA 的诊断要点。

6. 简述 SAA 治疗方案。

7. 简述急性白血病的临床症状。

8. 简述急性白血病的诊断要点。

9. 简述 CML 不同分期的临床表现及实验室检查。

10. 简述 CML 的主要治疗方法。

11. 简述 ITP 的诊断要点。

12. 简述慢性 ITP 的治疗要点。

第十五章　风湿性疾病

第一节　概　　述

风湿性疾病（rheumatic disease）是一组以内科治疗为主的肌肉骨骼系统疾病，它包括弥漫性结缔组织病（diffuse connective tissue disease,CTD）及各种病因引起的关节及周围软组织，如肌腱、滑囊、筋膜等的疾病，病因多样，如感染性、免疫性、代谢性、内分泌性、退化性、地理环境性、遗传性等。风湿性疾病以关节、肌肉、软组织、神经等疼痛为主要症状，各种原因所致的关节炎占重要组成部分，但风湿性疾病不只限于关节炎。以往所指的"结缔组织病"或"胶原血管病"是风湿性疾病的一部分。

风湿性疾病的病理改变具多样性，涉及全身的间质组织，结缔组织是风湿性疾病中最重要的病变场所，无论致密结缔组织如软骨和肌腱，还是疏松结缔组织，均可有广泛的不同程度的损害。疏松结缔组织损害的特点是：黏液样水肿，类纤维蛋白变性，肉芽肿形成，炎症细胞浸润，晚期呈透明性或硬化等变化，血管炎广泛存在，尤以动脉系统中的小动脉炎为主，表现为血管内皮细胞和外皮细胞增生或全层炎症。

免疫损伤在风湿性疾病中的发病中占有重要位置，许多风湿性疾病，至少部分是因为免疫异常所致的组织损伤。免疫损伤可分四个基本类型：过敏性Ⅰ型反应，可以是局部或全身型；抗体介导Ⅱ型反应，其特点是抗体可与本来的细胞表面抗原或吸收附于细胞表面的抗原相结合；免疫复合物Ⅲ型反应，特点是免疫复合物在细胞或组织表面局部沉着；细胞介导Ⅳ型反应，是致敏的 T 细胞与特异性抗原直接接触的结果，反应过程不需要抗体及补体，这些类型不相互排斥，在某些患者可同时存在。

【风湿性疾病的分类】

（一）弥漫性结缔组织病

1. 类风湿关节炎。

2. 系统性红斑狼疮。

3. 干燥综合征。

4. 系统性硬化症。

5. 多发性肌炎与皮肌炎。

6. 坏死性血管炎及其他血管炎。

7. 混合性结缔组织病。

8. 重叠综合征。

9. 其他　包括风湿性多肌痛、脂膜炎、结节红斑、复发性软骨炎、嗜酸细胞性筋膜炎、成人 Still 病等。

（二）并发脊柱炎的关节炎

又称血清阴性脊柱关节病，包括强直性脊柱炎、Reiter 综合征、银屑病关节炎、炎性肠病关节炎等。

（三）退行性关节病　骨关节炎、骨关节病。

（四）晶体性关节病　痛风、假性痛风。

（五）感染因子相关性疾病　反应性关节炎、风湿热等。

（六）其他　伴风湿性疾病表现的代谢病及内分泌病，免疫缺陷病，肿瘤，其他遗传性疾病，神经性疾病，有关节表现的骨、骨膜及软骨疾病，非关节性风湿病等。

【临床症状】

多数风湿性疾病呈慢性病程，同一疾病在不同个体或不同时期临床表现可能各异。病程呈反复发作与缓解交替。

（一）疼痛综合征　关节、肌肉、肌腱疼痛相当普遍，四肢大小关节均可累及，以对称性关节痛居多。晨僵和雷诺征是重要的伴随症状。疼痛的起病、性质、部位、持续时间、是否伴全身症状和起病年龄均因患者而异。例如痛风发作突然且急骤，第一跖趾关节痛多见。类风湿关节炎起病缓慢，多影响腕、掌指、近端指间关节。而强直性脊柱炎几乎无例外地先自腰背痛开始，上行性进展，周围关节受影响时，也多是下肢大关节。系统性红斑狼疮除关节痛外，全身系统性表现更为明显。部分患者最终出现关节僵硬、畸形、功能丧失，部分患者虽反复有关节肿痛，但终无畸变。

（二）皮肤表现　多数患者有皮肤改变，表现多样，荨麻疹、环形红斑、丘疹性红斑、多形红斑、结节性红斑、面部红斑等。皮肤病变的病理基础是血管炎，其中最主要的是白细胞破碎性血管炎，受累血管大小、反应强度、持续时间、累及范围和病理变化均依不同皮肤损害而异。

（三）眼部表现　眼部症状可先于全身症状数月或数年出现。病变可累及角膜、视网膜、色素层。症状有眼部干燥、眼内压增高、白内障、眶肌炎、眼肌麻痹、视力减退甚至失明。

（四）肺部表现　呼吸困难是常见主诉，原因有肺炎、嗜酸细胞肺部浸润、肺出血、局灶性肉芽肿形成、纤维化性肺泡炎、间质性肺炎和胸腔积液等。

（五）消化系统表现　由于基本病理改变是广泛的小血管炎，消化系统受累范围亦广泛，如胃肠道出血，穿孔或肠梗阻，可危及生命，肝脏受累多见，且可能是本病的突出表现，表现有肝大、黄疸、肝区痛、恶心、呕吐等。

（六）心血管系统表现　心肌、心内膜、心包、传导系统、动静脉均可受累。临床表现有心脏扩大、心率加快、心瓣膜区病理性杂音、心包摩擦音、高血压及各种心律失常，严重者有心力衰竭。

（七）肾脏表现　肾病变相当普遍，有肾间质炎症、纤维化、膜性肾病、肾小球基底膜增厚、淀粉样变等。出现浮肿、多尿或少尿、蛋白尿、血尿、高血压和急慢性肾功能衰竭。

（八）其他　溶血性贫血、血小板减少、口腔溃疡、腮腺肿大、中耳炎、色素沉着症等。

【实验室检查】

（一）血象　常有轻、中度贫血，合并溶血时，贫血加重。部分患者有白细胞和/或血小板减少，或全血细胞减少。

（二）免疫学检查　是风湿性疾病的重要检查，多种自身抗体可呈阳性反应，抗核抗体（ANA）泛指一类具有抗各种核成分的抗体，临床上称该系列自身抗体为抗核抗体谱，包括抗双链 DNA 抗体（抗 ds‐DNA 抗体）、抗组蛋白抗体、抗可提取的核抗原（ENA）抗体谱。滴度达 1∶80 或以上者需认真考虑 CTD 的可能。

（三）其他　血沉常增快，C 反应蛋白阳性，低补体血症，高尿酸血症，免疫复合物阳性。血中免疫球蛋白增高或降低。依累及的脏器损伤程度，有尿液、肾功能、心功能等改变。在风湿性疾病中关节影像学检查（如 X 线片、CT、MRI 等）有特征性或非特征性改变，须结合临床资料和实验室检查综合考虑。

【治疗】

风湿性疾病治疗目的是改善症状和缓解病情，阻抑疾病进展。

（一）非甾体消炎药（NSAID）　目前临床上应用最广泛的改善症状的药物，各类 NSAID 的镇痛消炎机制相同，即抑制组织细胞产生环氧合酶（COX），减少由 COX 介导产生的炎症介质如前列腺素。代表药物有消炎痛、布洛芬、萘普生、芬必得等，服药后短时间内取得抗炎、消肿、解热、止痛之效。但它不能控制原发病的病情进展。

（二）糖皮质激素（简称激素）　是许多 CTD 的一线药物但非根治药物，具有很强而快速的抗炎作用，应早期应用，特别在合并心、脑、肺、肾等重要脏器病变时，能迅速缓解病情，激素在病情缓解后应逐渐减量，减量过快会引起病情重新加重。激素在 CTD 中应用广泛，且长期使用，不良反应亦大，包括感染、高血压、糖尿病、骨质疏松、撤药反跳、股骨头无菌性坏死、肥胖、精神兴奋、消化性溃疡等，临床应用需掌握适应证及药物剂量，同时检查其不良反应。

（三）改变病情抗风湿药（DMARD）　是指可以防止和延缓类风湿关节炎关节骨结构破坏的药物，是一组有不同化学结构的药物或生物制剂，其特点是起效慢，停药后作用消失亦慢。代表药有青霉胺、金制剂、雷公藤、羟氯喹和免疫抑制剂，据不同病种，不同个体，不同病情适当选择，即强调治疗的个体化。

（四）生物制剂　通过基因工程制造的单克隆抗体，称之为生物制剂，是近十多年来风湿免疫领域最大的进展之一，目前应用于类风湿关节炎、脊柱关节病、系统性红斑狼疮等的治疗。代表药有英夫利昔单抗、利妥昔单抗、阿巴西普等。

（五）其他　丙种球蛋白、血浆置换、血浆免疫吸附等，有一定疗效，价格昂贵，可用于有一定指征的风湿病患者。

（徐亮）

第二节　系统性红斑狼疮

系统性红斑狼疮（systemic lupus erythematosus，SLE）是自身免疫介导的，以免疫性炎症为突出表现的弥漫性结缔组织病。血清中出现以抗核抗体为代表的多种自身抗体和多系统累及是 SLE 的两个主要临床特征。本病好发于生育年龄女性，多见于 15～45 岁年龄段，女∶男为（7～9）∶1。西方 SLE 的患病率为（14.6～122）/10 万人，我国大系列的一次性调查在上海纺织系统中进行，显示 SLE 的患病率为 70/10 万人，妇女中则高达 113/10 万人。

【病因】

SLE 的病因和发病机制尚未明确。目前研究认为，SLE 的发病既有遗传、性激素等内在因素,也与环境因素(如紫外线照射)、药物等有关。

【临床表现】

(一)全身表现　SLE 患者常常出现发热,是 SLE 活动的表现,但应除外感染因素,尤其是在免疫抑制治疗中出现的发热,更应警惕感染。疲乏是 SLE 常见但容易被忽视的症状,常是狼疮活动的先兆。

(二)皮肤与黏膜　在鼻梁和双颧颊部呈蝶形分布的红斑是 SLE 特征性的改变。SLE 还可出现的皮肤损害,包括光敏感、脱发、手足掌面和甲周红斑、盘状红斑、结节性红斑、脂膜炎、网状青斑、雷诺现象等。

(三)关节和肌肉　常出现对称性多关节疼痛、肿胀,通常不引起骨质破坏。糖皮质激素(GC)治疗中的 SLE 患者出现髋关节区域或膝关节隐痛不适,需注意缺血性股骨头坏死可能。SLE 可出现肌痛和肌无力,少数可有肌酶谱的增高。

(四)肾脏损害　50%～70% 的 SLE 病程中会出现肾脏受累,又称狼疮性肾炎(lupus nephritis,LN),表现为蛋白尿、血尿、管型尿,乃至肾功能不全。肾活检显示几乎所有 SLE 患者均有病理学改变。肾功能衰竭是 SLE 的主要死亡原因之一。

(五)神经系统损害　又称神经精神狼疮。轻者仅有偏头痛、性格改变、记忆力减退或轻度认知障碍;重者可表现为脑血管意外、昏迷、癫痫持续状态等。

(六)血液系统表现　SLE 常出现贫血和/或白细胞减少和/或血小板减少。贫血可能为慢性病贫血或肾性贫血。短期内出现重度贫血常是自身免疫性溶血所致,多有网织红细胞升高,Coomb's 试验阳性。SLE 本身可出现白细胞减少,治疗 SLE 的细胞毒药物也常引起白细胞减少,需要鉴别。

(七)肺部表现　SLE 常出现胸膜炎,如合并胸腔积液其性质为渗出液。SLE 所引起的肺脏间质性病变主要是处于急性和亚急性期的肺间质毛玻璃样改变和慢性肺间质纤维化,表现为活动后气促、干咳、低氧血症,肺功能检查常显示弥散功能下降和限制性通气障碍。SLE 合并弥漫性出血性肺泡炎死亡率很高。SLE 还可出现肺动脉高压、肺梗死等。

(八)心脏表现　SLE 患者常出现心包炎,表现为心包积液,但心包填塞少见。SLE 可有心肌炎、心律失常,多数情况下 SLE 的心肌损害不太严重,但是在重症 SLE,可伴有心功能不全,为预后不良指征。SLE 可以有冠状动脉受累,表现为心绞痛和心电图 ST-T 改变,甚至出现急性心肌梗死。

(九)消化系统表现　SLE 可出现恶心、呕吐、腹痛、腹泻或便秘,其中以腹泻较常见,可伴有蛋白丢失性肠炎,并引起低蛋白血症。活动期 SLE 可出现肠系膜血管炎,其表现类似急腹症,甚至被误诊为胃穿孔、肠梗阻而手术探查。SLE 还可并发急性胰腺炎。SLE 常见肝酶增高,仅少数出现严重肝损害和黄疸。

(十)其他　SLE 的眼部受累包括结膜炎、葡萄膜炎、眼底改变、视神经病变等。眼底改变包括出血、视乳头水肿、视网膜渗出等,视神经病变可以导致突然失明。SLE 常伴有继发性干燥综合征,有外分泌腺受累,表现为口干、眼干,常有血清抗 SSA、抗 SSB 抗体阳性。

【实验室检查】

(一)常规检查　活动期 SLE 的血细胞三系中可有一系或多系减少;尿沉渣检出蛋白、红细胞、白细胞、管型尿等为提示临床肾损害的指标。血沉在活动期常增高;SLE 的 C-反应蛋白在活动期通常不高,合并感染或关节炎较突出者可明显增高;血清补体 C3、C4 水平与 SLE 活动度呈负相关,常可作为病情活动性和治疗反应的监测指标之一,但部分患者长期持续低补体血症。SLE 还常出现高 γ 球蛋白血症。

（二）抗核抗体谱（ANAs）和其他自身抗体　　间接免疫荧光抗核抗体（IFANA）是 SLE 的筛选检查。对 SLE 的诊断敏感性为 95%，特异性相对较低为 65%。除 SLE 之外，其他结缔组织病的血清中也常存在 ANA，一些慢性感染、肿瘤和正常人中也可出现低滴度的 ANA。ANAs 包括一系列针对细胞核中抗原成分的自身抗体，其中，SLE 抗双链 DNA（ds - DNA）抗体的特异性为 95%，敏感性为 70%，它与疾病活动性及狼疮性肾炎有关；抗 Sm 抗体的特异性高达 99%，但敏感性少于 30%，该抗体的存在与疾病活动性无明显关系；SLE 患者还常出现血清类风湿因子阳性。

【诊断】

目前普遍采用美国风湿病学院（ACR）1997 年修订的 SLE 分类标准。SLE 分类标准的 11 项中，符合 4 项或 4 项以上者，可诊断 SLE。其敏感性和特异性均>90%。

（一）颊部红斑　　固定红斑，扁平或隆起，在两颧突出部位。

（二）盘状红斑　　片状隆起于皮肤的红斑，黏附有角质脱屑和毛囊栓；陈旧病变可发生萎缩性瘢痕。

（三）光过敏　　对日光有明显的反应，引起皮疹，从病史中得知或医生观察到。

（四）口腔溃疡　　经医生观察到的口腔或鼻咽部溃疡，一般为无痛性。

（五）关节炎　　非侵蚀性关节炎，累及 2 个或更多的外周关节，有压痛，肿胀或积液。

（六）浆膜炎　　胸膜炎或心包炎。

（七）肾脏病变　　尿蛋白>0.5 g/24 小时或 ＋＋＋，或管型（红细胞、血红蛋白、颗粒或混合管型）。

（八）神经病变　　癫痫发作或精神病，除外药物或已知的代谢紊乱。

（九）血液学疾病　　溶血性贫血，或白细胞减少，或淋巴细胞减少，或血小板减少。

（十）免疫学异常　　抗 ds - DNA 抗体阳性，或抗 Sm 抗体阳性，或抗磷脂抗体阳性（后者包括抗心磷脂抗体、或狼疮抗凝物阳性、或至少持续 6 个月的梅毒血清试验假阳性的三者中具备一项阳性）。

（十一）抗核抗体　　在任何时候和未用药物诱发"药物性狼疮"的情况下，抗核抗体滴度异常。

【治疗】

正确的临床思维指导对拟订 SLE 的诊疗方案至关重要。诊疗思路中有 3 个重要环节需要把握：明确 SLE 诊断；病情活动性评估；病情轻重程度（重要脏器功能损害程度），对治疗方案的拟订和预后判断均十分关键。

（一）一般治疗　　① 宣教：正确认识疾病，消除恐惧心理，明白规律用药的意义，强调长期随访的必要性。避免过多的紫外光暴露，使用防紫外线用品，避免过度疲劳，自我认识疾病活动的征象，配合治疗，遵从医嘱，定期随诊。② 对症治疗和去除各种影响疾病预后的因素，如注意控制高血压，防治各种感染。

（二）药物治疗　　SLE 目前还没有根治的办法，但恰当的治疗可以使大多数患者达到病情的完全缓解。强调早期诊断和早期治疗，以避免或延缓不可逆的组织脏器的病理损害。

1. 轻型 SLE 的药物治疗　　轻型的 SLE，虽有狼疮活动，但症状轻微，仅表现光过敏、皮疹、关节炎或轻度浆膜炎，而无明显内脏损害。药物治疗包括：① 非甾体类抗炎药（NSAIDs）可用于控制关节炎。应注意消化性溃疡、出血、肾、肝功能等方面的副作用。

② 抗疟药可控制皮疹和减轻光敏感,并对稳定病情和减少 GC 的副作用具有重要作用。常用氯喹 0.25 g/qd,或羟氯喹 0.2～0.4 g/d。副作用主要是眼底病变,用药超过 6 个月者,应至少每年检查眼底;另外有心脏病史者,特别是心动过缓或有传导阻滞者慎用。③ 可短期局部应用 GC 治疗皮疹,但脸部应尽量避免使用强效 GC 类外用药,一旦使用,不应超过一周。④ 可加用小剂量 GC。⑤ 权衡利弊必要时考虑使用硫唑嘌呤、甲氨蝶呤等免疫抑制剂。应注意轻型 SLE 可因过敏、感染、妊娠生育、环境变化等因素而加重,甚至进入狼疮危象。

2. 重型 SLE 的治疗 治疗主要分两个阶段,即诱导缓解和巩固治疗。诱导缓解目的在于迅速控制病情,阻止或逆转内脏损害,力求疾病完全缓解(包括症状、受损器官的功能和疾病活动性指标的恢复),但应注意过分免疫抑制诱发的并发症,尤其是感染、性腺抑制等。

(1) 糖皮质激素(GC) 具有强大的抗炎作用和免疫抑制作用,是治疗 SLE 的基础药。由于不同的 GC 剂量的药理作用有所侧重;病情不同、患者之间对 GC 的敏感性有差异,因此临床用药要个体化。一般地,重型 SLE 的标准剂量是泼尼松 1 mg/kg,每日分 2～3 次口服,病情稳定后缓慢减量;如果病情允许,维持治疗的 GC 剂量应尽量小于泼尼松 10 mg。在治疗过程中应同时或适时加用免疫抑制剂,如环磷酰胺、硫唑嘌呤等,以便更快地诱导病情缓解和巩固疗效,并避免长期使用较大剂量 GC 而导致严重副作用。SLE 有重要脏器累及,甚至出现狼疮危象的情况下,可以使用较大剂量[≥2 mg/(kg·d)]甚至使用甲基泼尼松龙(Methylprednisolone,MP)冲击治疗,MP 可用至 500～1000 mg,每日 1 次,加入 5% 葡萄糖250 ml,静脉滴注 1 小时左右,连续 3 天为 1 疗程,疗程间隔期为 5～30 天,间隔期和冲击后需每日口服泼尼松 0.5～1 mg/kg 维持。MP 冲击疗法对狼疮危象常具有立竿见影的效果,随后多需 GC 与环磷酰胺等联合免疫抑制治疗,否则病情容易反复。在大剂量 GC 冲击治疗前或治疗中应密切观察有无感染发生。如有感染应及时给予相应的抗感染治疗。SLE 的GC 疗程较漫长,应注意保护下丘脑-垂体-肾上腺轴,避免使用对该轴影响较大的地塞米松等长效 GC。GC 的副作用除感染外,还包括高血压、高血糖、高血脂、低钾血症、骨质疏松、缺血性骨坏死、白内障、体重增加、水钠潴留等。

(2) 环磷酰胺 是主要作用于 S 期的细胞周期特异性烷化剂,通过影响 DNA 合成发挥细胞毒作用。其对体液免疫的抑制作用较强,能抑制 B 细胞增殖和抗体生成,且抑制作用较持久,是治疗重症 SLE 的有效药物之一,尤其是在狼疮性肾炎和血管炎的患者中,环磷酰胺与 GC 联合治疗能有效地诱导疾病缓解,阻止和逆转病变的发展,改善远期预后。目前普遍采用的标准环磷酰胺冲击疗法是:0.5～1.0 g/m² 体表面积,加入生理盐水中静脉滴注,每月1 次。多数患者 6～12 个月可以缓解病情而进入巩固治疗阶段。除白细胞减少和诱发感染外,环磷酰胺冲击治疗的副作用主要包括:性腺抑制(尤其是女性的卵巢功能衰竭,30 岁以上多见)、胃肠道反应、脱发、肝功能损害,少见的有远期致癌作用(主要是淋巴瘤等血液系统肿瘤),出血性膀胱炎、膀胱纤维化和膀胱癌在长期口服环磷酰胺治疗者常见,而间歇环磷酰胺冲击治疗者罕见。

(3) 硫唑嘌呤 为嘌呤类似物,可通过抑制 DNA 合成发挥淋巴细胞的细胞毒作用。在控制肾脏和神经系统病变效果不及环磷酰胺冲击疗法,但可作为狼疮肾炎缓解后的维持治疗。对浆膜炎、血液系统、皮疹等也具有较好治疗作用。用法每日 1～2.5 mg/kg,常用剂量50～100 mg/d。副作用包括:骨髓抑制、胃肠道反应、肝功能损害等。少数由于存在硫嘌呤甲基转移酶(TPMT)多态性而对硫唑嘌呤极敏感者,用药短期就可出现造血危象,引起严重粒细胞和血小板缺乏症。

（4）甲氨蝶呤 二氢叶酸还原酶拮抗剂，通过抑制核酸的合成发挥细胞毒作用。主要用于关节炎、肌炎、浆膜炎和皮肤损害为主的 SLE，长期用药耐受性较佳。剂量 10～15 mg，每周 1 次。主要副作用有胃肠道反应、口腔黏膜糜烂、肝功能损害、骨髓抑制。

（5）环孢素 可特异性抑制 T 淋巴细胞 IL-2 的产生，发挥选择性的细胞免疫抑制作用，是一种非细胞毒免疫抑制剂。在治疗 SLE 方面，对狼疮性肾炎有效，可用环孢素 A 每日剂量 3～5 mg/kg，分两次口服。用药期间注意肝、肾功能及高血压、高尿酸血症、高血钾等，有条件者应监测血药浓度，调整剂量。环孢素对 LN 的疗效不如环磷酰胺冲击疗法，而且价格昂贵、毒副作用较大、停药后病情容易反跳。

（6）霉酚酸酯 为次黄嘌呤单核苷酸脱氢酶的抑制剂，可抑制嘌呤从头合成途径，从而抑制淋巴细胞活化。霉酚酸酯治疗Ⅳ型狼疮性肾炎有效，2 g/d 以上能够有效诱导缓解Ⅳ型 LN。霉酚酸酯副作用较小，也常作为维持治疗之选。

SLE 达到诱导缓解后，应继续巩固治疗。目的在于用最少的药物防止疾病复发，尽可能使患者维持在"无病状态"。部分患者需终身服用 GC 治疗。必须强调对患者的长期随访，这是治疗成功的关键。

3. 狼疮危象（指急性的危及生命的重型 SLE）的治疗 治疗目的在于挽救生命、保护受累脏器、减少后遗症。通常需要大剂量甲基泼尼松龙冲击治疗，并通过针对受累脏器的对症治疗和支持治疗，以帮助患者度过危象。后继的治疗可按照重型 SLE 的原则，继续诱导缓解和维持巩固。

（三）妊娠生育 过去妊娠生育曾经被列为 SLE 的禁忌证。而今大多数 SLE 患者在疾病控制后，可以安全地妊娠生育。一般来说，在无重要脏器损害、病情稳定一年及以上，细胞毒免疫抑制剂（环磷酰胺、甲氨蝶呤等）停药半年，激素仅需小剂量时怀孕，多数能安全地妊娠和生育。非缓解期的 SLE 妊娠生育，存在流产、早产、死胎和诱发母体 SLE 病情恶化的危险。因此不推荐病情不稳定的情况下怀孕。SLE 患者妊娠后，需要产科和风湿科双方共同随访。对于有习惯性流产病史和抗磷脂抗体阳性的孕妇，主张口服低剂量阿司匹林（50～75 mg/d）和（或）低分子肝素抗凝防止流产或死胎的发生。

（四）治疗新进展

1. 靶向性生物制剂 已有不少与 SLE 相关的生物制剂进入实验研究和临床试验，包括抗 CD20 单抗（rituximab）、抗 CD22 单抗（epratuzumab）、抗 BLyS（B 淋巴细胞刺激剂）抗体等。

2. 造血干细胞移植（HSCT） 初步的研究表明，HSCT 治疗 SLE 效果肯定。不同预处理、去 T 细胞及联合免疫吸附/血浆置换等疗法在提高移植效果及减少复发方面已积累了一定的经验。对部分难治性 SLE 患者是一种治疗选择。

3. 免疫吸附 免疫吸附对难治性 SLE 患者的疗效肯定。适用于经系统内科治疗无效、高球蛋白血症、高滴度抗体等的难治性患者。免疫吸附联合免疫抑制剂治疗能取得远期效果，但不能滥用。

（徐亮）

第三节　类风湿关节炎

类风湿关节炎(rheumatoid arthritis,RA)是一种以慢性进行性关节滑膜病变为特征的全身性自身免疫性疾病。主要表现为进行性侵蚀性关节炎及晨僵,基本病理特征是淋巴细胞等炎性细胞浸润引起的滑膜炎和血管炎。RA病程迁延,如不给予及时治疗,最终会导致受累关节的强直、畸形和功能丧失,严重影响生活质量。

【病因】

目前,RA的病因尚不明了,一般认为遗传和环境因素在其发病中具有重要作用。

【临床表现】

RA为一系统性自身免疫病,临床表现多种多样。

(一)关节表现　受累的关节主要为有滑膜的可动关节,以手、腕、足小关节受累多见,也可出现肩、肘、膝、髋等大关节炎症;手关节炎多累及近端指间关节,而远端指间关节较少受累;脊柱除颈椎受累多见外,其余胸、腰椎及骶髂关节极少受累;关节症状多呈对称性,也可表现为不对称。RA的关节症状通常有以下几种表现形式:

1. 晨僵　晨僵是指患者清晨出现关节部位的发紧和僵硬感,可持续1个小时以上,这种感觉在活动后可明显改善,晨僵是RA病情活动的证据之一。

2. 关节痛及压痛　关节痛及压痛常常是RA发病的最早症状。

3. 关节肿　关节肿常呈对称性,可见于任何关节,但以双手近端指间关节、掌指关节及腕关节受累最为常见。主要是由于关节腔积液、滑膜增生及组织水肿而致。

4. 关节畸形　常出现于病程中晚期,由于滑膜增生、软骨破坏,或关节周围肌肉萎缩及韧带牵拉的综合作用引起关节半脱位或脱位。关节畸形最常见于近端指间关节、掌指关节及腕关节,如屈曲畸形、强直、天鹅颈样畸形及钮孔花样畸形等。

5. 关节功能障碍　由于关节炎症的持续存在,导致受累关节局部的损害和修复反复进行,最终使增生的滑膜发生纤维化及钙化,导致关节强直,初期以纤维化强直为主,晚期则为骨性强直,关节功能完全丧失。

(二)关节外表现　全身表现如乏力、发热、消瘦、贫血等可先于关节表现出现于发病的早期。同时,关节外表现往往与关节症状伴发,有些关节外受累会导致严重后果,甚至危及生命。

1. 类风湿结节　为RA特征性皮肤表现,具有诊断价值。多位于皮下,呈椭圆形或半球形,质地较硬,一般为直径数毫米至数厘米的硬性结节,不易活动,无疼痛或触痛。其多发生于尺骨鹰嘴下方、膝关节及跟腱附近等易受摩擦的骨突起部位,有时也可见于眼、肺、心包和其他内脏浆膜等处。类风湿结节的出现多预示病情较重,常伴有滴度较高的类风湿因子(RF)。

2. 血管炎　血管炎是重症RA的表现之一。血管炎可累及大、中、小血管,但以坏死性小动脉或中等动脉血管病变为主。小血管炎与多种临床表现有关,如类风湿结节、皮疹、甲周皮肤梗死、指(趾)坏疽、皮肤溃疡、紫癜、网状青斑或肝脾肿大等。多部位的血管炎提示广泛的病变,预后不良。

3. 心脏病变 RA患者合并心脏病变以心包受累最为常见,主要表现为心包炎和心包积液,但也可出现心内膜炎及心肌炎。另外,RA还可造成瓣膜损害,主要为主动脉瓣关闭不全。

4. 胸膜和肺病变 RA患者常见的胸膜和肺损害包括胸膜炎、肺间质纤维化、肺类风湿结节、间质性肺炎、肺血管炎及肺动脉高压。其中肺间质纤维化以及胸膜炎最为常见。患者临床症状多表现为干咳、气短,双肺底可闻及散在的细小水泡音。

5. 肾脏病变 RA患者较少出现肾实质的病变。少数患者可出现肾脏受损,主要由淀粉样变、血管炎和镇痛药物引起。

6. 消化系统表现 RA患者中多伴有不同程度的消化道症状,如恶心、厌食、反酸、胃痛等,严重者可出现消化道溃疡及穿孔,甚至危及生命。消化系统病变的发生可能是RA本身和(或)各种抗风湿药物综合作用的结果,两种有时在临床上难以区分。另外,如血管炎累及胃肠道,可引起消化道出血、肠梗阻等严重症状,预后较差。

7. 神经系统损害 神经病变可分为中枢性和外周性两种。中枢性病变多继发于颈椎破坏后的脊髓或脑干损伤,外周性病变多由于外周神经受压引起。腕管综合征为常见的外周神经受损表现。

8. 造血系统损害 RA患者贫血常见,多为正细胞性或小细胞性贫血。贫血的原因主要有:铁的利用障碍、慢性失血、营养不良、自身免疫性溶血以及药物对骨髓的抑制等。

9. 眼部受累 RA可直接累及结膜、角膜、巩膜和前葡萄膜。10%～35%的RA患者可出现角结膜的干燥症状,血管炎相关的巩膜炎亦不少见,表现为眼红、眼痛,但很少影响视力。肾上腺皮质激素可引起白内障和青光眼,金制剂可在角结膜沉积,抗疟药易引起视网膜病变等。

10. 其他关节外表现 约30%患者可出现继发性干燥综合征,表现为眼干、口干,血中抗SSA抗体阳性。部分患者在病程中出现听力下降,可能与药物或耳骨关节受累有关。

【实验室和其他检查】

(一)血液学改变 RA患者可伴有轻至中等度贫血,以正细胞低色素性较常见,多与病情活动程度有关。患者病情活动时血小板可超过$300 \times 10^9 / L$,在病情缓解后降至正常。

(二)急性时相反应物 RA活动期可有多种急性期反应蛋白升高,临床上应用较广的是C-反应蛋白及血沉。

(三)补体和免疫复合物 RA患者的总补体、C3及C4水平多为正常或轻度升高,但在关节外表现较多的活动期RA患者,可出现总补体、C3及C4水平下降。

(四)自身抗体 虽然RF见于约90%以上的RA患者,但是其特异性不高,许多其他炎症性疾病均可出现RF阳性。近年来抗环瓜氨酸抗体(抗CCP抗体)的发现,为RA的诊断提供了敏感可靠的依据,其特异性显著优于RF。另外,许多研究表明将抗CCP抗体与RF联合检测能够增加诊断RA的敏感性和特异性。

(五)影像学 是RA诊断的重要手段和依据,也是估计预后和疗效观察的重要指标。

1. X线检查 X线片可见软组织肿胀、软骨、软骨下骨质破坏、骨质疏松、关节融合或畸形。典型的表现是双手近端指间关节的梭形肿胀、关节面模糊或毛糙及囊性变。晚期出现关节间隙变窄甚至消失。RA早期可见关节端的骨质疏松,晚期可由于关节炎症及废用而出现普遍性骨质疏松。

2. MRI 可以显示关节软组织早期病变,如滑膜水肿、骨破坏病变的前期表现骨髓水肿等,有助于早期诊断。

3. CT 检查　可以显示在 X 线片上尚看不出的骨破坏,但由于需要一定条件,尚不能普遍用于日常临床工作。

【诊断】

目前国际上应用较广泛的诊断标准仍是 1987 年美国风湿病学会(ACR)制定的 RA 分类标准,共七条:

(一) 晨僵　持续至少 1 小时。

(二) 至少 3 个关节区的关节炎　关节肿痛涉及双侧近端指间关节、掌指关节、腕关节、肘关节、跖趾关节、踝关节、膝关节共 14 个关节区中至少 3 个。

(三) 手关节炎　关节肿胀累及近端指间关节,或掌指关节,或腕关节。

(四) 对称性关节炎　同时出现左、右两侧的对称性关节炎。

(五) 皮下结节。

(六) RF 阳性。

(七) 手和腕关节 X 线片显示骨侵蚀或骨质疏松。

注:上述(一)～(四)项必须持续超过 6 周,符合上述 7 项中至少 4 项者可诊断为 RA,但是,不除外符合标准者合并另一种疾病的可能性。

【治疗】

RA 治疗目的在于减轻关节的炎症反应,抑制病变发展及骨质破坏,尽可能保护关节和肌肉的功能及达到病情完全缓解。

(一) 一般治疗　在关节肿痛明显者应强调休息及关节制动,而在关节肿痛缓解后应注意关节的功能锻炼。此外,理疗、外用药对缓解关节症状有一定作用。

(二) 药物治疗　本病的药物治疗主要包括非甾体抗炎药、慢作用抗风湿药、免疫抑制剂、生物制剂及中药等。

1. 非甾类抗炎药　非甾类抗炎药(nonsteroid antiinflammatory drugs,NSAIDs)是 RA 治疗常用药物,主要通过抑制炎症介质的合成与释放和由此引起的炎症反应过程而发挥作用。常用的有:

(1) 双氯芬酸　其解热镇痛和抗炎作用比吲哚美辛强 2.5 倍,是阿司匹林的 30～50 倍。口服剂量为 75～150 mg/d,分次服用。

(2) 美洛昔康　本药有明显的 COX-2 选择性,为 COX-2 倾向性抑制剂。其用法为 7.5～22.5 mg/d。

(3) 塞来昔布　为选择性 COX2 抑制剂。胃肠道副作用较轻,每日剂量 200～800 mg。

上述药物的治疗作用及耐受性因人而异,至少应服用 4～8 周后才能判断其疗效,效果不佳者可换用另一种非同类化学结构的药物。但是,应避免同时口服两种以上的 NSAIDS。

2. 改善病情抗风湿药　改善病情抗风湿药(disease modifying antirheumatic drug,DMARDs)一般起效缓慢,对疼痛的缓解作用较差,但是,抗炎效果持久,可减缓关节的侵蚀、破坏。目前在 RA 的治疗上,多主张尽早进行 DMARDs 治疗,以期早期达到缓解病情之目的。目前常用的药物如下:

(1) 甲氨蝶呤　是二氢叶酸还原酶的抑制剂,可引起细胞内叶酸缺乏,使核蛋白合成减少,从而抑制细胞增殖和复制,同时有抑制肿瘤坏死因子(TNF-α)合成与释放的作用。一般主张小剂量及长疗程使用。每周 5～20 mg,一次口服、静注或肌注。甲氨蝶呤的副作用有恶心、口炎、腹泻、脱发、肺炎、肝酶升高、肝及肺纤维化以及血液学异常等。

（2）柳氮磺吡啶　该药能减轻关节局部炎症和晨僵,可使血沉和 C 反应蛋白下降,并可减缓滑膜的破坏。本品一般从小剂量开始,逐渐递增至每日 2～3 g。用药后 1～2 个月可起效。柳氮磺吡啶的副作用有恶心、腹泻、皮疹、白细胞减低、肝酶升高等,但一般停药或减量后可逐渐恢复正常。

（3）羟氯喹　羟氯喹易进入细胞核和溶酶体,其细胞内浓度高、治疗效果好。常用剂量为羟氯喹 0.2～0.4 g/d。可由小剂量开始,1～2 周后增至足量。不良反应有恶心、呕吐,头痛、肌无力、皮疹及白细胞减少,偶有视网膜病变。

（4）来氟米特　主要通过影响核苷合成,进而干扰 DNA 的合成,使细胞分裂在 G1 期受阻。其用量 10～20 mg/d。主要副作用为胃肠道反应、肝酶升高、皮疹、疲乏无力及白细胞减低等。

3. 糖皮质激素(glucocorticoid,简称激素)　是 RA 治疗中的"双刃剑"。若用法得当,激素可有效地减轻炎症、缓解病情,否则可引起明显的副作用。一般,激素不作为治疗 RA 的首选药物。但在下述四种情况可选用激素:① 类风湿血管炎,包括多发性单神经炎、类风湿肺及浆膜炎等;② 过渡治疗,在重症 RA 患者,可用小量激素缓解病情;③ 经正规慢作用抗风湿药治疗无效的患者;④ 局部应用,如关节腔内注射可有效缓解关节的炎症。

4. 免疫及生物治疗　包括:① TNF-α,IL-1 拮抗剂等。② 免疫净化疗法,如血浆置换、免疫吸附及去淋巴细胞治疗等。③ 干细胞移植。

5. 植物药　目前,已有多种用于 RA 的植物药,如雷公藤、白芍总甙、青藤碱等。部分药物对缓解关节肿痛、晨僵有较好的作用,其远期效果及不良作用仍在进一步研究中。

6. 外科治疗　经正规内科治疗无效及严重关节功能障碍的患者,外科治疗是有效的治疗手段,包括滑膜切除及关节置换术等。

（徐亮）

第四节　强直性脊柱炎

强直性脊柱炎(ankylosing　spondylitis,AS)是一种慢性进行性疾病,主要侵犯骶髂关节、脊柱骨突、脊柱旁软组织及外周关节,并可伴发关节外表现。严重者可发生脊柱畸形和关节强直。AS 的患病率在各国报道不一,我国患病率初步调查为 0.3%～0.4%。以往认为本病男性多见,男女之比约为 5:1,发病高峰年龄通常在 18～22 岁。

【病因】

AS 的病因未明,其病理性标志和早期表现之一为骶髂关节炎和肌腱末端病。

【临床表现】

本病发病隐袭,患者在若干年内逐渐出现腰背部或骶髂部疼痛和/或发僵,常在半夜痛醒,翻身困难,晨起或久坐后起立时腰部发僵明显,活动后可减轻。有的患者感臀部钝痛或骶髂部剧痛。疾病早期疼痛多在一侧呈间断性,数月后疼痛多在双侧呈持续性。随病情进展由腰椎向胸颈部脊椎发展,则出现相应部位疼痛、活动受限或脊柱畸形。约 45% 的患者从外周关节炎开始发病,24%～75% 的 AS 患者在病初或病程中出现外周关节病变,以膝、髋、踝和肩关节居多,肘及手和足小关节偶有受累。非对称性、少数关节或单关节,及下肢大关节的关节炎为本病外周关节炎的特征。本病的全身表现轻微,少数重症者有发热、疲倦、消瘦、贫血或其他器官受累。

【实验室和其他检查】

(一)实验室检查 活动期患者可见血沉增快,C反应蛋白增高及轻度贫血。类风湿因子阴性和免疫球蛋白轻度升高。虽然AS患者HLAB27阳性率达90%左右,但无诊断特异性,因为正常人也有HLA B27阳性表现,HLA B27阴性患者只要临床表现和影像学检查符合诊断标准,也不能排除AS可能。

(二)影像学检查 X线表现具有诊断意义。AS最早的变化发生在骶髂关节。通常按X线片骶髂关节炎的病变程度分为5级:0级为正常,Ⅰ级可疑,Ⅱ级有轻度骶髂关节炎,Ⅲ级有中度骶髂关节炎,Ⅳ级为关节融合强直。对于临床可疑病例,而X线片尚未显示明确的或Ⅱ级以上的双侧骶髂关节炎改变者,应该采用计算机断层(CT)检查。磁共振成像技术(MRI)对了解软骨病变优于CT。脊柱的X线片表现有椎体骨质疏松和方形变,椎小关节模糊,椎旁韧带钙化以及骨桥形成。晚期广泛而严重的骨化性骨桥表现称为"竹节样脊柱"。

【诊断】

诊断标准:

(一)下腰背痛的病程至少持续3个月,疼痛随活动改善,但休息不减轻。

(二)腰椎在前后和侧屈方向活动受限。

(三)胸廓扩展范围小于同年龄和性别的正常值。

(四)双侧骶髂关节炎Ⅱ~Ⅳ级,或单侧骶髂关节炎Ⅲ~Ⅳ级。

如果患者具备(四)并分别附加(一)~(三)条中的任何1条可确诊为AS。

【治疗】

(一)非药物治疗 应劝导患者要谨慎且不间断地进行体育锻炼,以取得和维持脊柱关节的最好位置,增强椎旁肌肉和增加肺活量,其重要性不亚于药物治疗。

(二)药物治疗

1. 非甾类抗炎药(简称NSAID) 该类药物可迅速改善患者腰背部疼痛和发僵,减轻关节肿胀和疼痛及增加活动范围,可作为各期AS患者症状治疗的首选药物。NSAID种类繁多,但对AS的疗效大致相当。双氯芬酸通常每日总剂量为75~150 mg,美洛昔康15 mg,每日1次;萘丁美酮1000 mg,每晚1次等。

2. 柳氮磺吡啶 适用于改善AS患者的外周关节炎,并对本病并发的前色素膜炎有预防复发和减轻病变的作用。通常推荐用量为每日2.0 g,分2~3次口服。

3. 甲氨蝶呤 对外周关节炎、腰背痛和发僵及虹膜炎等表现,以及血沉和C反应蛋白水平有改善作用。通常以甲氨蝶呤7.5~15 mg,个别重症者可酌情增加剂量,每周1次,可同时合并使用1种NSAID。

4. 糖皮质激素 本病伴发的长期单关节(如膝)积液,可行长效糖皮质激素关节腔内注射。重复注射应至少间隔3~4周,一般不超过2~3次/年。

5. 其他药物 一些男性难治性AS患者应用沙利度胺(Thalidomide,反应停)后,临床症状和血沉及C反应蛋白均明显改善。初始剂量50 mg/d,每10天递增50 mg,至200 mg/d维持。

(三)生物制剂 Infliximab和Etanercept两种制剂。Infliximab是抗肿瘤坏死因子的单克隆抗体,治疗后患者的外周关节炎、肌腱末端炎及脊柱症状,以及 C 反应蛋白均可得到明显改善。Etanercept 是一种重组的人可溶性肿瘤坏死因子受体融合蛋白,能可逆性地与 TNFα 结合,竞争性抑制 TNFα 与 TNF 受体位点的结合。国外已用于治疗活动性 AS。治疗中患者可继续用原剂量的抗风湿药物。

（四）外科治疗　髋关节受累引起的关节间隙狭窄,强直和畸形,是本病致残的主要原因。为了改善患者的关节功能和生活质量,人工全髋关节置换术是最佳选择。置换术后绝大多数患者的关节痛能够得到控制,部分患者的功能恢复正常或接近正常,置入关节的寿命90%达 10 年以上。

（徐亮）

复　习　题

1. 简述风湿性疾病的分类。
2. 简述系统性红斑狼疮的诊断标准。
3. 简述重型系统性红斑狼疮的治疗。
4. 简述类风湿关节炎的关节表现。
5. 简述类风湿关节炎的诊断标准。
6. 简述强直性脊柱炎的诊断标准。

第十六章　神经精神系统疾病

第一节　周围神经疾病

一、特发性面神经麻痹

特发性面神经麻痹(idiopathic facial palsy)又称面神经炎、Bell 麻痹,系指茎乳孔以上面神经管内段面神经的一种急性非化脓性炎症。

【病因】

病因未完全阐明,认为与面神经管这一狭长的骨性管道的解剖结构有关。可能因面部受凉,面神经的营养微血管痉挛,引起局部组织缺血、水肿所致。也有的认为与单纯疱疹病毒感染有关。也有认为可能是一种免疫反应。

【临床表现】

该病急性起病,一侧面部表情肌突然瘫痪,可于数小时到数天内达到高峰。少数患者病前 1～3 天患侧外耳道耳后乳突区疼痛。查体可见患侧额纹消失,不能皱眉,作闭眼动作时,眼睑不能闭合或闭合不全,而眼球则向外上方转动并露出白色巩膜,称 Bell 现象。患侧鼻唇沟变浅,口角下垂,示齿时口角被牵向健侧。不能作噘嘴和吹口哨动作,鼓腮时病侧口角漏气,进食及漱口时汤水从病侧口角漏出。由于颊肌瘫痪,食物常滞留于齿颊之间。若病变波及鼓索神经,除上述症状外,尚可有同侧舌前 2/3 味觉减退或消失。镫骨肌支以上部位受累时,因镫骨肌瘫痪,同时还可出现同侧听觉过敏。

【诊断】

根据急性起病的周围性面瘫即可作出诊断。但需与其他的面神经瘫痪进行鉴别:

(一)中枢性面瘫　因颅内病变引起的面瘫,与周围性面瘫不同的是只影响对侧眼裂以下的面部表情肌,即可出现对侧鼻唇沟变浅,口角下垂,示齿时口角向对侧歪斜。不影响皱眉,闭眼,无 Bell 现象。

(二)膝状神经节带状疱疹　是一种病因明确的面神经炎,病因为水痘带状疱疹病毒感染膝状神经节所致。又称 Ramsay - Hunt 综合征。除发病和症状与特发性面神经相似外,外耳道可见疱疹,并可引起较剧烈的疼痛。治疗上需要抗病毒治疗。

【治疗】

早期以改善局部血液循环,消除炎症和水肿,后期以促进神经机能恢复、理疗康复治疗。

(一)激素治疗　强的松(20～30 mg/d)口服或静注地塞米松(10～15 mg/d),连续 7～10 天后停药。

（二）神经营养代谢药物的应用　维生素 B_1 100 mg/d,维生素 B_{12} 0.5 g/d,肌注。

（三）理疗　茎乳孔附近超短波透热疗法,红外线照射,直流电碘离子导入,以促进炎症消散。并可给予针刺治疗。

（四）此外,因患侧闭眼不全,应注意保护暴露的角膜,可采用眼罩,滴眼药水,涂眼药膏等方法。对长期不恢复者可考虑行神经移植治疗。

一般预后良好,通常于起病1～2周后开始恢复,2～3月内痊愈。80%病例可完全恢复,少数可遗有面肌痉挛或面肌抽搐。

二、三叉神经痛

三叉神经痛(trigeminal neuralgia)是一种病因未明的三叉神经分布区短暂的、反复发作性剧痛,又称痛性抽搐。

【病因】

病因未完全阐明,针对三叉神经痛的发病机制,目前存在两种学说:

（一）周围病原学说　认为三叉神经从末梢到脑干三叉神经核的任何部位病变均可引起本病。多数认为是三叉神经脑桥入口处存在异形扭曲的血管压迫三叉神经后根上,导致神经根局部的脱髓鞘改变。也有人认为脱髓鞘局部与相邻近的神经纤维产生"短路",触觉等刺激可通过此"短路"传入中枢,中枢传出的冲动经此"短路"转变成传入冲动,叠加之后达到一定的强度可产生三叉神经痛症状。

（二）中枢病原学说　认为三叉神经痛可能是一种感觉性癫痫发作。三叉神经痛具有发作时间短、具有触发点、突然发作突然停止、抗癫痫药物治疗有效等均支持这一观点。

【临床表现】

（一）疼痛部位　不超出三叉神经分布范围,常局限于一侧,多累及一支,以第二、三支最常受累,约占95%。

（二）疼痛性质　疼痛呈发作性电击样、刀割样、撕裂样剧痛,突发突止。每次疼痛持续数秒至数十秒钟。发作间歇期逐渐缩短、疼痛逐渐加重。发作频繁者可影响进食和休息。疼痛发作时可伴有同侧面肌抽搐、面部潮红、流泪和流涎,故又称痛性抽搐。

（三）诱发因素及"扳机点"　疼痛发作常由说话、咀嚼、刷牙、洗脸等动作诱发,甚至风吹或响声也能引起发作。部分患者在触摸鼻旁、口周、牙龈、眉弓内端等区域即可引起疼痛发作,这些敏感区域称为"扳机点"或"触发点"。

（四）体征　无论是在发作期还是间歇期,神经系统体格检查三叉神经检查无阳性体征。

【诊断与鉴别诊断】

根据典型的疼痛性质、部位,体检无阳性体征,即可作出诊断。但需与下列疾病鉴别:

（一）继发性三叉神经痛　继发三叉神经痛多为持续性,并合并有神经系统体检阳性体征。如:疼痛部位的感觉减退,角膜反射迟钝等。常合并有其他脑神经麻痹。可由颅内肿瘤、多发性硬化、延髓空洞症等引起。

（二）牙痛　三叉神经痛易误诊为牙痛,部分患者拔牙后仍有疼痛方确诊。牙痛一般呈钝痛,进食、咀嚼加重。可通过口腔科检查与 X 摄片鉴别。

（三）其他神经痛　其他神经的部位多不在三叉神经分布区,无"扳机点"。舌咽神经疼痛部位为一侧舌根、软腭、扁桃体以及咽部。蝶腭神经痛疼痛自鼻根开始,分布于下半面部,可出现眼球、鼻、上齿、颧、腭、咽部不适,并可向颈肩部及上肢扩展。

【治疗】

治疗以止痛、控制发作为目的。开始予以药物治疗,如果药物治疗无效或不能耐受可采用手术治疗。

(一)药物治疗 是三叉神经痛的首选治疗方法,常用抗癫痫药物治疗。

1. 卡马西平 药物中卡马西平为首选。开始 0.1 g,一日 2 次,以后每天增加 0.1 g,直到症状控制为止,一般为 0.6~0.8 g/d。症状控制后可减量,找到最少剂量并可控制疼痛症状为止。副作用有头昏、嗜睡、行走不稳,多数患者可以适应。少数患者可出现过敏性皮疹、白细胞减少,则需要立即停药并治疗。

2. 苯妥英钠 开始剂量为 0.1 g,一日 3 次,可增加到 0.6 g/d。50% 患者可以控制症状。

3. 氯硝西泮 以上两种药物均无效时,可选用氯硝西泮,剂量为 4~6 mg/d。副作用为嗜睡、无力。

(二)手术治疗 包括射频热凝治疗、立体定向放射外科治疗、三叉神经微血管减压术。保守治疗无效或不能耐受药物时可选择手术治疗。身体条件允许,首选三叉神经微血管减压术,对无法耐受开颅手术者可考虑射频热凝治疗或立体定向放射外科治疗。

三、急性炎症脱髓鞘性多发性神经病

急性炎症脱髓鞘性多发性神经病(acute inflammatory demyelinating polyneuropathies,AIDP)又称吉兰-巴雷综合征(Guillain‐Barre' syndrome,GBS)。是一种免疫介导的急性炎症性周围神经病。主要累及脊神经根、脑神经,周围神经广泛的炎症性脱髓鞘。各年龄组均可发病,男性多于女性。

【病因】

病因未完全阐明,一般认为该病属一种迟发性过敏性自身免疫疾病,可能与感染、疫苗接种有关。多数患者在发病前 1~4 周有明确的呼吸道或肠道感染病史,最常见为空肠弯曲菌感染。感染后可能引起机体免疫识别错误或共同抗原,产生机体自身免疫性 T 细胞和自身抗体,与机体的周围神经结合产生周围神经的髓鞘脱落发病。

【临床表现】

(一)急性或亚急性起病 半数患者发病前 1~4 周有上呼吸道或肠道感染史,少数有免疫接种史。发病后症状迅速进展,大多数患者 1 周内达到高峰。1~4 周后开始恢复。病情危急者在 1~2 d 内迅速加重。

(二)四肢对称性无力 为最常见的首发症状。多从双下肢开始,逐渐向上发展,出现弛缓性瘫痪,腱反射减低或消失,病理征阴性。也可自近端向远端发展。危重者病情迅速并可累及呼吸肌,出现呼吸困难。

(三)感觉障碍 一般较轻,多表现为肢体远端的感觉异常和(或)手套、袜套样感觉减退。部分病例疼痛明显,少数患者无感觉障碍。

(四)脑神经损害 双侧面神经麻痹最为常见,为周围性面神经麻痹。其次可见延髓麻痹(舌咽、迷走神经麻痹),也可见动眼、滑车、外展神经、舌下神经麻痹。

（五）自主神经　可表现为出汗增多、皮肤潮红、手足肿胀。病程长可见皮肤毛发营养障碍。括约肌功能不受影响。

【辅助检查】

（一）脑脊液蛋白-细胞分离现象　典型的脑脊液改变是蛋白含量增高，而细胞数正常。蛋白质增高在发病后第三周最为明显。

（二）神经电生理检查　早期肢体远端神经传导速度可正常，但 F 波潜伏期延长。后期神经传导速度可明显降低，波幅可无改变。早期肌电图可正常，3 周后可出现失神经电位。

【诊断与鉴别诊断】

诊断要点：

（1）常有前驱感染史，呈急性起病，进行性加重，多在 2 周左右达高峰。

（2）对称性肢体和延髓支配肌肉、面部肌肉无力，重症者可有呼吸肌无力，四肢腱反射减低或消失。

（3）可伴轻度感觉异常和自主神经功能障碍。

（4）脑脊液出现蛋白-细胞分离现象。

（5）电生理检查提示远端运动神经传导潜伏期延长、传导速度减慢、F 波异常、传导阻滞、异常波形离散等。

（6）病程有自限性。

如果出现以下表现，则一般不支持急性炎症脱髓鞘性多发性神经病的诊断：

（1）显著、持久的不对称性肢体肌无力。

（2）以膀胱、直肠功能障碍为首发症状或持久的膀胱和直肠功能障碍。

（3）脑脊液单核细胞数超过 $50\times10^6/L$。

（4）脑脊液出现分叶核白细胞。

（5）存在明确的感觉平面。需要与急性脊髓炎、周期性麻痹、多发性肌炎、重症肌无力、中毒性周围神经病等疾病进行鉴别。

【治疗】

（一）一般治疗

1. 呼吸道管理　重症患者若呼吸肌受累，应密切观察呼吸情况，监测血气分析。当肺活量下降到正常的 20%～30%，血氧饱和度、血氧分压明显下降时，需尽早气管切开或气管插管，呼吸机辅助呼吸。同时加强翻身拍背，吸痰，保持呼吸道通畅。

2. 对症及支持治疗　保证足够的热量，给予高蛋白、高维生素，易消化饮食。吞咽困难者需给予鼻饲营养。有消化道出血或胃肠功能障碍时，需给予静脉营养支持。神经痛可给予卡马西平、加巴喷丁治疗。尤其应给予充足的 B 族维生素，如维生素 B_1，B_{12}，B_6 等。

3. 防治并发症　病情较重者，需防治肺部感染、尿路感染。注意水电解质紊乱。

（二）免疫治疗

1. 血浆置换　可直接去除患者血浆中致病因子。每次置换量为 30～50 ml/kg，在 1～2 周内进行 3～5 次置换。注意有凝血功能障碍、心功能不全、严重感染、心律失常患者禁忌。

2. 免疫球蛋白静脉注射　成人剂量为 0.4 g/(kg·d)，连续使用 5 天。有条件者尽早使用。

3. 糖皮质激素　目前糖皮质激素治疗有争议。对于无条件接受上两种治疗的患者可给予甲泼尼龙 500 mg/d，静脉滴注，连用 5 天后减量。或地塞米松 10 mg/d，连用 7～10 天减量。

（三）康复治疗

早期进行康复治疗有助于神经功能的恢复。包括被动和主动的运动、理疗、针灸、推拿及按摩等，预防肌肉萎缩和关节挛缩。

（周志明）

第二节　脊髓疾病

一、急性脊髓炎

急性脊髓炎（acute myelitis）又称横贯性脊髓炎。是指各种感染后引起的自身免疫反应导致的急性横贯性脊髓炎症性疾病。以胸段脊髓最常受累，以损害平面以下肢体瘫痪、传导束性感觉障碍，以及尿便障碍为临床特征。

【病因】

本病病因未明。半数患者发病前有呼吸道、胃肠道病毒感染史，推测本病发病可能是病毒感染后所诱发的自身免疫性疾病，而不是病毒感染的直接作用。部分患者于疫苗接种后发病。可能为疫苗接种引起的异常免疫反应有关。

【临床表现】

本病任何年龄均可发病，但好发于青壮年，无性别差异。发病前 1～2 周，常有上呼吸道感染、胃肠道感染或疫苗接种史。劳累、受凉、外伤等为常见的发病诱因。常先有双下肢麻木或病变节段束带感。约半数以上患者可于数小时或数日内出现运动、感觉和自主神经功能障碍，在 2～3 天内症状发展达高峰。最常侵犯脊髓胸段，尤其是 T3～T5 节段；颈髓、腰髓次之。

（一）运动障碍　早期为脊髓休克期，可持续 3～4 周，如并发肺炎或尿路感染，休克期可延长。表现为四肢瘫痪或双下肢弛缓性瘫痪：肌张力低下、腱反射消失、病理征阴性。待脊髓休克期后，肌张力和腱反射逐渐增高，肌力恢复从远端开始。脊髓严重损伤时常致屈肌张力增高，轻微腹部皮肤刺激或膀胱充盈，均可引起下肢屈曲痉挛，伴有出汗，竖毛，小便溢出等症状，称总体反射，提示预后不良。

（二）感觉障碍　表现为脊髓损害平面以下深浅感觉均消失；感觉消失区上缘常有感觉过敏带或束带感。

（三）自主神经功能障碍　排尿障碍，早期表现为尿潴留，膀胱无充盈感，呈无张力性神经元性膀胱。当膀胱充盈过度时，尿量可达 1000 ml，此时需注意及时导尿。随着病情好转，膀胱容量缩小，脊髓反射逐渐恢复，尿充盈至 300～400 ml 时会自动排尿，称反射性神经元性膀胱，出现充溢性尿失禁。可出现病变节段以下皮肤指甲营养障碍，表现为皮肤干燥、少汗或无汗，或皮肤水肿、脱屑、指甲松脆。病变节段水平以上出现自主神经反射异常，表现为发作性的出汗过度、皮肤潮红、反射性心动过缓等。

部分病例起病急骤，感觉障碍平面常于 1～2 天内，甚至数小时内上升至高颈髓，瘫痪也由下肢迅速波及上肢和呼吸肌,出现吞咽困难、构音不清、呼吸肌麻痹而死亡。称为上升性脊髓炎。

【诊断与鉴别诊断】

（一）诊断　根据急性起病,发病前有感染史或疫苗接种史。临床上迅速出现脊髓的横贯性损伤的临床表现。结合脑脊液和 MRI 检查。脑脊液外观为无色透明,蛋白、细胞正常或轻度升高,脑脊液糖、氯化物正常。但在脊髓明显水肿、蛛网膜下腔部分梗阻时,脑脊液蛋白质可明显增高。MRI 可见病变部位脊髓增粗,T2 加权像呈高信号改变。

（二）鉴别诊断　急性脊髓炎需与下列疾病鉴别:

1. 视神经脊髓炎　除有脊髓炎外,还有视力下降或视觉诱发电位异常。视神经病变可在脊髓症状之前、同时或之后出现。脊髓炎病变节段多超过 3 个以上。临床上可以多次发病。

2. 脊髓前动脉闭塞综合征　容易和急性脊髓炎相混淆,病变水平相应部位出现根痛、短时间内发生截瘫、痛温觉缺失、尿便障碍,但深感觉保留。多见于老龄患者,合并有高血压、糖尿病等血管危险因素。

【治疗】

（一）急性期　药物治疗主要为糖皮质激素的应用,可使用大剂量甲基泼尼松龙短期冲击疗法,甲基泼尼松龙 500～1000 mg/d,静脉滴注 3～5 天。或采用地塞米松 10～20 mg 静脉滴注 7～10 天。上述疗法结束后改用强的松口服,按每天 1 mg/kg 体重开始计算,逐渐减量停用。也可选用大剂量免疫球蛋白治疗,按 0.4 g/kg 体重每天计算,静脉滴注 3～5 天一疗程。因患者卧床及需要导尿,可根据病原学检查和药敏试验结果选用抗生素,及时治疗呼吸道和泌尿系感染。另外可选用 B 族维生素、ATP,胞二磷胆碱等神经营养药物及血管扩张药物,如烟酸、尼莫地平等。

（二）恢复期　急性期之后应早期进行康复治疗,早期宜进行被动活动、按摩等。肌力部分恢复时鼓励主动运动锻炼,促进肌力恢复。瘫痪肢体应尽早保持功能位,防止屈曲挛缩,针灸理疗,有助于康复。肌肉痉挛可使用巴氯芬对症治疗。

二、脊髓压迫症

脊髓压迫症(compression of the spinal cord)是指由各种性质的病变引起脊髓、脊神经根及其供应血管受压的一组病症。

【病因】

按病因将脊髓压迫症分为以下三种病因:

（一）脊柱病变　可由椎骨骨折、脱位、椎间盘脱出、椎管狭窄症、脊椎结核、脊椎的原发肿瘤或转移瘤等引起。最常见为外伤和结核病变,其次是肿瘤和椎间盘脱出。肿瘤又以转移瘤多见。

（二）椎管内脊髓外病变　如神经纤维瘤和脊膜瘤等髓外肿瘤、脊髓蛛网膜炎、脊髓血管畸形、硬脊膜外脓肿等。

（三）脊髓内病变　如脊髓胶质瘤、脊髓室管膜瘤、脊髓内血管畸形、结核瘤、出血等。

【临床表现】

临床表现因病变部位、发展速度、病变性质、波及范围的不同而不同。如脊髓外伤通常

为急性发病,迅速达到高峰;但肿瘤通常病情进展缓慢。后期均可出现脊髓受压症状。表现为:

(一)运动障碍 脊髓前角受压时可出现节段性下运动神经元性瘫痪症状,表现为由受损前角支配范围内的肢体或躯干肌肉萎缩、无力、肌肉纤颤。当皮质脊髓束受损时,引起受压平面以下上运动神经元瘫痪。高位颈髓损害表现为四肢上运动神经瘫痪。颈膨大部位损害,双上肢表现为下运动神经损害,而双下肢表现为上运动神经损害。胸髓损害表现为双下肢上运动神经瘫痪。而腰膨大以下则无上运动神经瘫痪。急性病变早期有脊髓休克阶段,一般 2 周后才逐渐过渡到痉挛性瘫痪。

(二)感觉障碍 脊髓横贯性损害时则损害平面以下的深浅感觉均有障碍。脊髓一侧损害时,则表现为损害平面以下同侧躯体的深感觉障碍、同侧的运动障碍,和对侧的痛、温觉障碍。髓外压迫病变,痛温觉障碍常从下肢开始,延展至受压平面;髓内压迫病变,痛温觉障碍多从受压平面向下延伸。

(三)植物神经功能障碍 病变水平以下皮肤干燥、汗液少,趾(指)甲粗糙,肢体水肿。腰骶髓以上的慢性压迫病变,早期排尿急迫不易控制;如为急剧受损的休克期,则自主排尿和排便功能丧失,以后过渡至大小便失禁。腰骶髓病变则表现为尿、便潴留。髓内病变出现膀胱障碍较髓外病变早。颈髓病变可出现同侧 Horner 征。

【诊断】

脊髓压迫症的诊断思路为:是否为脊髓压迫症,脊髓压迫症的定位,最后是脊髓压迫的定性诊断。

当出现典型的运动、感觉平面损害,以及尿便功能及相应的反射及病理反射时,诊断脊髓压迫症应不难。定位诊断可根据临床症状的发展过程,神经系统的阳性体征以及有关辅助检查的阳性所见进行定位。首先确定压迫性脊髓病变的节段。以神经根痛和感觉过敏的部位、感觉障碍的平面及脊柱压痛部位有重要的参考意义。目前可通过脊髓 MRI 或脊髓造影等神经影像学确定。

节段定位后,还需要确定病变在脊髓横断面的定位。主要在于区分髓外和髓内病变。髓内病变的痛温觉障碍多自上向下发展,可出现分离性感觉障碍。膀胱直肠障碍出现较早,椎管梗阻较晚,脑脊液蛋白含量可无异常。髓外病变的早期常有根痛,感觉障碍自下向上发展,锥体束性瘫痪明显,椎管梗阻早而明显,脑脊液蛋白含量多有明显增高。

脊髓压迫症的定性诊断主要根据疾病的发生发展过程,结合全身的情况,以及结合影像学检查、实验室检查,必要时结合病理检查确定脊髓压迫症的确切病因。

【治疗】

(一)病因治疗 针对病因能手术者尽早进行手术治疗。急性脊髓压迫更要抓紧时机及时减压。硬脊膜外脓肿应及时手术,并给予足量抗菌素治疗。脊椎结核可以抗结核治疗同时给予手术治疗。原发性恶性肿瘤或转移瘤手术后应根据情况给予放疗或化疗。不能手术者可进行放疗或化疗以期缓解病情。

(二)对症治疗和预防并发症 瘫痪肢体应早期进行康复治疗。对瘫肢进行按摩,并保持皮肤干燥,以防褥疮;防治尿路感染、肺部感染等。

(周志明)

第三节 脑 血 管 病

一、短暂性脑缺血发作

短暂性脑缺血发作(transient ischemic attack,TIA)是指颈动脉、椎-基底动脉系统发生短暂性血液供应不足,引起的短暂性脑或视网膜神经功能缺损,临床表现为缺血部位的相应症状和体征。每次发作持续时间为数分钟至 1 小时;不超过 24 小时。可反复发作;影像学无脑梗死病灶证据发现。TIA 往往是脑梗死的先兆,应予积极处理,以减少发生不可逆脑梗死造成严重的后果。

【临床表现】

TIA 多发于中老年人,男性多于女性。患者多伴有高血压病、糖尿病、高脂血症、冠心病及其他动脉粥样硬化疾病。发病时间多在 10 分钟左右,不留有后遗症。可反复发作,每次发作症状相似。临床表现随受累的血管不同而表现不同。

(一)颈动脉系统 TIA 颈动脉主干可表现为:① 眼动脉交叉瘫:单眼盲又称发作性黑蒙,伴有对侧肢体瘫痪;② Horner 征交叉瘫:同侧 Horner 征,对侧肢体瘫痪,或伴有感觉障碍。大脑中动脉,表现为对侧肢体偏瘫、偏身感觉障碍、对侧视野同向偏盲;优势半球可出现失语。

(二)椎-基底动脉系统 TIA 常见症状有眩晕、共济失调、复视、构音障碍、吞咽困难、交叉性或双侧肢体瘫痪,或感觉障碍、皮质性盲和视野缺损。椎-基底动脉系统 TIA 还可以表现为猝倒发作、一过性全面性遗忘、双眼视力障碍。但单独的眩晕、耳鸣、恶心,不合并脑干小脑及枕叶的症状,往往不是椎-基底动脉系统 TIA 的表现。

【辅助检查】

辅助检查主要用来诊断和鉴别诊断,以及明确 TIA 的危险因素和发病原因。头颅 CT 检查或 MRI 检查大多正常。血管超声、CTA、MRA 或 DSA 可以发现部分病例存在动脉硬化、血管狭窄表现。TCD 可进行微栓子监测。血生化常用来确定患者有无糖尿病、高脂血症等危险因素。

脑电图检查通常是用来鉴别癫痫样发作,动态心电图监测、超声心动图检查主要鉴别心脏疾患。PWI/DWI、CTP 和 SPECT 有助于 TIA 的诊断。

【诊断和鉴别诊断】

由于 TIA 持续时间较短,患者就医时多发作已过,因此诊断往往主要依靠病史。诊断 TIA 后还要明确是颈动脉系统 TIA 还是椎-基底动脉系统 TIA。另外还要明确 TIA 的发病机制:是血流动力学障碍、微栓子、血管痉挛等机制。最后应明确病因,查明危险因素,再做相应的治疗和预防。

鉴别诊断,TIA 应与可以导致短暂性神经功能障碍发作的疾病相鉴别,部分性癫痫、偏头痛、多发性硬化、晕厥、前庭性眩晕、低血糖发作相鉴别。

TIA 诊断后还需要对其进行风险评估,通常采用 ABCD2 量表评分(表 16-3-1),评分大于 3 分者为高危,建议正规治疗,以防短期内进展为脑梗死。

表 16 - 3 - 1　TIA 短期内卒中风险 ABCD2 量表

TIA 临床特征		得分
年龄(A)	>60 岁	1
血压(B)	>140 或/和 90 mmHg	1
临床症状(C)	单侧无力	2
	不伴无力的言语障碍	1
症状持续时间(D)	>60 分钟	2
	10~59 分钟	1
糖尿病(D)	有	1

【治疗】

(一)抗血小板治疗　非心源性栓塞性 TIA 首选抗血小板治疗。肠溶阿司匹林 50~150 mg/d、双嘧达莫成人预防剂量每日需达 200 mg,有条件者选择氯吡格雷 75 mg,每日 1 次。发作频繁者可采用小剂量阿司匹林(50~150 mg/d)联合氯吡格雷(75 mg/d)抗血小板治疗,疗程一般不超过 1 个月。

(二)抗凝治疗　心源性栓塞性 TIA 可考虑抗凝治疗。可采用以下几种药物:肝素、华法林和低分子肝素。一般短期使用肝素后改为华法林口服抗凝治疗,华法林治疗时需要监测国际化标准率,将 INR 目标控制在 2~3 之间。

(三)TIA 病因、危险因素和并发症的处理　按具体情况分别给予相应的处理。

(四)外科手术治疗　当发现症状侧颈动脉粥样硬化狭窄在 50% 以上时,在患者和家属同意下可考虑行颈动脉内膜剥除术,也可考虑血管内介入支架治疗。

二、脑　梗　死

脑梗死(cerebral infarction)又称缺血性脑卒中,是指各种原因所致脑部血供障碍,导致局部脑组织缺血、缺氧性坏死,而产生的相应神经系统功能缺损的一类临床综合征。

脑梗死临床分型主要采用牛津郡社区卒中研究分型(OCSP),分为:① 完全性前循环梗死;② 部分性前循环梗死;③ 后循环梗死;④ 腔隙性脑梗死。

脑梗死的病因分型多采用 TOAST 分型,分为:① 大动脉粥样硬化型;② 心源性脑栓塞;③ 小动脉闭塞;④ 其他病因型;⑤ 病因不明型脑梗死。按缺血脑组织缺血坏死的病理机制将脑梗死分为脑血栓形成、脑栓塞、血流动力学障碍脑梗死。

【临床表现】

脑梗死的临床表现和受累的血管部位、发病的缓急、病因和侧支循环,以及患者的年龄和伴发疾病、有无并发症等多种因素有关。

脑血栓形成、脑栓塞、腔隙性脑梗死是缺血性脑卒中最常见的类型。其中动脉粥样硬化性血栓性脑梗死最为常见,部分患者既往患有 TIA。

(一)脑血栓形成

脑血栓形成是指在供应脑部的动脉血管壁发生病理性改变的基础上,在血流缓慢、血液成分改变或血液黏滞度增加等情况下形成血栓，导致急性脑梗死。最常见的病因为动脉粥样硬化。其他病因有非特异动脉炎、钩端螺旋体病、真性红细胞增多症等。

1. 本病多见于中老年，男性多见，多有高血压病、高脂血症、糖尿病、吸烟等脑血管病危险因素。常于安静时或睡眠中发病，1～3 天内症状逐渐达到高峰。部分患者有短暂性脑缺血发作病史。

2. 局灶性神经缺损症状与发病责任血管及其侧支循环有关。

（1）颈内动脉系统：以偏瘫、偏身感觉障碍、偏盲三偏征和精神症状为多见，优势半球伴有失语。严重的可出现意识障碍。

（2）大脑中动脉：最为常见。主干闭塞时可出现三偏征，表现为对侧肢体偏瘫、对侧偏身感觉障碍和对侧视野偏盲，优势半球可伴有失语。

（3）大脑前动脉：由于前交通动脉提供侧支循环，近端阻塞时可无症状；周围支受累时，常侵犯额叶内侧面，瘫痪以下肢为重，可伴有下肢的皮质性感觉障碍及排尿障碍；深穿支阻塞，影响内囊前支，常出现对侧中枢性面舌瘫及上肢轻瘫。双侧大脑前动脉闭塞时可出现精神症状伴有双侧瘫痪。

（4）椎-基底动脉系统累及枕叶可出现皮质盲、偏盲；累及颞叶内侧海马结构，可出现近记忆力下降；累及脑干或小脑可出现眩晕、复视、吞咽困难、Horner 征、双侧运动不能、交叉性感觉及运动障碍、共济失调等。脑干上行网状激活系统受累会出现意识障碍。

（二）脑栓塞

脑栓塞（cerebral embolism）是指各种栓子随血流进入颅内动脉，使血管闭塞或严重狭窄，引起相应供血区域脑组织发生缺血坏死及神经功能障碍的一组临床综合征。临床上最常见的为心源性脑栓塞。

脑栓塞任何年龄均可发病，多在活动中突然发病，常无前驱症状。局灶性神经功能缺损症状多在数秒至数分钟达到高峰，是发病最快的脑卒中。而且多表现为完全性卒中。发病 24～72 小时可出现较严重的颅内压增高，可出现意识障碍，甚至脑疝。

（三）腔隙性梗死

腔隙性梗死（lacunar infarcts）是指脑或脑干深部直径 100～400 mm 的穿通动脉阻塞所引起的缺血性小梗死，大小介于直径为 0.2～1.5 cm 类圆形，边界清楚。

腔隙性梗死主要见于高血压患者。病灶多见于基底节区，另外也常位于内囊、丘脑、脑干、小脑。腔隙性梗死的预后良好。但多次发生腔隙性梗死而产生的多发性腔隙性梗死或称腔隙状态，可导致假性延髓麻痹和血管性认知功能障碍。腔隙性梗死的临床表现常见下列 4 型：① 纯运动卒中：多由于内囊、放射冠或脑桥基底部腔隙性梗死所致。临床表现为一侧轻偏瘫或偏瘫；② 纯感觉卒中：一般是因为丘脑腹后外侧核腔隙性梗死所致。临床表现为偏身麻木、感觉异常，累及面部、上肢、躯干和下肢。③ 轻偏瘫共济失调：因内囊后支或脑桥基底部腔隙性梗死所致。临床表现为病变对侧下肢为主的轻瘫，并伴有瘫痪同侧上、下肢共济失调。④ 构音障碍-手笨拙综合征：临床表现为中枢性面舌瘫、构音障碍、吞咽困难、手精细运动控制障碍和足跖反射伸性。内囊部位腔隙性梗死也可造成这种综合征。

【诊断与鉴别诊断】

（一）动脉粥样硬化性血栓性脑梗死　① 常于安静状态下发病。② 大多数发病时无明显头痛和呕吐。③ 发病较缓慢，多逐渐进展或呈阶段性进行，多与动脉粥样硬化有关，也可见于动脉炎、血液病等。④ 意识清楚或轻度障碍。⑤ 有颈内动脉系统和（或）椎-基底动脉系统症状和体征。⑥ 头部 CT 或 MRI 检查：可发现与症状和体征相一致的责任病灶。影像学表现须符合缺血性改变。⑦ 腰椎穿刺检查脑脊液正常。

（二）脑栓塞　① 急性发病，在数秒、数分钟内到达高峰。② 多数无前驱症状。③ 意识清楚或有短暂性意识障碍。大块栓塞时可伴有病侧头痛、恶心和呕吐。偶有局部癫痫样表现。④ 有颈动脉系统或椎-基底动脉系统症状和体征。⑤ 头部 CT 或 MRI 检查可发现梗死灶。

（三）腔隙性梗死　① 发病多由于高血压动脉硬化所引起，呈急性或亚急性起病。② 无意识障碍。③ 可进行 MRI 检查以明确诊断。④ 临床神经功能缺损症状较轻。

脑梗死需与脑出血鉴别，特别是小量脑出血易与脑梗死混淆。如今头颅 CT 的广泛应用，急诊头颅 CT 即可发现脑出血。当患者有意识障碍，则应与其他引起昏迷的疾病相鉴别。

【治疗】

（一）治疗原则

急性脑梗死的治疗与"时间窗"密切相关。急性脑梗死可分为三个阶段，即超早期（指发病 1~6 小时以内）、急性期（1~2 周）和恢复期（>2 周~6 个月）。

1. 超早期治疗，力争发病后尽早恢复脑缺血区的血液供应，挽救缺血半暗带。

2. 个体化治疗，根据不同发病类型及发病机制给予最适当的治疗。

3. 加强监护和护理，预防和治疗并发症。

（二）急性期治疗方案

1. 一般治疗　监测生命体征，管理好气道、血压、体温、血糖。梗死面积大时，需要脱水降颅压，大脑半球或小脑大面积梗死压迫脑干时，甚至要进行去骨瓣减压，以挽救生命。维持正常的水、电解质及酸碱平衡。并发癫痫发作者可用抗癫痫药：苯妥英钠和卡马西平。

2. 溶栓治疗　在严格掌握适应证和禁忌证的情况下，部分急性脑梗死患者可选择静脉溶栓或动脉内溶栓治疗。常用溶栓药物有尿激酶和 rt-PA。溶栓治疗有引发脑出血、再灌注损伤、脑水肿等副作用，在有条件的医院，在严格选择适应证和监控情况下进行。

3. 抗血小板治疗　不能进行溶栓的急性脑梗死患者，建议在发病后使用阿司匹林 150~325 mg/d。2 周后改为 75~150 mg/d 进行二级预防。也可使用氯吡格雷治疗。

4. 抗凝治疗　药物有肝素、低分子肝素和华法林。在高凝状态有形成深静脉血栓、肺栓塞时推荐使用。

5. 其他药物　包括降纤酶治疗、中成药治疗，脑保护剂如清除自由基、阿片受体阻断剂、钙离子阻滞剂和镁离子等，目前临床证据不足。

6. 早期进行患侧肢体的良肢位摆放，以及康复治疗。

（三）脑梗死二级预防

1. 控制危险因素　生活方式的改变，如低盐饮食，戒烟限酒，适当运动，控制体重，保持良好心态等。控制好血压、血糖、血脂等。

2. 抗血小板治疗　非心源性脑栓塞，均建议抗血小板治疗。阿司匹林 75~150 mg/d，或氯吡格雷 75 mg/d。

3. 抗凝治疗　心源性脑栓塞首选使用华法林进行二级预防，将 INR 控制在 2.0~3.0。不能接受抗凝治疗者，也可以使用小剂量阿司匹林 50~150 mg/d 或氯吡格雷 75 mg/d 抗血小板治疗。

三、脑 出 血

脑出血(intracerebral hemorrhage,ICH)是指非外伤性脑实质内的出血,故称为自发性脑出血;高血压性小动脉硬化和破裂是本病最常见的原因,称作高血压性脑出血。其他原因有脑淀粉样血管病、动静脉畸形、动脉瘤、血液病、凝血功能异常、脑动脉炎、药物滥用,以及肿瘤卒中等。脑出血部位以壳核最多见,其次为丘脑、尾状核、半球白质、脑桥、小脑和脑室等。发病率为每年(60~80)/10万。占脑血管病的20%~30%,但死亡率高,急性期可达30%~40%。

【临床表现】

ICH多见于50岁以上,男性多见。多于活动时发病。急性起病并出现局限性神经功能缺损,一般可于数小时内达高峰。除小量脑出血外,大部分患者均有不同程度的意识障碍。ICH患者发病后常血压明显增高,合并头痛和呕吐。

局灶症状与血肿的部位相关,壳核出血为高血压性脑出血最常见的类型。血肿向内压迫内囊出现典型的临床表现,为对侧偏瘫、偏身感觉障碍和偏盲。优势半球可出现失语;非优势半球可出现体象障碍。尾状核出血多见于尾状核头部,极易破入脑室,所以最多见的临床表现为急性发病的头痛、呕吐、颈僵直等脑膜刺激征,并伴有一定程度的意识障碍、短暂性近记忆力障碍,临床上难与蛛网膜下腔出血鉴别。另外,还可出现短暂性对侧凝视麻痹、对侧轻偏瘫和短暂性偏身感觉缺失。脑叶出血的神经功能缺损因出血部位不同而表现各异。

脑桥出血是脑干出血最高发的部位,是基底动脉的旁正中支破裂所致。脑桥大量出血表现为深度昏迷,呼吸异常,高热,四肢瘫痪,去大脑强直,瞳孔可缩小至针尖样,但对光反射良好,可有凝视麻痹、双侧锥体束征。预后不良。小量出血可以出现交叉瘫。

小脑出血多发生在齿状核,表现为突然头痛、眩晕、恶心、呕吐,共济失调、眼球震颤。大量出血时,血肿压迫第四脑室和中脑导水管造成急性梗阻性脑积水和颅内压急性升高,可导致脑疝和死亡,应紧急处理。

脑室出血临床上可表现为突然头痛、呕吐,迅速进入昏迷,或昏迷逐渐加深,双侧瞳孔缩小,双侧病理反射阳性,可出现去大脑强直等。头颅CT可见各脑室系统充满血液。

【诊断】

中老年患者,在活动时急性发病,出现局灶性神经功能缺损,并且伴有血压明显升高、头痛、呕吐、意识障碍。高度怀疑患有脑出血,头颅CT检查可确诊,表现为出血部位的高密度区。可确定出血的大小、部位,出血周围水肿呈低密度改变,以排除非出血性疾患。

【治疗】

(一)治疗原则

治疗原则是保持患者安静,脱水降颅压,控制血压,防治继续出血。加强护理,防治并发症。以期挽救患者的生命,减少病死率。

(二)内科治疗

1. 一般处理 卧床休息2~4周,监测生命体征,维持体征平稳,维持水、电解质平衡,预防和及时治疗压疮(褥疮)、泌尿道和呼吸道感染等。头痛明显者可给予止痛剂。

2. 对血压高的处理应个体化 应参照患者原来有无高血压、有无颅内压高、年龄、发病时间、原发疾病与合并疾病具体确定。血压增高多与颅内压高有关,应先降颅内压,再根据血压情况决定是否进行降血压治疗。血压≥200/110 mmHg 时,在降颅内压的同时可慎重平稳地降血压治疗,收缩压<165 mmHg 或舒张压<95 mmHg 时,不宜降血压治疗。

3. 控制脑水肿,降低颅内压   ICH 血肿周围会出现脑水肿,多于出血后 3～4 天到达高峰,严重时造成颅内压过高和脑疝,可危及生命。治疗颅内压增高常用的药物有:可选 20% 甘露醇 125～250 ml,静脉滴注,每 6～8 小时 1 次,或甘油果糖 250～500 ml 静脉滴注,每 8～12 小时 1 次,也可适量应用速尿、白蛋白等。

（三）外科治疗

手术包括去骨瓣减压术、小骨窗开颅血肿清除术、钻孔血肿抽吸术和脑室穿刺引流术。对于严重脑出血危及生命时,内科治疗往往无效,外科治疗有可能挽救生命。

手术适应证:大脑半球血肿 30 ml 以上、小脑血肿 10 ml 以上者,在患者家属的要求和同意下,可作神经外科手术治疗;原发性脑室出血可考虑脑室引流治疗。

（四）康复治疗

早期将患肢置于功能位,只要生命体征平稳,应早进行康复治疗。

四、蛛网膜下腔出血

蛛网膜下腔出血(subarachnoid hemorrhage,SAH)是指颅内血管破裂后,血液流入蛛网膜下腔而致。原发性 SAH 是指脑底或脑表面的血管破裂,血液进入蛛网膜下腔所致,占急性脑卒中的 10% 左右。颅脑损伤引起的称为外伤性 SAH,因脑实质出血血液穿破脑组织而进入蛛网膜下腔者,称为脑出血继发性 SAH。本节重点介绍原发性 SAH。

【病因】

（一）颅内动脉瘤   是 SAH 最常见的病因。包括先天性粟粒样动脉瘤,可见于任何年龄发病。还有中老年人因高血压、动脉粥样硬化所致的梭形动脉瘤。

（二）血管畸形   颅内血管畸形以动静脉畸形最常见。

（三）其他   少见的病因有颅底异常血管网综合征(moyamoya 病)、血液病、脑动脉炎、结缔组织病、抗凝治疗并发症等。

【临床表现】

（一）一般症状

SAH 可发生在任何年龄,但以中青年多发。发病诱发因素常为用力或情绪激动,如体力劳动、排便、争吵等。多为急骤起病。

1. 头痛   多为突发异常剧烈头痛。常描述为"爆炸样"头痛,或"一生中经历最严重的"头痛。一时不能缓解,并可渐渐加重,难以忍受。但老年人头痛较轻,偶可主诉头昏或眩晕。

2. 颅内高压症状   除头痛外,半数以上患者伴恶心及呕吐,多为喷射性呕吐。部分患者在发作时可伴有一过性意识障碍。持续时间可自数分钟至数天。少数患者出现谵妄、幻觉、妄想躁动等。

3. 脑膜刺激征   患者发病后可见颈项强直,Kernig 征和 Brudzinski 征阳性。

4. 其他症状   部分患者发作时或发病后可有癫痫发作。20% 左右患者眼底检查可见一侧或双侧玻璃体下出血,在发病 1 小时内发现。玻璃体下出血的发现有诊断价值。可见到一侧或双侧视乳头水肿。

（二）动脉瘤的定位症状

1. 颈内动脉-后交通动脉瘤,以一侧动眼神经麻痹最多见。

2. 颈内动脉海绵窦段动脉瘤,可出现前额和眼部疼痛,突眼,可合并动眼神经、滑车神经、外展神经、眼神经障碍。

3. 大脑中动脉动脉瘤,可出现短暂或持久的肢体单瘫、偏瘫、失语、抽搐等症状。

4. 大脑前动脉-前交通动脉动脉瘤,可出现精神症状,单侧或双侧下肢瘫痪等。

5. 椎-基底动脉瘤,可出现枕部和面部疼痛、面肌痉挛、面瘫和脑干受压症状。

（三）常见并发症

1. 再出血　指病情稳定后再次出现剧烈头痛、呕吐甚至昏迷。查体脑膜刺激征加重,复查头颅 CT 可见出血增多。若复查脑脊液可见呈鲜红色。再出血将明显增加死亡率。

2. 脑血管痉挛　血管痉挛通常在出血后 3～5 天发生,5～14 天为迟发性脑血管痉挛高峰期。临床表现为病情稳定后又出现神经系统定位体征和意识障碍。痉挛严重时可导致脑梗死,出现偏瘫、偏身感觉障碍、失语等神经系统局灶体征;出现头痛、呕吐等颅内压升高症状;意识状态好转后又加重至嗜睡或昏迷;腰椎穿刺无再出血的表现。

3. 脑积水　发病 1 周内部分患者可因血液进入脑室和蛛网膜下腔形成血凝块阻碍脑脊液循环导致急性脑积水,表现为嗜睡、思维缓慢、记忆受损。并可出现外展神经麻痹。严重时可出现严重颅高压,甚至脑疝。亚急性脑积水是指发病数周后,缓慢出现的行走不稳,尿失禁。头颅 CT 或 MRI 提示脑室扩大。

4. 其他并发症　如应激性溃疡、水电解质紊乱、呼吸功能紊乱或急性肺水肿等。

【诊断】

（一）临床诊断

若一患者表现为突发剧烈头痛、脑膜刺激征阳性,或伴有呕吐、癫痫发作、颅神经麻痹,或轻偏瘫等局限性体征,若眼底检查发现玻璃体下出血,应高度怀疑患有蛛网膜下腔出血。同时行头颅 CT 检查证实脑池、脑沟、蛛网膜下腔高密度征,腰穿检查可见均匀一致血性脑脊液即可确诊。

（二）病因诊断

病情允许时,应尽早查明 SAH 病因,一般通过影像学检查确定。

1. CT、MRI 检查:头颅 CT 可以显示颅底、脑池、脑沟、蛛网膜下腔内高密度影的蛛网膜下腔出血,以及继发颅内血肿、脑室出血、脑积水、脑水肿、脑梗死等。MRI 诊断蛛网膜下腔出血的实用价值没有 CT 高,但磁共振血管造影 MRA 可发现动脉瘤等。CT 和 MRI 确定 SAH 的少见病因,如肿瘤或血管畸形等。

2. 全脑血管造影:数字减影全脑血管造影（DSA）和磁共振血管造影（MRA）已广为应用,是确定蛛网膜下腔出血病因的重要手段,可确定出血的病因、部位、性质,如动脉瘤、动静脉畸形及血管痉挛等。

【治疗】

（一）治疗原则

SAH 治疗原则为防治再出血、降低颅内压,防止继发性血管痉挛,减轻脑水肿,和防治并发症等。尽早明确病因,对因治疗,预防复发。

（二）一般处理

1. 绝对卧床休息 4～6 周,避免情绪激动和用力,维持生命体征稳定,维持水、电解质平衡,保持大小便通畅。

2. 控制颅内压　可予 20%甘露醇 125~250 ml,静脉滴注,每6~8 小时 1 次,注意尿量、血钾及心、肾功能。也可应用甘油果糖 250~500 ml 缓慢静脉滴注,每8~12 小时 1 次,注意血糖和血钠。也可适量应用速尿。

（三）防治再出血

1. 控制血压　血压过高是再出血的危险因素之一,过低可致脑缺血,故应使血压控制在正常偏低。一般将收缩压控制在 160 mmHg 以下,常用药物有尼卡地平、拉贝洛尔等。

2. 抗纤溶药物治疗　为防止血块溶解引起的再出血,可适当应用较大剂量的抗纤溶药物,常用药物包括:6-氨基己酸、氨甲苯酸(止血芳酸)、氨甲环酸(止血环酸)等。

3. 对于破裂脑动脉瘤,应尽早完成病因检查和积极早期介入或手术治疗。动脉瘤夹闭或血管内治疗动脉瘤栓塞是预防 SAH 再出血最有效的方法。

（四）预防和治疗脑血管痉挛

可应用钙通道拮抗剂如尼莫地平口服或静脉泵入,手术处理动脉瘤后,在保证无再出血的情况下,可在严密观察下提高血压,维持正常血容量来预防脑血管痉挛。

（五）对症及并发症防治

对症处理包括止痛,适当镇静,应用缓泻药以防便秘等。有癫痫发作者应抗癫痫治疗。纠正和预防电解质紊乱。急性非交通性脑积水严重时,可行脑室穿刺引流术,正常颅压脑积水可行脑室腹腔分流术。

（周志明）

第四节　单纯疱疹病毒性脑炎

单纯疱疹病毒性脑炎(herps simpler virus encephalitis, HSE)是单纯疱疹病毒(HSV)引起的急性中枢神经系统感染,病变主要侵犯颞叶、额叶和边缘叶脑组织,是最常见的中枢神经系统感染性疾病,一般占所有脑炎的5%~20%。

【病因】

HSV 是一种嗜神经 DNA 病毒,有两种血清型,即 HSV-1 和 HSV-2。通过感染皮肤和黏膜进入周围感觉神经末梢,HSV-1 主要通过密切接触或飞沫传播,侵入人体后潜伏在三叉神经节,HSV-2 主要通过性接触和母婴传播,潜伏在骶神经节。当人体免疫力下降,潜伏的病毒再度活化,经神经轴突进入脑内,引起颅内感染。

HSV 主要受累部位为额叶和颞叶,多为双侧受累,常为不对称。早期表现为脑组织水肿、软化和出血坏死,脑实质出血坏死是本病的重要病理特征。镜下神经细胞和胶质细胞核内可见嗜酸性包含体,是本病最具特征性的病理改变。

【临床表现】

（一）Ⅰ型疱疹病毒性脑炎　常呈急性起病,早期常见卡他症状、头痛、发热等上呼吸道感染症状;随着病情发展多表现为精神和行为异常、认知功能障碍,如反应迟钝、记忆力下降、情感淡漠等;1/3 患者出现癫痫发作;后可出现不同程度的意识障碍,表现为意识模糊,随病情加重出现嗜睡、昏睡、昏迷或去皮质症状,意识障碍特别是昏迷提示病情严重;可有颅内压增高表现,如头痛、恶心、呕吐;可有局灶性神经系统症状,如偏瘫、失语等。

（二）Ⅱ型疱疹病毒性脑炎　多见于新生儿和青少年,多为急性暴发性起病;主要表现为肝脏、肺脏等广泛的内脏坏死和弥漫性的脑损害;患儿难喂养、易激怒、嗜睡、局灶性或全身性抽搐;新生儿发病后死亡率极高。

【辅助检查】

主要的检查为脑脊液和神经系统影像学检查,其他检查也有助于诊断。

（一）血常规检查　可见白细胞和中性粒细胞轻度增高,无临床特异性。

（二）脑脊液检查　① 常规检查:颅内压增高;白细胞数增多,多在$(50\sim100)\times10^6/L$,以淋巴细胞或单核细胞为主;由于 HSE 有出血性坏死,脑脊液可有红细胞数增多;蛋白质含量轻度到中度增高,多低于 1.5 g/L;糖和氯化物多数正常。② 病原学检查:HSV 抗原检测,可用 PCR 技术检测脑脊液中 HSV - DNA,可早期快速诊断;HSV 抗体测定,采用酶联免疫吸附法（ELISA）检测 HSV 的 IgG 和 IgM 抗体,脑脊液 HSV 的 IgM 型抗体阳性,或血与脑脊液 HSV 抗体滴度比值<40,或病程中 2 次或 2 次以上抗体滴度呈 4 倍以上增高,有以上情况可考虑中枢神经系统近期 HSV 感染。

（三）影像学检查　① 大约50%的 HSE 患者 CT 可见局灶性低密度灶,多在额叶皮质,部分有占位效应,但发病 1 周内多为正常。② 头颅 MRI 典型表现为颞叶、额叶、岛叶皮质和扣带回出现局灶性水肿,T1 加权像上为低信号,T2 加权像上为高信号,在 FLAIR 像上更明显。HSE 患者在发病 1 周后 90%以上会出现上述改变。

【诊断】

临床诊断　HSE 的诊断主要依据:① 有口唇或生殖道疱疹史;② 急性起病,病情较重,有发热等全身症状;③ 脑实质损害表现,如精神异常、意识障碍、癫痫和局灶性神经系统损害;④ 脑电图呈颞叶、额叶为主慢波及癫痫样放电;⑤ CT 或 MRI 显示额颞叶皮质病灶。

确诊需要如下依据:① 脑脊液 PCR 检出 HSV - DNA;② 双份脑脊液发现 HSV 特异性抗体有显著变化趋势。

【治疗】

早期诊断和治疗是降低本病死亡率的关键。

（一）抗病毒治疗

1. 阿昔洛韦　能抑制病毒 DNA 的合成,是 HSE 的首选药物。该药血-脑屏障透过率约50%,常用剂量为 15～30 mg/(kg·d),分 3 次静脉滴注,连用 14～21 天。若病情严重,可延长治疗时间或者再重复治疗一个疗程。主要不良反应有恶心、呕吐、血清转氨酶升高、皮疹等。

2. 更昔洛韦　化学结构与阿昔洛韦相似,抗疱疹病毒谱广,对 HSV 疗效不超过阿昔洛韦,但对阿昔洛韦耐药 HSV 突变株敏感,对巨细胞病毒也有效。用量 5～10 mg/(kg·d),每 12 小时一次,静脉滴注,疗程为 14～21 天。主要不良反应为肾功能损害和骨髓抑制。

（二）肾上腺皮质激素　以早期、大量和短程给药为原则。能控制 HSE 炎症反应和减轻水肿,对病情危重、头颅 CT 提示出血性坏死以及脑脊液白细胞和红细胞明显增多者可酌情使用。具体用法:地塞米松 10～15 mg,每日 1 次;或甲泼尼龙 500 mg/d 冲击治疗 3～5 天。

（三）对症支持治疗　对高热、抽搐、精神症状或颅内压增高者,可分别予以降温、抗癫痫、镇静和脱水降颅内压治疗。对昏迷患者应保持呼吸道通畅,并维持水、电解质平衡。恢复期可采用理疗、按摩、针灸等帮助肢体功能恢复。

（储照虎）

第五节　多发性硬化

多发性硬化(multiple sclerosis,MS)是中枢神经系统白质炎性脱髓鞘性自身免疫疾病。女性多于男性,表现为反复发作的神经功能障碍,多次缓解复发,病情每况愈下。最常累及的部位为脑室周围白质、视神经、脊髓、脑干和小脑。其主要临床特点为症状体征的空间多发性和病程的时间多发性。

【病因】

病因不详,与下列因素有关:

(一)遗传因素　MS 亲属患病明显高于常人,其中一般 25%～50% 的单卵双生及 1%～4% 的异卵双生的双胞胎患多发性硬化。不同种族亦有差异,基因多态性研究显示欧美高加索人种 HLA - A3、B7、DR2、DR15、DQ6、DW2 频率较高,亚洲 HLA - B1、B38、B39、DRW8、DQW1 频率较高。

(二)环境因素　本病好发于北半球高纬度地区,纬度越低发病率越低,亚洲、非洲均属于低发病区。移民调查资料显示 15 岁前暴露环境对多发性硬化发病起重要作用。

(三)病毒感染与自身免疫反应　与儿童期感染某些病毒有关,如麻疹病毒、反转录病毒,但尚未从 MS 患者的脑组织中发现或分离出病毒。

【临床表现】

起病快慢不一,以亚急性起病多见。MS 在空间及时间上的多发性构成了 MS 临床经过及其症状和体征的主要特点。

(一)运动功能障碍　可有皮质脊髓束损害引起的痉挛性瘫痪,小脑或脊髓小脑通路病损造成的小脑性共济失调,以及感觉障碍导致的感觉性共济失调。检查时可见多种体征,早期腱反射正常,以后可发展为亢进,腹壁反射消失,病理反射阳性。

(二)眼部症状　表现为急性视神经炎或球后视神经炎,多为视力减退与视野障碍,但很少致盲。眼底检查早期可见视乳头水肿或正常,以后出现视神经萎缩。约 30% 的患者有眼肌麻痹及复视,可出现水平性眼球震颤。

(三)神经精神症状　以欣快色彩较为多见。情绪易于激动,或见强哭、强笑。抑郁反应也不少见。并有记忆力减退、认识欠缺或见智力减退,晚期可致痴呆。

(四)感觉障碍　表现为肢体、躯干和面部针刺感,异常的肢体发冷、蚁走感、烧灼样疼痛。疼痛感可能与脊髓神经根部的脱髓鞘病灶有关,具有显著特征性。亦可有深感觉障碍。可出现 Lhermitte 征,也是 MS 特征性症状之一。

(五)言语障碍　多因小脑病损或(和)假性球麻痹致构音不清、语音轻重不一。病况严重时可有声带瘫痪。

(六)其他病征　少数患者起病时即有尿频、尿急,后期常有尿潴留或失禁。部分患者有阳痿与性欲减退。脑功能障碍如失语、偏瘫、皮质性感觉障碍、皮质性视野缺损或失明、皮质性聋与癫痫发作等均属少见症状。

在上述征象中,MS 病灶散在多发,症状千变万化,以运动乏力、感觉异常、视敏度减退与复视为最常见。国人的临床表现以脊髓与视神经受累最多,其次为脑干、小脑或大脑半球受损的征象。

临床上常分为以下五型：① 复发-缓解（R-R）型：最常见，约为 85%，早期出现多次复发-缓解，两次复发之间病情较稳定。② 继发进展（SP）型：R-R 型可转为此型，病情进行性加重不再缓解。③ 原发进展型：约占 10%，其病年龄偏大（一般大于 40 岁），发病后病情在很长一段时间内缓慢进展，神经功能障碍逐渐进展，出现小脑和脑干症状。④ 进展复发型：比较少见，在原发进展型病程的基础上伴有急性复发。⑤ 良性型：约占 10%，病程呈现自发缓解。

【辅助检查】

脑脊液检查外观正常，压力不高，细胞数多数正常，急性期可轻度增多，最高可达（50～100）×10^6/L；蛋白质定量为正常上限或轻度增高；70% 以上 MS 患者 IgG 量增高，可见寡克隆抗体的区带。50%～90% 的 MS 患者视觉、脑干听觉和体感诱发电位等检查可有一项或多项异常，表现为潜伏期延长。CT 可见脑室周围散在低密度病灶，新鲜病灶可被造影剂强化；而 MRI 比 CT 扫描的敏感性更高，可发现静止的、小至 2～3 mm 的、CT 上未能显示的病灶，阳性率可高达 95%。可见大小不一，类似圆形的 T1 低信号、T2 高信号，常见于侧脑室前角与后角周围、半卵圆中心及胼胝体，或为融合斑，多位于侧脑室体部；脑干、小脑和脊髓可见斑点状不规则 T1 低信号及 T2 高信号斑块；病程长的多数患者可伴脑室系统扩张、脑沟增宽等萎缩征象。

【诊断】

（一）临床上有两个或两个以上中枢神经系统白质内好发部位的病灶如视神经、脊髓、脑干等损害的客观体征。

（二）病程呈缓解和复发。二次发作间隔至少一个月，每次持续 24 小时以上，或阶段性进展病程超过半年。

（三）起病年龄在 10～50 岁间。

（四）排除脑瘤、脑血管性疾病、颈椎病等。

四项标准均具备者则可诊断为"临床确诊"；如（一）、（二）缺少一项者，则诊断"临床可能是多发性硬化"；如仅有一个好发部位首次发作，则只能作为"临床可疑"。其他脑脊液中 IgG 指数增高以及 IgG 寡克隆带的出现等可作为参考。

【治疗】

迄今为止，尚无有效根治措施，治疗的主要目的是抑制炎性脱髓鞘病变进展，防止急性期病变恶化及缓解期复发，晚期采用对症支持疗法，减轻神经功能障碍带来的痛苦。

（一）皮质激素　是多发性硬化急性发作和复发的主要治疗药物。皮质激素应首次大剂量使用，静脉给予大剂量甲泼尼龙（500 mg/d，3～5 天），后口服较大剂量泼尼松 60 mg/d，4～6 周逐渐减量至停药。如不能静脉用甲泼尼龙可用口服泼尼松代替，从 60～80 mg/d 开始，逐渐减量，4～6 周为一个疗程。因皮质激素有严重副作用，治疗过程中应常规补钙、补钾和使用抗酸剂保护胃黏膜。

（二）β-干扰素（IFN-β）　IFN-β 具有免疫调节作用，可抑制细胞免疫，降低 MS 复发的频率和严重程度，减少 MS 病灶数目。IFN-β1α 治疗首次发作 MS 可用 22 μg 或 44 μg，皮下注射，每周 1～2 次；确诊的 R～RMS，22 μg，每周 2～3 次。常见副作用为流行性感冒样症状及引起注射部位红肿及疼痛等。

（三）静脉注射免疫球蛋白（IVIG）　可用 0.4 g/(kg·d)，连续 3～5 天。对降低 R-R

型患者复发率有肯定疗效,但最好在复发早期使用。

（四）硫唑嘌呤　可用 2～3 mg/（kg·d）口服可降低 MS 复发率,但不能阻止残疾的进展。

（五）其他　如醋酸格拉默皮下注射可作为复发缓解型 MS 的替代治疗;血浆置换疗法可能对暴发性的急性患者有作用,但尚缺乏严格的试验,对慢性的病例则效果不佳。

（储照虎）

第六节　帕金森病

帕金森病（Parkinson's disease，PD）又称震颤麻痹,是一种中老年人常见的神经变性疾病,临床表现为静止性震颤、肌强直、运动迟缓和姿势步态异常等。我国 65 岁以上人群患病率约为 1000/10 万,估计全国每年新发患者数达 10 万以上,我国现有帕金森病患者人数约200 万。

【病因】

本病的研究已有 190 多年的历史,由于病因和发病机制十分复杂,至今仍未彻底明确。

目前认为帕金森病并非单一因素所致,可能是遗传易感性、环境毒素和衰老几种因素共同作用的结果。

（一）年龄因素　本病主要发生于 50 岁以上的中老年人,65 岁以上发病明显增多,提示年龄因素与发病有关。相关研究证实:随着年龄的增加,黑质多巴胺能神经元数目逐渐减少,纹状体内多巴胺递质水平逐渐下降,酪氨酸羟化酶和多巴胺脱羧酶活力亦减低。

（二）环境因素　二醋吗啡（海洛因）中的 1-甲基-4 苯基-1,2,3,6-四氢吡啶（MPTP）是一种嗜神经毒性的化合物,可诱发人类及其他灵长类动物出现与帕金森相似的临床症状和病理改变。MPTP 可导致多巴胺能神经元变性凋亡,其分子结构与某些工业或农业制剂类似,如某些除草剂、杀虫剂、鱼藤酮、异喹啉类化合物等,长期接触或生活在上述相关环境中帕金森病发病率较高。

（三）遗传因素　本病绝大多数为散发性,10%～15% 的患者有阳性家族史,呈常染色体显性或隐性遗传。目前已经发现 18 个与帕金森病发病相关的基因,分别命名为 PARK1～PARK18,其中 PARK1、3、4、5、8、10、11 为常染色体显性遗传,PARK2、6、7、9、14、15 为常色体隐性遗传,PARK12 为 X 连锁遗传。

（四）氧化应激　本病患者脑内脂质过氧化物明显增高,黑质和纹状体中 8-羟-2 脱氧鸟苷酸的含量显著增加,亚硝酰基、蛋白碳酰基广泛增强,还原型谷胱甘肽的含量减少,细胞处在氧化应激状态,引起脂质过氧化、蛋白质三级结构改变,损伤 DNA,诱导多巴胺能神经元受损。

【病理及生化病理】

组织病理　主要表现为两大特征,一是黑质多巴胺能神经元及其他含色素的神经元大量变性丢失。二是在残留的神经细胞质内出现嗜酸性包含体,即路易小体（lewybody）。α-突触蛋白是路易小体的重要成分。

生化病理　黑质多巴胺能神经元通过黑质-纹状体通路将多巴胺输送到纹状体,参与基底节的运动调节。由于本病患者的黑质多巴胺能神经元显著变性丢失，黑质-纹状体多巴胺能通路变性，纹状体多巴胺递质浓度显著降低，出现临床症状时纹状体多巴胺浓度一般降低80%以上。多巴胺递质降低的程度与患者的症状严重度相一致。纹状体内另一种神经递质乙酰胆碱（Ach）与多巴胺功能相拮抗，两者平衡对基底核环路活动起着重要的调节作用。纹状体内多巴胺含量显著降低，Ach系统功能相对亢进，则产生震颤、肌强直、运动减少等症状。帕金森病患者可存在其他神经递质或神经肽如去甲肾上腺素、5-羟色胺、氨基丁酸、谷氨酸、脑啡肽、P物质、生长抑素等紊乱，此与帕金森病的非运动症状相关。

【临床表现】

本病多于50岁以后发病，男性稍多于女性，起病缓慢，逐渐进展。症状常自一侧上肢开始，逐渐扩散至同侧下肢、对侧上肢及下肢。

（一）静止性震颤　常为首发症状，多始于一侧上肢远端，表现为节律性的手指屈曲和拇指对掌运动，如"搓丸样"动作，其频率为4～6 Hz，幅度不定，静止明显，紧张加剧，入睡后消失。震颤可逐渐扩散至四肢，但上肢震颤通常比下肢明显。少数患者可不出现震颤，部分患者可合并轻度姿势性震颤。

（二）肌强直　表现为伸肌和屈肌的张力同时增高。当腕、肘关节被动运动时，其阻力增高是均匀一致的，称为"铅管样肌强直"；若合并震颤，则在伸屈腕关节时可感到在均匀阻力上出现断续的停顿，如齿轮转动感，称为"齿轮样肌强直"。躯干、四肢和颈部肌强直常呈现一种特殊的姿势，称之为屈曲体姿，表现为头部前倾、躯干俯屈、肘关节屈曲、腕关节伸直、前臂内收、髋关节和膝关节弯曲。

（三）运动迟缓　指随意运动减少，运动缓慢、笨拙。早期表现为手指精细动作如解纽扣、系鞋带等动作缓慢，逐渐发展成为全面性随意运动减少、缓慢，晚期因合并肌张力增高致起床、翻身均有困难。体检时可见面容呆板，双眼凝视，瞬目减少，呈现"面具脸"；口、咽、腭肌运动障碍，语速变慢，语音低调；书写时字越来越小，呈现"写字过小征"；做快速重复性动作如拇、示指对指时可表现运动速度和幅度进行性降低。

（四）姿势步态异常　平衡功能减退、姿势反射消失引起姿势步态不稳、易跌倒。这一症状是病情进展的重要标志，对治疗反应不佳，是致残的重要原因。在疾病早期，表现为走路时下肢拖曳，上肢摆臂幅度减小或消失。随着病情的进展，步伐逐渐变小变慢，启动、转弯时尤为明显。有时行走中全身僵住，不能动弹，称为"冻结现象"。有时迈步后，以极小的步伐越走越快，不能及时止步，称慌张步态。

（五）其他　常见自主神经症状，如便秘、出汗异常、性功能减退和溢脂性皮炎等。吞咽活动减少可导致口水过多、流涎。感觉障碍有麻木、疼痛、痉挛、不安腿综合征、嗅觉障碍等。还可有精神方面症状，如抑郁、焦虑、认知障碍、幻觉、淡漠、睡眠紊乱等。

【辅助检查】

（一）血、脑脊液常规化验均无异常，CT、MRI检查无特征性改变，但临床鉴别诊断常用。

（二）生化检测　采用高效液相色谱可检测到脑脊液和尿中高香草酸（HVA）含量降低。

（三）基因诊断　采用DNA印记技术、PCR、DNA序列分析、全基因组扫描可能发现基因突变。

（四）功能显像诊断　采用PET或SPECT进行特定的放射性核素检测，可显示脑内多巴胺转运体（DAT）功能降低、多巴胺递质合成减少等，对早期诊断、鉴别诊断及监测病情有一定价值,但非临床诊断所必须和常用。

【诊断】

诊断依据:① 中老年发病,缓慢进展性病程;② 必备运动迟缓及至少具备静止性震颤、肌强直或姿势步态异常中一项;③ 左旋多巴治疗有效。

【治疗】

帕金森病的治疗原则是:综合治疗、药物为主、改善症状、延缓病程、提高生活质量。

(一)药物治疗

目前,在帕金森病的各种治疗方法中仍以药物治疗最为有效,主要应用增强多巴胺功能和(或)阻断 Ach 作用的药物,通过维持纹状体内多巴胺和乙酰胆碱两种神经递质的平衡,使临床症状得以改善。

1. 首选药物治疗原则

(1) 老年前期(<65 岁)不伴智能减退的患者可选择:① 非麦角类多巴胺受体(DR)激动剂;② 单胺氧化酶-B(MAO-B)抑制剂或加用维生素 E;③ 金刚烷胺和(或)抗胆碱能药物,后者更适用于震颤明显者;④ COMT 抑制药;⑤ 复方左旋多巴,一般在①、②、③ 方案治疗效果不佳时使用。首选药物并非完全按照以上顺序,需根据患者的不同情况,选择不同方案。

(2) ≥65 岁或伴智能减退的患者:首选复方左旋多巴,必要时可加用 DR 激动剂、MAO-B 抑制剂或 COMT 抑制剂。

2. 治疗药物

(1) 抗胆碱能药:对震颤和肌强直有效,对运动迟缓疗效较差。适用于震颤突出并且年龄较轻患者。常用苯海索 1~2 mg,每日 3 次口服。主要副作用可有口干、唾液和汗液分泌减少、瞳孔扩大、视物模糊,便秘和尿潴留等。青光眼和前列腺肥大者禁用。

(2) 金刚烷胺:可通过促进神经末梢释放多巴胺和减少多巴胺的再摄取,能改善震颤、肌强直和运动迟缓等症状。常用量 100 mg,每日 2 次,末次应在下午 4 时前服用。副作用较少见,如不宁、失眠、头晕、头痛、恶心、下肢网状青斑、踝部水肿等。癫痫患者慎用,哺乳期妇女禁用。

(3) 复方左旋多巴:可补充黑质纹状体内多巴胺的不足,对震颤、肌强直、运动迟缓均有效,是帕金森病最重要的治疗药物。复方左旋多巴(苄丝肼左旋多巴,卡比多巴左旋多巴):初始剂量 62.5~125.0 mg,每日 2~3 次,根据病情而渐增剂量至疗效满意和不出现副作用时的适宜剂量维持治疗,餐前 1 小时或餐后一个半小时服药。副反应有恶心、呕吐、腹部不适、心律失常、位置性低血压、尿潴留、便秘加重、不宁、失眠和幻觉等,青光眼和精神分裂症患者禁用。但是,最严重而且棘手的副作用还是长期(3~5 年)服用多巴胺制剂后出现运动并发症,包括症状波动和异动症。

症状波动的治疗:症状波动主要有剂末恶化、开关现象。① 剂末恶化 每次用药有效时间缩短,症状随血药浓度发生规律性波动。处理方法可适当增加每日服药次数或每日剂量,也可改用缓释剂或加用多巴胺受体激动剂、COMT 抑制药及 MAO-B 抑制药。② 开关现象 症状在突然缓解(开期)与加重(关期)间波动,开期常伴异动症。多见于病情较重的患者,其发生与患者服药时间、药物血浆浓度无关,故无法预测关期发生的时间。患者"关期"表现为严重的帕金森症状,持续数秒钟或数分钟,然后又突然转变为"开期",并常伴有异动症。对开关现象的治疗处理较为困难,可以选用口服多巴胺受体激动剂。

异动症的治疗：异动症表现为舞蹈症或手足徐动样不自主运动、肌强直或肌阵挛，可累及头面部、四肢和躯干，有时候表现为单调刻板的不自主动作或肌张力障碍。主要有三种形式：① 剂峰异动症 出现在用药1～2小时的血药浓度高峰期，与用药过量或多巴胺受体超敏有关；治疗可减少每次复方左旋多巴的剂量，或在减量的基础上加用多巴胺受体激动药、COMT抑制药或金刚烷胺。② 双相异动症 剂初和剂末均可出现，机制不清；处理较困难。③ 肌张力障碍 表现为足或小腿痛性肌痉挛，多发生于清晨服药之前。治疗可于睡前加用复方左旋多巴控释片或长效多巴胺受体激动药，或在起床前服用左旋多巴标准剂或水溶剂。

（4）多巴胺受体（DR）激动药：可直接刺激突触后膜多巴胺 D1、D2 受体，体内半衰期长对多巴胺能神经元可能有保护作用。有两种类型，麦角类包括溴隐亭、培高利特、麦角乙脲等。非麦角类包括普拉克索、罗匹尼罗、吡贝地尔等，也需小剂量开始，逐渐加量。

（5）单胺氧化酶 B（MAO-B）抑制剂：可抑制神经元内多巴胺降解，增加脑内多巴胺含量，与复方左旋多巴合用有协同作用，对多巴胺能神经元可能有保护作用。制剂有司来吉兰、雷沙吉兰等。

（6）儿茶酚-氧位-甲基转移酶（COMT）抑制剂：通过抑制左旋多巴在外周代谢、维持左旋多巴血浆浓度稳定、加速通过血脑屏障以增加脑内多巴含量。与复方左旋多巴制剂合用可增强后者疗效，减少症状波动反应。常用恩托卡朋、托卡朋等。

（二）手术治疗

药物长期治疗效果明显减退、同时出现异动症者可考虑手术治疗。需强调的是手术仅能改善症状，而不能根治疾病，术后仍需应用药物治疗，但应减少剂量。主要方法有神经核毁损术和脑深部电刺激术（DBS），因 DBS 相对无创、安全和可调控性而成为主要选择。手术靶点包括苍白球内侧部（GPi）、丘脑腹中间核（VIM）和丘脑底核（STN），其中 STN 靶点对震颤、强直、运动迟缓和异动症的疗效最为显著。

（三）细胞移植治疗及基因治疗

胚胎中脑组织移植到患者纹状体的治疗可改善临床症状，但存在供体来源有限、远期疗效不肯定及伦理问题。干细胞治疗、络氨酸羟化酶和神经营养因子基因转染治疗近年研究很多，较有前景。

（储照虎）

第七节 癫 痫

不同病因引起的脑部神经元高度同步化异常放电所导致，由不同症状和体征组成的发作性、短暂性，通常也是刻板性的临床现象称为癫痫发作。由于癫痫发作的起源不同、传播过程不一致，其临床表现可为感觉、运动、自主神经、意识、精神、记忆、认知或行为异常。反复癫痫发作的慢性脑部疾病称为癫痫（epilepsy）。

【病因】

癫痫不是独立的疾病，而是一组疾病或综合征，引起癫痫的病因非常复杂，根据病因癫痫可分为三大类：

（一）症状性癫痫 病因明确，由于各种明确的中枢神经系统结构损伤或功能异常所致,如:脑外伤、脑血管病、肿瘤、感染、药物和毒物、遗传代谢性疾病、皮质发育障碍、神经系统变性疾病等。

(二)特发性癫痫 病因不清楚,未发现脑部有足以引起癫痫发作的结构性损伤或功能异常,与遗传因素关系密切,常在某一特定年龄段起病,具有特征性的临床及脑电图表现。如:良性家族性新生儿惊厥、伴中央颞区棘波的良性儿童癫痫、家族性颞叶癫痫等。

(三)隐源性癫痫 临床表现提示为症状性癫痫,但目前的检查手段不能发现明确的病因。其占全部癫痫的 60%～70%。

【分类】

癫痫分类非常复杂,2001 年癫痫国际分类分别对癫痫发作类型和癫痫综合征类型进行分类,发作类型的分类是依据癫痫发作时的临床表现和脑电图特征,癫痫综合征的分类则是将癫痫的病因、发病机制、临床表现、疾病演变过程、治疗效果等放到一起综合考虑进行分类。目前应用最广泛的是国际抗癫痫联盟(ILAE)1981 年癫痫发作分类和 1989 年癫痫综合征分类。

(一)癫痫发作的分类

癫痫临床表现丰富多样,但都具有如下共同特征:① 发作性,即症状突然发生,持续一段时间后迅速恢复,间歇期正常;② 短暂性,即发作持续时间非常短,通常为数秒钟或数分钟,除癫痫持续状态外,很少超过半小时;③ 重复性,即第一次发作后,经过不同间隔时间会有第二次或更多次的发作;④ 刻板性,指每次发作的临床表现几乎一致。

1. 全面性发作 发作开始意识就丧失,最初的症状和脑电图提示发作起源于大脑的双侧。包括强直－阵挛发作、阵挛发作、典型失神发作、不典型失神发作、肌阵挛失神发作、强直发作、痉挛(婴儿痉挛)、肌阵挛发作、眼睑肌阵挛(伴或不伴失神)发作、肌阵挛失张力发作、负性肌阵挛、失张力发作、全身性癫痫综合征中的反射性发作等。

(1)全面强直－阵挛发作 患者突然意识丧失、四肢强直,继之出现阵挛的序列活动是强直－阵挛性发作的主要临床特征。患者在出现意识丧失、跌倒后随后出现三个时期:强直期表现为全身肌肉强直,约持续 20 s,后进入阵挛期,全身肌肉呈节律性抽搐,频率开始较快,随之逐渐减慢,随最后一次痉挛后抽搐停止。发作后期表现为抽搐停止后患者进入昏睡、昏迷状态,然后逐渐清醒,部分患者在清醒过程中有精神行为异常,表现为挣扎、躁动不安。醒后除先兆外,对发作过程不能回忆,并可感到头痛、全身乏力、疼痛、呕吐等。

(2)阵挛发作 几乎都发生在婴幼儿,特征是重复阵挛性抽动伴意识丧失,之前无强直期。双侧对称或某一肢体为主的抽动,幅度、频率和分布多变,为婴儿发作的特征,持续 1 分钟至数分钟。EEG 缺乏特异性,可见快活动、慢波及不规则棘慢波等。

(3)典型失神发作 表现为活动突然停止、发呆、呼之不应、手中物体落地,每次发作持续数秒,每天发作数次至数十次甚至更多,发作后无明显不适。患者多数不知道自己发病。

(4)不典型失神发作 起始和终止较典型发作缓慢,有时伴有肌张力低或肌阵挛。EEG 显示较慢的不规则棘-慢波或尖-慢波,背景活动异常。多见于有弥漫性脑损害患儿,预后较差。

另外还有肌阵挛发作,表现为快速、短暂、触电样肌肉收缩,可表现为身体的某一局部或全身,也可限于某个肌群或某个肢体,常成簇发生,声、光等刺激可诱发。发作期癫痫 EEG 改变为多棘-慢波。

2. 部分性发作 脑电图或发作的症状提示癫痫发作起源于大脑一侧,初始没有意识丧失,称为部分性发作。部分性发作又可分为单纯部分性发作、复杂部分性发作、部分性继发全面性发作三种。

（1）单纯部分性发作　发作时神志清楚,对发作全过程可自我叙述;又分为以下四种发作。① 部分运动性发作:表现为身体的某一局部发生不自主抽动,多见于一侧眼睑、口角、手、足趾及身体某一局部的骨骼肌。运动性发作有 Jackson 发作:异常运动从局部开始,沿皮层功能区移动,如从手指—腕部—前臂—肘—肩—口角—面部逐渐发展;还有旋转性发作、发音性发作、姿势性发作等。② 部分感觉性发作:表现为突然性的、短暂性的、反复发作性感觉异常。包括特殊感觉发作、眩晕性发作及躯体感觉发作。③ 自主神经性发作:表现为患者突然出现短暂上腹部不适、恶心、呕吐、面色难看、出汗等症状,或上述症状之中的一个症状。④ 精神症状性发作:表现为患者出现短暂的各种类型的遗忘症(强迫思维、似曾相识等)、情感异常(忧郁、莫名其妙的恐惧、欣喜、愤怒等)、错觉(视物变形、声音异样等)、梦样状态等。

（2）复杂部分性发作　主要特征是发作时有意识障碍,呼之不应,发作后不能或部分不能自我描述发作时的情形或细节。包括表现为意识障碍和自动症发作、仅表现为意识障碍发作、表现为意识障碍与运动症状发作。

（3）部分性继发全身性发作　神经元异常放电从局部扩展至双侧脑部时出现的临床发作。包括单纯部分性发作继发全身性发作、复杂部分性发作继发全身性发作、单纯部分继发复杂部分再继发全身性发作三种。

（二）癫痫或癫痫综合征的分类

1. 与部位有关的癫痫和癫痫综合征　与部位有关的癫痫和癫痫综合征指癫痫源性损害在一侧大脑半球的某一部位。

（1）与年龄有关的特发性癫痫　伴中央-颞部棘波的良性儿童癫痫、儿童期枕叶阵发癫痫、原发性阅读性癫痫。

（2）症状性癫痫　儿童期慢性进行性部分性持续性癫痫状态、特殊促发方式的癫痫综合征(也称反射性癫痫)。

（3）隐源性癫痫　从癫痫发作类型、临床特征、常见部位推测其是继发性癫痫。但病因不明。

2. 全面性癫痫和癫痫综合征

（1）与年龄有关的特发性癫痫　良性家族性新生儿惊厥、良性新生儿惊厥、良性婴儿期肌阵挛癫痫。另还可见儿童失神癫痫、青少年失神癫痫、青少年肌阵挛癫痫、觉醒时全身强直-阵挛性癫痫。

（2）隐源性和(或)症状性　推测其是症状性,但病史及现有的检测手段未能发现病因,如 West 综合征(婴儿痉挛症)、Lennox - Gastaut 综合征、肌阵挛-猝倒性癫痫、肌阵挛失神发作性癫痫等。

（3）症状性或继发　① 无特殊病因:常见早发性肌阵挛性脑病、伴暴发抑制的早发性婴儿癫痫性脑病及其他症状性全身癫痫。② 特殊综合征:癫痫发作可并发于许多疾病,包括以癫痫发作为表现或为主要特征的疾病,包括畸形(胼胝体发育不全综合征、脑回发育不全等)和证实或疑为先天性代谢异常的疾病(苯丙酮尿症、蜡样脂褐质沉积病等)。

3. 不能确定为部分性或全面性的癫痫或癫痫综合征

（1）既有全面性又有部分性发作　如新生儿癫痫、婴儿重症肌阵挛型癫痫、慢波睡眠中持续棘慢复合波癫痫、Landau－Kleffner 综合征等。

（2）未能确定为全面性或部分性癫痫　包括所有临床及脑电图发现不能归入全面或部分性明确诊断的病例，例如许多睡眠大发作的病例。

4. 特殊综合征　包括热性惊厥、孤立发作或孤立性癫痫状态和出现在急性代谢或中毒情况下（乙醇、药物中毒、非酮性高血糖性昏迷）的发作。

【诊断】

癫痫是多种病因所致疾病，其诊断需遵循三步原则：首先明确发作性症状是否为癫痫发作；其次是哪种类型的癫痫或癫痫综合征；最后明确发作的病因是什么。

（一）病史和体格检查　完整和详尽的病史对癫痫的诊断、分型和鉴别诊断都具有非常重要的意义。病史需包括起病年龄、发作的详细过程、病情发展过程、发作诱因、是否有先兆、发作频率和治疗经过，既往史及家族史等；详尽全身及神经系统查体是必须的。

（二）辅助检查　脑电图是诊断癫痫最重要的辅助检查方法。EEG 对发作性症状的诊断有很大价值，有助于明确癫痫的诊断及分型和确定特殊综合征；神经影像学检查包括 CT 和 MRI，可确定脑结构异常或病变，对癫痫及癫痫综合征诊断和分类颇有帮助，有时可作出病因诊断，如颅内肿瘤、灰质异位等。MRI 较敏感，特别是冠状位和海马体积测量能较好地显示海马病变。

【治疗】

癫痫治疗以药物为主，药物治疗应达到三个目的：控制发作或最大限度地减少发作次数；长期治疗无明显不良反应；使患者保持或恢复其原有的生理、心理和社会功能状态。近年来抗癫痫药物（AEDs）治疗的进步、药代动力学监测技术的发展、新型 AEDs 的问世都为有效治疗癫痫提供了条件。

（一）药物治疗

1. 药物治疗的一般原则　① 确定是否用药，半年内发作两次以上者，一经诊断明确，就应用药；② 正确选择用药，根据癫痫发作类型、癫痫及癫痫综合征类型选择用药；③ 药物的用法，根据药物的半衰期可将日剂量分次服用；④ 严密观察不良反应，大多数抗癫痫药物都有不同程度的不良反应，应用抗癫痫药物前应检查肝肾功能、血尿常规及用药后监测血药浓度；⑤ 尽可能单药治疗；⑥ 合理的联合治疗；⑦ 遵循增减药物、停药及换药原则。

2. 常用的抗癫痫药

（1）传统 AEDs

① 苯妥英钠　对 GTCS 和部分性发作有效，可加重失神和肌阵挛发作。胃肠道吸收慢，代谢酶具有可饱和性，饱和后增加较小剂量即达到中毒剂量，小儿不易发现毒副反应，婴幼儿和儿童不宜服用，成人剂量 300～600 mg/d，加量时要慎重。半衰期长，达到稳态后成人可日服 1 次，儿童日服 2 次。

② 卡马西平　是部分性发作的首选药物，对复杂部分性发作疗效优于其他 AEDs，对继发性 GTCS 亦有较好的疗效，但可加重失神和肌阵挛发作。由于对肝酶的自身诱导作用，半衰期初次使用时为 20～30 小时，常规治疗剂量 10～30 mg/(kg·d)。治疗 3～4 周后，半衰期为 8～12 小时，需增加剂量维持疗效。

③ 丙戊酸　是一种广谱 AEDs，是全面性发作，尤其是 GTCS 合并典型失神发作的首选药，也用于部分性发作。胃肠道吸收快，可抑制肝的氧化、结合、环氧化功能，与血浆蛋白结合力高，故与其他 AEDs 有复杂的交互作用。半衰期短，联合治疗时半衰期为 8～9 小时。

常规剂量成人 600～2500 mg/d,儿童 16～60 mg/(kg·d)。

④ 其他 如苯巴比妥、氯硝西泮、扑痫酮等。苯巴比妥常作为小儿癫痫的首选药物,也可用于急性脑损害合并癫痫或癫痫持续状态。常规剂量成人 60～90 mg/d,小儿 2～5 mg/(kg·d);氯硝西泮主要用于肌阵挛、不典型失神及失张力发作,小剂量常可取得良好疗效,成人试用 1 mg/d,必要时逐渐加量;小儿试用 0.5 mg/d。

(2)新型 AEDs 有托吡酯、拉莫三嗪、奥卡西平、加巴喷丁、氨己烯酸、替加宾、普瑞巴林等,也可用于癫痫的治疗。

(二)手术治疗

对于一些药物难治性癫痫、某些特殊类型的癫痫综合征,如颞叶内侧癫痫及致痫灶定位明确,且不与脑内重要功能区重叠的癫痫可采用手术治疗。

(储照虎)

第八节 重症肌无力

重症肌无力(myasthenia gravis,MG)是乙酰胆碱受体(AchR)介导的一种神经肌肉接头传递功能障碍的获得性自身免疫性疾病。主要由于神经-肌肉接头突触后膜上 AchR 受损引起。临床表现为部分或全身骨骼肌无力和极易疲劳。

【病因】

重症肌无力病因至今尚未明确。近年来认为本病为自身免疫性疾病。主要有 AchR 抗体介导,在细胞免疫和补体参与下使细胞突触后膜的 AchR 被大量破坏,不能产生足够的终板电位,导致突触后膜传递功能障碍产生肌无力。引起重症肌无力免疫应答的机制目前尚不清楚。

【临床表现】

任何年龄均可发病,起病隐匿,发病年龄有两个高峰期:20～40 岁发病者女性多于男性,约为 3∶2;40～60 岁发病者以男性多见,且多合并胸腺瘤。10 岁以前发病仅占 10%,以眼肌受累较多见。

(一)临床特征

1. 受累骨骼肌呈病态疲劳 肌无力于下午或傍晚劳累后加重,肌肉连续收缩后出现严重无力甚至瘫痪,晨起或休息后症状可减轻,呈波动性,称为"晨轻暮重"现象。

2. 受累肌的分布和表现 全身骨骼肌均可受累。颅神经支配的肌肉较脊神经支配的肌肉更易受累。常从一组肌群无力开始,逐渐累及到其他肌群,直到全身骨骼肌。首发症状常为一侧或双侧眼外肌麻痹,如上睑下垂、斜视和复视。重者眼球运动受限,甚至固定。若累及面部肌肉和口咽肌则出现表情淡漠、苦笑面容;连续咀嚼无力、饮水呛咳、吞咽困难等。累及胸锁乳突肌和斜方肌则出现颈软、抬头困难、转颈、耸肩无力。四肢肌肉受累以近端为重,表现为抬臂、梳头、上楼梯困难;腱反射通常不受影响,感觉正常。

3. 肌无力危象 一些患者在发病早期迅速恶化或进展过程中突然加重,出现呼吸肌的受累,以致不能维持正常的换气功能时,称为重症肌无力危象;在诊断该危象时应与其他两种危象鉴别。这三种危象有以下特点:① 肌无力危象占 95%,为疾病发展严重的表现,注射新斯的明后显著好转为本危象特点;② 胆碱能危象占 4%,系因应用抗胆碱酯酶药物过量引起的呼吸困难,之外常伴有瞳孔缩小、多汗、唾液分泌增加等药物副作用现象,注射新斯的明后无效,症状反而加重;③ 反拗性危象占 1%,在服用抗胆碱酯酶药物期间,因感染、分娩、手术等因素导致患者突然对抗胆碱酯酶药物治疗无效,而出现呼吸困难,注射新斯的明后无效,也不加重症状。

(二)临床分型

依据骨骼肌受累的范围和病情的严重程度,采用 Osserman 分型法分为以下类型:

Ⅰ 眼肌型(15%~20%) 病变仅限于眼外肌,出现上睑下垂和复视。

ⅡA 轻度全身型(30%) 可累及眼、面、四肢肌肉,生活多可自理,无明显咽喉肌受累。

ⅡB 中度全身型(25%) 四肢肌群受累明显,有眼外肌麻痹外,还有明显的咽喉及无力。

Ⅲ 急性重症型(15%) 急性起病,常在数周内累及延髓肌、躯干肌、肢带肌和呼吸肌,肌无力严重,有重症肌无力危象,需做气管切开,死亡率较高。

Ⅳ 迟发重症型(10%) 病程达 2 年以上,常由Ⅰ、ⅡA、ⅡB 型发展而来,症状同Ⅲ型,常合并胸腺瘤,预后较差。

Ⅴ 肌萎缩型 少数患者肌无力伴肌萎缩。

【辅助检查】

(一)疲劳试验 受累肌肉重复活动后肌无力明显,休息后又恢复为阳性。

(二)新斯的明试验 是最常用的方法,一次性肌肉注射甲基硫酸新斯的明 1~1.5 mg(成人),10~20 分钟后症状明显减轻者为阳性,为防止新斯的明副作用,一般同时注射阿托品 0.5 mg。

(三)神经电生理检查 是诊断本病最为客观、关键的检查指标,常进行以下 3 项检查:① 重复神经电刺激为最常用、具有确诊价值的检查方法。MG 典型改变为动作电位波幅第 5 波比第 1 波在低频刺激时递减 10%以上或高频刺激时递减 30%以上,则为阳性。全身型重症肌无力阳性率为 80%以上,且与病情明显相关。做此检查时,患者应停用抗胆碱酯酶药物 12~18 小时。② 常规肌电图和神经传导速度。③ 单纤维肌电图。

(四)其他 如 AchR 抗体滴度测定、胸腺 CT、MRI 检查等。

【诊断】

根据病变所累的骨骼肌呈波动性和晨轻暮重特点,且无明显神经系统其他阳性定位体征,肌疲劳试验阳性,应考虑本病;若新斯的明试验阳性,重复神经电刺激提示波幅递减现象,可明确本病的诊断。

【治疗】

(一)药物治疗

1. 胆碱酯酶制剂 主要改善症状,溴吡斯的明为最常用药物,成人每次口服 60~120 mg,每日 3~4 次。应在餐前 30 分钟服用,作用时间为 6~8 小时。

2. 肾上腺皮质激素 可抑制自身免疫反应,抑制 AchR 抗体的生成,适用于各种类型的重症肌无力。大剂量冲击疗法适用于住院患者,尤其是危重症、已使用气管插管或呼吸肌辅助呼吸者。甲泼尼龙 1000 mg 静脉滴注,1 次/d,连续 3~5 d,随后每日减半量,即 500 mg、250 mg、125 mg,继之改为口服泼尼松 50 mg;也可直接口服泼尼松 60~100 mg,症状减轻后,酌情逐渐减量。维持剂量一般在 5~20 mg,应用时间依患者病情不同而异,一般至少在一年以上,个别可长达十余年。

3. 免疫抑制剂　适用于对糖皮质激素疗效不佳或不能耐受,或因有高血压、糖尿病、溃疡病而不能用糖皮质激素者。常用的免疫抑制剂有硫唑嘌呤、环磷酰胺及环孢素 A 等。

（二）其他治疗

根据患者病情可选用胸腺切除和胸腺放射治疗、血浆置换、静脉注射人免疫球蛋白等治疗方法。

（三）危象处理

一旦发生呼吸肌瘫痪,应立即进行气管插管或切开,并依据不同类型采用不同的处理办法,如肌无力危象者应加大新斯的明用量;胆碱能危象和反拗危象者暂停用抗胆碱酯酶药物,观察一段时间后再恢复应用抗胆碱酶药物,同时进行对症治疗。

（储照虎）

第九节　精神分裂症

精神分裂症(schizophrenia)是一组病因未明的精神疾病,具有思维、情感、行为等多方面的障碍,以精神活动和环境不协调为特征。通常意识清晰,智能尚好,部分患者可出现认知功能损害。多起病于青壮年,常缓慢起病,病程迁延,有慢性化倾向和衰退的可能,但部分患者可保持痊愈或基本痊愈状态。

【病因】

导致精神分裂症的确切病因仍不清楚。可能与遗传易感性、孕期宫内环境紊乱,以及生长发育期的生物-心理-社会因素等有关。

【临床表现】

（一）感知觉障碍

精神分裂症最突出的感知觉障碍是幻觉,以幻听最为常见。幻听内容多半是争论性的,或评论性的,或命令性的。幻听还可以以思维鸣响的方式表现出来,即患者所进行的思考,都被自己的声音读了出来。精神分裂症患者也可出现其他少见的幻觉,如幻视、幻触、幻味和幻嗅。精神分裂症的幻觉体验可以是非常具体生动的,也可以是朦胧模糊的,多会给患者的思维、行为带来显著的影响,患者会在幻觉的支配下作出不合常理的举动。

（二）思维障碍

思维障碍是精神分裂症的核心症状,主要表现为思维内容、思维形式和思维过程方面的异常。

1. 妄想　患者的思维内容障碍可以表现为许多形式的妄想,原发性妄想对于诊断精神分裂症最具特征性,但原发性妄想在临床上很难界定,并且非常少见。妄想性知觉、妄想性心境和妄想性记忆也是精神分裂症具有特征性的妄想。最常见的妄想有被害妄想、关系妄想、嫉妒妄想、夸大妄想、非血统妄想等。具有重要诊断意义的妄想有影响妄想、被控制感、被洞悉感、思维扩散、思维被广播等。

2. 被动体验　患者常会出现精神与躯体活动自主性方面的问题。患者感到自己的躯体运动、思维活动、情感活动、冲动都是受人控制的,有一种被强加的被动体验,常常描述为思考和行动身不由己。被动体验常常会与被害妄想联系起来。患者对这种完全陌生的被动体验赋予种种妄想性的解释,如"受到某种射线影响""被骗服了某种药物""身上被安装了先进仪器"等等。

3. 思维联想障碍(包括联想的结构障碍和自主性障碍) 联想的结构障碍的主要症状是思维散漫和思维破裂。思维散漫是思维联想结构不紧凑以及联想主题的不突出。表现为患者无论进行口头表达还是书面表达时,各层内容间以及段落间缺乏必然的逻辑联系,给人的印象是"东拉西扯",中心思想不突出,使人不易理解他到底想要向别人表达什么信息。思维破裂是句子间缺乏逻辑联系,发展到特别明显的时候,患者的讲话和书写内容每个句子之间均缺乏逻辑联系,完全杂乱无章,甚至可以呈现出"语词杂拌"的现象,旁人完全不能理解其内容。

联想的自主性障碍主要包括思维云集、思维中断、思维插入、思维被夺走等。部分患者表现为思维贫乏,患者自己体验到脑子里空洞洞,没有什么东西可想。交谈时言语少,内容单调,词穷句短,在回答问题时异常简短,多为"是""否",很少加以发挥。

4. 思维逻辑障碍 患者常见的思维逻辑障碍有病理性象征性思维、语词新作等。

(三)情感障碍

主要表现为情感迟钝或平淡,对人冷淡,缺乏正常人的关怀与交流,甚至出现情感倒错。抑郁与焦虑情绪在精神分裂症患者中也并不少见。

(四)意志与行为障碍

主要表现为意志减退,患者有活动减少、行为被动、生活懒散、孤僻离群、缺乏动力等。紧张症包括紧张性木僵和紧张性兴奋两种状态,可交替出现,是精神分裂症紧张型的典型表现。患者可出现攻击冲动、怪异幼稚等紊乱行为。少数患者可出现"意向倒错"。

【临床分型】

(一)单纯型

青少年时期发病,起病缓慢。主要表现为被动、孤僻、生活懒散、情感淡漠和意志减退。一般无幻觉妄想。此类患者易被忽视或误诊。治疗效果差,预后不良。但较少见。

(二)青春型

多发病于青春期,起病较急,病情进展较快。主要症状包括思维破裂、思维内容荒谬离奇、情感反应不协调、行为幼稚愚蠢和本能意向亢进等。幻觉妄想片段凌乱。此类患者如及时治疗,效果较好。比较常见。

(三)紧张型

多发病于青壮年,起病较急,临床表现以木僵状态多见,轻者可为运动缓慢、少语少动(亚木僵状态),重者可为不语、不动、不食,对环境变化毫无反应(木僵状态),并可出现违拗、蜡样屈曲。紧张性木僵可与短暂的紧张性兴奋交替出现,此时患者出现突然冲动、伤人毁物。此型治疗效果较其他类型好。

(四)偏执型

又称妄想型,多发病于青壮年或中年,起病缓慢。主要表现为猜疑和各种妄想,内容多脱离现实,结构往往凌乱,并有泛化趋势。可伴有幻觉和感知综合障碍。情感和行为常受幻觉或妄想的支配,出现自伤或伤人行为。偏执型进展常较缓慢,治疗效果较好。此型最为常见,占一半以上。

【诊断】

目前在临床上诊断精神分裂症主要通过精神状况检查发现的精神症状,结合病史与治疗反应等特点,按照 ICD-10 标准进行诊断。

(一)症状标准

在 1 个月或 1 个月以上时期的大部分时间内确实存在以下 1~4 中的至少一组(如不甚明确常需要两个或多个症状,或 5~9 中至少两组十分明确的症状)。

1. 思维化声、思维插入或思维被夺取、思维被播散;

2. 明确涉及躯体或四肢运动,或特殊思维、行动或感觉的被影响、被控制或被动妄想,妄想性知觉;

3. 对患者的行为进行跟踪性评论,或彼此对患者加以讨论的幻听,或来源于身体某一部分的其他类型的幻听;

4. 与文化不相称且根本不可能的其他类型的持续性妄想,如具有某种宗教或政治身份,或超人的力量和能力(如能控制天气,或与另一个世界的外来者进行交流);

5. 伴转瞬即逝或未充分形成的无明显情感内容的妄想,或伴有持久的超价观念,或连续数周或数月每日均出现的任何感官的幻觉;

6. 思潮断裂或无关的插入语,导致言语不连贯,或不中肯或语词新作;

7. 紧张性行为,如兴奋、摆姿势,或蜡样屈曲、违拗、缄默及木僵;

8. 阴性症状,如显著情感淡漠、言语缺乏、情感迟钝或不协调,常导致社会退缩及社会功能下降,但须澄清这些症状并非由抑郁症或神经阻滞剂所致;

9. 个人行为的某些方面发生显著而持久的总体性质的改变,表现为丧失兴趣、缺乏目的、懒散、自我专注及社会退缩。

(二)病程标准

特征性症状在至少 1 个月以上的大部分时间内肯定存在。

(三)排除标准

若同时存在广泛的情感症状,就不应作出精神分裂症的诊断,除非分裂症状早于情感症状出现;分裂症的症状与情感症状两者一起出现,程度均衡,应诊断为分裂情感性障碍;严重脑病、癫痫,或药物中毒或药物戒断状态应排除。

【治疗】

不论是首次发作或复发的精神分裂症患者,抗精神病药物治疗为首选治疗措施。强调尽早实施有效的足剂量、足疗程的全病程药物治疗。

(一)药物治疗

1. 第一代抗精神病药物(传统抗精神病药物)指主要作用于中枢 D_2 受体的抗精神病药物,包括:① 吩噻嗪类如氯丙嗪、硫利达嗪、奋乃静、氟奋乃静、三氟拉嗪等;② 硫杂蒽类如氟噻吨、氟哌噻吨等;③ 丁酰苯类如氟哌啶醇、五氟利多等;④ 苯甲酰胺类如舒必利等。大量临床研究及临床应用经验均证明第一代药物治疗精神分裂症症状有效,但因副作用较大,患者依从性差,有一定的局限性。

常用药物的使用剂量:氯丙嗪为 300~600 mg/d,奋乃静为 30~60 mg/d,氟哌啶醇为 8~40 mg/d,舒必利为 300~1200 mg/d,五氟利多为每周 20~60 mg,氟奋乃静癸酸酯为每 2~3 周 25~50 mg,癸氟哌啶醇为每 2 周 50~200 mg,哌泊噻嗪棕榈酸酯为每 2~4 周 50~100 mg。

2. 第二代抗精神病药物(非典型抗精神病药物)比第一代抗精神病药具有较高的5－HT$_{2A}$受体的阻断作用,即 DA 受体与5－HT 受体的联合拮抗剂。

常用药物的使用剂量:利培酮(2～8 mg/d),齐拉西酮(80～160 mg/d),氯氮平(300～600 mg/d),奥氮平(10～30 mg/d),奎硫平(300～800 mg/d),氨磺必利(200～800 mg/d),阿立哌唑(15～30 mg/d)。

精神分裂症的药物治疗可分为急性期治疗、巩固期治疗、维持期治疗三个阶段。急性期治疗疗程至少6周。巩固期治疗疗程一般持续3～6个月。维持期治疗的疗程可根据患者的情况决定,一般2～5年。对有严重自杀企图、暴力行为和攻击性行为病史的患者,维持期的治疗应适当延长。

(二) 电抽搐治疗

电抽搐治疗和改良电抽搐治疗(无抽搐电休克治疗)对精神分裂症的兴奋躁动,特别是出现冲动伤人,木僵或亚木僵、拒食,精神分裂症疾病过程中或病后有严重的抑郁情绪等有显著的疗效。

(三) 心理治疗

心理治疗有助于解决患者的心理需要和心理问题,全面提高社会功能,获得临床治愈。因此,心理治疗必须成为精神分裂症治疗的一部分。精神分裂症临床分型多,症状丰富,患者同时可以伴有认知、情绪及神经症性症状等,没有哪一种心理治疗方法能全部解决这些问题。所以,要针对精神分裂症的不同病期、不同症状选择合适的心理治疗方法。

(储照虎 吴义高)

第十节 心 境 障 碍

心境障碍(mood disorder),又称情感性精神障碍(affective disorder),是以显著而持久的情感或心境改变为主要特征的一组精神障碍。临床上主要表现为情感高涨或低落,伴有相应的认知和行为改变,可有精神病性症状,如幻觉、妄想等。大多数患者有反复发作的倾向,部分可有残留症状或转为慢性。

根据 ICD－10 分类,心境障碍包括躁狂发作、抑郁发作、双相情感障碍、复发性抑郁障碍和持续性抑郁障碍等类型。本章主要介绍躁狂发作、抑郁发作及双相情感障碍。

【病因】

本病的病因尚不清楚,可能与遗传因素、神经生化因素和心理社会因素等有关。

【临床表现】

(一) 躁狂发作(躁狂症)

躁狂发作的典型临床症状是情感高涨、思维奔逸和活动增多等"三高"症状,可伴有夸大观念或妄想、冲动行为等。

1. 情感高涨 表现为自我感觉良好,心情轻松愉快,整天兴高采烈,得意洋洋,笑逐颜开。其高涨的心境具有一定的感染力,能博得周围人的共鸣。但部分患者容易出现情绪不稳、易激惹、敌意,甚至破坏及攻击行为。

在情绪高涨的背景上,常出现夸大观念(常涉及健康、容貌、能力、地位和财富等),自我评价过高,自命不凡,盛气凌人。严重时可发展为夸大妄想,但内容与现实接近。

2. 思维奔逸　表现为联想过程明显加快,思维内容丰富多变,自觉脑子聪明,反应敏捷。语量大、语速快、口若悬河,有些自感语言表达跟不上思维速度。联想丰富,概念一个接一个地产生,或引经据典,或高谈阔论,信口开河,严重时可出现"音联"和"意联"。

3. 活动增多　表现为精力旺盛,兴趣范围广,活动明显增多,整日忙碌不停,但多虎头蛇尾,有始无终。或爱管闲事,爱打抱不平,爱与人开玩笑,爱接近异性;或行为轻率或鲁莽(如挥霍、不负责任),自控能力差。

4. 躯体症状　表现为睡眠明显减少但无困倦感,可有食欲增加、性欲亢进、交感神经兴奋症状。

（二）抑郁发作（抑郁症）

既往将抑郁发作概括为情感低落、思维迟缓、意志活动减退等"三低"症状,现认为这是重度抑郁发作的典型症状,部分抑郁发作患者并不具备。现在将抑郁发作的临床表现概括为以下三个主要症状群。

1. 核心症状群　诊断抑郁症必须具备这三个症状之一。

（1）情绪低落　患者体验到情绪基调低沉、灰暗,常诉心情不好、高兴不起来。在此基础上患者会感到无助、无用和绝望。典型病例常有晨重夜轻节律改变的特点。

（2）兴趣缺乏　表现为患者对以前喜爱的活动缺乏兴趣,如体育、文娱、业余爱好,典型者对任何活动和事物均无兴趣,整日闭门不出、卧床不起,不愿见人。

（3）乐趣丧失　表现为患者无法从生活及其他活动中体验到快乐,也称为"快感缺失"。

2. 心理症状群

（1）焦虑　患者莫名其妙地感到紧张、担心、坐立不安甚至恐惧。焦虑与抑郁常伴发,且常成为抑郁症的主要症状之一,主观的焦虑症状可伴发一些躯体症状,如心慌、尿频、出汗等。

（2）自责自罪　患者对自己既往的一些过失或错误痛加责备,认为自己的一些作为让别人感到失望,自己的患病给家人、社会带来巨大的负担。严重时患者可无限上纲,达到自罪妄想的程度。

（3）精神病性症状　主要是妄想或幻觉。内容与抑郁状态和谐的称为与心境相和谐的妄想,如罪恶妄想、无价值妄想、躯体疾病或灾难妄想、嘲弄性或谴责性的听幻觉等;而内容与抑郁状态不和谐的称为与心境不和谐的妄想,如被害或自我援引妄想,没有情感色彩的幻听等。这些妄想一般不具有精神分裂症妄想的特征,如原发性、荒谬性等。

（4）认知症状　抑郁症伴发的认知症状主要表现为近事记忆力下降,注意力障碍(反应时间延长),警觉性增高,抽象思维能力差,学习困难,语言流畅性差,空间知觉、眼手协调及思维灵活性等能力减退。另外,认知扭曲也是重要特征之一,如对各种事物均作出悲观的解释,将周围一切都看成灰色的。

（5）自杀观念和行为　抑郁症患者半数左右会出现自杀观念。轻者常常会想到与死亡有关的内容,或感到活着没意思,没劲;再重会有生不如死,希望毫无痛苦地死去;之后则会主动寻找自杀的方法,并反复寻求自杀。患者最终会有10%～15%死于自杀。偶尔患者会出现所谓"扩大性自杀",患者可在杀死数人后再自杀,导致极严重的后果。因此它绝非一种可治可不治的"良性"疾病,积极的治疗干预是十分必要的。

（6）精神运动性迟滞或激越　精神运动性迟滞在心理上表现为思维发动的迟缓和思流

的缓慢。患者将之表述为"脑子像是没有上润滑油"。同时会伴有注意力和记忆力的下降。在行为上表现为运动迟缓,工作效率下降。严重者可以达到木僵的程度。精神运动性激越则表现为脑中反复思考一些没有目的的事情,思维内容无条理,大脑持续处于紧张状态。但由于无法集中注意来思考一个中心议题,因此思维效率下降,无法进行创造性思考。在行为上则表现为烦躁不安,紧张激越,有时不能控制自己的动作,但又不知道自己因何烦躁。

(7) 自知力 患者大多有自知力,知道自己和过去不一样,但往往归咎自己是"命中注定""自作自受"。

3. 躯体症状群

主要有睡眠障碍(包括入睡困难、睡眠浅、早醒等)、食欲减退、体重减轻、性欲下降、便秘、躯体疼痛不适、乏力及自主神经功能失调症状等。

(三) 双相情感障碍

双相情感障碍的临床特点是反复(至少两次)出现心境和活动水平明显紊乱的发作,有时表现为心境高涨、精力充沛和活动增加(躁狂或轻躁狂),有时表现为心境低落、精力减退和活动减少(抑郁)。发作间期通常以完全缓解为特征。

【诊断】

心境障碍的诊断主要应根据病史、临床症状、病程及体格检查和实验室检查,典型病例诊断一般不困难。密切的临床观察,把握疾病横断面的主要症状及纵向病程的特点,进行科学的分析是临床诊断的可靠基础。

临床诊断要点为:① 躁狂发作和抑郁发作分别是以显著而持久的心境高涨或低落为主要表现的。躁狂发作时,在情感高涨的背景上,伴有思维奔逸及意志活动的增多;抑郁发作时,在情感低落的背景上,伴有思维迟缓和意志活动的减少。大多数患者的思维和行为异常与高涨或低落的心境相协调。② 可伴有躯体不适症状。躁狂发作时常伴有食欲增加、性欲亢进、睡眠需要减少;抑郁发作时,躯体症状更为多见,若出现早醒、食欲减退、体重下降、性欲减退及抑郁心境表现为晨重夜轻的节律改变,有助于诊断。

【治疗】

(一) 躁狂发作的治疗

躁狂发作的治疗主要以药物治疗为主,常见药物包括心境稳定剂和抗精神药物。

1. 心境稳定剂

(1) 锂盐 碳酸锂是治疗躁狂发作的首选药物,既可用于躁狂的急性发作,也可用于缓解期的维持治疗,总有效率约 80%。锂盐对躁狂的复发也有预防作用。

急性躁狂发作时碳酸锂的剂量为 600~2000 mg/d,一般从小剂量开始,3~5 天内逐渐增加至治疗剂量,分 2~3 次服用。一般在 1 周后见效。维持治疗剂量为 500~1500 mg/d。由于锂盐的治疗剂量与中毒剂量比较接近,应对血锂浓度进行动态监测,并根据病情、治疗反应和血锂浓度调整剂量。急性期治疗血锂浓度应维持在 0.8~1.2 mmol/L,维持治疗时为 0.4~0.8 mmol/L,血锂浓度的上限不宜超过 1.4 mmol/L,以防锂盐中毒。

(2) 抗癫痫药物 主要有卡马西平和丙戊酸盐(钠盐或镁盐)。卡马西平应从小剂量开始,逐渐增加至 600~1200 mg/d,分 2~3 次口服。也可与碳酸锂联用,但剂量应适当减小。血药浓度为 6 μg/ml。常见不良反应有镇静、恶心、视物模糊、皮疹、再生障碍性贫血、肝功能异常等。

丙戊酸盐也应从小剂量开始,每次 200 mg,每日 2~3 次。逐渐增加至 800~1200 mg/d。

最大剂量不超过 1800 mg/d。可参考血药浓度调整剂量,有效血药浓度为 50～100 mg/ml。丙戊酸盐较为安全,常见不良反应为胃肠道症状、震颤、体重增加等。肝、肾功能不全者应减量。白细胞减少及严重肝脏疾病者禁用。

2. 抗精神病药物　氯氮平、奥氮平、利培酮与喹硫平等均能有效地控制躁狂发作的兴奋症状,且疗效较好。特别是氯氮平和碳酸锂联合可治疗难治性躁狂症。

3. 电抽搐治疗　电抽搐治疗对急性重症躁狂发作极度兴奋躁动、对锂盐治疗无效或不能耐受的患者有一定治疗效果。并起效迅速,可单独应用或合并药物治疗,一般隔日一次,4～10 次为一疗程。合并药物治疗的患者应适当减少药物剂量。

(二) 抑郁发作的治疗

1. 药物治疗　以抗抑郁药物为主。抗抑郁药物能够有效缓解抑郁心境及伴随的焦虑、紧张和躯体症状,有效率达 60%～80%。抗抑郁药物的维持治疗在一定程度上能预防抑郁复发,但不能防止转向躁狂,甚至可能促发躁狂。当抗抑郁药物治疗中出现躁狂发作时,应按双相情感障碍治疗。

常用药物的使用剂量:① 选择性 5-羟色胺再摄取抑制剂(SSRIs):代表药物有氟西汀(20～60 mg/d)、帕罗西汀(20～60 mg/d)、舍曲林(50～200 mg/d)、氟伏沙明(50～300 mg/d)、西酞普兰(20～40 mg/d)及艾司西酞普兰(10～20 mg/d);② 去甲肾上腺素和 5-羟色胺双重摄取抑制剂(SNRIs):代表药物有文拉法辛,有效治疗剂量为 75～300 mg/d,有速释和缓释两种剂型;③ NE 和特异性 5-HT 能抗抑郁药(NaSSAs):代表药物有米氮平(15～45 mg/d);④ 三环类及四环类抗抑郁药:代表药物有丙咪嗪(150～300 mg/d)、氯丙咪嗪(150～300 mg/d)、阿米替林(150～300 mg/d)、多塞平(150～300 mg/d)及马普替林(150～250 mg/d)等;⑤ 单胺氧化酶抑制剂(MAOIs):代表药物有吗氯贝胺(300～600 mg/d);⑥ 其他抗抑郁药:安非他酮、瑞波西汀、曲唑酮、噻奈普汀等。目前临床上一般推荐 SSRIs、SNRIs、NaSSAs 作为一线药物选用。但由于价格因素,三环类及四环类抗抑郁药仍可作为治疗抑郁发作的首选药物。

2. 电抽搐治疗　对于有严重消极自杀言行或抑郁性木僵的患者,电抽搐治疗应是首选的治疗;对使用抗抑郁药治疗无效的患者也可采用电抽搐治疗。6～10 次为一疗程。电抽搐治疗后仍需用药物维持治疗。

3. 心理治疗　对有明显心理社会因素作用的抑郁症患者,在药物治疗的同时常需合并心理治疗。支持性心理治疗,通过倾听、解释、指导、鼓励和安慰等帮助患者正确认识和对待自身疾病,主动配合治疗。认知治疗、行为治疗、人际心理治疗、婚姻及家庭治疗等一系列的治疗技术,能帮助患者识别和改变认知歪曲,矫正患者适应不良性行为,改善患者人际交往能力和心理适应功能,提高患者家庭和婚姻生活的满意度,从而能减轻或缓解患者的抑郁症状,调动患者的积极性,纠正其不良人格,提高患者解决问题的能力和应对处理应激的能力,节省患者的医疗费用,促进康复,预防复发。

(储照虎　吴义高)

第十一节　神经症性障碍

神经症性障碍(neurotic disorder),旧称神经症(neurosis),是一组精神障碍的总称。起病常与社会心理因素有关,病前多有一定的易感素质和人格基础,症状主要表现为脑功能失调症状、情绪症状、强迫症状、疑病症状、各种躯体不适感等,疾病痛苦感明显但社会功能相对完好,病程大多持续迁延。这些共同的临床特征把这一组疾病放在同一个名称下沿用多年。参考 ICD‐10 分类的特点,本章主要介绍恐惧症、焦虑症、强迫症。

一般来讲,神经症性障碍其共同特征为:① 起病常与社会心理因素有关;② 病前多有一定的易感素质和个性基础;③ 症状主要表现为脑功能失调症状、情绪症状、强迫症状、疑病症状、躯体不适感等,这些症状在不同类型的神经症性障碍患者身上常常混合存在;④ 没有发现肯定的器质性病变;⑤ 患者无精神病性症状;⑥ 对疾病有相当的自知力,疾病痛苦感明显,有求治要求;⑦ 社会功能相对完好,行为一般保持在社会规范允许的范围内;⑧ 病程大多持续迁延。

一、恐　惧　症

恐惧症(phobia)是指患者对某种客观事物或情境产生异乎寻常的恐惧和紧张,并常伴有明显的自主神经症状。患者明知这种恐惧反应是过分的或不合理的,但在相同场合下仍反复出现,难以控制,以致极力回避所恐惧的客观事物或情境,影响其正常活动。

【临床表现】

恐惧症患者所恐惧的对象达数百种之多。通常将其归纳为以下三大类。

场所恐惧症又称广场恐惧症,是恐惧症中最常见的一种,约占60%。多起病于25岁左右,35岁左右为另一个发病高峰年龄,女性多于男性。主要表现为对某些特定环境的恐惧,不仅包括害怕开放的空间,也包括害怕置身人群及难以逃回安全处所的其他地方。如高处、广场、密闭的环境和拥挤的公共场所等,关键特征之一是没有即刻能用的出口。患者害怕离家或独处,害怕进入商店、剧场、车站或乘坐公共交通工具,因为患者担心在这些场所出现严重焦虑,得不到帮助,无法逃避。所以竭力回避这些环境,甚至根本不敢出门。

社交恐惧症多在17~30岁期间发病,常无明显诱因突然起病。核心症状围绕着害怕在小团体(与人群相对)中被人审视或目光对视,导致对社交情境的回避。社交恐惧在男女两性发病率几乎相同。可表现为孤立的(仅限于在公共场合进食、公开讲话,或遇到异性),也可以是泛化的,涉及几乎所有情境。社交恐惧通常伴有自我评价低和害怕批评,可有脸红、手抖、恶心或尿急等症状。

单一恐惧症指患者对某一具体的物件、动物等有一种不合理的恐惧。最常见的为对某种动物或昆虫的不合常情的恐惧,如蛇、狗、猫、鼠、鸟、蜘蛛、青蛙、毛毛虫等,哪怕这些动物被关在笼子里,毫无危险性。有些患者害怕血液或尖锐锋利的物品,还有些对自然现象产生恐惧,如黑暗、风、雷、电等。单一恐惧症的症状恒定,多只限于某一特殊对象,既不改变,也不泛化。但在部分患者却可能在消除了对某一物体的恐惧之后,又出现新的恐惧对象。单一恐惧症常起始于童年,以女性多见。另外,放射性疾病、性病感染,以及新近出现的艾滋病也是疾病恐惧的常见对象。

【诊断】

根据 ICD-10 的诊断标准,其诊断要点如下。

场所恐惧症确诊须符合下述三点:① 心理症状或自主神经症状必须是焦虑的原发表现,而不是继发于其他症状,如妄想或强迫思维;② 焦虑局限于(或主要发生在)以下情境中的两种以上:人群、公共场所、离家旅行、独行;③ 对恐惧情境的回避必须是或曾经是突出的特征。

社交恐惧症确诊需符合以下三点:① 心理、行为或自主神经症状必须是焦虑的原发表现,而不是继发于妄想或强迫症状等其他症状;② 焦虑必须局限于或主要发生在特定的社交情境;③ 对恐惧情境的回避必须是突出特征。

单一恐惧症确诊需符合以下三点:① 心理或自主神经症状必须是焦虑的原发表现,而不是继发于妄想或强迫思维等其他症状;② 焦虑必须局限于面对特定的恐惧物体或情境时;③ 尽一切可能对恐惧情境加以回避。

患者符合神经症性障碍的共同特征,以特殊物体或情境的不合情理的恐惧,以及主动回避恐惧对象为特征,颇具特殊性,一般诊断不难。

【治疗】

以心理治疗为首选,特别是认知行为治疗。药物治疗主要采用抗焦虑药和抗抑郁药,用于减轻焦虑和继发抑郁情绪。

(一)心理治疗

认知行为疗法是治疗恐惧症的首选方法。既往系统脱敏疗法、暴露冲击疗法等行为治疗方法对恐惧症已取得了相当好的治疗效果。但行为疗法只强调可观察到的行为动作,疗效是否持久,结论不一。近来发展的认知行为治疗在调整患者行为的同时,强调对患者不合理认知的调整,效果更好。

(二)药物治疗

三环类抗抑郁药丙咪嗪和氯丙咪嗪对恐惧症有一定的疗效,并能减轻焦虑和抑郁症状。SSRIs 类(如帕罗西汀、氟西汀、氟伏沙明、舍曲林、西酞普兰、艾司西酞普兰)、SNRIs 类(如文拉法辛、度洛西汀)、NaSSAs 类(如米氮平)、MAOIs 类(如吗氯贝胺)等均被认为对恐惧症状有较好疗效,且副作用比较少。苯二氮䓬类与普萘洛尔也因可缓解患者的焦虑而有效,尤其是可增强患者接受行为治疗的信心。

二、焦　虑　症

焦虑症(anxiety)以广泛和持续性焦虑或反复发作的惊恐不安为主要特征,常伴有自主神经紊乱、肌肉紧张与运动性不安。过去几十年中,焦虑症曾被称为心脏神经官能症、激惹心脏、神经循环衰弱、血管运动性神经症、自主神经功能紊乱等,究其原因是因为焦虑症自主神经紊乱的症状比较明显,如心慌、气促、胸闷、全身不适等。目前,焦虑症分为广泛性焦虑障碍与惊恐障碍两种主要形式。

【临床表现】

（一）广泛性焦虑症

又称慢性焦虑症，是焦虑症最常见的表现形式。常缓慢起病，以经常或持续存在的焦虑为主要临床相。具有以下表现：

1. 精神焦虑　精神上的过度担心是焦虑症状的核心。表现为对未来可能发生的、难以预料的某种危险或不幸事件的经常担心。有的患者不能明确意识到他担心的对象或内容，而只是一种提心吊胆、惶恐不安的强烈的内心体验，称为自由浮动性焦虑。有的患者担心的也许是现实生活中可能发生的事情，但其担心、焦虑和烦恼的程度与现实很不相称，称为预期焦虑。

2. 躯体焦虑　表现为运动不安、肌肉紧张、自主神经功能紊乱多种躯体症状。

3. 觉醒度增高　表现为过分的警觉，对外界刺激敏感，易于出现惊跳反应；注意力难于集中，易受干扰；难以入睡、睡中易惊醒；情绪易激惹；有的患者能体会到自身肌肉的跳动、血管的搏动、胃肠道的蠕动等。

（二）惊恐障碍

又称急性焦虑症。基本特征是严重焦虑（惊恐）的反复发作，焦虑不局限于任何特定的情境或某类环境，因而具有不可预测性。患者常突然感到一种突如其来的惊恐体验，伴濒死感或失控感以及严重的自主神经功能紊乱症状。患者好像觉得死亡将至，或奔走、惊叫、四处呼救。严重的自主神经功能失调主要有三个方面：① 心脏症状：胸痛、心动过速、心跳不规则；② 呼吸系统症状：呼吸困难，严重时有窒息感；③ 神经系统症状：头痛、头晕、眩晕、晕厥和感觉异常。也可以有出汗、腹痛、全身发抖或全身瘫软等症状。惊恐发作通常起病急骤，终止也迅速，一般历时 5～20 分钟，很少超过 1 个小时，但不久又可突然再发。发作期间始终意识清晰，高度警觉，发作后仍心有余悸，产生预期性焦虑，担心下次再发，后出现虚弱无力。60% 以上的患者由于担心发病时得不到帮助而产生回避行为，如不敢单独出门，不敢到人多热闹的场所，发展为场所恐惧症。

【诊断】

在符合神经症性障碍共同特征的基础上，根据焦虑症的临床特点，诊断一般不难。应注意的是，焦虑症的焦虑症状是原发的，凡是继发于躯体疾病和其他精神障碍如妄想、抑郁、强迫等，均不能诊断为焦虑症。

广泛性焦虑症诊断要点为：一次发作中，患者必须在至少数周（通常为数月）内的大多数时间存在焦虑的原发症状，这些症状通常应包含以下要素：① 担心（为将来的不幸烦恼，感到忐忑不安，注意困难等）；② 运动性不安（坐卧不宁、紧张性头痛、颤抖、无法放松）；③ 自主神经活动亢进（头重脚轻、出汗、心动过速或呼吸急促、上腹不适、头晕、口干等）。儿童突出的表现可能是经常需要抚慰和一再出现躯体主诉。出现短暂的（一次几天）其他症状，特别是抑郁，并不排斥广泛性焦虑作为主要诊断，但患者不得完全符合抑郁障碍、恐惧症、惊恐障碍、强迫症的诊断标准。

惊恐障碍诊断要点为：发生在确定情境的惊恐发作被视为恐惧严重度的表现，因此优先考虑恐惧症的诊断。仅当不存在恐惧症列出的任何恐惧时，才把惊恐障碍作为主要诊断。

要确诊应在大约 1 个月之内存在几次严重的自主神经性焦虑：① 发作出现在没有客观危险的环境；② 不局限于已知的或可预测的情境；③ 发作间期基本没有焦虑症状（尽管预期性焦虑常见）。

【治疗】

（一）心理治疗

1. 认知治疗　焦虑症患者对事物的一些歪曲的认知，是造成疾病迁延不愈的原因之一。对患者进行全面的评估后，要帮助患者改变不良认知（过高地估计负性事件出现的可能性和过分戏剧化或灾难化地想象事件的结果）或进行认知重建。

2. 行为治疗　运用呼吸训练、放松训练、分散注意技术等行为治疗方法对患者因焦虑引起的肌肉紧张、自主神经功能紊乱引起的心血管系统与消化系统症状有很好的疗效。对于因焦虑或惊恐发作而回避社交的患者，可以应用系统脱敏（暴露）治疗。

（二）药物治疗

药物治疗应该低剂量开始，缓慢加量。一般在 1～2 周加到治疗量。一般在达到治疗剂量后 8 周内，症状可以明显减轻。为防止焦虑症复发，近期主张应长期治疗 12～24 个月，个别亚型需终生治疗。

临床上目前使用较多的抗焦虑药物有苯二氮䓬类药物、5-HT$_{1A}$受体部分激动剂、抗抑郁药物。目前，国外多数焦虑障碍指南广泛推荐使用有抗抑郁和抗焦虑双重作用的抗抑郁剂。临床上常用的 SSRIs 类、SNRIs 类和 NaSSAs 类较 TCAs 类和 MAOIs 类更为安全，耐受性更好。苯二氮䓬类药物可作为较早期的辅助用药，尤其对于急性焦虑或激惹时，可用于急性干预。由于依赖、镇静和认知损害等，苯二氮䓬类药物限于短期应用，如严密监控下用药是安全、有效的。肾上腺素能受体阻滞剂如普萘洛尔也常被用于减轻焦虑症患者自主神经功能亢进所致的躯体症状，如心悸、心动过速、震颤、多汗、气促或窒息感等，但对减轻精神焦虑和防止惊恐发作效果不大。一般与苯二氮䓬类药物合用。常用量为每次 10～30 mg，每天 3 次。有哮喘史者禁用。

三、强　迫　症

强迫症（obsessive-compulsive disorder）是以强迫观念、强迫冲动或强迫行为等强迫症状为主要表现的一种神经症性障碍。其特点是有意识的自我强迫与反强迫同时存在，二者的尖锐冲突使患者焦虑和痛苦；患者体验到冲动或观念来源于自我，意识到强迫症状是异常的，但无法摆脱。病程迁延者可表现为仪式化动作为主而精神痛苦减轻，但社会功能明显受损。

【临床表现】

（一）强迫观念

1. 强迫怀疑　对已完成的某件事的可靠性有不确定感，如门窗煤气是否关紧？钱物是否点清？吐痰是否溅在别人身上？别人的话是否听清？理解是否正确？

2. 强迫回忆　不由自主地反复回忆以往经历，无法摆脱。

3. 强迫性穷思竭虑　对一些毫无意义或与己无关的事反复思索、刨根究底，如患者思考地球为什么是圆的而不是方的？眉毛为什么长在眼睛的上面而不是眼睛的下面？欲罢不能。

4. 强迫性担心　一种不必要的担心。如寝室里丢了一条毛巾，某同学担心失主怀疑自己，又不好主动向失主说明，一直耿耿于怀，十多年后还写信给那位失主询问毛巾是否找到，声明此事与己无关，并可找若干旁证。自知此事十分荒唐，却非如此不能释怀。

（二）强迫意向或冲动

患者感到有一种冲动要去做某种违背自己心愿的事。如某工人见到电插座就有去触电的冲动；有的患者站在阳台上就有往下跳的冲动；有的患者抱着自己的婴孩就有想往地上摔的冲动。患者不会真的去做，也知道这种想法是非理性的，但这种冲动无法停止、欲罢不能。

（三）强迫动作和行为

1. 强迫检查　多为减轻强迫怀疑引起的焦虑而采取的措施。常表现为反复检查门窗、煤气是否关好，电插头是否拔掉，账目是否搞错等，严重者检查数十遍还不放心。

2. 强迫洗涤　多源于怕受污染这一强迫观念而表现反复洗手、洗衣物、消毒家具等。往往花费大量的精力和时间，自知没有必要，但控制不住。

3. 强迫性仪式动作　通常是为了对抗某种强迫观念所引起的焦虑而逐渐发展起来的。如一位学生开始出现强迫观念时便摇头对抗，果然有效，但好景不长，摇头不能抵抗强迫观念，于是就增加一项手拍桌子的动作，此法开始有效，但效率逐渐下降，于是患者又增加一项跺脚的动作以加强对抗作用。久而久之，患者即发展了一套复杂的仪式化程序：先摇几下头，接着拍几下桌子，然后跺脚。

4. 强迫询问　患者常常不相信自己，为了消除疑虑或穷思竭虑给自己带来的焦虑，常反复询问他人（尤其是家人），以获得解释与保证。

【诊断】

要作出肯定诊断，必须在连续两周中的大多数日子里存在强迫症状或强迫动作，或两者并存。这些症状引起痛苦或妨碍活动。

强迫症状应具备以下特点：① 必须被看作是患者自己的思维或冲动；② 必须至少有一种思想或动作仍在被患者徒劳地加以抵制，即使患者不再对其他症状加以抵制；③ 实施动作的想法本身应该是令人不愉快的；④ 想法、表象，或冲动必须是令人不快地一再出现。

【治疗】

（一）心理治疗　目的是使患者对自己的个性特点和所患疾病有正确客观的认识，对周围环境、现实状况有正确客观的判断，丢掉精神包袱以减轻不安全感；学习合理的对应方法，增强自信，以减轻其不确定感；不好高骛远，不过分精益求精，以减轻其不完美感。行为治疗、认知治疗、精神分析治疗均可用于强迫症。

（二）药物治疗　严重强迫症患者往往伴有严重焦虑和抑郁症状，这时药物治疗应为首选。三环类抗抑郁药物中以氯丙咪嗪效果最好，最为常用。常用剂量为150～300 mg/d，分3次服。一般2～3周开始显效，一定要从小剂量开始，4～6周左右无效者可考虑改用或合用其他药物，一般治疗时间不宜短于3～6个月。SSRIs类的氟伏沙明、舍曲林、帕罗西汀、氟西汀等也常用于治疗强迫症，效果与三环类抗抑郁药相似，但副作用较少。此外，对强迫症伴有严重焦虑情绪者可合用苯二氮䓬类药物，如氯硝西泮；对难治性强迫症，可合用卡马西平或丙戊酸钠等心境稳定剂,可能会取得一定疗效。

(储照虎 吴义高)

复 习 题

1. 简述特发性面神经麻痹的主要症状。
2. 简述特发性面神经麻痹的治疗方案及治疗效果。
3. 简述三叉神经痛的主要症状及其治疗方案。
4. 简述急性炎症脱髓鞘性多发性神经病诊断要点及其治疗方案。
5. 简述急性脊髓炎的主要临床表现。
6. 简述脊髓压迫症的病因及治疗原则。
7. 颈内动脉系统和椎-基底动脉系统 TIA 主要临床表现有何不同?
8. 急性脑梗死急性期治疗方法有哪些? 腔隙性脑梗死有哪些主要临床类型?
9. 简述脑出血主要临床表现及其治疗原则。
10. 简述蛛网膜下腔出血的常见病因及治疗原则。
11. 癫痫的定义是什么?
12. 什么是失神发作?
13. 什么叫癫痫持续状态?
14. 简述癫痫治疗的一般原则。
15. 简述癫痫持续状态的处理原则。
16. 帕金森病的临床特点是什么?
17. 帕金森病治疗的原则是什么? 有哪些药物治疗?
18. 精神分裂症的临床表现有哪些?
19. 精神分裂症有哪些治疗手段?
20. 神经症性障碍有哪些共性特征?
21. 试述心境障碍躁狂发作与抑郁发作的主要临床表现。

第十七章　中　毒

第一节　概　述

进入人体的化学物质达到中毒量对组织和器官产生损害引起的全身性疾病称为中毒 (poisoning)。根据接触毒物的毒性、剂量和时间,通常将中毒分为急性中毒和慢性中毒两类:急性中毒是由短时间内吸收大量毒物引起的,发病急,症状严重,变化迅速,如不积极治疗,可危及生命。慢性中毒是由长时间小量毒物进入人体蓄积引起的,起病缓慢,病程较长,缺乏特异性中毒诊断指标,容易误诊和漏诊。因此,对于怀疑慢性中毒的要认真询问病史和查体。慢性中毒多见于职业中毒。

【病因】

(一)职业中毒　在生产过程中,接触有毒的原料、中间产物或成品,如果不注意劳动保护,即可发生中毒。在保管、使用和运输方面,如不遵守安全防护制度,也会发生中毒。

(二)生活中毒　误食、意外接触毒物、用药过量、自杀或谋害等情况下,过量毒物进入人体都可引起中毒。

【临床表现】

(一)急性中毒　不同化学物质急性中毒表现不完全相同,严重中毒时共同表现有发绀、昏迷、惊厥、呼吸困难、休克和少尿等。

1. 皮肤黏膜表现

(1)皮肤及口腔黏膜灼伤　见于强酸、强碱、甲醛、苯酚、甲酚皂溶液(来苏儿)等腐蚀性毒物灼伤。硝酸灼伤皮肤黏膜痂皮呈黄色,盐酸痂皮呈棕色,硫酸痂皮呈黑色。

(2)发绀　引起血液氧合血红蛋白减少的毒物中毒可出现发绀。亚硝酸盐、苯胺或硝基苯等中毒时,血高铁血红蛋白含量增加出现发绀。

(3)黄疸　毒蕈、鱼胆或四氯化碳中毒损害肝脏会出现黄疸。

2. 眼球表现　瞳孔扩大见于阿托品、莨菪碱类中毒;瞳孔缩小见于 OPI、氨基甲酸酯类杀虫药中毒;视神经炎见于甲醇中毒。

3. 神经系统表现

(1)昏迷　见于催眠、镇静或麻醉药中毒;有机溶剂中毒;窒息性毒物(如一氧化碳、硫化氢、氰化物)中毒;高铁血红蛋白生成性毒物中毒;农药(如 OPI、有机汞杀虫药、拟除虫菊酯杀虫药、溴甲烷)中毒。

(2)谵妄　见于阿托品、乙醇或抗组胺药中毒。

(3)肌纤维颤动　见于 OPI、氨基甲酸酯类杀虫药中毒。

(4)惊厥　见于窒息性毒物或异烟肼中毒,有机氯或拟除虫菊酯类杀虫药等中毒。

（5）瘫痪　见于蛇毒、三氧化二砷、可溶性钡盐或磷酸三邻甲苯酯等中毒。

（6）精神失常　见于一氧化碳、酒精、阿托品、二硫化碳、有机溶剂、抗组胺药等中毒，成瘾药物戒断综合征等。

4. 呼吸系统表现

（1）呼出特殊气味　乙醇中毒呼出气有酒味；氰化物有苦杏仁味；OPI、黄磷、铊等有蒜味；苯酚、甲酚皂溶液有苯酚味。

（2）呼吸加快　水杨酸类、甲醇等兴奋呼吸中枢，中毒后呼吸加快；刺激性气体中毒引起脑水肿时，呼吸加快。

（3）呼吸减慢　催眠药或吗啡中毒时过度抑制呼吸中枢导致呼吸麻痹，使呼吸减慢。

（4）肺水肿　刺激性气体、OPI 或百草枯等中毒常发生肺水肿。

5. 循环系统表现

（1）心律失常　洋地黄、夹竹桃、蟾蜍等中毒时兴奋迷走神经，拟肾上腺素药、三环类抗抑郁药等中毒时兴奋交感神经和氨茶碱中毒等通过不同机制引起心律失常。

（2）心脏骤停　① 心肌毒性作用：见于洋地黄、奎尼丁、锑剂或依米丁（吐根碱）等中毒；② 缺氧：见于窒息性气体毒物（如甲烷、丙烷和二氧化碳等）中毒；③ 严重低钾血症：见于可溶性钡盐、棉酚或排钾利尿药中毒等。

（3）休克　三氧化二砷中毒引起剧烈呕吐和腹泻；强酸和强碱引起严重化学灼伤致血浆渗出；严重巴比妥类中毒抑制血管中枢，引起外周血管扩张。均由不同途径引起有效循环血容量相对和绝对减少发生休克。

6. 泌尿系统表现　中毒后肾脏损害有肾小管堵塞、肾缺血或肾小管坏死导致急性肾衰竭，出现少尿或无尿。

7. 血液系统表现　如砷化氢中毒、苯胺或硝基苯等中毒可引起溶血性贫血和黄疸；水杨酸类、肝素或双香豆素过量，敌鼠和蛇毒咬伤中毒等引起止凝血障碍致出血；氯霉素、抗肿瘤药或苯等中毒可引起白细胞减少。

8. 发热　见于阿托品、二硝基酚或棉酚等中毒。

（二）慢性中毒　因接触毒物不同，表现有异。

1. 神经系统表现　痴呆（见于四乙铅或一氧化碳等中毒）、震颤麻痹综合征（见于一氧化碳、吩噻嗪或锰等中毒）和周围神经病（见于铅、砷或 OPI 等中毒）。

2. 消化系统表现　砷、四氯化碳、三硝基甲苯或氯乙烯中毒常引起中毒性肝病。

3. 泌尿系统表现　镉、汞、铅等中毒可引起中毒性肾脏损害。

4. 血液系统表现　苯、三硝基甲苯中毒可出现再生障碍性贫血或白细胞减少。

5. 骨骼系统表现　氟中毒可引起氟骨症；黄磷中毒可引起下颌骨坏死。

【诊断】

对于中毒患者，需要了解现场、目击者所有情况。谋杀中毒患者，往往不能得到正确病史。因此，中毒诊断通常要根据接触史、临床表现、实验室毒物检查分析和调查周围环境有无毒物存在，以及共同生活人员，还要与其他症状相似的疾病进行鉴别后再进行诊断。急性中毒患者需要迅速诊断。慢性中毒需注意生活环境以及工作环境，容易误诊和漏诊。

（一）病史　病史包括接触毒物时间、中毒环境和途径、毒物名称和剂量、初步治疗情况和既往生活及健康状况。

1. 任何中毒都要了解发病现场情况，查明接触毒物的证据。

2. 既往史对于中毒患者,尚应了解发病前健康、生活习惯、嗜好、情绪、行为改变、用药及经济情况。上述情况都有助于对中毒患者进行分析判断。

(二)临床表现 对不明原因的突然昏迷、呕吐、惊厥、呼吸困难和休克患者或不明原因的发绀、周围神经麻痹、贫血、白细胞减少、血小板减少及肝损伤患者都要想到中毒。

对有确切接触毒物史的急性中毒患者,要分析症状和体征出现的时间顺序是否符合某种毒物中毒表现规律。然后迅速进行重点体格检查,根据神志、呼吸、脉搏、血压情况,紧急处理。病情允许时,认真进行系统检查。例如,考虑 OPI 中毒时,要注意呼出气有无蒜味和有无瞳孔缩小、肌纤维颤动、支气管分泌物增多和肺水肿等。经过鉴别诊断,排除其他疾病后,才能得出急性中毒诊断。

(三)实验室检查 急性中毒时,应常规留取剩余的毒物或可能含毒的标本,如呕吐物、胃内容物、尿、粪和血标本等。必要时进行毒物分析或细菌培养。对于慢性中毒,检查环境中和人体内有无毒物存在,有助于确定诊断。

【治疗】

(一)治疗原则

1. 立即终止毒物接触;

2. 紧急复苏和对症支持治疗;

3. 清除体内尚未吸收的毒物;

4. 应用解毒药;

5. 预防并发症。

(二)急性中毒治疗

1. 立即终止毒物接触 立即将患者撤离中毒现场,转到空气新鲜的地方;立即脱去污染的衣服;用温水或肥皂水清洗皮肤和毛发上的毒物,不必用药物中和;用清水彻底冲洗清除眼内的毒物,局部一般不用解毒药;清除伤口中的毒物。

2. 紧急复苏和对症支持治疗 复苏和支持治疗目的是保护和恢复患者重要器官功能,帮助危重症患者度过危险期。对急性中毒昏迷患者,要保持呼吸道通畅、维持呼吸和循环功能;严重中毒出现心脏骤停、休克、循环衰竭、呼吸衰竭、肾衰竭、水电解质和酸碱平衡紊乱时,立即采取有效急救复苏措施,稳定生命体征。惊厥时,选用抗惊厥药,如苯巴比妥钠、地西泮等;脑水肿时,应用甘露醇或山梨醇和地塞米松等。

3. 清除体内尚未吸收的毒物 经口中毒者,早期清除胃肠道尚未吸收的毒物可使中毒病情明显改善,愈早、愈彻底愈好。

(1)催吐

1)物理法刺激催吐 对于神志清楚的合作患者,嘱其用手指或压舌板、筷子刺激咽后壁或舌根诱发呕吐。未见效时,嘱其饮温水 200～300 ml,然后再用上述方法刺激呕吐,如此反复进行,直到呕出清亮胃内容物为止。

2)药物催吐 阿扑吗啡:为吗啡衍生物,是半合成中枢性催吐药,用于意外中毒不能洗胃者。一次 2～5 mg,皮下注射,为增强催吐效果,给药前先饮水 200～300 ml。本品不宜重复应用或用于麻醉药中毒者。处于昏迷、惊厥状态或吞服石油蒸馏物、腐蚀剂的患者,催吐可能引起出血或食管撕裂、胃穿孔,禁忌催吐。

(2)鼻胃管抽吸 应用小口径的鼻胃管经鼻放置于胃内,抽吸出胃内容物。有效用于口服液体毒物者。

（3）洗胃

1）适应证　用于口服毒物1小时以内者；对于服用吸收缓慢的毒物、胃蠕动功能减弱或消失者，服毒4～6小时后仍应洗胃。

2）禁忌证　吞服强腐蚀性毒物、食管静脉曲张、惊厥或昏迷患者，不宜进行洗胃。

3）洗胃方法　洗胃时，患者取左侧卧位，头稍低并转向一侧。应用较大口径胃管，涂石蜡油润滑后由口腔将胃管向下送进50 cm左右。如能抽出胃液，证明胃管确在胃内；如果不能肯定胃管是否在胃内，可向胃管注入适量空气，如在胃区听到"咕噜"声，证明在胃内。首先吸出全部胃内容物，留送毒物分析。然后，每次向胃内注入200～300 ml温开水。一次注入量过多则易促使毒物进入肠腔内。洗胃时，需要反复灌洗，直至洗出液清亮为止。洗胃液总量至少2～5 L，甚至可用到6～8 L，或更多。拔胃管时，要先将胃管尾部夹住，以免拔胃管过程中管内液体反流入气管内。

4）洗胃液的选择　根据进入胃内的毒物种类不同，选用洗胃液不同。① 溶剂：口服脂溶性毒物（如汽油或煤油等）时，先用液体石蜡使其溶解不被吸收，然后洗胃。② 活性炭吸附剂：活性炭是强力吸附剂，能吸附多种毒物。活性炭的效用有时间依赖性，因此应在摄毒60分钟内给予活性炭。活性炭结合是一种饱和过程，需要应用超过毒物的足量活性炭来吸附毒物。首次1～2 g/kg，加水200 ml，由胃管注入，2～4小时重复应用0.5～1.0 g/kg，直至症状改善。活性炭解救对氨基水杨酸盐中毒的理想比例为10：1，推荐活性炭剂量为25～100 g。不能被活性炭很好吸附的毒物有乙醇、铁和锂等。应用活性炭主要并发症有呕吐、肠梗阻和吸入性肺炎。③ 中和剂：强酸用弱碱（如镁乳、氢氧化铝凝胶等）中和，不要用碳酸氢钠，因其有造成穿孔危险。强碱可用弱酸类物质（如食醋、果汁等）中和。④ 沉淀剂：有些化学物与毒物作用，生成溶解度低、毒性小的物质，因而可用作洗胃剂。乳酸钙或葡萄糖酸钙与氟化物或草酸盐作用，生成氟化钙或草酸钙沉淀。2%～5%硫酸钠与可溶性钡盐作用，生成不溶性硫酸钡。生理盐水与硝酸银作用生成氯化银。⑤ 解毒药：解毒药与体内存留毒物起中和、氧化和沉淀等化学作用，使毒物失去毒性。根据毒物种类不同，选用1：5000高锰酸钾液，可使生物碱、蕈类氧化而解毒。

5）洗胃并发症　胃穿孔或出血，吸入性肺炎或窒息等。

4. 导泻　洗胃后，灌入泻药以清除肠道内毒物。一般不用油脂类泻药，以免促进脂溶性毒物吸收。导泻常用硫酸钠或硫酸镁，15 g溶于水内，口服或由胃管注入。镁离子吸收过多对中枢神经系统有抑制作用，肾或呼吸衰竭、昏迷和磷化锌、OPI中毒晚期者不宜使用。

5. 灌肠　除腐蚀性毒物中毒外，用于口服中毒6小时以上、导泻无效及抑制肠蠕动毒物（巴比妥类、颠茄类或阿片类）中毒者，应用1%温肥皂水连续多次灌肠。

6. 促进已吸收毒物排出

（1）强化利尿和改变尿液酸碱度：

1）强化利尿　目的在于增加尿量和促进毒物排出。主要用于毒物以原形由肾脏排除的中毒。根据血浆电解质和渗透压情况选用静脉液体，有心、肺和肾功能障碍者勿用此疗法。方法为：① 快速大量静脉输注5%～10%葡萄糖溶液或5%糖盐水溶液，每小时500～1000 ml；② 同时静脉注射呋塞米20～80 mg。

2）改变尿液酸碱度　根据毒物溶解后酸碱度不同，选用相应能增强毒物排除的液体改变尿液酸碱度：① 碱化尿液：弱酸性毒物（如苯巴比妥或水杨酸类）中毒，静脉应用碳酸氢钠碱化尿液（pH≥8.0），促使毒物由尿排出；② 酸化尿液：碱性毒物（苯丙胺、士的宁和苯环己哌啶)中毒时,静脉输注维生素 C(4~8 g/d)或氯化铵(2.75 mmol/kg,每 6 小时一次)使尿液 pH<5.0。

(2) 供氧 一氧化碳中毒时,吸氧可促使碳氧血红蛋白解离,加速一氧化碳排出。高压氧治疗是一氧化碳中毒的特效疗法。

(3) 血液净化 一般用于中毒严重患者,尽早使用。

1) 血液透析 用于清除血液中分子量较小和非脂溶性的毒物(如苯巴比妥、水杨酸类、甲醇、茶碱、乙二醇和锂等)。氯酸盐或重铬酸盐中毒能引起急性肾衰竭,是血液透析的首选指征。一般中毒 12 小时内进行血液透析效果好。如中毒时间过长,毒物与血浆蛋白结合,则不易透出。

2) 血液灌流 血液流过装有活性炭或树脂的灌流柱,毒物被吸附后,再将血液输回患者体内。此法能吸附脂溶性或与蛋白质结合的化学物,能清除血液中巴比妥类(短效、长效)和百草枯等,是目前最常用的中毒抢救措施。应注意,血液灌流时,血液的正常成分如血小板、白细胞、凝血因子、葡萄糖、二价阳离子也能被吸附排出,因此需要认真监测和必要的补充。

3) 血浆置换 用于消除游离或与蛋白结合的毒物,特别是生物毒(如蛇毒、蕈中毒)及砷化氢等溶血毒物中毒。一般需在数小时内置换 3~5 L 血浆。

7. 解毒药

(1) 金属中毒解毒药 此类药物多属螯合剂,常用的有氨羧螯合剂和巯基螯合剂。① 依地酸钙钠:本品是最常用的氨羧螯合剂,可与多种金属形成稳定而可溶的金属螯合物排出体外。用于治疗铅中毒。1 g 加于 5% 葡萄糖液 250 ml,稀释后静脉滴注,每日一次,连用 3 天为一疗程,间隔 3~4 天后可重复用药。② 二巯丙醇:此药含有活性巯基(—SH),巯基解毒药进入体内可与某些金属形成无毒、难解离但可溶的螯合物由尿排出。此外,还能夺取已与酶结合的重金属,使该酶恢复活力,从而达到解毒。用于治疗砷、汞中毒。急性砷中毒治疗剂量:第 1~2 天,2~3 mg/kg,每 4~6 小时一次,肌内注射;第 3~10 天,每天 2 次。本药不良反应有恶心、呕吐、腹痛、头痛或心悸等。③ 二巯丙磺钠:作用与二巯丙醇相似,但疗效较好,不良反应少。用于治疗汞、砷、铜或锑等中毒。汞中毒时,用 5% 二巯丙磺钠 5 ml,每天 1 次,肌内注射,用药 3 天为一疗程,间隔 4 天后可重复用药。④ 二巯丁二钠:用于治疗锑、铅、汞、砷或铜等中毒。急性锑中毒出现心律失常时,首次 2.0 g,注射用水 10~20 ml 稀释后缓慢静脉注射,此后每小时一次,每次 1.0 g,连用 4~5 次。

(2) 高铁血红蛋白血症解毒药 亚甲蓝(美蓝):小剂量亚甲蓝可使高铁血红蛋白还原为正常血红蛋白,用于治疗亚硝酸盐、苯胺或硝基苯等中毒引起的高铁血红蛋白血症。剂量:1% 亚甲蓝 5~10 ml(1~2 mg/kg)稀释后静脉注射,根据病情可重复应用。药液注射外渗时易引起组织坏死。

(3) 氰化物中毒解毒药 中毒后,立即吸入亚硝酸异戊酯。继而,3% 亚硝酸钠溶液 10 ml 缓慢静脉注射。随即,用 50% 硫代硫酸钠 50 ml 缓慢静脉注射。

(4) 甲吡唑 它和乙醇是治疗乙二醇和甲醇(methanol)中毒的有效解毒药。乙二醇中毒患者肾损伤不严重时,应用甲吡唑可避免血液透析。静脉负荷量 15 mg/kg,加入 100 ml 以上生理盐水或 5% 葡萄糖溶液输注 30 分钟以上。维持量 10 mg/kg,每 12 小时一次,连用 4 次。

(5) 奥曲肽 它能降低胰岛 β 细胞作用,用于治疗磺酰脲类药物过量引起的低血糖。有过敏反应者禁用。成人剂量 50～100 μg,每 8～12 小时皮下注射或静脉输注。

（6）高血糖素　能诱导释放儿茶酚胺,是 β 受体阻断药和钙通道阻断药中毒的解毒剂,也可用在普鲁卡因、奎尼丁和三环抗抑郁药过量。主要应用指征是心动过缓和低血压。首次剂量 5～10 mg 静脉注射。

（7）中枢神经抑制剂解毒药:

① 纳洛酮是阿片类麻醉药的解毒药,对麻醉镇痛药引起的呼吸抑制有特异性拮抗作用。近年来临床发现,纳洛酮不仅对急性酒精中毒有催醒作用,对各种镇静催眠药中毒也有一定疗效。② 氟马西尼(flumazenil)是苯二氮类中毒的特效解毒药。

（8）有机磷杀虫药解毒药　应用阿托品和氯解磷定。

8. 预防并发症　惊厥时,保护患者避免受伤;卧床时间较长者,要定时翻身,以免发生坠积性肺炎、压疮或血栓栓塞性疾患等。

【预防】

（一）加强防毒宣传;

（二）加强毒物管理;

（三）预防化学性食物中毒;

（四）防止误食毒物或用药过量;

（五）预防地方性中毒病。

（蒋静涵）

第二节　常见农药中毒

农药(pesticide)是指用来杀灭害虫、啮齿动物、真菌和莠草等为防治农业病虫害的药品。农药种类很多,目前常用的包括杀虫药(有机磷类、氨基甲酸酯类、拟除虫菊酯类和甲脒类等)、灭鼠药(rodenticide)和除草剂(herbicide)等。

一、有机磷杀虫药中毒

有机磷杀虫药(OPI)中毒主要通过抑制体内胆碱酯酶(cholinesterase,ChE)活性,失去分解乙酰胆碱(acetylcholine,ACh)能力,引起体内生理效应部位 ACh 大量蓄积,使胆碱能神经持续过度兴奋,表现毒蕈碱样、烟碱样和中枢神经系统等中毒症状和体征。严重者,常死于呼吸衰竭。

【病因】

有机磷杀虫药中毒的常见原因:

（一）生产中毒　在生产过程中引起中毒的主要原因是杀虫药污染手、皮肤或吸入呼吸道引起。

（二）使用中毒　在使用过程中,施药人员喷洒时,药液污染皮肤以及吸入空气中杀虫药所致;或手直接接触杀虫药原液引起中毒。

（三）生活性中毒　在日常生活中,急性中毒主要由于误服、故意吞服而中毒。

【临床表现】

（一）急性中毒　急性中毒发病时间与毒物种类、剂量、侵入途径和机体状态（如空腹或进餐）密切相关。口服中毒在 10 分钟至 2 小时发病；吸入后约 30 分钟；皮肤吸收后一般 2～6 小时发病。中毒后，出现急性胆碱能危象（acute cholinergic crisis），表现为：

1. 毒蕈碱样症状（muscarinic signs）又称 M 样症状　主要是副交感神经末梢过度兴奋，产生类似毒蕈碱样作用。平滑肌痉挛表现：瞳孔缩小，胸闷、气短、呼吸困难，恶心、呕吐、腹痛、腹泻；括约肌松弛表现：大小便失禁；腺体分泌增加表现：大汗、流泪和流涎；气道分泌物明显增多：表现咳嗽、气促，双肺有干性或湿性啰音，严重者发生肺水肿。

2. 烟碱样症状（nicotinic signs）又称 N 样症状　在横纹肌神经肌肉接头处 ACh 蓄积过多，出现肌纤维颤动，甚至全身肌肉强直性痉挛，也可出现肌力减退或瘫痪，呼吸肌麻痹引起呼吸衰竭或停止。交感神经节受 ACh 刺激，其节后交感神经纤维末梢释放儿茶酚胺，表现血压增高和心律失常。

3. 中枢神经系统症状　过多 ACh 刺激所致，表现头晕、头痛、烦躁不安、谵妄、抽搐和昏迷，有的发生呼吸、循环衰竭死亡。

4. 局部损害　有些有机磷杀虫药接触皮肤后发生过敏性皮炎、皮肤水疱或剥脱性皮炎；污染眼部时，出现结膜充血和瞳孔缩小。

（二）迟发性多发神经病（delayed polyneuropathy）　急性重度和中度有机磷杀虫药中毒患者症状消失后 2～3 周出现迟发性神经损害，表现感觉、运动型多发性神经病变，主要累及肢体末端，发生下肢瘫痪、四肢肌肉萎缩等。目前发生机制不清，患者全血或红细胞 ChE 活性正常；神经-肌电图检查提示神经源性损害。

（三）中间型综合征（intermediate syndrome）　多发生在重度有机磷杀虫药中毒后 24～96 小时及复能药用量不足患者，经治疗胆碱能危象消失、意识清醒或未恢复和迟发性多发神经病发生前，突然出现屈颈肌和四肢近端肌无力和第Ⅲ、Ⅶ、Ⅸ、Ⅹ 对脑神经支配的肌肉无力，出现眼睑下垂、眼外展障碍、面瘫和呼吸肌麻痹，引起通气障碍性呼吸困难或衰竭，可导致死亡。其中甲胺磷、敌敌畏、乐果、久效磷引起中间型综合征较多。其发病机制不清，可能与 ChE 受抑制，影响神经肌肉接头处突触后功能有关。全血或红细胞胆碱酯酶活性在 30% 以下；高频重复刺激周围神经的肌电图检查，肌诱发电位波幅进行性递减。

【实验室检查】

（一）血 ChE 活力测定　血胆碱酯酶活力是诊断有机磷杀虫药中毒的特异性实验指标，对判断中毒程度、疗效和预后极为重要。以正常人血胆碱酯酶活力值作为 100%，急性有机磷杀虫药中毒时，ChE 活力值在 70%～50% 为轻度中毒；50%～30% 为中度中毒；30% 以下为重度中毒。对长期有机磷杀虫药接触者，血胆碱酯酶活力值测定可作为生化监测指标。

（二）尿中 OPI 代谢物测定　在体内，对硫磷和甲基对硫磷氧化分解为对硝基酚，敌百虫代谢为三氯乙醇。尿中测出对硝基酚或三氯乙醇有助于诊断上述毒物中毒。

【诊断】

根据患者有机磷杀虫药接触史、呼出气大蒜味、瞳孔缩小、多汗、肌纤维颤动和意识障碍等，一般不难诊断。对于不明原因的意识障碍、瞳孔缩小，并伴有肺水肿患者，也要考虑到有机磷杀虫药中毒。如监测血胆碱酯酶活力降低，可确诊。

OPI 中毒应与中暑、急性胃肠炎或脑炎等鉴别，尚需与拟除虫菊酯类中毒及甲脒类中毒鉴别。前者口腔和胃液无特殊臭味，血胆碱酯酶活力正常；后者以嗜睡、发绀、出血性膀胱炎为主要表现,而无瞳孔缩小和腺体分泌增加等表现。

此外,诊断时尚需注意:口服乐果和马拉硫磷中毒患者,急救后病情好转,在数日至一周后突然恶化,可重新出现有机磷杀虫药急性中毒症状,或肺水肿或突然死亡。这种临床"反跳"现象可能与残留在皮肤或体内的有机磷杀虫药重吸收或解毒药停用过早有关。

急性中毒诊断分级:

轻度中毒仅有 M 样症状,胆碱酯酶活力 70%～50%。

中度中毒 M 样症状加重,出现 N 样病状,胆碱酯酶活力 50%～30%。

重度中毒具有 M、N 样症状,并伴有肺水肿、抽搐、昏迷,呼吸肌麻痹和脑水肿,胆碱酯酶活力 30% 以下。

【治疗】

(一)迅速清除毒物

立即将患者撤离中毒现场。彻底清除未被机体吸收进入血的毒物,如迅速脱去污染衣服,用肥皂水清洗污染皮肤、毛发和指甲;眼部污染时,用清水、生理盐水、2%碳酸氢钠溶液或3%硼酸溶液冲洗。口服中毒者,用清水、2%碳酸氢钠溶液(敌百虫忌用)或 1∶5000 高锰酸钾溶液(对硫磷忌用)反复洗胃,即首次洗胃后保留胃管,间隔 3～4 小时重复洗胃,直至洗出液清亮为止。然后用硫酸钠 20～40 g 溶于 20 ml 水,经鼻胃管注入,观察 30 分钟,无导泻作用时,20% 甘露醇 250 ml。

(二)紧急复苏。

(三)解毒药　在清除毒物过程中,同时应用胆碱酯酶复能药和胆碱受体阻断药治疗。

1. 用药原则根据病情,要早期、足量、联合和重复应用解毒药,并且选用合理给药途径及择期停药。中毒早期即联合应用抗胆碱能药与 ChE 复能药才能取得更好疗效。

2. 胆碱酯酶复能药(cholinesterase reactivator)肟类化合物能使被抑制的胆碱酯酶恢复活性。主要对抗外周 N 胆碱受体活性,能有效解除烟碱样毒性作用,对 M 样症状和中枢性呼吸抑制作用无明显影响。所用药物如下:

氯解磷定(pyraloximemethylchloride,PAM‑CI,氯磷定):复能作用强,毒性小,水溶性大,可供静脉或肌内注射,是临床上首选的解毒药。碘解磷定:复能作用较差,毒性小,水溶性小,仅能静脉注射,是临床上次选的解毒药。双复磷(obidoxime,DMO4):重活化作用强,毒性较大,水溶性大,能静脉或肌内注射。

ChE 复能药不良反应有短暂眩晕、视力模糊、复视、血压升高等。用量过大能引起癫痫样发作和抑制 ChE 活力。碘解磷定剂量较大时,尚有口苦、咽干、恶心。注射速度过快可导致暂时性呼吸抑制;双复磷不良反应较明显,有口周、四肢及全身麻木和灼热感,恶心、呕吐和颜面潮红,剂量过大可引起室性期前收缩和传导阻滞,有的发生中毒性肝病。

M 胆碱受体阻断药　又称外周性抗胆碱能药。阿托品和山莨菪碱等主要作用于外周 M 受体,能缓解 M 样症状,对 N 受体无明显作用。根据病情,阿托品每 10～30 分钟或 1～2 小时给药一次,直到患者 M 样症状消失或出现"阿托品化"。阿托品化指征为瞳孔较前扩大、口干、皮肤干燥、心率增快(90～110 次/分)和肺湿啰音消失。此时,应减少阿托品剂量或停用。如出现瞳孔明显扩大、神志模糊、烦躁不安、抽搐、昏迷和尿潴留等为阿托品中毒,立即停用阿托品。

N 胆碱受体阻断药　又称中枢性抗胆碱能药,如东莨菪碱、苯那辛、苯扎托品、丙环定等,对中枢 M 和 N 受体作用强,对外周 M 受体作用弱。盐酸戊乙奎醚(penehyclidine,长托宁)对外周 M 受体和中枢 M、N 受体均有作用,但选择性作用于 M1、M3 受体亚型,对 M2 受体作用极弱,对心率无明显影响;较阿托品作用强,有效剂量小,作用时间(半衰期 6~8 h)长,不良反应少;首次用药需与氯解磷定合用。

根据 OPI 中毒程度,可采用胆碱酯酶复活剂与阿托品联合用药。两药合用时,应减少阿托品用量,以免发生阿托品中毒。

3. 复方制剂是将生理性拮抗剂与中毒酶复能药组成的复方制剂。国内有解磷注射液(每支含阿托品 3 mg、苯那辛 3 mg 和氯解磷定 400 mg)。首次剂量:轻度中毒 1/2~1 支肌注;中度中毒 1~2 支;重度中毒 2~3 支。但尚需分别另加氯解磷定,轻度中毒 0~0.5 g,中度中毒 0.5~1.0 g,重度中毒 1.0~1.5 g。

对重度患者,症状缓解后逐渐减少解毒药用量,待症状基本消失后停药观察,通常至少观察 3~7 天再出院。

(四)对症治疗　重度 OPI 中毒患者常伴有多种并发症,如酸中毒、低钾血症、严重心律失常、脑水肿等。特别是合并严重呼吸和循环衰竭时如处理不及时,应用的解毒药尚未发挥作用患者即已死亡。

(五)中间型综合征治疗　立即给予人工机械通气。同时应用氯解磷定 1.0 g/次,肌注,酌情选择给药间隔时间,连用 2~3 天。积极对症治疗。

【预防】

对生产和使用 OPI 人员要进行宣传普及防治中毒常识;在生产和加工 OPI 的过程中,严格执行安全生产制度和操作规程;搬运和应用农药时应做好安全防护。对于慢性接触者,定期体检和测定全血胆碱酯酶活力。

二、氨基甲酸酯类杀虫药中毒

氨基甲酸酯类杀虫药(carbamate insecticides,包括呋喃丹、西维因、叶蝉散和涕灭威)及常见除草剂(包括灭草灵、禾大壮和燕麦灵),以呋喃丹最为常用,又名卡巴呋喃或虫螨威。呋喃丹具有选择性强、作用迅速、对人畜毒性低等优点,生产性中毒主要发生在加工生产、成品包装和使用过程中,若自服或误服中毒者病情较重。

氨基甲酸酯类可经消化道、呼吸道和皮肤吸收。吸收后分布于肝、肾、脂肪和肌肉中,其他组织中的含量甚低。在肝进行代谢,一部分经水解、氧化或与葡萄糖醛酸结合而解毒,一部分以原形或其代谢产物迅速由肾排泄,24 小时可排出 90%以上。

氨基甲酸酯类杀虫药的立体结构式与乙酰胆碱(ACh)相似,可与胆碱酯酶(ChE)阴离子部位和酯解部位结合,形成可逆性的复合物,即氨基甲酰化,使其失去水解 ACh 活力,引起 ACh 蓄积,刺激胆碱能神经兴奋,产生相应的临床表现。但氨基甲酰化 ChE 易水解,使 ChE 活性子 4 小时左右自动恢复。故临床症状很轻且恢复较快。

【临床表现】

生产性中毒主要通过呼吸道和皮肤吸收,中毒后 2~6 小时发病;口服中毒发病较快,可在 10~30 分钟内出现中毒症状。

(一)轻度中毒:头痛、头晕、乏力、视力模糊、恶心、呕吐、流涎、多汗、食欲减退和瞳孔缩小。

(二)中度中毒:除上述症状加重外,尚有肌纤维颤动。

（三）重度中毒：昏迷、肺水肿、呼吸衰竭、心肌、肝和肾功能损害。

【诊断】

根据接触史、临床表现和血 ChE 活力降低，诊断并不困难。西维因在体内主要水解为 1-萘酚，尿中萘酚排出量增高有助于诊断。

【治疗】

（一）清除毒物 皮肤污染用肥皂水彻底清洗，洗胃用 2% 碳酸氢钠溶液。

（二）阿托品，轻度中毒 1~2 mg，中度中毒 5 mg，重度中毒 10 mg，可重复注射，但应防止过量，临床应用可参考有机磷杀虫药中毒。胆碱酯酶复能药对氨基甲酸酯杀虫药引起的 ChE 抑制无复活作用，且可出现不良反应，故禁用。

（三）对症支持治疗。

（蒋静涵）

第三节 急性一氧化碳中毒

在生产和生活环境中，含碳物质不完全燃烧可产生一氧化碳（carbon monoxide，CO）。CO 是无色、无臭和无味气体，比重 0.967。空气中 CO 浓度达到 12.5% 时，有爆炸危险。吸入过量 CO 引起的中毒称急性一氧化碳中毒（acute carbon monoxide poisoning），俗称煤气中毒。急性一氧化碳中毒是较为常见的生活中毒和职业中毒。

【病因】

工业上，高炉煤气和发生炉含 30%~35% CO；水煤气含 30%~40% CO。在炼钢、炼焦和烧窑等生产过程中，如炉门、窑门关闭不严，煤气管道漏气或煤矿瓦斯爆炸产生大量 CO，会导致吸入中毒。失火现场空气中 CO 浓度高达 10%，也可引起现场人员中毒。

煤炉产生的气体含 CO 量高达 6%~30%，应用时不注意防护可发生中毒。每日吸烟一包，可使血液碳氧血红蛋白（COHb）浓度升至 5%~6%，连续大量吸烟也可致 CO 中毒。

【临床表现】

（一）急性中毒 正常人血液中 COHb 含量可达 5%~10%。急性 CO 中毒的症状与血液中 COHb 浓度有密切关系，同时也与患者中毒前的健康状况，如有无心、脑血管病及中毒时体力活动等情况有关。按中毒程度可分为三级：

1. 轻度中毒 血液 COHb 浓度为 10%~20%。患者有不同程度头痛、头晕、恶心、呕吐、心悸和四肢无力等。原有冠心病的患者可出现心绞痛。脱离中毒环境吸入新鲜空气或氧疗，症状很快消失。

2. 中度中毒 血液 COHb 浓度为 30%~40%。患者出现胸闷、气短、呼吸困难、幻觉、视物不清、判断力降低、运动失调、嗜睡、意识模糊或浅昏迷。口唇黏膜可呈樱桃红色，临床罕见。氧疗后患者可恢复正常且无明显并发症。

3. 重度中毒 血液 COHb 浓度达 40%~60%。迅速出现昏迷、呼吸抑制、肺水肿、心律失常或心力衰竭。患者可呈去皮质综合征（decortical syndrome）状态。部分患者因吸入呕吐物引起吸入性肺炎。受压部位皮肤可出现红肿和水疱。眼底检查可发现视乳头水肿。

（二）急性一氧化碳中毒迟发脑病（神经精神后发症） 急性一氧化碳中毒患者在意识

障碍恢复后,一般经过 2～60 天的"假愈期",可出现下列临床表现之一。① 精神意识障碍:呈现痴呆木僵、谵妄状态或去皮质状态;② 锥体外系神经障碍:由于基底神经节和苍白球损害出现震颤麻痹综合征(表情淡漠、四肢肌张力增强、静止性震颤、前冲步态);③ 锥体系神经损害:如偏瘫、病理反射阳性或小便失禁等;④ 大脑皮质局灶性功能障碍:如失语、失明、不能站立及继发性癫痫;⑤ 脑神经及周围神经损害:如视神经萎缩、听神经损害及周围神经病变等。

【实验室检查】

(一)血液 COHb 测定　可采用简易测定方法,① 加碱法:取患者血液 1～2 滴,用蒸馏水 3～4 ml 稀释后,加 10%氢氧化钠溶液 1～2 滴,混匀。血液中 COHb 增多时,加碱后血液仍保持淡红色不变,正常血液则呈绿色。本实验在 COHb 浓度高达 50%时才呈阳性反应。② 分光镜检查法:取血数滴,加入蒸馏水 10 ml,用分光镜检查可见特殊的吸收带。监测血中 COHb 浓度,不仅能明确诊断,而且有助于分型和估计预后。

(二)脑电图检查　可见弥漫性低波幅慢波,与缺氧性脑病进展相平行。

(三)头部 CT 检查　脑水肿时可见脑部有病理性密度减低区。

【诊断】

根据吸入较高浓度 CO 的接触史,急性发生的中枢神经损害的症状和体征,结合及时血液 COHb 测定的结果,按照国家诊断标准(GB8781—88),可作出急性 CO 中毒诊断。职业性 CO 中毒多为意外事故,接触史比较明确。疑有生活性中毒者,应询问发病时的环境情况,如炉火烟囱有无通风不良或外漏现象及同室人有无同样症状等。

【治疗】

(一)终止 CO 吸入　迅速将患者转移到空气新鲜处,终止 CO 继续吸入。卧床休息,保暖,保持呼吸道畅通。

(二)氧疗　给予氧疗,迅速纠正缺氧状态。

1. 吸氧中毒者给予吸氧治疗,如鼻导管和面罩吸氧。吸入新鲜空气时,CO 由 COHb 释放出半量约需 4 小时;吸入纯氧时可缩短至 30～40 分钟;吸入 3 个大气压的纯氧可缩短至 20 分钟。

2. 高压氧舱治疗能增加血液中物理溶解氧,提高总体氧含量,促进氧释放和加速 CO 排出,可迅速纠正组织缺氧,缩短昏迷时间和病程,预防 CO 中毒引发的迟发性脑病。

(三)机械通气　呼吸停止时,应行气管内插管,吸入 100%氧,进行机械通气。危重患者可考虑血浆置换。

(四)防治脑水肿　严重中毒后,脑水肿可在 24～48 小时发展到高峰。在积极纠正缺氧同时给予脱水治疗。20%甘露醇 1～2 g/kg 静脉快速滴注(10 ml/min)。待 2～3 天后颅内压增高现象好转,可减量。也可注射呋塞米(速尿)脱水。三磷酸腺苷、糖皮质激素(如地塞米松)也有助于缓解脑水肿。如有频繁抽搐者,首选地西泮,10～20 mg 静注。抽搐停止后再静脉滴注苯妥英钠 0.5～1 g,剂量可在 4～6 小时内重复应用,亦可实施人工冬眠疗法。

(五)促进脑细胞代谢　应用能量合剂,常用药物有三磷酸腺苷、辅酶 A、细胞色素 C 和大量维生素 C 及甲氯芬酯(氯酯醒)250～500 mg 肌注;胞磷胆碱(胞二磷胆碱)500～1000 mg 加入 5%葡萄糖溶液 250 ml 中静滴,每天一次。

(六)防治并发症和后发症　昏迷期间护理工作非常重要。保持呼吸道通畅,必要时行气管切开。定时翻身以防发生压疮和肺炎。注意营养,必要时鼻饲。高热能影响脑功能,可采用物理降温方法,如头部用冰帽,体表用冰袋,使体温保持在 32 ℃左右。如降温过程中出现寒战或体温下降困难时,可用冬眠药物。急性 CO 中毒患者从昏迷中苏醒后,应作咽拭子、血、尿培养;如有后发症,给予相应的治疗,严防神经系统和心脏后发症的发生;为有效控制肺部感染,应选择广谱抗生素。

(蒋静涵)

第四节　镇静催眠药中毒

镇静催眠药是中枢神经系统抑制药,具有镇静、催眠作用,过大剂量可麻醉全身,包括延髓。一次服用大剂量可引起急性镇静催眠药中毒(acute sedative hypnotic poisoning)。长期滥用催眠药可引起耐药性和依赖性而导致慢性中毒。突然停药或减量可引起戒断综合征(withdrawal syndrome)。

【病因】

镇静催眠药分为:

(一)苯二氮䓬类　地西泮、氟西泮、阿普唑仑、奥沙西泮、替马西泮、三唑仑。

(二)巴比妥类　巴比妥和苯巴比妥、戊巴比妥、异戊巴比妥、布他比妥、司可巴比妥、硫喷妥钠。

(三)非巴比妥非苯二氮䓬类　水合氯醛、格鲁米特(导眠能)、甲喹酮(安眠酮)、甲丙氨酯(眠尔通)。

(四)吩噻嗪类(抗精神病药)　抗精神病药(antipsychotics)是指能治疗各类精神病及各种精神症状的药物,又称强安定剂或神经阻滞剂。其中吩噻嗪类药物按侧链结构的不同,又可分为三类:① 脂肪族:例如氯丙嗪(chlorpromazine);② 哌啶类:如硫利达嗪(甲硫达嗪);③ 哌嗪类:如奋乃静、氟奋乃静和三氟拉嗪。

【临床表现】

(一)急性中毒　症状轻重与药物剂量相关。

1. 巴比妥类中毒　一次服大剂量巴比妥类,引起中枢神经系统抑制,症状严重程度与剂量有关。

(1)轻度中毒　嗜睡、情绪不稳定、注意力不集中、记忆力减退、共济失调、发音含糊不清、步态不稳和眼球震颤。

(2)重度中毒　进行性中枢神经系统抑制,由嗜睡到深昏迷。呼吸抑制由呼吸浅而慢到呼吸停止。可发生低血压或休克。常见体温下降。肌张力下降,腱反射消失。胃肠蠕动减慢。皮肤可起大疱。长期昏迷患者可并发肺炎、肺水肿、脑水肿和肾衰竭。

2. 苯二氮䓬类中毒　中枢神经系统抑制较轻,主要症状是嗜睡、头晕、言语含糊不清、意识模糊和共济失调。很少出现严重的症状如长时间深度昏迷和呼吸抑制等。如果出现,应考虑同时服用了其他镇静催眠药或酒等。

3. 非巴比妥非苯二氮䓬类中毒　其症状虽与巴比妥类中毒相似,但各有其特点。

(1)水合氯醛中毒　可有心律失常和肝肾功能损害。

(2)格鲁米特中毒　意识障碍有周期性波动。有抗胆碱能神经症状,如瞳孔散大等。

（3）甲喹酮中毒　可有明显的呼吸抑制，出现锥体束征（如肌张力增强、腱反射亢进和抽搐等）。

（4）甲丙氨酯中毒　常有血压下降。

4. 吩噻嗪类中毒　最常见的为锥体外系反应，临床表现有以下三类：① 震颤麻痹综合征；② 静坐不能（akathisia）；③ 急性肌张力障碍反应，例如斜颈、吞咽困难和牙关紧闭等。此外在治疗过程中尚有直立性低血压、体温调节紊乱等。对氯丙嗪类药物有过敏的患者，即使治疗剂量时也有引起剥脱性皮炎、粒细胞缺乏症及胆汁郁积性肝炎而死亡者。一般认为当一次剂量达 2～4 g 时，可有急性中毒反应。由于这类药物有明显抗胆碱能作用，患者常有心动过速、高温及肠蠕动减少。由于药物具有奎尼丁样膜稳定及心肌抑制作用，中毒患者有心律失常、心电图 PR 及 QT 间期延长、ST 段和 T 波变化。一次过量也可有锥体外系症状，中毒后有昏迷和呼吸抑制；全身抽搐少见。

（二）慢性中毒　长期滥用大量催眠药的患者可发生慢性中毒，除有轻度中毒症状外，常伴有精神症状，主要有以下三点：

1. 意识障碍和轻躁狂状态　出现一时性躁动不安或意识朦胧状态。言语兴奋、欣快、易疲乏，伴有震颤、咬字不清和步态不稳等。

2. 智能障碍　记忆力、计算力和理解力均有明显下降，工作学习能力减退。

3. 人格变化　患者丧失进取心，对家庭和社会失去责任感。

（三）戒断综合征　长期服用大剂量镇静催眠药患者，突然停药或迅速减少药量时，可发生戒断综合征。主要表现为自主神经兴奋性增高和轻重度神经和精神异常。

【诊断】

（一）急性中毒　有服用大量镇静催眠药史，出现意识障碍和呼吸抑制及血压下降。胃液、血液、尿液中检出镇静催眠药。

（二）慢性中毒　长期滥用大量催眠药史，出现轻度共济失调和精神症状。

（三）戒断综合征　长期滥用催眠药突然停药或急速减量后出现焦虑、失眠、谵妄和癫痫样发作。

【治疗】

（一）急性中毒的治疗

1. 维持昏迷患者重要器官功能

（1）保持气道通畅　深昏迷患者应予气管插管。

（2）维持血压　急性中毒出现低血压多由于血管扩张所致，应输液补充血容量，如无效，可考虑给予适量升压药多巴胺等。

（3）心脏监护　心电图监护，如出现心律失常，酌情给予抗心律失常药。

（4）促进意识恢复　给予葡萄糖、维生素 B_1 和纳洛酮。用纳洛酮促醒有一定疗效。

2. 清除毒物

（1）洗胃。

（2）活性炭　对吸附各种镇静催眠药有效。

（3）碱化尿液与利尿　用呋塞米和碱化尿液治疗。

（4）血液净化　血液透析、血液灌流对危重患者可考虑应用。

3. 特效解毒疗法　巴比妥类中毒无特效解毒药。氟马西尼用于苯二氮䓬类药物的患者中毒。

4. 对症治疗 吩噻嗪类药物中毒无特效解毒剂,应用利尿和腹膜透析无效。因此,首先要彻底清洗胃肠道。治疗以对症及支持疗法为主。病况急需,可考虑血液透析,但因药物在体内各组织分布较广,效果也不肯定。

5. 治疗并发症

(1) 肺炎 昏迷患者应常翻身、拍背和吸痰。发生肺炎时,针对病原菌给予抗生素。

(2) 皮肤大疱 防止肢体压迫,清洁皮肤,保护创面。

(3) 急性肾衰竭 多由休克所致,应及时纠正休克。少尿期,应注意水和电解质平衡。

(二) 慢性中毒的治疗原则

1. 逐步缓慢减少药量,最终停用镇静催眠药。

2. 请精神科医师会诊,进行心理治疗。

(蒋静涵)

第五节 急性毒品中毒

毒品(narcotics)是指国家规定管制的能使人成瘾的麻醉(镇痛)药(narcotic analgesics)和精神药(psychotropic drugs),该类物质具有成瘾(或依赖)性、危害性和非法性。吸毒除损害身体健康外,还给公共卫生、社会、经济和政治带来严重危害。

【毒品分类】

目前,我国将毒品分为麻醉(镇痛)药品和精神药品两大类。

(一) 麻醉(镇痛)药

1. 阿片(opium,鸦片)。

2. 可卡因类包括可卡因、古柯叶和古柯膏等。

3. 大麻类。

(二) 精神药

1. 中枢抑制药、镇静催眠药和抗焦虑药中毒。

2. 中枢兴奋药经常滥用的有苯丙胺(AA)及其衍生物,如甲基苯丙胺(MA,俗称冰毒)、3,4-亚甲二氧基甲基苯丙胺(MDMA,俗称摇头丸)等。

3. 致幻药(hallucinogens)包括麦角二乙胺、苯环己哌啶、西洛西宾和麦司卡林等。氯胺酮俗称K粉,是PCP衍生物,属于一类精神药品。

【中毒原因】

绝大多数毒品中毒为过量滥用引起,滥用方式包括口服、吸入(如鼻吸、烟吸或烫吸)、注射(如皮下、肌内、静脉或动脉)或黏膜摩擦(如口腔、鼻腔或直肠)。滥用中毒绝大多数为青少年。

【诊断】

通常根据滥用相关毒品史、临床表现、实验室检查及解毒药试验诊断,但要注意同时吸食几种毒品时诊断较为困难。

(一) 用药或吸食史,精神药品滥用常见于经常出入特殊社交和娱乐场所的青年人。

（二）急性中毒临床表现

1. 麻醉药

（1）阿片类中毒　此类药物严重急性中毒常发生昏迷、呼吸抑制和瞳孔缩小等改变。吗啡中毒典型表现为昏迷、瞳孔缩小（miosis）或针尖样瞳孔和呼吸抑制（每分钟仅有 2～4 次呼吸，潮气量无明显变化）"三联征"，并伴有发绀和血压下降；海洛因中毒时除具有吗啡中毒"三联征"外，并伴有严重心律失常、呼吸浅快和非心源性肺水肿，中毒病死率很高；哌替啶中毒时除血压降低、昏迷和呼吸抑制外，与吗啡不同的是心动过速、瞳孔扩大、抽搐、惊厥和谵妄等；芬太尼等常引起胸壁肌强直；美沙酮尚可出现失明、下肢瘫痪等。

（2）可卡因中毒　急性重症中毒时，表现奇痒难忍、肢体震颤、肌肉抽搐、癫痫大发作、体温和血压升高、瞳孔扩大、心率增快、呼吸急促和反射亢进等。

（3）大麻中毒　一次大量吸食会引起急性中毒，表现精神和行为异常，如高热性谵妄、惊恐、躁动不安、意识障碍或昏迷。有的出现短暂抑郁状态，悲观绝望，有自杀念头。检查可发现球结膜充血、心率增快和血压升高等。

2. 精神药

（1）苯丙胺类中毒　表现精神兴奋、动作多、焦虑、紧张、幻觉和神志混乱等；严重者，出汗、颜面潮红、瞳孔扩大、血压升高、心动过速或室性心律失常、呼吸增强、高热、震颤、肌肉抽搐、惊厥或昏迷，也可发生高血压伴颅内出血，常见死亡原因为 DIC、循环或肝肾衰竭。

（2）氯胺酮中毒　表现神经精神症状，如精神错乱、语言含糊不清、幻觉、高热及谵妄、肌颤和木僵等。

（三）实验室检查

毒物检测口服中毒时留取胃内容物、呕吐物或尿液、血液进行毒物定性检查，有条件时测定血药浓度协助诊断。

【治疗】

（一）复苏支持治疗

毒品中毒合并呼吸循环衰竭时，首先应进行复苏治疗。

1. 呼吸支持　① 保持呼吸道通畅，必要时行气管内插管或气管造口；② 呼吸机辅助呼吸，采用呼气末正压（PEEP）可有效纠正海洛因和美沙酮中毒引起的非心源性肺水肿，同时给予高浓度吸氧、血管扩张药和袢利尿药，禁用氨茶碱。③ 应用阿托品兴奋呼吸中枢，或应用中枢兴奋药安钠咖、尼可刹米。禁用士的宁或印防己毒素，因其能协同吗啡引起或加重惊厥。

2. 循环支持血流动力学不稳定者，取头低脚高位，同时静脉输液，必要时应用血管升压药。

3. 纠正代谢紊乱伴有低血糖、酸中毒和电解质平衡失常者应给予相应处理。

（二）清除毒物　洗胃、导泻、活性炭吸附等。

（三）解毒药

1. 纳洛酮（naloxone）　可静脉、肌内、皮下或气管内给药。

2. 纳美芬（nalmefene）　治疗吗啡中毒优于纳洛酮。

3. 烯丙吗啡　对吗啡有直接拮抗作用，用于吗啡及其衍生物或其他镇痛药急性中毒的治疗。

4. 左洛啡烷　为阿片拮抗药,能逆转阿片中毒引起的呼吸抑制。

（四）对症治疗措施

1. 高热应用物理降温,如酒精、冰袋或冰帽等。

2. 惊厥精神类毒品中毒惊厥者可应用硫喷妥钠或地西泮。

3. 胸壁肌肉强直应用肌肉松弛药。

4. 严重营养不良者应给予营养支持治疗。

（蒋静涵）

第六节　乙　醇　中　毒

乙醇(ethanol)别名酒精,是无色、易燃、易挥发的液体,具有醇香气味,能与水和大多数有机溶剂混溶。一次饮入过量酒精或酒类饮料引起兴奋继而抑制的状态称为急性乙醇中毒。

【临床表现】

（一）急性中毒　一次大量饮酒中毒可引起中枢神经系统抑制,症状与饮酒量和血乙醇浓度以及个人耐受性有关,临床上分为三期。

1. 兴奋期　感头痛、欣快、兴奋。健谈、饶舌、情绪不稳定、自负、易激怒。

2. 共济失调期　肌肉运动不协调,行动笨拙,言语含糊不清,眼球震颤,视力模糊,复视,步态不稳,出现明显共济失调。出现恶心、呕吐、困倦。

3. 昏迷期　患者进入昏迷期,表现昏睡、瞳孔散大、体温降低。深昏迷,心率快、血压下降,呼吸慢而有鼾音,可出现呼吸、循环麻痹而危及生命。

酒醉醒后可有头痛、头晕、无力、恶心、震颤等症状。重症患者可发生并发症,如轻度酸碱平衡失常、电解质紊乱、低血糖症、肺炎和急性肌病等。个别人在酒醒后发现肌肉突然肿胀、疼痛,可伴有肌球蛋白尿,甚至出现急性肾衰竭。

（二）戒断综合征　长期酗酒者在突然停止饮酒或减少酒量后,可发生下列 4 种不同类型戒断综合征的反应：

1. 单纯性戒断反应　在减少饮酒后 6～24 小时发病。出现震颤、焦虑不安、兴奋、失眠、心动过速、血压升高、大量出汗、恶心、呕吐。多在 2～5 天内缓解自愈。

2. 酒精性幻觉(alcoholic hallucinosis)反应　患者意识清晰,定向力完整。幻觉以幻听为主,也可见幻视、错觉及视物变形。多为被害妄想,一般可持续 3～4 周后缓解。

3. 戒断性惊厥(withdrawal convulsion)反应　往往与单纯性戒断反应同时发生,也可在其后发生癫痫大发作。多数只发作 1～2 次,每次数分钟。也可数日内多次发作。

4. 震颤谵妄(delirium tremens)反应　在停止饮酒 24～72 小时后,也可在 7～10 小时后发生。患者精神错乱,全身肌肉出现粗大震颤。谵妄是在意识模糊的情况下出现生动、恐惧的幻视,可有大量出汗、心动过速、血压升高等交感神经兴奋的表现。

（三）慢性中毒　长期酗酒可引起渐进性多器官系统损害。

1. 神经系统

（1）Wernicke 脑病　维生素 B_1 治疗效果良好。

(2) 柯萨可夫精神病（Korsakov psychosis）　近记忆力严重丧失，时空定向力障碍，病情不易恢复。

(3) 周围神经麻痹　双下肢远端感觉减退，跟腱反射消失，手足感觉异常麻木、烧灼感、无力。恢复较慢。

2. 消化系统

(1) 胃肠道疾病：可有反流性食管炎、胃炎、胃溃疡、小肠营养吸收不良、胰腺炎。

(2) 酒精性肝病：由可逆的脂肪肝、酒精中毒性肝炎转化为肝硬化。

3. 心血管系统酒精中毒性心肌病难诊断，表现为逐渐加重的呼吸困难、心脏增大、心律失常以及心功能不全。

4. 造血系统可有巨幼细胞贫血或缺铁性贫血。由于凝血因子缺乏或血小板减少和血小板凝聚功能受抑制可引起出血。

5. 其他：肺部感染，代谢性疾病和营养性疾病，电解质失常，血糖紊乱，生殖系统功能低下。

【诊断】

饮酒史结合临床表现，如急性酒精中毒的中枢神经抑制症状，呼气酒味；戒断综合征的精神症状和癫痫发作；慢性酒精中毒的营养不良和中毒性脑病等表现，血清或呼出气中乙醇浓度测定可以作出诊断。

【治疗】

(一) 急性中毒

1. 轻症患者无需治疗，兴奋躁动的患者必要时加以约束。

2. 共济失调患者应休息，避免活动以免发生外伤。

3. 昏迷患者应注意是否同时服用其他药物。重点是维持生命脏器的功能：① 维持气道通畅，供氧充足，必要时人工呼吸，气管插管。② 维持循环功能，注意血压、脉搏，静脉输入5%葡萄糖盐水溶液。③ 心电图监测心律失常和心肌损害。④ 保暖，维持正常体温。⑤ 维持水、电解质、酸碱平衡，血镁低时补镁。治疗 Wernicke 脑病，可肌注维生素 B_1 100 mg。⑥ 保护大脑功能，应用纳洛酮（缓慢静脉注射），有助于缩短昏迷时间，必要时可重复给药。

4. 严重急性中毒时可用血液透析促使体内乙醇排出。对烦躁不安或过度兴奋者，可用小剂量地西泮。

(二) 戒断综合征

患者应安静休息，保证睡眠。加强营养，给予维生素 B_1、B_6。注意血糖情况，有低血糖时静脉注射葡萄糖。重症患者可选用短效镇静药控制症状，而不致嗜睡和共济失调。常用地西泮，根据病情每 1～2 小时口服地西泮 5～10 mg。病情严重者可静脉给药。症状稳定后，可给予维持镇静的剂量，每 8～12 小时服药一次。以后逐渐减量，一周内停药。有癫痫病史者可用苯妥英钠。有幻觉者可用氟哌啶醇。

(三) 慢性中毒

Wernicke 脑病注射维生素 B_1 100 mg。同时应补充血容量和电解质。葡萄糖应在注射维生素 B_1 后再给，以免在葡萄糖代谢过程中大量消耗维生素 B_1 使病情急剧恶化。加强营养，治疗贫血和肝功能不全。注意防治感染、癫痫发作和震颤谵妄。沉溺于嗜酒的患者应立即戒酒，并接受精神科医生治疗。

（蒋静涵）

复　习　题

1. 简述急性中毒的治疗。
2. 简述急性有机磷农药中毒临床表现。
3. 简述急性一氧化碳中毒的处理。
4. 急性乙醇中毒临床表现有哪些？

第十八章　外科常见病

第一节　颅内压增高

颅内压增高(intracranial hypertension)不是一独立疾病诊断,是颅脑损伤、脑肿瘤、脑出血、脑积水和颅内炎症等病理损害发展到一定程度,导致的颅内压持续升高超过正常上限,引起的临床病理综合征。颅内有脑组织、脑脊液和血液三种内容物,三者的体积使颅内保持一定的压力,称为颅内压(intracranial pressure,ICP)。成人的正常颅内压为70~200 mmH_2O,儿童为50~100 mmH_2O。生理状况下,随着血压和呼吸的波动,颅内压可有小范围的波动。颅内压的调节主要依靠脑脊液量的增减来调节,随着颅内压的变化,通过脑脊液的吸收和分泌的相应改变来维持颅内压的稳定,但脑脊液的总量只占颅腔总容积的10%,当颅内压的升高超过自身的代偿能力时,就会产生颅内压增高。

【病因】

引起颅内压增高的原因可分为四大类:

(一)自身原因:由于颅内容物增加导致,如脑组织体积增大(脑水肿等)、脑脊液增多(脑积水等)、脑血流量或静脉压持续增加(如恶性高血压、颅内动静脉畸形等)。

(二)外界原因:各种原因导致的颅内占位性病变,如颅内血肿、脑肿瘤、脑血管病、脑脓肿、脑寄生虫病等。

(三)颅腔容积变小:先天因素如狭颅症、颅底陷入症等;后天因素如外伤导致的凹陷性骨折。

(四)颅外其他原因:全身系统性疾病,如严重的心血管疾病、尿毒症、肝昏迷、中毒、呼吸系统疾病、代谢性疾病、休克、高热、酸碱平衡紊乱等引起机体内环境改变,导致脑缺血、缺氧、脑细胞代谢障碍,继发脑水肿。

【临床表现】

(一)头痛　是颅内压增高的最常见的症状,程度因人而异,一般以早晨及夜间较明显,部位多位于前额及双颞部。头痛程度随颅内压的增高呈进行性加重,用力、咳嗽、低头等动作可加剧头痛发生。

(二)呕吐　常出现于头痛剧烈时,可伴有恶心,呕吐呈喷射性,多数情况下与进食无关,但呕吐多发生于进食后,故常因患者惧怕呕吐而拒食,可导致体重下降和电解质紊乱。

(三)视神经乳头水肿　是颅内压增高最客观的体征。主要表现为视乳头充血水肿,边界模糊,中央凹变浅或消失,静脉怒张、迂曲,搏动消失,严重时眼底可出现大片状或火焰状出血。

以上是颅内压增高的典型表现,称之为颅内压增高"三主征"。但在颅内压增高的病例中这三主征出现的时间并不一致,也不一定三者都出现。

（四）意识障碍 可出现嗜睡,反应迟钝,甚至不同程度昏迷。

（五）生命体征的改变 颅内压急剧增高时,常引起血压、脉搏和呼吸方面的改变。表现为心跳和脉搏缓慢、呼吸节律减慢、血压升高等生命体征变化,即为二慢一高的改变,称为库欣(cushing)反应。

（六）其他症状和体征 颅内压增高还可出现许多其他的症状,如双侧外展神经麻痹,复视,阵发性黑蒙,头晕,猝倒,尿崩,头皮静脉怒张等症状。小儿可出现前囟隆起,头颅增大、颅缝分离等。

【并发症】

（一）脑缺血 正常脑血流量(CBF)为100 g脑组织50～55 ml/min,颅内压增高可导致脑血流量下降。脑血流量与脑灌注压(CPP)呈正比,与脑血管阻力(CVR)呈反比。

$$CBF = CPP/CVR$$
$$CPP = MAP - ICP$$

正常脑灌注压(CPP)为70～90 mmHg,ICP增高使CPP<40 mHg时脑血管自动调节失效,脑血流量减少。当颅内压增高严重到与平均动脉压相等时,CCP为0,脑血流循环停止,发生脑死亡或全脑梗死。

（二）脑移位和脑疝 颅腔被小脑幕分成上下两部分,幕下腔(容纳小脑、脑桥及延髓)和幕上腔。幕上腔又被大脑镰分隔为左右两部分,分别容纳左右大脑半球。通过小脑幕裂孔有中脑和动眼神经,邻近有颞叶的钩回和海马回。颅腔与脊髓腔相连处称枕骨大孔,延髓与脊髓在此孔处相连,小脑扁桃体位于延髓下端背侧。颅内任何病变引起颅内压增高,导致颅内不同区域的压力不均衡时,均可推压脑组织由高压区向低压区移位,形成脑移位,当其中某一部分被挤入颅内生理空间或裂隙,压迫该区域相应的脑组织、血管和神经从而产生一系列临床症状和体征,称为脑疝(brain herniation)。脑疝是颅脑疾患发展过程的最严重情况,因可直接压迫脑的重要结构或生命中枢,如发现或救治不及时,可引起严重后果或死亡。

（三）脑水肿 脑水肿分为血管源性和细胞毒性二类,但多为混合性。ICP增高使脑代谢和血流量受影响导致脑水肿,脑水肿又转而促使颅内压进一步增高。如果不能及时处理,脑水肿严重到一定程度,导致脑组织发生结构和功能上的损害,形成不可逆的病理改变,发生脑死亡。

（四）脑内脏综合征 ① 胃肠功能紊乱及消化道出血:ICP增高致下丘脑植物神经中枢功能紊乱,可出现呕吐、消化道黏膜坏死、出血、溃疡及穿孔等,也可发生黏膜上的小血管渗血性出血,最多见于胃十二指肠,重症病例也可出现柏油样便;② 神经源性肺水肿:5%～10%急性颅内压增高可使 α-肾上腺素能神经活性增强,导致肺部血管通透性增加引起肺水肿,患者出现呼吸急促,痰鸣,大量泡沫样血性痰液。

【诊断】

（一）对颅内压增高诊断,主要解决三个问题:

1. 确定有无颅内压增高。

2. 定位诊断 主要根据体征和检查手段。

3. 定性诊断 主要根据检查手段综合分析。

（二）详细地询问病史和认真地检查神经系统可发现许多颅内压增高的局灶性症状和体征,便于作出初步诊断。为明确病因,进一步定位和定性诊断,应及时地选择以下辅助

检查:

1. CT 和 MRI 是目前最常用的辅助检查,对颅内占位性病变首选,具有定位和定性价值。

2. 脑血管造影(DSA) 主要用于脑血管畸形和动脉瘤的诊断。

3. 头颅 X 线摄片 目前临床很少用于诊断颅内占位性病变。

4. 腰椎穿刺 可用于测压和治疗,但对颅内压增高明显的有引发脑疝的危险,应慎重,故临床目前很少采用,只有在疑有颅内炎症或蛛网膜下腔出血的患者选用。

对于儿童特别是婴幼儿,如果出现反复呕吐,应高度警惕是否有颅内压增高;成年人的剧烈头痛、癫痫发作、进行性肢体瘫痪、视力减退等症状的出现,都应考虑到有颅内压增高的可能。

【治疗】

治疗原则:在维持生命体征稳定的前提下,积极治疗原发病。

(一)一般治疗

1. 观察生命体征,掌握病情发展动态;

2. 保持呼吸道通畅,吸氧,根据病情,必要时行气管切开术;

3. 补液:注意出入液量平衡,维持电解质及酸碱平衡;

4. 保持大便通畅,避免用力及高位灌肠;

5. 饮食:频繁呕吐者暂禁食。

(二)病因治疗 是处理颅内压增高最理想的方法。

1. 病变切除:如及时切除颅内肿瘤,清除颅内血肿,切除脑脓肿等;

2. 减压术:当颅内压的升高影响到患者生命安全时,在短期内不能确诊,为争取时间,采用内外减压术;

3. 脑脊液分流术:对于梗阻性或交通性脑积水可采用 CSF 分流手术解除颅内高压。

(三)对症治疗

1. 降颅内压治疗:应用脱水剂和利尿剂以降低脑水肿。

2. 过度换气:促使体内 CO_2 排出,使得动脉血 CO_2 分压下降,导致脑血流量减少,从而降低 ICP。

3. 激素治疗:改善毛细血管通透性和提高机体的耐受能力,减轻脑水肿。

4. 亚低温疗法:使用冬眠 I 号诱导结合物理降温,降低脑代谢率,减少组织耗氧量,减轻脑水肿的发生与发展。

5. 抗生素的运用:控制或预防颅内感染,预防用药应使用广谱类抗生素。

6. 对症治疗:疼痛可使用镇痛剂,但禁用度冷丁、吗啡止痛,防止对呼吸中枢的抑制。烦躁患者使用镇静剂,抽搐的患者需要抗癫痫治疗。

(徐善水 毛捷)

第二节 胶 质 瘤

胶质瘤(glioma)是颅内最常见的原发性肿瘤,占颅内肿瘤的 40%~50%,来源于神经系统的胶质细胞。胶质瘤的发病以男性为多,肿瘤的发病年龄大多在 21～50 岁间,以 31～40 岁为高峰。各类型胶质瘤各有其好发年龄,如星形细胞瘤多见于壮年;胶质母细胞瘤多见于中年;室管膜瘤多见于儿童及青年;髓母细胞瘤大多发生在儿童。

各型胶质瘤的好发部位不同,如星形细胞瘤在成人多见于大脑半球,而在儿童则多见于小脑;胶质母细胞瘤以大脑半球最常见;室管膜瘤多见于第四脑室;少突胶质细胞瘤绝大多数发生于大脑半球;髓母细胞瘤几乎均发生于小脑蚓部。

【病因】

(一)基因突变 肿瘤的分子生物学研究表明,有两类基因参与肿瘤的发生发展,即癌基因和抑癌基因。癌基因的活化、过度表达以及抑癌基因的突变缺失可诱发肿瘤形成。

(二)胶质瘤干细胞 正常细胞基因突变导致肿瘤产生,然而组成肿瘤的细胞并不是均质的,其成瘤能力存在差异,随着研究的深入,越来越多证据表明,肿瘤细胞内部存在一种具有自我更新、分化和增殖能力等干细胞特性的胶质瘤干细胞。胶质瘤干细胞在肿瘤形成、放化疗耐受及肿瘤复发的过程中可能发挥重要作用。

【临床表现】

(一)颅内压增高 肿瘤的大小、部位及伴有脑水肿程度是影响颅内压增高的重要因素。

1. 头痛 头痛是脑肿瘤症状中最常见的表现,头痛的产生是因脑膜结构的牵拉所致,肿瘤越大水肿越重牵拉越大,症状也越明显。颅内肿块的迅速扩大可产生剧烈的头痛,而缓慢生长的肿块可以长得很大也没有头痛症状。

2. 恶心、呕吐 常伴随头痛而发生,表现为喷射性呕吐,呕吐之后头痛可有不同程度的缓解。

3. 视乳头水肿 颅内压增高时,眼底静脉回流受阻,引起视乳头水肿,这是颅内压增高的客观体征。

4. 精神与意识障碍 颅内压增高可影响脑干网状上行激动系统,产生不同程度意识障碍,重度颅内压增高可表现为昏迷。

(二)局灶性症状 颅内肿瘤的局部症状是由于局部神经系统功能受损所引起的,随肿瘤所在位置的改变而改变。癫痫发作可由肿瘤侵犯皮质所致;额叶中央前回皮质下肿瘤经常会产生对侧肢体的无力;而顶叶中央后回肿瘤可引起包括本体感觉丧失、辨别觉(两点辨别觉、图形觉)障碍和立体觉丧失;优势半球额叶后下部的肿瘤引起的是表达性的语言障碍;影响顶叶或颞叶后部引起的是混合性(表达、接受都影响)的语言障碍;枕部的病变会产生各种各样的双侧同向偏盲;后颅窝肿瘤可产生步态不稳,共济失调等症状。

【常见分类】

(一)星形细胞瘤 星形细胞瘤是最常见的神经上皮性肿瘤,男性多于女性,可发生在中枢神经系统的任何部位,成年多见于大脑半球、丘脑及基底节区,儿童多见于幕下。肿瘤主要位于白质,呈浸润性生长,多不限于一个脑叶,可侵及皮层,并可越过胼胝体向对侧生长。

(二)胶质母细胞瘤 颅内恶性程度最高的肿瘤,主要发生于成人,男性多于女性。胶质母细胞瘤多位于皮质下,呈浸润性生长,常侵犯几个脑叶,发生部位以额叶多见,位于后颅窝者罕见。肿瘤边界不清,因肿瘤生长迅速,导致周围组织水肿明显。

(三)少突胶质细胞瘤 肿瘤大多位于幕上,额叶最多见,其次是顶叶及颞叶。肿瘤位于白质内,部分肿瘤可发生囊变。肿瘤常生长缓慢,病程较长。

(四)室管膜瘤　为发生自脑室系统的室管膜细胞及其下的胶质上皮细胞。男性多于女性,主要发生于小儿和青年人,成年人较少,老年人罕见,第四脑室最多见,其余依次为侧脑室、第三脑室和导水管。肿瘤逐渐增大充满脑室大部后,可造成梗阻性脑积水。幕上者多见于侧脑室,可位于侧脑室各部分,常向脑组织内浸润,少数瘤体位于脑组织内。发生于第三脑室者少见,位于其前部者可通过室间孔向两侧侧脑室扩展。

(五)髓母细胞瘤　高度恶性肿瘤,主要发生在小儿,常发生于颅后窝。其次是青年人,成年人罕见。男性发病多于女性,髓母细胞瘤主要发生在小脑蚓部,沿第四脑室顶生长,而位于蚓部前方的罕见。肿瘤的中心部可发生坏死,囊性变和钙化少见。

【诊断】

(一)病史采集及神经系统查体　当今诊断神经外科疾病的基本方法依然是根据病史查体和必要的辅助检查进行综合分析。

(二)辅助检查

1. MRI　MRI在显示正常脑组织的解剖结构方面比以往的任何设备都要优越,可作为诊断脑肿瘤的首选手段,通过增强扫描后,更能分辨出肿瘤的恶性程度。通常低级别肿瘤无强化或强化不明显。恶性肿瘤表现为 T_2WI 上信号增高、明显水肿、邻近组织结构移位,明显但并不均匀性强化。

2. CT　肿瘤可与正常的脑组织结构相似,但用碘造影剂增强后可以被显现。脑实质的肿瘤可以影响正常的脑室结构并形成脑水肿,但只表现为脑皮质部位的低密度区。增强后肿瘤可以显现,表现为高密度区,外形呈环形,中间有圆形的射线透过区。虽然肿瘤恶性度越高,环形强化越明显,但主要是与血脑屏障的破坏程度有关,与肿瘤细胞组织类型关系不大。

3. 脑血管造影　MRI和CT的运用大大降低了血管造影的应用,但在观察肿瘤的血供和引流方面还有优点,对外科手术有帮助。

4. 颅骨X线　对脑肿瘤的诊断作用有限,可以看到慢性颅内压增高的表现(蝶鞍的侵蚀、婴幼儿颅缝的开裂)、异常的钙化(尤其在慢性生长的少突胶质细胞瘤、星形细胞瘤)。

5. 脑电图　脑电图可作为脑肿瘤的筛选手段,尤其在有癫痫发作时作用更大。局部慢波提示有快速生长的肿瘤的存在,但无法与脑脓肿鉴别,癫痫样放电常伴随着癫痫的发作。脑表面或深部的电极记录可有助于分辨癫痫灶(部分可由肿瘤引起),也可分辨出正常脑组织,并将其与肿瘤组织区分开。

(三)定性诊断　活体组织病理学检查仍是诊断胶质瘤的金标准。通过病理学检查可以了解肿瘤的病理分级,评估患者预后,对不能耐受手术的患者或者位于功能区的病变多采用立体定向穿刺活检技术。

【治疗】

脑肿瘤治疗的最终目标是细胞数目的减少——将肿瘤的大小降到躯体免疫系统可以抑制甚至完全消灭的程度。

(一)外科手术　目前手术治疗仍是最为有效地治疗方法。手术不仅可以直接切除肿瘤组织,缓解颅内压,迅速有效地改善肿瘤占位引起的神经功能障碍,而且手术获得的标本对于明确肿瘤病理类型、进行肿瘤生物学行为的研究也有十分重要的价值。手术切除肿瘤后,患者生命得以延长,可为随后的其他综合治疗创造时机。手术治疗的原则是在保存神经功能的前提下,尽可能切除肿瘤。胶质瘤虽呈浸润性生长,与周围脑组织无明显分界,但肿瘤很少发生远处转移,即使复发也多发生在原发部位,因此有效抑制局部肿瘤的生长是目前治疗的焦点问题。肿瘤切除程度与患者的生存期和生存质量密切相关,肿瘤切除越完全,其生存期越长、生存质量越好。

　　(二) 放射治疗　肿瘤呈浸润性生长,与脑组织边界不清,难以彻底切除,因此术后放疗是必要的。放射治疗主要包括常规放射治疗、立体定向放射治疗、放射性核素内放射治疗。

　　(三) 化疗　随着新抗癌药物的不断出现和用法的进步,化疗在胶质瘤的综合治疗中变得越来越重要。主要用于① 部位深在或病灶接近一些重要结构,无法手术或不愿承担手术风险,从而失去手术机会;② 手术后的辅助治疗;③ 手术后复发患者。另外,一些放疗效果不佳的患者行化疗也是一种补救方法。

　　(四) 其他　通过提高机体内部防御系统的功能达到抑制或消灭肿瘤的免疫治疗方法。此外还有基于基因技术的基因治疗,包括目前正在开展的各种针对靶基因的分子靶向治疗。

(徐善水　毛捷)

第三节　颈 部 疾 病

一、甲状腺腺瘤

　　甲状腺腺瘤(thyroid adenoma)是最常见的甲状腺良性肿瘤。分滤泡状和乳头状囊性腺瘤两种。滤泡状腺瘤较常见,周围具有完整的包膜。乳头状囊性腺瘤少见,难以与乳头状腺癌区分。甲状腺腺瘤在女性的发病率为男性的 5～6 倍,多为 40 岁以下的女性。

【病因】

　　甲状腺瘤的病因不明,可能与性别因素、遗传因素、X 线照射、TSH 刺激有关。

【临床表现】

　　一般表现为甲状腺体内圆形或椭圆形的单发结节,质地偏硬,表面光滑,随吞咽上下活动,多数患者无自觉症状。肿瘤增长缓慢,一旦肿瘤出现囊内出血,体积可突然增大,出现颈部胀痛和压痛。

【诊断】

　　(一) 颈前单发结节,质地偏硬,表面光滑,随吞咽上下活动,多数患者无自觉症状。

　　(二) 甲状腺功能检查正常。

　　(三) 无颈淋巴结肿大。

【治疗】

　　因甲状腺腺瘤有恶变(发生率约为 10%)的危险,并且有引起甲状腺功能亢进(发生率约为 20%)的可能,故临床上应早期行包括腺瘤的甲状腺腺叶切除或腺叶次全切除。切除标本即行冷冻切片检查,如检查结果有癌变,则按甲状腺癌处理。

二、甲状腺癌

甲状腺癌(thyroid carcinoma)是最多见的甲状腺恶性肿瘤,近年来随着诊断技术和水平的提高,越来越多的早期甲状腺癌得到及时的诊断和治疗。

【病因】

甲状腺癌的病因尚不清楚,与其相关的病因为细胞生长、分化的刺激因素及突变因素,其发生可能与以下因素相关。

(一)遗传因素 甲状腺髓样癌中5%~10%的患者有家族史,提示肿瘤的发生可能与染色体遗传因素有关。

(二)碘和TSH 缺碘和高碘都可以使甲状腺的功能和结构发生变化。可能与TSH刺激导致甲状腺增生有关,形成结节和癌变。

(三)放射性损伤 放射线可引起甲状腺细胞的异常分裂,发生癌变,另一方面破坏甲状腺而不能产生甲状腺素,导致TSH大量分泌促使甲状腺细胞癌变。

(四)基因突变 随着对甲状腺癌发病机制研究的深入,表明信号传导通路异常在甲状腺癌的发病中起重要作用。

【临床表现】

(一)共性表现 甲状腺肿块,质硬而固定、表面高低不平是各种类型甲状腺癌的共同表现。

(二)压迫、侵犯症状 ① 压迫气管导致气管移位,出现呼吸不畅,侵犯气管时可出现呼吸困难;② 压迫或侵犯食管,出现吞咽困难;③ 侵犯喉返神经出现声音嘶哑;④ 压迫交感神经引起Horner综合征;⑤ 侵犯颈丛出现耳、枕、肩处疼痛等。

(三)局部淋巴结转移 引起颈部淋巴结肿大。

(四)远处转移 晚期可转移到肺、骨等器官,出现相应的临床表现。

在髓样癌,由于肿瘤可产生5-羟色胺、降钙素、前列腺素等,患者可出现腹泻、颜面潮红、心悸、低血钙等症状。

【诊断】

主要依据临床表现,甲状腺肿块,质硬而固定、表面高低不平,出现颈淋巴结肿大,伴有压迫症状者。或甲状腺肿块已存在多年,短期内明显增大,应考虑为甲状腺癌的可能。

(一)超声检查 是诊断甲状腺癌的首选方法。

(二)甲状腺核素扫描 实体性结节应常规行甲状腺核素扫描,如为冷结节,则有10%~20%可能为甲状腺癌。

(三)颈部X线检查 甲状腺结节内有细小或砂粒样钙化,提示有恶性的可能。

(四)针吸细胞学检查 宜在手术前一日进行,诊断正确率可达80%以上。

(五)甲状腺球蛋白测定 在分化型甲状腺癌水平明显增高,术后随访中如果甲状腺球蛋白水平超过$10~\mu g/L$,应怀疑肿瘤的复发或转移。

【治疗】

手术是除未分化癌以外各型甲状腺癌的主要治疗方法,并辅以核素、内分泌及放射外照射等治疗。

(一)手术治疗 因肿瘤的病理类型及转移范围的不同,手术方式也不同。甲状腺癌的手术包括甲状腺腺体的切除及颈淋巴结清扫术。

目前认为分化型甲状腺癌甲状腺的切除范围最小的为腺叶加峡部切除,最大的为甲状腺全切除。

1. 甲状腺乳头状癌　　具有恶性程度低,淋巴结转移率高的特点。如肿瘤局限于一侧的腺叶内,采取患侧腺叶连同峡部全部切除、对侧腺体大部切除。如肿瘤侵及左右两叶,采取两侧腺叶连同峡部全部切除。对没有颈淋巴结转移的,一般不需要同时清除患侧淋巴结。如已经有淋巴结转移,则需要同时清除患侧淋巴结。

2. 甲状腺滤泡状癌　　恶性程度低,其转移方式主要为血行转移,淋巴结转移约为20%。甲状腺全切除有利于之后可能需要的^{131}I治疗。根据颈淋巴结转移情况,如已经有淋巴结转移,则需要进行颈淋巴结清扫术。

3. 甲状腺髓样癌　　恶性程度中等,生物学特性不同于未分化癌,手术采取甲状腺全切除或近全切,并清除患侧或双侧颈淋巴结。

4. 未分化癌　　病程进展迅速,早期出现压迫症状或远处转移,诊断时大多已失去手术机会,预后差。不宜手术治疗,仅行针吸细胞学检查或做活检以明确诊断,治疗以放疗为主。

颈淋巴结清扫的效果是肯定的,但会影响患者的生活质量,故不主张作预防性颈淋巴结清扫。颈淋巴结清扫的最小清扫范围目前已基本达成共识,即中央组(Ⅵ区)淋巴结清扫。对低危组患者,术中未发现肿大淋巴结,可不作淋巴结清扫。如发现肿大淋巴结,应切除后送快速病理检查,证实为淋巴结转移者,可选择中央组淋巴结清扫或改良根治性颈淋巴结清扫。对高危组患者应作改良根治性颈淋巴结清扫。

（二）内分泌治疗　　甲状腺癌作次全或全切除术后,患者应长期服用甲状腺素片或左甲状腺素,一方面补充体内缺乏的甲状腺素,另一方面抑制垂体TSH的分泌。甲状腺乳头状癌和滤泡状癌均有TSH受体,TSH可通过其受体抑制甲状腺癌的生长,有较好的治疗效果。常用剂量为干甲状腺片,每日80～120 mg;或左甲状腺素,每日100～150 μg。

（三）放射性核素治疗　　术后^{131}I治疗可清除残余甲状腺组织,消除残留甲状腺组织中的微小癌灶,减少甲状腺癌局部复发和转移的概率;清除残留的甲状腺组织后,部分癌细胞具有摄取^{131}I的功能,可以用^{131}I治疗肿瘤复发和转移的病灶。^{131}I治疗主要适用于未完全手术切除的残留甲状腺组织、肿瘤复发或转移灶且具有摄取^{131}I功能的甲状腺癌。

（四）放射治疗　　甲状腺癌的分化程度越差,对放射线的敏感性越高,因此放射治疗主要用于未分化癌的治疗。

（陈斌）

第四节　乳　房　疾　病

一、乳腺纤维腺瘤

乳腺纤维腺瘤(breast fibroadenoma)在乳腺良性肿瘤中最为常见,约占3/4,多见于青年女性。

【病因】

本病的发生是由于小叶内纤维细胞对雌激素的敏感性异常增高,与纤维细胞含有的雌激素受体的量或质的异常相关,故纤维腺瘤多发生于卵巢功能期。

【临床表现】

本病的好发年龄是 20～25 岁,其次是 15～20 岁和 25～30 岁年龄段,好发于乳腺外上象限。肿块多为单发,增大缓慢,质硬韧,表面光滑,活动度大。

【诊断】

根据年龄和乳腺检查,一般不难诊断。

【治疗】

手术完整切除肿块及其包膜以及周围包裹的少量正常乳腺组织,并行常规病理检查。因妊娠可使乳腺纤维腺瘤增大,故对妊娠前后发现的纤维腺瘤一般都予手术切除。

二、乳　腺　癌

乳腺癌(breast cancer)是女性最常见的恶性肿瘤之一,在我国呈逐年上升趋势。在部分大城市,乳腺癌居女性恶性肿瘤之首位。

【病因】

其病因不清楚,乳腺是内分泌激素的靶器官,为多种内分泌激素作用,如雌激素、孕激素及泌乳素等,而其中雌酮与雌二醇与乳腺癌的发病关系密切。女性 20 岁以前少见,45～50岁发病率较高,绝经后继续升高。不孕、初次足月产的年龄、月经初潮年龄早及绝经年龄晚等因素与乳腺癌发病有关。一级亲属中有乳腺癌史者,其亲属患病的风险较普通人群高 2～3 倍。

【临床表现】

乳腺癌的临床表现为乳房单发、无痛的小肿块,肿块增长迅速,患者往往是在无意中发现的。肿块触之较硬,表面不平,界限不清楚,活动度小。随着肿瘤的生长,可侵及 cooper韧带,导致肿瘤表面皮肤凹陷,呈现"酒窝征";肿瘤细胞堵塞皮下淋巴管,可引起淋巴回流障碍,出现真皮水肿,皮肤呈现"橘皮样"改变;乳头或乳晕部的肿瘤侵及乳管使之缩短,可把乳头牵向肿瘤一侧,出现乳头歪斜、回缩、凹陷。

乳腺癌进展至晚期,肿瘤可侵犯胸筋膜及胸肌,导致肿瘤固定于胸壁不易推动。肿瘤侵犯大片皮肤时,皮肤可出现多个小结节。皮肤也可溃破形成癌性溃疡,易出血,伴有恶臭。乳腺癌淋巴转移多见于腋窝,腋窝可扪及肿大的淋巴结,质硬、无痛。淋巴结转移多时可融合成团。乳腺癌远处转移至肺、骨、肝时,可出现相应的临床症状。如肺部转移出现胸痛、气急,骨转移出现骨痛,肝脏转移出现肝肿大、腹水、黄疸等。

还有一些特殊类型乳腺癌,其临床表现具有特异性,如炎性乳腺癌(inflammatory breast carcinoma)和乳头湿疹样乳腺癌(paget's carcinoma of the breast)。

炎性乳腺癌少见,特点是发展快、预后差。局部皮肤呈现炎症样表现,表现为皮肤发红、水肿、增厚、粗糙、局部温度升高,继之迅速扩展到乳房大部分皮肤。

乳头湿疹样乳腺癌也少见,恶性度低,进展慢。起病时乳头有瘙痒、灼热感,继之乳头和乳晕区的皮肤逐渐变得粗糙、糜烂,呈现湿疹样改变,最后形成溃疡,溃疡表面覆盖有黄褐色鳞屑样痂皮。

【诊断】

（一）详细询问病史，询问患者的年龄，肿块出现的时间，肿块的生长速度等。

（二）仔细体格检查，注意肿块的质地、大小、形态、活动度、表面情况、边界情况等。并注意观察早期乳腺癌的体征，如局限性乳腺腺体增厚、乳头溢液、乳头糜烂等。检查腋窝淋巴结是否肿大等。

（三）对具有高危因素的女性进行辅助检查：乳腺钼钯摄片、乳腺彩超、乳腺核磁共振等。

（四）对高度疑似的患者，进行肿块穿刺或者肿块活检以求确诊。

【治疗】

乳腺癌是全身性疾病，其治疗手段有：手术治疗、化学药物治疗、内分泌治疗、放射治疗、生物治疗等。

（一）手术治疗　　手术的适应证为：临床分期为0、Ⅰ、Ⅱ及部分Ⅲ期的患者；禁忌证：存在远处转移、全身情况差、有严重的主要脏器疾病、年老体弱不能耐受手术者。

手术的方式：1894年Halsted首次提出乳腺癌根治术，其一直以来是治疗乳腺癌的标准术式。目前的治疗性手术方式如下：

1. 保留乳房的乳腺癌切除术　　适合于Ⅰ期、Ⅱ期的乳腺癌患者，应完整切除肿瘤及其周围1～2 cm的正常乳腺组织，并行腋淋巴结清扫。确保标本边缘无肿瘤细胞浸润。术后必须辅以放疗、化疗等。

2. 乳腺癌根治术　　整块切除整个乳房、胸大肌、胸小肌、腋窝第Ⅰ、Ⅱ、Ⅲ组淋巴结。

3. 乳腺癌扩大根治术　　是在乳腺癌根治术的基础上再切除胸廓内动脉、静脉及周围的淋巴结（胸骨旁淋巴结）。

4. 乳腺癌改良根治术　　有两种术式：① 切除胸小肌，保留胸大肌；② 保留胸大、小肌。前者淋巴结清扫的范围与乳腺癌根治术相仿，后者不能清扫腋上组淋巴结。该术式保留了胸肌，术后外观效果较好，现已成为常用的手术方式。Ⅰ、Ⅱ期乳腺癌患者，采用改良根治术与乳腺癌根治术相比，患者的生存率无明显差异。

5. 全乳房切除术　　切除整个乳房，包括腋尾部及胸大肌筋膜。该术式多用于微小癌、原位癌及年迈体弱不宜作根治术者。

前哨淋巴结活检（sentinel lymph node biopsy）　　前哨淋巴结是乳腺恶性肿瘤向腋窝淋巴结引流途径中的第一站淋巴结（为一个或几个特定的淋巴结），可采用示踪剂显示后切除活检，对前哨淋巴结活检阴性的乳腺癌患者可不作腋淋巴结清扫。适用于临床腋淋巴结阴性的乳腺癌患者。前哨淋巴结活检可以避免损伤腋窝的神经、血管和淋巴管，避免了术后上肢水肿、前臂内侧皮肤感觉异常、功能障碍等情况的发生，术后恢复快。

手术方式的选择还应根据疾病分期、病理分型及辅助治疗的条件来确定。对能够手术的乳腺癌患者，要达到局部及区域淋巴结最大程度的清除，以提高患者的生存率。

（二）化学药物治疗　　可通过抗癌药物杀灭残存的肿瘤细胞。术后应早期应用辅助化疗，联合化疗较单药化疗的效果好，辅助化疗的疗程一般在6个月左右。

浸润性乳腺癌伴腋淋巴结转移是应用辅助化疗的指征。常用的化疗方案有：FEC方案（氟尿嘧啶、表阿霉素、环磷酰胺）；TEC方案（多西他赛、表阿霉素、环磷酰胺），前者主要针对腋窝淋巴结阴性但存在高危因素患者，后者针对腋窝淋巴结阳性的患者以及新辅助化疗。

对于局部晚期的病例，可应用术前化疗，使肿瘤缩小，以达到降期的目的，进而可以手术,即新辅助化疗。

（三）内分泌治疗　乳腺癌的癌细胞中雌激素受体（ER）含量高者,称为激素依赖性肿瘤,对内分泌治疗有效。癌细胞中 ER 含量低者,称为激素非依赖性肿瘤,对内分泌治疗效果差。可通过检测雌激素受体和孕激素受体（PgR）,选择辅助治疗方案。激素受体阳性者优先采用内分泌治疗,激素受体阴性者优先采用化疗。

三苯氧胺是一种抗雌激素药物,对 ER、PgR 阳性的绝经后妇女效果明显。三苯氧胺的用法为每天 20 mg,至少用 3 年,一般情况下服用 5 年。有资料显示来曲唑等新近发展的芳香化酶抑制剂的效果优于三苯氧胺。

（四）放射治疗　放射治疗是乳腺癌保乳手术后的重要治疗手段,在乳房肿块局部广泛切除后予以较高剂量的放射治疗。根治术后是否行放射治疗,一般认为对 I 期患者无益,对 II 期以后的患者可降低局部复发率。

（五）生物治疗　目前临床上已有多种生物治疗在使用,如曲妥珠单抗对 HER2 过度表达的乳腺癌患者有一定效果,资料显示应用生物治疗可降低乳腺癌的复发率,尤其是在对化疗无效的情况下,也能取得部分疗效。

乳腺癌的外科手术方式虽有进展,但治疗效果并无实质性改善。近年来患者 5 年生存率有所提高,主要归因于早期发现、早期诊断、早期治疗,其次是术后辅助治疗的不断更新和完善。

（陈斌）

第五节　胸部损伤

胸廓起到保护胸内脏器和参与呼吸的功能,在损伤因子的作用下可出现胸部损伤（chest trauma or thoracic trauma）。胸部损伤是胸壁、胸腔和胸腔内脏器损伤的总称。常见的胸部损伤有肋骨骨折、气胸和血胸。

胸部损伤一般根据全层胸壁包括胸膜是否穿破,是否造成胸膜腔与外界相通,分为闭合性和开放性两大类。

一、肋骨骨折

肋骨骨折（rib fracture）是最常见的胸部损伤,可单根或多根肋骨骨折,同一根肋骨可在一处或多处折断。原因是直接暴力和间接暴力所致,病理性肋骨,轻微外力便容易折断。

【病因】

（一）直接暴力:外力作用下局部肋骨向内折断。

（二）间接暴力:胸部受到外力挤压,使肋骨向外弯曲而折断。

（三）病理肋骨骨折:肋骨病变受轻微外力折断,如骨质疏松,恶性肿瘤,结核等。

【临床表现】

（一）症状　局部疼痛是肋骨骨折最明显的症状,尤其是在深呼吸、咳嗽或转动体位时加剧。按伤情出现不同,会出现不同程度的呼吸困难。

（二）体征　因合并胸壁挫伤，局部多有肿胀及皮下淤血；明显压痛点往往就是肋骨骨折处，有时可扪及骨折断端或摩擦感；用手前后挤压胸壁、骨折处剧痛，即挤压试验阳性；多根多处骨折可见伤处胸壁塌陷及反常呼吸运动（连枷胸），合并气胸、血胸时，有相应的临床表现。

【治疗原则】

（一）单纯性肋骨骨折的治疗原则是有效控制疼痛、固定胸廓和呼吸管理。预防肺部并发症主要在于鼓励患者咳嗽、经常坐起和辅助排痰。

（二）多处肋骨骨折的治疗除了上述原则以外，尤其注意尽快消除反常呼吸运动、保持呼吸道通畅和充分供氧、纠正呼吸与循环功能紊乱和防治休克。对于开放性肋骨骨折需彻底清创。

二、气　　胸

胸膜腔内积气称为气胸（pneumothorax）。一般分为闭合性、开放性和张力性三类。

【临床表现】

（一）闭合性气胸　肺萎陷在30%以下者，为小量气胸，影响呼吸与循环功能较小，患者多无明显症状。当大量气胸，即肺萎陷达50%以上，患者可出现胸闷、气急等低氧血症的表现，气管向健侧移位，伤侧胸部叩诊呈鼓音，听诊呼吸音减弱或消失。

（二）开放性气胸　因胸壁缺损创口，胸膜腔与外界大气直接相交通，空气可随呼吸自由出入胸膜腔，形成开放性气胸。患者常在伤后迅速出现严重呼吸困难、脉搏细速、紫绀，甚至休克。

（三）张力性气胸　由于裂口与胸膜腔之间的活瓣存在，吸气时空气从裂口进入胸膜腔内，而呼气时活瓣关闭，不能让腔内空气回入气道排出。这样，胸膜腔内空气不断增多，压力不断升高，压迫患侧肺使之逐渐萎缩，并将纵隔推向健侧，挤压健侧肺，产生呼吸和循环功能的严重障碍。临床上，患者极度呼吸困难，端坐呼吸。缺氧严重者，发绀、烦躁不安、昏迷，甚至窒息。

【治疗原则】

（一）闭合性气胸　小量气胸可自行吸收，不需特别处理。但中、大量气胸可行胸膜腔穿刺，或行胸腔闭式引流术。

（二）开放性气胸　急救处理为尽快封闭胸壁创口，将开放性气胸转变为闭合性气胸。送至医院，进一步吸氧、补液、清创，并做胸腔闭式引流术。如疑有肺、支气管、心脏和血管等胸内脏器损伤，应尽早剖胸探查处理。

（三）张力性气胸　急救处理是立即排气，降低胸膜腔内压力。在危急状况下可用一粗针头在患侧第2肋间锁骨中线处刺入胸膜腔，有气体喷射出，即可达到排气减压效果。再进一步行胸腔闭式引流术。

三、血　　胸

胸膜腔积血称血胸（hemothorax），在胸部创伤中血胸很常见。血胸常常与气胸同时发生称血气胸。

【临床表现】

血胸的临床表现与出血量、出血速度、胸内器官创伤情况以及伤员体质有关。肋骨骨折并发少量血胸,临床上一般不呈现明显症状。出血量多,超过 1000 ml,且出血速度快者,则呈现面色苍白、脉搏加快、呼吸急促、血压下降等低血容量休克症状,以及胸膜腔大量积血压迫肺和纵隔导致呼吸困难和缺氧等。少量血胸常无异常体征。大量血胸则可呈现气管、心脏向健侧移位,患侧肋间隙饱满,叩诊呈浊音。

【治疗原则】

一般血胸可根据积血量的多少,进行胸腔穿刺或闭式引流治疗,及时排出积血,促使肺复张,改善呼吸功能,并使用抗生素预防感染。进行性血胸应及时开胸探查。凝固性血胸应待伤员情况稳定后及早开胸,清除血块,并剥离胸膜表面血凝块机化形成的包膜。感染性血胸应及时改善胸腔引流,排尽胸腔积血积脓;若效果不佳或肺复张不良,应尽早手术清除感染性积血,剥离脓性纤维膜。

(史良会　王明海)

第六节　食　管　癌

食管癌(esophageal carcinoma)是一种常见的上消化道恶性肿瘤,男性高于女性,大多是 40 岁以上的年纪。我国是世界上食管癌高发区之一。

【病因】

食管癌确切发病原因目前还不是很明确。目前大致认为以下几种因素与食管癌的发病相关:

(一)饮食因素:亚硝胺类化合物有高度致癌性,居民所食用的酸菜中含有亚硝胺类化合物。霉变食物中霉菌及其毒素与亚硝胺类化合物有协同致癌作用;食物中维生素及微量元素缺乏;不良饮食习惯也易致食道病变,食物过硬、进食快,喜热食等习惯损伤了食管上皮,增加了对致癌物的敏感性。过量长期饮酒及吸烟亦是食管癌的重要病因。

(二)环境因素:水源、土壤被一些致癌物质污染,土壤中缺乏一些重要的微量元素。

(三)遗传因素:遗传易感性亦是重要的致癌因素。

【临床表现】

食管癌的典型症状为进行性吞咽困难,出现此症状时已属中晚期食管癌。

(一)早期症状　早期食管癌的病变只局限于黏膜,进食时可产生一些轻微的神经感觉症状,进硬食时有轻度的哽咽感和食管内疼痛。有的患者表现为吞咽后食管内异物感或吞咽时胸骨后闷胀不适感。这些症状比较轻微且易反复发作,每次持续时间短,不易被重视。

(二)中期症状　癌肿继续生长便造成管腔狭窄,渐渐出现食管癌的典型症状。

1. 吞咽困难　典型症状为进行性吞咽困难,吞咽困难的程度取决于食管周径受肿瘤侵犯的程度。先是难咽干硬食物,继而是半流质、流质饮食,最后连喝水也困难。

2. 呕吐　有些患者表现为进食呕吐,主要原因是出现了较严重的梗阻。

3. 胸背疼痛　当食道癌肿向腔外侵犯或转移癌压迫肋间神经或纵隔神经时,就会出现持续性胸背疼痛的症状。

4. 体重减轻　多为摄入困难,营养不良所致。

（三）晚期症状

1. 呼吸系统症状　食道癌肿压迫气管会引起咳嗽、呼吸困难,甚至穿破气管而产生气管食管瘘。

2. 神经系统症状　食道癌肿侵犯喉返神经时,会产生声音嘶哑。侵犯膈神经导致膈肌麻痹时,可出现呼吸困难和膈肌的反常运动。

3. 癌转移表现　食管癌转移最常见的部位是锁骨上淋巴结。肝转移时会出现肝肿大、食欲不振,到后期会出现黄疸、腹水,甚至肝昏迷。骨转移时身体各部位持续疼痛。

4. 恶液质　表现为极度衰弱和消瘦。

【诊断】

对可疑病例,应作吞钡双重对比造影。X 线检查主要是发现食管黏膜投影的不正常表现。早期食管癌的 X 线表现为食管黏膜皱襞增粗、中断、紊乱,局限性管壁僵硬,小而浅的充盈缺损,小龛影;晚期食管癌的 X 线表现,一般为充盈缺损,管腔狭窄和梗阻。

食管细胞学检查可用于食管癌高发区的大规模普查。纤维食管镜并组织活检,是诊断食管癌的可靠方法。

【治疗】

以手术为主的多学科综合治疗是当前治疗食管癌的主要原则,放疗和化疗是辅助治疗措施。提倡早发现、早诊断和早治疗。

（一）手术治疗

1. 早期食管癌和癌前病变可采用内镜下黏膜切除术或氩离子束凝固术。

2. 手术治疗　手术是食管癌的首选治疗方法,根据食管癌病变的部位、大小、病理分型及全身情况的不同决定手术方案。食管癌手术治疗的目的是切除癌肿及重建接近正常的吞咽功能。

手术中切除食道的长度应在距离癌肿上、下缘 5~8 cm,并清除肿瘤周围及颈部、胸顶上纵隔、食管气管旁、隆突周围及胃小弯、胃左动脉和腹主动脉周围等处结缔组织和淋巴组织。

晚期食管癌不能行根治性切除并有重度吞咽困难者,为解决患者的进食问题,可行局部姑息性切除,为放疗及化疗提供条件。常用的有食管分流术和食管腔内置管术。

对于癌肿范围大,且有明显向外侵犯及穿孔和远处转移症状或有严重心、肺功能不全,不能耐受手术,以及有明显恶液质者,则禁忌手术,但为解决患者的进食问题,可行食管腔内置支架术。

（二）放射治疗　单纯性放疗效果不理想,需要与手术联合应用。术前新辅助放疗可提高手术切除率和术后生存率,术后辅助放疗常用于病变不能完全切除或有淋巴结转移者。

（三）化学治疗　为配合手术而采取的短程新辅助化疗,可提高手术切除率而并不增加手术并发症,关于能否提高远期生存率的问题还有待进一步研究和长期随访。

（史良会　王明海）

第七节 腹 外 疝

人体组织或器官一部分离开了原来正常的部位,通过先天或后天形成的薄弱点、缺损或孔隙进入另一部位,称为疝。有腹股沟直疝、斜疝、脐疝、切口疝、白线疝、股疝等种类。疝多发生于腹部,以腹外疝为多见。

一、腹外疝的概述

【病因】
腹壁强度降低和腹内压力增高是腹外疝发生的两个主要原因。

(一)腹壁强度降低 最常见的因素有:① 有些属于正常的解剖现象,如精索或子宫圆韧带穿过腹股沟管、股动静脉穿过股管等处;② 先天性因素包括腹膜鞘状突未闭,脐环闭锁不全,腹壁白线缺损等;③ 后天获得性原因有手术切口、引流口愈合不良、外伤、炎症、感染、手术切断腹壁神经,肥胖者过多的脂肪浸润,老龄的肌肉退化萎缩等也常是腹壁强度降低的原因。

(二)腹内压力增高 慢性咳嗽或哮喘;肥胖;大小便时腹部受力;怀孕;举起重物时腹部受力,婴儿经常啼哭等是引起腹内压力增高的常见原因。

【腹股沟区解剖】
(一)腹股沟管解剖 腹股沟管有两口和四壁。外口是浅环,内口是深环。前壁为皮下和腹外斜肌筋膜,外 1/3 尚有腹内斜肌。后壁为腹膜和腹横筋膜,内 1/3 尚有腹股沟镰。上壁为腹内斜肌、腹横肌的弓状下缘。下壁为腹股沟韧带和腔隙韧带。以深环为起点,腹股沟管的走向由外向内、由上向下、由深向浅斜行。女性腹股沟管内有子宫圆韧带通过,男性则有精索通过。

(二)直疝三角(hesselbach 三角,即海氏三角) 直疝三角的外侧边是腹壁下动脉,内侧边为腹直肌外侧缘,底边为腹股沟韧带。此处腹壁缺乏完整的腹肌覆盖,且腹横筋膜又比周围部分薄,故易发生疝。腹股沟直疝即在此由后向前突出,故称直疝三角。

(三)股管 股管是一个狭长的漏斗形间隙,有上、下两口。上口为股环,下口为卵圆窝。上口的前缘为腹股沟韧带,后缘为耻骨梳韧带,内缘为腔隙韧带。

二、腹股沟疝

腹股沟疝(inguinal hernia)分为斜疝和直疝两种。疝囊经过腹股沟管进入阴囊,称为腹股沟斜疝(indirect inguinal hernia)。疝囊经直疝三角区直接由后向前突出,不经过内环,也不进入阴囊,称为腹股沟直疝(direct inguinal hernia)。

【临床表现和诊断】
腹股沟斜疝的基本临床表现是腹股沟区有一突出的肿块。

(一)易复性疝 腹股沟处可复性包块,下腹轻微坠胀感,但无其他症状。

（二）难复性疝　疝块不能完全回纳。复位后局部坠胀感较明显,尚有消化道症状,如消化不良、便秘。严重时会出现腹痛、腹胀、呕吐、肛门停止排便排气等机械性肠梗阻的临床表现。

（三）嵌顿性疝　腹壁皮下包块突然增大,不能回纳,伴局部疼痛,甚至较严重的消化道症状,如不及时处理将转为绞窄性疝。

（四）绞窄性疝　多伴有肠坏死、穿孔,临床出现明显腹膜炎症状,患者可出现发热,血象和血生化均有改变。

（五）腹股沟直疝　多见于年老体弱患者,腹股沟肿物在直疝三角,呈半球形突出,不进入阴囊,极少嵌顿。

【治疗】

腹股沟疝如不及时处理,疝块可逐渐增大,终将加重腹壁的损坏而影响劳动力;斜疝又常可发生嵌顿或绞窄而威胁患者的生命。因此,除少数特殊情况外,腹股沟疝一般均应尽早施行手术治疗。

（一）非手术治疗　一岁以下幼儿可暂不手术,因有自行消失的可能,可采用棉线束带或绷带压住深环。一岁以上小儿腹股沟疝无自愈趋势者,宜行手术高位结扎疝囊。

（二）手术治疗

1. 疝修补术

（1）传统疝修补术　少年、儿童较小的腹股沟斜疝,疝囊高位结扎后,修补时无需将精索移位。青壮年应将精索移位至腹外斜肌腱膜下。老年和巨大的腹股沟斜疝,必须加强腹股沟管后壁的修复,并将精索移位至皮下。

（2）无张力修补术　是在无张力情况下,利用人工高分子修补材料进行缝合修补。

（3）经腹腔镜疝修补术　凭借腹腔镜技术用网片加强腹壁缺损。

2. 嵌顿性或绞窄性疝处理原则:

（1）手法复位　嵌顿时间在3～4小时以内,局部压痛不明显,也无腹部压痛或腹肌紧张等腹膜刺激征,年老体弱或伴有严重疾病而估计肠袢尚未绞窄坏死者。复位后要观察腹部体征。但如在术前用药或麻醉后自行复位,应严密观察24小时,根据病情决定手术时间。

（2）急诊手术　无手法复位的指征,均应考虑急诊手术治疗。

三、股　　疝

疝囊通过股环、经股管向卵圆窝突出的疝,称为股疝（femoral hernia）。

【临床表现】

疝块往往不大,常在腹股沟韧带下方卵圆窝处表现为一半球形的突起。平卧回纳内容物后,疝块有时不能完全消失,这是因为疝囊外有很多脂肪堆积的缘故。由于疝囊颈较小,咳嗽冲击感也不明显。易复性股疝的症状较轻,常不为患者所注意,尤其在肥胖者更易疏忽。一部分患者可在久站或咳嗽时感到患处胀痛,并有可复性肿块。

股疝如发生嵌顿,除引起局部明显疼痛外,也常伴有较明显的急性机械性肠梗阻。

【治疗】

股疝容易嵌顿,一旦嵌顿又可迅速发展为绞窄性。因此,股疝诊断确定后,应及时手术治疗。对于嵌顿性或绞窄性股疝,更应紧急手术。将腹股沟韧带、腔隙韧带和耻骨肌筋膜缝合在一起,关闭股环,或用人工材料封闭股环。

四、其他腹外疝

(一)切口疝(incisional hernia) 切口疝是发生于腹壁手术切口处的疝。临床上较常见。腹壁切口处逐渐膨隆,有肿块出现。肿块通常在站立或用力时更为明显,平卧休息则缩小或消失。较大的切口疝有腹部牵拉感,伴食欲减退、恶心、便秘、腹部隐痛等表现。治疗原则是手术修补。切除切口瘢痕,显露疝环后沿其边缘清楚地解剖出腹壁各层组织,回纳疝内容物后,在无张力或低张力的条件下修复各层腹壁组织。

(二)脐疝(umbilical hernia) 疝囊通过脐环突出的疝称脐疝。以小儿脐病为主,成人脐疝较少见。2岁后小儿脐疝和成人脐疝均考虑脐疝手术修补术。

(三)白线疝(hernia of linea alba) 白线疝是指发生于腹壁正中线(白线)处的疝,早期白线疝肿块小而无症状,后期可出现腹痛,以及消化不良、恶心、呕吐等症状。常可在白线区扪及缺损的空隙。疝块较小而无明显症状者,可不必治疗。症状明显如有疼痛者,宜修补白线裂孔。白线缺损较大者,可用人工高分子修补材料进行修补。

(史良会 王明海)

第八节 腹部损伤

腹部损伤(abdominal injury)在战争年代非常常见,在平常的生活中也较为多见。

一、腹部损伤的概述

【病因】

(一)开放性:刀刺、枪弹、弹片。

(二)闭合性:坠落、碰撞、冲击、挤压、拳打脚踢等钝性暴力。

【分类】

(一)开放性:无腹膜破损者为非穿透伤。有腹膜破损者为穿透伤,可同时伴有内脏损伤。

(二)闭合性:损伤局限于腹壁,可同时有内脏损伤。

【临床表现】

(一)单纯性腹壁损伤:症状较轻,腹壁压痛、皮下瘀斑。

(二)实质性脏器损伤(肝、脾、系膜、大血管、胰腺等):主要表现为内出血症状。

(三)空腔脏器损伤(肠、胃、胆囊、膀胱等):主要表现为急性弥漫性腹膜炎症状。

【诊断】

(一)有无内脏损伤 根据临床表现可以确定多数伤者的内脏是否受损,但仍有不少伤者在短时间内无法诊断。因此需要严密观察伤者的病情变化。为了防止漏诊,必须做到详细了解受伤史、检测生命体征和一些必要的辅助检查。

（二）什么脏器受到损伤　根据患者的具体表现,结合打击部位,判断相应的脏器损伤。先判断哪一类脏器受损,再判断具体脏器。例如:有恶心、呕吐、便血、气腹者多为胃肠道损伤,依打击部位,腹膜刺激征最重处而确定胃、空肠、回肠或结肠损伤;有血尿,排尿困难,外阴或会阴牵涉痛者提示泌尿系损伤。

（三）是否多发性损伤　腹部以外的合并损伤,腹内某一脏器有多处破裂,腹内超过一个以上脏器有损伤。

（四）对于诊断有困难的伤者,要进行一些必要的辅助检查,较特殊的检查是诊断性腹腔穿刺和灌洗。另外需要严密监测患者生命体征,必要时行剖腹探查术。

【治疗】

对于未能明确有无内脏损伤或轻度单纯实质脏器损伤的患者可以行保守治疗。

对于已确诊或高度怀疑内脏损伤的患者,有手术探查指征的患者,应全面权衡轻重缓急,首先处理对生命威胁最大的损伤,心肺复苏是压倒一切的任务。先处理实质性脏器损伤,后处理空腔脏器损伤。

二、常见腹部脏器损伤

【实质性脏器损伤】

（一）脾破裂　脾是腹部内脏中最容易受损的器官。脾破裂可分为中央型破裂、被膜下破裂和真性破裂三种。前两种脾被膜完整,出血量受到限制,临床上并无明显内出血征象。真性破裂出血者可出现休克甚至死亡。治疗措施如下:

1. 保守治疗　腹腔出血少,无休克或容易纠正的休克,B超或CT证实脾裂伤比较局限、表浅,无其他腹腔脏器合并伤者,可在严密监测的条件下行保守治疗。

2. 手术治疗　监测中如发现继续出血或发现有其他脏器损伤,应立即手术治疗。

（1）保脾、部分脾切除术或脾移植术　剖腹彻底查明伤情后,明确可能保留脾者,可采用生物胶黏合止血、物理凝固止血、单纯缝合修补、脾破裂捆扎、脾动脉结扎及部分脾切除等。为防止小儿日后发生暴发性感染,有主张可将1/3脾组织切成薄片或小块埋入大网膜囊内进行自体移植。

（2）全脾切除术　脾中心部碎裂、脾门撕裂或有大量失活组织、病理性脾发生破裂、延迟性脾破裂、高龄及多发伤情况严重者需迅速施行全脾切除术。

（二）肝破裂　肝破裂无论在致伤因素、病理类型和临床表现方面都和脾破裂极为相似,也分中央型破裂、被膜下破裂和真性破裂三种类型。肝真性破裂时,因有胆汁溢入腹腔,所以腹痛和腹膜刺激征常较脾破裂伤者更为明显。有时血液通过胆管进入十二指肠而表现出上消化道出血。肝被膜下破裂也可能转为真性破裂,中央型肝破裂则易发展为继发性肝脓肿。治疗措施如下:

1. 保守治疗　B超或CT证实轻度肝实质损伤,无其他腹腔脏器合并伤,生命体征平稳或经补充血容量后血流动力学指标稳定的伤者,可在严密监测下进行保守治疗。

2. 手术治疗　监测中如发现生命体征不稳定,说明有活动性出血,应立即手术治疗。肝破裂手术治疗的基本要求是彻底清创、确切止血、消除胆汁溢漏和建立通畅的引流。术中迅速判断伤情,根据病情的需要选择肝修补术、肝动脉结扎术、肝部分切除术、纱布填塞术。

（三）胰腺损伤　当上腹部受到暴力挤压时,易致胰腺损伤,部位常位于胰颈、体部。由于胰液侵蚀性强,故胰腺损伤的死亡率高。胰腺位置深且位于腹膜后,所以早期易漏诊。当胰液积聚于网膜囊内时,表现为上腹明显压痛和肌紧张。当胰液进入腹腔后,表现为急性弥漫性腹膜炎。B超和CT有助于胰腺损伤的诊断。治疗措施如下:

有明显腹膜炎体征,且高度怀疑或诊断为胰腺损伤者,应立即行剖腹探查术。手术的目的是止血、清创、控制胰腺外分泌、处理合并伤及充分引流。

【空腔脏器损伤】

(一)小肠损伤 小肠损伤发生机会高,可在早期就能产生明显的腹膜炎,故诊断一般并不困难。只有少数患者有气腹。

小肠损伤的诊断一旦明确,应立即进行手术治疗。手术方式以简单修补为主,对于破损严重的患者须行部分小肠切除吻合术。

(二)结肠损伤 结肠损伤仅次于小肠,出现腹膜炎症状较小肠破裂晚,但明显严重。部分位于腹膜后的结肠受伤后,容易导致严重的腹膜后感染。

结肠破裂的处理,主要采用肠造口术和肠外置术。少数裂口小、腹腔污染轻、全身情况良好的患者可以考虑一期修补,对于右半结肠破裂的患者,如果条件需要可以考虑部分结肠一期切除吻合术。

(三)直肠损伤 直肠损伤如果在腹膜反折以上,其临床表现与结肠破裂所致急性腹膜炎的表现大致相同。如果破裂口在反折以下,并不表现为腹膜炎,但可污染直肠周围组织而引起严重感染。

对于直肠上段破裂的患者,应直接修补或切除破损处肠管后再行端端吻合术,同时行乙状结肠双腔造瘘术;对于直肠下段破裂的患者,为防止感染扩散须充分引流直肠周围间隙,同时行乙状结肠双腔造瘘术,直至直肠伤口愈合。

(史良会 王明海)

第九节 胃 癌

我国胃癌(gastric carcinoma)在各种恶性肿瘤中居首位,好发年龄在50岁以上,男女发病率之比为2:1。

【病因】

胃癌的确切病因不十分明确,但以下因素与发病有关:

(一)地域环境及饮食生活因素 胃癌发病有明显的地域性差别,在我国的西北与东部沿海地区胃癌发病率比南方地区明显为高。长期食用熏烤、盐腌食品的人群中胃远端癌发病率高。吸烟者的胃癌发病危险较不吸烟者高50%。

(二)幽门螺杆菌感染 幽门螺杆菌感染也是引发胃癌的主要因素之一。控制Hp感染在胃癌防治中的作用已受到高度重视。

(三)癌前病变 易发生胃癌的胃疾病包括胃息肉、慢性萎缩性胃炎及胃部分切除后的残胃,这些病变都可能伴有不同程度的慢性炎症过程、胃黏膜肠上皮化生或非典型增生,时间长久有可能转变为癌。

(四)遗传和基因 胃癌的癌变是一个多因素、多步骤、多阶段发展过程,涉及癌基因、抑癌基因、凋亡相关基因与转移相关基因等的改变,而基因改变的形式也是多种多样的。

【临床表现】

早期胃癌多数患者无明显症状,少数人有恶心、呕吐或是类似溃疡病的上消化道症状,无特异性。因此,早期胃癌诊断率低。疼痛与体重减轻是进展期胃癌最常见的临床症状。患者常有较为明确的上消化道症状,如上腹不适、进食后饱胀,随着病情进展上腹疼痛加重,食欲下降、乏力、消瘦,部分患者有恶心、呕吐。另外,根据肿瘤的部位不同,也有其特殊表现。贲门胃底癌可有胸骨后疼痛和进行性吞咽困难;幽门附近的胃癌有幽门梗阻表现;肿瘤破坏血管后可有呕血、黑便等消化道出血症状。腹部持续疼痛常提示肿瘤扩展超出胃壁。大约10%的患者有胃癌扩散的症状和体征,诸如锁骨上淋巴结肿大、腹水、黄疸、腹部包块、直肠前凹扪及肿块等。晚期胃癌患者常可出现贫血、消瘦、营养不良甚至恶病质等表现。

【诊断】

目前临床上用于诊断胃癌的检查主要有以下四种。

(一)X线钡餐检查 数字化X线胃肠造影技术的应用,使得影像分辨率和清晰度大为提高,目前仍为诊断胃癌的常用方法。常采用气钡双重造影,通过黏膜相和充盈相的观察作出诊断。早期胃癌的主要改变为黏膜相异常,进展期胃癌的形态与胃癌大体分型基本一致。

(二)纤维胃镜检查 直接观察胃黏膜病变的部位和范围,并可获取病变组织作病理学检查,是诊断胃癌的最有效方法,为提高诊断率,对可疑病变组织活检不应少于4处。内镜下刚果红、美蓝活体染色技术,可显著提高小胃癌和微小胃癌的检出率。采用带超声探头的纤维胃镜,对病变区域进行超声探测成像,有助于了解肿瘤浸润深度以及周围脏器和淋巴结有无侵犯和转移。

(三)腹部超声 在胃癌诊断中,腹部超声主要用于观察胃的邻近脏器(特别是肝、胰)受浸润及淋巴结转移的情况。

(四)螺旋CT与正电子发射成像检查 多排螺旋CT扫描结合三维立体重建和模拟内腔镜技术,是一种新型无创检查手段,有助于胃癌的诊断和术前临床分期。

【治疗】

(一)手术治疗分为根治性手术和姑息性手术两类。

1. 根治性手术 原则为整块切除包括癌灶和可能受浸润胃壁在内的胃的部分或全部,按临床分期标准整块清除胃周围的淋巴结,重建消化道。手术方式是根据肿瘤部位、进展程度以及临床分期来确定。早期胃癌由于病变局限较少淋巴结转移,施行D2以下的胃切除术就可获得治愈性切除,可行腹腔镜或开腹胃部分切除术。对小于1 cm的非溃疡凹陷型胃癌,直径小于2 cm的隆起型黏膜癌,可在内镜下行胃黏膜切除术。进展期胃癌标准治疗是D2淋巴结廓清的胃切除术。扩大的胃癌根治术适用胃癌侵及邻近组织或脏器,是指包括胰体、尾及脾的根治性胃大部切除或全胃切除;有肝、结肠等邻近脏器浸润可行联合脏器切除术。

2. 姑息性手术 原发灶无法切除,为了减轻由于梗阻、穿孔、出血等并发症引起的症状而作的手术,如胃空肠吻合术、空肠造口、穿孔修补术等。

(二)胃癌的化疗 用于根治性手术的术前、术中和术后,延长生存期。晚期胃癌患者采用适量化疗,能减缓肿瘤的发展速度,改善症状,有一定的近期效果。

早期胃癌根治术后原则上不必辅助化疗,有下列情况者应行辅助化疗:病理类型恶性程度高;癌灶面积大于5 cm²;多发癌灶;年龄低于40岁。进展期胃癌根治术后、姑息手术后、根治术后复发者需要化疗。施行化疗的胃癌患者应当有明确病理诊断,一般情况良好,心、肝、肾与造血功能正常,无严重并发症。

（三）胃癌的其他治疗　包括放疗、热疗、免疫治疗、中医中药治疗等。胃癌的免疫治疗包括非特异生物反应调节剂和过继性免疫治疗。抗血管形成基因是研究较多的基因治疗方法,可能在胃癌的治疗中发挥作用。

胃癌的预后与胃癌的病理分期、部位、组织类型、生物学行为以及治疗措施有关。早期胃癌远比进展期胃癌预后要好。胃癌体积小、未侵及浆膜、无淋巴结转移,可行根治性手术者预后较好。贲门癌与胃上 1/3 的近端胃癌比胃体及胃远端癌的预后要差。当前,我国早期胃癌诊断率很低,影响预后。提高早期诊断率将显著改善胃癌的 5 年生存率。

（黄鹤）

第十节　肠　梗　阻

肠内容物不能正常运行、顺利通过肠道,称为肠梗阻(intestinal obstruction),是外科常见的病症。肠梗阻不但可引起肠管本身解剖与功能上的改变,并可导致全身性生理上的紊乱,临床病象复杂多变。

【病因和分类】

按肠梗阻发生的基本原因可以分为三类:

（一）机械性肠梗阻　最常见,由于各种原因引起肠腔变狭小,使肠内容通过发生障碍。可因:① 肠腔堵塞,如粪块、大胆石、异物等;② 肠管受压,如粘连带压迫、肠管扭转、嵌顿或受肿瘤压迫等;③ 肠壁病变,如肿瘤、先天性肠道闭锁、炎症性狭窄等。

（二）动力性肠梗阻　是由于神经反射或毒素刺激引起肠壁肌功能紊乱,使肠蠕动丧失或肠管痉挛,以致肠内容物不能正常运行,但无器质性的肠腔狭窄。常见的如急性弥漫性腹膜炎、腹部大手术、腹膜后血肿或感染引起的麻痹性肠梗阻(paralytic ileus),痉挛性肠梗阻甚少见,可见于如肠道功能紊乱和慢性铅中毒引起的肠痉挛。

（三）血运性肠梗阻　由于肠系膜血管栓塞或血栓形成,使肠管血运障碍,继而发生肠麻痹而使肠内容物不能运行。随着人口老龄化,动脉硬化等疾病增多,现已不属少见。肠梗阻又可按肠壁有无血运障碍,分为单纯性和绞窄性二类:

1. 单纯性肠梗阻　只是肠内容物通过受阻,而无肠管血运障碍。

2. 绞窄性肠梗阻　系指梗阻并伴有肠壁血运障碍者,可因肠系膜血管受压、血栓形成或栓塞等引起。

肠梗阻还可按梗阻的部位分为高位(如空肠上段)和低位(如回肠末段和结肠)两种;根据梗阻的程度,又可分为完全性和不完全性肠梗阻;此外,按发展过程的快慢还可分为急性和慢性肠梗阻。倘若一段肠袢两端完全阻塞,如肠扭转、结肠肿瘤等,则称闭袢性肠梗阻。结肠肿瘤引起肠梗阻,由于其近端存在回盲瓣,也易致闭袢性肠梗阻。肠梗阻在不断变化的病理过程中,上述有的类型在一定条件下是可以互相转化的。

【临床表现】

尽管由于肠梗阻的原因、部位、病变程度、发病急慢的不同,可有不同的临床表现,但肠内容物不能顺利通过肠腔则是一致具有的,其共同表现是腹痛、呕吐、腹胀及停止自肛门排气排便。

（一）腹痛　机械性肠梗阻发生时,由于梗阻部位以上强烈肠蠕动,表现为阵发性绞痛,疼痛多在腹中部,也可偏于梗阻所在的部位。腹痛发作时可伴有肠鸣,自觉有"气块"在腹中窜动,并受阻于某一部位。有时能见到肠型和肠蠕动波。如果腹痛的间歇期不断缩短,以至成为剧烈的持续性腹痛,则应该警惕可能是绞窄性肠梗阻的表现。

（二）呕吐　在肠梗阻早期,呕吐呈反射性,吐出物为食物或胃液。此后,呕吐随梗阻部位高低而有所不同,一般是梗阻部位愈高,呕吐出现愈早、愈频繁。高位肠梗阻时呕吐频繁,吐出物主要为胃及十二指肠内容;低位肠梗阻时,呕吐出现迟而少,吐出物可呈粪样。结肠梗阻时,呕吐到晚期才出现。呕吐物如呈棕褐色或血性,是肠管血运障碍的表现。麻痹性肠梗阻时,呕吐多呈溢出性。

（三）腹胀　一般梗阻发生一段时间后出现,其程度与梗阻部位有关。高位肠梗阻腹胀不明显,但有时可见胃型。低位肠梗阻及麻痹性肠梗阻腹胀显著,遍及全腹。结肠梗阻时,如果回盲瓣关闭良好,梗阻以上结肠可成闭袢,则腹周膨胀显著。腹部隆起不均匀对称,是肠扭转等闭袢性肠梗阻的特点。

（四）停止自肛门排气排便　完全性肠梗阻发生后,患者多不再排气排便;但梗阻早期,尤其是高位肠梗阻,可因梗阻以下肠内尚残存的粪便和气体,仍可自行或在灌肠后排出,不能因此而否定肠梗阻的存在。

某些绞窄性肠梗阻,如肠套叠、肠系膜血管栓塞或血栓形成,则可排出血性黏液样粪便。

【诊断】

在肠梗阻诊断过程中,必须辨明下列问题:

（一）是否肠梗阻　根据腹痛、呕吐、腹胀、停止自肛门排气排便四大症状和腹部可见肠型或蠕动波,肠鸣音亢进等,一般可作出诊断,X线检查对确定有否肠梗阻帮助较大。但需注意,有时可不完全具备这些典型表现,特别是某些绞窄性肠梗阻的早期,可能与输尿管结石、卵巢囊肿蒂扭转、急性坏死性胰腺炎等混淆,甚至误诊为一般肠痉挛,尤应警惕。

（二）是机械性还是动力性梗阻　机械性肠梗阻具有上述典型临床表现,早期腹胀可不显著。麻痹性肠梗阻无阵发性绞痛等肠蠕动亢进的表现,相反为肠蠕动减弱或消失,腹胀显著。X线检查可显示大、小肠全部充气扩张;而机械性肠梗阻胀气限于梗阻以上的部分肠管,即使晚期并发肠绞窄和麻痹,结肠也不会全部胀气。

（三）是单纯性还是绞窄性梗阻　这点极为重要,因为绞窄性肠梗阻预后严重,并必须及早进行手术治疗。有下列表现者,应考虑绞窄性肠梗阻的可能:① 腹痛发作急骤,起始即为持续性剧烈疼痛,或在阵发性加重之间仍有持续性疼痛。肠鸣音可不亢进。有时出现腰背部痛,呕吐出现早、剧烈而频繁。② 病情发展迅速,早期出现休克,抗休克治疗后改善不显著。③ 有明显腹膜刺激征,体温上升、脉率增快、白细胞计数增高。④ 腹胀不对称,腹部有局部隆起或触及有压痛的肿块(胀大的肠袢)。⑤ 呕吐物、胃肠减压抽出液、肛门排出物为血性,或腹腔穿刺抽出血性液体。⑥ 经积极非手术治疗而症状体征无明显改善。⑦ 腹部X线检查见孤立、突出胀大的肠袢、不因时间而改变位置,或有假肿瘤状阴影,或肠间隙增宽,提示有腹腔积液。

（四）是高位还是低位梗阻　高位小肠梗阻的特点是呕吐发生早而频繁,腹胀不明显。低位小肠梗阻的特点是腹胀明显,呕吐出现晚而次数少,并可吐粪样物。结肠梗阻与低位小肠梗阻的临床表现很相似,鉴别较困难,X 线检查有很大帮助。低位小肠梗阻,扩张的肠袢在腹中部,呈"阶梯状"排列,而结肠内无积气。结肠梗阻时扩大的肠袢分布在腹部周围,可见结肠袋,胀气的结肠阴影在梗阻部位突然中断,盲肠胀气最显著,小肠内胀气可不明显。

(五)是完全性还是不完全性梗阻 完全性梗阻呕吐频繁,如为低位梗阻腹胀明显,完全停止排便排气。X 线腹部检查见梗阻以上肠管明显充气和扩张,梗阻以下结肠内无气体。不完全梗阻呕吐与腹胀都较轻或无呕吐,X 线所见肠管充气扩张都不明显,而结肠内仍有气体存在。

(六)是何原因引起梗阻 应根据年龄、病史、体征、X 线、CT 等影像学检查等几方面分析。在临床上粘连性肠梗阻最为常见,多发生在以往有过腹部手术、损伤或炎症史的患者。嵌顿性或绞窄性腹外疝是常见的肠梗阻原因,所以机械性肠梗阻的患者应仔细检查各可能发生外疝的部位。结肠梗阻多系肿瘤所致,需特别提高警惕。新生婴儿以肠道先天性畸形为多见。2 岁以内小儿,则肠套叠多见。蛔虫团所致的肠梗阻常发生于儿童。老年人则以肿瘤及粪块堵塞为常见。

【治疗】

肠梗阻的治疗原则是矫正因肠梗阻所引起的全身生理紊乱和解除梗阻。具体治疗方法要根据肠梗阻的类型、部位和患者的全身情况而定。

(一)基础疗法 即不论采用非手术或手术治疗,均需应用的基本处理。

1. 胃肠减压 是治疗肠梗阻的重要方法之一。通过胃肠减压,吸出胃肠道内的气体和液体,可以减轻腹胀,降低肠腔内压力,减少肠腔内的细菌和毒素,改善肠壁血循环,有利于改善局部病变和全身情况。

2. 矫正水、电解质紊乱和酸碱失衡 不论采用手术和非手术治疗,纠正水、电解质紊乱和酸碱失衡是极重要的措施。输液所需容量和种类须根据呕吐情况、缺水体征、血液浓缩程度、尿排出量和比重,并结合血清钾、钠、氯和血气分析监测结果而定。单纯性肠梗阻,特别是早期,上述生理紊乱较易纠正。而在单纯性肠梗阻晚期和绞窄性肠梗阻,尚须输给血浆、全血或血浆代用品,以补偿丧失至肠腔或腹腔内的血浆和血液。

3. 防治感染和中毒 应用抗肠道细菌,包括抗厌氧菌的抗生素。一般单纯性肠梗阻可不应用,但对单纯性肠梗阻晚期,特别是绞窄性肠梗阻以及手术治疗的患者,应该使用。

此外,还可应用镇静剂、解痉剂等一般对症治疗,止痛剂的应用则应遵循急腹症治疗的原则。

(二)解除梗阻 可分手术治疗和非手术治疗两大类。

1. 手术治疗 各种类型的绞窄性肠梗阻、肿瘤及先天性肠道畸形引起的肠梗阻,以及非手术治疗无效的患者,适应手术治疗。由于急性肠梗阻患者的全身情况常较严重,所以手术的原则和目的是在最短手术时间内,以最简单的方法解除梗阻或恢复肠腔的通畅。具体手术方法要根据梗阻的病因、性质、部位及患者全身情况而定。

2. 非手术治疗 主要适用于单纯性粘连性(特别是不完全性)肠梗阻,麻痹性或痉挛性肠梗阻,蛔虫或粪块堵塞引起的肠梗阻,肠结核等炎症引起的不完全性肠梗阻,肠套叠早期等。在治疗期间,必须严密观察,如症状、体征不见好转或反有加重,即应手术治疗。非手术治疗除前述基础疗法外,还包括:中医中药治疗、口服或胃肠道灌注生植物油、针刺疗法,以及根据不同病因采用低压空气或钡灌肠,经乙状结肠镜插管,腹部按摩等各种复位法。

(黄鹤)

第十一节　直　肠　癌

直肠癌(carcinoma of the rectum)是乙状结肠直肠交界处至齿状线之间的癌,是消化道常见的恶性肿瘤。

【病因】

直肠癌的病因目前仍不十分清楚,其发病与社会环境、饮食习惯、遗传因素等有关。直肠息肉也是直肠癌的高危因素。目前基本公认的是动物脂肪和蛋白质摄入过高,食物纤维摄入不足是直肠癌发生的高危因素。

【临床表现】

直肠癌早期无明显症状,癌肿破溃形成溃疡或感染时才出现症状。

(一)直肠刺激症状　便意频繁,排便习惯改变;便前肛门有下坠感、里急后重、排便不尽感,晚期有下腹痛。

(二)肠腔狭窄症状　癌肿侵犯致肠管狭窄,初时大便变形,变细,当造成肠管部分梗阻后,有腹痛、腹胀、肠鸣音亢进等不全性肠梗阻表现。

(三)癌肿破溃感染症状　大便表面带血及黏液,甚至有脓血便。癌肿侵犯前列腺、膀胱,可出现尿频、尿痛、血尿。侵犯骶前神经可出现骶尾部剧烈持续性疼痛。晚期出现肝转移时可有腹水、肝大、黄疸、贫血、消瘦、浮肿、恶病质等。

【诊断】

直肠癌根据病史、体检、影像学和内镜检查不难作出临床诊断,准确率亦可达95%以上。但多数病例常有不同程度的延误诊断,其中有患者对便血、大便习惯改变等症状不够重视,亦有医生警惕性不高的原因。直肠癌的筛查应遵循由简到繁的步骤进行。

(一)大便潜血检查　此为大规模普查或对高危人群作为结、直肠癌的初筛手段。阳性者再作进一步检查。无症状阳性者的癌肿发现率在1%以上。

(二)直肠指诊　是诊断直肠癌最重要的方法,由于中国人直肠癌75%以上为低位直肠癌,能在直肠指诊时触及。因此凡遇患者有便血、大便习惯改变、大便变形等症状,均应行直肠指诊。指诊可查出癌肿的部位,距肛缘的距离,癌肿的大小、范围、固定程度、与周围脏器的关系等。

(三)内镜检查　包括直肠镜、乙状结肠镜和纤维结肠镜检查。门诊常规检查时可用直肠镜或乙状结肠镜检查,操作方便、不需肠道准备,但在明确直肠癌诊断需手术治疗时应行纤维结肠镜检查,因为结、直肠癌有5%～10%为多发癌,内镜检查不仅可在直视下肉眼作出诊断,而且可取组织进行病理检查。

(四)影像学检查

1. 钡剂灌肠检查　是结肠癌的重要检查方法,对直肠癌的诊断意义不大,用以排除结、直肠多发癌和息肉病。

2. 腔内B超检查　用腔内探头可检测癌肿浸润肠壁的深度及有无侵犯邻近脏器,内镜超声逐步在临床开展应用,可在术前对直肠癌的局部浸润程度进行评估。

3. MRI检查　可显示肿瘤在肠壁内的浸润深度,对直肠癌的诊断及术前分期有重要价值。

4. CT 检查　可以了解直肠癌盆腔内扩散情况,有无侵犯膀胱、子宫及盆壁,是术前常用的检查方法。腹部 CT 扫描可检查有无肝转移癌及腹主动脉旁淋巴结肿大。

5. PET - CT 检查　针对病程较长、肿瘤固定的患者,为排除远处转移及评价手术价值时,有条件者可进行 PET - CT 检查。该检查可发现肿瘤以外的高代谢区域,从而帮助制订治疗方案。

6. 腹部 B 超检查　由于结、直肠癌手术时有 10%～15% 同时存在肝转移,所以腹部 B 超或 CT 检查应列为常规。

(五)肿瘤标记物　目前公认的在大肠癌诊断和术后监测有意义的肿瘤标记物是癌胚抗原(carcinoembryonic antigen, CEA)。但认为 CEA 作为早期结、直肠癌的诊断尚缺乏价值。CEA 主要用于预测直肠癌的预后和监测复发。

(六)其他检查　低位直肠癌伴有腹股沟淋巴结肿大时,应行淋巴结活检。癌肿位于直肠前壁的女性患者应作阴道检查及双合诊检查。男性患者有泌尿系症状时应行膀胱镜检查。

【治疗】

手术切除仍然是直肠癌的主要治疗方法。术前的放疗和化疗可一定程度上提高手术疗效。从外科治疗的角度,临床上将直肠癌分为低位直肠癌(距齿状线 5 cm 以内)、中位直肠癌(距齿状线 5～10 cm)、高位直肠癌(距齿状线 10 cm 以上)。这种分类对直肠癌根治手术方式的选择有重要的参考价值。

(一)手术治疗　凡能切除的直肠癌如无手术禁忌证,都应尽早施行直肠癌根治术,切除的范围包括癌肿、足够的两端肠段、已侵犯的邻近器官的全部或部分、四周可能被浸润的组织及全直肠系膜。如不能进行根治性切除时,亦应进行姑息性切除,使症状得到缓解。如伴发能切除的肝转移癌应同时切除肝转移癌。手术方式的选择根据癌肿所在部位、大小、活动度、细胞分化程度以及术前的排便控制能力等因素综合判断。最近大量的临床病理学研究提示,直肠癌向远端肠壁浸润的范围较结肠癌小,只有不到 3% 的直肠癌向远端浸润超过 2 cm。这是选择手术方式的重要依据。

1. 局部切除术　适用于早期瘤体小、局限于黏膜或黏膜下层、分化程度高的直肠癌。手术方式主要有经肛局部切除术和骶后径路局部切除术。

2. 腹会阴联合直肠癌根治术(Miles 手术)　原则上适用于腹膜反折以下的直肠癌。切除范围包括乙状结肠远端、全部直肠、肠系膜下动脉及其区域淋巴结、全直肠系膜、肛提肌、坐骨直肠窝内脂肪、肛管及肛门周围 3～5 cm 的皮肤、皮下组织及全部肛门括约肌,于左下腹行永久性乙状结肠单腔造口。

3. 经腹直肠癌切除术(直肠低位前切除术、Dixon 手术)　是目前应用最多的直肠癌根治术,适用于距齿状线 5 cm 以上的直肠癌,亦有更近距离的直肠癌行 Dixon 手术的报道。但原则上是以根治性切除为前提,要求远端切缘距癌肿下缘 2 cm 以上。由于吻合口位于齿状线附近,在术后的一段时期内患者出现便次增多,排便控制功能较差。近年来有人采用 J 形结肠袋与直肠下段或肛门吻合,近期内可以改善控便功能,减少排便次数。

4. 经腹直肠癌切除、近端造口、远端封闭手术(Hartmann 手术)　适用于因全身一般情况很差,不能耐受 Miles 手术或急性梗阻不宜行 Dixon 手术的直肠癌患者。

腹腔镜下施行 Miles 和 Dixon 手术具有创伤小、恢复快的优点,但对淋巴结清扫,周围被侵犯脏器的处理尚有争议。直肠癌侵犯子宫时,可一并切除子宫,称为后盆腔脏器清扫;直肠癌侵犯膀胱,行直肠和膀胱(男性)或直肠、子宫和膀胱切除时,称为全盆腔清扫。施行直肠癌根治术的同时,要充分考虑患者的生活质量,术中尽量保护排尿功能和性功能。二者有时需权衡利弊,选择手术方式。晚期直肠癌,当患者发生排便困难或肠梗阻时,可行乙状结肠双腔造口。

(二)放射治疗 放射治疗作为手术切除的辅助疗法有提高疗效的作用。术前的放疗可以提高手术切除率,降低患者的术后局部复发率。术后放疗仅适用于晚期患者或手术未达到根治或术后局部复发的患者。

(三)化疗 结直肠癌的辅助化疗或肿瘤治疗均以5-Fu为基础用药。给药途径有动脉灌注、门静脉给药、静脉给药、术后腹腔置管灌注给药及温热灌注化疗等,以静脉化疗为主。化疗时机、如何联合用药和剂量等根据患者的情况、个人的治疗经验有所不同。辅助化疗能明显提高Ⅱ~Ⅲ期结、直肠癌的5年生存率。

(四)新辅助放化疗

在欧洲,直肠癌行新辅助放化疗得到众多医疗中心的认同。术前放化疗能使直肠癌体积缩小,达到降期作用,从而提高手术切除率及降低局部复发率。多中心、随机、大样本资料显示新辅助放化疗对直肠癌的治疗是有益的。推荐在Ⅲ、Ⅳ期结、直肠癌患者中应用辅助化疗、新辅助化疗;而在中低位、中晚期直肠癌建议新辅助放化疗。

(五)其他治疗 目前对直肠癌的治疗正进行着非常广泛的研究,如基因治疗、靶向治疗、免疫治疗等。靶向治疗已显现出良好的临床应用前景。低位直肠癌形成肠腔狭窄且不能手术者,可用电灼、液氮冷冻和激光凝固、烧灼等局部治疗或放置金属支架,改善症状。

(黄鹤)

第十二节 原发性肝癌

原发性肝癌(primary liver cancer)是我国常见的恶性肿瘤之一,高发于东南沿海地区。我国肝癌患者的中位年龄为40~50岁,男性比女性多见。近年来其发病率有增高趋势。

【病因】

原发性肝癌的病因和发病机制尚未确定。目前认为与肝硬化、病毒性肝炎、黄曲霉素等某些化学致癌物质和水土因素有关。原发性肝癌的大体病理形态可分三型:结节型、巨块型和弥漫型。按肿瘤大小:微小肝癌(直径≤2 cm),小肝癌(>2 cm,≤5 cm),大肝癌(>5 cm,≤10 cm)和巨大肝癌(>10 cm)。

【临床表现】

原发性肝癌早期缺乏典型症状,常见临床表现为:

(一)肝区疼痛 有半数以上患者以此为首发症状,多为持续性钝痛、刺痛或胀痛。主要是由于肿瘤迅速生长,使肝包膜张力增加所致。位于肝右叶顶部的癌肿累及横膈,则疼痛可牵涉至右肩背部。当肝癌结节发生坏死、破裂,引起腹腔内出血时,则表现为突然引起右上腹剧痛和压痛,出现腹膜刺激征等急腹症表现。

(二)全身和消化道症状 早期常不易引起注意,主要表现为乏力、消瘦、食欲减退、腹胀等。部分患者可伴有恶心、呕吐、发热、腹泻等症状。晚期则出现贫血、黄疸、腹水、下肢浮肿、皮下出血及恶病质等。

（三）肝肿大 为中、晚期肝癌最常见的主要体征。肝肿大呈进行性，质地坚硬，边缘不规则，表面凹凸不平呈大小结节或巨块。癌肿位于肝右叶顶部者可使膈肌抬高，肝浊音界上升。在不少情况下，肝肿大或肝区肿块是患者自己偶然扪及而成为肝癌的首发症状的。肝肿大显著者可充满整个右上腹或上腹，右季肋部明显隆起。

此外，如发生肺、骨、脑等处转移，可产生相应症状。少数患者还可有低血糖症、红细胞增多症、高血钙和高胆固醇血症等特殊表现。

【并发症】

（一）肝性脑病 常是原发性肝癌终末期的严重并发症，约1/3的患者死于此并发症。

（二）上消化道出血 15%患者晚期出现上消化道出血死亡，主要原因有原发性肝癌晚期因癌栓发生门脉高压，导致食管胃底静脉曲张破裂出血；另外胃肠道黏膜糜烂、凝血功能障碍常出现消化道广泛出血。

（三）肝癌结节破裂出血 约占10%，肝癌结节破裂可引起急性腹痛和腹膜刺激征，大量内出血可致休克死亡。

（四）感染 机体抵抗力下降、放疗、化疗等，容易并发肺炎、败血症、严重感染等。

【诊断】

肝癌出现了典型症状，诊断并不困难，但往往已非早期。所以，凡是中年以上，特别是有肝病史的患者，如有原因不明的肝区疼痛、消瘦、进行性肝肿大者，应及时作详细检查。采用甲胎蛋白（AFP）检测和B型超声等现代影像学检查，有助于早期发现，甚至可检出无症状、体征的极早期小肝癌患者。

（一）实验室检查 肝癌血清标记物检测：① 血清甲胎蛋白（AFP）测定 本法对诊断本病有相对的特异性；放射免疫法测定持续血清 AFP≥400 μg/L，并能排除妊娠、活动性肝病等，即可考虑肝癌的诊断。临床上约30%的肝癌患者 AFP 为阴性。如同时检测 AFP 异质体，可使阳性率明显提高；② 血液酶学及其他肿瘤标记物检查 肝癌患者血清中 γ-谷氨酰转肽酶及其同工酶、异常凝血酶原、碱性磷酸酶、乳酸脱氢酶同工酶可高于正常。但缺乏特异性。

（二）影像学检查

1. 超声检查 采用分辨率高的 B 型超声显像仪检查，可显示肿瘤的大小、形态、所在部位以及肝静脉或门静脉内有无癌栓等，其诊断符合率可达90%左右。是目前有较好诊断价值的非侵入性检查方法，并可用作高发人群中的普查工具。另外用 B 型超声显像同时能提取超声多普勒血流频谱信号及彩色多普勒血流成像三功仪检查，可提高肝癌的确诊率，并有助于与转移性肝癌、肝血管瘤等的鉴别。

2. CT 检查 CT 具有较高的分辨率，对肝癌的诊断符合率可达 90% 以上，可检出直径1.0 cm 左右的微小癌灶；应用动态增强扫描可提高分辨率，有助于鉴别血管瘤。应用 CT 动态扫描与动脉造影相结合的 CT 血管造影（CTA），可提高小肝癌的检出率。多层螺旋 CT、三维 CT 成像更提高了分辨率和定位的精确性。

3. 磁共振成像（MRI） 诊断价值与 CT 相仿，对良、恶性肝内占位病变，特别与血管瘤的鉴别优于 CT，且可进行肝静脉、门静脉、下腔静脉和胆道重建成像，可显示这些管腔内有无癌栓。

4. 选择性腹腔动脉或肝动脉造影检查 对血管丰富的癌肿,其分辨率低限约 1 cm,对 <2.0 cm 的小肝癌其阳性率可达 90%。由于属于创伤性检查,当上述检查不易确诊,必要时才考虑采用。

肝穿刺行针吸细胞学检查有确定诊断意义,目前多采用在 B 型超声导引下行细针穿刺,有助于提高阳性率。适用于经过各种检查仍不能确诊,但又高度怀疑或已不适应手术而需定性诊断以指导下一步治疗者。必要时还可行腹腔镜检查或作剖腹探查。

【治疗】

早期诊断,早期治疗,根据不同病情进行综合治疗,是提高疗效的关键;而早期施行手术切除仍是目前首选的、最有效的治疗方法。

(一)手术治疗

1. 肝切除 目前仍是治疗肝癌首选的和最有效的方法。总体上,肝癌切除术后 5 年生存率为 30%～40%,微小肝癌切除术后 5 年生存率可达 90% 左右,小肝癌为 75% 左右。任何其他方法都不可能达到这样的治疗效果。

2. 下述情况仅可作姑息性肝切除:① 3～5 个多发性肿瘤,局限于相邻 2～3 个肝段或半肝内,影像学显示无瘤肝组织明显代偿性增大,达全肝的 50% 以上;如肿瘤分散,可分别作局限性切除;② 左半肝或右半肝的大肝癌或巨大肝癌,边界较清楚,第一、二肝门未受侵犯。

3. 对不能切除的肝癌的外科治疗 可根据具体情况,术中采用肝动脉结扎、肝动脉化疗栓塞、射频、冷冻、激光、微波等治疗,都有一定的疗效。

4. 根治性切除术后复发肝癌的再手术治疗 对根治性切除术后患者进行定期随诊,监测甲胎蛋白和 B 型超声等影像学检查,早期发现复发,如一般情况良好、肝功能正常、病灶局限允许切除,可施行再次切除。

5. 肝癌破裂出血的患者,可行肝动脉结扎或动脉栓塞术,也可作射频或冷冻治疗,情况差者或仅作填塞止血。如全身情况较好、病变局限,在技术条件具备的情况下,可行急诊肝叶切除术治疗。对出血量较少,血压、脉搏等生命体征尚稳定,估计肿瘤又不可能切除者,也可在严密观察下进行输血,应用止血剂等非手术治疗。

原发性肝癌也是行肝移植手术的指征之一,但远期疗效尚欠理想,主要问题还是肝癌复发。近年来,有经腹腔镜切除位于边缘部位的微小或小肝癌的报告,其实用性及疗效有待进一步观察。

(二)B 超引导下治疗 B 超引导下经皮穿刺肿瘤行射频、微波或注射无水酒精治疗,以及体外高能超声聚焦疗法等。这些方法适用于瘤体较小而又不能或不宜手术切除者,特别是肝切除术后早期肿瘤复发者。

(三)化学治疗 化学药物治疗原则上不作全身化疗。经剖腹探查发现癌肿不能切除;或作为肿瘤姑息切除的后续治疗者,可采用肝动脉和(或)门静脉置泵作区域化疗栓塞;对未经手术而估计不能切除者,也可行放射介入治疗,有一定姑息性治疗效果,常可使肿瘤缩小,部分患者可因此获得手术切除的机会。

(四)放射治疗 对一般情况较好,肝功能尚好,不伴有肝硬化,无黄疸、腹水,无脾功能亢进和食管静脉曲张,癌肿较局限,尚无远处转移而又不适于手术切除或手术后复发者,可采用放射为主的综合治疗。

(五)生物治疗 主要是免疫治疗,可与化疗等联合应用,多在探索之中。

(六)中医中药治疗 多根据不同病情采取辨证施治、攻补兼施的方法,常与其他疗法配合应用,以提高机体抗病力,改善全身状况和症状,减轻化疗、放射不良反应等。

(黄鹤 韩真)

第十三节 胆 石 病

胆石病(cholelithiasis)即胆道系统(胆囊及胆管)发生了结石。胆石症是世界范围的常见病,我国也不例外,其发病率随年龄增长而增高。随着国人的生活条件及营养状况的改善,胆石症的发生率有逐年增高的趋势,尤其是胆囊结石的发生率显著增高。胆石症以女性患者多见,尤其是较肥胖的女性,男女之比约为1:2。

一、胆囊结石

胆囊结石(cholecystolithiasis)主要见于成人,女性多于男性,40岁后发病率随年龄增长而增高。结石为胆固醇结石或以胆固醇为主的混合性结石和黑色胆色素结石。

【病因】

胆囊结石与多种因素有关。任何影响胆固醇与胆汁酸浓度比例改变和造成胆汁淤滞的因素都能导致结石形成。个别地区和种族的居民、女性激素、肥胖、妊娠、高脂肪饮食、长期肠外营养、糖尿病、高脂血症、胃切除或胃肠吻合手术后、回肠末段疾病和回肠切除术后、肝硬化、溶血性贫血等因素都可引起胆囊结石。在我国西北地区的胆囊结石发病率相对较高,可能与饮食习惯有关。

【临床表现】

大多数患者可无症状,仅在体格检查、手术和尸体解剖时偶然发现,称为静止性胆囊结石,随着健康检查的普及,无症状胆囊结石的发现明显增多。胆囊结石的典型症状为胆绞痛,只有少数患者出现,其他常表现为急性或慢性胆囊炎。主要临床表现包括:

(一)胆绞痛 患者常在饱餐、进食油腻食物后或睡眠中体位改变时,由于胆囊收缩或结石移位加上迷走神经兴奋,结石嵌顿在胆囊壶腹部或颈部,胆囊排空受阻,胆囊内压力升高,胆囊强力收缩而引起绞痛。疼痛位于右上腹或上腹部,呈阵发性,或者持续疼痛阵发性加剧,可向右肩胛部和背部放射,可伴恶心、呕吐。部分患者因痛剧而不能准确说出疼痛部位。胆绞痛发作时患者常坐卧不安。首次胆绞痛出现后,约70%的患者一年内会复发。疼痛发作的间歇期可为数天、数周、数月甚至数年,在发作的时间上无法预测是胆绞痛的一个特点。

(二)上腹隐痛 多数患者仅在进食过量、吃高脂食物、工作紧张或休息不好时感到上腹部或右上腹隐痛,或者有饱胀不适、嗳气、呃逆等,易被误诊为"胃病"。

(三)胆囊积液 胆囊结石长期嵌顿或阻塞胆囊管但未合并感染时,胆囊黏膜吸收胆汁中的胆色素,分泌黏液性物质,形成胆囊积液。积液呈透明无色,又称为白胆汁。

(四)其他 包括以下情况:① 很少引起黄疸;② 小结石可通过胆囊管进入胆总管内成为胆总管结石;③ 胆总管的结石通过Oddi括约肌嵌顿于壶腹部导致胰腺炎,称为胆源性胰腺炎;④ 因结石压迫引起胆囊炎症并慢性穿孔,可造成胆囊十二指肠瘘或胆囊结肠瘘,大的结石通过瘘管进入肠道引起肠梗阻称为胆石性肠梗阻;⑤ 结石及长期的炎症刺激可诱发胆囊癌。

（五）Mirizzi 综合征　　Mirizzi 综合征是特殊类型的胆囊结石,由于胆囊管与肝总管伴行过长或者胆囊管与肝总管汇合位置过低,持续嵌顿于胆囊颈部的和较大的胆囊管结石压迫肝总管,引起肝总管狭窄,反复的炎症发作更导致胆囊肝总管瘘管,胆囊管消失、结石部分或全部堵塞肝总管而引起。临床表现为反复发作胆囊炎及胆管炎,明显的梗阻性黄疸。胆道影像学检查可见胆囊或增大、肝总管扩张、胆总管正常。

【诊断】

根据临床典型的绞痛病史,影像学检查可确诊。首选 B 超检查,可见胆囊内有强回声团、随体位改变而移动、其后有声影即可确诊为胆囊结石。CT、MRI 也可显示胆囊结石,但不作为常规检查。

【治疗】

对于有症状和(或)并发症的胆囊结石,首选腹腔镜胆囊切除治疗,与经典的开腹胆囊切除相比同样效果确切,但损伤小。无症状的胆囊结石一般不需积极手术治疗,可观察和随诊,但下列情况应考虑行手术治疗:① 结石直径>3 cm;② 合并需要开腹的手术;③ 伴有胆囊息肉>1 cm;④ 胆囊壁增厚;⑤ 胆囊壁钙化或瓷性胆囊(porcelain gallbladder);⑥ 儿童胆囊结石;⑦ 合并糖尿病;⑧ 有心肺功能障碍;⑨ 边远或交通不发达地区、野外工作人员;⑩ 发现胆囊结石 10 年以上。

二、肝外胆管结石

肝外胆管结石,可原发于胆管系统,也可从胆囊排出至胆管。大多数胆管结石患者都有在进油脂食物后、体位改变后胆绞痛,这是因为结石在胆管内向下移动,刺激胆管痉挛,同时阻塞胆汁流过所致。

【病因】

（一）肝外胆管结石可原发于胆管系统,亦称为原发性胆管结石,原发性结石多为棕色胆色素结石或混合性结石。形成的诱因有:胆道感染,胆道梗阻包括胆总管扩张形成的相对梗阻、胆道异物等。

（二）病变来源于胆囊内结石下降,排进胆管并停留在胆管内,故多为胆固醇结石或黑色胆色素结石,又称为继发性胆管结石。原发性胆管结石约占全部胆石症的 50%,多见青壮年。

【临床表现】

一般平时无症状或仅有上腹不适,当结石造成胆管梗阻时可出现肝外胆管结石的典型症状表现,即腹痛、寒战高热和黄疸,称夏科(Charcot)三联症。

（一）腹痛　　右上腹或剑突下阵发性绞痛,向右肩、背放射,伴恶心、呕吐。常因进食油腻和体位改变而诱发。

（二）寒战高热　　占 2/3,发生于腹痛之后,与胆道感染、毒素或细菌入血有关。

（三）黄疸　　腹痛、寒战高热后 1～2 日出现黄疸。

（四）重者出现神志改变或休克,为急性梗阻性胆管炎或重症胆管炎表现,需急诊手术。

【诊断】

胆绞痛的患者除了胆囊结石外,需要考虑肝外胆管结石的可能,主要依靠影像学检查,合并胆管炎时可出现典型的 Charcot 三联征则诊断不难。实验室检查:血清胆红素升高,尿中胆红素升高,尿胆原降低或消失,粪中尿胆原降低。B 型超声检查见胆管扩张,胆管内见结石影像。

【治疗】

(一)非手术治疗　也可作为手术前的准备治疗。治疗措施包括:① 应用抗生素,应根据敏感细菌选择用药,经验治疗可选用胆汁浓度高的、主要针对革兰阴性细菌的抗生素;② 解痉;③ 利胆,包括一些中药和中成药;④ 纠正水、电解质及酸碱平衡紊乱;⑤ 加强营养支持和补充维生素,禁食患者应使用肠外营养;⑥ 护肝及纠正凝血功能异常的治疗。争取在胆道感染控制后才行择期手术治疗。

(二)手术疗法

1. 胆总管探查引流术　是治疗胆管结石的基本方法。目的为探查胆道通畅的情况,取出其中结石,冲洗胆道,T 管引流,消除胆道感染。胆总管探查的指征是:有梗阻性黄疸病史;慢性胆管炎,胆总管扩张 1.0 cm 以上或胆管壁增厚者;胆(肝)总管内有结石、蛔虫、肿瘤等;胆道感染、胆管穿刺抽出的胆汁混浊或呈脓性或有絮状物或有残渣等;胆囊内有多数细小结石,有可能下降至胆总管者;肝胆管结石;胆囊与胆总管内虽无结石,但肝脏表面有炎性粘连,有扩张的小胆管,肝纤维组织增多,肝叶(段)有萎缩或肿大者;慢性复发性胰腺炎,或全胰腺肿大、变硬者;静脉胆道造影有"滞留密度增加征"者等。探查应仔细,防止遗漏病变,必要时,配合术中胆道造影或使用胆道镜。一般应切除胆囊,T 管内径宜大些,有利于小结石排出或术后非手术治疗。

2. 胆肠内引流术　手术方式有胆总管十二指肠吻合术、Oddi 括约肌切开成形术和胆管空肠 Roux‐y 吻合术。

三、肝内胆管结石

【病因】

肝内胆管结石(hepatolithiasis)又称肝胆管结石,是我国常见而难治的胆道疾病。肝内胆管结石病因复杂,主要与胆道感染、胆道寄生虫(蛔虫、华支睾吸虫)、胆汁停滞、胆管解剖变异、营养不良等有关。结石绝大多数为含有细菌的棕色胆色素结石,常呈肝段、肝叶分布,但也有多肝段、肝叶结石,多见于肝左外叶及右后叶,与此两肝叶的肝管与肝总管汇合的解剖关系致胆汁引流不畅有关。

【临床表现】

可多年无症状或仅有上腹和胸背部胀痛不适。绝大多数患者以急性胆管炎就诊,主要表现为寒战高热和腹痛,除合并肝外胆管结石或双侧肝胆管结石外,局限于某肝段、肝叶的可无黄疸。严重者出现急性梗阻性化脓性胆管炎、全身脓毒症或感染性休克。反复胆管炎可导致多发的肝脓肿,如形成较大的脓肿可穿破膈肌和肺形成胆管支气管瘘,咳出胆砂或胆汁样痰;长期梗阻甚至导致肝硬化,表现为黄疸、腹水、门静脉高压和上消化道出血、肝功能衰竭。如腹痛为持续性,进行性消瘦,感染难以控制,腹部出现肿物或腹壁瘘管流出黏液样液,应考虑肝胆管癌的可能。

【诊断】

　　肝内胆管结石的诊断,除了在临床上提高对本病的认识外,确诊主要依靠影像学的检查发现。主要应用的诊断方法有 B 超、胆道 X 线检查、CT、PTCD、ERCP、胆道子母镜、MRCP、胆道镜等。

【治疗】

　　主要采用手术治疗,原则为尽可能取净结石、解除胆道狭窄及梗阻、去除结石部位和感染病灶、恢复和建立通畅的胆汁引流、防止结石的复发。后续治疗对减少结石残留有重要的作用。治疗措施包括术后经引流管窦道胆道镜取石;激光、超声、微爆破碎石;经引流管溶石,体外震波碎石,以及中西医结合治疗等。

（黄鹤）

第十四节　胆 道 感 染

　　胆道感染是指胆道内有细菌感染,主要由胆囊炎和胆管炎组成。胆道感染的发病率一般占急腹症的第二位,是外科的常见疾病。

　　急性胆囊炎是由于胆囊管阻塞和细菌侵袭而引起的胆囊炎症,约 95% 的患者合并有胆囊结石,称为结石性胆囊炎;5% 的患者未合并胆囊结石,称为非结石性胆囊炎。

一、急性结石性胆囊炎

　　目前认为急性结石性胆囊炎(acute calculous cholecystitis)初期的炎症是由于胆囊结石直接损伤受压部位的黏膜引起,细菌感染是在胆汁淤滞的情况下出现的。

【病因】

　　炎症的初期是由于结石造成胆囊腔内压力升高,使胆囊壁及黏膜受压缺血引起,进而导致胆汁的淤滞,出现细菌的感染。主要的致病原因有:① 胆囊管梗阻,胆囊结石堵塞胆囊管或嵌顿于胆囊颈时会造成黏膜的直接损伤,进而造成胆汁的淤滞。高浓度的胆汁酸盐可引起细胞的损伤,加重黏膜的炎症、水肿甚至坏死。② 细菌感染,细菌性炎症占急性胆囊炎的 50%~80%。致病菌主要由大肠杆菌、克雷伯杆菌属、链球菌、葡萄球菌等组成,以大肠杆菌最常见。当胆汁淤滞时,细菌会通过胆道逆行、血液循环及淋巴途径造成感染。

【临床表现】

　　女性多见,急性发作时主要症状为右上腹痛,逐渐发展为阵发性剧痛,并向右肩背部放射,可伴随有恶心、呕吐,呕吐物为胃、十二指肠内容物。夜间发作常见,饱餐及进食油脂食物常诱发发作。后期表现发热,多为低热,寒战、高热不常见,早期多无黄疸,当胆管并发炎症或炎症导致肝门淋巴结肿大时,可出现黄疸。

　　体格检查　局部体征表现为患者右上腹有压痛,约 25% 的患者可触及肿大胆囊,患者在深吸气或咳嗽时,放于右肋下的手指会触到肿大的胆囊,患者会因疼痛突然中止吸气(murphy 征),右上腹有压痛、肌紧张及反跳痛,当胆囊穿孔后会出现弥漫性腹膜炎;全身检查患者可出现巩膜黄染,有体温升高,脉搏加快,呼吸加快,血压下降等,可表现为感染性休克。

【诊断】

对有右上腹突发性疼痛,并向右肩背部放射,伴有发热,恶心,呕吐,体检右上腹压痛和肌卫,Murphy 征阳性,白细胞计数增高,B 超示胆囊壁水肿,即可确诊为本病,如以往有胆绞痛病史,则可有助于确诊。15%～20%的病例其临床表现较轻,或症状发生后随即有所缓解,但实际病情仍在进展时,增加诊断上的困难。

【治疗】

急性结石性胆囊炎最终需采用手术治疗。应争取择期进行手术。手术方法首选腹腔镜胆囊切除术,其他还有传统的开腹手术、胆囊造瘘术。

二、急性非结石性胆囊炎

急性非结石性胆囊炎(acute acalculous cholecystitis)发生率一般占急性胆囊炎的 5%～10%,胆囊内并无结石存在。

【病因】

病因目前不清楚,通常在严重创伤、烧伤、腹部非胆道手术后等危重患者中发生,主要致病因素是胆汁淤滞和缺血。

【临床表现】

本病多见于男性、老年患者。临床表现与急性胆囊炎相似。腹痛症状常因患者伴有其他严重疾病而被掩盖,易误诊和延误治疗。

【诊断】

对危重的、严重创伤及长期应用肠外营养支持的患者,出现右上腹疼痛并伴有发热时应警惕本病的发生。若右上腹压痛及腹膜刺激征,或触及肿大胆囊、Murphy 征阳性时,应及时作进一步的检查。发病早期 B 超检查不易诊断,CT 检查有帮助,而肝胆系统核素扫描约97%的患者可获得诊断。

【治疗】

本病易坏疽穿孔,应及早手术。可选用胆囊切除,或胆囊造口术,或 PIGD 治疗。未能确诊或病情较轻者,应在密切观察下积极进行非手术治疗。一旦病情恶化,及时施行手术。

三、慢性胆囊炎

【病因】

慢性胆囊炎(chronic cholecystitis)是由急性或亚急性胆囊炎反复发作,或长期存在的胆囊结石所致胆囊功能异常,约 25%的患者存在细菌感染,其发病基础是胆囊管或胆总管梗阻。

【临床表现】

症状常不典型,患者常在饱餐,进食油腻食物后出现腹胀、腹痛,多在上腹部,可放射至右肩背部,畏寒、高热和黄疸较少出现,可伴有恶心、呕吐。体征往往不明显,或仅出现轻度压痛,Murphy 征阳性。

【诊断】

有腹痛发作并胆囊结石证据提示慢性胆囊炎的诊断。B 超检查作为首选,可显示胆囊壁增厚,胆囊排空障碍或胆囊内结石。

【治疗】

对伴有结石或确诊为本病的无结石者应行胆囊切除,首选腹腔镜胆囊切除。对无症状者或腹痛可能由其他并存疾病如消化性溃疡、胃炎等引起者,手术治疗应慎重。不能耐受手术者可选择非手术治疗,方法包括口服溶石药物、有机溶石剂直接穿刺胆囊溶石、体外震波碎石等,也可限制肥腻食物并服用消炎利胆药、胆盐、中药等治疗。

四、急性梗阻性化脓性胆管炎

急性梗阻性化脓性胆管炎(acute obstructive suppurative cholangitis,AOSC)是急性胆管炎的严重阶段,也称急性重症胆管炎(acute cholangitis of severe type,ACST)。

【病因】

本病的特点是在胆道梗阻的基础上伴发胆管急性化脓性感染和积脓,国内最常见的原因是肝内胆管结石,胆道寄生虫和胆管狭窄居次位。在国外,恶性肿瘤、胆道良性病变引起狭窄,先天性胆道解剖异常,原发性硬化性胆管炎等较常见。近年来由胆肠吻合口、PTC、ERCP、置放内支架等引起者逐渐增多。

【临床表现】

本病多发于青壮年,多数急性梗阻性化脓性胆管炎患者有胆道疾病发作或胆道手术史。本病发病急骤,病情发展迅速,出现典型的腹痛、畏寒、发热、黄疸为主要特点,即为 Charcot 三联征(夏科氏三联征),若出现休克和神经系统症状,即为 Reynolds 五联征(瑞罗茨五联征)。本病可分为肝外梗阻和肝内梗阻两种,肝外梗阻腹痛、寒战高热、黄疸较明显,肝内梗阻主要表现为寒战高热,可有腹痛,黄疸较轻。体格检查:体温常呈弛张热或持续升高达 $39\sim40\ ^{\circ}\mathrm{C}$ 以上,脉搏快而弱,血压降低。嘴唇发绀,指甲床青紫,全身皮肤可能有出血点和皮下瘀斑。剑突下或右上腹有压痛,或可有腹膜刺激征。肝常肿大并有压痛和叩击痛。肝外梗阻可触及肿大的胆囊。

【诊断】

依据典型的 Charcot 三联征及 Reynold 五联征,诊断并不困难。但应注意到,即使不完全具备 Reynold 五联征,临床也不能完全除外本病的可能。无休克者,应满足以下 6 项中之 2 项即可诊断:① 精神症状;② 脉搏>120 次/min;③ 白细胞计数>20×10^9/L;④ 体温>$39\ ^{\circ}\mathrm{C}$ 或 <$36\ ^{\circ}\mathrm{C}$;⑤ 胆汁为脓性或伴有胆道压力明显增高;⑥ 血培养阳性或内毒素升高。将这一诊断标准应用于临床能解决大多数 AOSC 患者早期诊断,但对一些临床表现不典型者,当出现休克或血培养阳性结果时,病情已极其严重,病死率大大增加。

【治疗】

原则是立即解除胆道梗阻并引流。当胆管压力降低后,患者情况常能暂时改善,有利于进一步治疗。

(一)非手术疗法(亦适用于术前准备)

① 有休克者应首先治疗休克,并注意防治急性肾功能衰竭。② 纠正代谢性酸中毒,根据血生化检查结果,输入适量的碳酸氢钠。③ 选用广谱抗生素静脉内滴注,然后根据胆汁及血液的细菌培养及抗生素敏感度测定结果加以调整。④ 给予镇痛药和解痉剂。纠正脱水。静脉给予大剂量维生素 C 及维生素 K_1 等。⑤ 情况许可时可作纤维十二指肠镜及鼻胆

管引流术。经过上述紧急处理者,病情可能趋于稳定,血压平稳,腹痛减轻,体温下降。待全身情况好转后,再择期施行手术,否则应在抗休克的同时积极进行手术。

（二）手术治疗法

手术的基本方法为胆总管切开引流术。并发胆囊积脓及结石者,可同时取出胆石并作胆囊造口引流术,待病情改善后,再作第二次手术。病情危重者,不宜作过于复杂的手术。

（黄鹤）

第十五节　胆道肿瘤

一、胆囊息肉

胆囊息肉(gallbladder polyps)是指胆囊壁向囊腔内呈息肉样隆起的一类病变。胆囊息肉样病变可分为良性或恶性病变,但以非肿瘤性病变为多,一般认为直径 15 mm 以上的胆囊息肉样病变几乎全是恶性肿瘤性病变,故胆囊息肉样病变近几年来倍加重视。

【临床表现】

本病大部分是体检时由 B 超检查发现,无症状。少数患者可有右上腹疼痛,恶心呕吐,食欲减退;极个别病例可引起阻塞性黄疸、无结石性胆囊炎、胆道出血、诱发胰腺炎等。体检可能有右上腹压痛。

【诊断】

主要依靠 B 超检查诊断胆囊息肉。但常难以定性,临床对其良恶性的鉴别诊断亦较困难。

【治疗】

胆囊息肉病变临床并不少见,手术是根治的方法,但并非所有胆囊息肉都需手术治疗。手术时机选择:① 单发病变,大于 10 mm,蒂粗大者,尤其是位于胆囊颈部,年龄大于 50 岁。② 多发病变,伴有胆囊结石,有症状,年龄大于 50 岁。③ 单发病变,小于 10 mm,无症状,年龄小于 50 岁,允许观察、随访;病变增大或形态有变化则应手术治疗。④ 多普勒彩超检查病变有丰富血供提示为恶性新生物。⑤ CEA(肿瘤标记物)测值明显升高且除外其他胃肠道肿瘤者。⑥ 胆囊息肉样病变,有明显症状且反复发作者。⑦ 对直径小于 5 mm 无症状患者应间隔 3～5 个月随访检查。一旦病变增大或症状明显亦须行手术治疗。

二、胆囊癌

胆囊癌(carcinoma of the gallbladder)泛指原发于胆囊的恶性肿瘤。在胆囊恶性肿瘤中胆囊癌占首位,原发性胆囊癌临床上较为少见,根据国内报道仅占所有癌总数的 1% 左右。

【病因】

临床观察胆囊癌常与胆囊良性疾患同时存在,最常见是与胆囊结石共存,多数人认为胆囊结石的慢性刺激是重要的致病因素。还有人提出胆囊癌的发生可能与患者的胆总管下端和主胰管的汇合连接处存在畸形有关,因有汇合连接处畸形以致胰液进入胆管内使胆汁内的胰液浓度提高引起胆囊的慢性炎症,黏膜化生最后发生癌变。

【临床表现】

胆囊癌早期无特异性临床表现或只有慢性胆囊炎的症状。早期诊断很有困难,一旦出现上腹部持续性疼痛、包块、黄疸等病变已到晚期。因此对于胆囊区不适或疼痛的患者特别是50岁以上的中老年患者,有胆囊结石炎症息肉者应进行定期B超检查以求早日明确诊断。

（一）症状

1. 右上腹疼痛　由于胆囊癌多与胆囊结石炎症并存故疼痛性质与结石性胆囊炎相似,开始为右上腹不适,继之出现持续性隐痛或钝痛,有时伴阵发性剧痛并向右肩放射。

2. 消化道症状　绝大多数(90%)出现消化不良、厌油腻、嗳气、胃纳减少,这是由于胆囊更新换代功能不能对脂肪物质进行消化所致。

3. 黄疸　黄疸往往在病程晚期出现,同时伴有消瘦乏力甚至出现恶病质,皮肤黏膜黄染伴难以治疗的皮肤瘙痒。

4. 发热　一般在病程中、晚期发热。

5. 右上腹肿块　病变发展到晚期,右上腹或上腹部可出现肿块。其原因是肿瘤迅速增长阻塞胆管使胆囊肿大,或侵犯十二指肠引起的梗阻,并同时出现梗阻症状,另外侵及肝、胃、胰等也可出现相应部位包块。

（二）体征

1. 黄疸　表现在皮肤黏膜黄染,黄染较重多为阻塞性,一旦黄疸出现,病变多已到了晚期。

2. 右上腹包块　右上腹可触及较为光滑肿大的胆囊,与周围组织无粘连时,移动性大;与周围组织有粘连时,可触及到几个肿块,有时触到肿大的肝脏十二指肠梗阻的包块等。

【诊断】

（一）早期症状极不典型,诊断比较困难。多数患者临床表现与慢性胆囊炎,胆石症相似。以右上腹痛为主要症状,向右肩胛部放射,伴有食欲不振、乏力、腹胀、低热、恶心及黄疸等。对40岁以上女性患者,有长期慢性胆囊炎、胆石症病史,若疼痛性质从阵发性发作转变为右上腹持续钝痛,且进行性加重,局部触及胆囊肿块,进行性黄疸,消瘦明显等情况出现,应考虑胆囊癌。胆囊癌晚期则可有肝脏肿大,腹水、恶病质等表现。

（二）实验室检查　CEA,CA19‐9,CA125等均可以升高,其中以CA19‐9较为敏感,但无特异性。细针穿刺胆囊胆汁行肿瘤标志物检查更有诊断意义。

（三）ERCP发现胆管突然中断,出现充盈缺损呈偏心性,边缘不规则或胆管狭窄范围较长。

（四）其他检查　B型超声、CT、腹腔镜均有较高诊断价值。

【治疗】

首选手术切除,化学治疗或放射治疗效果均不理想。根据病变的程度选择手术方法。

（一）姑息性手术　适用于晚期胆囊癌引起其他并发症如梗阻性黄疸、十二指肠梗阻等,以缓解症状。

（二）化疗　采用术中经胃网膜动脉插管至肝动脉,留置药物泵于皮下后,经药物泵给药。

（三）放疗　采用术中放疗、术后定位放疗及分期内照射等。

三、胆 管 癌

胆管癌（carcinoma of the bile duct）是指原发于左右肝管汇合部至胆总管下端的肝外胆管恶性肿瘤。发病年龄多为50～70岁。

【病因】

胆管癌的病因尚不清楚，与其发病可能有关的因素有：溃疡性结肠炎、胆结石、中华分枝睾吸虫感染、胆总管囊肿等，这些因素都能增加胆管癌发病的危险性。

【临床表现】

进行性黄疸是胆管癌的主要症状，其他如体重减轻、身体瘦弱、肝脏肿大，有时并能触及肿大的胆囊，均为本病常见的症状。

（一）症状

1. 黄疸　为最常见的症状。黄疸是胆道阻塞的结果，多呈进行性加深，其程度与梗阻部位和程度有关。肝外胆管梗阻时黄疸较深，肝内胆管分支受阻时黄疸较浅。完全性胆管阻塞时黄疸较深，不完全性胆管阻塞时黄疸较浅。偶尔胆管的炎症、痉挛以及肿瘤脱落和乳头型的肿瘤偏位，可使黄疸有所波动。中下段胆管癌常表现为无痛性胆汁淤积性黄疸。患者尿色深黄或呈茶色，大便变浅或为陶土色。

2. 腹痛　可呈进食后上腹部轻度不适，或剑突下隐痛不适，或背部疼痛，或右上腹绞痛，系神经侵犯的表现。可出现于黄疸之前或黄疸之后。

3. 发热　多为梗阻胆管内炎症所致，发生率较低。

4. 其他　可有食欲不振、厌油、乏力、体重减轻、全身皮肤瘙痒、恶心呕吐等伴随症状，或癌肿的非特异性症状。少数可有门脉高压症状，系癌肿浸润门静脉所致。

（二）体征

1. 肝脏肿大　80%以上的患者有肝脏肿大，多为肝内胆汁淤积所致。

2. 胆囊肿大　如癌肿发生于胆囊管以下部位，可触及肿大的胆囊。

3. 腹水　晚期因腹膜侵犯，或侵犯门静脉，导致门脉高压，可出现腹水。

【诊断】

（一）实验室检查

血清总胆红素和直接胆红素升高表现为胆汁淤积性黄疸。在早期未出现黄疸时ALP、γ-GT就有升高，提示胆道阻塞。

（二）影像学检查

1. B超检查　反复仔细的B超检查可显示扩张的胆管，梗阻的部位，甚至肿瘤。由于胆管扩张发生在黄疸之前，B超具有诊断早期胆管癌的价值。

2. PTC　是诊断胆管癌的主要方法，它能显示胆管癌的位置和范围，确诊率可达94%～100%。

3. CT　胆管癌的CT基本表现为：① 显示为胆管癌之近端胆管明显扩张。接近肿瘤的胆管壁增厚，于增强扫描时胆管更清晰可被强化，管腔呈不规划的缩窄变形。② 肿瘤多数沿胆管壁浸润性生长。胆管壁增厚，边缘欠清晰，增强扫描时可被强化而易显示。少数呈息肉状或结节状向管腔内生长，结节为软组织密度。③ 肿瘤向腔外浸润扩展，管壁边缘模糊。

常侵犯胆囊、肝脏、毗邻的血管及淋巴组织,而呈不均密度软组织影,形态不规整,组织结构模糊,界限不清。

4. ERCP　可直接观察十二指肠乳头,造影能显示梗阻远端胆管。

5. 血管造影　血管造影术可较好地判定胆管癌能否被切除。

【治疗】

胆管癌化学治疗和放射治疗效果不肯定,主要采取手术治疗,各个部位的切除手术方法不尽相同。

(黄鹤)

第十六节　胰　腺　癌

胰腺癌(cancer of the pancreas)是常见的胰腺肿瘤,是一种恶性程度很高,诊断和治疗都很困难的消化道恶性肿瘤,约90%为起源于腺管上皮的导管腺癌。其发病率和死亡率近年来明显上升。5年生存率<1%,是预后最差的恶性肿瘤之一。胰腺癌早期的确诊率不高,手术死亡率较高,而治愈率很低。本病发病率男性高于女性,男女之比为1.5~2∶1,男性患者远较绝经前的妇女多见,绝经后妇女的发病率与男性相仿。

【病因】

胰腺癌的病因尚不十分清楚,与吸烟、饮酒、高脂肪和高蛋白饮食、过量饮用咖啡、环境污染及遗传因素有关;近年来的调查报告发现糖尿病患者群中胰腺癌的发病率明显高于普通人群;也有人注意到慢性胰腺炎患者与胰腺癌的发病存在一定关系,发现慢性胰腺炎患者发生胰腺癌的比例明显增高;另外还有许多因素与此病的发生有一定关系,如职业、环境、地理等。

【临床表现】

胰腺癌临床表现取决于癌的部位、病程早晚、有无转移以及邻近器官累及的情况。其临床特点是整个病程短、病情发展快和迅速恶化。

(一)腹痛　疼痛是胰腺癌的主要症状,不管癌位于胰腺头部或体尾部均有疼痛。除中腹或左上腹、右上腹部疼痛外,少数病例主诉为左右下腹、脐周或全腹痛,甚至有睾丸痛,易与其他疾病相混淆。当癌累及内脏包膜、腹膜或腹膜后组织时,在相应部位可有压痛。

(二)黄疸　黄疸是胰腺癌,特别是胰头癌的重要症状。黄疸属于梗阻性,伴有小便深黄及陶土样大便,是由于胆总管下端受侵犯或被压所致。黄疸为进行性,虽可以有轻微波动,但不可能完全消退。黄疸的暂时减轻,在早期与壶腹周围的炎症消退有关,晚期则由于侵入胆总管下端的肿瘤溃烂腐脱,壶腹肿瘤所产生的黄疸比较容易出现波动。胰体尾癌在波及胰头时才出现黄疸。有些胰腺癌患者晚期出现黄疸是由于肝转移所致。约1/4的患者合并顽固性的皮肤瘙痒,往往为进行性。

(三)消化道症状　最多见的为食欲不振,其次有恶心、呕吐,可有腹泻或便秘甚至黑便,腹泻常常为脂肪泻,少数患者出现梗阻性呕吐。约10%的患者有严重便秘。由于胰腺外分泌功能不良而致腹泻,脂肪泻为晚期的表现,但较罕见。胰腺癌也可发生上消化道出血,表现为呕血、黑便。脾静脉或门静脉因肿瘤侵犯而栓塞,继发门静脉高压症,也偶见食管胃底静脉曲张破裂大出血。

（四）消瘦、乏力　胰腺癌和其他癌不同，常在初期即有消瘦、乏力。

（五）腹部包块　胰腺深在，于后腹部难摸到，腹部包块系癌肿本身发展的结果，位于病变所在处，如已摸到肿块，多属进行期或晚期。

（六）症状性糖尿病　少数患者起病的最初表现为糖尿病的症状，即在胰腺癌的主要症状如腹痛、黄疸等出现以前，先患糖尿病，以致伴随的消瘦和体重下降被误为是糖尿病的表现，而不去考虑胰腺癌；也可表现为长期患糖尿病的患者近来病情加重，或原来长期能控制病情的治疗措施变为无效，说明有可能在原有糖尿病的基础上又发生了胰腺癌。

（七）血栓性静脉炎　晚期胰腺癌患者出现游走性血栓性静脉炎或动脉血栓形成。

（八）精神症状　部分胰腺癌患者可表现焦虑、急躁、抑郁、个性改变等精神症状。

（九）腹腔积液　一般出现在胰腺癌的晚期，多为癌的腹膜浸润、扩散所致。腹腔积液可能为血性或浆液性，晚期恶病质的低蛋白血症也可引起腹腔积液。

（十）其他　此外，患者常诉发热、明显乏力。部分患者尚可有小关节红、肿、痛、热，关节周围皮下脂肪坏死及原因不明的睾丸痛等。锁骨上、腋下或腹股沟淋巴结也可因胰腺癌转移而肿大发硬。

【诊断】

基于胰腺癌患者的发病特点，目前认为 40 岁以上、无诱因腹痛、饱胀不适、食欲不振、消瘦、乏力、腹泻、腰背部酸痛、反复发作性胰腺炎或无家族遗传史的突发糖尿病，应视为胰腺癌的高危人群，就诊时应警惕胰腺癌的可能性。

对临床出现下列表现者应引起重视：不明原因的上腹部不适或腹痛，位置较深，性质也较模糊，与饮食关系不一；进行性消瘦和乏力；不能解释的糖尿病或糖尿病突然加重。

【检查】

（一）实验室检查

1. 血清生化学检查　可有血、尿淀粉酶的一过性升高，空腹或餐后血糖升高，糖耐量试验有异常曲线。胆道梗阻时，血清总胆红素和直接胆红素升高，碱性磷酸酶、转氨酶也可轻度升高，尿胆红素阳性。

2. 免疫学检查　大多数胰腺癌血清学标记物可升高，包括 CA19-9，CEA，胰胚抗原（POA）、胰腺癌特异抗原（PaA）及胰腺癌相关抗原（PCAA）。但是，目前尚未找到有特异性的胰腺癌标记物。CA19-9 最常用于胰腺癌的辅助诊断和术后随访。

（二）影像学检查　影像学诊断技术是胰头癌的定位和定性诊断的重要手段。

1. B 超　可显示肝内、外胆管扩张，胆囊胀大，胰管扩张（正常直径≤3 mm），胰头部占位病变，同时可观察有无肝转移和淋巴结转移。

2. 内镜超声　优于普通 B 超。

3. 胃肠钡餐造影　在胰头癌肿块较大者可显示十二指肠曲扩大和反三字征。低张力造影可提高阳性发现率。

4. CT　胰腺区动态薄层增强扫描可获得优于 B 超的效果，且不受肠道气体的影响，对判定肿瘤可切除性也具有重要意义。

5. ERCP　可显示胆管和胰管近壶腹侧影像或肿瘤以远的胆、胰管扩张的影像，此种检查可能引起急性胰腺炎或胆道感染，应予警惕。也可在 ERCP 的同时在胆管内置入内支架，达到术前减轻黄疸的目的。

6. 经皮肝穿刺胆道造影(PTC)　可显示梗阻上方肝内、外胆管扩张情况,对判定梗阻部位,胆管扩张程度具有重要价值。在作 PTC 的同时行胆管内置管引流(PTCD)可减轻黄疸和防止胆漏。

7. MRI 或磁共振胆胰管造影(MRCP)　单纯 MRI 诊断并不优于增强 CT,MRCP 能显示胰、胆管梗阻的部位、扩张程度,具有重要的诊断价值,具有无创性,多角度成像,定位准确,无并发症等优点。

8. 选择性动脉造影　对胰头癌的诊断价值不大,但对显示肿瘤与邻近血管的关系以估计根治手术的可行性有一定意义。

9. 经皮细针穿刺细胞学检查　在 B 超或 CT 引导下穿刺肿瘤作细胞学检查阳性率可达 80%左右。也可作基因检测,如检测 C‐Ki‐ras 基因第十二密码子是否有突变,其阳性率为 90%左右。

【治疗】

治疗原则仍然是以外科手术治疗为主,结合放化疗等综合治疗。

(一)胰腺癌的外科治疗　手术是唯一可能根治的方法。手术方式包括胰头十二指肠切除术、扩大胰头十二指肠切除术、保留幽门的胰十二指肠切除术、全胰腺切除术等。但因胰腺癌的早期诊断困难,手术切除率低,术后五年生存率也低。

(二)胰腺癌的姑息治疗

1. 外科姑息手术的指征　对于胰腺癌姑息治疗是重要的。

2. 外科姑息手术的方法　对于不适合做根治性手术的病例,常常需要解除梗阻性黄疸,一般采用胆囊空肠吻合术,无条件者可做外瘘(胆囊造瘘或胆管外引流)减黄手术,多数患者能够短期内减轻症状,改善全身状态,一般生存时间在半年左右。

3. 胰腺癌的综合治疗　胰腺癌由于恶性程度高,手术切除率低,预后不良。尽管手术仍然是首要的治疗方法,但由于胰腺癌常常发现较晚,而丧失根治的机会,因此需要对胰腺癌进行综合治疗。

4. 对症支持治疗　胰腺癌晚期,因胰腺外分泌功能不全,出现脂肪泻者,可于餐中服用胰酶制剂以帮助消化。对顽固性腹痛,给予镇痛药,包括阿片类镇痛剂;必要时用 50%～75%乙醇行腹腔神经丛注射或交感神经切除术。放疗可使部分患者疼痛缓解。还应加强营养支持,改善营养状况。

(黄鹤)

第十七节　上尿路结石

肾脏和输尿管结石(renal & ureteral calculi)为上尿路结石。肾结石(calculus of the kidney)指发生于肾盏、肾盂的结石。肾结石在尿路结石中占有非常重要的地位,这是因为泌尿系任何部位的结石都可以原发于肾脏,尤其是输尿管结石几乎均来自肾脏。

【病因】

尿路结石形成的因素很多,性别、年龄、种族、遗传、气候、地理环境、饮食习惯和职业对结石的形成影响很大。很多资料提示结石的形成是多因素的结果,但患者自身的代谢异常、尿路梗阻、感染、异物和药物的使用是结石形成的常见病因。

（一）代谢异常

1. 尿液酸碱度　碱性尿液中可形成磷酸镁铵和磷酸盐沉淀,酸性尿液中可形成尿酸及胱氨酸结晶。

2. 高钙血症　钙的代谢异常易在肾脏形成结石,引起高钙血症的常见疾病包括甲状旁腺机能亢进、维生素 D 中毒、恶性肿瘤、肾上腺功能不全、服用噻嗪类利尿剂、急性肾小管坏死恢复期、多发性骨髓瘤、甲状腺功能低下和维生素 A 中毒等。

3. 高钙尿症　原发性高钙尿症分为吸收性高钙尿症、肾性高钙尿症和重吸收性高钙尿症。另外,代谢性疾病可引起继发性高钙尿症,如长期卧床、远端肾小管性酸中毒、骨 Paget 病等。

4. 高草酸尿症　草酸钙结石在上尿路结石中占有很重要的比例,但原发性高草酸尿症（Ⅰ型为乙醇酸尿症,Ⅱ型为甘油酸尿症)很少见;继发性高草酸尿症是常见的原因,包括维生素 C 的摄入过多、饮食中草酸及其前体物质的摄入过量、饮食中钙的摄入减少、肠源性高草酸尿症和维生素 B_6 缺乏等。

5. 高尿酸尿症　尿石的 10% 左右为尿酸结石,尿酸结石患者尿中尿酸较多。代谢或摄入过多的嘌呤均可导致高尿酸血和高尿酸尿,产生尿酸结石。

6. 胱氨酸尿症　胱氨酸尿症为遗传性疾病,这种转输蛋白的异常导致四种氨基酸:胱氨酸、鸟氨酸、赖氨酸和精氨酸在肾小管吸收的障碍,其中胱氨酸在尿中的溶解度很低,因此形成胱氨酸结石。

7. 低枸橼酸尿症　枸橼酸是含钙结石的重要抑制物,因此低枸橼酸尿也被认为是含钙结石的成因之一。口服枸橼酸钾是常用的提高尿枸橼酸水平的有效方法。

8. 低镁尿症　镁是含钙结石的一种小分子抑制物,尿中的镁可使草酸钙的聚集和生长减慢,尿镁低已被认为是含钙结石发生原因之一。

（二）局部病因

尿路梗阻、感染和尿路中存在异物是诱发结石形成的主要局部因素,梗阻可以导致感染和结石形成,而结石本身不仅是尿路中的异物,而且还会加重梗阻与感染的程度。因此,结石、梗阻、感染三者相互为因果关系。引起尿路结石形成的梗阻包括机械性梗阻和动力性梗阻。其中,海绵肾、肾盏颈狭窄、肾盂输尿管连接部狭窄、肾盏憩室和马蹄肾等是常见的机械梗阻性疾病。神经源性膀胱和先天性巨输尿管则属于动力梗阻性疾病,动力性梗阻同样可以造成尿液的滞留,促进结石的形成。

（三）与药物相关因素

药物引起的肾结石分为尿液的浓度高而溶解度又比较低的药物,常用的药物包括氨苯蝶啶、硅酸镁、磺胺类药物等,这些药物本身就是结石的成分;另一类为能够诱发结石形成的药物,常用的药物包括乙酰唑胺,维生素 D、维生素 C 和皮质激素等,这些药物在代谢的过程中可以导致其他成分结石的形成。

【临床表现】

肾结石的临床表现与结石的大小、活动度、有无梗阻和感染等密切有关。

（一）疼痛　当结石引起肾盂或输尿管梗阻嵌顿时,就会产生剧烈的绞痛。绞痛常常突然发生,并向背部、输尿管、下腹和会阴部放射,同时伴有恶心、呕吐;发作时间持续几分钟至几小时不等。如果结石为铸型结石或者引起肾积水患者可能无症状或仅为腰部的胀痛。

（二）血尿　血尿是因结石损伤黏膜所致。多在绞痛发作时或发作后出现，一般为镜下血尿，有时可出现肉眼血尿。如果结石为铸型结石则往往会在活动或劳累后引发血尿。

（三）并发症表现　结石继发感染时则可出现脓尿，并伴有发热、腰痛、尿频、尿急、尿痛等症状。双侧肾结石引起两侧尿路梗阻或者孤立肾患者可引起无尿现象。结石梗阻引起严重肾积水时，可在腰部或上腹部扪及增大的肾脏。

【诊断】

（一）病史和体检　仔细询问患者病史可以获得珍贵的第一手资料。体检主要是与急腹症相鉴别。如急性阑尾炎、黄体破裂、卵巢囊肿扭转等。

（二）实验室检查　尿常规可见红细胞，特别在绞痛后出现，有助于诊断。合并感染时有脓细胞。测定尿钙、磷、尿酸、草酸及尿 pH 等有助于发现结石的病因。如果结石合并感染或为感性结石则细菌培养阳性。

（三）影像学检查　对于尿石症来说，影像学检查是很重要的环节，不仅可以明确诊断、了解上尿路的功能，也为下一步的治疗提供依据和指导。

1. 尿路平片（KUB）和静脉尿路造影（IVU）　KUB 可以发现 95% 的肾结石，应列为常规检查。平片可以初步确定结石的位置、数目、大小。IVU 可以进一步明确结石的位置、积水和肾功能情况。

2. 逆行尿路造影　现已较少应用，但在其他影像学检查仍不能明确的情况下仍然是一项非常有用的检查，可以明确上尿路情况。

3. B 超检查　可以发现结石，但难以确定结石的具体位置及对肾脏造成的影响，同时受 B 超医师的技术影响较大。

4. CT　可以发现阴性结石，同时可以了解肾实质的厚度及积水情况。CT 尿路成像（CTU）还可以充分了解上尿路的情况，甚至可以替代逆行尿路造影。

（四）核医学检查　同位素肾图可以帮助判断肾结石对肾功能及尿液引流的影响。

【治疗】

（一）药物治疗　肾绞痛是泌尿外科的常见急症，缓解肾绞痛的药物较多，可以根据自身条件和经验应用药物。

1. 非甾体类镇痛抗炎药物。

2. 阿片类镇痛药　常用药物有哌替啶（50～100 mg，肌肉注射）和强痛定（50～100 mg，肌肉注射）。阿片类药物在治疗肾绞痛时不应单独使用，一般需要配合阿托品、654－2 等解痉类药物一起使用。

3. 解痉药　① M 型胆碱受体阻断剂；② 黄体酮可以抑制平滑肌的收缩而缓解痉挛，对止痛和排石有一定的疗效；③ 钙离子阻滞剂，硝苯地平 10 mg 口服或舌下含化，对缓解肾绞痛有一定的作用；④ α 受体阻滞剂在缓解输尿管平滑肌痉挛，治疗肾绞痛中具有一定的效果。

（二）排石治疗

1. 排石治疗的适应证：

（1）结石直径小于 0.6 cm。

（2）结石表面光滑。

（3）结石以下尿路无梗阻。

（4）结石未引起尿路完全梗阻，停留于局部少于 2 周。

（5）特殊成分的结石，对尿酸结石和胱氨酸结石推荐采用排石疗法。

（6）经皮肾镜、输尿管镜碎石及 ESWL 术后的辅助治疗。

2. 排石方法：包括一般方法、中医中药、溶石疗法和中西医结合等方法。

（1）每日饮水 2000～3000 ml，昼夜均匀。

（2）中医中药　治疗以清热利湿，通淋排石为主，佐以理气活血、软坚散结。常用的成药有尿石通等；常用的方剂如八正散、三金排石汤和四逆散等。针灸疗法无循证医学的证据，可以作为辅助疗法。

（3）对于输尿管下段结石口服 α 受体阻滞剂使输尿管下段平滑肌松弛，促进输尿管结石排出。

（4）溶石疗法　适用于尿酸结石和胱氨酸结石。尿酸结石：口服别嘌呤醇，根据血、尿的尿酸值调整药量；口服枸橼酸氢钾钠或碳酸氢钠片，以碱化尿液维持尿液 pH 在 6.5～6.8。胱氨酸结石：口服枸橼酸氢钾钠或碳酸氢钠片，以碱化尿液，维持尿液 pH 在 7.0 以上。

（5）适度运动　根据结石部位的不同选择体位排石。

（三）外科治疗　当疼痛不能被药物缓解或结石直径大于 6 mm 时，应考虑采取外科治疗措施。其中包括：

1. 体外冲击波碎石治疗（extracorporeal shock‐wave lithotripsy，ESWL），将 ESWL 做急症处置的措施，通过碎石不但能控制肾绞痛，而且还可以迅速解除梗阻。

2. 输尿管内放置支架，还可以配合 ESWL 治疗。

3. 经输尿管镜碎石取石术，包括输尿管硬镜及软镜技术。

4. 经皮肾镜技术，特别适用于较大的结石。

5. 腹腔镜技术，适用于输尿管上段较大的结石，可以替代开放手术。

6. 开放性手术，现已较少应用，但仍是各种微创技术治疗的补充和后盾。

（董昌斌）

第十八节　肾　肿　瘤

肾肿瘤（renal tumor）是泌尿系统中常见肿瘤之一，发病率位居第二，仅次于膀胱肿瘤。分为良性肿瘤和恶性肿瘤两类。但大多数肾肿瘤为恶性肿瘤。原发于肾脏的恶性肿瘤有肾细胞癌、肾母细胞瘤（Wilms 瘤）及肾盂癌。

肾细胞癌是起源于肾实质泌尿小管上皮系统（包括肾小管和集合管）的恶性肿瘤，又称肾腺癌，简称为肾癌，占肾脏恶性肿瘤的 80%～90%。根据肿瘤起源部位分为各种亚型。

【病因】

肾癌的病因未明。其发病与遗传、吸烟、肥胖、高血压及抗高血压治疗、长期服用解热镇痛药物等有关；长期从事某些职业如石油、皮革等患病率高；与遗传因素有关的称为遗传性肾癌或家族性肾癌。非遗传因素引起的肾癌称为散发性肾癌。

【临床表现】

（一）血尿　肿瘤侵犯肾盂或肾盏黏膜而引起。通常为间歇性、无痛性和肉眼全程血尿。

（二）疼痛　多数表现为钝痛或隐痛,但如果血尿较严重,血块通过输尿管可发生肾绞痛。

（三）肿块　肾肿瘤较大时可经过腹部扪及肿块,质地硬而固定,有触痛。

（四）肾外表现　即所谓的副肿瘤综合征,常表现为发热、高血压、精索静脉曲张、血沉快、红细胞增多症、肝功能异常、高钙血症,血癌胚抗原升高等。

（五）转移症状　由肿瘤转移所致,如骨痛、骨折、咳嗽、咯血及转移部位出现疼痛等。

其实在上述临床表现中如果出现血尿、疼痛、肿块已是肿瘤较晚期的表现,随着现代医学检查技术的应用可以较早地发现肾肿瘤。这种无临床症状或体征,由 B 超或 CT 检查发现的肾癌称为"肾偶发癌"。

【诊断】

近十年来肾癌诊断所获得的巨大进步与影像学的发展密切相关,肾癌的临床诊断主要依靠影像学检查。

（一）B 超检查　可发现肾肿瘤及其大小、部位、范围以及与周围组织和器官的关系,局部有无淋巴结转移。

（二）CT　是诊断肾癌影像学金标准,准确率高,并能显示病变的范围及邻近器官有无受累。平扫时,肾癌的 CT 值略低于正常肾,增强扫描后,肾癌病灶不如正常肾实质增强明显。部分肾癌有钙化灶,多数在肾癌内呈不规则分布,极少数在肿瘤边缘形成不完全的钙化环。肾静脉或下腔静脉出现癌栓时,在静脉中出现低密度灶,增强扫描时可见管腔中断或腔内充盈缺损。

（三）MRI　对肾癌诊断的准确性与 CT 相仿,但对肾静脉和下腔静脉癌栓的诊断意义更大。

（四）肾动脉造影　由于大量无创性检查方法的应用使动脉造影的应用越来越少,即使需要了解肾脏血流分布,也可以通过 CT 血管造影（CTA）等实现。但对于失去手术时机的患者或者行保留肾单位术后发生的并发症如出血、动静脉瘘等仍是一种比较好的诊断和治疗的方法。

（五）实验室检查　作为对患者术前一般状况、肝肾功能以及预后判定的评价指标,确诊则需依靠病理学检查。

【治疗】

（一）根治性肾切除手术　是目前唯一得到公认的治愈肾癌的方法。经典的根治性肾切除范围包括:肾周筋膜、肾周脂肪、患肾、同侧肾上腺、肾门淋巴结及髂血管分叉以上输尿管。但由于肾癌的转移淋巴与血液基本上同时发生,因此不主张行扩大的淋巴结清扫术。

（二）保留肾单位手术（nephron sparing surgery,NSS）　按各种适应证选择实施 NSS,其疗效等同根治性肾切除术,但一般要求肾肿瘤直径在 4 cm 以内。

NSS 适应证　肾癌发生于解剖性或功能性的孤立肾,根治性肾切除术将会导致肾功能不全或尿毒症的患者,如先天性孤立肾、对侧肾功能不全或无功能者以及双侧肾癌等。

NSS 相对适应证　肾癌对侧肾存在某些良性疾病,如肾结石、慢性肾盂肾炎或其他可能导致肾功能恶化的疾病（如高血压、糖尿病、肾动脉狭窄等）患者。

（三）腹腔镜手术　手术方式包括腹腔镜根治性肾切除术和腹腔镜肾部分切除术。

（四）微创治疗　射频消融（radio - frequency ablation,RFA）、高强度聚焦超声（high -

intensity focused ultrasound，HIFU）、冷冻消融（cryoablation）治疗。

适应证　不适合开放性外科手术患者、需尽可能保留肾单位功能者、有全身麻醉禁忌者、肾功能不全者、有低侵袭治疗要求者。多数研究认为适于＜4 cm位于肾周边的肾癌。

（五）肾动脉栓塞　对于不能耐受手术治疗的患者可作为能缓解症状的一种姑息性治疗方法。

（六）细胞因子治疗　由于肾癌对放化疗不敏感，因此不主张采用。生物制剂 IL-2及 INF-a有一定的疗效，同时分子靶向治疗如索拉非尼对晚期肾癌有一定的缓解率。

（董昌斌）

第十九节　膀 胱 肿 瘤

膀胱肿瘤（tumor of the bladder）是泌尿系统最常见的肿瘤。组织学分为上皮性和非上皮性两大类，其中90%以上为移行上皮肿瘤。发病年龄多在40～60岁。男女比约为4:1。可先后或同时伴有肾盂、输尿管和尿道肿瘤。

【病因】

膀胱肿瘤的发生是复杂、多因素的过程。较为明确的因素有：

（一）吸烟　统计学上发现吸烟者发生膀胱癌的概率达2～4倍以上，且与吸烟量和时间成正比。

（二）长期接触化学工业物质　已公认的致癌物质有β-萘胺、α-萘胺及联苯胺，橡胶塑料的防老化剂4-氨基联苯也有致癌作用，因此从事染料、橡胶皮革、塑料及金属加工等职业的人员发病率较高。

（三）慢性感染及异物　膀胱黏膜慢性刺激会增加诱发膀胱癌的风险。如埃及血吸虫性膀胱炎、结石、长期异物存留等，可诱发鳞状细胞癌。

（四）其他　药物（长期服用镇痛药非那西丁可诱发膀胱移行细胞癌）、遗传因素。

【临床表现】

（一）血尿　血尿的程度与肿瘤的大小、数量及恶性程度不成比例。典型的血尿为间歇性、无痛性肉眼血尿，多为全程血尿，偶发有血块。

（二）尿频、尿急、尿痛　常常是因肿瘤发生坏死、感染，或肿瘤发生在膀胱三角区及颈部而引起。另外，也因为原位癌或浸润性膀胱癌而引起。

（三）并发症　肿瘤过大或肿瘤发生在膀胱颈部或出血形成血块，可以发生排尿困难、甚至尿潴留。肿瘤坏死脱落，尿中可发现"腐肉"样物排出。肿瘤浸润到输尿管开口，则可引起肾积水，导致肾功能的损害。晚期肿瘤侵犯膀胱周围组织或有盆腔淋巴结转移者，则有膀胱区疼痛、下肢水肿等。

【诊断】

（一）膀胱镜检查和活检

膀胱镜检查和活检是诊断膀胱肿瘤最重要的方法。可以明确有无肿瘤、大小、形态、数目、部位等情况。可初步判断肿瘤的良、恶性。并可进行活检以明确肿瘤的性质、恶性程度。

（二）影像学检查

1. B超　方便无损伤，并可初步判断肿瘤的浸润深度，但对于肿瘤直径小于 0.5 cm 时易出现假阳性。

2. CT 及 MRI　对于 T2 及以上的肿瘤建议推荐，可以判断肿瘤浸润程度及淋巴结有否转移。

3. IVU　可以明确上尿路情况，当膀胱肿瘤大于 1 cm 时，膀胱内可发现充盈缺损。

（三）尿脱落细胞学检查及膀胱肿瘤标记物　尿细胞学检查是膀胱癌诊断和术后随诊的主要方法之一。尿细胞学阳性意味着泌尿道的任何部分，包括：肾盏、肾盂、输尿管、膀胱和尿道，存在尿路上皮癌的可能。但尿细胞学阴性并不能排除低级别尿路上皮癌的存在；相反，分级高的膀胱癌或原位癌，敏感性和特异性均较高。尿液膀胱癌标记物如 BTAstat、BTAtrak、NMP22、FDP、ImmunoCyt 和 FISH 等可用于膀胱癌的检测。然而虽然大部分尿液膀胱癌标记物显示出了较高的敏感性，但是其特异性却普遍低于尿细胞学检查，到目前为止，仍然没有一种理想的标记物能够取代膀胱镜和尿细胞学检查。相信随着新技术的出现，尿液膀胱癌标记物的研究和应用前景是光明的。

【治疗】

膀胱肿瘤的治疗方式是由膀胱肿瘤浸润程度所决定的，分为浅表性膀胱癌和浸润性膀胱癌。

（一）浅表性膀胱癌的治疗

浅表性膀胱癌（superficial bladder cancer）是指 Ta、Tis 及 T1 期肿瘤，约占初发膀胱肿瘤的 70%，但 Ta 和 T1 虽然都属于非肌层浸润性膀胱癌，可是生物学特性有显著不同，T1 容易发生肿瘤扩散。

1. 手术治疗

（1）经尿道膀胱肿瘤切除术　经尿道膀胱肿瘤切除术（TUR-Bt）既是浅表性膀胱癌的重要诊断和治疗手段。TUR-Bt 术应将肿瘤完全切除至正常的膀胱壁肌层。同时应行基底部组织活检，便于病理分期和下一步治疗方案的确定。

（2）经尿道激光手术　激光手术可以凝固，也可以汽化，其疗效及复发率与经尿道手术相近。但术前需进行肿瘤活检以便进行病理诊断。由于对肿瘤组织进行凝固或汽化，对于肿瘤分期有困难。

2. 术后辅助治疗

（1）术后膀胱灌注化疗　TUR-Bt 术后有 20%～70% 的患者会复发，因此所有浅表性膀胱癌患者术后均应进行辅助性膀胱灌注治疗。

① TUR-Bt 术后即刻膀胱灌注化疗：TUR-Bt 术后 24 小时内完成，药物有表柔比星、吡柔比星、丝裂霉素等可以使肿瘤复发率降低，但术中有膀胱穿孔或术后明显血尿时不宜采用。

② 维持性膀胱灌注化疗：每周 1 次，共 4～8 周，随后进行膀胱维持灌注化疗，每月 1 次，共 6～12 个月。膀胱灌注主要作用是减少膀胱肿瘤的复发，不能预防肿瘤进展。

（2）术后膀胱灌注免疫治疗

① 卡介苗（BCG）　BCG 的确切作用机制尚不清楚，多数研究认为是通过免疫反应介导的。BCG 适合于高危的浅表性膀胱癌的治疗，它有预防膀胱肿瘤的进展的作用，但副作用发生率较高。

② 免疫调节剂　一些免疫调节剂与化疗药物一样可以预防膀胱肿瘤的复发，包括干扰

素、钥孔戚血蓝素(keyhole limpet hemocyanin，KLH)等。

（二）浸润性膀胱癌的治疗 浸润性膀胱肿瘤是指 T2、T3、T4 期肿瘤。

1. 根治性膀胱切除术 根治性膀胱切除术同时行盆腔淋巴结清扫术，是浸润性膀胱癌的标准治疗。

2. 保留膀胱的治疗 对于 T2 期分化良好、局限的肿瘤可以行膀胱部分切除术以保留膀胱；对于不能耐受根治性膀胱切除术，或不愿接受根治性膀胱切除术的浸润性膀胱癌患者，可考虑行保留膀胱的综合治疗。但施行保留膀胱治疗的患者需经过细致选择，对肿瘤性质、浸润深度进行综合评估，正确选择保留膀胱的手术方式，并辅以术后放射治疗和化学治疗。由于膀胱肿瘤术后易复发，所以术后应每 3 个月复查一次膀胱镜，1 年后每半年复查一次。

（董昌斌）

第二十节 前列腺增生症

良性前列腺增生(benign prostatic hyperplasia，BPH)也称前列腺增生，是老年男性常见的良性疾病。病理表现为前列腺腺体及间质的增生。

【病因】

良性前列腺增生的具体病因并不清楚，但不断增长的年龄和男性雄性激素是两个必要条件，两者缺一不可。此外，前列腺间质细胞和上皮细胞相互作用，各种生长因子的调控，前列腺的组织学炎症等都可能是前列腺增生的重要原因。前列腺增生可引起下尿路的机械梗阻导致膀胱出口梗阻(BOO)，且中叶增生或后唇的抬高比单纯的侧叶增生梗阻更严重些；同时前列腺及膀胱颈部分布丰富的 α 受体，受体兴奋可引起动力性梗阻。由于梗阻可造成膀胱功能的改变。

【临床表现】

（一）尿频 尿频是患者最常见的早期表现，尤其夜尿次数明显增多；随着梗阻加重，导致男性下尿路症状(LUTS)更为明显。

（二）排尿困难 排尿困难是前列腺增生最重要的症状，典型表现是排尿踌躇、排尿不尽感、尿线中断、终末滴尿、尿线细而无力、排尿时间延长、尿潴留和充盈性尿失禁等。前列腺增生的任何阶段均可因劳累、饮酒、膀胱过度充盈、药物等因素引起 α 受体的兴奋，导致急性尿潴留。

（三）并发症 前列腺增生可引起血尿、感染、膀胱结石等，长期的梗阻可以引起双肾积水导致肾功能不全，可出现食欲不振、恶心、呕吐、贫血、血压增高等症状。长期增加腹压帮助排尿还可引起腹股沟疝、痔和脱肛等。

【诊断】

（一）病史 通过仔细询问患者下尿路症状的病史可以得出初步的诊断。

附：国际前列腺症状评分(I-PSS)：I-PSS 是评价前列腺疾病患者症状轻重程度的一种指标（表 18-20-1）。

表 18 - 20 - 1　　国际前列腺症状评分(I - PSS)

在最近一个月内,您是否有以下症状?	无	在五次中					症状评分
		少于一次	少于半数	大约半数	多于半数	几乎每次	
1. 是否经常有尿不尽感?	0	1	2	3	4	5	
2. 两次排尿间隔是否经常小于两小时?	0	1	2	3	4	5	
3. 是否曾经有间断性排尿?	0	1	2	3	4	5	
4. 是否有排尿不能等待现象?	0	1	2	3	4	5	
5. 是否有尿线变细现象?	0	1	2	3	4	5	
6. 是否需要用力及使劲才能开始排尿?	0	1	2	3	4	5	
7. 从入睡到早起一般需要起来排尿几次?	没有 0	1次 1	2次 2	3次 3	4次 4	5次 5	

I - PSS 总评分:

轻度症状:0—7 分。

中度症状:8—19 分。

重度症状:20—35 分。

(二)直肠指检(DRE)　　在直肠壁可扪及增生的前列腺,表面光滑,质地中等,中央沟变平或消失,边缘清楚。同时注意有无结节等以鉴别是否有前列腺癌。

(三)影像学检查　　B 超常用方法有经直肠及经腹部超声检查。经直肠超声检查(TRUS),可以从排尿期声像图判断尿道的变形及移位,了解下尿路梗阻的动态变化。经腹超声检查应用较广泛,但观察腺体内部结构不如经直肠超声波检查。CT 及 MRI 检查可了解前列腺大小、形状及密度,并能鉴别有无前列腺癌。

(四)尿动力学检查　　尿动力学检查应包括尿流率测定、膀胱压及尿道压等项目检查。这几项指标用来判断逼尿肌功能及其损害程度,有助于选择治疗方法。

(五)膀胱镜检查　　膀胱内可见小梁和陷凹,膀胱颈部可变形,侧叶增生颈部两侧受压变形,中叶增生时,颈部后唇可明显隆起。同时可以了解是否合并膀胱憩室、肿瘤等。

【治疗】

(一)等待观察　　对于轻度、中度增生的前列腺患者,在生活质量未受到影响时可以等待随访。

(二)药物治疗　　BPH 患者药物治疗的短期目标是缓解患者的下尿路症状,长期目标是延缓疾病的临床进展,预防并发症的发生。

1. α 受体阻滞剂　　α 受体阻滞剂是通过阻滞分布在前列腺和膀胱颈部平滑肌表面的肾上腺素能受体,松弛平滑肌,达到缓解膀胱出口动力性因素引起梗阻的作用。根据尿路选择性可将 α 受体阻滞剂分为非选择性 α 受体阻滞剂(酚苄明,phenoxybenzamine)、选择性 α1 受体阻滞剂(多沙唑嗪 doxazosin、阿呋唑嗪 alfuzosin、特拉唑嗪 terazosin)和高选择性 α1 受体阻滞剂(坦索罗辛 tamsulosin - α1A>α1D,萘哌地尔 naftopidil - α1D>α1A)。

2. 5-α还原酶抑制剂　作用机制:5-α还原酶抑制剂是通过抑制体内睾酮向双氢睾酮的转变,进而降低前列腺内双氢睾酮的含量,达到缩小前列腺体积、改善排尿困难的治疗目的。目前在我国应用的5-α还原酶抑制剂包括非那雄胺(finasteride)、度他雄胺(dutasteride)。非那雄胺为Ⅱ型5-α还原酶抑制剂,度他雄胺为Ⅰ型和Ⅱ型5-α还原酶的双重抑制剂。

3. 联合治疗　联合治疗是指联合应用α受体阻滞剂和5-α还原酶抑制剂治疗BPH。α受体阻滞剂和5-α还原酶抑制剂的联合治疗显著降低BPH临床进展的危险,长期疗效优于单药治疗。

4. 植物制剂　植物制剂如普适泰、癃闭舒等。

（三）手术治疗

手术治疗仍为BPH的重要治疗方法,其适应证可归纳为:① 有下尿路梗阻症状,残余尿量60 ml以上;② 尿流动力学改变明显;③ 多次发生尿潴留、尿路感染、肉眼血尿或并发膀胱结石、肿瘤等;④ 已引起了上尿路积水和肾功能损害。

1. 开放性前列腺摘除术　多采用耻骨上经膀胱或耻骨后前列腺摘除术,但随着腔内技术的发展现已较少应用于临床。

2. 腔内治疗　经尿道前列腺电切术或汽化术(TURP、TUVP)是目前开展非常广泛的治疗前列腺增生的技术,被认为是前列腺切除的"金标准"。经尿道等离子切除术(TUPKP)是使用等离子双极电切系统,并以与单极TURP相似的方式进行经尿道前列腺切除手术。采用生理盐水为术中冲洗液。术中出血及电切综合征(TURS)发生减少。激光治疗:激光在BPH治疗中的应用逐渐增多。目前常用的激光类型有钬激光(Ho:YAG)、绿激光(KTP:YAG或LBO:YAG)、铥激光(Tm:YAG)。

（四）其他治疗

1. 经尿道微波热疗(transurethral microwave therapy,TUMT):适用于反复尿潴留但又不能接受外科手术且药物治疗无效的高危患者。

2. 前列腺支架(stents)是通过内镜放置在前列腺部尿道的金属(或聚亚氨脂)装置可以缓解BPH所致下尿路症状。

（董昌斌）

第二十一节　股骨干骨折

股骨干骨折(fracture of the shaft of the femur)是指股骨转子下、股骨髁上这一段骨干的骨折,为临床较为常见的一种肢体骨折。

【病因与分类】

股骨干是人体中最长的管状骨。股骨干包括粗隆下2～5 cm至股骨髁上2～5 cm的骨干。骨干主要由皮质骨构成,表面光滑,后方有一股骨粗线,是骨折切开复位对位的解剖标志。股骨干呈轻度向前外侧突的弧形弯曲,其髓腔略呈圆形,上、中1/3的内径大体一致,以中上1/3交界处最窄。股骨干血运丰富,一旦骨折,可因失血量大而发生失血性休克。因股部近膝关节的肌肉是膝关节屈伸活动的重要结构,而股骨干骨折的暴力作用可使膝关节周围软组织严重损伤,再加上出血后血肿肌化、粘连、骨折的固定等因素造成该部位肌肉功能发生障碍,从而导致膝关节活动受限。股骨干骨折多由强大暴力所造成,一部分骨折由间接暴力所致。主要是直接外力导致,如汽车撞击、重物砸压、辗压或火器伤等,骨折多为粉碎、碟形或近似横行,大腿肌肉丰富,力量强大,故可造成骨折断端移位明显,软组织损伤也较严重。股骨干骨折按骨折的部位不同可分为上 1/3、中 1/3、下 1/3 骨折。股骨干上 1/3 骨折时,骨折近段因受髂腰肌,臀中、小肌及外旋肌的作用,而产生屈曲、外展及外旋移位;远骨折段则因受内收肌的作用而向后上、内移位。股骨干中 1/3 骨折时,由于内收肌的作用,骨折向外成角。股骨干下 1/3 骨折时,由于膝后方关节囊及腓肠肌和肢体的重力的牵拉,骨折远端多向后倾斜,有压迫或损伤腘动、静脉和胫、腓总神经的危险,而骨折近端受股前、外、内肌肉的合力,而向内收向前移位。股骨干骨折移位的方向除受肌肉牵拉的影响外,与暴力作用的大小、方向、肢体受伤时所处的位置、急救搬运过程等因素均有一定程度相关。

【临床表现】

(一)全身表现 股骨干骨折多由于严重的外伤引起,出血量可达 1000~2000 ml。如系开放性或粉碎性骨折,出血量可能更大,患者可伴有血压下降、面色苍白等出血性休克的表现。少部分患者股骨干骨折处的脂肪滴进入破裂的静脉窦,并与血液中某些有形成分如红细胞等黏附而形成栓子,可导致肺、脑的脂肪栓塞。临床可出现呼吸功能不全、发绀,而低氧血症可导致患者烦躁不安、嗜睡,甚至昏迷和死亡。此外,股骨干骨折通常为高能量暴力损伤,在检查股骨干骨折的同时,也要逐渐检查全身其他系统有无损伤,如合并头颅、心肺、腹部及胸部等脏器的损伤。

(二)局部表现 可具有骨折的共性症状,包括疼痛、局部肿胀、成角畸形、异常活动、肢体功能受限及纵向叩击痛或骨擦音。除此之外,应根据肢体的外部畸形情况初步判断骨折的部位,特别是下肢远端外旋位时,注意勿与粗隆间骨折等髋部损伤的表现相混淆,有时可能是两种损伤同时存在。如合并有神经、血管损伤,足背动脉可无搏动或搏动轻微,伤肢有循环异常的表现,可有浅感觉异常或远端被支配肌肉肌力异常。

(三)X 线表现 X 线正、侧位拍片,需包括同侧的髋和膝关节及骨盆部位,可明确骨折的准确部位、类型和移位情况。防止股骨干骨折同时合并股骨颈及股骨髁间骨折等漏诊。

【诊断】

根据患者外伤史,大腿局部的畸形、肿胀和疼痛,以及 X 片辅助检查,可明确股骨干骨折,但需要同时警惕股骨干骨折的并发症的发生。

【治疗】

股骨干骨折是严重地危及生命和肢体安全的一种严重损伤。如患者合并严重的脑、胸腹部损伤,以及失血性休克,应首先处理这些危及生命的严重并发症。早期诊断和用简单而有效的方法抢救生命,保护患肢,迅速转运,从而获得妥善的治疗至关重要。治疗方法有非手术和手术治疗两种。

(一)非手术治疗 对比较稳定的股骨干骨折,软组织条件差者,可采用非手术治疗。局部麻醉下,在胫骨结节或股骨髁上进行骨骼牵引治疗。在牵引下手法复位良好后,用四块夹板在大腿部固定。牵引方法很多,其各自适应证不同。垂直悬吊牵引适用于 3~4 岁以内的儿童。成人可采用 braun 架固定持续牵引,或 thomas 架平衡做持续牵引。在牵引过程中要定时通过 X 线片测量肢体长度和骨折对位及复位的情况,防止牵引力不足或过度牵引等造成不良后果。儿童的股骨干骨折通常采用手法复位、小夹板固定、皮肤牵引等方法,不必强行追求骨折的解剖复位,因儿童若无骨骺损伤,下肢短缩在 2 cm 以内和成角 15° 以内,日后可在骨痂改造塑形期间自行进行矫正。对于不愿意接受手术或有明显手术禁忌证的成人的股骨干骨折可行持续骨牵引8～10周。卧床期要加强肌肉收缩锻炼,预防肌肉萎缩、关节粘连和深静脉血栓形成,并随时调整牵引的力线并预防腓总神经受压和压疮的形成。严重的开放性骨折可用外固定架治疗。

（二）手术治疗

1. 手术治疗的指征　① 骨牵引和小夹板外固定等非手术治疗后,股骨干骨折移位加剧、畸形明显者;② 同一肢体或其他部位有多处骨折,手术治疗可以使肢体稳定便于护理;③ 股骨干骨折碎片或骨折尖端刺破股动脉或坐骨神经等合并神经血管损伤者;④ 老年人的骨折,骨牵引的保守治疗需长期卧床者可导致肺部及泌尿系统感染、褥疮、骨质疏松及下肢血管血栓等风险极高者;⑤ 陈旧骨折不愈合或有功能障碍的畸形愈合;⑥ 开放性骨折需清创固定。

2. 手术治疗方法　① 钢板内固定:钢板内固定可早期达到坚强内固定,利于术后早期功能锻炼。但钢板为偏心型内固定,抗旋和侧弯应力差,而股骨干生理应力负荷较大,易导致钢板螺丝钉断裂。此外,开放切开复位钢板内固定手术通常股外侧肌肉广泛切开剥离,损伤较大。② 带锁的顺行或逆行髓内钉:为股骨中央的中心固定,抗旋转和抗弯曲应力好,具有很大的稳定性,适用于多种类型的股骨干骨折,多采用闭合复位的微创手术固定骨折,创伤较小,目前临床应用较多。③ 外固定架外固定:因全身或骨折局部软组织条件差而选择作为临时固定。

（杨民）

第二十二节　腰椎间盘突出症

腰椎间盘突出症(lumbar intervertebral disc herniation)是指由于腰椎间盘发生劳损变性后,在长期积累性或突发外力的作用下,纤维环部分或全部破裂,髓核及软骨终板向后方椎管突出,刺激或压迫神经根、硬膜囊及马尾神经而产生的以腰腿痛为主要的一种临床症候群。腰椎间盘突出症是引起腰腿痛的最常见原因之一,也是骨科领域研究的主要内容。

【病因】

（一）椎间盘退变是根本原因　腰椎间盘在脊柱的运动和负荷中承受巨大的应力。随着年龄增长,纤维环和髓核含水量逐渐减少,椎间盘的弹性和抗负荷能力减退,髓核失去弹性,纤维环受外力作用逐渐出现裂隙而导致其内的髓核从纤维薄弱或破裂处突出。

（二）外伤　积累损伤是椎间盘变性的主要原因。本病与职业有一定的关系,如驾驶员长期处于坐位颠簸状态,以及体力劳动者或举重及体操运动员,因反复弯腰、扭转等动作,过度负荷导致椎间盘压力增大造成椎间盘早期退变,极易引起椎间盘损伤。也有认为外伤只是椎间盘突出的诱因,原始病变在于无痛的髓核逐渐突入纤维环的内层,而外伤导致髓核进一步突出进入有神经支配的纤维环外层导致疼痛感觉发生。

（三）妊娠　妊娠时盆腔及下腰部各种组织结构相对松弛,尤其较窄和薄弱的后纵韧带松弛使得椎间盘易于膨出,同时因盆腔内承重加大,容易加重椎间盘损害,导致椎间盘从损伤的纤维环内突出。

（四）遗传因素　本症在有色人种中的发病率较低。而印第安人,非洲黑种人的发病率较其他民族的发病率明显低,其原因有待进一步研究。

（五）发育异常　骶椎腰化、腰椎骶化、半椎体畸形、蝴蝶椎和关节突不对称等腰骶部先天发育异常,使腰椎承受异常应力负荷,增加了椎间盘的损害。

【临床表现】

本症常见于 20～50 岁的患者,男性远远多于女性,该症一直是脊柱外科最多见疾病。疼痛与患者体位、腹压、活动和天气变化都有关系,患者多有长期弯腰劳动或坐位工作史,首次发病常在半弯腰持重物或在突然作扭腰动作过程中发生。不同部位和不同程度的椎间盘突出可导致不同程度的神经损伤,临床表现复杂多变。

（一）症状

1. 腰痛　本症绝大多数患者有腰痛,也是最早出现的症状,发生率可达 95% 以上,腰痛可出现在腿痛之前,也可在腿痛同时或之后出现。患者大多有外伤史,也可无明确诱因。

2. 下肢放射痛　绝大多数下腰段椎间盘突出患者都伴有坐骨神经痛,其可能的原理是突出的椎间盘压迫神经根导致神经根局部炎症反应释放致炎因子诱发疼痛以及受压神经根缺血反应导致疼痛。临床上典型坐骨神经痛是从下腰部起始并向臀部、大腿后方、小腿外侧直到足部的放射痛。如为腰3、腰4间隙椎间盘突出,因腰4神经根受压迫,产生大腿前方、膝关节前部和小腿前内侧的放射痛;而腰2、腰3椎间盘突出则可产生腹股沟区疼痛;腰5、骶1椎间盘突出可压迫骶1神经根,导致疼痛放射到小腿后外侧、足部外侧和足底。上述疼痛在活动后加剧,休息后多数能减轻。多数患者采用侧卧位,并屈曲患肢,一般疼痛可以忍受,重者则表现为腰至足部的电击样剧烈疼痛,且多伴麻木感。

3. 马尾综合征　中央型的腰椎间盘突出可压迫马尾神经,出现会阴部麻木、刺痛,排便及排尿障碍。严重者可导致患者大、小便失控,下肢不全瘫痪,行走障碍。

（二）体征

1. 腰椎侧凸　是患者为缓解疼痛所采取的被动体位而形成的代偿性姿势畸形。较常见的是腰椎生理屈度变直和腰椎侧弯。侧凸的方向取决于突出髓核与受累神经根的关系:当突出物在神经根肩上,腰椎侧弯多凸向患侧可松弛受压的神经根而缓解疼痛;而当突出物在神经根腋下时,腰椎侧弯凸向健侧缓解疼痛;当椎间盘髓核游离脱入椎管内,和神经根及硬膜囊发生粘连而无法移动时,无论腰椎凸向何方都无法缓解疼痛。

2. 腰部活动受限　神经根受压使腰肌呈保护性紧张,腰部活动会牵张受压神经根从而引起疼痛,前屈后伸活动明显受限制。

3. 腰部压痛及骶棘肌痉挛　椎间盘突出部位的患侧棘突旁约 1 cm 处有局限的压痛点,并沿坐骨神经放射到小腿或足部,此点对诊断有重要意义。约 1/3 患者伴有骶棘肌痉挛,使得患者腰部固定于强迫体位而活动受限。

4. 直腿抬高试验及加强试验　正常人下肢抬高到 60°～70° 才出现腘窝不适,因此下肢抬高在 60° 以内出现放射到小腿或足的坐骨神经痛即为阳性。当直腿抬高试验阳性时,逐渐降低患肢高度,待下肢放射痛消失,将踝关节用力被动背伸以牵拉坐骨神经,如出现放射性痛,称为加强试验阳性。有时抬高健肢而患侧腿发生麻疼,系因突出髓核较大,患侧神经受牵连引起,此点对诊断有较大价值。

5. 神经系统检查　① 感觉异常:患者多出现感觉异常,感觉减退区在小腿内侧部,为腰4神经根受压。小腿前外侧及踇趾根部,为腰5神经根受压;外踝部与足背外侧感觉减退,则为骶 1 神经根受压。② 肌力下降:若神经受压严重或时间较长,患者出现肌力下降。腰 4 神经根受累可出现伸膝无力;腰 5 神经根受累时可出现足背伸肌力下降,严重者足下垂;骶 1 神经根受累时出现足跖屈肌力减弱。神经压迫严重者患肢可有肌肉萎缩。③ 反射异常:膝反射减弱或消失提示腰 4 神经根受压;踝反射减弱或消失表示骶 1 神经根受压;当中央型突出或较大的髓核碎片突出到椎管内,骶 3～5 马尾神经受压时,则出现肛门括约肌张力下降及肛门反射减弱或消失。

【影像学检查】

(一)腰椎 X 线平片　需拍腰骶椎的正、侧位片,疑有腰椎峡部裂时,需加拍斜位片。X 片常有腰椎侧凸、椎间隙变窄、椎体边缘及小关节突唇样增生。X 线平片虽不能作为诊断椎间盘突出的依据,但可以排除一些疾患,如腰椎结核、肿瘤、骨折和脊柱滑脱等疾病。

(二)CT 检查　可较清楚地显示椎间盘突出的部位、大小、形态和神经根、硬脊膜囊受压移位的情况,同时可显示椎板及黄韧带肥厚及骨化、小关节增生肥大、椎管及侧隐窝狭窄等情况。CT 对椎间盘突出的诊断准确率为 80%～95%,对本病有较大的诊断价值,目前已普遍采用。

(三)核磁共振(MRI)检查　MRI 对椎间盘突出症的诊断具有重要意义。通过不同层面的矢状面、冠状面影像及所累积的椎间盘的横断面影像,可以全面细致地观察各椎间盘退变情况,也可以了解髓核突出的程度和位置,以及其与硬膜囊、神经根等周围组织的关系和对神经根及硬膜囊压迫移位的程度,并鉴别是否存在椎管内其他占位性病变。

【诊断】

多数腰椎间盘突出症的患者,根据详细的病史、症状、体征以及在 X 线、CT、MRI 上的相应病变节段的改变而作出正确的诊断。主要症状和体征是:

(一)腰痛合并坐骨神经痛,并放射到小腿或足部,直腿抬高试验阳性。

(二)在腰 4、腰 5 或腰 5、骶 1 棘间侧方 1.0 cm 处有明显的压痛点,且疼痛放射到小腿或足部。

(三)小腿前外或后外侧皮肤感觉减退,踝跖肌力减退,跟腱反射减弱或消失。

【治疗】

(一)非手术治疗

1. 适应证　① 初次发作或病程较短者;② 休息后症状可自行缓解者;③ 全身疾病或有局部皮肤病,全身疾病不能耐受手术者;④ 不同意手术者。

2. 治疗方法　① 卧床休息 3 周后可以佩戴腰围保护下起床活动;② 采用骨盆牵引治疗,但对于孕妇、腰椎滑脱和严重心脏疾患等患者不宜;③ 理疗和推拿、按摩;④ 非甾体抗炎药物或舒经活血的中药制剂。

(二)手术治疗

1. 适应证　① 病史超过六个月,严格保守治疗无效或保守治疗虽有效,但经常复发且疼痛逐渐加重并严重影响工作和生活者;② 中央型腰椎间盘突出有马尾神经受压括约肌功能障碍者,应按急诊进行手术;③ 有明显神经受累者,或高位椎间盘突出者;④ 合并明显的腰椎管狭窄症者。

2. 手术方法　① 传统的全椎板切除髓核摘除术;② 半椎板切除髓核摘除术;③ 显微镜下腰椎间盘摘除术;④ 经皮腰椎间盘切除术、胶原酶溶核或激光烧溶术;⑤ 人工椎间盘置换术。

(杨民)

复　习　题

1. 简述颅内压增高的常见病因。
2. 简述颅内压增高临床表现及诊治方案。
3. 简述胶质瘤临床治疗策略。
4. 简述甲状腺癌的治疗方法。
5. 简述乳腺癌的治疗方法。
6. 简述肋骨骨折的处理原则。
7. 简述气胸的分类及相应处理原则。
8. 简述食管癌的治疗原则。
9. 简述腹股沟疝的分类。
10. 简述胃癌的治疗方法。
11. 简述绞窄性肠梗阻的诊断要点。
12. 简述直肠癌的临床表现及诊断。
13. 简述原发性肝癌的临床表现及诊断。
14. 简述胆囊癌的临床表现及诊断。
15. 简述胰腺癌的治疗方法。
16. 简述上尿路结石的诊断。
17. 简述肾癌的临床表现与诊断依据。
18. 简述膀胱肿瘤的临床表现及诊断依据。
19. 简述前列腺增生症的临床表现。
20. 简述股骨干骨折的临床表现。
21. 简述腰椎间盘突出症的临床表现。

第十九章　妇产科常见病

第一节　妊　娠　诊　断

从末次月经的第 1 天开始计算,妊娠期共 280 天(40 周),分为早、中、晚 3 个时期。妊娠第 13 周末以前为早期妊娠,第 14~27 周末为中期妊娠,第 28 周及其后为晚期妊娠。

一、早　期　妊　娠

早期妊娠(first trimester)是胚胎形成、胎儿器官分化的重要时期。

【临床表现】

(一)停经　是妊娠最早的症状。育龄期妇女若停经 10 天以上,应高度怀疑妊娠;若停经 2 月以上,妊娠的可能性更大。

(二)早孕反应　停经 6 周左右出现,多在停经 12 周左右消失,表现为畏寒、乏力、嗜睡、头晕、厌油、恶心、晨起呕吐等。

(三)尿频　为子宫增大压迫膀胱所致。

(四)乳房变化　自觉乳房胀痛,乳头增大,乳头、乳晕着色加深,乳晕周围出现深棕色结节。

(五)妇科检查　阴道黏膜和宫颈充血呈紫蓝色。子宫增大变软,停经 6~8 周时宫颈与宫体似不相连,称为黑加征。

【辅助检查】

(一)妊娠试验　血、尿、人绒毛膜促性腺激素(hCG)升高是确定妊娠的主要指标。

(二)超声检查　是确定宫内妊娠的金指标。停经 35 天时宫腔内可见到妊娠囊;妊娠 6 周时可见到胚芽和原始心管搏动。

(三)宫颈黏液检查　宫颈黏液量少而稠,涂片干燥后光镜下可见到成行排列的椭圆体。

(四)基础体温测定　基础体温呈双向型。若高温相持续 18 天,早孕的可能性大。

二、中期妊娠和晚期妊娠

中、晚期妊娠(second trimester and third trimester)是胎儿生长和各器官发育成熟的重要时期。

【临床表现】

（一）子宫增大　可以通过手测子宫底高度或尺测耻上子宫长度估计胎儿大小及孕周。如妊娠 12 周末,宫底在耻骨联合上 2～3 横指;16 周末,在脐耻之间;20 周末,在脐下 1 横指;24 周末,在脐上 1 横指;28 周末,在脐上 3 横指;32 周末,在脐与剑突之间;36 周末,在剑突下 2 横指;40 周末,在脐与剑突之间。

（二）胎动　妊娠 20 周后可感胎动,每小时 3～5 次。

（三）胎体　妊娠 20 周后能触到胎体。胎头圆而硬,有浮球感。胎背宽而平坦。胎臀宽而软,形状不规则。胎儿肢体小且活动。

（四）胎心音　妊娠 12 周多普勒能听到,18～20 周听筒能听到,正常胎心 110～160 次/分。

【辅助检查】

超声检查可检测胎儿生长发育情况,妊娠 18～24 周筛查胎儿结构畸形;彩色多普勒超声可检测子宫和胎儿的动脉血流速度波形。

（李书勤）

第二节　自然流产

妊娠不足 28 周、胎儿体重不到 1000 g,中断妊娠者,称为流产(abortion)。发生在妊娠 12 周以前者称为早期流产,发生在妊娠 12 周及以后者称为晚期流产。流产分为自然流产(spontaneous abortion)和人工流产(artificial abortion)。

【病因】

（一）胚胎因素　染色体异常是早期流产的最常见原因,一般占 50%～60%。包括染色体数目异常(三体居首位)、结构异常(易位、倒置、缺失、重叠、嵌合体)。遗传因素、感染、药物可引起染色体异常。

（二）母体因素

1. 全身性疾病　如严重感染、高热、严重贫血、心衰、血栓性疾病、慢性肝肾疾病或高血压等,可致流产。TORCH 感染可致流产。

2. 生殖器官异常　子宫畸形、子宫肿瘤、宫腔粘连等,可影响胚胎着床发育导致流产。子宫颈切除术后、子宫颈内口松弛等所致的宫颈功能不全可致晚期流产。

3. 内分泌异常　黄体功能不全、高泌乳素血症、甲减、糖尿病血糖控制不良等可致流产。

4. 强烈应激和不良习惯　手术、腹部撞击、过度紧张焦虑,可导致流产。吸烟、酗酒、咖啡等,均有导致流产的报道。

5. 免疫功能异常　包括自身免疫功能异常和同种免疫功能异常。前者主要发生在抗磷脂抗体、抗 β 糖蛋白抗体、狼疮抗凝血因子阳性的患者,可仅表现为自然流产。母胎免疫耐受是胎儿在母体内生存的基础,如夫妇的人白细胞抗原(HLA)相容性过大,可导致封闭性因子缺乏,或自然杀伤细胞异常,可能导致流产。

（三）父亲因素　研究证实精子的染色体异常可致流产。

（四）环境因素　过多接触放射线、砷、甲醛、苯等，可能导致流产。

【临床表现】

停经后出现阴道流血和腹痛。早期流产时先出现阴道流血，后出现腹痛。晚期流产时先出现腹痛，后出现阴道流血。

（一）先兆流产　妊娠 28 周前，先出现少量阴道流血，无妊娠物排出，后出现阵发性下腹痛或腰背痛。妇科检查子宫颈口闭，胎膜未破，子宫大小与停经周数符合。经休息、治疗后症状消失，可继续妊娠；若症状加重，可发展为难免流产。

（二）难免流产　指流产已不可避免。阴道流血增多，下腹痛加重，或阴道流液（胎膜已破）。妇科检查子宫颈口已扩张，有时在宫颈口内可见胎囊堵塞，子宫与停经周数基本相符或略小。

（三）不全流产　难免流产继续发展，部分妊娠物已排出宫腔，部分残留在宫腔内或嵌顿于子宫颈口处，影响子宫收缩，导致阴道大量流血甚至失血性休克。妇科检查见于宫颈口扩张，见多量血自宫颈口内流出，有时在子宫颈口见到胎盘组织堵塞。子宫小于停经周数。

（四）完全流产　指妊娠物已全部排出，子宫收缩良好，阴道流血逐渐停止，腹痛逐渐消失。妇科检查子宫颈口关闭，子宫接近正常大小。

（五）稽留流产　胚胎或胎儿已死亡滞留于宫腔内仍未自然排出者。表现为早孕反应消失，子宫不再增大；妊娠中期无胎动。妇科检查见，子宫颈口闭，子宫较妊娠周数小，质地不软，未闻及胎心。

（六）复发性流产　指同一性伴侣连续自然流产 3 次或以上者。其发生的原因与偶发性流产基本一致。早期复发性流产的常见原因为胚胎染色体异常、免疫因素、黄体功能不足、甲状腺功能低下。晚期复发性流产的常见原因为子宫解剖异常、自身免疫异常等。

（七）流产合并感染　流产过程中，若阴道流血时间长，有组织残留于宫腔内，有可能引起宫腔感染，严重时可扩展到盆腔、腹腔、全身，并发盆腔炎、腹膜炎、败血症、感染性休克等，常为厌氧菌及需氧菌的混合感染。

【诊断】

（一）病史　有无停经史和反复流产；有无早孕反应，阴道流血，流血量及其持续时间；有无腹痛，腹痛的部位、性质、程度；有无阴道水样排液；有无组织排出等。

（二）体格检查　测量体温、脉搏、呼吸、血压，观察患者全身情况，有无贫血及感染。妇科检查，注意子宫颈口是否扩张，有无组织堵塞，羊膜囊是否膨出；子宫大小是否与停经周数相符合，有无压痛等；双侧附件有无包块、压痛。

（三）辅助检查

1. B 超检查　先兆流产时，可观察妊娠囊的形态及胎心搏动，确定胚胎是否存活，鉴别流产类型及某些流产原因。若妊娠囊形态异常或位置下移，预后不良。

2. 妊娠试验　可用尿早早孕试纸条法诊断妊娠。连续测定血 β-hCG 以了解流产的预后。正常妊娠 6~8 周时，血 β-hCG 每天增长 66%，若 48 小时增长<66%，提示妊娠预后不良。

3. 孕激素测定　血孕酮水平能协助判断先兆流产的预后，如明显低于正常水平，提示滋养细胞及胎盘功能不足，可能流产。

【治疗】

（一）先兆流产　卧床休息，禁止性生活，酌情使用镇静剂。黄体功能不全者，予黄体酮 10~20 mg 肌注，每天 1 次。可服用维生素 E，促进胚胎发育。甲状腺机能低下者，每天服甲状腺素 0.03~0.06 g。治疗 2 周后，若症状消失，B 超提示胚胎存活，可继续妊娠。若 B 超提示胚胎发育不良，hCG 不升或下降，表明流产不可避免，应终止妊娠。

（二）难免流产　尽快使胚胎及胎盘组织排出。早期流产行清宫术，妊娠物送病理检查，有条件者做绒毛染色体核型分析，以明确流产原因。出血多者，予葡萄糖 500 ml 加缩宫素 10~20 U 静脉滴注促进子宫收缩，必要时行清宫术。抗生素预防感染。

（三）不全流产　确诊后应行刮宫术或钳刮术。阴道大量出血伴休克者应输血、输液，抗生素预防感染。

（四）完全流产　不需特殊处理。

（五）稽留流产　晚期流产稽留时间过长可发生凝血功能障碍，导致弥散性血管内凝血，造成严重出血，故应查血常规、血凝常规，做好输血准备。若凝血功能正常，口服炔雌醇 1 mg，每天 2 次，连用 5 天；或苯甲酸雌二醇 2 mg，肌注，每天 2 次，连用 3 天，提高子宫肌对缩宫素的敏感性。子宫<12 孕周者，可行刮宫术。子宫>12 孕周者，可用米非司酮＋米索前列醇，或静脉滴注缩宫素促进妊娠物排出。若凝血功能障碍，应治疗好转后再行刮宫术。

（六）复发性流产

1. 染色体异常者，应行遗传咨询，确定可否妊娠；在孕中期行产前诊断。

2. 病因治疗　宫颈功能不全者应在孕前或孕 14~18 周行宫颈环扎术；抗磷脂抗体阳性者，妊娠后使用小剂量阿司匹林或低分子肝素；黄体功能不全者，肌注黄体酮 20~40 mg/天，至孕 12 周时可停药；甲减者孕前及孕期补充甲状腺素。

（七）流产合并感染

1. 治疗原则　积极控制感染，尽快清除宫内残留物。

2. 阴道流血不多，广谱抗生素治疗 2~3 天，感染控制后刮宫。

3. 阴道流血多，抗感染的同时，钳夹出残留的大块组织物，使出血减少，感染控制后再行彻底刮宫。

4. 有感染性休克，应积极抗休克，稳定后再彻底清宫。感染严重或盆腔脓肿，应手术引流，必要时切除子宫。

（李书勤）

第三节　异位妊娠

受精卵在子宫体腔以外着床称异位妊娠（ectopic pregnancy），习称宫外孕。包括：输卵管妊娠、卵巢妊娠、腹腔妊娠、阔韧带妊娠、宫颈妊娠、剖宫产瘢痕妊娠。是孕产妇死亡原因之一。输卵管妊娠（tubal pregnancy）占异位妊娠的 95%，故本节介绍输卵管妊娠。

【病因】

（一）输卵管炎症　是发病的主要原因。输卵管黏膜炎时破坏黏膜，造成管腔粘连，导致受精卵在输卵管腔内运行受阻，着床于输卵管内。淋病奈瑟菌、沙眼衣原体引起的感染常引起输卵管黏膜炎。输卵管周围炎时常造成输卵管周围粘连,输卵管蠕动减弱,影响受精卵运行。流产和分娩后感染常引起输卵管周围炎。

（二）输卵管妊娠史或手术史　　有输卵管妊娠史或输卵管手术史者,输卵管妊娠的风险增加。

（三）输卵管发育不良或功能异常　　可影响受精卵的正常运行,造成输卵管妊娠。

（四）辅助生殖技术　　可引起输卵管妊娠。

（五）避孕失败　　放置宫内节育器或口服紧急避孕药避孕失败,可发生输卵管妊娠。

（六）盆腔肿瘤　　可压迫输卵管,影响受精卵的正常运行。

【临床表现】

与受精卵着床部位、有无流产或破裂、出血量多少及持续时间有关。

（一）症状

1. 停经史　　多有6～8周停经史,约有1/4的患者无明显停经史。

2. 腹痛　　为主要症状,输卵管妊娠流产或破裂时,突发一侧下腹痛伴恶心、呕吐;血液积聚于子宫直肠陷凹时,出现肛门坠胀感。如未流产或破裂时,多为一侧下腹隐痛或酸胀感;若血液局限于病变区,则表现为一侧下腹痛;若出血增多可扩散至全腹,刺激膈肌,引起肩胛部放射痛及胸痛。

3. 阴道流血　　胚胎死亡后常有不规则阴道流血,量少,一般不超过月经量。

4. 晕厥与休克　　由于腹腔内出血及剧烈腹痛,患者出现晕厥甚至失血性休克。

5. 腹部包块　　腹腔内血液凝固并与周围组织粘连形成包块。

（二）体征

1. 一般情况　　腹腔内出血多时,患者呈贫血貌,脉快而细弱,血压下降甚至休克。体温一般正常,腹腔内血液吸收可发热,但不超过38 ℃。

2. 腹部检查　　下腹部压痛、反跳痛,患侧更显著。腹肌紧张可不明显,出血多时可有移动性浊音。

3. 妇科检查　　阴道内少许血液,子宫稍大而软,患侧附件区轻压痛;输卵管妊娠流产或破裂后,阴道后穹隆饱满及触痛,宫颈举痛,内出血多时子宫有漂浮感,子宫一侧或后方触及肿块,边界不清,触痛明显。

【诊断】

根据症状、体征及辅助检查可诊断。

辅助检查有:

（一）hCG 测定　　hCG 水平升高,但较宫内妊娠低。连续测定血 hCG,若倍增的时间＞7 天,异位妊娠的可能性极大;倍增的时间＜1.4 天,异位妊娠的可能性极小。

（二）超声检查　　子宫稍大但宫腔内未探及妊娠囊,在宫旁有异常低回声区,见胚芽及原始心管搏动即可确诊;若在宫旁见混合回声区,子宫直肠窝有游离液性暗区,应高度怀疑异位妊娠。

（三）阴道后穹隆穿刺　　此法简单、可靠。若抽出暗红色不凝固血,说明有腹腔内出血;若未抽出血液,不能排除腹腔内出血。

（四）腹腔镜检查　　是诊断异位妊娠的金标准,也可在镜下行手术治疗。

（五）诊断性刮宫　　仅适用于阴道流血较多和超声检查不能确定异位妊娠者。若病理检查见到绒毛,可诊断为宫内妊娠;仅见蜕膜未见绒毛,有助于诊断异位妊娠。

【治疗】

（一）化学药物治疗

1. 适应证　① 早期异位妊娠、要求保留生育能力的年轻患者；② 无药物治疗禁忌证；③ 输卵管妊娠未破裂；④ 异位妊娠包块直径≤4 cm；⑤ 血 β-hCG<2000 U/L；⑥ 无明显内出血。

2. 禁忌证　① 生命体征不稳定；② 输卵管妊娠破裂；③ 异位妊娠包块直径≥4 cm 或≥3.5 cm 伴原始心管搏动。

3. 化疗机制　抑制滋养细胞增生，破坏绒毛，使胚胎组织坏死、脱落、吸收。

4. 化疗方法　可全身用药也可局部用药。常用甲氨蝶呤（MTX）。MTX 0.4 mg/(kg·d)，肌注，连用 5 天；或单次肌注，用量按 50 mg/m² 体表面积计算。于治疗的第 4 天和第7天测血β-hCG，若下降<15%，重复治疗。用药期间监护 B 超及血 β-hCG。每周检测血 β-hCG 直至正常，一般需 3～4 周。若用药后 14 天腹痛缓解或消失、阴道流血减少或无、血 β-hCG 下降并连续3 次阴性，为显效。

（二）手术治疗

1. 适应证　① 生命体征不稳定或有腹腔内出血征象；② 诊断不明确；③ 异位妊娠有进展（hCG 高，包块大，有原始心管搏动等）；④ 随诊不可靠；⑤ 药物治疗禁忌证或无效。

2. 保守手术　适用于有生育要求的年轻妇女。病变部位不同，术式不同。持续性异位妊娠指保守手术后残余滋养细胞继续生长，再次出血、腹痛等。若保守手术后血 hCG 升高、术后第 1 天下降<50%或术后第 12 天下降<10%均可诊断，可予 MTX 治疗，必要时再次手术治疗。

3. 根治手术　适应于无生育要求的输卵管妊娠、内出血并发休克的急症患者。应在抗休克的同时，行开腹手术切除输卵管。发现输卵管间质部妊娠时，应尽早手术，避免破裂内出血。

上述手术可经腹或经腹腔镜完成。

（李书勤）

第四节　妊娠期高血压疾病

妊娠期高血压疾病（hypertensive disorders complicating pregnancy）是妊娠与血压升高并存的一组疾病，包括妊娠期高血压、子痫前期、子痫、慢性高血压并发子痫前期、慢性高血压合并妊娠。该组疾病严重影响母婴健康，是孕产妇和围产儿患病率及死亡率升高的主要原因，发病率为 5%～12%。

【高危因素】

初次妊娠，年龄≥40 岁，子痫前期病史及家族史（母亲或姐妹），抗磷脂抗体阳性，初次产检时体重指数（BMI）≥35 kg/m²，多胎妊娠，妊娠间隔时间≥10 年，高血压、慢性肾炎、糖尿病，孕早期收缩压≥130 mmHg 或舒张压≥80 mmHg 等。

【病因】

病因不明，主要有以下几种学说。

（一）子宫螺旋小动脉重铸不足　正常妊娠时，子宫螺旋小动脉管壁平滑肌细胞、内皮细胞凋亡，被绒毛外滋养细胞取代，并深达子宫壁浅肌层，使血管管腔扩大，子宫胎盘循环阻力低，胎儿营养充足。该病时只有蜕膜层血管重铸。螺旋小动脉重铸不足减少胎盘血流量，引发妊娠期高血压疾病。

（二）血管内皮细胞受损　血管内皮细胞损伤是子痫前期的基本病理变化。炎性介质如肿瘤坏死因子可损伤血管内皮细胞，使扩血管物质（一氧化氮、前列环素 I_2 等）合成减少，缩血管物质（内皮素、血栓素 A_2 等）合成增加，促进血管痉挛。

（三）炎症免疫过度激活　胎儿是一个半移植物，成功的妊娠要求母体免疫系统对其充分耐受。子痫前期患者母体界面局部和全身均存在炎症免疫反应过度激活现象。母体界面局部处于主导地位的天然免疫系统在子痫前期发病中起重要作用。炎症免疫过度激活可引起子宫螺旋小动脉重铸不足，导致胎盘浅着床。

（四）遗传因素　该病具有家族倾向性，提示遗传因素与该病发生有关。

（五）营养缺乏　低白蛋白血症、钙、镁、锌、硒等缺乏与子痫前期的发生有关。

（六）胰岛素抵抗　高胰岛素血症使扩血管物质合成减少，升高血压。

【分类与临床表现】

（一）妊娠期高血压　妊娠期血压升高，收缩压≥140 mmHg 和（或）舒张压≥90 mmHg，产后 12 周内恢复正常；尿蛋白（－）；产后方可确诊。

（二）子痫前期

1. 轻度　妊娠 20 周后出现收缩压≥140 mmHg 和（或）舒张压≥90 mmHg 伴蛋白尿≥0.3 g/24 h，或随机尿蛋白（＋）。

2. 重度　出现下述任一情况可诊断。① 血压持续升高：收缩压≥160 mmHg 和（或）舒张压≥110 mmHg；② 蛋白尿≥5.0 g/24 h 或随机蛋白尿≥（＋＋＋）；③ 持续性头痛或视觉障碍等；④ 肝功能 ALT 或 AST 升高；⑤ 少尿（24 h 尿量＜400 ml 或每小时尿量＜17 ml）或血肌酐＞106 μmol/L；⑥ 低蛋白血症伴胸腔积液或腹腔积液；⑦ 血小板持续下降并低于 100×10^9/L，血管内溶血、贫血、黄疸或血 LDH 高；⑧ 心力衰竭、肺水肿；⑨ 胎儿生长受限或羊水过少；⑩ 妊娠 34 周前发病。

（三）子痫　子痫前期基础上出现不能用其他原因解释的抽搐。表现为抽搐、面部充血、口吐白沫、深昏迷，随后深部肌肉僵硬，继之全身肌肉抽搐，无呼吸动作，持续 1~1.5 分钟。此后抽搐停止，呼吸恢复，最后意识恢复。

（四）慢性高血压并发子痫前期　慢性高血压孕妇妊娠前无蛋白尿，妊娠后出现蛋白尿≥0.3 g/24 h；或妊娠前有蛋白尿，妊娠后蛋白尿明显增加或血压进一步升高或出现血小板＜100×10^9/L。

（五）妊娠合并慢性高血压　妊娠 20 周前收缩压≥140 mmHg 和（或）舒张压≥90 mmHg，妊娠期无明显加重；或妊娠 20 周后首次诊断高血压并持续到产后 12 周后。

【诊断】

根据病史、临床表现、体征及辅助检查即可诊断。

（一）病史　有本病高危因素及临床表现。

（二）高血压　收缩压≥140 mmHg 或舒张压≥90 mmHg 为高血压。首次发现血压升高者，间隔≥4 h 应复测血压。

（三）蛋白尿　尿蛋白≥0.3 g/24 h 或随机尿蛋白≥3.0 g/L 或尿蛋白≥（＋）为蛋

白尿。

（四）辅助检查

1. 常规检查 血常规,尿常规,凝血功能,肝肾功能、血脂、尿酸。还应检查心电图、产科 B 超、胎心监护。

2. 子痫前期、子痫患者酌情行眼底检查、凝血功能系列、电解质、动脉血气分析；B 超检查肝、胆、胰、脾、肾；心脏彩超及心功能测定；脐动脉血流指数、子宫动脉等血流变化；头颅 CT 或 MRI 检查。

【治疗】

治疗的目的 控制病情,延长孕周,确保母儿安全。

治疗的基本原则 休息、镇静、解痉、有指征地降压及利尿、密切监测母胎状况、适时终止妊娠。

（一）妊娠期高血压 妊娠期高血压患者应休息、镇静、监测母胎情况,酌情降压治疗。可在家或住院治疗。应注意休息,取左侧卧位,保证充足睡眠,必要时睡前口服地西泮 2.5~5 mg。

（二）子痫前期 治疗原则:镇静、解痉、有指征地降压及利尿、密切监测母胎状况、适时终止妊娠。

1. 休息 同妊娠期高血压。

2. 镇静

（1）地西泮 具有较强的镇静、抗惊厥、肌肉松弛作用,对胎儿、新生儿影响较小。2.5~5 mg,口服,每天 3 次或睡前服用。

（2）冬眠合剂 可广泛抑制神经系统,有助于解痉降压,控制子痫发作。冬眠合剂（哌替啶 100 mg,氯丙嗪 50 mg,异丙嗪 50 mg）1/3 或 1/2 量肌内注射,或加入 5% 葡萄糖液 250 ml 静脉滴注。由于氯丙嗪可使血压急剧下降,导致胎儿缺氧,且对母儿肝有一定的损害,故仅用于硫酸镁治疗效果不佳者。

（3）苯巴比妥 具有较好的镇静、抗惊厥、控制抽搐作用。子痫发作时 0.1 g 肌注;预防子痫发作时 30 mg,口服,每天 3 次。分娩前 6 h 慎用。

3. 解痉 首选硫酸镁。轻度子痫前期患者也可考虑应用硫酸镁。

（1）作用机制 镁离子抑制运动神经末梢释放乙酰胆碱,阻断神经肌肉接头间的信息传导,松弛骨骼肌;刺激血管内皮细胞合成前列环素,抑制内皮素合成,降低机体对血管紧张素 II 的反应;阻止钙离子内流,缓解血管痉挛,减少血管内皮损伤;提高孕妇和胎儿血红蛋白亲和力,改善氧代谢。

（2）用药指征 控制子痫抽搐及防止再抽搐;预防重度子痫前期发展成为子痫;子痫前期临产前。

（3）用药方案

① 控制子痫 首次负荷剂量 25% 硫酸镁 10~20 ml + 10% 葡萄糖 20 ml,静推（15~20 min）,或 5% 葡萄糖 100 ml 快速静滴,以 1~2 g/h 静滴维持。或者夜间睡前停用静脉给药,改为 25% 硫酸镁 20 ml + 2% 利多卡因 2 ml,臀肌深部注射。24 h 总量为 25~30 g,疗程 24~48 h。

② 预防子痫发作 负荷和维持量同控制子痫处理。每天静滴 6~12 h,24 h 总量不超过 25g。

(4) 注意事项 血镁有效治疗浓度 1.8～3.0 mmol/L,若>3.5 mmol/L 即可发生镁中毒。硫酸镁过量会使呼吸肌及心肌收缩功能受到抑制而危及生命。因此,使用硫酸镁前应具备以下条件:膝腱反射存在;呼吸≥16 次/min;尿量≥400 ml/24h,或≥17 ml/h;需备钙剂。如出现镁中毒时,立即停止用药并静脉缓慢推注 10% 葡萄糖酸钙 10 ml。肾功不全、心肌病、重症肌无力等应慎用或减量;检测血镁浓度。

4. 降压 目的:预防子痫、心脑血管意外、胎盘早剥等严重母胎并发症。收缩压≥160 mmHg 和(或)舒张压≥110 mmHg 者,妊娠前已用降压药者,须用降压药物。收缩压≥140 mmHg 和(或)舒张压≥90 mmHg 者可用降压药物。

降压标准:无脏器功能损伤者,收缩压应控制在 130～155 mmHg,舒张压应控制在 80～105 mmHg;有脏器功能损伤者,收缩压应控制在 130～139 mmHg,舒张压应控制在 80～89 mmHg,以保证子宫胎盘血流灌注。

(1) 拉贝洛尔 α、β 能肾上腺素受体阻滞剂,降低血压但不影响肾及胎盘血流量,并可对抗血小板凝集,促进胎儿肺成熟。首次静脉注射 20 mg,10 分钟后无效则剂量加倍,最大总剂量 220 mg/天;或 50～100 mg＋5% 葡萄糖 250～500 ml,静脉滴注,根据血压调整滴速,血压稳定后改口服。

(2) 硝苯地平 为钙离子通道阻滞剂,可解除外周血管痉挛,使全身血管扩张,血压下降。口服 10 mg,每天 3 次,每天总量不超过 60 mg。其副作用为心悸、头痛,与硫酸镁有协同作用。

(3) 尼莫地平 为钙离子通道阻滞剂,选择性扩张脑血管。口服 20～60 mg,每天 2～3 次。20～40 mg＋5% 葡萄糖 250 ml,静脉滴注,每天总量不超过 360 mg。其副作用为头痛、恶心、心悸、颜面潮红。

(4) 尼卡地平 为钙离子通道阻滞剂。口服初次 20～40 mg,每天 3 次。静脉滴注 1 mg/h 起,根据血压调整剂量。

(5) 硝酸甘油 可同时扩张动脉和静脉,降低前后负荷,主要用于合并心衰和急性冠脉综合征时高血压急症的降压治疗。静脉滴注以 5～10 μg/min 起,每 5～10 min 增加滴速至维持剂量 20～50 μg/min。

(6) 酚妥拉明 α 肾上腺素能受体阻滞剂。10～20 mg＋5% 葡萄糖 100～200 ml,以 10 μg/min 静脉滴注。

(7) 甲基多巴 中枢性降压药,可兴奋血管运动中枢的 α 受体,抑制外周交感神经,使血压下降。口服 250 mg,每天 3 次。每天最高不超过 2 g。

(8) 硝普钠 强效血管扩张剂,扩张周围血管使血压下降。由于药物能迅速通过胎盘进入胎儿体内,其代谢产物(氰化物)对胎儿有毒性作用,分娩期或产后血压过高,用其他药物治疗效果不佳时,方可考虑。妊娠期不宜使用。50 mg＋5% 葡萄糖 500 ml,以 0.5～0.8 μg/(kg·min)静脉滴注。

5. 有指征者利尿治疗 一般不常规使用利尿剂,仅用于全身性水肿、肺水肿、脑水肿、肾功能不全、急性心力衰竭。

(1) 速尿 20～40 mg,肌注;或加入 50% 葡萄糖 20 ml,静脉推注。

(2) 甘露醇 主要用于脑水肿。20% 甘露醇 250 ml,静脉快速滴注。心力衰竭或潜在心衰者禁用。

6. 适时终止妊娠

(1) 促胎肺成熟　孕周<34 周、预计 1 周内可能分娩者应予糖皮质激素促胎肺成熟。地塞米松 6 mg 肌内注射,每 12 小时一次,连用 4 次。

(2) 终止妊娠的指征

① 妊娠期高血压、轻度子痫前期患者可至妊娠足月终止。

② 重度子痫前期　妊娠<26 周经治疗病情不稳定者建议终止妊娠;妊娠 26～28 周者根据母胎情况及当地医院的诊治能力决定是否期待治疗;妊娠 28～34 周者,如病情不稳定,经积极治疗 24～48 小时病情加重,促胎肺成熟后终止妊娠;如病情稳定,可考虑期待治疗,并建议转至具备早产儿救治能力的医疗机构;妊娠≥34 周者,胎儿成熟后可考虑终止妊娠;妊娠>37 周者应终止妊娠。

③ 子痫　控制 2 小时后可考虑终止妊娠。

(3) 终止妊娠的方式　如无产科剖宫产指征,原则上考虑阴道试产。但如果不能短时间内阴道分娩,病情有可能加重,可放宽剖宫产指征。

(4) 妊娠 34 周前发病的重度子痫前期期待治疗的指征

① 妊娠<32 周者经治疗症状好转,无器官功能障碍或胎儿情况恶化,可考虑延长孕周。

② 妊娠 32～34 周者,24 小时尿蛋白定量≤5 g;轻度胎儿生长受限、胎儿监测指标良好;多普勒超声测量显示无舒张期脐动脉血反流;经治疗后血压下降;仅实验室检查提示胎儿缺氧经治疗后好转者。

7. 子痫的处理　治疗原则:控制抽搐,纠正缺氧和酸中毒,控制血压,抽搐控制后终止妊娠。

(1) 一般急诊处理　保持呼吸道通畅,维持呼吸、循环功能稳定,密切观察生命体征,避免声光刺激。防止受伤,放置压舌板。

(2) 控制抽搐　首选硫酸镁。当硫酸镁应用禁忌或治疗无效时,可考虑用地西泮、苯妥英钠或冬眠合剂。硫酸镁 5.0+25% 葡萄糖液 20 ml 静脉推注(>5 分钟),之后以 2～3 g/h 静脉滴注,同时应用镇静药物。20% 甘露醇 250 ml 快速静脉滴注降低颅压。

(3) 控制血压　当收缩压≥160 mmHg、舒张压≥110 mmHg 时应积极降压以预防心脑血管并发症。

(4) 纠正缺氧和酸中毒　吸氧,用 4% 碳酸氢钠纠正酸中毒。

(5) 适时终止妊娠　抽搐控制 2 小时可考虑终止妊娠。妊娠 34 周前发病的重度子痫前期患者,治疗效果较好,可适当延长孕周。

8. 产后处理　重度子痫前期患者产后继续用硫酸镁 24～48 小时预防产后子痫。产后血压≥160/110 mmHg 者继续降压治疗。哺乳期可继续使用降压药,但禁用 ACEI、ARB 类(卡托普利、依那普利除外)。

（李书勤）

第五节　妊娠期肝内胆汁淤积症

妊娠期肝内胆汁淤积症(intrahepatic cholestasis of pregnancy,ICP)是妊娠中、晚期特有的并发症,以皮肤瘙痒和黄疸为主要临床表现,主要危害胎儿,使围产儿发病率和死亡率增高。分娩后瘙痒症状消失,肝功能恢复正常。有明显的地域和种族差异。

【病因】

尚不清,可能与下列因素有关。

(一)女性激素　妊娠期雌激素使 $Na^+ - K^+ - ATP$ 酶活性下降,导致胆汁酸代谢障碍;雌激素使肝细胞膜的胆固醇/磷脂比例上升,胆汁流出受阻;雌激素与肝细胞表面的受体结合,使胆汁回流增加。ICP 的发生可能与妊娠期雌激素代谢异常及肝脏对雌激素的高敏感性有关。

(二)遗传因素　ICP 的种族差异、地区分布性、家族聚集性、再次妊娠的高复发率支持遗传因素与 ICP 的发病有关。

【对母儿影响】

(一)对孕妇的影响　可影响维生素 K 的吸收,使凝血功能异常,导致产后出血。

(二)对胎婴儿的影响　围生儿的发病率及死亡率明显升高。可发生胎儿窘迫、早产、羊水胎盘胎粪污染、不能预测的胎儿突然死亡、新生儿颅内出血等。

【临床表现】

(一)瘙痒　晚孕期(多在妊娠 30 周后)出现。瘙痒的特点:持续性,白天轻,夜间加剧,从手掌、脚掌开始,逐渐向肢体近端延伸。皮肤可出现抓痕。多于分娩后 24~48 小时缓解。

(二)黄疸　少数患者出现轻度黄疸。有无黄疸与胎儿预后关系密切。有黄疸者,羊水粪染、新生儿窒息、围生儿死亡率高。

(三)无明显消化道症状。

【诊断】

根据典型临床症状、实验室检查结果可诊断。

(一)临床表现　孕晚期皮肤瘙痒、黄疸等。

(二)实验室检查

1. 血清胆汁酸测定　血清总胆汁酸(TBA)测定是诊断 ICP 的最主要实验证据,也是监测病情及治疗效果的重要指标。无诱因的皮肤瘙痒和血清 TBA>10 μmol/L 可诊断 ICP。血清 TBA≥40 μmol/L 提示病情较重。

2. 肝功能测定　AST、ALT 轻至中度升高(升高 2~10 倍)。一般不超过 1000 U/L,ALT 更敏感。部分患者血清胆红素轻、中度升高。

【治疗】

治疗目的:缓解瘙痒症状,改善肝功能,降低血胆汁酸水平,密切监护胎儿宫内状况,延长孕周,改善妊娠结局。

(一)一般处理　适当卧床休息,左侧卧位,吸氧,维生素,高渗葡萄糖,能量合剂。定期监测肝功能、血胆汁酸。

(二)药物治疗　减轻临床症状,改善胆汁淤积生化指标和围生儿预后。

1. 熊去氧胆酸　是治疗 ICP 的一线药物。可缓解瘙痒症状,改善生化指标。每天 1 g 或 15 mg/(kg·d)。每 1~2 周监测一次肝功能。

2. 腺苷蛋氨酸　是治疗 ICP 的二线药物或联合治疗药物。每天 1 g 静脉滴注,或 500 mg 每天 2 次口服。

3. 地塞米松　不是治疗 ICP 的常用药物。仅用于妊娠 34 周前,估计 7 天内分娩者,促胎肺成熟。6 mg,肌内注射,每天 12 小时 1 次,连用 2 天。

4. 中药治疗　茵陈等降黄药物治疗有一定的疗效。

（三）产科处理

1. 产前监护　妊娠 34 周始每周行胎心监护，必要时行胎儿生物物理评分。病情严重者，提前住院待产。但胎心监护预测胎死宫内的价值有限。

2. 适时终止妊娠　不是剖宫产的指征。可妊娠 37～38 周引产，产时加强胎儿监护。重度 ICP 治疗无效，合并多胎、重度子痫前期等，可行剖宫产终止妊娠。

（李书勤）

第六节　阴　道　炎

正常阴道内有病原体寄居形成阴道正常微生物群，包括革兰阳性需氧菌及兼性厌氧菌；革兰阴性需氧菌及兼性厌氧菌；专性厌氧菌；支原体及假丝酵母菌。雌激素、乳杆菌及阴道 pH 对于维持阴道与菌群之间的生态平衡起重要作用。生理情况下，雌激素作用使阴道上皮增生变厚并富含糖原，增加抵抗力，而糖原在乳杆菌作用下形成乳酸，维持阴道正常酸性环境，抑制其他病原体生长，称为阴道自净作用。乳杆菌还可抑制致病微生物生长，维持阴道微生态平衡。生态平衡被打破或外源性病原体入侵可导致炎症。

一、滴虫阴道炎

滴虫阴道炎（trichomonal vaginitis）由阴道毛滴虫引起，也是常见的性传播疾病。

【病因】

阴道毛滴虫的适宜温度为 25～40 ℃，适宜 pH 为 5.2～6.6，若 pH<5 或>7.5 则不生长。经前、经后阴道 pH 变化适于其生长繁殖，引起炎症。也可侵犯泌尿系统。

【传播方式】

可经性交直接传播，也可通过污染的公共场所设施、衣物或器械等间接传播。

【临床表现】

（一）主要症状

1. 阴道分泌物增多　分泌物呈稀薄脓性、黄绿色、泡沫状、伴臭味。

2. 外阴瘙痒　外阴和阴道口瘙痒。

3. 间或出现灼热、疼痛、性交痛。

4. 可致不孕。

（二）妇科检查　可见阴道黏膜充血、散在出血点，后穹隆大量白带，呈灰黄色、黄白色稀薄液体或黄绿色脓性分泌物，常呈泡沫状。

【诊断】

根据典型表现，并直接在阴道分泌物中找到滴虫即可确诊。病原体检查可使用生理盐水湿片法或培养法。

【治疗】

（一）全身用药　甲硝唑 2 g，单次口服；或 0.4 g，每天 2 次，连用 7 天。不宜哺乳。

（二）性伴侣的治疗　性伴侣同时治疗，用药期间禁性交。

（三）随访　该病的再感染率高，在最初感染 3 月后重新检查。治疗失败者增加剂量及疗程仍有效。若初次治疗失败，可重复甲硝唑 0.4 g，每天 2 次，连服 7 天。若治疗仍失败，可甲硝唑 2 g，每天 1 次，连服 5 天。

（四）妊娠期治疗　甲硝唑 0.4 g，每天 2 次，连服 7 天。使用甲硝唑时最好知情同意。

（五）注意事项　为避免重复感染，内裤及毛巾应煮沸 5～10 分钟；治疗其性伴侣；注意有无其他性传播疾病。

二、外阴阴道假丝酵母菌病

外阴阴道假丝酵母菌病（vulvovaginal candidiasis，VVC）是由假丝酵母菌引起的常见外阴阴道炎症。

【病因】

主要病原体为白假丝酵母菌，为条件致病菌，酸性环境适宜其生长，对热的抵抗力不强，加热至 60 ℃ 1 小时死亡。常见的诱发因素有：妊娠、糖尿病、大量应用免疫抑制剂、广谱抗生素、大量雌激素。

【传染途径】

主要为内源性感染，寄生于阴道、口腔、肠道部位的假丝酵母菌可互相传染。少数患者也可通过性生活传染及接触污染的物品传染。

【临床表现】

（一）症状

1. 外阴瘙痒、灼痛，可伴尿频、尿痛及性交痛。

2. 阴道分泌物增多，白色稠厚呈凝乳状或豆腐渣样。

（二）妇检　外阴红斑、水肿，伴抓痕，严重者皮肤皲裂、表皮脱落；阴道黏膜可见水肿、红斑，白色块状物覆盖，擦除后露出红肿黏膜面，急性期可见糜烂及浅表溃疡。

【诊断】

典型临床表现及体征，阴道分泌物找到白假丝酵母菌可确诊。实验室检查可用生理盐水或 10%氢氧化钾湿片法或革兰染色，镜下见芽孢和假菌丝。培养法适用于多次镜检阴性或顽固病例。

【治疗】

（一）消除诱因　用开水烫洗内裤、盆、毛巾，及时停用糖皮质激素、广谱抗生素及雌激素，积极治疗糖尿病。

（二）局部用药　咪康唑栓剂或制霉菌素栓剂，前者的疗效高于后者。咪康唑栓剂，每晚 1 粒（0.2 g），连用 7 天；或每晚 1 粒（0.4 g），连用 3 天；或 1 粒（1200 mg），单次用药。制霉菌素栓剂，每晚 1 粒（10 万 U），连用 10～14 天。

（三）全身用药　适用于不能耐受局部用药、未婚、不愿阴道用药者。氟康唑 150 mg，顿服。

（四）性伴侣的治疗　有症状者检查及治疗。

（五）随访　症状持续存在或诊断后 2 月内复发者，再次就诊。

三、萎缩性阴道炎

萎缩性阴道炎(atrophic vaginitis)常见于自然绝经或人工绝经后妇女。

【病因】

绝经后妇女,卵巢功能衰竭,雌激素减少,阴道 pH 上升,局部抵抗力下降易引起感染。

【临床表现】

(一)外阴瘙痒、灼热感,性交痛。

(二)阴道分泌物增多,稀薄、淡黄,严重者出现脓血性白带。

(三)妇科检查　阴道呈老年性改变,黏膜充血,散在出血点或出血斑、浅表溃疡,严重时可阴道粘连闭锁。

【诊断】

根据绝经或手术、放疗等病史及临床表现,分泌物检查排除滴虫、真菌可能等可诊断。注意排除恶性肿瘤。

【治疗】

(一)抑制细菌生长　诺氟沙星 100 mg,置阴道,每天 1 次,连用 7~10 次。

(二)增强阴道抵抗力　雌激素软膏,局部涂抹,每天 1~2 次,连用 2 周。也可口服用药。

(李书勤)

第七节　子宫颈炎症

子宫颈炎症是常见的女性下生殖道炎症。子宫颈易受性交、分娩及宫腔操作的损伤,且子宫颈管黏膜上皮为单层柱状上皮,抗感染能力差,易发生感染。若急性子宫颈炎症得不到及时治疗或病原体持续存在,可引起慢性子宫颈炎症。

一、急性子宫颈炎

急性子宫颈炎(acute cervicitis)指子宫颈发生急性炎症,可由多种病原体引起,也可由物理、化学因素刺激或机械性因素损伤子宫颈等引起。

【病因】

病原体主要分为两类,一类为性传播疾病病原体,包括淋病奈瑟菌及沙眼衣原体,主要见于性传播疾病的高危人群;另一类为内源性病原体,其部分病原体与细菌性阴道病及生殖支原体感染有关。部分病原体不清楚。淋病奈瑟菌及沙眼衣原体感染的病变以子宫颈管明显。淋菌还常侵袭尿道移行上皮、尿道旁腺及前庭大腺。

【临床表现】

(一)症状　大部分患者无症状。主要表现为阴道分泌物增多呈黏液脓性,可有外阴瘙痒及灼热感,出现经间期出血或性交后出血等。也可出现尿频、尿急、尿痛等尿路感染的症状。

（二）妇科检查　子宫颈充血水肿、黏膜外翻，有黏液脓性分泌物附着甚至从子宫颈管流出。子宫颈管黏膜质脆、触血。

【诊断】

具有两个特征性体征、镜检白带白细胞增多者可初步诊断。应进一步检测衣原体及淋菌。应注意有无上生殖道感染。

（一）两个特征性体征，具备一个或两个同时具备

1. 子宫颈管或其棉拭子标本上，肉眼见到脓性或黏液脓性分泌物；

2. 棉拭子擦拭子宫颈管时易诱发子宫颈管内出血。

（二）白细胞检测

子宫颈管或阴道分泌物中白细胞增多，后者排除阴道炎症。

1. 子宫颈管脓性分泌物涂片　作革兰染色，中性粒细胞>30/高倍视野。

2. 阴道分泌物湿片检查　白细胞>10/高倍视野。

3. 病原体检测　应检测衣原体、淋菌及细菌性阴道病、滴虫阴道炎。

（1）检测淋菌的常用方法

① 分泌物涂片革兰染色，找中性粒细胞内有无革兰阴性双球菌。不推荐用于女性淋病的诊断方法。

② 淋菌培养，是诊断淋病的金标准。

③ 核酸检测，包括核酸杂交和 PCR 技术，后者敏感性和特异性高。

（2）检测衣原体的常用方法

① 酶联免疫吸附试验，检测衣原体抗体，为常用方法；

② 衣原体培养，方法复杂，少用；

③ 核酸检测，包括核酸杂交和 PCR 技术，后者敏感性和特异性高。

【治疗】

（一）有性传播疾病高危因素者，尤其年轻女性，在未获得病原体检测结果前即可治疗。方案为阿齐霉素 1 g 顿服；多西环素 0.1 g，每天 2 次，连服 7 天。

（二）单纯急性淋菌性子宫颈炎　主张大剂量单次给药，常用药物有头孢菌素，如头孢曲松钠 0.25 g，单次肌注；或头孢噻肟钠 0.5 g，肌内注射；头孢克肟 0.4 g，单次口服。也可选择大观霉素 4 g，单次肌注。因淋菌感染常伴衣原体感染，故应同时服用抗衣原体感染的药物。

（三）衣原体感染子宫颈炎　可用多西环素 0.1 g，每天 2 次，连服 7 天；或阿齐霉素 1 g，单次顿服，或红霉素 0.5 g，每天 4 次，连服 7 天；氧氟沙星 0.3 g，每天 2 次，连服 7 天。合并细菌性阴道病者，应用甲硝唑 0.4 g，每天 2 次，连服 7 天。

（四）性伴侣的治疗　沙眼衣原体及淋病奈瑟菌感染者，其性伴侣应同时检查及治疗。

二、慢性子宫颈炎

慢性子宫颈炎（chronic cervicitis）可由急性子宫颈炎转变而来，也可由病原体持续感染引起。

【病因】

主要病原体为葡萄球菌、链球菌、大肠埃希菌及厌氧菌,常因分娩、流产或手术损伤宫颈后,病原体侵入而引起感染。其次为性传播疾病的病原体,如淋病奈瑟菌、沙眼衣原体。部分患者无急性子宫颈炎病史,直接表现为慢性子宫颈炎。卫生不良或雌激素缺乏,局部抗感染能力差,也易引起慢性子宫颈炎。

【临床表现】

(一)症状　患者多数无症状。可表现为阴道分泌物增多,分泌物呈淡黄色或脓性,可有月经间期出血或性交后出血。

(二)妇科检查　子宫颈可呈糜烂样改变,或黄色分泌物覆盖子宫颈口或从子宫颈口流出,子宫颈息肉或肥大。

【诊断】

根据临床表现可初步诊断。应排除子宫颈疾病及子宫体恶性肿瘤。

【治疗】

(一)子宫颈呈糜烂样改变伴分泌物增多、乳头状增生、接触性出血,给予激光、冷冻、微波等局部物理治疗。也可给予局部中药外用。治疗前必须排除子宫颈上皮内瘤变和子宫颈癌。

(二)子宫颈息肉　行息肉摘除术并送病理检查。

(三)慢性子宫颈管黏膜炎　应针对病因治疗。病因不明者,无有效治疗方法,可用物理治疗。子宫颈肥大者,一般无需治疗。

(李书勤)

第八节　盆腔炎性疾病

盆腔炎性疾病(pelvic inflammatory disease,PID)是女性上生殖道的一组感染性疾病,主要包括子宫内膜炎、输卵管炎、输卵管卵巢脓肿、盆腔腹膜炎。若未及时治疗或治疗不彻底,可导致不孕、输卵管妊娠、慢性盆腔痛及炎症反复发作,严重影响妇女的生殖健康。炎症可局限于一个部位,也可同时累及几个部位,最常见的是输卵管炎及输卵管卵巢炎,多发生于性活跃期、有月经的妇女。

【女性生殖道的自然防御功能】

1. 两侧大阴唇自然合拢,遮掩阴道口、尿道口。

2. 由于盆底肌的作用,阴道口闭合,阴道前后壁紧贴,防止外界污染。乳杆菌抑制其他细菌生长。阴道分泌物防止细菌侵入黏膜。

3. 子宫颈内口紧闭、子宫颈黏膜形成皱褶、子宫颈管黏液栓,可阻止病原体侵入。

4. 孕龄妇女子宫内膜的周期性剥脱。

5. 输卵管黏膜上皮细胞的纤毛向子宫腔方向摆动以及输卵管的蠕动,均有利于阻止病原体的侵入。

6. 生殖道的免疫系统。

自然防御功能遭破坏,或机体免疫功能降低、内分泌变化或外源性病原体侵入,均可导致炎症。

【病因】

本病好发于年龄15～25岁;性活跃期,尤其年龄小、多个性伴侣、性交过频者;下生殖道感染;宫腔内手术操作后感染;性卫生不良;邻近器官炎症直接蔓延;盆腔炎性疾病再次急性发作。

病原体分为外源性和内源性两大类,通常为混合感染。外源性病原体主要是性传播疾病的病原体,如淋病奈瑟菌、沙眼衣原体。内源性病原体来自原寄居于阴道内的微生物群,包括需氧菌及厌氧菌,以其混合感染多见。主要需氧菌及兼性厌氧菌有金黄色葡萄球菌、溶血性链球菌、大肠埃希菌;厌氧菌有脆弱类杆菌、消化球菌、消化链球菌。厌氧菌感染的特点:易形成盆腔脓肿、感染性血栓静脉炎,脓肿有粪臭及气泡。

【感染途径】

(一)沿生殖道黏膜向上蔓延　是非妊娠期、非产褥期的主要感染途径,是淋菌、沙眼衣原体、葡萄球菌等扩散途径。

(二)通过淋巴系统蔓延　是产褥感染、流产后感染及放置宫内节育器后感染的主要途径。链球菌、大肠埃希菌、厌氧菌多沿此途径蔓延。

【临床表现】

(一)症状　轻者无症状或症状轻微。常见症状为下腹痛、阴道分泌物增多。若病情严重可有寒战、高热、头痛、食欲不振。月经期发病可出现经量增多、经期延长。若有腹膜炎,则出现消化系统症状如恶心、呕吐、腹胀、腹泻等。若有脓肿形成,可有下腹包块及局部压迫刺激症状。包块位于前方可出现膀胱刺激症状,如排尿困难、尿频,若引起膀胱肌炎还可有尿痛等;包块位于后方可有直肠刺激症状,若在腹膜外可致腹泻、里急后重感和排便困难。

(二)体征

1. 轻者无明显异常发现,或仅妇检发现宫颈举痛或附件压痛。

2. 严重者呈急性病容,体温升高,心率加快,腹胀,下腹部有压痛、反跳痛及肌紧张,肠鸣音减弱或消失。妇科检查:阴道可有脓性分泌物,将子宫颈表面的分泌物拭净,见子宫颈充血、水肿,脓性分泌物从子宫颈口流出,穹隆有明显触痛,子宫颈举痛明显;宫体稍大,有压痛,活动受限;子宫两侧压痛明显,若为单纯输卵管炎,可触及增粗、压痛的输卵管,若为输卵管积脓或输卵管卵巢脓肿,则可触及包块且压痛明显;宫旁结缔组织炎时,可扪到宫旁一侧或两侧片状增厚,或两侧宫骶韧带高度水肿、增粗,压痛明显;若有脓肿形成且位置较低时,可扪及后穹隆或侧穹隆有肿块且有波动感。

【诊断】

根据病史、症状、体征、实验室检查可作出初步诊断。

诊断标准如下:(美国CDC诊断标准,2010年)

(一)最低标准　宫颈举痛或子宫压痛或附件区压痛;

(二)附加标准　体温超过38.3℃(口表);宫颈或阴道异常黏液脓性分泌物;阴道分泌物湿片出现大量白细胞;红细胞沉降率升高;血C-反应蛋白升高;实验室证实的宫颈淋病奈瑟菌或衣原体阳性;

(三)特异标准　子宫内膜活检组织学证实子宫内膜炎;阴道超声或磁共振检查显示输卵管增粗、积液,伴或不伴盆腔积液、输卵管卵巢肿块,或腹腔镜检查发现盆腔炎性疾病征象。

在明确诊断后,需进一步明确病原体。

【治疗】

（一）门诊治疗　适用于一般状况好,症状轻,耐受口服抗生素,有条件随访者。常用方案有:

1. 头孢三代如头孢曲松钠 0.25 g 或头孢西丁钠 2 g,单次肌注,同时口服丙磺舒 1 g,后改多西环素 0.1 g,每天 2 次,连服 14 天,可同时用甲硝唑 0.4 g,每天 2 次,连服 14 天。

2. 氧氟沙星 0.4 g 口服,每天 2 次;或左氧氟沙星 0.5 g 口服,每天 1 次,同时甲硝唑 0.4 g,每天 2 次,连服 14 天。

（二）住院治疗　适用于患者一般情况差,病情严重,伴发热、恶心、呕吐;或盆腔腹膜炎;或输卵管卵巢脓肿;或门诊治疗无效;或不能耐受口服抗生素;或诊断不清者。

1. 支持疗法　卧床休息,半卧位,给予高热量、高蛋白、高维生素饮食,补充液体。

2. 抗生素治疗　常用方案有:

（1）头霉素类或头孢菌素类药物　如头孢西丁钠 2 g,静脉滴注,每 6 小时 1 次;加用多西环素 0.1 g,每天 2 次,静脉或口服。可用头孢二代或三代。症状体征改善至少 1 天后改为多西环素 0.1 g,每天 2 次,连服 14 天。输卵管卵巢囊肿者加用甲硝唑治疗。

（2）克林霉素与氨基糖苷类药物联合　克林霉素 0.9 g,每 8 小时 1 次,静脉滴注;庆大霉素先给予 2 mg/kg,然后 1.5 mg/kg,每 8 小时 1 次,静脉滴注。症状体征改善后继续应用 24~48 小时,改为克林霉素 0.45 g 口服,每天 4 次,连用 14 天;或改为多西环素 0.1 g,每天 2 次,连服 14 天。

（3）青霉素类与四环素类药物联合　氨苄西林/舒巴坦 3 g,每 6 小时 1 次,静脉滴注;加多西环素 100 mg 口服,每天 2 次,连用 14 天。

（4）喹诺酮类药物与甲硝唑联合　不作为首选用药,因为该药可引起耐喹诺酮类淋菌的出现。左氧氟沙星 0.5 g,静脉滴注,每天 1 次,加甲硝唑 0.5 g,每 8 小时 1 次,静脉滴注。

3. 手术治疗　手术指征有:① 药物治疗无效　输卵管卵巢脓肿或盆腔脓肿经药物治疗 48~72 小时,体温持续不降,患者中毒症状加重或包块增大者,应及时手术,以免发生脓肿破裂;② 脓肿持续存在　药物治疗后病情好转,继续控制炎症数天(2~3 周),肿块仍不消失但已局限化,应手术切除,以免日后再次急性发作;③ 脓肿破裂　突然腹痛加剧,寒战、高热、恶心、呕吐、腹胀,检查腹部拒按或有中毒性休克表现,均应怀疑为脓肿破裂,需立即剖腹探查。

手术可根据情况选择经腹手术或腹腔镜手术,手术范围应根据病变范围、患者年龄、一般状态等条件全面考虑。原则以切除病灶为主。年轻妇女应尽量保留卵巢功能,以采用保守性手术为主。年龄大、双侧附件受累或附件脓肿屡次发作者,行全子宫及双附件切除术。

（三）中药治疗　主要为活血化瘀、清热解毒药物,如:银翘解毒汤、安宫牛黄丸等。

【盆腔炎性疾病后遗症】

盆腔炎性疾病后遗症(sequelae of PID)　盆腔炎性疾病没有及时、正确的诊断及治疗引起。

（一）症状

1. 不孕　由输卵管粘连阻塞引起。

2. 异位妊娠。

3. 慢性盆腔痛　多在劳累、月经前后及性交后加重。

4. 反复发作盆腔炎性疾病。

（二）妇科检查

1. 输卵管炎　在子宫一侧或两侧触到呈索条状的增粗输卵管,并有轻度压痛。

2. 输卵管积水或输卵管卵巢囊肿　盆腔一侧或两侧触及囊性肿物,活动多受限。

3. 盆腔结缔组织炎　子宫常呈后倾后屈,活动受限或粘连固定。子宫一侧或两侧增厚、压痛。

（三）治疗

根据情况选择不同的治疗方案。不孕者,多需辅助生殖技术助孕。慢性盆腔痛,无有效的治疗方法,给予对症治疗、理疗、中药等。反复发作者可予药物治疗和手术治疗联合。

（李书勤）

第九节　子宫颈肿瘤

一、子宫颈上皮内瘤变

子宫颈上皮内瘤变(cervical intraepithelial neoplasia,CIN)是与子宫颈癌密切相关的一组子宫颈病变,反映了子宫颈癌发生发展中的连续过程,常发生于 25～35 岁妇女。高级别 CIN 具有癌变潜能,可能发展为子宫颈癌,被称为癌前病变。

【病因】

研究发现 CIN 和子宫颈癌与人乳头瘤病毒(HPV)感染、多个性伴侣、吸烟、性生活过早(<16 岁)、性传播疾病、经济状况低下、口服避孕药、免疫抑制等因素相关。约 90% 的 CIN 和子宫颈癌组织有高危型 HPV 感染,其中 70% 与 HPV16 和 18 型感染有关。约 20% 的有性生活妇女感染 HPV,但多不能持久,常自然消退。HPV 感染持续存在时,在吸烟、避孕药、性传播疾病等因素下,可诱发 CIN。

【分类】

Ⅰ级,即轻度不典型增生,上皮下 1/3 层细胞发生改变。Ⅱ级,即中度不典型增生,上皮下 1/3～2/3 层细胞发生改变。Ⅲ级,即重度不典型增生和原位癌,病变细胞几乎或全部占据上皮全层。CIN Ⅱ 和 CIN Ⅲ 被称为高级别 CIN。

【临床表现】

（一）症状　无特殊症状。可发生接触性出血。偶有阴道排液增多,可有臭味。

（二）妇科检查　子宫颈可光滑,或仅局部红斑、白色上皮,或子宫颈糜烂样表现,未见明显病灶。

【诊断】

（一）子宫颈细胞学检查　是筛查子宫颈病变的基本方法,也是诊断的必要步骤。该方法特异性高,敏感性较低。

（二）高危型 HPV DNA 检测　可与细胞学检查联合用于子宫颈癌的筛查,也可作为子宫颈癌初筛的方法。该方法敏感性较高,特异性较低。细胞学为意义不明确的不典型鳞状细胞(ASCUS)者,可检测高危型 HPV DNA,若高危型 HPV DNA 阳性,行阴道镜检查;阴性者,12 个月后重复细胞学检查。筛查推荐用于 30 岁以上的妇女。

（三）阴道镜检查　　适用于 ASCUS 并且高危型 HPV DNA 检测阳性,或低度鳞状上皮内病变及以上者。

（四）子宫颈活组织检查　　是确诊子宫颈鳞状上皮内瘤变的最可靠方法。可病灶局部单点或多点活检。无明显病灶者,可在子宫颈转化区 3、6、9、12 点处活检,或在碘试验不染色区活检,或在阴道镜下活检。

【治疗】

（一）CIN Ⅰ 的治疗　　约 60% 的 CIN Ⅰ 患者可自然消退。若细胞学检查为 LSIL 及以下,可仅随访观察。若病变发展或持续存在 2 年,应治疗。

（二）CIN Ⅱ、Ⅲ 的治疗　　约 20% CIN Ⅱ 发展为 CIN Ⅲ,5% 发展为浸润癌。所有的 CIN Ⅱ、Ⅲ 患者都需要接受治疗。阴道镜检查满意的 CIN Ⅱ 可用物理治疗或子宫颈锥切术;阴道镜检查不满意的 CIN Ⅱ 和所有的 CIN Ⅲ 采用子宫颈锥切术。对于子宫颈锥切确诊、年龄较大、无生育要求、合并其他手术指征的妇科良性疾病的 CIN Ⅲ 患者可行全子宫切除术。

二、子 宫 颈 癌

子宫颈癌(cervical cancer)是最常见的妇科恶性肿瘤。高发年龄为 50～55 岁。近几十年来,随着子宫颈癌筛查的普及,子宫颈癌的发病率、死亡率明显下降。

【病因】

同"子宫颈上皮内瘤变"。CIN 继续发展,突破上皮下基底膜,浸润间质,形成子宫颈浸润癌。

【分类】

（一）鳞状细胞浸润癌　　占子宫颈癌的 75%～80%。分为外生型、内生型、溃疡型、颈管型。

（二）腺癌　　占子宫颈癌的 20%～25%,来自子宫颈管内。

（三）腺鳞癌　　占子宫颈癌的 3%～5%。癌组织中含有腺癌和鳞癌两种成分。

（四）其他　　少见,有神经内分泌癌、未分化癌、黑色素瘤等。

【转移途径】

（一）直接蔓延　　最常见,癌灶局部浸润,向邻近器官和组织扩散。

（二）淋巴转移　　癌灶局部浸润后侵入淋巴管,在淋巴管内扩散。淋巴转移一级组包括宫旁、宫颈旁、闭孔、髂内、髂外、髂总、骶前淋巴结。淋巴转移二级组包括腹股沟深浅淋巴结、腹主动脉旁淋巴结。

（三）血行转移　　极少见,晚期转移到肺、肝、骨等。

【临床表现】

（一）症状　　早期常无明显症状。

1. 阴道流血　　早期为接触性出血,晚期为不规则阴道流血。

2. 阴道排液　　多数患者有阴道排液,呈白色或血性、稀薄如水样或米泔样、腥臭。

3. 晚期症状　　癌灶累及或压迫症状,如累及或压迫输尿管,引起输尿管梗阻、肾盂积水及尿毒症。晚期贫血、恶病质等。

（二）体征

早期可无明显病灶，子宫颈光滑或呈糜烂样改变。随病变发展，出现以下体征。外生型表现为息肉状、菜花状赘生物，质脆易出血；内生型表现为宫颈肥大、质硬、颈管膨大。晚期坏死脱落，形成溃疡、空洞伴恶臭。病灶向下累及阴道时，见阴道壁赘生物生长或阴道壁变硬；向两侧累及宫旁时，双合诊、三合诊可扪及宫颈旁组织增厚、结节状、质硬或形成冰冻盆腔状。

【诊断】

（一）子宫颈无明显病灶者　采用子宫颈细胞学检查、高危型 HPV DNA 检测、阴道镜检查、子宫颈活组织检查，确诊依据组织学诊断。

（二）子宫颈有明显病灶者　直接在癌灶处取材活检。

（三）子宫颈锥切术　适用于子宫颈细胞学检查多次阳性而子宫颈活检阴性者；或子宫颈活检为 CIN Ⅱ、CIN Ⅲ需明确诊断者；或可疑微小癌灶需了解浸润深度、宽度者。

【治疗】

综合考虑，制订个体化治疗方案。采用以手术和放疗为主、化疗为辅的综合治疗方案。

（一）手术治疗　主要用于早期子宫颈癌患者。优点为年轻患者可保留卵巢及阴道功能。对未绝经、<45 岁的鳞癌患者可保留正常卵巢。对有生育要求的年轻患者，可根据具体情况选择子宫颈锥切术，或保留子宫体的手术。

（二）放射治疗　包括腔内照射和体外照射。适用于晚期患者，或全身情况不宜手术的早期患者，或子宫颈大块病灶的术前放疗，或手术治疗后需辅助治疗的患者。早期病例以局部腔内照射为主，体外照射为辅；晚期病例以体外照射为主，腔内照射为辅。

（三）化疗　主要用于晚期或复发转移的患者和同期放化疗。常采用以铂类为基础的联合化疗方案，如顺铂＋紫杉醇，顺铂＋氟尿嘧啶等。

（何莲芝）

第十节　子宫肌瘤

子宫肌瘤（uterine myoma）是最常见的妇科良性肿瘤，由平滑肌和结缔组织所组成。常见于 30～50 岁妇女。

【病因】

确切病因尚未明了。多发生在生育年龄妇女，妊娠期或外源性雌激素刺激肌瘤生长迅速，抗雌激素治疗有效；绝经后肌瘤停止生长或萎缩。提示肌瘤的发生可能与女性性激素相关。肌瘤组织中的雌激素受体（ER）和组织中的雌二醇，明显高于正常子宫肌组织，故认为肌瘤组织局部对雌激素的高敏感性是肌瘤发生的重要原因之一。孕激素有促进肌瘤有丝分裂、刺激肌瘤生长的作用。

【分类】

（一）按肌瘤生长部位　分为子宫体肌瘤（90%）和子宫颈肌瘤（10%）。

（二）按肌瘤与子宫肌壁的关系　分为：

1. 肌壁间肌瘤(intramural myoma)，占 60%～70%，肌瘤位于子宫肌壁间。

2. 浆膜下肌瘤(subserous myoma)，约占 20%，肌瘤向子宫浆膜面生长，表面仅覆盖子宫浆膜。若肌瘤位于宫体侧壁向宫旁生长，突出于阔韧带两叶之间，称为阔韧带肌瘤。

3. 黏膜下肌瘤(submucous myoma)，占 10%～15%，肌瘤向宫腔内生长，表面仅覆盖黏膜层。

（三）按肌瘤数量多少　分为单发肌瘤和多发性子宫肌瘤（2 个以上肌瘤）。

【肌瘤变性】

肌瘤失去原有的典型结构，称为肌瘤变性。

（一）玻璃样变　剖面为均匀透明样物质，又称透明变性。最多见。

（二）囊性变　肌细胞坏死液化形成。肌瘤内出现大小不等的囊腔，腔内为无色清亮液体。

（三）肉瘤样变　即恶变，少见。多见于绝经后妇女出现不规则阴道出血和疼痛。绝经后妇女肌瘤增大，应警惕恶变可能。

（四）红色样变　多见妊娠期或产褥期，为肌瘤的一种特殊类型的坏死。发生机制尚不明确。患者可有剧烈腹痛、恶心、呕吐、发热、白细胞升高，肌瘤迅速增大、压痛。剖面呈暗红色，似半熟的牛肉，腥臭味，质软，无漩涡状结构。

（五）钙化　多见于蒂部细小、血供不足的浆膜下肌瘤及绝经后妇女的肌瘤。

【临床表现】

（一）症状　主要和肌瘤的生长部位、有无变性有关，而与肌瘤大小和个数关系不大。较大的浆膜下肌瘤除摸到包块外可以无明显症状，而较小的黏膜下肌瘤可以出血很多。

1. 经量增多、经期延长　是最常见的症状。多见于肌壁间及黏膜下肌瘤，肌瘤使宫腔增大、内膜面积增加、影响子宫收缩等引起经量增多及经期延长。经量多可继发贫血，表现为乏力、心悸等。

2. 白带增多　壁间肌瘤较大使宫腔面积增大时，内膜腺体分泌增多，并伴有盆腔充血致白带增多。

3. 下腹包块　肌瘤较小时在腹部摸不到肿块，当肌瘤增大至子宫超过 3 个月妊娠大时可从腹部触及。

4. 压迫症状　肿瘤增大，可压迫邻近器官而产生各种症状。子宫前壁和子宫颈肌瘤可压迫膀胱，发生尿频、排尿障碍等。后壁肌瘤可压迫直肠，引起大便困难。阔韧带内肿瘤可压迫输尿管，而引起肾盂积水。

5. 其他　可伴有疼痛，多见于一些特殊部位的肿瘤或肌瘤有红色变性。黏膜下肌瘤和引起宫腔变形的肌壁间肌瘤可引起不孕和流产。

（二）体征　肌瘤较大，子宫超过妊娠 3 个月大时，可在腹部扪及。妇科检查：子宫增大，表面可有不规则突起，质硬。肌瘤变性时，子宫可变软。

【诊断】

主要依靠病史、症状和体征，诊断多无困难。辅助检查如下：

（一）B 型超声　是常用的辅助检查方法。它可测出子宫大小及形状，肌瘤可显示出低回声区。

（二）MRI　可准确判断肌瘤的大小、数目、位置。

（三）宫腔镜检查　可在直视下观察宫腔内情况，而且可摘除黏膜下肌瘤。

（四）腹腔镜检查　可在直视下观察盆腔内情况。能清楚辨认子宫肌瘤，即使是较小的浆膜下肌瘤也容易发现，并可正确鉴别肌瘤与卵巢肿瘤，也可同时行输卵管通液了解通畅情况。

【治疗】

应根据肌瘤大小、部位、数目、症状，年龄及对生育的要求，综合考虑。

（一）随访观察　患者肌瘤小无症状，尤其是近绝经年龄者，可每 3～6 个月随访一次，如发现肌瘤增大或者症状明显可考虑治疗。

（二）药物治疗　适用于症状轻、近绝经年龄或全身情况不宜手术者。

1. 促性腺激素释放激素类似物（gonadotropin‑releasing hormone agonist，GnRH‑a）适用于缩小肌瘤，术前控制症状、纠正贫血，近绝经期提前过渡到自然绝经的患者。可抑制垂体促性腺激素的分泌，降低雌二醇至绝经水平，借以缓解症状并抑制肌瘤生长使其萎缩。但停药后肌瘤复原。不宜长期用药。常用药物有：亮丙瑞林（leuprorelin）每次 3.75 mg，或戈舍瑞林（goserelin）每次 3.6 mg，每月皮下注射 1 次。

2. 米非司酮（mifepristone）　适用于术前用药、近绝经期妇女提前绝经的患者。12.5 mg，口服，每天 1 次。因与孕激素竞争受体，有增加子宫内膜增生的风险。不宜长期用药。

（三）手术治疗　适用于月经过多致继发贫血，药物治疗无效；严重腹痛、性交痛或慢性腹痛、肌瘤蒂扭转引起的急性腹痛；有膀胱、直肠压迫症状；引起不孕或反复流产；肌瘤生长较快，怀疑有恶变。

1. 肌瘤切除术（myomectomy）　适用于希望保留生育功能的患者。手术可经腹、经阴道或宫腔镜及腹腔镜下手术。术后复发率 50%，约 1/3 的患者须再次手术。

2. 子宫切除术　适用于不要求保留生育功能或疑有恶变者。包括全子宫切除术和次全子宫切除术。术前行宫颈细胞学检查，排除宫颈病变。

3. 宫腔镜子宫内膜切除术　适用于月经量多、无生育要求但要求保留子宫或不能耐受子宫切除术者。

（何莲芝）

第十一节　子宫内膜癌

子宫内膜癌（endometrial carcinoma）是发生于子宫内膜的一组恶性肿瘤，以腺癌最常见。为女性生殖道三大恶性肿瘤之一。

【病因】

（一）雌激素依赖型（estrogen‑dependent）　可能在长期雌激素作用、无孕激素拮抗的状况下，发生子宫内膜增生症，继之癌变。临床上常见于无排卵性疾病、分泌雌激素的卵巢肿瘤、长期服用雌激素的绝经后妇女，以及长期服用他莫昔芬的妇女。大多数患者为此种类型，均为子宫内膜样腺癌，分化好，雌孕激素受体阳性率高，预后好。患者较年轻，常伴有肥胖、高血压、糖尿病、不孕或不育及绝经延迟。

（二）非雌激素依赖型（estrogen‑independent）　发病与雌激素无明确关系。多见于老年体瘦妇女,其病理形态属少见类型,如子宫内膜浆液性乳头状癌、透明细胞癌、腺鳞癌、黏液腺癌等。恶性度高,分化差,雌孕激素受体多呈阴性,预后不良。

大约10%的子宫内膜癌与遗传有关。

【转移途径】

多数子宫内膜癌生长较缓慢,部分特殊病理类型和低分化癌可发展很快,短期内可出现转移。

(一)直接蔓延　癌灶初期沿子宫内膜蔓延生长,向上可累及输卵管,向下可浸润子宫颈管及阴道;向肌壁浸润,可穿透子宫肌层,累及子宫浆肌层,种植盆腹膜、直肠子宫陷凹及大网膜。

(二)淋巴转移　为子宫内膜癌的主要转移途径,癌肿累及子宫颈、深肌层或癌组织分化不良时易早期淋巴转移。

(三)血行转移　晚期经血行转移,常见部位为肺、肝、骨等。

【临床表现】

(一)症状

1. 阴道流血　主要表现为绝经后少量阴道流血。未绝经者可表现为月经增多、经期延长或月经紊乱。

2. 阴道排液　多为血性或浆液性液体,合并感染则有脓血性排液,恶臭。

3. 下腹疼痛　若癌肿累及宫颈内口,可引起宫腔积脓,表现为下腹疼痛。晚期癌肿浸润周围组织或压迫神经可引起下腹及腰骶部疼痛。

4. 其他症状　晚期可出现贫血、消瘦、恶病质等。

(二)体征　早期患者子宫可无明显异常。晚期子宫可明显增大,质地中等,子宫颈管内偶有癌组织脱出,触之易出血。合并宫腔积脓时子宫增大变软,触痛明显。癌肿浸润周围组织时,子宫固定、宫旁增厚。

【诊断】

除根据临床表现及体征外,病理组织学检查确诊。

(一)病史及临床表现　对于绝经后阴道流血、绝经过渡期月经紊乱,均应排除内膜癌后再按良性疾病处理。有下述情况的妇女应密切随诊:① 有子宫内膜癌发病高危因素者,如肥胖、不育、绝经延迟等;② 有长期应用雌激素、他莫昔芬或雌激素增高疾病史者;③ 有乳腺癌、子宫内膜癌家族史者。

(二)影像学检查　经阴道B超检查可了解子宫大小、形状、宫腔内有无赘生物、子宫内膜厚度、有无肌层浸润等。MRI能较准确地判断子宫体肌层浸润深度及子宫颈间质有无浸润。

(三)诊断性刮宫　是常用的诊断方法,组织学检查是子宫内膜癌确诊的依据。

(四)宫腔镜检查　可直接观察宫腔及宫颈管内有无癌灶、癌灶大小及部位,并在直视下取材活检。

(五)血清CA125测定　有子宫外癌肿转移者升高。可用于观察治疗效果。

【治疗】

根据患者年龄、全身情况、肿瘤累及范围及组织学类型,制订适宜的治疗方案。早期患者以手术为主,术后按手术-病理分期的结果及存在的复发高危因素选择辅助治疗。晚期采用手术、放疗、药物等综合治疗。

(一)手术治疗　为首选的治疗方法。手术目的:① 进行手术-病理分期,确定病变范围及预后相关因素；② 切除癌变的子宫及其他可能存在的转移病灶。

（二）放疗　治疗子宫内膜癌有效方法之一，分腔内照射及体外照射两种。

1. 单纯放疗　仅用于有手术禁忌证或无法手术切除的晚期患者。

2. 放疗联合手术及化疗　术后放疗是内膜癌最主要的术后辅助治疗，可明显降低局部复发，提高生存率。对已有深肌层浸润、淋巴结转移、盆腔及阴道残留病灶的患者，术后均需加用放疗。

（三）化疗　为晚期或复发子宫内膜癌综合治疗措施之一，也有用于术后有复发高危因素者。常用化疗药物有顺铂、阿霉素、紫杉醇、环磷酰胺、氟尿嘧啶、丝裂霉素、依托泊苷等。

（四）孕激素治疗　适用于晚期或复发癌，试用于极早期要求保留生育功能的患者。其治疗机制是延缓 DNA 和 RNA 复制，抑制癌细胞生长。孕激素受体（PR）阳性者有效率可达 80%。常用药物：口服醋酸甲羟孕酮、己酸孕酮。

（何莲芝）

第十二节　卵巢肿瘤

卵巢肿瘤（ovarian tumor）是常见的妇科肿瘤，可发生于任何年龄。卵巢恶性肿瘤是女性生殖器常见的三大恶性肿瘤之一。由于缺乏早期诊断措施，卵巢恶性肿瘤死亡率居妇科恶性肿瘤首位，已成为严重威胁妇女生命和健康的主要肿瘤。

【分类】

其组织学类型繁多，不同类型的肿瘤有不同的生物学行为。

（一）上皮性肿瘤　占原发卵巢肿瘤的 50%～70%，占卵巢恶性肿瘤的 85%～90%。包括浆液性肿瘤、黏液性肿瘤、子宫内膜样肿瘤等。各种类型的肿瘤又分为良性、交界性、恶性。

（二）性索-间质肿瘤　占 5%，包括颗粒细胞瘤、卵泡膜细胞瘤、睾丸母细胞瘤等。

（三）生殖细胞肿瘤　占 20%～40%，包括无性细胞瘤、卵黄囊瘤、胚胎性癌、畸胎瘤等。

（四）转移性肿瘤　占 5%～10%。体内任何部位的原发性癌均可转移到卵巢。

【病因】

病因尚不清楚。与下列因素有关：

（一）持续排卵　持续排卵使卵巢表面上皮不断损伤与修复，修复过程中卵巢表面及其包涵囊肿上皮细胞可能发生基因突变，诱发卵巢癌。

（二）遗传因素　5%～10%的卵巢上皮癌患者有家族史或遗传史，绝大多数遗传性卵巢癌与基因突变有关。

【转移途径】

直接蔓延及腹腔种植、淋巴转移是卵巢恶性肿瘤的主要转移途径，盆、腹腔内广泛转移灶是其转移的特点。即使外观肿瘤局限在原发部位，也可已存在广泛微转移。血行转移少见。

【临床表现】

（一）卵巢良性肿瘤　肿瘤生长缓慢，较小时多无症状，常在妇科检查时偶然发现。肿瘤增大时,患者感觉腹胀,有时腹部可扪及肿块。体格检查见腹部膨隆,包块活动度良好,腹部叩诊无移动性浊音。妇科检查见子宫一侧或双侧触及类圆形肿块,多为囊性,表面光滑,活动,与子宫无粘连。肿瘤继续长大占满盆、腹腔时,可出现尿频、便秘、气急、心悸等压迫症状。

(二)卵巢恶性肿瘤 肿瘤生长迅速,早期常无症状。晚期主要症状为腹胀、纳差、腹部肿块、腹腔积液及恶病质等。肿瘤可浸润或压迫周围组织,引起腹痛、腰痛或下肢疼痛;可压迫盆腔静脉导致下肢浮肿;功能性肿瘤可出现不规则阴道流血或绝经后阴道流血。体格检查见腹部膨隆,包块固定,腹部叩诊移动性浊音阳性。妇科检查见直肠子宫陷凹处触及质硬、固定肿块,实性或囊实性,表面凹凸不平,与子宫间无界限。

【并发症】

(一)蒂扭转 是常见的妇科急腹症。好发于瘤蒂较长、中等大、活动度良好、重心偏于一侧的肿瘤,成熟性畸胎瘤常见。常在体位突然改变或妊娠期、产褥期子宫大小、位置改变时发生。典型症状是体位改变后突然发生一侧下腹剧痛,常伴恶心、呕吐甚至休克。妇科检查子宫旁可扪及压痛的肿块,尤以蒂部为显著。一经确诊,应尽快行剖腹或腹腔镜手术治疗。

(二)破裂 自发性破裂常因肿瘤发生恶性变,肿瘤快速、浸润性生长穿破囊壁所致。外伤性破裂则在腹部受到重击、分娩、性交、妇科检查及穿刺后引起。症状轻重取决于破裂口大小、流入腹腔的囊液量和性质。可出现腹痛、腹腔内出血、腹膜炎甚至休克等。体征有腹部压痛、腹肌紧张,可有腹水征,原盆腔肿块消失或缩小。诊断明确后应立即手术治疗。

(三)感染 较少见。多继发于肿瘤扭转或破裂。也可来自邻近器官感染。治疗原则为抗感染治疗后,手术切除肿瘤。

(四)恶变 肿瘤迅速生长尤其双侧性,应考虑有恶变可能。诊断后应及早手术治疗。

【诊断】

结合病史和体征,辅以必要的辅助检查诊断。辅助检查方法如下:

(一)影像学检查

1. B超检查 临床诊断符合率>90%,但不易测出直径<1 cm 的实性肿瘤,可了解肿块的部位、大小、形态、囊性或实性,囊内有无乳头。

2. CT、MRI、PET 检查 可显示肿块与周围的关系,肝、肺有无结节及腹膜后淋巴结有无转移。良性肿瘤囊壁薄,光滑,囊内均匀;恶性肿瘤轮廓不规则,向周围浸润或伴腹水。

(二)肿瘤标志物

1. 血清 CA125 敏感性较高,特异性较差。80%卵巢上皮性癌患者血清 CA125 水平升高;90%以上患者血清 CA125 水平与病情缓解或恶化相关,故用于检测病情、评估疗效。

2. 血清甲胎蛋白(AFP) 对卵黄囊瘤有特异性诊断价值。未成熟畸胎瘤、混合性无性细胞瘤中含卵黄囊成分者,AFP 也可升高。

3. 血清 hCG 对原发性卵巢绒毛膜癌有特异性。

4. 性激素 颗粒细胞瘤、卵泡膜细胞瘤产生较高水平雌激素。浆液性、黏液性囊腺瘤或勃勒纳瘤有时也可分泌一定量雌激素。

5. 血清 HE4 卵巢上皮性癌肿瘤标志物,与 CA125 联合应用以判断盆腔肿块的良恶性。

(三)腹腔镜检查 可在直视下观察肿块和盆腔、腹腔等部位,并在可疑部位进行多点活检,抽取腹水行细胞学检查。

(四)细胞学检查　可抽取腹水或腹腔冲洗液和胸腔积液,行细胞学检查。

【治疗】

(一)上皮性肿瘤的治疗

1. 良性肿瘤　根据患者的年龄、有无生育要求、对侧卵巢情况决定手术范围。单侧卵巢肿瘤的年轻患者行患侧卵巢肿瘤剔除术,若无正常卵巢组织则行患侧卵巢切除术;双侧卵巢肿瘤者行肿瘤剔除术。绝经后患者可行全子宫、双附件或单附件切除术。

2. 恶性肿瘤　治疗原则以手术为主,辅以化疗、放疗等综合治疗。

(1)手术治疗　是治疗的主要方法。初次手术的彻底性与预后密切相关。早期上皮性癌行全面分期手术。晚期上皮性癌行肿瘤细胞减灭术。

(2)化学药物治疗　上皮性癌对化疗敏感。主要适用于术后的辅助化疗,以杀灭残留癌灶、控制复发,缓解症状,延长生存期;术前的新辅助化疗,缩小瘤灶,为满意手术创造条件。多采用以铂类为基础的联合化疗方案。铂类＋紫杉醇为一线化疗方案。可采用静脉化疗或静脉腹腔联合化疗。早期患者3～6疗程,晚期患者6～8疗程,每疗程之间一般间隔3周。

(3)放射治疗　很少使用。

(4)其他治疗　细胞因子治疗,如白介素-2、干扰素、胸腺素等;分子靶向治疗,如血管内皮生长因子的抑制剂贝伐珠单抗,可与标准化疗方案联合应用。

3. 交界性肿瘤　主要采用手术治疗,手术方法参照卵巢癌。该肿瘤很少广泛转移和深部浸润,预后较好。术后一般不用辅助性化疗。

4. 复发性癌　手术治疗的作用有限,主要适用于解除并发症、切除孤立的复发灶、对二线化疗药物敏感的复发灶再次行肿瘤细胞减灭术。化疗是主要的治疗手段。预后很差。

(二)生殖细胞肿瘤的治疗

1. 良性肿瘤　单侧肿瘤应行卵巢肿瘤剔除或患侧附件切除术;双侧者应行双侧卵巢肿瘤剔除术。绝经后患者可考虑行全子宫及双附件切除术。

2. 恶性肿瘤

(1)手术治疗　建议行全面分期手术。年轻希望保留生育功能者,若对侧卵巢和子宫未浸润,可保留生育功能。复发的患者仍应积极手术治疗。

(2)术后行化疗或放疗　常用化疗方案为BEP(依托泊苷、顺铂、博来霉素)、EP(依托泊苷、顺铂)方案。放疗仅用于复发的无性细胞瘤。

(三)性索间质肿瘤

1. 良性肿瘤　同生殖细胞肿瘤。

2. 恶性肿瘤

(1)手术治疗　手术方法参照卵巢癌。复发者可考虑手术治疗。

(2)术后可行化疗或放疗　常用化疗方案为BEP或TP(紫杉醇＋卡铂)方案,一般6个疗程。

(何莲芝)

第十三节　功能失调性子宫出血

功能失调性子宫出血（dysfunctional uterine bleeding,DUB）简称功血,它是由于生殖内分泌轴功能紊乱引起的异常子宫出血,分为无排卵性功血和排卵性月经失调。

一、无排卵性功血

【病因】

凡能干扰下丘脑-垂体-卵巢轴系统功能完整性的任何体内外因素,均可导致促性腺激素或卵巢激素释放或调节的暂时性变化而发生无排卵性功血（anovulatory dysfunctional uterine bleeding）。当精神紧张、情绪变化、营养不良、代谢紊乱、环境改变、过度运动、酗酒及药物等时,可通过大脑皮层和中枢神经系统,引起下丘脑-垂体-卵巢轴功能调节或靶细胞效应异常导致月经失调。

无排卵性功血好发于青春期和绝经过渡期。在青春期,下丘脑-垂体的调节功能尚未成熟,它们与卵巢间尚未建立稳定的周期性调节,卵泡刺激素（FSH）呈持续低水平,无黄体生成素（LH）峰形成,故不能排卵。在绝经过渡期,卵巢功能逐渐衰退,卵巢对垂体促性腺激素的反应性低下,卵泡发育受阻,也不能排卵。

【临床表现】

月经不规则出血最常见,表现为月经周期紊乱,经期长短不一,经量时多时少,甚至大量出血导致休克。常继发贫血。异常子宫出血包括:① 月经过多:周期规则,经期延长（>7 天）或经量过多（>80 ml）;② 子宫不规则出血过多:周期不规则,经期延长,经量过多;③ 子宫不规则出血:周期不规则,经期延长,经量正常;④ 月经过频:月经频发,周期缩短,<21 天。

【诊断】

为排他性诊断。依据病史、体格检查及辅助检查作出诊断。

（一）病史　了解年龄、月经史、异常子宫出血的类型及发病时间、系统疾病史等,注意有无精神因素、环境改变等。

（二）体格检查

1. 全身体检　注意有无贫血、甲亢、甲减、出血性疾病等。

2. 妇科检查　排除阴道、宫颈、子宫疾病引起的异常子宫出血。

（三）辅助检查

1. 妇科 B 超检查　了解子宫内膜厚度、有无宫腔占位性病变等。

2. 血常规　了解有无贫血及血小板减少。

3. 血凝功能测定　了解凝血酶原时间、部分促凝血酶原激酶时间等,排除因凝血功能异常引起的出血性疾病。

4. 妊娠试验　有性生活者,应做尿妊娠试验或血 hCG 测定,排除妊娠及其相关疾病。

5. 性激素测定　适时测定孕酮水平了解有无排卵及黄体功能。测定睾酮、催乳素水平及甲状腺激素水平以排除其他内分泌疾病。

6. 基础体温测定 确定有无排卵及了解黄体功能。

7. 诊断性刮宫 适用于年龄>35 岁,药物治疗无效或存在子宫内膜癌高危因素的异常子宫出血的患者。既可诊断又可止血。诊刮时间为月经前或月经来潮后 6 小时内。若不规则阴道流血或大量流血时可随时刮宫。无性生活者,若激素治疗失败或疑有器质性病变,应经患者或其家属知情同意后行诊刮术。刮出物送病检可确定有无排卵及了解黄体功能或排除子宫内膜病变。

8. 宫腔镜检查 在宫腔镜直视下进行活检,可诊断各种宫腔内病变。

【治疗】

青春期及生育年龄功血的治疗以止血、调整周期、促排卵为原则。

绝经过渡期功血的治疗以止血、调整周期、减少月经量、防止子宫内膜病变为原则。常采用性激素止血及调整月经周期。

(一)止血 阴道大量出血者,性激素治疗应 8 小时内见效,24~48 小时内出血基本停止。96 小时以上仍出血者应更改功血的诊断。

1. 性激素

(1)雌孕激素联合用药 优于单一用药。常用口服避孕药,病情稳定的急性大出血患者,可用复方单相口服避孕药。如去氧孕烯炔雌醇片,每 8~12 小时 1 次,每次 1~2 片,血止 3 天后逐渐减量至每天 1 片,维持 21 天。

(2)雌激素 大剂量雌激素可促使子宫内膜生长,短期内修复创面而止血,适用于急性大量出血时。

可用苯甲酸雌二醇 2 mg,肌内注射,每日 2 次;或结合雌激素片 1.25 mg/次,口服,每 4~6 小时 1 次。若出血量未减少,可增加剂量。血止 3 天后每 3 天递减 1/3 量直至维持量,维持至血红蛋白>90 g/L,加用孕激素 10~14 天后停药。对血液高凝或有血栓性疾病史者禁用。

(3)孕激素 适用于体内有一定雌激素水平、血红蛋白>80 g/L、生命体征平稳的患者。孕激素使增生的子宫内膜转化为分泌期,停药后内膜脱落,出现撤药性出血,起到药物性刮宫的作用,故称药物性刮宫。常用炔诺酮 5 mg,每 8 小时 1 次,血止 3 天后每 3 天递减 1/3 量直至维持量 2.5~5.0 mg,血止后 21 天停药。

(4)雄激素 具有拮抗雌激素作用,能增强子宫平滑肌及子宫血管张力,减轻盆腔充血而减少出血量。可与雌、孕激素合用协助止血。其每月用量<300 mg,避免男性化。

2. 辅助治疗

可用氨甲环酸、酚磺乙胺、维生素 K 等止血。出血严重时可补充凝血因子。应用抗生素预防感染。

(二)调整周期 治疗时间一般为 3 个周期。常用方法有:

1. 雌、孕激素序贯法(人工周期) 适用于青春期及生育年龄功血内源性雌激素水平较低者。用法为从撤药性出血的第 5 天起,妊马雌酮 1.25 mg 或戊酸雌二醇 2 mg,每晚 1 次,连服 21 天,第 11 天起加服醋酸甲羟孕酮,每天 10 mg,连用 10 天。若正常月经仍未建立,重复上述序贯疗法。患者体内有一定雌激素水平时,雌激素可减量。

2. 雌、孕激素联合法 常用口服避孕药,自撤药性出血第 5 天起,每天 1 片,连用 21 天。有血栓性疾病、心脑血管疾病高危因素及 40 岁以上吸烟者不宜服用。

3. 孕激素法 适用于无排卵性功血的患者。于月经周期的后半期服用醋酸甲羟孕酮

10 mg,每天 1 次;或黄体酮 20 mg,肌内注射,每天 1 次,连用 10～14 天。

4. 诱导排卵　应用上述药物调整月经周期后,通过雌、孕激素对中枢的反馈调节作用,部分患者可恢复自发排卵。对有生育要求的不孕患者可促排卵治疗。

(1)氯米芬　最常用的促排卵药物。适用于有一定雌激素水平的无排卵者。方法为月经第 5 天始,每天 50～100 mg,连用 5 天。不良反应为黄体功能不足、黄素化未破裂卵泡综合征、卵质量欠佳等。

(2)促性腺激素　适用于低促性腺激素闭经及氯米芬促排卵失败者。其制剂有尿促性素(HMG,含 FSH 和 LH 各 75 U)和卵泡刺激素。常用 HMG 或 FSH 和 hCG 联合促排卵。HMG 或 FSH 75～150 U/天,从撤药性出血的第 3～5 天起用药,卵巢无反应,每隔 7～14 天增加半支,直到 B 超下见优势卵泡,待优势卵泡达成熟标准时,用 hCG 5000～10000 U 促排卵。

(3)促性腺激素　释放激素(GnRH)　为天然制品,适用于下丘脑性闭经。可用脉冲式皮下注射或静脉给药。

5. 宫内孕激素释放　系统通过在宫腔内释放孕激素,抑制内膜生长。可有效治疗功血。常用于严重月经过多。

(三)手术治疗　适用于药物治疗无效或不宜用药、无生育要求的患者。

1. 子宫内膜切除术　通过在宫腔镜下电切除子宫内膜等方法,直接破坏大部或全部子宫内膜和浅肌层,使月经减少甚至闭经。适用于药物治疗无效、不愿或不适合子宫切除术的患者。可减少月经量的 80%～90%,部分患者可闭经。

2. 子宫切除术　功血治疗效果不好,患者及家属在知情选择后可行子宫切除术。

二、排卵性月经失调

排卵性月经失调(ovulatory menstrual dysfunction)多发生于有排卵的生育年龄妇女。

【临床表现】

(一)月经过多　表现为月经周期规则,经期正常,但经量增多>80 ml。

(二)黄体功能不足　患者有卵泡发育及排卵,但黄体期孕激素分泌不足,或黄体过早衰退,引起子宫内膜分泌反应不良和黄体期缩短。一般表现为月经周期缩短。即使月经周期正常,但卵泡期延长、黄体期缩短,患者不易受孕或在妊娠早期流产。

(三)子宫内膜不规则脱落　患者有排卵,黄体发育良好,但萎缩过程延长,引起子宫内膜不规则脱落。

(四)围排卵期出血　排卵期由于雌激素水平短暂下降,使部分子宫内膜脱落,引起有规律的阴道流血。

【诊断】

(一)月经过多　根据月经周期规则,经期正常,经量增多>80 ml;妇科检查无器质性病变;子宫内膜活检呈分泌反应;血清基础性激素测定正常,可作出诊断。

(二)黄体功能不足　根据月经周期缩短、不孕或早孕时流产;妇科检查无器质性病变;基础体温双相,高温相小于 11 天;子宫内膜活检显示分泌反应至少落后 2 天,可作出诊断。

(三)子宫内膜不规则脱落　经期延长,基础体温呈双相型,但下降缓慢。在月经第 5～6 天行诊断性刮宫,病理检查仍能见到呈分泌反应的子宫内膜可确诊。

(四)围排卵期出血　患者排卵期出现阴道流血,出血期≤7 天,多持续 1～3 天,血停数天后又出血,量少。

【治疗】

(一)月经过多　可用止血药氨甲环酸 1 g,每天 2～3 次;酚磺乙胺、维生素 K 等。也可用复方短效口服避孕药及孕激素减少出血。

(二)黄体功能不足

1. 促进卵泡发育

(1)低剂量雌激素　于月经周期第 5 天口服妊马雌酮 0.625 mg,或戊酸雌二醇 1 mg,连续 5～7 天,促进卵泡发育。

(2)氯米芬　其与内源性雌激素受体竞争性结合,促使垂体释放 FSH、LH,促进卵泡发育。于月经周期的第 3～5 天开始口服氯米芬 50 mg/天,连服 5 天。

2. 促进 LH 排卵峰形成及刺激黄体功能　当卵泡成熟后,予 hCG 5000～10000 U 一次或分两次肌内注射,促进 LH 排卵峰形成;于基础体温上升后,隔天肌内注射 hCG1000～2000 U,共 5 次,使血孕酮明显上升,延长黄体期。

3. 补充黄体功能　自排卵后开始,每日肌内注射黄体酮 10 mg,共 10～14 天,补充黄体功能不足。

(三)子宫内膜不规则脱落

1. 孕激素　通过调节下丘脑-垂体-卵巢轴的反馈功能,使黄体及时萎缩,内膜及时完整脱落。于排卵后第 1～2 天或下次月经前 10～14 天开始,每天口服甲羟孕酮 10 mg,连服 10 天。有生育要求者肌内注射黄体酮。对无生育要求者,也可口服单相口服避孕药,自月经周期第 5 天开始,每天 1 片,连服 21 天。

2. hCG　用法同黄体功能不足。促进黄体功能。

3. 复方短效口服避孕药　抑制排卵,控制周期。

(四)围排卵期出血　复方短效口服避孕药抑制排卵,控制周期。

(李书勤)

第十四节　不　孕　症

不孕症(infertility)指有正常性生活、未避孕至少 1 年未受孕者。

【分类】

(一)原发性不孕　指未避孕而从未妊娠者。

(二)继发性不孕　指曾有过妊娠史而后未避孕连续 1 年不孕者。

【病因】

(一)女方因素

1. 排卵障碍　占 25%～35%。主要原因有:多囊卵巢综合征;持续性无排卵;卵巢早衰和卵巢功能减退;高催乳激素血症;低促性腺激素性性腺功能不良;黄素化卵泡不破裂综合征;先天性性腺发育不良。

2. 盆腔疾病　占 35%。

(1)慢性输卵管炎　破坏输卵管黏膜,使输卵管完全阻塞或积水导致不孕。

（2）盆腔炎症及结核等　引起盆腔粘连,破坏输卵管的结构和功能。

（3）子宫内膜异位症　可致不孕。

（4）子宫内膜病变　以子宫内膜炎症、息肉、粘连等多见。

（5）子宫肌瘤　黏膜下肌瘤、肌壁间肌瘤对妊娠的影响较大。

（6）生殖道发育畸形　包括子宫畸形、先天性输卵管发育异常等,可引起不孕和流产。

（二）男方因素

1. 精液异常　性功能正常,但精液异常,表现为无精、弱精、少精、畸精症等。

2. 性功能异常　外生殖器发育不良或勃起障碍、不射精等,精子不能正常射入阴道内,造成男性不育。

3. 免疫因素　男性生殖道的免疫屏障被破坏后,精子、精浆在体内产生抗精子抗体,使射出的精子凝集,不能穿过宫颈黏液。

（三）男女双方的因素　占10%～20%。其原因不明。可能的病因包括免疫性因素、潜在卵母细胞质量异常、受精障碍、隐性输卵管因素、植入失败、遗传因素等。

【检查步骤与诊断】

（一）病史　应详细询问与不孕有关的病史。

（二）体格检查　包括体格发育、营养状况;注意有无雄激素过多体征;妇科检查:注意外阴阴道宫颈有无异常;子宫大小、形态、质地、位置、活动度;附件有无包块及其质地、压痛;子宫直肠凹处有无包块、触痛、结节。

（三）女性不孕的特殊检查

（1）基础体温测定。

（2）阴道B超检测卵泡发育。

（3）基础激素水平测定　月经周期第2～4天测定FSH、LH、雌二醇（E_2）,可反映卵巢的储备功能和基础状态;促甲状腺激素（TSH）反映甲状腺功能;催乳素（PRL）反映是否存在高催乳素血症;睾酮（T）反映高雄激素血症等内分泌紊乱所致的排卵障碍。

（4）输卵管通畅度检查　包括子宫输卵管X线造影和子宫输卵管超声造影,观察造影剂注入子宫和输卵管的动态变化,注意管腔形态、位置;输卵管走行、形态、位置,以及盆腔内造影剂弥散情况。

（四）宫腔镜检查　观察宫腔形态、内膜的色泽和厚度、输卵管开口、宫腔是否有病变等。

（五）腹腔镜检查　用于了解盆腔情况,直视下观察子宫附件的大小形态、输卵管的形态及盆腔有无粘连等。术中行输卵管通畅试验,可直视下观察输卵管的形态、通畅度、周围有无粘连等。

【女性不孕的治疗】

（一）治疗生殖道器质性病变

1. 输卵管因素

（1）一般治疗　对不孕<3年的年轻夫妇,可行期待治疗。

（2）输卵管成形术　通过手术使输卵管再通,如腹腔镜下输卵管造口术、整形术、吻合术等。输卵管积水较大者主张切除或结扎输卵管,防止炎性积水干扰子宫内膜环境,为辅助生殖技术创造条件。

2. 子宫病变　若宫腔息肉、宫腔粘连、子宫肌瘤等干扰受精卵着床和胚胎发育,可行宫腔镜下切除、粘连分离等。

3. 子宫内膜异位症　应腹腔镜诊断并治疗。对复发及卵巢功能明显减退者再次手术应慎重。重症和复发者可考虑辅助生殖技术。

4. 卵巢肿瘤　影响排卵的卵巢肿瘤应切除;不明性质的卵巢肿瘤应在不孕症治疗前明确诊断,必要时手术治疗。

5. 生殖系统结核　活动期应抗结核治疗。因结核多累及输卵管和子宫内膜,故多数需要辅助生殖技术受孕。

（二）诱发排卵

1. 氯米芬　与垂体雌激素受体结合产生低雌激素效应,反馈性诱导内源性促性腺激素分泌,促进卵泡生长。适用于体内有一定雌激素水平和性腺轴反馈机制健全的患者。于月经周期的第 3～5 天起,每天口服 50 mg,连用 5 天。排卵率达 79%～80%,妊娠率 20%～30%。阴道 B 超检测卵泡生长情况。卵泡成熟后予 hCG 5000 U 肌内注射诱导排卵。排卵后加用黄体酮 20～40 mg/天,肌内注射;或微粒化黄体酮 200 mg,每天 2 次口服;或地屈孕酮 20 mg/天口服;或 hCG 2000 U,隔 3 天一次肌注,共 12～14 天。

2. 绒促性素　其结构与 LH 极相似,在促排卵周期卵泡成熟后,予 hCG 5000 U,肌内注射,36～40 小时后可自发排卵。

3. 尿促性素　可促使卵泡生长发育。于月经周期第 2～3 天起,每天或隔天肌内注射 50～150 U,直至卵泡成熟。卵泡成熟后肌内注射 hCG 5000 U,促进排卵和黄体形成,排卵后用黄体酮支持。

（三）病因不明者的治疗　对年轻卵巢功能良好的妇女,可行期待治疗,一般不超过 3 年。对卵巢功能减退和年龄＞30 岁的夫妇,可予人工授精治疗。

（四）辅助生殖技术　包括人工授精、体外授精-胚胎移植等。

（李书勤）

复 习 题

1. 简述妊娠期的分期。
2. 简述早期妊娠的诊断方法。
3. 简述自然流产的分类及辅助检查方法。
4. 简述输卵管妊娠的临床表现及辅助检查。
5. 简述妊娠期高血压疾病及子痫前期的诊断。
6. 简述 ICP 的临床表现。
7. 简述滴虫阴道炎的分泌物特点及治疗药物。
8. 简述 VVC 的分泌物特点及治疗药物。
9. 简述盆腔炎的诊断标准。
10. 简述 CIN 的诊断方法。
11. 简述子宫颈癌的主要症状。
12. 简述子宫肌瘤的分类及变性。
13. 简述子宫内膜癌的主要症状及常用的诊断方法。
14. 简述卵巢肿瘤的并发症。
15. 简述无排卵性功血的辅助检查方法和治疗原则。
16. 简述女性不孕的特殊检查。

第二十章 儿科疾病

第一节 儿科学概述

儿科学研究对象是胎儿至青春期的儿童。保障儿童健康,提高生命质量是儿科学的任务。健康不仅是身体无病,还要有完整的生理、心理状态和社会适应能力。

【儿科学基本特点】

儿科学与其他临床学科相比有其不同的特点,这些特点产生的根本原因在于儿科学研究对象是儿童。儿童时期,机体处于不断生长发育的动态变化过程中,因此表现出的基本特点有:

(一)个体差异、性别差异和年龄差异都非常大。无论是对健康状态的评价,还是对疾病的临床诊断都不宜用单一标准衡量。

(二)对疾病造成损伤的恢复能力较强,在生长发育的过程中出现比较严重损伤,可以自然改善或明显修复。只要度过危重期,常可满意恢复,适宜的康复治疗常有事半功倍的效果。

(三)自身防护能力较弱,易受各种不良因素影响导致疾病发生和性格行为的偏离,如不能及时干预和康复治疗,往往影响一生,因此应该特别注重预防保健工作。

【小儿疾病临床特点】

(一)疾病种类　小儿疾病种类与成人有很大差别。如心血管疾病,小儿以先天性心脏病为主,而成人以冠状动脉心脏病为多。儿童白血病中以急性淋巴细胞白血病占多数,而成人以粒细胞性白血病居多。此外,不同年龄儿童的疾病种类也有相当差别,如新生儿疾病常与遗传和围产期因素有关,婴幼儿以感染性疾病占多数。

(二)临床表现　儿科疾病表现的特殊性在于小年龄儿童,年幼体弱儿对疾病的反应差,表现为体温不升、不哭、拒食、表情淡漠,常无明显定位症状和体征。婴幼儿易患急性感染性疾病,由于免疫功能不完善,感染容易扩散甚至发展成败血症,具有发病急、变化快、易反复、缺乏局限能力的特点。因此须密切观察病情,随时注意细微变化。

(三)诊断　儿童对病情的表述困难且不准确,但应认真听取和分析,同时必须详细倾听家长陈述病史。全面准确的体格检查,对疾病的临床诊断非常重要。发病的年龄和季节,以及流行病学史,有助于小儿疾病的早期诊断。应该特别注意不同年龄儿童的检验正常值常不相同。

(四)治疗　儿科的治疗强调综合治疗,不仅要重视对主要疾病的治疗,也不可忽视并发症的治疗,有时并发症可能是致死的原因;不仅要进行临床的药物治疗,还要重视护理和支持疗法,以及患儿及其家长的心理支持。小儿的药物剂量必须按体重和体表面积仔细计算,并且要重视小儿液体疗法。

（五）预后　儿童疾病起病急、来势凶、变化快,但是如能及时处理,度过危重期后,恢复也较快,且较少转成慢性或留下后遗症。因此,早诊断、早治疗显得特别重要,适时正确的处理不仅有助于患儿的转危为安,也有益于病情的转归、预后。

（六）预防　已有不少严重威胁人类健康的急性传染病可以通过预防接种得以避免,此项工作基本上是在儿童时期进行,是儿科工作的重要方面。目前许多成人疾病或老年性疾病的儿童期的预防已经受到重视,如动脉粥样硬化引起的冠心病、高血压和糖尿病等都与儿童时期的饮食有关;成人后的心理问题也与儿童时期的环境条件和心理卫生有关。

【小儿年龄分期】

小儿的生长发育是一个连续渐进的动态过程。根据小儿不同年龄期形态、生理、病理和心理等方面的不同特点,将整个小儿时期划分为 7 个阶段,以便更好地进行保健和疾病防治。

（一）胎儿期

从受精卵形成到胎儿出生为止,共 40 周。胎儿的周龄即为胎龄。母亲妊娠期间如受外界不利因素影响,包括感染、创伤、滥用药物、接触放射性物质、毒品等,以及营养缺乏、严重疾病和心理创伤等都可能影响胎儿的正常生长发育,导致流产、畸形或宫内发育不良等。

（二）新生儿期

自胎儿娩出脐带结扎时开始至 28 天之前,按年龄划分,此期实际包含在婴儿期内。此期小儿脱离母体转而独立生存,所处的内外环境发生根本的变化,而其适应能力尚不完善。具有发病率高,死亡率高的特点。特别分娩过程中的损伤、感染延续存在,先天性畸形等疾病也常在此期表现。

（三）婴儿期

自出生到 1 周岁之前为婴儿期。此期是生长发育特别迅速的阶段,因此对营养的需求量相对较高。各系统器官的继续发育完善,但不够成熟。尤其是消化系统难以适应对大量食物的消化吸收,容易发生营养和消化紊乱。同时,婴儿体内来自母体的抗体逐渐减少,自身免疫功能尚未成熟,对疾病的抵抗力较弱,易发生各种感染和传染性疾病。

（四）幼儿期

自 1 岁至满 3 周岁为幼儿期。体格生长发育速度较前稍减慢,但学会了走路,接触外界事物的机会增多,智能发育迅速,语言、思维和社交能力的发育日渐增速。而断乳和食物添加须在幼儿早期完成,同时养成良好的饮食习惯。但小儿对危险的识别和自我保护能力都有限,需预防意外伤害及传染病。

（五）学龄前期

自 3 周岁至 6～7 岁入小学前。此期体格生长发育处于稳步增长状态,智能发育更加迅速,与同龄儿童和社会事物有了广泛的接触,知识面能够得以扩大,自理能力和初步社交能力能够得到锻炼。应重视口、眼卫生。防范传染病、意外事故和中毒等事件发生。

（六）学龄期

自入小学始(6～7 岁)至青春期前。此期儿童的体格生长速度相对缓慢,除生殖系统外,各系统器官外形均已接近成人。智能发育更加成熟,可以接受系统的科学文化教育。要保证充足的营养和休息,防治龋齿,保护视力。

（七）青春期

青春期年龄范围一般从 10～20 岁,女孩的青春期开始年龄和结束年龄都比男孩早 2 年左右。此期是儿童的体格生长发育的第二次高峰期,同时生殖系统的发育也加速并渐趋成熟。由于生理变化大,社会接触多,可出现精神、行为、和心理等方面的不稳定,应加强思想道德与生理、心理卫生知识教育。

(沈伊娜)

第二节　新生儿及新生儿疾病概述

新生儿是指脐带结扎到生后 28 天内的婴儿。新生儿医学是儿科学和围产医学的重要组成部分,随着我国社会和经济的快速发展,各级医院新生儿重症监护中心(NICU)的建立,新生儿尤其是早产儿的成活率也明显得到提高。新生儿学科得到了迅速、稳定的发展。和发达国家相比,我们在很多方面仍存在一定差距,仍需继续不懈的努力。

【新生儿的分类】

(一)根据胎龄分类　胎龄(gestational age,GA)是指从末次正常月经第一天起至分娩为止,通常以周表示。

1. 足月儿　胎龄≥37 周和<42 周(259～293 天)的新生儿。

2. 早产儿　胎龄<37 周(<259 天)的新生儿。

3. 过期产儿　胎龄≥42 周 (≥294 天)的新生儿。

(二)根据出生体重分类　出生体重系指出生 1 小时内的体重。

1. 正常出生体重儿　出生体重≥2500 g 和≤4000 g 者。

2. 低出生体重儿　出生体重<2500 g 者。

3. 巨大儿　出生体重>4000 g 者。

(三)根据出生体重和胎龄关系分类(图 20－2－1)

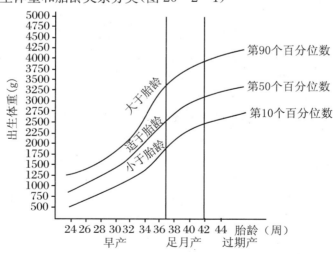

图 20－2－1　新生儿胎龄与出生体重的百分位曲线

1. 小于胎龄儿　出生体重小于同胎龄儿平均体重第 10 个百分位。

2. 适于胎龄儿　出生体重在同胎龄儿平均体重第 10～90 个百分位。

3. 大于胎龄儿 出生体重在同胎龄儿平均体重 90 个百分位以上。

（四）根据出生后周龄分类

1. 早期新生儿 生后 1 周以内的新生儿,其发病率和死亡率在整个新生儿期最高,需要加强监护和护理。

2. 晚期新生儿 出生后第 2 周至第 4 周末的新生儿。

【正常足月儿和早产儿的特点】

正常足月儿胎龄≥37 周和＜42 周,出生体重≥2500 g 和≤4000 g,无畸形或疾病的活产婴儿。早产儿又称未成熟儿,我国早产儿发生率约 7.76%,死亡率一般 12.7%～20.8%,胎龄愈小,体重愈轻,死亡率愈高。

（一）正常足月儿和早产儿外观特点

如表 20-2-1 所示。

表 20-2-1 足月儿与早产儿外观特点

	早产儿	足月儿
皮肤	绛红、水肿和毳毛多	红润、皮下脂肪丰满、毳毛少
头	头更大,占全身比例 1/3	头大,占全身比例 1/4
头发	细而乱	分条清楚
耳壳	软、缺乏软骨、耳舟不清楚	软骨发育好、耳舟成形、直挺
乳腺	无结节或结节＜4 mm	结节＞4 mm,平均 7 mm
外生殖器		
男婴	睾丸未降或未全降	睾丸已降至阴囊
女婴	大阴唇不能遮盖小阴唇	大阴唇遮盖小阴唇
指、趾甲	未达指、趾端	达到或超过指、趾端
跖纹	足底纹理少	达到或超过指、趾端

（二）正常足月儿和早产儿生理特点

1. 呼吸系统 胎儿肺内充满液体,出生时经产道挤压,约 1/3 肺液由口鼻排出,其余在建立呼吸后由肺间质内毛细血管和淋巴管吸收,如吸收延迟,则出现湿肺症状。呼吸频率较快,安静时约为 40 次/分,如持续超过 60～70 次/分称呼吸急促。早产儿因呼吸中枢不成熟,呼吸常不规则,易出现周期性呼吸(5～10 秒短暂的呼吸停顿后又出现呼吸,不伴有心率、血氧饱和度变化及青紫)及呼吸暂停(呼吸停止超过 20 秒,伴心率＜100 次/分及发绀)或青紫。

2. 循环系统 胎儿出生后血液循环发生了如下的重要动力学变化:① 脐带结扎,胎盘-脐血循环终止;② 自主呼吸建立,肺的膨胀,肺循环阻力下降,肺血流增加;③ 卵圆孔的功能性关闭;④ 回流至左心房血量明显增多,体循环压力上升;⑤ 动脉血氧分压升高,动脉导管功能上关闭,完成胎儿循环向成人循环的转变。新生儿心率范围波动较大,通常为 90～160 次/分。血压平均 70/50 mmHg。早产儿心率偏快,血压较低。

3. 消化系统 足月儿出生时食管下部括约肌松弛,胃呈水平位,幽门括约肌较发达,易溢乳甚至呕吐。早产儿吸吮力差,吞咽反射弱,胃容量小,常出现哺乳困难,或乳汁吸入引起吸入性肺炎。新生儿生后 24 小时内排胎便(肠黏膜脱落上皮细胞、羊水及消化液组成,呈墨绿色),2～3 天排完。早产儿胎便形成少和肠蠕动无力,胎便排出常延迟。

4. 泌尿系统 足月儿出生时肾结构发育完成,但功能不成熟。肾小球滤过率低,浓缩功能差,不能迅速有效地处理过多的水和溶质,易造成水肿或脱水症状。早产儿的肾脏功能更不成熟。普通牛乳人工喂养的早产儿易发生晚期代谢性酸中毒,应采用早产儿配方奶粉。

5. 血液系统　新生儿的血红蛋白出生时脐血平均为 170 g/L(140～200 g/L),生后数小时由于不显性失水和排尿,其上升,约一周末恢复至脐血水平,以后逐渐下降,早产儿下降幅度大而迅速。新生儿血红蛋白与成人比较有质的不同,出生时胎儿血红蛋白(HbF)占70%～80%,5 周后降至 55%,随后逐渐被成人型血红蛋白取代。新生儿血容量为 85～100 ml/kg,与脐带结扎时间有关。早产儿血容量为 85～110 ml/kg。白细胞生后第一天为(15～20)×10^9/L,5 天后接近婴儿值,分类以中性粒细胞为主,4～6 天与淋巴细胞相似,以后淋巴细胞占优势。

6. 神经系统　新生儿脑相对大,但脑沟、脑回仍未完全形成。脊髓末端约在第 3、4 腰椎下缘,故腰穿应在第 4～5 椎间隙进针。新生儿出生时具备多种暂时性的原始反射,如觅食反射、吸吮反射、拥抱反射、握持反射,生后数月消失。此外,正常足月儿可出现部分病理反射,如 Kernig 征、Babinski 征和 Chvostek 征等。

7. 体温调节　新生儿体温调节功能差,皮下脂肪薄,体表面积相当大,容易散热,早产儿更甚。产热靠棕色脂肪,早产儿棕色脂肪少,低体温多见,易发生硬肿症。

8. 能量和体液代谢　正常新生儿需要的热量取决于基础代谢和生长需要,基础热量消耗为 209 kJ/kg,每日需要总热量 418～502 kJ/kg。新生儿液体需要量与体重、日龄有关。

9. 免疫系统　新生儿的特异性和非特异性免疫功能均不够成熟。

10. 常见的几种特殊生理状态

(1) 生理性黄疸　参见本章第四节。

(2) "马牙"和"螳螂嘴"　在口腔上腭中线和齿龈部位,有黄白色、米粒大小的小颗粒,是由上皮细胞堆积或黏液腺分泌物积留形成的,俗称"马牙",数周后可自然消退;两侧颊部各有一隆起的脂肪垫,利于吸吮乳汁。均属正常现象,不可挑破,以免发生感染。少数初生婴儿在下切齿或其他部位有早熟齿,称新生儿齿,通常不需拔除。

(3) 乳腺肿大　男女新生儿生后 4～7 天均有乳腺增大,如蚕豆或核桃大小,2～3 周消退,切忌挤压,以免感染。

(4) 假月经　部分女婴生后 5～7 天阴道流出少许血性分泌物,或大量非脓性分泌物,可持续 1 周。

(5) 新生儿红斑及粟粒疹　生后 1～2 天,在头部、躯干及四肢常出现大小不等的多形性斑丘疹,称为"新生儿红斑",1～2 天后自然消失。也可因皮脂腺堆积在鼻尖、鼻翼、颜面部形成小米粒大小黄白色皮疹,称为"新生儿粟粒疹",脱皮后自然消失。

(张士发)

第三节　新生儿窒息

新生儿窒息(asphyxia of newborn)是指婴儿出生后不能建立正常的自主呼吸而导致低氧血症、高碳酸血症、代谢性酸中毒及全身多脏器损伤,是引起新生儿死亡和儿童伤残的重要原因之一。

【病因】

（一）孕母因素　孕母有慢性或严重疾病，如心、肺功能不全、严重贫血、糖尿病、高血压等；妊娠并发症；孕妇吸毒、吸烟或被动吸烟、年龄≥35岁或<16岁及多胎妊娠等。

（二）胎盘因素　前置胎盘、胎盘早剥和胎盘老化等。

（三）脐带因素　脐带脱垂、绕颈、打结、过短或牵拉等。

（四）胎儿因素　早产儿、巨大儿等；先天性畸形；宫内感染；呼吸道阻塞。

（五）分娩因素　头盆不称、宫缩乏力、臀位，使用高位产钳、胎头吸引、臀位抽出术，产程中麻醉药、镇痛药或催产药使用不当等。

【临床表现】

（一）胎儿宫内窒息　早期有胎动增加（胎心率≥160次/分）；晚期则胎动减少或消失（胎心率<100次/分）；羊水胎粪污染。

（二）Apgar评分评估　1953年由麻醉科医师Apgar博士首先提出而命名。内容包括皮肤颜色（appearance）、心率（pulse）、对刺激的反应（grimace）、肌张力（activity）和呼吸（respiration）五项指标；每项0～2分，总共10分（表20-3-1），8～10分为正常，4～7分为轻度窒息，0～3分为重度窒息；分别于生后1分钟、5分钟和10分钟进行，如需进一步复苏，尚要进行15、20分钟的评分。1分钟评分反映窒息严重程度，是复苏的依据；5分钟评分反映了复苏效果及有助于判断预后。

表20-3-1　新生儿Apgar评分标准

体征	评分标准		
	0分	1分	2分
皮肤颜色	青紫或苍白	身体红，四肢青紫	全身红
心率（次/分）	无	<100	>100
弹足底或插鼻管反应	无反应	有些动作，如皱眉	哭，喷嚏
肌张力	松弛	四肢略屈曲	四肢活动
呼吸	无	慢，不规则	正常，哭声响

（三）多脏器受损症状　不同组织细胞对缺氧的易感性存在差异，以脑细胞最敏感，依次为心肌、肝和肾上腺；但纤维、上皮及骨骼肌细胞有较高耐受性，因此各器官损伤发生的频率和程度不同。如：缺氧缺血性脑病和颅内出血；羊水或胎粪吸入综合征、急性肺损伤、呼吸窘迫综合征及肺出血等；缺血缺氧性心肌损害及持续性肺动脉高压；肾功能不全、衰竭及肾静脉血栓形成等；低血糖或高血糖、低钙及低钠血症等；应激性溃疡、坏死性小肠结肠炎及黄疸加重或时间延长等。

【辅助检查】

对宫内缺氧胎儿，可通过羊膜镜了解羊水胎粪污染程度或胎头露出宫口时取头皮血行血气分析；生后应检测动脉血气、电解质、血糖、肾功能等生化指标。

【治疗】

生后应立即进行复苏及评估，不能延迟至1分钟Apgar评分后进行，需由产、儿科医生、助产士（师）及麻醉师共同协作进行。

（一）复苏方案　采用国际公认的ABCDE复苏方案。A（airway）：清理呼吸道；B

(breathing)：建立呼吸；C（circulation）：维持正常循环；D（drugs）：药物治疗；E（evaluation）：评估。前三项最重要，其中 A 是根本，B 是关键，评估贯穿于整个复苏过程中。呼吸、心率和皮肤颜色是窒息复苏评估的三大指标，并遵循：评估→决策→措施，如此循环往复，直到完成复苏。应严格按照 A→B→C→D 步骤进行复苏，其步骤不能颠倒。大多数经过 A 和 B 步骤即可复苏，少数则需要 A、B 及 C 步骤，仅极少数需 A、B、C 及 D 步骤才可复苏。

（二）复苏步骤和程序（图 20-3-1）

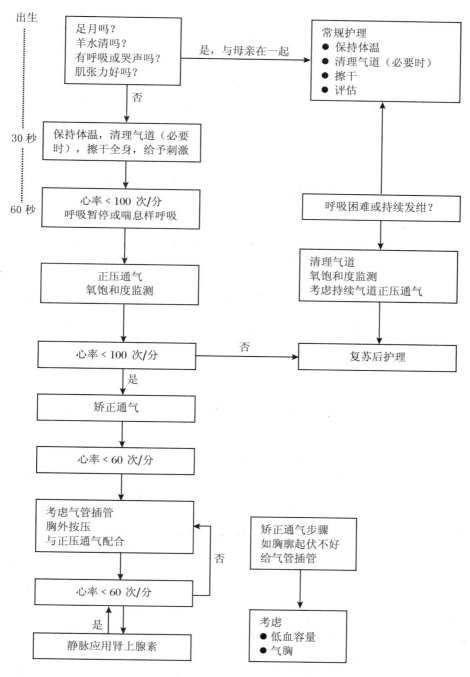

图 20-3-1　新生儿窒息复苏步骤和程序

1. 快速评估 出生后立即用数秒钟快速评估:① 是足月吗? ② 羊水清吗? ③ 有哭声或呼吸吗? ④ 肌张力好吗? 以上一项为"否",则进行以下初步复苏。

2. 初步复苏

(1) 保暖 新生儿娩出后立即置于预热的辐射保暖台上,或因地制宜地采取保暖措施,如用预热的毯子裹住新生儿可以减少热量的散失等。

(2) 摆好体位 置新生儿头轻微仰伸位(图 20-3-2)。

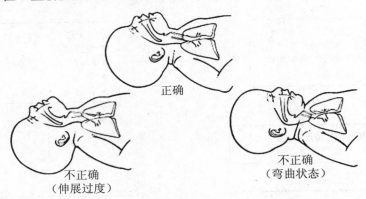

正确

不正确
(伸展过度)

不正确
(弯曲状态)

图 20-3-2 摆好体位

(3) 清理呼吸道 肩娩出前助产者用手挤出新生儿口咽、鼻中的分泌物。娩出后立即用吸球或吸管清理分泌物,先口咽,后吸鼻腔,吸引时间不应超过 10 秒,吸引负压不超过 100 mmHg。如羊水混有胎粪,且新生儿无活力,在呼吸前采用胎粪吸引管进行气管吸引,将胎粪吸出。如羊水清或羊水污染,但新生儿有活力,则可以不进行气管内吸引。

(4) 擦干 用温热干毛巾快速擦干全身。

(5) 刺激 用手拍打或手指轻弹患儿的足底或摩擦背部 2 次诱发自主呼吸。

以上步骤应在 30 秒内完成。

3. 正压通气 如新生儿仍呼吸暂停或喘息样呼吸,心率<100 次/分,应立即正压通气。无论足月儿或早产儿,正压通气均要在氧饱和度仪的监测下进行。经 30 秒正压通气后,如有自主呼吸,且心率>100 次/分,可逐步减少并停止正压通气。如自主呼吸不充分,或心率<100 次/分,需继续用气囊面罩或气管插管正压通气。

4. 胸外按压 如充分正压通气 30 秒后心率持续<60 次/分,应同时进行胸外心脏按压(图 20-3-3)。用双拇指按压胸骨体下 1/3 处,频率为 90 次/分(每按压 3 次,正压通气 1 次),按压深度为胸廓前后径的 1/3。持续正压通气应常规插入胃管。

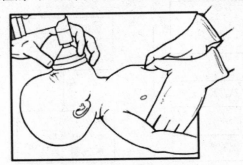

图 20-3-3 复苏气囊面罩正压通气,双拇指胸外心脏按压

5. 药物治疗 新生儿及时复苏很少需要用药。

(1) 肾上腺素 经正压通气同时胸外心脏按压 30 秒后,心率仍<60 次/分,应立即给予 1：10000 肾上腺素 0.1～0.3 ml/kg,首选脐静脉导管内注射;或 1：10000 肾上腺素 0.3～1.0 ml/kg 气管内注入,5 分钟后可重复一次。

(2) 扩容剂 给药 30 秒后,如心率<100 次/分,并有血容量不足表现时,给予生理盐水 10 ml/kg,于 10 分钟以上静脉缓慢输注。

(3) 碳酸氢钠 在复苏过程中一般不推荐使用。

(三) 复苏后监护与转运 复苏后仍需监测体温、呼吸、心率、血压、尿量、肤色及窒息引起的多器官损伤。如并发症严重,需转运到 NICU 治疗,转运中需注意保温、监护生命指标和予以必要的治疗。

【预后】

窒息持续时间对预后起关键的作用。因此,慢性宫内窒息、重度窒息复苏不及时或方法不当者预后可能不良。

【预防】

加强围产期保健,及时处理高危妊娠;加强胎儿监护,避免宫内胎儿缺氧;推广 ABCDE 复苏技术,培训产、儿和麻醉科医护人员;各级医院产房内需配备复苏设备;每个分娩产妇都应有掌握复苏技术的人员在场。

(张士发)

第四节 新生儿黄疸

新生儿黄疸(neonatal jaundlice)为新生儿期最常见的表现之一。非结合胆红素增高是新生儿黄疸最常见的表现形式,重者可引起胆红素脑病,造成神经系统的永久性损害,甚至发生死亡。

【新生儿胆红素代谢特点】

(一) 胆红素生成过多 新生儿胆红素每日生成明显高于成人(新生儿 8 mg/kg,成人 3.8 mg/kg),其原因是:红细胞数量过多;红细胞寿命短(一般早产儿低于 70 天,足月儿约 80 天,成人为 120 天),且血红蛋白的分解速度是成人的 2 倍;旁路和其他组织来源的胆红素增加。

(二) 血浆白蛋白联结胆红素的能力不足 胆红素进入血循环,与白蛋白联结后,运送到肝脏进行代谢。与白蛋白联结的胆红素,不能透过细胞膜及血脑屏障,但游离非结合胆红素为脂溶性易通过血脑屏障,进入中枢神经系统,引起胆红素脑病。

(三) 肝细胞处理胆红素能力差 未结合胆红素进入肝脏后,与肝细胞的受体蛋白(Y、Z 蛋白)结合后转运至光面内质网,经尿苷二磷酸葡萄糖醛酸基转移酶(UDPGT)的催化,形成水溶性结合胆红素,经胆汁排至肠道。出生时肝细胞内 Y 蛋白含量极微、UDPGT 含量低、活性差,因此,生成结合胆红素的量较少。此外,新生儿肝细胞排泄胆红素的能力不足,早产儿更为明显,可出现暂时性肝内胆汁淤积。

(四) 肠肝循环 在较大儿童或成人肠道内的结合胆红素,被细菌还原成尿胆原及其氧化产物,大部分随粪便排出,小部分被结肠吸收后,由肾脏排泄和经门静脉至肝脏重新转变为结合胆红素,再经胆道排泄,即胆红素的"肠肝循环"。新生儿出生时肠蠕动差、肠道菌群尚未完全建立,此外,肠腔内较强活性的β-葡萄糖醛酸酐酶可将结合胆红素转变成未结合胆红素,导致肝循环增加。

【新生儿黄疸分类】

(一)生理性黄疸　由于新生儿胆红素代谢特点,约85%的足月儿和大多数的早产儿在新生儿期均会出现暂时性总胆红素增高,但大多数是生理性。特点为:一般情况良好;足月儿生后2~3天出现黄疸,4~5天达高峰,5~7天消退,最迟不超过2周;早产儿黄疸多于生后3~5天出现,5~7天达高峰,7~9天消退,最长可延迟到3~4周;每日血清胆红素升高<85 μmol/L(5 mg/dl)或每小时<8.5 μmol/L(0.5 mg/dl)。

(二)病理性黄疸　特点为:生后24小时内出现黄疸;血清总胆红素值已达到相应日龄及相应危险因素下的光疗干预标准(图20-4-1),或每日上升超过85 μmol/L(5 mg/dl),或每小时上升超过8.5 μmol/L(0.5 mg/dl);黄疸持续时间足月儿>2周,早产儿>4周;黄疸退而复现;血清结合胆红素>34 μmol/L(2 mg/dl)。具备其中任何一项者即可诊断为病理性黄疸。

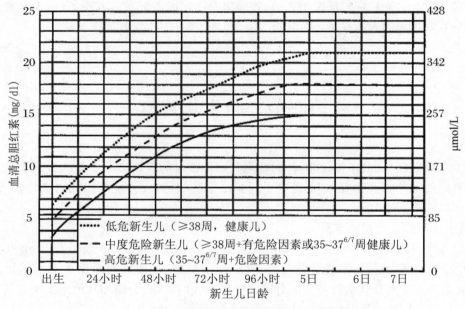

图20-4-1　胎龄>35周新生儿不同胎龄和生后小时的光疗标准

(Pediatric,2004,114:297-316)

病理性黄疸的病因较多,常为多种病因并存,为便于描述分为三类。

1. 胆红素生成过多　由于红细胞破坏增多和肠肝循环增加,使胆红素生成过多,引起非结合胆红素水平增高。常见的原因有:红细胞增多症、体内出血、同族免疫性溶血(ABO或Rh血型不合等)、各种病原体的感染(细菌、病毒、螺旋体、衣原体、支原体和原虫等)、肠肝循环增加(先天性肠道闭锁、先天性幽门肥厚、巨结肠、饥饿和喂养延迟等)、母乳喂养、血红蛋白病(α地中海贫血,血红蛋白F-Poole和血红蛋白Hasharon等)、红细胞酶的缺陷、红细胞形态异常、维生素E缺乏和低锌血症等。

2. 肝脏胆红素代谢障碍　由于肝细胞摄取和(或)结合胆红素功能低下,使血清非结合胆红素升高。常见的原因有:缺氧、Crigler－Najjar 综合征、Gilbert 综合征、Lucey－Driscoll 综合征、某些药物(如磺胺、水杨酸盐、VitK₃、消炎痛、西地兰等、先天性甲状腺功能低下、脑垂体功能低下和先天愚型等。

3. 胆汁排泄障碍　肝细胞和(或)胆道对胆汁分泌和(或)排泄结合胆红素障碍,引起高结合胆红素血症,如同时有肝细胞功能受损,也可伴有未结合胆红素增高。常见的原因有:新生儿肝炎、先天性代谢缺陷病、Dubin－Johnson 综合征、先天性胆道闭锁、先天性胆总管囊肿、胆汁黏稠综合征及肝和胆道的肿瘤等。

(张士发)

第五节　营养性维生素 D 缺乏性佝偻病

营养性维生素 D 缺乏佝偻病(rickets of vita min D deficiency)是由于婴幼儿期体内维生素 D 不足使体内钙、磷代谢紊乱,产生一种以骨骼病变为特征的全身慢性营养性疾病。

主要见于 2 岁以内的婴幼儿,特别是小婴儿,生长快、户外活动少,是发生营养性维生素 D 缺乏性佝偻病的高危人群。

【病因】

(一)围生期维生素 D 不足　母孕后期维生素 D 营养不足,如母亲严重营养不良、肝肾疾病、慢性腹泻,以及早产、双胎均可使婴儿的体内维生素 D 贮存不足。

(二)日照不足　婴幼儿户外活动少,多为室内活动,接受日光照射少,会使内源性维生素 D 生成不足。高楼建筑可阻挡日光照射,大气污染如烟雾、尘埃可吸收部分紫外线。气候的影响,如冬季日照短,紫外线较弱,都可影响部分内源性维生素 D 的生成。

(三)生长速度快,需要增加　如早产及双胎婴儿生后生长发育快,需要维生素 D 多,但体内贮存的维生素 D 不足,易发生营养性维生素 D 缺乏性佝偻病。重度营养不良婴儿生长迟缓,发生佝偻病者不多。

(四)食物中补充维生素 D 不足　因天然食物中含维生素 D 少,即使纯母乳喂养婴儿若户外活动少亦易患佝偻病。

(五)疾病影响　胃肠道或肝胆疾病影响维生素 D 吸收,如婴儿肝炎综合征、先天性胆道狭窄或闭锁、慢性腹泻等;肝、肾严重损害可致维生素 D 羟化障碍,1,25-(OH)₂D₃ 生成不足而引起佝偻病。长期服用抗惊厥药物可使体内维生素 D 不足,如苯妥英钠、苯巴比妥,可刺激肝细胞微粒体的氧化酶系统活性增加,使维生素 D 和 25-(OH)D₃ 加速分解为无活性的代谢产物。糖皮质激素有对抗维生素 D 对钙的转运作用。

【临床表现】

主要表现为生长最快部位的骨骼改变,并可影响肌肉发育及神经兴奋性的改变。因此年龄不同,临床表现不同。佝偻病的骨骼改变常在维生素 D 缺乏一段时间后出现,围生期维生素 D 不足的婴儿佝偻病出现较早。本病在临床上可分为 4 期。

(一)初期(早期)　多见 6 个月以内,特别是 3 个月以内的小婴儿。多为神经兴奋性增高的表现,如易激惹、烦躁、睡眠不安,夜惊啼哭。多汗,与室温、季节无关。因汗刺激头皮而摇头擦枕,致使头后部秃发(枕秃)。此期血钙、磷降低,碱性磷酸酶正常或稍高。无明显骨骼改变。可持续数周或数月。

(二)活动期(激期) 除初期症状外,主要表现为骨骼改变,其次运动机能发育迟缓。

1. 头部 6个月以内婴儿以颅骨改变为主。

(1)颅骨软化 多见3~6个月婴儿,用指尖轻压顶骨后部或枕骨中央时有乒乓球样感觉,低体重儿表现尤为明显,约于1岁时消失。

(2)头颅形状改变 以方颅多见,重者可呈十字形或鞍形颅,因两侧额骨、顶骨由于骨膜下骨样组织堆积向外隆起形成。

(3)前囟 增大或闭合延迟,常迟于1.5岁,重者可延迟至2~3岁。

(4)出牙 延迟,可延迟至1岁出牙,2.5岁仍未出齐。

2. 胸廓

(1)肋骨串珠 肋骨与肋软骨交界区可看到或触及钝圆形隆起,系该处骨样组织堆积膨大所致,常见第7~10肋,形似串珠。

(2)鸡胸或漏斗胸 由于肋骨骺部内陷,以致胸骨向前突出形成鸡胸样畸形。若胸骨剑突部向内凹陷则形成漏斗胸。

(3)肋膈沟(郝氏沟) 膈肌附着处的肋骨受膈肌牵拉而内陷,同时其下部因腹部膨隆而外翻,形成沿肋骨走向的横沟。胸廓畸形多见于1岁左右的小儿。

3. 四肢畸形

(1)手镯或脚镯 腕部或踝部骨样组织堆积、膨出,形成环状隆起,形似手或脚镯。

(2)下肢畸形 小儿开始行走,由于骨质软化和肌肉关节松弛,在重力影响下,股骨、胫骨、腓骨弯曲,形成严重的膝内翻称为"O"形腿,膝外翻称为"X"形腿。

4. 血生化及X线改变 除血钙稍低外,血磷明显降低,碱性磷酸酶明显增高。X线显示长骨干骺端临时钙化带模糊或消失,呈毛刷状,有杯口状凹陷,骨干骨质明显疏松,密度降低。易有弯曲或骨折。

(三)恢复期 以上任何期经日光照射或治疗后,临床症状和体征逐渐减轻或消失。血钙、磷逐渐恢复正常,碱性磷酸酶一般需1~2月降至正常水平。治疗2~3周后骨骼X线改变有所改善,出现不规则的钙化线,以后钙化带致密增厚,骨骺软骨盘<2 mm,逐渐恢复正常。

(四)后遗症期 多见于2岁以后的儿童。因婴幼儿期严重佝偻病,残留不同程度的骨骼畸形。无任何临床症状,血生化正常,X线检查骨骼干骺端病变消失。

【诊断】

主要依据维生素D缺乏的病因、临床表现、血生化及骨骼X线检查。注意早期神经兴奋性增高的症状,无特异性,如多汗、枕秃、烦闹等。血清25-(OH)D$_3$水平在早期明显降低,为最可靠的诊断标准。

【治疗】

目的在于控制活动期,防止骨骼畸形。

(一)补充维生素D 不主张采用大剂量维生素D治疗,原则应以口服为主,一般剂量为每日50~125 μg(2000~5000 U),持续4~6周,之后小于1岁婴儿改为400 U/d,大于1岁婴儿改为600 U/d,同时给予多种维生素。治疗1个月后复查效果。如临床表现、血生化以及骨骼X线改变

（二）补充钙剂 从膳食的牛奶、配方奶和豆制品中补充钙和磷,每天喝牛奶 500 ml,不需补充钙剂。但有低钙表现、严重佝偻病和营养不足时需要补充钙剂。

（三）其他辅助治疗 加强营养,保证足够奶量,及时添加辅食,坚持每日户外活动。

【预防】

确保儿童每日获得维生素 D(400 U)是治疗和预防佝偻病的关键。维生素 D 的每日推荐摄入量:

（一）妊娠后期孕母应适量补充维生素 D(800 U/d)有益于胎儿储存足够的维生素 D,以满足生后一段时间生长发育的需要。

（二）早产儿、低出生体重儿、双胎儿生后 1 周开始补充维生素 D(800 U/d),3 个月后改预防量(400 U/d)。

（三）足月儿生后 2 周开始补充维生素 D(400 U/d),均补充至 2 岁。夏季阳光充足,可在上午和傍晚户外活动,暂停或减量服用维生素 D。

（沈伊娜）

第六节 腹 泻 病

腹泻(diarrhea),或称腹泻病,是一组由多病原、多因素引起的以腹泻为主要表现的综合征。是我国婴幼儿最常见的疾病之一。6 个月～2 岁婴幼儿发病率高,是造成小儿营养不良、生长发育障碍的主要原因之一。

【病因】

（一）非感染因素

1. 婴幼儿消化系统 发育未成熟,胃酸和消化酶分泌少,不能适应食物质和量的较大变化;对进入胃内的细菌杀灭能力较弱。

2. 机体防御功能差 血清免疫球蛋白(尤其是 IgM、IgA)和胃肠道分泌型 IgA 均较低。新生儿生后尚未建立正常肠道菌群时或滥用广谱抗生素时,均可使肠道正常菌群的平衡失调,而患肠道感染。

3. 人工喂养 牛奶中所含有的体液因子、巨噬细胞、粒细胞等抗感染因子量很少,加热后易被破坏。人工喂养所用的食具易被污染。

4. 气候因素 气候突然变化、腹部受凉使肠蠕动增加;天气过热消化液分泌减少或由于口渴饮奶过多等都可能诱发消化功能紊乱致腹泻。

5. 饮食因素 喂养不当;食物或牛奶过敏、食物中毒等。原发性或继发性双糖酶(主要为乳糖酶)缺乏或活性降低,肠道对糖的消化吸收不良而引起腹泻。

（二）感染因素

1. 肠道内感染 包括病毒、细菌、霉菌、寄生虫等。

（1）病毒感染 以轮状病毒多见,是秋、冬季小儿腹泻最常见的病原。多发生在 6～24 个月婴幼儿。起病急,常伴发热和上呼吸道感染症状,无明显感染中毒症状。病初常有呕吐,随后出现腹泻。大便次数多、量多、水分多,黄色水样或蛋花样便带少量黏液,无腥臭味。常并发脱水、酸中毒及电解质紊乱。近年报道,轮状病毒感染亦可侵犯多个脏器,可产生神经系统症状,如惊厥等;50%左右患儿血清心肌酶谱异常,提示心肌受累。本病为自限性疾病,自然病程 3～8 天,少数较长。大便镜检偶有少量白细胞,感染后 1～3 天即有大量病毒自大便中排出,大便检测轮状病毒抗原。其次有星状和杯状病毒、肠道病毒(包括柯萨奇病毒、埃可病毒、肠道腺病毒)、冠状病毒、诺沃克病毒等。

(2) 细菌感染　常见的细菌有大肠杆菌(致病性、侵袭性、产毒性)、空肠弯曲菌、耶尔森菌、鼠伤寒沙门氏菌、克雷伯杆菌等,长期大量应用抗生素导致菌群失调可诱发金黄色葡萄球菌、绿脓杆菌等致病。

(3) 霉菌感染　白色念珠菌、毛霉菌等。

(4) 寄生虫　常见为蓝氏贾第鞭毛虫、阿米巴原虫和隐孢子虫等。

2. 肠道外感染　如患中耳炎、上呼吸道感染、肺炎、泌尿系感染、皮肤感染或急性传染病时,可由于发热、感染原释放的毒素、抗生素治疗可引起肠道菌群紊乱、消化酶分泌减少,引起肠道功能紊乱而致腹泻。有时病原体(主要是病毒)可同时感染肠道。

【临床表现】

不同病因引起的腹泻其临床特点各不相同,在临床诊断中常包括病程、轻重程度及估计可能的病原。

临床分期　腹泻病程持续 2 周以内为急性腹泻;2 周～2 月为迁延性腹泻;2 个月以上为慢性腹泻。

(一) 急性腹泻

1. 轻型腹泻　常由非感染因素或肠道外感染引起。起病可急可缓,以胃肠道症状为主,偶有溢乳或呕吐,大便次数增多 10 次以内,但每次大便量不多,稀糊或带水,呈黄色或黄绿色,有酸味,常见白色或黄白色奶瓣和泡沫。精神好,无脱水及全身中毒症状,大便镜检可见脂肪球及少量白细胞,多在数日内痊愈。

2. 重型腹泻　多由肠道内感染引起。常急性起病,也可由轻型逐渐加重、转变而来,除有较重的胃肠道症状外,还有较明显的脱水、电解质紊乱和全身感染中毒症状。

(1) 胃肠道症状食欲低下,常有呕吐,严重者可吐咖啡色液体;腹泻频繁,大便每日 10 余次至数 10 次,多为黄色水样或蛋花样便,含有少量黏液。

(2) 全身感染中毒症状,如发热、精神烦躁或萎靡、嗜睡,甚至昏迷、休克。

(3) 水、电解质及酸碱平衡紊乱。

1) 脱水由于吐泻丢失体液和摄入量不足,使体液总量尤其是细胞外液量减少,根据脱水程度不同分为轻、中、重度脱水。

① 轻度脱水:体液的丢失占体重的 5% 以下。患儿哭有泪,前囟、眼眶稍凹陷。口腔黏膜微干燥,皮肤弹性稍差,尿量减少,末梢循环可。

② 中度脱水:体液的丢失占体重的 5%～10%,精神差、烦躁。哭时泪少,前囟、眼眶明显凹陷,口腔黏膜干燥,皮肤弹性较差,尿量明显减少,末梢循环稍差。

③ 重度脱水:体液的丢失占体重的 10% 以上,精神萎靡,哭时无泪,前囟、眼眶极度凹陷,口腔黏膜极干燥,皮肤弹性极差,尿量极少或无尿,常合并周围循环衰竭。

由于腹泻患儿丢失的水和电解质的比例不同,根据脱水性质不同分为等渗、低渗或高渗性脱水,以前两者多见。

① 等渗性脱水:水和电解质等比例地丢失,血清钠为 130～150 mmol/L。患儿细胞外液容量和循环量减少,但细胞内液无改变,细胞内外渗透压正常,临床表现主要为脱水症状。

② 低渗性脱水：电解质丢失量的比例大于水分丢失量，血清钠<130 mmol/L，即脱水加低钠血症。临床表现主要为脱水症状严重，易发生休克。有脑神经细胞水肿者，可出现烦躁、嗜睡、昏迷或惊厥。

③ 高渗性脱水：水分丢的比例大于电解质丢失，即脱水加高钠血症，血清钠$>$ 150 mmol/L。临床表现主要为皮肤黏膜干燥、高热、烦渴、肌张力增高甚至惊厥。严重的高渗使神经细胞脱水、皱缩、脑脊液压力降低、脑血管扩张甚至破裂出血，亦可发生脑血栓。

2）代谢性酸中毒 由于腹泻丢失大量碱性物质；进食少，肠吸收不良，热卡不足，使脂肪分解增加，产生大量酮体；脱水时血容量减少，血液浓缩使血流缓慢，组织缺氧导致无氧酵解增多而使乳酸堆积；脱水使肾血流量不足，其排酸、保钠功能低下，酸性代谢产物滞留体内。患儿可出现精神不振，口唇樱红，呼吸深大，有丙酮味等临床症状。根据CO_2结合力降低程度，将酸中毒分为三度：

① 轻度：CO_2结合力 17.6～13.2 mmol/L。

② 中度：CO_2结合力 13.2～8.8 mmol/L。

③ 重度：CO_2结合力<8.8 mmol/L 以下。

3）低血钾症 呕吐、腹泻大量钾丢失；进食少，钾摄入不足。肾脏保钾功能比保钠差，缺钾时仍排钾。应注意，在脱水未纠正之前，钾总量虽减少，但由于血液浓缩、酸中毒时钾由细胞内向细胞外转移、尿量减少、钾排出减少等原因，血钾多在正常范围之内。在补液过程中，血钾被稀释、输入的葡萄糖合成糖原需要钾，酸中毒纠正后钾从细胞外回到细胞内，尿量增多，随之排钾增加等因素，使血钾明显降低。血钾<3.5 mmol/L 时，即出现症状：四肢无力、腹胀、肠鸣音减弱或消失、腱反射减弱或消失，心音低钝，严重者停搏。心电图可见 Q-T 延长、T 波低平、出现 U 波、心律失常、低电压等。

4）低钙、低镁血症 腹泻时丢失大量钙镁；进食少，钙镁摄入不足，使体内钙镁减少。低钙、低镁易发生在补液和酸中毒纠正后。由于血液被稀释，酸中毒纠正，结合钙增多，离子钙减少。血清钙<2 mmol/L 时易出现临床症状，如喉痉挛、手足搐搦、惊厥等。用钙剂治疗无效时，应考虑到低镁血症。血镁<0.6 mmol/L 时，可试用镁剂治疗。

（二）迁延性、慢性腹泻

迁延性、慢性腹泻的病因复杂，感染、食物过敏、酶缺陷、免疫缺陷、药物因素、先天性畸形等均可引起。以急性腹泻未彻底治疗或治疗不当、迁延不愈最为常见。人工喂养、营养不良小儿患病率高。为明确病因须详细询问病史，全面体格检查，正确选用有效的辅助检查，综合分析判断。

【诊断】

根据临床表现和大便性状，以及发病季节、喂养史和流行病学史作出临床诊断。但须包括有无脱水（程度和性质）、电解质紊乱和酸碱失衡。注意寻找病因。从临床诊断和治疗需要考虑，可先根据大便常规有无白细胞将腹泻分为两组：

（一）大便无或偶见少量白细胞者

为侵袭性细菌以外的病因（如病毒、非侵袭性细菌、寄生虫等肠道内、外感染或喂养不当）引起的腹泻，多为水泻，有时伴脱水症状，应与下列疾病鉴别。

1."生理性腹泻" 多见于 6 个月以内婴儿，外观虚胖，常有湿疹，生后不久即出现腹泻，除大便次数增多外，无其他症状，食欲好，不影响生长发育。乳糖不耐受，添加辅食后，大便逐渐转为正常。

2. 导致小肠消化吸收功能障碍的各种疾病　如乳糖酶缺乏,葡萄糖-半乳糖吸收不良,失氯性腹泻,原发性胆酸吸收不良,过敏性腹泻等,可根据各病特点进行粪便酸度、还原糖试验等检查方法加以鉴别。

（二）大便有较多的白细胞者

常由各种侵袭性细菌感染所致,仅凭临床表现难以区别,必要时应进行大便细菌培养、细菌血清型和毒性检测。

【治疗】

原则为:调整饮食,预防和纠正水、电解质紊乱,合理用药,加强护理,预防并发症。

（一）急性腹泻的治疗

1. 饮食疗法　强调继续饮食,满足生理需要,补充疾病消耗,以缩短腹泻后的康复时间,应根据疾病的特殊病理生理状况、个体消化吸收功能和平时的饮食习惯进行合理调整。母乳喂养的婴儿继续哺乳,暂停辅食。如继发乳糖酶缺乏,可在母乳前加服乳糖酶或服无乳糖奶粉。人工喂养儿可喂等量米汤或稀释的牛奶。有严重呕吐者可暂时禁食4～6小时(不禁水),待好转后继续喂食,由少到多,由稀到稠。逐渐恢复与年龄相适应的易消化的饮食。

2. 液体疗法

（1）口服补液　ORS是世界卫生组织推荐可用于腹泻时预防脱水及纠正轻、中度脱水。轻度脱水口服液量50～80 ml/kg,中度脱水80～100 ml/kg,于8～12小时内将累积损失量补足。脱水纠正后,可将ORS用等量水稀释按病情需要随意口服。

（2）静脉补液　适用于中度以上脱水、吐泻严重、腹胀、休克、心肾功能不全等患儿。输用溶液的成分、量和滴注持续时间必须根据不同的脱水程度和性质决定,同时要注意个体化,结合年龄、营养状况、自身调节功能而灵活掌握。

1）第1天补液

①定总量:包括补充累积损失量、继续损失量和生理需要量,一般轻度脱水为90～120 ml/kg、中度脱水为120～150 ml/kg、重度脱水为150～180 ml/kg。

②定性:等渗性脱水用1/2张含钠液、低渗性脱水用2/3张含钠液、高渗性脱水用1/3张含钠液。

③定速度:先快后慢,对重度脱水有明显周围循环障碍者应先快速扩容,20 ml/kg等渗含钠液,30～60分钟内快速输入。累积损失量(扣除扩容液量)一般在8～12小时内补完,每小时8～10 ml/kg。脱水纠正后,补充继续损失量和生理需要量时速度宜减慢,于12～16小时内补完,约每小时5 ml/kg。若吐泻缓解,可酌情减少补液量或改为口服补液。

④纠正酸中毒:因输入的混合溶液中已含有一部分碱性溶液,输液后循环和肾功能改善,酸中毒即可纠正。也可根据临床症状结合血气测定结果,另加碱性液纠正。对重度酸中毒可用1.4%碳酸氢钠扩容,兼有扩充血容量及纠正酸中毒的作用。

⑤纠正低钾:来院前6小时内有尿即应见尿补钾;浓度不应大,<0.3%;速度不宜快,每日静脉补钾时间,不应少于8小时;切忌将钾盐静脉推入,否则导致高钾血症,危及生命。细胞内的钾浓度恢复正常要有一个过程,因此纠正低钾血症需要有一定时间,一般静脉补钾要持续4～6天。能口服时可改为口服补充。

⑥纠正低钙、低镁:出现低钙症状时可用10%葡萄糖酸钙(每次1～2 ml/kg,最大量≤10 ml)加葡萄糖稀释后静注。低镁者用25%硫酸镁按每次0.1 mg/kg深部肌肉注射,每6小时一次,每日3～4次,症状缓解后停用。

2）第二天及以后的补液　主要是补充继续损失量和生理需要量,若腹泻仍频繁或口服量不足,仍需静脉补液。原则按"丢多少补多少""随时丢随时补",继续补钾,供给热量。无呕吐时,可改为口服补液。

3. 抗菌疗法

（1）水样便腹泻患者(约占 70%)多为病毒及非侵袭性细菌所致,一般不用抗生素。如伴有明显中毒症状不能用脱水解释者,尤其是对重症患儿、新生儿、小婴儿和衰弱患儿(免疫功能低下)应选用抗生素治疗。

（2）黏液、脓血便患者多为侵袭性细菌感染,应根据临床特点,针对病原经验性选用抗菌药物,再根据大便细菌培养和药敏试验结果进行调整。

4. 微生态疗法　有助于恢复肠道正常菌群的生态平衡,抑制病原菌定植和侵袭,控制腹泻。常用双歧杆菌、嗜酸乳杆菌、粪链球菌、需氧芽胞杆菌、腊样芽胞杆菌制剂。

5. 肠黏膜保护剂　能吸附病原体和毒素,维持肠细胞的吸收和分泌功能,与肠道黏液糖蛋白相互作用可增强其屏障功能,阻止病原微生物的攻击,如蒙脱石粉。

（二）迁延性和慢性腹泻的治疗

因迁延性、慢性腹泻常伴有营养不良和其他并发症,病情较为复杂,必须采取综合治疗措施。

（沈伊娜）

第七节　急性上呼吸道感染

小儿呼吸系统的解剖生理特点与小儿时期易患呼吸道疾病密切相关。小儿呼吸道管腔狭窄、黏膜柔嫩、纤毛运动差、血管淋巴管丰富,易于充血、水肿。感染时黏膜肿胀,易造成呼吸道堵塞,导致鼻塞、声音嘶哑、紫绀、呼吸困难或张口呼吸等。

婴幼儿胸廓较短,前后径相对较长,呈桶状;小儿肺泡数量较少;弹力纤维发育较差,血管丰富,间质发育旺盛,致肺含血量多而含气量少,易于感染。感染时易致黏液阻塞,引起间质炎症、肺气肿和肺不张等。小儿呼吸频率快,年龄越小,呼吸频率越快。

急性上呼吸道感染(acute upper respiratory infection,AURI)系由各种病原引起的上呼吸道炎症,简称上感,俗称"感冒",是小儿最常见的疾病。该病主要侵犯鼻、鼻咽和咽部,如上呼吸道某一局部炎症特别突出,即按该炎症处命名,如急性鼻炎、急性咽炎、急性扁桃体炎等。

【病因】

各种病毒和细菌均可引起,以病毒为主,占 90% 以上,常见有鼻病毒、呼吸道合胞病毒、流感病毒、副流感病毒、腺病毒等。病毒感染后可继发细菌感染,多为溶血性链球菌,其次为肺炎链球菌,流感嗜血杆菌等,近年来肺炎支原感染有增多趋势。

婴幼儿时期由于上呼吸道的解剖和免疫特点而易患本病。营养障碍性疾病,如维生素D 缺乏性佝偻病、亚临床维生素 A、锌或铁缺乏症等,或护理不当,气候改变和环境不良等因素,则易发生反复上呼吸道感染或使病程迁延。

【临床表现】

由于发病年龄大小、体质强弱及病变部位的不同,病情的缓急、轻重程度也不相同。年长儿症状较轻,婴幼儿则较重。

(一) 症状

1. 婴幼儿　纳差、咳嗽、呕吐、腹痛、腹泻等局部症状轻,而高热、高热惊厥、烦躁等全身症状重。肠道病毒可致皮疹。

2. 年长儿　鼻塞、喷嚏、流涕、咳嗽、咽痛等局部症状重,而发热、纳差、乏力等全身症状轻。有腹痛(多为肠痉挛或肠系膜淋巴结炎)。

(二) 体征　有咽部充血,扁桃体肿大。颌下和颈淋巴结肿大。两肺听诊正常。肠道病毒感染者可见不同形态的皮疹。

(三) 病程　3～5 天。

(四) 两种特殊类型上感

1. 疱疹性咽峡炎　好发于夏秋季节,病原体为柯萨奇 A 组病毒所致。起病急骤,临床表现为高热、咽痛、流涎、厌食、呕吐等。体检发现咽部充血,在咽腭弓、软腭、悬雍垂的黏膜上可见数个至十数个 2～4 mm 大小灰白色的疱疹,周围有红晕,1～2 日后破溃形成小溃疡。病程为 1 周左右。

2. 咽结合膜热　好发于春夏季节,病原体为腺病毒 3、7 型。临床表现以发热、咽炎、结膜炎为特征,有时伴消化道症状。体检发现咽部充血,可见白色点块状分泌物,周边无红晕,易于剥离;一侧或双侧滤泡性眼结合膜炎,可伴球结合膜出血;颈及耳后淋巴结增大。病程 1～2 周。

【并发症】

以婴幼儿多见,可引起中耳炎、鼻窦炎、咽后壁脓肿、扁桃体周围脓肿、颈淋巴结炎、喉炎、支气管炎及肺炎等。年长儿若患 A 组溶血性链球菌咽峡炎可引起急性肾小球肾炎和风湿热。

【实验室检查】

病毒感染者白细胞计数正常或偏低,中性粒细胞减少,淋巴细胞计数相对增高。病毒分离和血清学检查可明确病原。近年来免疫荧光、免疫酶及分子生物学技术可作出早期诊断。

细菌感染者白细胞可增高,中性粒细胞增高。使用抗生素前先行咽拭子培养可发现致病菌。C-反应蛋白(CRP)和前降钙素原(PCT)增高有助于鉴别细菌感染。

【诊断】

根据症状体征一般不难诊断。

【治疗】

(一) 一般治疗

病毒性上呼吸道感染者,应告诉患儿家长该病有自限性,需防止交叉感染及并发症。注意休息、居室通风、多饮水等。

(二) 抗感染治疗

1. 抗病毒药物　早期应用。利巴韦林(病毒唑),10～15 mg/(kg·d),口服或静脉滴注,3～5 日为一疗程。若为流感病毒感染,可用磷酸奥司他韦口服。部分中药制剂有一定抗病毒疗效。

2. 抗生素　细菌性上呼吸道感染或病毒性上呼吸道感染继发细菌感染者可选用抗生

素治疗,常选用青霉素类、头孢菌素类及大环内酯类抗生素。咽拭子培养结果阳性有助于指导抗菌治疗。若证实为链球菌感染,或既往有风湿热、肾炎病史者,青霉素疗程应为 10～14 日。

（三）对症治疗

1. 高热　可口服对乙酰氨基酚或布洛芬,亦可用物理降温,如冷敷或温水浴。

2. 发生热性惊厥者　可予以镇静、止惊等处理。

3. 咽痛　可含服咽喉片。

【预防】

增强抵抗力;提倡母乳喂养;防治佝偻病及营养不良;避免去人多拥挤的公共场所。

（沈伊娜）

第八节　支气管肺炎

支气管肺炎(bronchopneumonia)是累及支气管壁和肺泡的炎症。是小儿时期最常见的肺炎,2 岁以内儿童多发。全年均可发病,以冬、春寒冷季节较多。营养不良、维生素 D 缺乏性佝偻病、先天性心脏病、低出生体重儿、免疫缺陷者均易发生本病。

婴幼儿易发生肺炎与其管腔狭窄、软骨柔软、黏膜柔嫩、纤毛运动差、肺弹力组织缺乏、分泌物不易排出,易形成管腔阻塞等呼吸道解剖生理特点有关。最常为细菌和病毒,也可由病毒、细菌"混合感染"。病原体常由呼吸道入侵,少数经血行入肺。

【临床表现】

2 岁以下的婴幼儿多见,起病较急,主要表现为发热、咳嗽、气促、肺部固定性的中、细湿啰音。

（一）主要症状

1. 发热　热型不定,多为不规则发热,可为弛张热或稽留热。新生儿、重度营养不良患儿体温可不升或低于正常。

2. 咳嗽　较频繁,早期为刺激性干咳,极期咳嗽反而减轻,恢复期咳嗽有痰。

3. 气促　多在发热、咳嗽后出现。

4. 全身症状　精神不振、食欲减退、烦躁不安,轻度呕吐或腹泻。

（二）体征

1. 呼吸增快　40～80 次/分,并可见鼻翼扇动和三凹征。

2. 发绀　口周、鼻唇沟和指趾端发绀,轻症病儿可无发绀。

3. 肺部体征　早期不明显,可有呼吸音粗糙、减低,以后可闻及较固定的中、细湿啰音,以背部两侧下方及脊柱两旁较多,于深吸气末更为明显。肺部叩诊多正常,病灶融合时,可出现实变体征。

（三）重症肺炎表现

1. 循环系统　可发生心肌炎和心力衰竭。肺炎合并心衰的表现:① 呼吸突然加快>60 次/分。② 心率突然增快>180 次/分。③ 突然极度烦躁不安,明显发绀,面色苍白或发灰,指(趾)甲微血管再充盈时间延长。以上三项不能用发热、肺炎本身和其他并发症解释者。

④ 心音低钝、奔马律,颈静脉怒张。⑤ 肝脏进行性肿大。⑥ 尿少或无尿,眼睑或双下肢水肿。在 6 条中前 4~5 项即可诊断为肺炎合并心力衰竭。

2. 神经系统　① 烦躁、嗜睡,眼球上窜、凝视。② 球结膜水肿,前囟隆起。③ 昏睡、昏迷、惊厥。④ 瞳孔对光反应迟钝或消失。⑤ 呼吸节律不整,呼吸心跳解离(有心跳,无呼吸)。⑥ 有脑膜刺激征,脑脊液检查除压力增高外,其他均正常。

3. 消化系统　一般为食欲减退、呕吐和腹泻。出现频繁呕吐,严重腹胀,肠鸣音消失,膈肌升高,呼吸困难加重,提示有中毒性肠麻痹。重症患儿可呕吐咖啡样物,大便潜血阳性或柏油样便。

4. DIC　可表现为血压下降,四肢凉,脉速而弱,皮肤、黏膜及胃肠道出血。

5. 抗利尿激素异常分泌综合征　表现为全身性浮肿,可凹陷性,血钠≤130 mmol/L,血渗透压<270 mmol/L。尿钠≥20 mmol/L,尿渗透克分子浓度高于血渗透克分子浓度。血清抗利尿激素(ADH)分泌增加。若 ADH 不升高,可能为稀释性低钠血症。

【并发症】

早期合理治疗者并发症少见。若延误诊断或病原体致病力强者可引起并发症,如脓胸、脓气胸、肺大疱等。多见于金黄色葡萄球菌肺炎和某些革兰阴性杆菌肺炎。

【辅助检查】

(一)外周血检查

1. 白细胞检查　细菌性肺炎白细胞升高,中性粒细胞增多,并有核左移现象,胞浆可有中毒颗粒。病毒性肺炎的白细胞大多正常或偏低,亦有少数升高者,时有淋巴细胞增高或出现变异淋巴细胞。

2. C 反应蛋白(CRP)　细菌感染时血清 CRP 浓度上升,而非细菌感染时则上升不明显。

(二)病原学检查

1. 细菌培养和涂片　留取气管吸取物、肺泡灌洗液、胸水、脓液和血标本作细菌培养和药物敏感试验,明确细菌病原,指导治疗。亦可作涂片镜检,进行初筛试验。其他检查免疫电泳法、协同凝集法、乳胶凝集法,以及检测细菌特异基因。

2. 病毒学检查

(1)病毒分离　留取气管吸取物、肺泡灌洗液接种于敏感的细胞株,进行病毒分离是诊断病毒性病原体的金标准。

(2)病毒抗体检测　病毒特异性 IgM 抗体阳性说明是新近感染。

1)病毒抗原检测　免疫荧光技术、免疫酶法或放射免疫法可发现特异性病毒抗原。

2)病毒特异性基因检测　核酸分子杂交技术或聚合酶链反应(PCR)、逆转录(PCR)等技术的敏感性很高,可检出呼吸道分泌物中病毒基因片段。

3. 其他病原学检查　冷凝集试验≥1∶64 对肺炎支原体(MP)的诊断有很大参考价值,可作为过筛试验。MP 分离培养或特异性 IgM 和 IgG 抗体检测为特异性诊断。

(三)X 线检查

早期肺纹理增强,透光度减低,以后两肺下野、中内带出现大小不等的点状或小片絮状影,或融合成片状阴影。有肺气肿、肺不张。伴发脓胸、脓气胸或肺大泡者则有相应的 X 线改变。

【诊断】

典型症状(发热、咳嗽、气促),肺部固定中、细湿啰音体征,和肺部 X 线改变,均可诊断为肺炎。还要注意有否并发症。

【治疗】

治疗原则为控制炎症、改善通气功能、对症治疗、防止和治疗并发症。

(一)一般治疗及护理

保持室内空气流通,温、湿度适宜。给易消化吸收的饮食,营养搭配合理。进食困难或呕吐者,可给予肠道外营养。常变换体位和拍背,保持呼吸道通畅。注意隔离,防止交叉感染。维持水、电解质和酸碱平衡。

(二)抗感染治疗

1. 抗生素治疗　明确为细菌感染或病毒感染继发细菌感染者应使用抗生素。

(1)原则　选用敏感药物,肺内浓度高,早期、适量、适疗程,重者静脉联合用药。

(2)根据病原菌选择抗生素

1)肺炎链球菌　首选青霉素或羟氨苄青霉素(阿莫西林);青霉素过敏者选用红霉素类。

2)金黄色葡萄球菌　甲氧西林敏感者首选苯唑西林钠或氯唑西林钠,耐药者选用万古霉素。

3)流感嗜血杆菌　首选阿莫西林加克拉维酸(或加舒巴坦)。

4)大肠杆菌和肺炎杆菌　首选头孢曲松;绿脓杆菌肺炎首选替卡西林加克拉维酸。

5)肺炎支体和衣原体　首选大环内酯类抗生素如红霉素、罗红霉素及阿奇霉素。

(3)用药时间　应持续至体温正常后5～7天,症状、体征消失后3天停药。支原体肺炎至少使用抗菌药物2～3周。葡萄球菌肺炎在体温正常后2～3周可停药,一般总疗程≥6周。

2. 抗病毒治疗

(1)三氮唑核苷(病毒唑)　可滴鼻、雾化吸入、肌注和静脉点滴。

(2)α-干扰素　肌注,5～7天为一疗程,亦可雾化吸入。流感病毒感染用磷酸奥司他韦。

(三)对症治疗

1. 氧疗　有缺氧表现,如烦躁、口周发绀,用鼻前庭导管给氧。严重者可持续呼吸道正压给氧。

2. 解热镇静　高热者可用物理降温,酒精擦浴,冷敷,冰袋放在腋窝、腹股沟及头部。口服布洛芬等。有烦躁或有惊厥可给镇静剂,如苯巴比妥。

3. 止咳平喘　给予祛痰剂及平喘药物,如氨茶碱;雾化吸入有助于解除支气管痉挛和水肿。

4. 积极控制心力衰竭　吸氧、镇静、利尿、强心、血管活性药物应用。

5. 肺炎并发中毒性脑病的治疗　给予20%甘露醇静脉注射,利尿剂、地塞米松静脉滴注。

6. 糖皮质激素的应用　适用于重症肺炎伴高热、喘憋严重或中毒性脑病的患儿,常用地塞米松。

(四)并发症及并存症的治疗

脓胸和脓气胸者应及时进行穿刺引流,若脓液黏稠,经反复穿刺抽脓不畅或发生张力性气胸时,宜考虑胸腔闭式引流。对并存佝偻病、贫血、营养不良者,应给予相应治疗。

（五）生物制剂

血浆和静脉注射用丙种球蛋白(IVIG)含有特异性抗体,如 RSV‐IgG 抗体,可用于重症患儿。

（沈伊娜）

第九节　过敏性紫癜

过敏性紫癜(anaphylactoid purpura)是以小血管炎为主要病变的系统性血管炎。临床特点为血小板不减少性紫癜,常伴关节肿痛、腹痛、便血、血尿和蛋白尿。多发生于 2～8 岁的儿童,男孩多于女孩;一年四季均有发病,以春秋二季居多。

【病因】

本病的病因不明,虽然食物过敏(蛋类、乳类、豆类等)、药物(阿司匹林、抗生素等)、微生物(细菌、病毒、寄生虫等)、疫苗接种、麻醉、恶性病变等与过敏性紫癜发病有关,但无确切证据。近年来发现 A 组溶血性链球菌感染是诱发过敏性紫癜的重要原因。

【临床表现】

多为急性起病,首发症状以皮肤紫癜为主,少数病例以腹痛、关节症状或肾脏症状首发。各种症状可以不同组合,出现先后不一,起病前 1～3 周常有上呼吸道感染史。可伴有低热、纳差、乏力等全身症状。

（一）皮肤紫癜　反复出现四肢及臀部皮肤紫癜为本病特征。伸侧较多,对称分布,分批出现,面部及躯干较少。初起呈紫红色斑丘疹,高出皮面,压之不褪色,数日后转为暗紫色,最终呈棕褐色而消退。少数重症患儿紫癜可融合成大疱伴出血性坏死。部分病例可伴有荨麻疹和血管神经性水肿。皮肤紫癜一般在 4～6 周后消退,部分患儿间隔数周、数月后又复发。

（二）胃肠道症状　约有 2/3 病例,由血管炎引起的肠壁水肿、出血、坏死或穿孔是产生肠道症状及严重并发症的主要原因。一般以阵发性脐周或下腹部剧烈疼痛,可伴呕吐,但呕血少见。部分患儿可有黑便或血便,偶见并发肠套叠、肠梗阻或肠穿孔者。

（三）关节症状　约有 1/3 病例可出现膝、踝、肘、腕等大关节肿痛,活动受限。关节腔有浆液性积液,但一般无出血,可在数日内消失,不留后遗症。

（四）肾脏症状　有 30%～60% 病例有肾脏受损的表现,出现血尿,蛋白尿和管型,伴血压增高及浮肿,称为紫癜性肾炎;少数呈肾病综合征表现。多发生于起病一月内,亦可在病程更晚期,于其他症状消失后发生,少数则以肾炎作为首发症状。症状轻重不一,与肾外症状的严重度无一致性关系。虽然有些患儿的血尿,蛋白尿持续数月甚至数年,但大多数都能完全恢复,少数发展为慢性肾炎,死于慢性肾功能衰竭。

（五）其他表现

偶可发生颅内出血,导致惊厥、瘫痪、昏迷、失语。出血倾向包括鼻出血、牙龈出血、咯血、睾丸出血等。偶尔累及循环系统发生心肌炎和心包炎,累及呼吸系统发生喉头水肿,哮喘、肺出血等。

【辅助检查】

尚无特异性诊断试验,以下试验有助于了解病程和并发症。

(一)血象 白细胞正常或增加,中性和嗜酸粒细胞可增高;除非严重出血,一般无贫血。血小板计数正常甚至升高,出血和凝血时间正常,血块退缩试验正常,部分患儿毛细血管脆性试验阳性。

(二)尿常规 正常或部分可有红细胞、蛋白、管型,重症有肉眼血尿。

(三)大便隐血试验 可阳性。

(四)血沉 轻度增快,血清 IgA 升高,IgG 和 IgM 正常亦可轻度升高;C3、C4 正常或升高;抗核抗体及类风湿因子阴性。

(五)腹部 B 超 检查有利于早期诊断肠套叠,有中枢神经系统症状行头颅 MRI 检查,肾脏症状较重和迁延者可行肾穿刺。

【诊断】

典型病例诊断不难,若临床表现不典型,皮肤紫癜未出现时,容易误诊为其他疾病,需与特发性血小板减少性紫癜、风湿性关节炎、败血症、其他肾脏疾病和外科急腹症等鉴别。

【治疗】

(一)一般治疗 卧床休息,积极寻找和去除致病因素,如控制感染,补充维生素。有荨麻疹或血管神经性水肿时,应用抗组胺药物和钙剂。腹痛时应用解痉剂,消化道出血时应禁食,可静脉滴注西咪替丁每日 20～40 mg/kg,必要时输血。

(二)糖皮质激素和免疫抑制剂

急性期对腹痛和关节痛可予缓解,但不能预防肾脏损害的发生,亦不能影响预后。泼尼松每日 1～2 mg/kg,分次口服,或用地塞米松、甲基泼尼松龙每日 5～10 mg/kg 静脉滴注,症状缓解后即可停用。重症过敏性紫癜肾炎可加用免疫抑制剂如环磷酰胺、硫唑嘌呤或雷公藤总甙片。

(三)抗凝治疗

1. 阻止血小板聚集和血栓形成的药物 阿司匹林每日 3～5 mg/kg,或每日 25～50 mg,每天一次服用;双嘧达莫(潘生丁)每日 3～5 mg/kg,分次服用。

2. 肝素 每次 0.5～1 mg/kg,首日 3 次,次日 2 次,以后每日 1 次,持续 7 天。

3. 尿激酶 每日 1000～3000 U/kg 静脉滴注。

(四)其他

钙通道拮抗剂如硝苯吡啶每日 0.5～1.0 mg/kg,分次服用,非甾体抗炎药如消炎痛每日 2～3 mg/kg,分次服用,均有利于血管炎的恢复。中成药如贞芪扶正冲剂、复方丹参片、银杏叶片,口服 3～6 个月,可补肾益气和活血化淤。

【预后】

本病预后一般良好,病程一般 1～2 周至 1～2 个月,少数可长达数月或一年以上。肾脏病变常较迁延,可持续数月或数年,少数病例(1%)发展为持续性肾脏疾病,极个别病例(0.1%)发生肾功能不全。

(沈伊娜)

第十节　缺铁性贫血

缺铁性贫血(iron deficiency anemia,IDA)是由于体内铁缺乏导致血红蛋白合成减少,临床上以小细胞低色素性贫血、血清铁蛋白减少和铁剂治疗有效为特点的贫血症。本病以婴幼儿发病率最高,现阶段仍然是我国重点防治的小儿常见病之一。

【病因】

(一)先天储铁不足　胎儿从母体获得的铁以妊娠最后三个月最多,故早产、双胎或多胎、胎儿失血和孕母严重缺铁等均可使胎儿储铁减少。

(二)铁摄入量不足　这是缺铁性贫血的主要原因。人乳、牛乳、谷物中含铁量均低,如不及时添加含铁较多的辅食,容易发生缺铁性贫血。

(三)生长发育因素　婴儿期生长发育较快,5个月时和1岁时体重分别为出生时的2倍和3倍;随着体重增加,血容量也增加较快,1岁时血循环中的血红蛋白增加二倍;未成熟儿的体重及血红蛋白增加倍数更高;如不及时添加含铁丰富的食物,则易致缺铁。

(四)铁的吸收障碍　食物搭配不合理可影响铁的吸收。慢性腹泻不仅铁的吸收不良,而且铁的排泄也增加。

(五)铁的丢失过多　正常婴儿每天排泄铁量相对比成人多。每1 ml血约含铁0.5 mg,长期慢性失血可致缺铁,如肠息肉、美克尔憩室、膈疝、钩虫病等可致慢性失血,用不经加热处理的鲜牛奶喂养的婴儿可因对牛奶过敏而致肠出血(每天失血约0.7ml)。

【临床表现】

任何年龄均可发病,以6个月至2岁最多见。发病缓慢,其临床表现随病情轻重而有不同。

(一)一般表现　皮肤黏膜逐渐苍白,以唇、口腔黏膜及甲床较明显。易疲乏,不爱活动。年长儿可诉头晕、眼前发黑、耳鸣等。

(二)髓外造血表现　由于髓外造血,肝、脾可轻度肿大;年龄愈小、病程愈久、贫血愈重,肝脾肿大愈明显。

(三)非造血系统症状

1. 消化系统症状　食欲减退,少数有异食癖(如嗜食泥土、墙皮、煤渣等);可有呕吐、腹泻;可出现口腔炎、舌炎或舌乳头萎缩;重者可出现萎缩性胃炎或吸收不良综合征。

2. 神经系统症状　表现为烦躁不安或萎靡不振,精神不集中、记忆力减退,智力多数低于同龄儿。

3. 心血管系统症状　明显贫血时心率增快,严重者心脏扩大甚至发生心力衰竭。

4. 其他　因细胞免疫功能降低,常合并感染。可因上皮组织异常而出现反甲。

【实验室检查】

(一)外周血象　血红蛋白降低比红细胞数减少明显,呈小细胞低色素性贫血。外周血涂片可见红细胞大小不等,以小细胞为多,中央淡染区扩大。平均红细胞容积(MCV)<80 fl,平均红细胞血红蛋白量(MCH)<26 pg,平均红细胞血红蛋白浓度(MCHC)<0.31。网红细胞数正常或轻度减少。白细胞、血小板一般无改变,个别极严重者可有血小板减少。

（二）骨髓象　增生活跃，以中、晚幼红细胞增生为主。各期红细胞均较小，胞浆少，染色偏蓝，显示胞浆成熟程度落后于胞核。粒细胞和巨核细胞系一般无明显异常。

（三）有关铁代谢的检查

1. 血清铁蛋白（SF）　可较敏感地反映体内贮存铁情况，在缺铁的铁减少期（ID 期）已降低，是诊断缺铁 ID 期的敏感指标。其放射免疫法测定的正常值：<3 月婴儿为 194～238 μg/L，3 个月后为 18～91 μg/L；低于 12 μg/L，提示缺铁。

2. 红细胞游离原卟啉（FEP）　FEP>0.9 μmol/L（500 μg/（dl））提示细胞内缺铁。

3. 血清铁（SI）、总铁结合力（TIBC）和转铁蛋白饱和度（TS）　在缺铁性贫血期（IDA 期）才出现异常：即 SI 和 TS 降低，TIBC 升高。SI 正常值为 12.8～31.3 μmol/L（75～175 μg/（dl）），<9.0～10.7 μmol/L（50～60 μg/（dl））有意义，但其生理变异大，并且在感染、恶性肿瘤、类风湿性关节炎等疾病时也可降低。TIBC>62.7 μmol/L（350 μg/（dl））有意义；其生理变异较小，在病毒性肝炎时可增高。TS<15%有诊断意义。

4. 骨髓可染铁　骨髓涂片用普鲁士蓝染色镜检，细胞外铁减少。观察红细胞内铁粒细胞数，如<15%，提示贮存铁减少。

【诊断】

根据病史特别是喂养史、临床表现和血象特点，一般可作出初步诊断。进一步作有关铁代谢的生化检查有确诊意义。必要时可作骨髓检查。用铁剂治疗有效可证实诊断。

【治疗】

主要原则为去除病因和补充铁剂。

（一）一般治疗　加强护理，保证充足睡眠；避免感染，如伴有感染者应积极控制感染；重度贫血者注意保护心脏功能。根据患儿消化能力，适当增加含铁质丰富的食物，注意饮食的合理搭配，以增加铁的吸收。

（二）去除病因　对饮食不当者应纠正不合理的饮食习惯和食物组成，有偏食习惯者应予纠正。如有慢性失血性疾病，如钩虫病、肠道畸形等，应予及时治疗。

（三）铁剂治疗　铁剂是治疗缺铁性贫血的特效药，选用口服二价铁盐制剂，剂量为元素铁每日 4～6 mg/kg，分 3 次口服，一次量不应超过元素铁 1.5～2 mg/kg。以两餐之间口服，同时服用维生素 C。牛奶、茶、咖啡及抗酸药等与铁剂同服均可影响铁的吸收。常用的有硫酸亚铁（含元素铁 20%）、葡萄糖酸亚铁（含元素铁 12%）、琥珀酸亚铁（含元素铁 35%）等。此外，在某些特殊情况下常需注射铁剂，但应慎用，因其较容易发生不良反应，甚至可发生过敏性反应致死。其适应证是：诊断明确口服铁剂后无治疗反应者；口服后胃肠反应严重；由于胃肠疾病胃肠手术后不能应用口服铁剂或口服铁剂吸收不良者。常用的有专供肌肉注射用山梨醇枸橼酸铁复合物，可供肌肉注射或静脉注射右旋糖酐铁复合物等。

补给铁剂 12～24 小时后，细胞内含铁酶开始恢复，烦躁等精神症状减轻，食欲增加。网织红细胞于服药 2～3 天后开始上升，5～7 日达高峰，2～3 周后下降至正常。治疗 1～2 周后血红蛋白逐渐上升，通常于治疗 3～4 周达到正常。如 3 周内血红蛋白上升不足 20 g/L，注意寻找原因。血红蛋白恢复正常后再继续服用铁剂 6～8 周，增加铁贮存。

（四）输红细胞　适应证是：贫血严重，尤其是发生心力衰竭者；合并感染者；急需外科手术者。贫血愈严重，每次输注量应愈少。Hb 在 30 g/L 以下者，应采用等量换血方法；Hb 在 30～60 g/L 者，每次可输注浓缩红细胞 4～6 ml/kg；Hb 在 60 g/L 以上者，不必输红细胞。

【预防】

提倡母乳喂养,做好喂养指导,婴幼儿食品(谷类制品、牛奶制品等)应加入适量铁剂加以强化,早产儿,尤其是非常低体重的早产儿宜自 2 个月左右给予铁剂预防。

(张士发)

第十一节 房间隔缺损

房间隔缺损(atrial septal defect,ASD)是小儿时期常见的先天性心脏病,该病的发病率约为活产婴儿的 1/1500,占先天性心脏病发病总数的 5%~10%。是房间隔在胚胎发育过程中发育不良所致。女性较多见,男女性别比例为 1:2。

【病理解剖】

根据胚胎发生,房间隔缺损可分为以下四个类型:

(一)原发孔型房间隔缺损 也称为I孔型房间隔缺损,约占 15%,缺损位于心内膜垫与房间隔交接处。常合并二尖瓣前瓣裂或三尖瓣隔瓣裂,此时称为部分型心内膜垫缺损。

(二)继发孔型房间隔缺损 最为常见,约占 75%。缺损位于房间隔中心卵圆窝部位,亦称为中央型。

(三)静脉窦型房间隔缺损 约 5%,分上腔型和下腔型。上腔静脉窦型房缺占 4%,缺损位于上腔静脉入口处,右上肺静脉常经此缺损异位引流入右心房。下腔静脉型房缺发生率少于 1%,缺损位于下腔静脉入口处,常合并右下肺静脉异位引流入右心房;此种情况常见于弯刀综合征。

(四)冠状静脉窦型房缺 约 2%,缺损位于冠状静脉窦上端与左心房间,造成左心房血流经冠状静脉窦缺口分流入右心房。此型缺损又称为冠状静脉窦型缺损、无顶冠状窦。可单独存在,但常合并其他畸形。可分为完全性和部分性两种:完全性冠状窦隔缺损,又称无顶冠状窦,常合并左侧上腔静脉残存,左、右侧房室瓣狭窄或闭锁、完全性房室间隔缺损、无脾综合征、多脾综合征等。部分性冠状窦隔缺损,可单发或多发。

【临床表现】

缺损小的可全无症状,仅在体检时发现胸骨左缘 2~3 肋间有收缩期杂音。缺损较大时分流量也大,导致体循环血流量不足而影响生长发育,表现为体形瘦长、面色苍白、乏力、多汗,活动后气促。由于肺循环血流增多而易反复呼吸道感染,严重者早期发生心力衰竭。

多数患儿在婴幼儿期无明显体征,2~3 岁后心脏增大,前胸隆起,扣诊心前区有抬举冲动感,一般无震颤,少数大缺损分流量大者可出现震颤。听诊有以下特点:第 1 心音亢进,肺动脉第 2 心音增强;第 2 心音固定分裂;左第二肋间近胸骨旁可闻及 2~3 级喷射性收缩期杂音;当肺循环血流量超过体循环达 1 倍以上时,则在胸骨左下第 4~5 肋间隙处可出现三尖瓣相对狭窄的短促与低频的舒张早中期杂音,吸气时更响,呼气时减弱。随着肺动脉高压的进展,左向右分流逐渐减少,第 2 心音增强,固定性分裂消失,收缩期杂音缩短,舒张期杂音消失,但可出现肺动脉瓣及三尖瓣关闭不全的杂音。

【辅助检查】

(一)X 线表现 对分流较大的房间隔缺损具有诊断价值。心脏外形轻至中度增大,以右心房及右心室为主,心胸比>0.5。肺脉段突出,肺叶充血明显,主动脉影缩小。透视下可见肺动脉总干及分支随心脏搏动而一明一暗的"肺门舞蹈"征,心影略呈梨形。原发孔型房缺伴二尖瓣裂缺者,左心房及左心室增大。

（二）心电图　多数有右心室增大伴不完全性右束支传导阻滞的图形。电轴右偏,右心房和右心室肥厚。PR 间期延长,V_1 及 V_{3R} 导联呈 rSr' 或 rsR' 等。分流量较大患者 R 波可出现切迹。原发孔型房缺的病例常见电轴左偏及左心室肥厚。一般为窦性心律,年龄较大者可出现交界性心律或室上性心律失常。

（三）超声心动图　M 型超声心动图可以显示右心房、右心室增大及室间隔的矛盾运动。二维超声可以显示房间隔缺损的位置及大小,结合彩色多普勒超声可以提高诊断的可靠性并能判断分流的方向,应用多普勒超声可以估测分流量的大小,估测右心室收缩压及肺动脉压力。年龄较大的肥胖患者经胸超声透声较差者,可选用经食道超声心动图进行诊断。而动态三位超声心动图可以从左房侧或右房侧直接观察到缺损的整体形态,观察缺损与毗邻结构的立体关系及其随心动周期的动态变化,有助于提高诊断的正确率。

（四）心导管检查　一般不需要做心导管检查,当合并肺动脉高压、肺动脉瓣狭窄或肺静脉异位引流时可行右心导管检查。右心导管检查时导管易通过缺损由右心房进入左心房,右心房血氧含量高于腔静脉血氧含量,右心室和肺动脉压力正常或轻度增高,并按所得数据可计算出肺动脉阻力和分流量大小。合并肺静脉异位引流者应探查异位引流的肺静脉。

【治疗】

小型继发性房间隔缺损多在 4 岁内有 15% 的自然闭合率。不能自然闭合宜在儿童期进行外科手术修补或介入治疗。

（张士发）

第十二节　室间隔缺损

室间隔缺损（ventricular septal defect, VSD）由胚胎期室间隔（流入道、小梁部和流出道）发育不全所致,是最常见的先天性心脏病,占我国先心病的 50%。约 40% 室间隔缺损合并其他先天性心血管畸形。室间隔缺损种类很多,通常根据缺损在室间隔部位及其与房室瓣、主动脉瓣的关系分类。最多见为膜周部缺损,占 60%～70%,位于主动脉下,由膜部向与之接触的三个区域（流入道、流出道或小梁肌部）延伸而成。肌部缺损,占 20%～30%,又分为窦部肌肉缺损（即肌部流入道）、漏斗隔肌肉缺损（过去统称为嵴上型或干下型）及肌部小梁部缺损。

【临床表现】

临床表现决定于缺损大小和心室间压差。小型缺损可无症状,一般活动不受限制,生长发育不受影响。体检胸骨左缘第 3、4 肋间听到响亮的全收缩期杂音,常伴震颤,肺动脉第二音正常或稍增强。缺损较大时左向右分流量多,体循环流量相应减少,患儿多生长迟缓,体重不增,有消瘦、喂养困难、活动后乏力、气短、多汗、易患反复呼吸道感染,易导致充血性心力衰竭等。有时因扩张的肺动脉压迫喉返神经,引起声音嘶哑。体检心界扩大,搏动活跃,胸骨左缘第 3、4 肋间可闻及Ⅲ～Ⅳ粗糙的全收缩期杂音,向四周广泛传导,可扪及收缩期震颤。分流量大时在心尖区可闻及二尖瓣相对狭窄的较柔和舒张中期杂音。大型缺损伴有明显肺动脉高压时(多见于儿童或青少年期),右室压力显著升高,逆转为右向左分流,出现青紫,并逐渐加重,此时心脏杂音较轻而肺动脉第二音显著亢进。继发漏斗部肥厚时,则肺动脉第二音降低。

室间隔缺损易并发肺部感染、充血性心力衰竭、肺水肿及感染性心内膜炎。20%～50%的膜周部和肌部小梁部缺损在 5 岁以内有自然闭合的可能,但大多数在 1 岁内。肺动脉下或双动脉下的漏斗隔缺损很少能闭合,且易发生主动脉脱垂致主动脉瓣关闭不全时应及早处理。

【辅助检查】

(一) X 线检查 小型室间隔缺损心肺 X 线检查无明显改变,或肺动脉段延长或轻微突出,肺野轻度充血。中型缺损心影轻度到中度增大,左、右心室增大,以左室增大为主,主动脉弓影较小,肺动脉段扩张,肺野充血。大型缺损心影中度以上增大,呈二尖瓣型,左、右心室增大,多以右室增大为主,肺动脉段明显突出,肺野明显充血。当肺动脉高压转为双向或右向左分流时,出现艾森曼格综合征,主要特点为肺动脉主支增粗,而肺外周血管影很少,宛如枯萎的秃枝,心影可基本正常或轻度增大。

(二) 心电图 小型室间隔缺损心电图可正常或表现为轻度左室肥厚。中型缺损主要为左室舒张期负荷增加表现,V_5、V_6 导联 R 波升高伴深 Q 波,T 波直立高尖对称,以左室肥厚为主。大型缺损为双心室肥厚或右室肥厚。症状严重、出现心力衰竭时,可伴有心肌劳损。

(三) 超声心动图 可解剖定位和测量大小,但<2 mm 的缺损可能不被发现。二维超声可从多个切面显示缺损直接征象(回声中断的部位、时相、数目与大小等)。彩色多普勒超声可显示分流束的起源、部位、数目、大小及方向,一般为收缩期五彩镶嵌的左向右分流束。频谱多普勒超声可测量分流速度,计算跨隔压差和右室收缩压,估测肺动脉压。还可通过测定肺动脉瓣口和二尖瓣口血流量计算肺循环血流量(Qp);测定主动脉瓣口和三尖瓣口血流量计算体循环血流量(Qs),正常时 Qp/Qs≈1,此值增高≥1.5 提示为中等量左向右分流,≥2.0 为大量左向右分流。

(四) 心导管检查 单纯的室间隔缺损很少再需行心导管检查。心导管检查可进一步证实诊断及进行血流动力学检查,评价肺动脉高压程度、计算肺血管阻力及体肺分流量等。

【治疗】

室间隔缺损有自然闭合可能,中小型室间隔缺损可先在门诊随访至学龄前期,有临床症状如反复呼吸道感染和充血性心力衰竭时进行抗感染、强心、利尿、扩血管等内科处理。大中型缺损有难以控制的充血性心力衰竭者,肺动脉压力持续升高超过体循环压的 1/2 或肺循环/体循环量比大于 2∶1 时,或年长的儿童合并主动脉脱垂或反流应及时手术处理。

(张士发)

第十三节　动脉导管未闭

动脉导管未闭(patent ductus arteriosus,PDA)为小儿先天性心脏病常见类型之一,占先天性心脏病发病总数的10%。胎儿期动脉导管被动开放是血液循环的重要通道,出生后,大约15小时即发生功能性关闭,80%在生后3个月解剖性关闭。至出生后一年,在解剖学上应完全关闭。若持续开放,并产生病理、生理改变,即称动脉导管未闭。根据未闭动脉导管的大小、长短和形态分为:管型、漏斗型和窗型三种类型。

【临床表现】

(一)症状　动脉导管细小者临床上可无症状。导管粗大者可有咳嗽、气急、喂养困难及生长发育落后等。

(二)体征　胸骨左缘上方有一连续性"机器"样杂音,占整个收缩期与舒张期,于收缩末期最响,杂音向左锁骨下、颈部和背部传导,当肺血管阻力增高时,杂音的舒张期成分可能减弱或消失。分流量大者因相对性二尖瓣狭窄而在心尖部可闻及较短的舒张期杂音。肺动脉瓣区第二肺动脉瓣区第二音增强,婴幼儿期因肺动脉压力较高,主、肺动脉压力差在舒张期不显著,因而往往仅听到收缩期杂音,当合并肺动脉高压或心力衰竭时,多仅有收缩期杂音。由于舒张压降低,脉压差增宽,并可出现周围血管体征,如水冲脉、指甲床毛细血管搏动等。

早产儿动脉导管未闭时,出现周围动脉搏动宏大,锁骨下或肩胛间闻及收缩期杂音(偶闻及连续性杂音),心前区搏动明显,肝脏增大,气促,并易发生呼吸衰竭而依赖机械辅助通气。

【辅助检查】

(一)心电图　分流量大者可有不同程度的左心室肥厚,电轴左偏,偶有左心房肥大,肺动脉压力显著增高者,左、右心室肥厚,严重者甚至仅见右心室肥厚。

(二)X线检查　动脉导管细者心血管影可正常。大分流量者心胸比率增大,左心室增大,心尖向下扩张,左心房亦轻度增大。肺血增多,肺动脉段突出,肺门血管影增粗。当婴儿有心力衰竭时,可见肺淤血表现,透视下左心室和主动脉搏动增强。肺动脉高压时,肺门处肺动脉总干及其分支扩大,而远端肺野肺小动脉狭小,左心室有扩大肥厚征象。主动脉结正常或凸出。

(三)超声心动图　对诊断极有帮助。二维超声心动图可以直接探查到未闭合的动脉导管,常选用胸骨旁肺动脉长轴观或胸骨上主动脉长轴观。脉冲多普勒在动脉导管开口处也可探测到典型的收缩期与舒张期连续性湍流频谱。叠加彩色多普勒可见红色流柱出自降主动脉,通过未闭导管沿肺动脉外侧壁流动。在重度肺动脉高压时,当肺动脉压超过主动脉时,可见蓝色流注自肺动脉经未闭导管进入降主动脉。

(四)心导管检查　当肺血管阻力增加或疑有其他合并畸形时有必要施行心导管检查,它可发现肺动脉血氧含量较右心室为高。有时心导管可以从肺动脉通过未闭导管插入降主动脉。逆行主动脉造影对复杂病例的诊断有重要价值,在主动脉根部注入造影剂可见主动脉与肺动脉同时显影,未闭动脉导管也能显影。

【治疗】

为防止心内膜炎,有效治疗和控制心功能不全和肺动脉高压,不同年龄、不同大小的动脉导管均应手术或经介入方法予以关闭。早产儿动脉导管未闭的处理视分流大小、呼吸窘迫综合征情况而定。症状明显者,需抗心力衰竭治疗,生后一周内使用吲哚美辛治疗,但仍有10%的患者需手术治疗。采用介入疗法,可选择蘑菇伞等关闭动脉导管。但在有些病例中,如完全性大血管转位、肺动脉闭锁、三尖瓣闭锁、严重的肺动脉狭窄中,动脉导管为依赖性者,对维持患婴生命至关重要,此时应该应用前列腺素 E_2 以维持动脉导管开放。

(张士发)

第十四节　唐氏综合征

唐氏综合征(Down's syndrome),又称21-三体综合征,以前也称先天愚型,是人类最早发现且最常见的常染色体病。在活产婴儿中的发病率为1:1000~1:600,发病率随孕母年龄增高而增加。

【遗传学基础】

细胞遗传学特征是第21号染色体呈三体征,其发生主要是由于生殖细胞在减数分裂形成配子时,或受精卵在有丝分裂时21号染色体发生不分离,使胚胎体细胞内存在一条额外的21号染色体。

【临床表现】

本病主要特征为智能落后、特殊面容和生长发育迟缓,并可伴有多种畸形。

(一)智能落后　是本病最突出、最严重的临床表现。绝大部分患儿都有不同程度的智能发育障碍,随年龄的增长日益明显。嵌合体型患儿临床表现因嵌合体比例以及21号染色体三体细胞在中枢神经中的分布不同而有很大差异。其行为动作倾向于定型化,抽象思维能力受损最大。

(二)生长发育迟缓　患儿出生的身长和体重均较正常儿低,生后体格发育、动作发育均迟缓,身材矮小,骨龄落后于实际年龄,出牙迟且顺序异常;四肢短,韧带松弛,关节可过度弯曲;肌张力低下,腹膨隆,可伴有脐疝;手指粗短,小指尤短,中间指骨短宽,且向内弯曲。

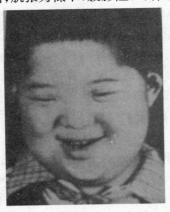

(三)特殊面容　出生时即有明显的特殊面容(图20-14-1),表情呆滞。眼裂小、眼距宽、双眼外眦上斜,可有内眦赘皮,鼻梁低平、外耳小、硬腭窄小,常张口伸舌,流涎多,头小而圆,前囟大且关闭延迟,颈短而宽,常呈嗜睡和喂养困难。

(四)皮纹特点　手掌有猿线(俗称通贯手),轴三角的 atd 角一般>45°,第4、5指桡箕增多。

(五)伴发畸形　约50%患儿伴有先天性心脏病,其次是消化道畸形。先天性甲状腺功能减低症和急性淋巴细胞性白血病的发生率明显高于正常人群,免疫功能低下,易患感染性疾病。部分男孩可有隐睾,成年后

图 20-14-1　唐氏综合征患儿面容

大多无生育能力。女孩无月经,仅少数可有生育能力。如存活至成年期,则常在 30 岁以后即出现老年性痴呆症状。

【实验室检查】

(一)细胞遗传学检查　根据核型分析可分为三型:

1. 标准型　占患儿总数 95% 左右,是由于亲代(多数为母亲)的生殖细胞在减数分裂时 21 号染色体不分离所致,使患儿体细胞多一条额外的 21 号染色体,其核型为 47,XY(或 XY),+21。

2. 易位型　占 2.5%～5%,染色体总数为 46 条,其中一条是额外的 21 号染色体的长臂与一条近端着丝粒染色体长臂形成的易位染色体,即发生于近着丝粒染色体的相互易位,称罗伯逊易位,亦称着丝粒融合。以 13 号与 14 号染色体最为多见。例如:46,XY,der(14;21)(q10;q10),+21。

3. 嵌合体型　占 2%～4%,由于受精卵在早期分裂过程中发生了 21 号染色体不分离,患儿体内存在两种细胞系,一为正常细胞,一为 21-三体细胞,形成嵌合体,其核型为 46,XY(或 XX)/47,XY(或 XX),+21。此型患儿按其异常细胞所占比例临床症状轻重不同。

(二)荧光原位杂交　以 21 号染色体的相应部位序列作为探针,与外周血中的淋巴细胞或羊水细胞断原位杂交,可快速、准确的诊断。

【诊断】

典型病例根据特殊面容、智能与生长发育落后、皮纹特点等不难作出临床诊断,但应作染色体核型分析以确诊,并确定型别。嵌合型、新生儿或症状不典型者,更需核型分析确诊。

【遗传咨询】

标准型唐氏综合征的再发风险为 1%,孕母年龄愈大,风险率愈高。>35 岁者发病率明显上升。在易位型中,再发风险为 4%～10%。若父母一方为 21 号染色体与 21 号染色体罗伯逊易位携带者,无法生育染色体正常的孩子。对于生育过唐氏综合征患儿的孕妇以及其他高危孕妇,应在孕期作羊水染色体检查,预防唐氏综合征患儿的出生。

【产前筛查】

唐氏筛查(血清学筛查)是目前被普遍接受的方法。主要测定孕妇血清中甲胎蛋白(AFP)、游离雌三醇(FE_3)和 β-绒毛膜促性腺激素(β-HCG)。根据此三项值的结果并结合孕妇年龄,计算出本病的危险度。对于高危孕妇进一步行羊水穿刺作出最终诊断。目前正在发展无创筛查技术。

【治疗】

目前尚无有效的治疗方法。采用综合措施,包括医疗和社会服务,对患儿进行长期耐心的教育。

(张士发)

复　习　题

1. 简述儿童时期的基本特点。
2. 简述小儿年龄分期。
3. 简述新生儿的定义及分类。
4. 简述新生儿常见的几种特殊生理状态。
5. 简述新生儿 Apgar 评分。

6. 简述新生儿窒息的复苏方案。

7. 简述生理性黄疸的特点。

8. 简述佝偻病的病因。

9. 简述佝偻病的维生素 D 补充治疗。

10. 简述轮状病毒性腹泻的临床表现。

11. 试述重型腹泻临床特点。

12. 简述两种特殊类型上感。

13. 简述肺炎合并心衰的临床表现。

14. 简述肺炎的治疗原则。

15. 简述过敏性紫癜的临床表现。

16. 简述缺铁性贫血的病因及临床表现。

17. 简述房间隔缺损心脏杂音的特点。

18. 简述室间隔缺损心脏杂音的特点。

19. 简述动脉导管未闭心脏杂音的特点。

20. 简述唐氏综合征临床表现。

第二十一章 临床常用操作技术

第一节 胸膜腔穿刺术

【适应证】

（一）明确胸腔积液的性质。

（二）胸腔大量积液、积气，穿刺抽液、抽气以减轻压迫症状。

（三）急性脓胸时抽液、冲洗。

（四）胸腔内注射药物或人工气胸治疗。

【禁忌证】

多脏器功能衰竭者；患有出血性疾病及体质衰竭、病情危重、难以耐受操作者。

【术前准备】

（一）了解、熟悉患者病情。

（二）向患者及家属讲明穿刺的目的、必要性、操作过程、可能出现的并发症，消除顾虑，必要时术前半小时使用镇静剂。

（三）签知情同意书。

（四）操作者熟悉操作步骤，洗手、戴口罩、帽子。

（五）器械准备　一次性胸腔穿刺包、治疗盘、碘伏、胶布、2%利多卡因一支。培养基、盛胸水容器、含抗凝剂试管（贴好标签：患者姓名、性别、年龄、床号、住院号）以备用。如需胸腔内注射药物，准备所需药品。

【操作步骤】

（一）体位　患者一般取坐立位，面向椅背，两前臂平放于椅背上，前额伏于前臂上；不能坐立者可取半卧位，前臂上举抱于枕部。

（二）确定穿刺点

1. 抽液　应选择胸部叩诊实音最明显部位进行，胸腔积液多时可选择：① 肩胛线或腋后线第 7～8 肋间；② 腋中线第 6～7 肋间；③ 腋前线第 5 肋间。穿刺前应结合 X 线或超声波检查定位，穿刺点可用甲紫在皮肤上作标记。

2. 抽气　一般选择患侧锁骨中线第 2 肋间。

（三）消毒、铺巾　打开穿刺包外层，戴无菌手套，再打开穿刺包内层，以穿刺点为圆心，用碘伏自内向外进行皮肤消毒，消毒范围直径约 15 cm，共 3 次。铺盖消毒洞巾并固定。

（四）麻醉　用 5 ml 注射器取 2%利多卡因 2 ml，在选择的穿刺点沿肋骨上缘作自皮肤至胸膜壁层的浸润麻醉，推注麻醉药前应回抽，无血液、气体、胸腔积液后方可注射麻药。

（五）穿刺

1. 抽液　穿刺前检查穿刺针是否通畅,再将穿刺针后的胶皮管用血管钳夹住,左手固定穿刺部位的皮肤,右手持针在麻醉处经肋骨上缘缓慢垂直刺入,当针锋抵抗感突然消失时助手接上 50 ml 注射器并确认密封,术者左手固定穿刺针,右手松开血管钳,由助手抽吸胸腔内液体;抽满后,再次夹闭橡皮胶管,取下注射器,将液体注入盛胸水容器中,以便送检或计量。

2. 胸腔内注射药物　抽液完毕,将装有药物的注射器接上穿刺针后的胶皮管上,回抽一定量的胸水稀释药物后,再缓慢注入胸腔。

3. 抽气　与抽液相似,反复抽气至患者呼吸困难缓解为止。也可连接气胸箱抽气至胸腔内压为零。

(六) 术后处理　抽液或抽气结束后,拔出穿刺针,消毒皮肤,覆盖无菌纱布,胶布固定,嘱患者卧床休息。

【注意事项】

(一) 严格无菌操作。操作中要防止空气进入胸腔,始终保持胸腔负压。

(二) 穿刺过程中密切观察患者的病情,如有面色苍白、头晕、出汗、心悸、气短、胸部剧痛或压迫感、昏厥等胸膜过敏反应;或出现连续性咳嗽、咳泡沫痰时,应立即停止操作,嘱患者平卧,必要时吸氧、皮下注射 1:10000 肾上腺素 0.3~0.5 ml,或进行对症处理,并密切观察患者生命体征。

(三) 一次抽液不宜过多、过快,否则会使胸腔内压突然下降,肺血管扩张,液体渗出增多,可造成急性肺水肿。诊断性穿刺抽液 50~100 ml。抽液减压,首次不超过 600 ml,以后每次不超过 1000 ml。脓胸应每次尽量抽尽。行细胞学检查抽液 100 ml 并应立即送检,以防细胞自溶。

(四) 不可在第 9 肋间以下穿刺,以免穿透膈肌损伤腹腔脏器。

(徐国成)

第二节　腹膜腔穿刺术

【适应证】

(一) 抽取腹水进行实验室检验,寻找病因,协助临床诊断。

(二) 对大量腹水患者,可放出适量的腹水,降低腹腔的压力,缓解压迫症状。

(三) 腹腔内注入药物。

【禁忌证】

(一) 严重肠胀气。

(二) 躁动而不能配合或肝性脑病先兆者。

(三) 腹腔内广泛粘连者。

(四) 妊娠、包虫病者。

(五) 出血时间延长或凝血机制障碍者。

(六) 局部皮肤感染。

【术前准备】

（一）了解、熟悉患者病情。

（二）向患者及家属讲明穿刺的目的、必要性、大致过程、可能出现的并发症，消除顾虑。

（三）签知情同意书。

（四）术前嘱患者排空尿液，以免穿刺时损伤膀胱。

（五）必要时行 B 超定位。

（六）操作者熟悉操作步骤，洗手，戴口罩、帽子。

（七）器械准备　一次性腹腔穿刺包、治疗盘、碘伏、胶布、2% 利多卡因一支。培养基、盛腹水容器、含抗凝剂试管（贴好标签：患者姓名、性别、年龄、床号、住院号）以备用。皮尺、多头腹带。如需腹腔内注射药物，准备所需药品。

【操作步骤】

（一）穿刺前应测量体重、腹围、血压、脉搏并进行腹部体检。

（二）根据病情选择适当的体位，平卧、半卧或稍左侧卧位，并尽量使患者舒适，以便能耐受较长手术时间。

（三）穿刺点选择

1. 脐与左髂前上棘连线的中外 1/3 交界处，此处不易损伤腹主动脉。

2. 脐与耻骨联合连线中点上方 1.0 cm、偏左或偏右 1.5 cm 处，此处无重要器官且易愈合。

3. 脐水平线与左侧腋前线或腋中线的延长线的交点，此处常用于诊断性穿刺。

4. 少量或包裹性积液，需在 B 超指导下定位穿刺。

（四）打开穿刺包，术者戴无菌手套。检查穿刺包物品是否齐全，穿刺针是否通畅，诊断性穿刺可直接用无菌的 10 ml 注射器和 7 号针头进行穿刺，大量放液时可用针尾连接橡皮管的 8 号或 9 号针头。

（五）消毒、铺巾　同胸膜腔穿刺术。

（六）麻醉　用 5 ml 注射器抽取 2% 利多卡因 5 ml，左手拇指与示指固定穿刺部位皮肤，用 2% 利多卡因自皮肤至腹膜壁层逐层作浸润麻醉，回抽无血才能注射麻醉药。回抽有积液后拔针，记录穿刺深度及方向。

（七）穿刺　术者以左手示指与拇指固定穿刺部位，右手持针经麻醉处垂直刺入皮下，在皮下组织横行 0.5～1.0 cm，再垂直刺入腹膜腔（此为迷路穿刺），如果积液量少或行诊断性穿刺可直接刺入腹腔，当针尖阻力突然消失时，表示针尖已进入腹膜腔，即可抽取腹水。穿刺过程中由术者用止血钳固定针尖，橡皮管上可用输液夹调整腹水流出速度。放液结束后拔出穿刺针，消毒皮肤，盖上消毒纱布，按压 2～3 min，胶布固定。

（八）术后处理　嘱患者卧位或半卧位休息，复查腹围、脉搏、血压和腹部体征，以观察病情变化。大量腹水放液后需用多头腹带包扎腹部。整理用物，并详细记录腹水量、性质、颜色，及时送检。

【注意事项】

（一）严格无菌操作，防止感染。

（二）术中应密切观察患者，如有头晕、恶心、心悸、气促、脉快、面色苍白、晕厥、休克等应立即终止穿刺，并予以对症治疗。

（三）腹腔放液不宜过快、过多，一次放液不宜超过 3000～6000 ml（如有腹水回输设备则不在此限)。肝硬化患者一次放腹水一般不超过 3000 ml,时间不少于 2 小时,过多放液可诱发电解质紊乱和肝性脑病,但在补充白蛋白的基础上(放腹水 1000 ml,补充白蛋白 6～8 g)也可大量放液。

(四) 对腹水量较多者,背部铺好腹带(放腹水前),随着腹水的流出,将腹带自上而下逐渐束紧,以防腹内压骤降,内脏血管扩张引起血压下降或休克。但腹带不宜过紧,以免造成呼吸困难。为防止穿刺结束腹水漏出,采取迷路穿刺,如仍有漏出,可用蝶形胶布或火棉胶粘贴,并及时更换敷料,防止伤口感染。

(五) 放液前、后均应测量腹围、脉搏、血压,检查腹部体征,以观察病情变化。

(六) 诊断性穿刺针头不宜过细,否则易得假阴性结果。穿刺成功立即送验腹水常规、生化、细菌培养和脱落细胞检查。

(徐国成)

第三节　腰椎穿刺术

【适应证】

(一) 检查脑脊液的性质,以明确有无神经系统疾病。

(二) 测定颅内压力,了解蛛网膜下腔是否阻塞及阻塞程度。

(三) 鞘内注射药物。

(四) 气脑造影或脊髓腔碘油造影。

【禁忌证】

(一) 颅内压增高。

(二) 后颅窝占位。

(三) 患者处于休克、衰竭或濒危状态。

(四) 穿刺部位有感染。

(五) 凝血功能障碍。

【术前准备】

(一) 了解、熟悉患者病情。

(二) 向患者及家属讲明穿刺的目的、必要性、大致过程、可能出现的并发症,消除顾虑。

(三) 签知情同意书。

(四) 操作者熟悉操作步骤,洗手,戴口罩、帽子。

(五) 器械准备　一次性腰椎穿刺包、闭式测压表或玻璃测压管、治疗盘、碘伏、胶布、2%利多卡因,需做病原学检查者准备培养基。

【操作步骤】

(一) 体位　患者侧卧于硬板床上,头向前胸屈曲,两手抱膝紧贴腹部,使躯干尽可能弯曲呈弓形。或由助手立于穿刺者对面,左手挟其膝弯,右手置其颈后,使背部呈弓形向穿刺者突出,靠近桌缘,背面与桌面保持垂直。

(二) 确定穿刺点　通常以双髂嵴最高点连线与后正中线的交点为穿刺点,此处相当于第 3、4 腰椎间隙,也可在上一或下一腰椎间隙进针。

（三）消毒、铺巾、麻醉　打开穿刺包,术者戴无菌手套。检查穿刺包物品是否齐全,穿刺针是否通畅。局部用碘伏消毒、铺洞巾(同胸膜腔穿刺术),用2%利多卡因作局层麻醉到椎间韧带(昏迷者或小婴儿可不麻醉)。

（四）穿刺　以左手拇指固定穿刺部位,右手持腰穿针,垂直或略倾向于头侧缓慢刺入,针尖斜面向上,与患者身体长轴平行。当穿过韧带与硬脊膜时有落空感,表示穿刺针已达蛛网膜下腔。此时慢慢拔出针芯,嘱患者下肢放松,测定压力,观察脑脊液外观、滴速,收集脑脊液2～5 ml,送检。

（五）术毕,将针芯插入后一并拔针,消毒穿刺部位皮肤,盖以无菌纱布,并用胶布固定嘱患者去枕平卧4～6 h。

（六）书写穿刺记录。

【注意事项】

（一）穿刺前做好患者思想工作,向患者说明穿刺的目的及大致过程,消除患者顾虑,争取充分合作,签知情同意书。穿刺时患者出现面色、呼吸、脉搏等异常症状时,应立即停止操作并作相应处理。

（二）严格掌握适应证、禁忌证,有颅内压增高者,暂不穿刺;如必须进行,确认无脑疝者,可先用脱水剂降低颅内压,再行穿刺,并选用小号穿刺针,放液要慢,量要少,一般不可将针芯完全抽出,以免引起脑疝。

（三）术后,嘱患者去枕平卧4～6 h,以免发生低颅压性头痛。

（四）鞘内给药时,放出的脑脊液量应与注入的量相等。

附:小儿腰椎穿刺术与成人的区别

小儿腰椎穿刺与成人腰椎穿刺相似,不同之处有以下几点:

（一）小儿脊髓相对较长,穿刺部位可选择腰4、5椎间隙。

（二）由于患儿年龄和胖瘦的不同,达到脊髓的深度不同,对瘦小者穿刺时应多加小心,可扎浅些再慢慢前进,否则可能扎在脊椎管后壁上引起出血。

（三）新生儿可用普通针头进行腰穿,较用长针头更容易。

（徐国成）

第四节　骨髓穿刺术

【适应证】

（一）协助诊断。

（二）无法解释的外周血液异常,怀疑骨髓病变者。

（三）怀疑恶性肿瘤骨髓转移者。

（四）了解骨髓造血情况,指导临床合理用药。

（五）进行骨髓腔输液、输血、注射药物或进行骨髓移植。

【禁忌证】

（一）穿刺部位的皮肤有感染者。

（二）血友病及严重凝血功能障碍患者。

【术前准备】

（一）了解、熟悉患者病情。

（二）向患者及家属讲明穿刺的目的、必要性、大致过程、可能出现的并发症，消除顾虑。

（三）签知情同意书。

（四）操作者熟悉操作步骤，洗手，戴口罩、帽子。

（五）器械准备　一次性骨髓穿刺包、治疗盘、碘伏、胶布、弯盘、2%利多卡因。

【操作步骤】

（一）选择穿刺点　穿刺点有髂前上棘、髂后上棘、胸骨柄、胸、腰椎棘突及胫骨。

1. 髂前上棘　该部位骨面较平，易于固定，操作方便，危险性小。穿刺点为髂前上棘后1～2 cm 处。

2. 髂后上棘　穿刺点在骶椎两侧 2～4 cm 处，臀部上方最突出的部位。

3. 胸骨柄　胸骨较薄（约 1.0 cm），其后方为心房和大血管，严防穿通胸骨发生意外，但由于胸骨骨髓液含量丰富，当其他部位穿刺失败时，仍需作胸骨穿刺。穿刺点宜取胸骨中线相当于第 2 肋间处。

4. 胸、腰椎棘突　穿刺点宜选第 11～12 胸椎或第 1～3 腰椎棘突处突出部位。

5. 胫骨（仅适用于 2 岁以内的患儿）　穿刺点为胫骨之前偏内侧、胫骨结节平面下约1 cm（或胫骨上、中 1/3 交界处）处。

（二）体位　根据穿刺部位选择不同体位。胸骨、胫骨或髂前上棘穿刺时，患者取仰卧位。棘突穿刺时取坐位或侧卧位。髂后上棘穿刺时应取侧卧位或俯卧位。

（三）消毒、铺巾　同胸膜腔穿刺术。

（四）局部麻醉　核对麻药无误，取 5 ml 注射器抽取麻药 2%利多卡因 2 ml，自皮肤至骨膜作局部多点麻醉。注药前应回抽，观察无血液后，方可推注麻醉药（骨膜必须行多点麻醉）。

（五）穿刺

1. 将骨髓穿刺针调整到适当的长度（胸骨穿刺约 1.0 cm、髂骨穿刺约 1.5 cm）并固定，用左手的拇指和示指固定穿刺部位，右手持针向骨面垂直刺入（若为胸骨穿刺，穿刺针应与骨面成 30°～40°），当针尖接触骨质后慢慢旋转钻刺骨质，当感到阻力消失，且穿刺针已固定在骨内时，表示已进入骨髓腔。

2. 进入骨髓腔后即可拔出针芯，以 10 ml 无菌干燥注射器接穿刺针座吸取骨髓 0.1～0.2 ml 滴于载玻片上，随即制成匀薄片，如需做细菌培养，可再抽取骨髓液 1～2 ml。

3. 如未能抽出骨髓液，应重新插上针芯，稍加旋转，或再钻入少许或退出少许，拔出针芯，再行抽吸即可取得骨髓液。

（六）术后处理　抽吸完毕，左手取无菌纱布置于针孔处，右手拔针，随即用纱布按压穿刺部位 1～2 min，再用碘伏消毒，更换新的无菌纱布后用胶布加压固定。穿刺后注意局部有无出血，一般静卧 2～4 h，无任何变化可照常活动。

（七）书写穿刺记录。

【注意事项】

（一）术前应完善凝血时间检查，有出血倾向者操作时应特别注意，对血友病患者禁止穿刺。

（二）严格执行无菌操作，以免发生骨髓炎。

（三）注射器与穿刺针必须干燥，以免发生溶血。

（四）穿刺时针头进入骨质后避免摆动过大，以免折断，若发现骨质太硬，应停止操作，行X线检查以排除大理石骨病。胸骨穿刺不可用力过猛，以防穿透胸骨损伤其后方心房和大血管。

（五）穿刺时应注意观察患者面色、脉搏、血压，如发现患者大汗淋漓、脉搏加快等休克症状时，应立即停止穿刺，并予处理。

（六）骨髓液抽取量不应过多（除作细菌培养外），否则会使骨髓液稀释而影响结果的判断，送检骨髓涂片的同时附送2~3张外周血涂片。

（七）玻片干净，不能用手指触摸玻片表面。

（八）骨髓纤维蛋白原含量较高，易发生凝固，穿刺后应立即涂片。

（九）涂片要求厚度适宜，头、体、尾明显，细胞分布均匀。

附：小儿骨髓穿刺术与成人的区别

小儿骨髓穿刺目的、适应证、操作步骤等与成人骨髓穿刺相似，不同之处在于穿刺点的选择。胫骨穿刺仅适用于2岁以下小儿。另外小儿骨髓穿刺时不能用力过猛，以免造成骨质损伤。

（徐国成）

第五节　心包穿刺术

【适应证】

（一）抽取心包积液进行检验，确定病因。

（二）大量心包积液有心包压塞症状者，穿刺抽液以减轻临床症状。

（三）心包腔内注射药物。

【禁忌证】

（一）穿刺部位有感染者。

（二）严重凝血功能障碍患者。

（三）不能很好配合的患者。

【术前准备】

（一）了解、熟悉患者病情。

（二）向患者及家属讲明穿刺的目的、必要性、大致过程、可能出现的并发症，消除顾虑。

（三）签知情同意书。

（四）开放静脉通路。

（五）操作者熟悉操作步骤，洗手，戴口罩、帽子。

（六）器械准备：心电监护仪、除颤器。一次性心包穿刺包，2%利多卡因及各种抢救药品、治疗盘、碘伏、胶布、培养基、盛胸水容器、含抗凝剂试管（贴好标签：患者姓名、性别、年龄、床号、住院号）以备用。如需心包腔内注射药物，准备所需药品。

【操作步骤】

（一）体位　患者一般取坐位或半卧位，暴露前胸、上腹部。

（二）确定穿刺点　仔细叩出心浊音界,可借助超声检查确定穿刺部位、进针方向与深度。常用的部位有:

1. 左侧第 5 肋间或第 6 肋间心浊音界内 2 cm 左右,沿肋骨上缘向背部并稍向正中线刺入。

2. 剑突与左肋弓缘所形成的夹角内,穿刺针向上、向后、稍向左与胸壁成 30°角,刺入心包腔后下部。此法最常用。

（三）消毒、铺巾　同胸膜腔穿刺术。

（四）麻醉　用 5 ml 注射器取 2%利多卡因 2 ml,在选择的穿刺点作自皮肤至心包壁层的浸润麻醉,推注麻醉药前应回抽,无血液、心包腔积液后方可注射麻药。

（五）穿刺

1. 穿刺前检查穿刺针是否通畅,再将穿刺针后的胶皮管用血管钳夹住,以左手固定穿刺部位的皮肤,右手持针在选定且局麻后的部位缓慢进针,待针尖抵抗感突然消失时,表示穿刺针已进入心包腔,如针尖感到心脏搏动时,应退针少许,以免划伤心脏。

2. 进入心包腔后,立即由助手固定针体;术者将注射器接于橡皮管上,松开血管钳,缓慢抽液(如达到测量的深度,却无液体流出可退针至皮下,略改变方向后再行穿刺)。当针管抽满后,再次夹闭胶皮管,以防空气进入,取下注射器,将液体注入盛胸水容器中,以便送检或记计量。

（六）术后处理　抽液完毕,拔出穿刺针,消毒皮肤,覆盖无菌纱布,压迫数分钟,胶布固定,嘱患者卧床休息。

【注意事项】

（一）向患者做好解释工作,避免在穿刺过程中深呼吸或咳嗽,必要时术前半小时使用镇静剂。

（二）严格掌握适应证,在心电监护下进行穿刺。术中、术后要密切观察患者的病情变化。

（三）为了避免损伤心脏和血管,最好用套管针进行穿刺。抽液速度要慢,首次抽液量一般不超过 100~200 ml。

（四）穿刺过程中如出现早搏,提示可能伤到了心肌;要及时拔出穿刺针。

（五）取下空针前应再次用血管钳夹住橡皮管,以防空气进入。

（六）引流液为血性,要注意鉴别是血性心包积液,还是损伤了心肌或动脉,前者不凝固,后者很快凝固,应立即拔出穿刺针,严密观察有无心包填塞症状出现,并积极采取相应的处理措施。

（七）为防止继发感染,酌情使用抗生素。如果需要长期引流,应考虑行心包开窗术。

（徐国成）

第六节　肝穿刺活体组织检查术

【适应证】

（一）原因不明的肝肿大、肝功能异常、黄疸或门脉高压的诊断。

（二）全身性疾病疑有肝脏受累者，如代谢性肝病，以及某些血液系统疾病的诊断。

（三）肝脏肿瘤病理诊断。

（四）肝脓肿穿刺抽脓。

【禁忌证】

（一）凝血功能障碍患者。

（二）严重贫血、肝包虫病、肝血管瘤、重度黄疸、腹水、右侧胸腔感染者。

（三）昏迷或全身情况衰竭者。

（四）对穿刺不能配合者。

【术前准备】

（一）了解、熟悉患者病情。术前应检查血小板、出凝血时间、凝血酶原时间。验血型，以备必要时输血。

（二）向患者及家属讲明穿刺的目的、必要性、大致过程、可能出现的并发症，消除顾虑，必要时术前半小时使用镇静剂。

（三）签知情同意书。

（四）操作者熟悉操作步骤，洗手，戴口罩、帽子。

（五）器械准备：一次性肝脏穿刺包、2%利多卡因及各种抢救药品、治疗盘、碘伏、胶布、多头腹带、小砂袋、含组织固定液标本瓶（贴好标签：患者姓名、性别、年龄、床号、住院号以备用）等。

【操作步骤】

（一）体位　患者取仰卧位，身体右侧靠近床缘，稍向左倾，右上肢屈曲置于枕后。抽液时取半卧位。

（二）确定穿刺点　一般取右侧腋中线第8、9肋间或腋前线第9、10肋间肝实音处。并在超声定位下确定穿刺方向与深度。疑为肝癌者，应选择较突出的结节处穿刺。

（三）消毒、铺巾　同胸膜腔穿刺术。

（四）麻醉　用5 ml注射器取2%利多卡因2 ml，在选择的穿刺点沿肋骨上缘作自皮肤至肝包膜进行浸润麻醉，推注麻醉药前应先回抽确定无血液方可推注。

（五）穿刺

1. 备好肝脏快速穿刺套针，用橡皮管连接到10 ml注射器，检查各部衔接是否严密，吸入生理盐水3～5 ml，排净注射器内的气体。

2. 术者先用左手固定穿刺点，右手用穿刺锥在穿刺点沿肋骨上缘皮肤上刺孔，再用肝穿针由刺孔与胸壁垂直穿过皮肤，再向下、向内倾斜刺入0.5～1.0 cm，然后将注射器内生理盐水推入0.5～1.0 ml，冲出穿刺针内可能存留的皮肤及皮下组织，以免堵塞针头。

3. 将注射器抽成5～6 ml负压，嘱患者先吸气，再深呼气，并于深呼气末屏气（术前应让患者练习）。在患者屏气同时，将穿刺针按照超声确定的穿刺方向与深度迅速刺入肝脏组织，并立即拔出（此动作一般在1 s左右完成），穿刺深度不超过6 cm，绝对不能搅动穿刺针。

4. 拔出穿刺针后立即以无菌纱布覆盖，同时用手按压5～10 min，再用胶布固定，缚紧多头腹带，并置小砂袋加压。

5. 用生理盐水从套针内冲出肝组织于弯盘中，再挑出注入含组织固定液标本瓶内立即送检。

（六）术后处理　穿刺完毕，清理物品，嘱患者卧床休息。

【注意事项】

（一）严格无菌操作，防止继发感染。

（二）术前患者作深呼气末屏气训练，术中切勿咳嗽。若穿刺没成功，穿刺针退至皮下，更换穿刺方向，再行穿刺，但不宜超过三次。

（三）术后患者 24 h 内绝对卧床休息，密切观察病情变化，每隔 15～30 min 测量血压、脉搏一次，连续监测 4 小时。如有内出血、气胸、胆汁性腹膜炎等，应紧急处理。

（徐国成）

第七节　导　尿　术

【适应证】

（一）留尿做细菌培养、准确记录尿量、测量残余尿、膀胱测压或造影。

（二）尿潴留尿液引流。

（三）危重患者抢救。

（四）膀胱疾病诊断与治疗。

（五）盆腔及下腹部手术前的准备。

【禁忌证】

月经期，急性尿路感染，急性前列腺炎，急性附睾炎。

【术前准备】

（一）了解病情，评估患者膀胱充盈度及会阴部情况，做好解释工作并取得患者合作。嘱患者自行清洗外阴。

（二）操作者着装整洁，洗手，戴口罩、帽子。

（三）酌情关好门窗，调节室温。必要时屏风遮挡以保护隐私。

（四）物品准备

1. 一次性无菌导尿包　无菌治疗碗 1 个、初步消毒碗 1 个（清洁手套 1 只、内盛消毒液棉球 10 余个、镊子 1 把）、小药杯 1 个、尿管 1 根、血管钳 1 把、镊子 1 把、润滑油棉球 1 个、标本瓶 1 个、洞巾 1 块、纱布数块、盛生理盐水 20 ml 注射器 1 个、集尿袋 1 个。

2. 其他　无菌持物钳、无菌手套、治疗巾、橡胶单、中单、便盆（置治疗车下层）、屏风。

【操作步骤】

（一）患者取仰卧位，两腿屈膝外展以暴露外阴，术者站在患者的右侧，协助患者脱去对侧裤腿盖在近侧腿部，中单覆盖于近侧腿部，对侧下肢用被遮盖。将橡胶单和治疗巾垫于臀下，按无菌技术操作打开导尿包外层，取出初步消毒碗，将消毒碗放于患者两腿之间。

（二）根据男女患者尿道的解剖特点进行：

1. 初步消毒

女性患者　左手戴上清洁手套，右手用镊子夹取消毒液棉球先消毒阴阜、大阴唇，再用左手拇、食指分开大阴唇，由上而下，由外向内，依次消毒小阴唇和尿道口，每个棉球只用一次，尿道口消毒时，轻轻旋转向下消毒，共两次，第二次的棉球向下消毒至肛门。

男性患者　左手戴上清洁手套，右手用镊子钳夹取消毒液棉球先消毒阴茎、阴囊，再用无菌纱布裹住阴茎并暴露尿道口,自尿道口向后旋转依次消毒尿道口、龟头和冠状沟。

消毒完毕,脱下手套同镊子一并放在消毒碗内,将消毒碗移至床尾。

2. 插导尿管

取下无菌导尿包置于患者两腿之间,按无菌技术操作打开导尿包内层,戴上无菌手套,铺孔巾,与导尿包包布形成一无菌区。整理好物品,用润滑油棉球润滑导尿管前端后放于治疗碗内。

女性患者　以左手分开并固定小阴唇,右手用镊子夹取消毒棉球自上而下,依次消毒尿道口、小阴唇、尿道口,每个棉球只用一次。消毒完毕将污棉球、镊子放于床尾治疗碗内。(固定小阴唇的左手不要松开)将无菌治疗碗置于洞巾口附近,嘱患者张口呼吸,右手持血管钳夹住导尿管轻轻插入尿道 4~6 cm,见尿液流出后再插入约 1 cm。

男性患者　左手用无菌纱布裹住阴茎并暴露尿道口,自尿道口由外向后旋转再依次消毒尿道口、龟头和冠状沟三遍。消毒完毕将污棉球、镊子放于床尾治疗碗内。左手用无菌纱布包住阴茎并提起,使之与腹壁成 60°角,将无菌治疗碗置于洞巾口附近,嘱患者张口呼吸,右手持血管钳夹住导尿管轻轻插入尿道 20~22 cm,见尿液流出后再插入 1~2 cm。

注入无菌生理盐水 15~20 ml,下拉导尿管有轻微阻力感表示导尿管已固定。将尿液引出治疗碗内或与集尿袋连接。

(三)拔管。先夹闭导尿管再慢慢拔出,以免管内尿液流出污染衣物。如需保留导尿,则接上集尿袋,挂于床侧。

【注意事项】

(一)严格无菌操作,防止尿路感染。导尿管型号应合适。

(二)插管时动作要轻、稳、准。如插管受阻,稍停片刻,嘱患者深呼吸,再缓缓插入导尿管,切忌用力过猛过快而损伤尿道黏膜。

(三)若膀胱过度充盈,第一次放尿不应超过 1000 ml,以免导致虚脱及膀胱出血。

(四)保留导尿,应每天消毒尿道外口,引流袋每天更换 1 次,导尿管 5~7 天更换 1 次,再次插入前应让尿道松弛数小时。保留导尿应接冲洗装置,以免置留过久而有尿盐沉积堵塞或发生感染,保留导尿如超过 3~4 周,为保持膀胱容量,应采用间断引流的方法,间断夹闭引流橡皮管,每 3~4 h 开放 1 次。

(徐国成)

第八节　淋巴结穿刺术

【适应证】

不明原因淋巴结肿大以及转移癌可通过淋巴结穿刺术,采集淋巴结抽取液,行细胞学或病原学检查,以协助临床诊断。

【物品准备】

清洁弯盘,无菌包 1 只、20 ml 或 10 ml 及 5 ml 注射器各 1 个、7 号或 8 号针头 1 根、无菌手套、无菌生理盐水、2%利多卡因、消毒物品及清洁玻片数张。

【操作步骤】

（一）确定欲穿刺的淋巴结，戴无菌手套，常规消毒、铺巾。

（二）抽取 2% 利多卡因行局部浸润麻醉。

（三）先以左手拇、食指固定淋巴结，右手持 20 ml 或 10 ml 注射器，针头沿淋巴结长轴方向刺入淋巴结中心，再以左手固定针头和针筒，右手抽针筒活塞形成负压，边抽边退利用负压吸出淋巴结内的液体及细胞成分。将针头内抽出液射在玻片上进行涂片染色。若抽出淋巴液量较多可作浓缩切片病理检查。

（四）抽取完毕，局部碘伏消毒，用无菌纱布覆盖、胶布固定，并按压 3～5 min。

【注意事项】

（一）应选择易于固定、较大且远离大血管的淋巴结穿刺。

（二）局部有明显炎症者，不宜穿刺。

（三）穿刺不宜过深，以免穿通淋巴结而损伤附近组织。

（四）一般不选用腹股沟淋巴结，因为该部位血管、神经丰富。

（五）一般不选用餐后穿刺，以免抽出液中脂质过多，影响检查结果。

（徐国成）

第九节　结核菌素试验

结核菌素试验（PPD）是应用结核菌素纯蛋白衍生物（purified protein derivative of tuberculin）进行皮内注射来测定人体对结核杆菌是否有变态反应（Ⅳ型变态反应）的一种试验。

【目的】

（一）结核病的诊断。

（二）卡介菌接种后效果的验证。

（三）用于结核菌感染率的流行病学调查。

【方法】

以 PPD 制剂 0.1 ml（5U），于左前臂内侧中下 1/3 交界处行皮内注射形成直径 6～10 mm 的皮丘，根据注射处皮肤出现红晕、硬结反应来判断。

【结果判断】

48～72 h 后，以 72 h 为准观察皮肤局部反应，我国规定以硬结平均直径（mm）为判断标准：≤4 mm 为阴性（-），5～9 mm 为一般阳性（+），10～19 mm 为中度阳性（++），≥20 mm为强阳性（+++）。局部除硬结外，如有破溃、水肿、淋巴管炎及双圈反应等为极强阳性（++++）。

【临床意义】

（一）PPD 试验阴性的临床意义

1. 未受过结核分枝杆菌感染。

2. 已受结核菌感染但处于结核感染早期（4～8 周）。

3. 结核菌素失效或技术误差。

4. 假阴性反应,由于某种因素导致免疫功能受抑制或低下,如使用肾上腺皮质激素或其他免疫抑制剂,年老体弱,营养不良、HIV 感染、急性传染病、危重结核、免疫缺陷病等。

（二）PPD 试验阳性的临床意义

1. 接种卡介苗后反应。

2. 年长儿无明显临床表现,仅呈一般阳性反应,表示曾感染过结核菌。

3. 婴幼儿尤其是未接种卡介苗者,阳性反应表示有新的结核病灶;年龄愈小者活动性结核可能性愈大。

4. 强阳性反应者,表示有活动性结核病。

5. 由阴性反应转为阳性反应者,或反应强度由原来小于 10 mm 增至大于 10 mm,且增加幅度超过 6 mm 时,表示新近有感染。

【注意事项】

（一）若注射部位皮肤有感染、破溃,则需等皮肤愈合后再行试验。

（二）约有 20% 的活动性肺结核患者可呈假阴性,建议可于初次注射 1～3 周后重复 PPD 试验。

（三）注射前需用 75% 酒精或洗必泰消毒,注射后避免任何刺激。

（徐国成）